Friedrich Mohr

**Lehrbuch der pharmaceutischen Technik**

Friedrich Mohr

**Lehrbuch der pharmaceutischen Technik**

ISBN/EAN: 9783742808929

Hergestellt in Europa, USA, Kanada, Australien, Japan

Cover: Foto ©Andreas Hilbeck / pixelio.de

Manufactured and distributed by brebook publishing software (www.brebook.com)

Friedrich Mohr

**Lehrbuch der pharmaceutischen Technik**

# LEHRBUCH

DER

# PHARMACEUTISCHEN TECHNIK.

# LEHRBUCH
## DER
# PHARMACEUTISCHEN
# TECHNIK.

NACH EIGENEN ERFAHRUNGEN

BEARBEITET

VON

## FRIEDRICH MOHR,

Doctor der Philosophie und Medicin, Königlich Preussischem Medicinalrathe, pharmaceutischem Mitgliede des Medicinal-Collegiums zu Coblenz, der Bayerischen Akademie der Wissenschaften correspondirendem, der pharmaceutischen Gesellschaften zu Erlangen, Antwerpen, London, Brüssel, Wien, St. Petersburg correspondirendem und vieler technologischen Gesellschaften Ehrenmitgliede, Ritter des rothen Adlerordens vierter Classe und Docent der Chemie und Pharmacie an der Universität zu Bonn.

FÜR APOTHEKER, CHEMIKER, CHEMISCHE FABRIKANTEN, ÄRZTE UND MEDICINAL-BEAMTE.

## DRITTE
### VERMEHRTE UND VERBESSERTE AUFLAGE.

MIT 470 IN DEN TEXT EINGEDRUCKTEN HOLZSTICHEN.

BRAUNSCHWEIG,

DRUCK UND VERLAG VON FRIEDRICH VIEWEG UND SOHN.

1866.

# VORREDE.

Ich könnte es wohl wagen, dieses Werk auch ohne Vorrede ins Publikum treten zu lassen, da ich mich nicht darüber zu verantworten habe, die Zahl der Werke dieser Art um eins vermehrt zu haben. Eine pharmaceutische Technik im Sinne des vorliegenden Werkes existirte noch nicht. Während der theoretische Theil der Wissenschaft sich der umfassendsten Bearbeitung nicht nur von Pharmaceuten und Lehrern der Pharmacie, sondern auch von den ersten jetzt lebenden Chemikern erfreute, war der rein praktische Theil nur sehr stiefmütterlich behandelt worden. Es kann den Gelehrten unseres Fachs nicht im Entferntesten zum Vorwurfe gereichen, dass sie den mechanischen Constructionen weniger Musse und Mühe gewidmet haben. Diese Dinge werden wie das Handwerk der Pharmacie betrachtet, und es scheinen damit keine Lorbeeren errungen werden zu können. Unterdessen hängt die ganze Thätigkeit des Pharmaceuten innig damit zusammen, und er muss seine Zeit, seine Mühe, sein Vermögen zum grossen Theil solchen materiellen Gegenständen anvertrauen, um seinen Pflichten gegen das Publikum und den Staat nachzukommen. Für den Pharmaceuten hat es deshalb das grösste Interesse, vor der Einrichtung eines Geschäftes, eines Lokales, vor der Construction eines Apparates in vollkommener Kenntniss alles dessen zu sein, was darüber durch die Erfahrung festgestellt wurde. Allein diese Erfahrungen waren nirgendwo gesammelt, sie waren nicht durch Zeichnung auch Anderen zugänglich gemacht, und es blieb deshalb dem Apotheker in den meisten Fällen nichts übrig, als den Schlosser und Schreiner zu Rathe zu ziehen, oder die Geräthe aus einer Apparatenhandlung auf gutes Glück kommen zu lassen.

Um diese Lücke auszufüllen, habe ich die genaue Beschreibung der Arbeiten und Versinnlichung der pharmaceutischen Apparate unternommen.

Ein wesentliches Verständigungsmittel für diesen Zweck ist die bildliche Darstellung. Bis jetzt geschah dies nur durch lithographirte oder in Kupfer gestochene Abbildungen, welche den pharmaceutischen Werken angehängt wurden. Diese Zeichnungen waren ohne Maassstab, sehr hell gehalten, wenig ausgeführt, zum Theil unklar. Das Aufschlagen dieser Tafeln war ein Hinderniss zu ihrer Benutzung.

Die xylographische Abbildung, welche in den Text aufgenommen wird, bietet sich als ein willkommenes Ersatzmittel jener anderen Darstellungsarten dar. Es war sogleich mein Augenmerk, durch wenige Abbildungen den Zweck der perspectivischen Ansicht, welche die grösste Klarheit giebt, mit der Genauigkeit des geometrischen Aufrisses zu vereinigen.

In Fällen, wo die Apparate durch einen Durchschnitt oder eine Ansicht ganz und gar ohne Verdeckungen sichtbar wurden, habe ich diesen Modus angenommen. Beispiele sind Fig. 6, 9, 10, 16 23, 32, 34, 45, 47, 48, 49, 50, 51, 52, 53, 54, 60, 97, 104, 105, 110, 112, 147, 153, 385, 395, 405, 407 und ähnliche. Der Verkleinerungsquotient ist meistens durch einen Bruch, z. B. bei Fig. 82 durch $1/20$, angegeben. Dies bedeutet, dass in der Ausführung alle Dimensionen zwanzigmal so gross genommen werden sollen. Die Zeichnung ist dadurch eine wirkliche Werkzeichnung.

In solchen Fällen, wo viele Theile hinter einander liegen, würde durch eine Ansicht des Durchschnitts oder der Fronte nur ein sehr unvollständiges Bild entstehen. Man half sich meistens in der Art, dass man drei Durchschnitte gab, einen horizontalen und zwei senkrechte, sich in einem rechten Winkel kreuzende. Dies ist häufig durch die Anwendung der Cavalierperspective überflüssig geworden. So stellt z. B. Fig. 82 die hölzerne Presse mit einer einzigen Abbildung dar, welche die Vorzüge von drei Durchschnitten vereinigt, und die Klarheit der gemeinen Perspective besitzt. In der gemeinen Perspective sind nur die senkrechten Linien wirkliche Maasse, alle horizontalen unterliegen ungleichen Verkürzungen. In der Cavalierperspective sind auch die schiefen und horizontalen Linien wirkliche Maasse und nicht verkürzt. Man kann deshalb die Maasse unmittelbar an der Zeichnung abnehmen, und, wie in Fig. 90, wo der Verkleinerungsquotient $1/15$ ist, mit dem Nenner dieses Bruches multipliciren, um die wirklichen Maasse zu erhalten.

Wo es nützlich war, wurden auch hier noch Durchschnitte zugegeben, wie z. B. Fig. 73 zu Fig. 72 gehört. Dabei erscheinen durch eine Täuschung des Urtheils die Durchschnitte zu einem

Vorrede.  VII

kleineren Apparate zu gehören, als die cavalierperspectivische Ansicht, weil man, sich unbewusst, den Schluss macht, dass die schiefen Linien durch Perspective verkürzt seien, in der Wirklichkeit also grösser sein müssen. Eine Vergleichung von Fig. 73 mit 72 oder von Fig. 83 mit 82, bei welchen genau dieselben Dimensionen gelten, wird dies anschaulich machen, und die Anlegung eines Zirkels wird diese Täuschung des Urtheils, von der man sich nicht losreissen kann, selbst wenn man das Sachverhältniss kennt, wirklich nachweisen. Man halte also fest, dass bei allen Ansichten dieser Art, bei denen ein Verkleinerungsquotient angegeben ist, alle scheinbaren Dimensionen wirkliche sind. Beispiele sind Fig. 26, 44, 82 und viele andere.

Bei runden Körpern, bei Glas- und Porzellangefässen und Apparaten ist auch die gemeine Perspective in Anwendung genommen. Beispiele sind Fig. 30, 59, 87, 90, 92, 93, 94, 116, 122, 136, 137, 142, 143, 145, 146, 154, 164 bis 180, 183, 198, 209, 215, 216, 219, 223, 224 und ähnliche.

Endlich ist in vielen Fällen die isometrische Perspective von Farish angewendet worden. Bei derselben erscheinen alle senkrechten und horizontalen Linien ganz gleichmässig verkürzt.

Man sehe auf die Ecke eines senkrecht stehenden Würfels so von oben, dass die drei Winkel alle einander gleich, also von 120 Grad, erscheinen, so hat man eine isometrische Ansicht des Würfels. Wäre er durchsichtig, so würde das untere hintere Eck genau von dem vorderen oberen gedeckt erscheinen. Diese Darstellungsmethode vereinigt vollkommen alle Vorzüge der perspectivischen und geometrischen Aufnahme. Sie würde unbedenklich in allen Fällen gewählt worden sein, wenn nicht die Abbildungen zu hoch aufstiegen, und dadurch zu vielen Raum einnähmen.

Beispiele der isometrischen Auffassungsweise sind Fig. 25, 43, 56, 57, 109.

Endlich ist auch in vielen Fällen, um das Innere der Apparate zugleich zu zeigen, der halbe Apparat als aufgeschnitten dargestellt worden, wie in Fig. 71, 161, 181, 338 und anderen. Es ist damit, ohne der Anschaulichkeit etwas zu vergeben, eine Abbildung erspart worden.

Der Verleger ist meinen Anforderungen in der Ausführung der Holzstiche auf das Bereitwilligste entgegen gekommen. Alle Zeichnungen, mit Ausnahme von vielleicht einem Dutzend, sind eigens für dieses Werk angefertigt und in Holzstich ausgeführt worden. Es möchte, ausser Müller-Pouillet, kein anderes Werk

*

desselben Verlags einer solchen Anzahl zum Theil sehr grosser Abbildungen sich erfreuen.

Alle Abbildungen sind nach wirklichen Apparaten, wie ich sie selbst im Gebrauch hatte, angefertigt. Aenderungen, die sich durch den Gebrauch als gut herausgestellt haben, sind darin aufgenommen worden. Wo nicht ausdrücklich gesagt ist, dass der Apparat ein Vorschlag ist, muss angenommen werden, dass ich den Apparat besass, gebrauchte und durch Erfahrung geprüft habe. Viele Apparate habe ich eigens zu dem Zwecke, sie nach Erfahrung beschreiben zu können, ausführen lassen.

Was die Dimensionen betrifft, so ist es einleuchtend, dass man von denselben nach Umständen abweichen kann. Darin giebt es nichts Absolutes. Die mitgetheilten Dimensionen haben nur den Vorzug, dass sie wirklich ausgeführt sind, und schliessen Vergrösserungen und Verkleinerungen nicht aus. Absolute Maasse sind nach preussischen Zollen und Linien angegeben. In Klammern sind dieselben Maasse nach Millimetern angegeben, weil die Maasse aller Länder dazu in einem bekannten Verhältnisse stehen. Da es hierbei nicht auf Brüche von Linien und Millimetern ankommt, so sind diese Zahlen in den Klammern nicht immer genau gleichwerthig, sondern auf die nächste ganze Zahl gestellt. Man würde sich eine vergebliche Mühe geben, wenn man aus verschiedenen solcher Angaben Widersprüche herausrechnen wollte.

Da der österreichische Fuss nur um $2^1/_3$ Millimeter grösser als der preussische ist, so hat dies auf die Zolle und Linien fast gar keinen, auf die Fusse einen sehr kleinen Einfluss, und es gelten die Zahlen in den Klammern ohne weitere Aenderung für die zwei grössten Staaten in Deutschland. Für die Maasse anderer Staaten ist eine vergleichende Tafel beigegeben.

Die grosse Verbreitung, welche dieses Werk nicht nur in Deutschland, sondern auch im Auslande und insbesondere in Russland gefunden hat, machte schon mehrere Auflagen nothwendig. Die Zwischenzeit ist von dem Verfasser dazu benutzt worden, alles bis hierhin bekannt gewordene Neue zu sammeln und zu prüfen, und seine eigenen Erfahrungen zu bearbeiten und zu beschreiben. Da ein Schriftsteller berechtigt ist, sich zu freuen, wenn seine Bemühungen und Leistungen anerkannt werden, und er darin einen Sporn finden kann, mit grösserer Anstrengung auf dem betretenen Wege fortzuschreiten, so sei es mir erlaubt, die Erfolge dieses Werkes im Auslande mit einigen Worten zu berühren, da diejenigen im Inlande durch das Erscheinen dieser Auflage genügend be-

## Vorrede.

wiesen erscheinen. Die pharmaceutische Technik hat zwei Uebersetzungen erfahren; die erste, ins Holländische, erschien in Gouda im Jahre 1848 und ist besorgt von A. A. G. van Iterson, Apotheker in Gouda. Es ist eine blosse Uebersetzung ohne alle Zusätze, mit Weglassung einiger Stellen, die für Holland kein Interesse darboten. Die Zeichnungen sind nachgestochen, aber mittelmässig gerathen. Die zweite Uebersetzung ist ins Englische, und wurde 1849 von Th. Redwood in London besorgt, nachdem die Herren Taylor, Walton und Maberly von mir das Verlagsrecht erlangt hatten. Es sind die Abklatsche der Holzstiche der deutschen Auflage mitgegeben worden, so dass in dieser Beziehung. sowie in Papier und Druck die englische Uebersetzung dem deutschen Originale nicht nachsteht. Der Uebersetzer hat das Original bearbeitet, Manches weggelassen und zugesetzt, überhaupt hat er es *adapted to the English market*. Ich kann jedoch nicht rühmen, dass das Werk dadurch gewonnen hätte, denn es ist nun die Einheit in der Bearbeitung verloren gegangen. Die eigenen Artikel des Uebersetzers, in Klammern eingeschlossen, laufen durch mit den freien Stellen des Originals. Ich habe Einiges aus dieser Uebersetzung in die vorliegende Auflage aufgenommen. Die meisten Zusätze, wie die Abdampfung im Vacuum der Zuckersiedepfanne, das Mahlen mit Dampfkraft, die Bereitung künstlicher Mineralwasser, die Aether- und Chloroformeinathmungsapparate, haben für den deutschen Apotheker kein Interesse, und ich habe deshalb keinen Gebrauch davon machen können.

Plan und Bearbeitung des Werkes sind auch in dieser dritten Auflage unverändert geblieben. Es ist seit der zweiten Auflage im Jahre 1853 kein Werk von ähnlicher oder gleicher Tendenz erschienen, so dass für jeden praktischen Pharmaceuten das vorliegende der treueste und ausführlichste und auch der einzige Rathgeber bei allen Einrichtungen und Arbeiten geblieben ist. Alle Vorschläge und Verbesserungen haben sich aufs Vollständigste bewährt, da sie sich auf wirkliche praktische Versuche und Ausführungen gründeten.

Im Einzelnen sind alle Capitel genau durchgegangen und mit den seither bekannt gewordenen Verbesserungen bereichert worden. Von den älteren Zeichnungen sind einige ganz ausgelassen, mehrere neu geschnitten worden und 25 neue, zum Theil sehr grosse Zeichnungen hinzugefügt worden. Diese sind Fig. 46 und

## Vorrede.

47: Universaldampfapparat; Fig. 95: Theorie des Kniehebels; Fig. 96: Kniehebelpresse; Fig. 112, 113, 114, 115: der Gasofen; Fig. 128: Destillirkolben; Fig. 136: Kolbenkühlung; Fig. 165: v. Babo's Schwefelwasserstoffapparat; Fig. 166: neuer stellbarer Schwefelwasserstoffapparat; Fig. 182, 187, 188: Knickfalte; Fig. 198: Aussüssapparat; Fig. 210: Centrifugalmaschine; Fig. 218: Chlorcalciumtrockenapparat; Fig. 237, 238: Pulverisirtrommel; Fig. 256: Pastillenform; Fig. 257: Santoninzeltchenapparat; Fig. 261, 262: Trochiskenstecher; Fig. 349: Signaturenreisser. Nothwendige Wiederholungen der Holzstiche sind mit denselben Zahlen versehen worden, so dass das Werk 434 besondere Zeichnungen enthält.

Mit Vergnügen spreche ich hier meinen Dank an Herrn Theilkuhl aus für die sorgfältige Revision der Druckbogen und auch die ins Sachliche eingehenden Vorschläge zu Aenderungen, denen ich in fast allen Fällen meine Zustimmung geben konnte.

Bonn, im August 1866.

Dr. Mohr.

# INHALT.

### Erster Abschnitt.
### Einrichtungen.

|  | Seite. |
|---|---|
| Erstes Kapitel. Einrichtung einer Apotheke | 1 |
| Der Receptirtisch | 20 |
| Zweites Kapitel. Das Laboratorium | 30 |
| Drittes Kapitel. Der Trockenschrank | 46 |
| Viertes Kapitel. Der Flaschenkeller | 52 |
| Fünftes Kapitel. Die Stosskammer | 56 |
| Sechstes Kapitel. Die Materialkammer | 57 |
| Siebentes Kapitel. Der Trockenspeicher | 60 |
| Achtes Kapitel. Der Kräuterboden | 63 |

### Zweiter Abschnitt.
### Besondere Arbeiten und Apparate.

| | |
|---|---|
| Erstes Kapitel. Der Dampfapparat mit gewöhnlichen Dämpfen | 66 |
| 1) Beschreibung der einzelnen Theile | 68 |
| 2) Der Ofen und der ganze Apparat | 77 |
| Tragbarer Dampfapparat | 83 |
| 3) Die Kühlvorrichtung | 84 |
| 4) Einzelne Anwendungen | 89 |
| 5) Instandhaltung des Apparates | 91 |
| Zweites Kapitel. Der Dampfapparat mit getrenntem Dampfentwickler | 92 |
| Ueber den besten Schluss der Infundirbüchsen | 104 |
| Drittes Kapitel. Der Rührer | 107 |
| Viertes Kapitel. Extractionen | 116 |
| Wässerige Extracte | 117 |
| Deplacirungsverfahren | 123 |
| Die Real'sche Presse | — |
| Weingeistige und ätherische Auszüge und Extracte | 133 |
| Fünftes Kapitel. Die Presse | 139 |
| Das Pressen | 159 |
| Sechstes Kapitel. Glühoperationen | 164 |
| Sefström'sche Oefen | 176 |
| Das Ventilatorgebläse | 179 |
| Der Flammofen | 182 |
| Gasöfen | 185 |
| Tragbarer Windofen | 187 |
| Siebentes Kapitel. Destillation | 192 |
| 1) Destillationen mit dem Dampfapparate | — |
| 2) Destillationen auf freiem Feuer | 194 |
| Trockene Destillation | 213 |
| Der Destillationshüter | — |

XII Inhalt.

Achtes Kapitel. Destillation der ätherischen Oele ............ 215
Neuntes Kapitel. Aetherrectification ................ 223
Zehntes Kapitel. Gasentwickelung und Absorption .......... 227
Elftes Kapitel. Sublimation ..................... 246
Zwölftes Kapitel. Das Filtriren ................... 250
                Die Centrifugalmaschine ............. 269
Dreizehntes Kapitel. Vom Coliren .................. 272
Vierzehntes Kapitel. Krystallisation. Decken der Krystalle ...... 280
Fünfzehntes Kapitel. Austrocknen ohne Wärme ........... 285
Sechszehntes Kapitel. Gröbliche Zerkleinerung der Vegetabilien. . . . —
               Der Stampftrog ................ 286
               Schneidemesser ................ 289
               Automatisch fortschiebende Schneidemaschine . . 296
               Wiegemesser ................. 299
               Rollmesser .................. 300
Siebenzehntes Kapitel. Vom Pulverisiren .............. 302
               Pulverisirtrommeln .............. 308
               Luftsiebung .................. 311
               Specielle Regeln ................ 315
               Das Präpariren ................ 319
               Schlämmen .................. 322
Achtzehntes Kapitel. Handmühlen .................. 326
Neunzehntes Kapitel. Ueberzogene Pillen. Pastillen. Capsulen .... 333
               Gallertkapseln ................ 342
               Morsellen .................... 345
Zwanzigstes Kapitel. Vom Binden .................. 347
               Der Ueberbindknoten ............. —
               Der Feuerwerksknoten ............ 348
               Der Bierknoten ................ 350
               Der Champagnerknoten ............. 351
Einundzwanzigstes Kapitel. Instandhaltung und Prüfung von Wagen und
               Gewichten ................... 353
Zweiundzwanzigstes Kapitel. Bestimmung des specifischen Gewichtes . . 370
Dreiundzwanzigstes Kapitel. Glassprengen .............. 386
Vierundzwanzigstes Kapitel. Vom guten Schlusse der Glasstopfen . . . 390
Fünfundzwanzigstes Kapitel. Ueber das Oeffnen der Flaschen ..... 394
Sechsundzwanzigstes Kapitel. Bohren in Glas ............ 397
Siebenundzwanzigstes Kapitel. Luftdichte Verbindungen ........ 399
               Die Röhren .................. —
               Korkbohrer .................. 402
Achtundzwanzigstes Kapitel. Arbeiten mit Glasröhren ......... 409
               Abschneiden der Glasröhren ........... 410
               Abrunden der Enden .............. 411
               Biegen der Röhren ............... —
               Ausziehen von Glasröhren ............ 417
               Zuschmelzen von Glasröhren .......... 418
Neunundzwanzigstes Kapitel. Ueberziehen gläserner und porzellanener
               Gefässe mit Kupfer ............... 419
Dreissigstes Kapitel. Vom Austrocknen der Gefässe ......... 423
Einunddreissigstes Kapitel. Von den Pipetten ............. 425
Zweiunddreissigstes Kapitel. Schilde und Aufschriften ......... 428
Dreiunddreissigstes Kapitel. Vom Gebrauche des Hebers ....... 433
Vierunddreissigstes Kapitel. Von den Kitten ............. 441
Fünfunddreissigstes Kapitel. Vom Giessen .............. 443
               1) Zinkkolben .................. —
               2) In Stangenform ............... 444
               3) Metallregulus ................ 448
               4) Sal prunellae oder getröpfelter Salpeter .... —
Sechsunddreissigstes Kapitel. Von den Sieben ............ 449
               Von der Behandlung der Siebe ......... 452
Siebenunddreissigstes Kapitel. Von den Arzneigläsern ......... 455

# Inhalt. XIII

Achtunddreissigstes Kapitel. Wachspapier . . . . . . . . . . . . . . . 457
Neununddreissigstes Kapitel. Das Waschen der Hände . . . . . . . . 459

### Dritter Abschnitt.
### Receptirkunst und Geschäftsführung.
### Die Receptirkunst.

Erstes Kapitel. Allgemeines . . . . . . . . . . . . . . . . . . . . . 461
                Reinlichkeitsmittel . . . . . . . . . . . . . . . 464
Zweites Kapitel. Mixturen . . . . . . . . . . . . . . . . . . . . . . 466
Drittes Kapitel. Decocte und Infusionen . . . . . . . . . . . . . . . 469
Viertes Kapitel. Emulsionen . . . . . . . . . . . . . . . . . . . . . 486
Fünftes Kapitel. Saturationen . . . . . . . . . . . . . . . . . . . . 490
                Gasflasche . . . . . . . . . . . . . . . . . . . 506
Sechstes Kapitel. Pillen . . . . . . . . . . . . . . . . . . . . . . . 509
Siebentes Kapitel. Salben . . . . . . . . . . . . . . . . . . . . . . 518
Achtes Kapitel. Pulver . . . . . . . . . . . . . . . . . . . . . . . . 520
Neuntes Kapitel. Pflaster . . . . . . . . . . . . . . . . . . . . . . 524
Zehntes Kapitel. Erleichterung der Receptur . . . . . . . . . . . . 541

### Geschäftsführung.

Elftes Kapitel. Allgemeines . . . . . . . . . . . . . . . . . . . . . 545
Zwölftes Kapitel. Buchführung . . . . . . . . . . . . . . . . . . . . 554

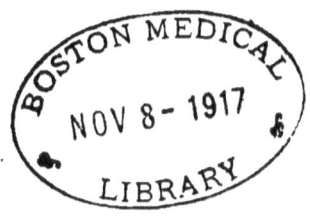

Erster Abschnitt.

# EINRICHTUNGEN.

### Erstes Kapitel.
#### Einrichtung einer Apotheke.

Die Apotheke oder Officine soll sich in einem regelmässigen, hellen und trockenen Lokale befinden. Gerade, in rechten Winkeln an einander stossende Wände machen die Aufstellung passend eingetheilter Repositorien leichter. Wer ein neues Lokal anlegt, wird von selbst diese Form wählen; wer eine Apotheke in einem bereits vorhandenen Lokale einrichtet, dem sind gewöhnlich die Hände gebunden. Es ist alsdann sorgfältig zu überlegen, wie man am leichtesten dem Lokale eine zweckmässige Form gebe. Vor Allem ist eine genaue Horizontirung des neu anzulegenden eichenen Fussbodens herzustellen, ohne welche regelmässig gearbeitete Repositorien nicht gerade aufgestellt werden können.

Ueber die zweckmässigste Lage einer Apotheke in Betreff der Himmelsgegenden herrschen unter den Apothekern vielfach vorgefasste Meinungen. Viele halten dafür, eine Apotheke müsse nach Norden liegen oder wenigstens vor unmittelbarem Sonnenschein geschützt sein. Dieser Ansicht trage ich kein Bedenken, offen zu widersprechen. Denn abgesehen von der Annehmlichkeit und dem Nutzen für die Gesundheit, den ein sonniges Zimmer für die darin sich Aufhaltenden gewährt, ist auch die Befürchtung wegen des Nachtheils einer zu hohen Temperatur ganz unbegründet, ja sogar in einem umgekehrten Sinne wahr. Von allen in der Officine vorhandenen Arzneistoffen können ganz allein die Syrupe durch zu hohe Wärme Schaden nehmen. Diese Flüssigkeiten sind aber weniger Arzneimittel als Versüssungsmittel, und es darf ihrer Güte kein anderer wichtiger Stoff geopfert werden. Dagegen halten sich Extracte, Kräuter und Blumen, trockene Pulver, Salze ungleich besser in einem warmen, sonnigen Lokale, während sie in einem schattigen schim-

Mohr, pharmac. Technik. 1

## Erster Abschnitt. Einrichtungen.

meln, zerfliessen, vermülstern, sich entfärben und schneller zu Grunde gehen. Die wenigen Syrupe, welche dem Gähren leicht unterliegen, wie *Syrupus Liquiritiae, Syr. Althaeae, Syr. Diacodion* und ähnliche, kann man leicht in den heissen Sommermonaten in den Keller verweisen, und sich dadurch den Lebensgenuss des Sonnenscheins erkaufen. Die meisten Syrupe, wie *Syr. Sacchari, - Cinnamomi, - Rubi Idaei, - Senegae, - Citri* etc. sind überhaupt dem Gähren wenig unterworfen, besonders wenn sie in Gläsern aufbewahrt und nach der Bereitung noch heiss in die Standgefässe eingefüllt worden sind. Geistige, ätherische und ammoniakalische Flüssigkeiten leiden von der Temperatur weder Verlust noch Veränderung, wenn sie nur in gut verschlossenen Flaschen enthalten sind. Also auch bei den Apotheken ist der Süd- oder Sonnenbau zu empfehlen, und ich kann aus eigener Erfahrung diese Empfehlung bestätigen.

Die Apotheke soll ihren Eingang nicht unmittelbar von der Strasse her, sondern aus dem Hausgange haben. Es giebt zwar noch viele Apotheken, welche unmittelbar auf die Strasse ausgehen, allein diese Einrichtung hat ihre grossen Uebelstände. Beim Oeffnen der Thüre kann Wind, Staub, Regen und Schnee in das Lokal eindringen. Die Recepte auf dem Tische werden verweht, und Fussboden und Tisch beschmutzt. Bei regnerischem Wetter wird der Schmutz in vollem Maasse in die Officine getragen, erregt darin Nasskälte und das unangenehme Gefühl der Unreinlichkeit. Das dadurch nothwendig gemachte vermehrte Reinigen bewirkt Bestäubung der Gefässe. Die Einwirkung der beständigen Nässe auf dem Boden während des Winters wirkt so zerstörend, dass man selten wagt, denselben aus Holz zu machen, sondern ihn meistens aus Stein herstellt. Diese veranlasst wieder eine solche Fusskälte, dass der Aufenthalt in einem solchen Lokale höchst unangenehm wird. Wenn man auch den Platz hinter dem Receptirtische mit Holz bedecken kann, so kann dieses doch nicht in dem übrigen Theile der Apotheke geschehen, ohne in die Nachtheile eines hölzernen Bodens überhaupt zu fallen.

Die Heizung eines solchen Lokales ist sehr schwer, weil durch alle Ritzen der Thüren und Fenster, die sich doch überall befinden, kalte Luft eindringt, und beim Oeffnen der Thüren ein starker Luftwechsel stattfindet.

Ein anderer Uebelstand dieser Einrichtung besteht darin, dass alle Bettler und Vagabunden unmittelbar von der Strasse in die Apotheke eindringen, und den etwa abwesenden, bei Tische sitzenden, Gehülfen herbeiklingeln. Oft treten Leute irrthümlich ins Haus, wollen nur etwas fragen, und bereiten dem Gehülfen allerlei Störungen, die passender dem Dienstpersonale oder den Mägden in der Küche zu Theil würden. Treten die Kunden erst aus dem Hausgange in die Apotheke, so kann man durch vorgelegte Stroh- oder Seilmatten sie veranlassen, den grössten Theil des Strassenkothes, den sie an den Füssen tragen, vor der Officine zu lassen. Ein Fenster in der Thüre oder in der Wand lässt die Ein-

Erstes Kapitel. Einrichtung einer Apotheke. 3

tretenden sogleich die Apotheke erkennen, und veranlasst sie, sich der Küche oder dem Wohnzimmer zu nähern, wenn ihr Geschäft nicht in der Apotheke ist. Die Thüre in dem Hausgang bricht den Stoss des Windes, und bringt bei jeder Oeffnung eine geringere Abkühlung des Zimmers. Der Fussboden wird wohl in diesem Falle immer aus Holz bestehen. Keine Stelle des Fussbodens hat mehr zu leiden, als jene wo der Receptarius steht. Indem er sich häufig auf dem Absatze herumdreht, bohrt er ordentlich in den Boden ein, und diese Stelle wird erst vertieft, endlich werden die Bretter durchgetreten und eine sehr unangenehme Reparatur wird nothwendig.

Aeusserst dauerhaft sind an dieser Stelle die Blättchen aus gebrannter Erde, wie sie in Steingutfabriken (z. B. Mettlach) hergestellt werden. Sie sind sehr hart, dick genug und geben durch zierliche Formen das Ansehen eines Parquetbodens. Allein es sind Steine und sie fühlen sich mit dem Fusse etwas kühl an. Festigkeit und Wärme des Holzbodens zugleich geben aufrecht stehende Stöcke von Eichenholz oder Buchenholz. Die Hauptsache ist, dass die Fasern senkrecht im Boden stehen, der Fuss also immer auf den Enden der Fasern steht. Am besten giebt man den Stöcken die Gestalt regelmässiger Sechsecke, mit Winkeln von 120°, wo immer an einer Spitze eines Sechseckes drei Stöcke an einander stossen. Das Schneiden der Stöcke muss mit grosser Genauigkeit geschehen, wenn nicht Lücken entstehen sollen. Die Genauigkeit lässt sich leicht erreichen, wenn man Stäbe von circa 4 Fuss Länge gleich entsprechend sechsseitig hobelt und dann der Länge nach in 12 bis 15 Stücke theilt.

Man hat häufig den unmittelbaren Eingang in die Apotheke von der Strasse aus in rein commerzieller Hinsicht angenommen oder beibehalten, indem man der Ansicht ist, dass jede Verlängerung oder Erschwerung des Zuganges zum Geschäftslokal die Kunden abhalte und deshalb eine Verminderung des Geschäftsumsatzes nach sich ziehe. Namentlich scheint man in England dieser Ansicht zu huldigen. Man hat Berechnungen aufgestellt, um den Nachtheil zu beweisen, den ein Geschäftsmann erleidet, wenn sein Lokal zu hoch über der Strasse liegt, indem es den Kunden zwingt, zwei oder drei Stufen zu ersteigen. Eine Stufe, wenn sie niedrig und bequem ist, wird für vortheilhaft gehalten, indem man den Nutzen, der aus Abhaltung von Schmutz und Feuchtigkeit entspringt, höher anschlägt, als die Erschwerung des Zutrittes; aber jede Stufe darüber wird als ein Nachtheil angesehen. Etwas ist wohl daran, und man muss sein Publikum richtig beurtheilen, um sich nicht unnöthig in Nachtheil zu bringen. Besonders in grossen Städten mögte es von Bedeutung sein. Ich würde dennoch im Allgemeinen empfehlen, den Eingang in das Geschäftslokal vom Hausgange aus, nahe an der Hausthüre, und womöglich eine Stufe hoch über der Ebene der Strasse anzulegen. Ich kenne übrigens bestimmte Fälle, wo eine Veränderung des Lokals und Erhöhung desselben selbst um vier Stufen keinen bemerkbaren Nachtheil gebracht hat. Auf dem Lande, in kleineren Orten, wo nur eine Apotheke ist, hat

1*

4  Erster Abschnitt. Einrichtungen.

es natürlich gar keinen Einfluss, da man immer leichter einige Stufen ersteigt, als in den nächsten Ort geht.

Aus demselben commerziellen Gesichtspunkte ist die Thüre mit einem sehr guten, dauerhaften und leicht gehenden Schlosse, und dieses mit einem bequemen, leicht verständlichen Drücker zu versehen. Er wird am besten von Holz gemacht, weil sich Metall im Winter zu kalt anfasst.

Es ist die Frage, ob man die Thüre mit einer Vorrichtung zum Zufallen versehen solle. Allerdings ist dies zweckmässig, doch muss sie ungemein leicht gehen, um nicht ein zu heftiges Zuschlagen zu veranlassen.

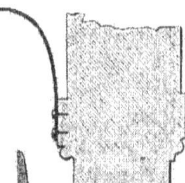

Fig. 1.

Es muss die Thüre nur oben wieder zurückkehren, ohne selbst ins Schloss einzuspringen, wozu eine stärkere Bewegung gehört. Von den bekannten Mitteln, dies zu erreichen, ist das Zuggewicht mit Rolle das gebräuchlichste. Die Rollen werden leider zu bald trocken und bewirken ein unangenehmes Schreien. Auf das regelmässige Schmieren mit Oel kann man sich nicht verlassen. Die vulkanisirten Kautschukfedern sind nicht dauerhaft und reissen zuletzt immer ab. Stählerne Thürangeln mit schwach ansteigenden Gleitflächen im Innern sind am dauerhaftesten und äusserlich am wenigsten sichtbar.

Es ist nothwendig, eine selbstwirkende Thürklingel anzubringen, um anzuzeigen, dass Jemand eingetreten ist. Der Ton muss stark genug sein, um an allen Orten gehört werden zu können, wohin der Receptarius sich etwa begeben müsste. Diese Klingel soll mit Leichtigkeit, wenn man die Officine verlässt oder wieder zurückkehrt, in und ausser Dienst gesetzt werden können, damit sie während des grösseren Theiles des Tages, wo der Gehülfe anwesend ist, gar nicht wirkt. Fig. 1 stellt dies dar. Die Schelle selbst ist mit einer elastischen Feder an die Bekleidung der Thüröffnung festgeschraubt. Ein schmaler, aber langer Riegel ist auf der Thüre selbst verschiebbar. Sein Griff $a$ ist $\frac{1}{2}$ bis 1 Fuss über dem Schlosse angebracht und zwischen zwei angeschraubten Bügeln innerhalb bestimmter Grenzen verschiebbar. Der Riegel hat so viel Reibung, dass er in jeder Lage stehen bleibt.

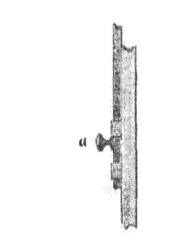

Fig. 2.

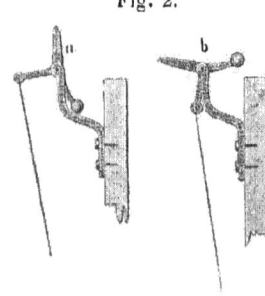

Thürklingel.

### Erstes Kapitel. Einrichtung einer Apotheke.

An seiner Spitze trägt er eine Zunge, die sich leicht um eine Achse bewegt, und durch einen eisernen Knopf am unteren Ende immer aufrecht erhalten wird. Das untere Ende des Riegels ist gekröpft, um an die Riegelstange anzuschlagen. Beim Oeffnen der Thüre nimmt die Zunge die Schelle eine Zeit lang mit, bis sie abgleitet und an ihrer Feder schwingend zum Anschlagen kommt. Beim Schliessen der Thüre streift die Zunge nur an der Schelle, biegt sich abwärts und gleitet darunter weg, ohne zu wirken.

Derselbe Zweck wird durch die Vorrichtung in Fig. 2 erreicht. Die Verbindung des Griffes *a* in Fig. 1 mit der Anzugvorrichtung geschieht hier nur durch einen dünnen Draht oder Bindfaden. Der Riegel am Griffe ist nicht grösser als seine Bewegung. *a* zeigt die Vorrichtung in Wirksamkeit, *b* ausser Wirksamkeit. Beim Verlassen der Officine giebt man dem Knopfe *a* in Fig. 1 einen Ruck aufwärts, wodurch die Schelle in Wirksamkeit tritt.

Der Decke des Zimmers gebe man keinen weissen Anstrich, weil diese Farbe den Schmutz zu leicht bemerken lässt, und jede Veränderung derselben das Auge lebhaft trifft. Man setze sie lieber in lichtes Blau, oder, wenn man etwas mehr anwenden will, lasse man sie polychromatisch malen.

Die Wände werden ebenfalls mit einer heiteren, dauerhaften Farbe angemalt, und zwar gleichfarbig mit dem Raume innerhalb der Repositorien oder verschiedenfarbig davon. Eine lebhafte Farbe hinter den Standgefässen hebt dieselbe angenehm hervor. Schönes Ultramarinblau, welches jetzt echt zu sehr ermässigten Preisen hergestellt wird, oder echter Vermillionzinnober mit reiner Milch angerührt, machen einen sehr guten Effect. Man giebt eine Unterlage mit einer wohlfeileren Farbe desselben Tones; so z. B. nimmt man als Untergrund für den Ultramarin eine blaue Kupferfarbe, als Untergrund für den Zinnober wählt man Mennige.

Die Fenster der Officine müssen sich gegen die Strahlen der Sonne schützen lassen, entweder durch sogenannte Marquisen auswärts, oder durch buntfarbige Rouleaux im Innern.

Die Repositorien werden dem Raume angepasst. Der Einbau der Schiebladen-Repositorien wird ohne Ausnahme aus Tannenholz gemacht, weil dieses das wohlfeilste ist, sich am leichtesten verarbeiten lässt, und am wenigsten dem Werfen ausgesetzt ist. Die Repositorien sollen auch an der Hinterwand dicht mit Holz geschlossen sein, damit Mäuse in keiner Art in die Kasten gelangen können. Alle leeren Räume, hinter den Repositorien und in den leeren Ecken, fülle man mit Wachholdersträuchen aus, welche ebenfalls den Mäusen den Aufenthalt unmöglich machen. Ich empfehle diese durch Erfahrung bestätigte Vorsichtsmaassregel auf das angelegentlichste. Es ist nicht der Geruch des Wachholderstrauches, was diese Ungeziefer fern hält, sondern die spitzen, stechenden Blätter. Räume, die jahrelang mit diesen Thieren belästigt waren, und die man wegen ihrer Unzugänglichkeit nicht säubern konnte, wurden für immer durch

Erster Abschnitt. Einrichtungen.

dieses Mittel davon befreit. Die Repositorien müssen bis auf den Boden gehen und dicht an die Wände seitwärts anschliessen. Die freien Räume unter den Gestellen sind ein Sammelplatz für Schmutz und allerhand auf den Boden fallende Gegenstände. Selbst unter dem Receptirtische schliesse man etwa eine Spanne lang von vorn senkrecht mit einem Brette ab, damit herabfallende Gewichte, Schrote, Löffel und andere Dinge sich nicht der Nachsuchung entziehen können. Auf diese Weise ist Zweckmässigkeit, Reinlichkeit und Dauerhaftigkeit mit einander vereinigt.

Die tannenen Ständer der Repositorien werden an der vorderen Seite mit edlerem Holze fournirt; gewöhnlich wählt man Nussbaum oder Mahagoni dazu. Da das letztere auf eine unangenehme Weise nachdunkelt, jede Reparatur oder Erneuerung daran stark von dem Bestehenden absticht, und im Ganzen auch das Ansehen keinen besonderen Vorzug hat, so kann das inländische Holz des Wallnussbaumes kühn mit der Mahagonieiche in die Schranken treten. Jedoch ist dies Sache des Geschmacks und der Oekonomie, und muss Jedem überlassen bleiben.

Die vorderen Flächen der Schiebladenrepositorien mache man im Interesse der Reinlichkeit ganz eben, ohne alle Verzierungen, in denen sich Schmutz sammelt, welcher wegen der Grösse der Fläche höchst belästigend wird. Es sind also alle hervorspringenden Gesimsleisten, abgesehen von der grösseren Wohlfeilheit, ernstlich zu vermeiden.

Die Knöpfe auf den Schiebkästen verdienen eine besondere Betrachtung. Gewöhnlich werden sie aus dem Holze der Schiebladen gedreht und mit einem cylindrischen Zapfen in ein passendes Loch eingeleimt. Diese Zapfen reissen leicht aus, und man hat alsdann nichts mehr in der Hand, um die festgeklemmte Schieblade auszuziehen. Weniger leicht lassen sich Zapfen herausziehen, die mit Holzschraubengewinde in eine passende, in der vorderen Wandfläche der Schieblade eingeschnittene Mutter eingeschraubt sind. Allein diese Knöpfe drehen sich leicht los, und man würde, um auch dies zu vermeiden, die Knöpfe verleimt einschrauben müssen. Wollte man im Innern des Kastens durch eine hölzerne Mutter den hölzernen, mit einer Schraube versehenen Knopf befestigen, so würde diese Construction, bei grosser Stärke, in der unvermeidlichen Dicke dieser Mutter eine Unannehmlichkeit haben, indem dadurch der innere Raum der Schieblade verunstaltet würde. Man kann Festigkeit mit Eleganz vereinigen, wenn man sich messingener Knöpfe bedienen will, die jedoch auch etwas theurer werden.

Um diese zweckmässig darzustellen, werden zuerst Schraubengewinde auf einen eisernen, 3 Linien ($6^{mm}$) dicken Draht in einer Länge von 5 bis 7 Linien (10 bis $15^{mm}$) geschnitten, der Draht wird darauf in einer Länge von 1 Zoll und 4 bis 6 Linien (35 bis $40^{mm}$) abgeschnitten. Die eisernen Schrauben werden mit halber Länge in Sand eingeformt und der messingene Knopf darübergegossen, welches vom Gelbgiesser ausgeführt wird. In ein messingenes Futter der Drehbank wird nun eine der Schraube genau entsprechende Mutter, centrisch laufend, erst gebohrt,

# Erstes Kapitel. Einrichtung einer Apotheke.

dann mit dem Schraubstahl geschnitten. Jeder einzelne Knopf wird mit seiner Schraube in dieses Futter eingespannt und auf demselben sogleich abgedreht. Hierbei vermeidet man sorgfältig alle scharfen Kanten, Ringe, Vertiefungen und Löcher, und giebt den einzelnen Theilen nur sanft gekrümmte runde Formen, Fig. 3.

Fig. 3.

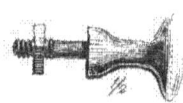

Metallener Schiebladenknopf.

Die vordere Fläche des Knopfes ist flach, rund gewölbt, und hat, weil der Knopf auf der Drehbank frei läuft, keinen vertieften Mittelpunkt oder sogenannten Körner. Die Knöpfe werden auf der Drehbank, nachdem sie abgedreht sind, nach einander mit Bimsstein und Wasser geschliffen und zuletzt mit böhmischer Erde oder Tripel polirt. Die rundlichen Formen der Knöpfe bewirken, dass man sich an denselben nicht verletzen oder schmerzhaft stossen, und dass man sie mit leichter Mühe reinigen und glänzend putzen kann. Man versuche nicht, die Knöpfe mit Firniss zu überziehen, galvanisch zu vergolden oder zu versilbern, denn der Firniss schützt nicht genug gegen Schmutz, und die dünnen Metallüberzüge würden sich bald abnutzen, das unterliegende Metall durchschimmern lassen und jedes absichtliche Putzen unmöglich machen. Die einzige Art, diese Knöpfe immer im schönen Zustande zu erhalten, besteht darin, sie rein metallisch zu lassen und von Zeit zu Zeit mit Putzerde abzureiben.

Bei der gewölbten Form der Knöpfe bietet jeder derselben, wenn er polirt ist, dem Auge einen glänzenden Stern dar, welches im Ganzen einen sehr schönen Effect macht. Die Knöpfe werden mit messingenen Muttern von 7 Linien (16$^{mm}$) im Gevierte und 2 Linien (4$^{mm}$) Dicke auf der Innenseite der Schieblade befestigt. Die vordere Wand derselben ist gewöhnlich an 7 Linien (15$^{mm}$) dick; die eiserne Schraube ragt, wenn der Knopf aussen mit seinem Ansatze aufsitzt, nahe 2 Linien (4$^{mm}$) im Innern der Schieblade hervor. Auf diesem Ende wird die messingene Mutter aufgesetzt und angezogen. Das in die vordere Wand zu bohrende Loch hat nur 3 Linien (6$^{mm}$) Durchmesser. Es liegt in der senkrechten, aber nicht in der horizontalen Mittellinie. Weil die grösste Reibung am Boden der Schieblade stattfindet, so wird der Knopf auf ein Drittel der Höhe von unten angebracht, wodurch man um so weiter von dem Schilde abbleibt, und dasselbe weder beim Herausziehen noch beim Putzen berührt. Der hervorragende Theil des Knopfes ist 14 Linien (30$^{mm}$) lang, und die Dicke desselben an seinem grössten Durchmesser 1 Zoll (27$^{mm}$). Man fasst den Knopf gewöhnlich zwischen Zeigefinger und Mittelfinger mit dem mittleren Fingergliede an, und übt alsdann schon eine grosse Gewalt darauf aus; bietet die Schieblade grossen Widerstand dar, so fasst man sie zwischen den hintersten Fingergliedern der geballten Faust. Bei immer gesteigerter Gewalt wird eher die Schieblade als der Knopf zerbrochen. Porzellanknöpfe, wenn sie rundlich sind, ohne Vertiefungen, sehen sehr gut aus und können bestens empfohlen werden. Sie sind nicht so stark

8    Erster Abschnitt. Einrichtungen.

als die eben beschriebenen, dagegen auch leichter rein zu erhalten, indem sie von selbst nicht anlaufen. Bei allen Knöpfen muss die Dicke des Zeigefingers zwischen Knopf und Schieblade vollkommen Raum haben.

In einigen Apotheken hat jede Schieblade noch einen Schieberdeckel, der sich beim Herausziehen derselben rückwärts schieben lässt, und der sich beim Hineinstossen wieder auf die Schieblade aufschiebt. Diese Einrichtung hat ihren Nutzen beim Einfüllen der Defecte, indem nun nichts Fremdes hineinfallen und auch durch schiefes Tragen nichts verloren gehen kann. Während der Receptur ist diese Einrichtung eher hinderlich und zeitraubend, als dass sie einen Nutzen gewährte. Die Gegenstände sind alsdann sowohl oben und unten, wie früher nur an den beiden Seiten, durch drei hölzerne Scheidewände von einander getrennt. Einige wissenschaftliche Apotheker haben diesen Deckel benutzt, um darauf die Abstammung der Drogue nach System und Herkunft zu bezeichnen, welche Einrichtung alles Lob verdient, wenn sie ungestört neben der eigentlichen officinellen Nomenclatur hinläuft. Viele Kräuterkästen werden durch eine Querwand in zwei gleiche Theile getheilt, um ganze und zerschnittene Substanzen darin aufzubewahren. Ein Kasten dieser Art ist in der hier stehenden Fig. 4 abgebildet. Die obere Fläche des Deckels liegt in gleicher Höhe mit den Seitenwänden und der Vorderwand. Nur die hintere Wand ist um die Dicke des Deckels abgesetzt. Man bedeckt die einzelnen Hälften mit Deckeln von Pappe, oder beide zugleich mit dem eben beschriebenen Schieber von hinten. Es giebt Pflanzenstoffe, die selbst in sehr gut geschlossenen Schiebkasten allmälig Feuchtigkeit anziehen und alsdann verderben. Diese halten sich nur vollkommen gut in Glas oder Blech. Gläserne Gefässe passen sehr schlecht in die Kräuterkasten, fallen leicht um oder

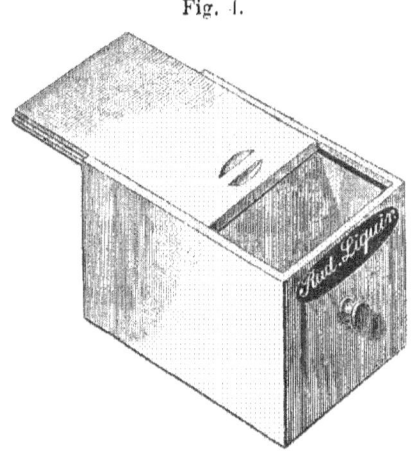

Fig. 4.

Schieblade mit Deckel.

verlieren liegend ihre Stopfen. Statt der Glasgefässe wählt man am besten genau passende Einsatzgefässe aus Weissblech mit Aufschlagedeckel. In diesen conserviren sich die vergänglichsten Substanzen, wie *Hb. Hyoscyami*, *Hb. Rutae*, *Flor. Acaciarum*, *Flor. Rosarum* und ähnliche, vortrefflich und sehr lange, wenn man sie eben aus dem Trockenofen kommend noch warm einfüllt. Sehr zweckmässig werden die Holzkästen mit Stanniol im Innern beklebt. Hier ist zu vergleichen, was unter dem Kapitel Kräuter-

Erstes Kapitel. Einrichtung einer Apotheke.

boden über diesen Gegenstand gesagt wird. Wenn man solche Stoffe, die leicht Feuchtigkeit anziehen, in zweierlei Formen vorräthig hat, so eignet sich ein Einsatz von Blech, welcher der Länge nach in zwei Abtheilungen getheilt ist. Die in Charnieren gehenden Deckel öffnen sich nur zur Hälfte oder zu zwei Drittel, wodurch die obere Wand grössere Stärke behält. Die Oeffnung muss in jedem Falle so breit sein, dass eine gefüllte Hand bequem herauskommen kann, also ungefähr 3 bis $3^1/_2$ Zoll (78 bis 90$^{mm}$). Ein Kasten mit einem in zwei Abtheilungen getheilten Blecheinsatz ist in Fig. 5 abgebildet. Auf den Deckeln sind Ringe mit einem Charnier in einer versenkten kreisförmigen Vertiefung zum Oeffnen angebracht.

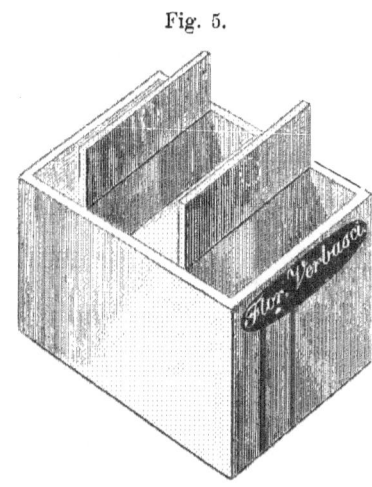

Fig. 5.

Schieblade mit Blecheinsatz.

Auf den Kräuterkästen hat man hier und dort eine laufende Reihe Schiebladen von halber Länge für die Pflaster. Dies ist im Ganzen nicht zu empfehlen, denn abgesehen davon, dass es nicht besonders schön aussieht, hat es den Uebelstand, dass alle davor gestellten Gegenstände, wie die fertigen Arzneien, am Herausziehen dieser Schiebladen hindern. Hat man jedoch keinen besonderen passenderen Platz zu diesem Zwecke, so mag es hingehen. Ueber diesen Schiebladen stehen gewöhnlich die Wasserflaschen.

Ehe wir zu den oberen Repositorien weitergehen, müssen wir der Unterbringung der gebrauchten Mörser einige Worte widmen. Dieselben müssen ohne besondere Mühe dem Auge entzogen werden können. Man hat dazu breite Schiebladen in den unteren Regionen der Officine gebraucht, allein diese Einrichtung ist sehr unzweckmässig, weil man sich nach jedem Mörser bücken muss, um die vielleicht schon schwer belastete Schieblade herauszuziehen und wieder einzuschieben. Bequemer wäre es schon, wenn statt der untersten Laden die obersten zu diesem Zwecke gewählt würden; sie würden erlauben, bei aufrechter Stellung, also bei vollkommen disponibler Kraft, diese Arbeit zu vollziehen. Allein es ist überhaupt zweckwidrig, die gebrauchten Mörser in Schiebladen zu bergen, weil man für jeden hinzukommenden die ganze, oft durch Pillenmörser sehr beschwerte Schieblade in Bewegung setzen muss. Hierbei kommen die einzelnen Pistille ins Rollen und zerschlagen die Porzellanmörser, welche unter sich durch das häufige Ein- und Ausschieben sehr leiden, indem besonders die Ausgüsse bald abgestossen werden. Es

10 Erster Abschnitt. Einrichtungen.

würde demnach ungleich besser sein, die Mörser in einem mit einem Deckel verschliessbaren Raume, der aber nicht bewegt würde, unterzubringen. Man könnte dazu die obere Reihe der Kräuterschiebladen, worin die Breite von drei oder vier solchen zu einer einzigen vereinigt wäre, wählen, und den oberen Deckel hinten an der Wand mit einem Charniere beweglich machen. Allein dadurch würde man den Raum, wo gewöhnlich die destillirten Wässer stehen, ganz verlieren, auch würde der Deckel durch seine horizontale Lage zum Daraufstellen einladen, und deshalb vielfach verstellt sein, besonders aber würde für viele Gegenstände eine nicht genügende Höhe erlangt werden. Will man sich einen passenden Raum zum Absetzen der leergewordenen und einzufüllenden Gefässe verschaffen, so liegt das Bedürfniss eines höheren Raumes noch näher.

Ich habe zu diesem Zwecke in dem Raume, wo gewöhnlich die destillirten Wässer stehen, zwei mit schiefen Deckeln verschliessbare Räume angebracht, die ungemein bequem zur Hand sind, vielen Raum darbieten, und das Auge nicht im geringsten beleidigen.

Ein für sich bestehender, und mit dem Repositorium in keiner anderen Verbindung stehender Kasten, als dass er sich dessen Dimensionen anschliesst, füllt den Raum ganz aus, welcher zwischen den Kräuterkästen und dem untersten Brette der Tincturgläser sich befindet, und in den übrigen Abtheilungen der Apotheke von den destillirten Wässern eingenommen wird. Um nur die Dimensionen eines wirklich mit Vortheil im Gebrauch stehenden Kastens anzugeben, Fig. 6, weil diese bereits erprobt sind, und nothwendige Aenderungen nicht ausschliessen, so sei hier nur bemerkt, dass die senkrechte Höhe im Lichten an der hintersten Stelle 11 Zoll (290$^{mm}$) beträgt, die Tiefe nach hinten 13 Zoll (340$^{mm}$), die Höhe der vorderen Wand nur 4½ Zoll (120$^{mm}$), die ganze Breite 38¼ Zoll (1 Meter). Der schief liegende Deckel bewegt sich um die in der oberen Fläche liegenden Charniere $o$ in der Linie des punktirten Kreises, und legt sich rückwärts an die oberen Repositorien mit schwacher Neigung an, weshalb die Charniere auch 1½ Zoll (39$^{mm}$) vor diesen hervorragen. Dieser Raum bietet Gelegenheit, um hohe und niedere Gegenstände darin unterzubringen, je nachdem man sie weiter nach hinten oder nach vorn stellt; sein Deckel ist immer frei, und beim Oeffnen desselben ist der ganze innere Raum in der passendsten Höhe offen und zugänglich. Von zwei Kästen dieser Art dient der eine und

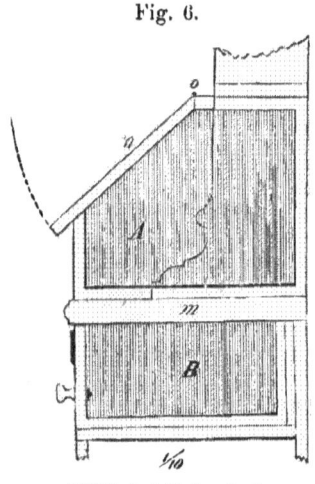

Fig. 6.

Defect- und Abräumekasten.

# Erstes Kapitel. Einrichtung einer Apotheke.

nähere zum Absetzen gebrauchter Mörser, der andere für den Defect. In Fig. 6 stellt $A$ den inneren Raum dieses Kastens dar, und $B$ die oberste Schieblade für die Kräuter, $m$ ist die Deckplatte der Kräuterkästen, auf denen die Repositorien für die Gefässe stehen, deren Ecksäulen in der Figur durch Umrisse angedeutet sind. $n$ ist der bewegliche Deckel des Absetzkastens, der sich um die Charniere bei $o$ dreht.

Der leere Raum für die Wasserflaschen beträgt $12^{1}/_{4}$ Zoll ($320^{mm}$). Auf dieser Höhe kommt rundum in der ganzen Officine das erste Brett für die kleineren Standgefässe. Da man die Grösse der Gefässe und ihre passendste Vertheilung nicht für alle Zeiten voraussehen kann, so ist es zweckmässig, sämmtliche Repositorienbretter beweglich zu machen. Dies erreicht man bekanntlich dadurch, dass man sie nicht an die Seitenwände befestigt, sondern auf gezahnten Leisten mit kleinen Querleisten ruhen lässt.

Es ist wünschenswerth, gleich beim Baue einer Apotheke einen Plan anzunehmen, welcher gestattet, alle Theile möglichst leicht auseinander zu nehmen, sowohl um sie reinigen als auch theilweise in einer anderen Anordnung wieder zusammensetzen zu können. Dies ist ganz besonders bei den Repositorienbrettern der Fall. Man kann niemals vorauswissen, wie sich in einem neuen Geschäfte die Summe der bestellten Gefässe von allen Sorten anordnen lasse; was für den Gebrauch am bequemsten und für das Auge am schönsten sei. Erst nach der Aufstellung sieht man, was das Passendste ist. Im Laufe der Zeit kommen andere Standgefässe von verschiedener Form, Syrupgläser statt Urnen, Porzellan statt Holz, Wasserflaschen von anderer Höhe. In solchen Fällen muss es möglich sein, ohne Nägel auszureissen oder geleimte Leisten abzubrechen, der ganzen Apotheke mit Leichtigkeit eine andere Einrichtung zu geben, ohne darum an der Solidität etwas zu verlieren. Ebenso muss man, wenn die Rückwände hinter den Repositorien frisch angestrichen werden sollen, die Bretter leicht entfernen und wieder hinbringen können. Um dieses zu erreichen, empfehle ich das in Fig. 7 bis 9 beschriebene System.

Die Hauptstärke für das Gerüste der aufzustellenden Bretter liegt in den senkrechten Sparren, von ungefähr 6 Zoll ($155^{mm}$), und 2 bis $2^{1}/_{2}$ Zoll (53 bis $66^{mm}$) Stärke. Diese werden am besten aus gerad-

Fig. 7.

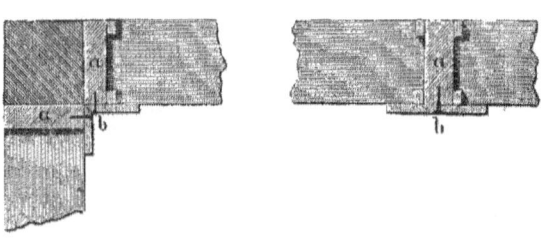

Querschnitt der Repositorienständer.

12　Erster Abschnitt. Einrichtungen.

faserigem Tannenholz gefertigt, weil sie sich dann am wenigsten werfen, am leichtesten, wohlfeilsten sind, und nicht von Würmern zerstört werden. Auf diese Sparren werden die Lessinen oder Flachsäulen mit wenigen Schrauben befestigt. Auf der ganzen Länge sind drei gute Schrauben vollkommen hinreichend, da diese Lessinen nichts zu tragen haben. Die eisernen Köpfe der Schrauben kann man mit Eisenchlorid rostig machen und mit Oel abreiben, in welchem Zustande sie sich von dem Nussbaumholz nicht mehr auszeichnen. Es muss ihnen gut vorgebohrt sein, und für den flachen Kopf eine kegelförmige Vertiefung versenkt sein. Durch Lösung dieser Schrauben kann man die Flachsäulen, welche doch nur zur geschmackvollen Verzierung und Bedeckung der Ecken und Zahnleisten vorhanden sind, wegnehmen, und alsdann die Repositorienbretter leicht aus ihren Sitzen nehmen. Diese liegen nämlich mit ihren Enden auf den trapezförmigen Leisten $m\,m$ in Fig. 9, welche lose in den Zähnen der senkrechten Zahnleisten $n\,n$ sitzen. Indem man diesen Leisten $m\,m$ andere Stellen giebt, und zwar gegenüberstehend auf dem entsprechenden Zahne, kann man jeden Zwischenraum um Grössen von $3/_4$ bis 1 Zoll (20 bis 27$^{mm}$) und seine Multipla verändern. In Betreff der Solidität und Bequemlichkeit kann ich diese Einrichtung auf das Lebhafteste empfehlen. Bei mehreren Reparaturen habe ich sehr ungern die Lösbarkeit der Flachsäulen vermisst, weshalb ich mir vorgenommen habe, Andere darauf aufmerksam zu machen.

Fig. 8.

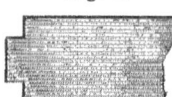

Tragebrett.

Fig. 9.

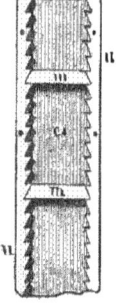

Zahnleisten.

Alle Zahnleisten in der ganzen Apotheke müssen genau nach demselben Maass eingeschnitten sein, damit zwei correspondirende, gegenüberstehende Reihen dem dazwischenliegenden Brette eine genau horizontale Lage geben und auch die einzelnen Bretter in verschiedenen Abtheilungen auf gleiche Höhe zu liegen kommen. Die Höhe eines Zahnes kann 9 bis 12 Linien (20 bis 27$^{mm}$) sein.

Die Breite der Abtheilungen in einer Apotheke richtet sich nach dem vorhandenen Raume, indem man die lange Wand in eine solche Anzahl gleicher Abtheilungen eintheilt, dass sie den, an den Nebenwänden durch Thüren und Fenstern bedingten Dimensionen möglichst ähnlich sind. 48 bis 51 Zoll (1260 bis 1330$^{mm}$) Breite scheinen nicht unpassend.

Die Tragebretter (Fig. 8) in den einzelnen Abtheilungen dürfen nur aus Tannenholz gemacht werden, weil dieses Holz durch die beständige Belastung sich nicht dauernd krumm biegt, wie Nussbaumholz oder andere harte Hölzer.

Die vordere Seite des Brettes ist mit einer dicken Leiste des Holzes fournirt, woraus die übrigen Theile der Apotheke bestehen. Ob man die

# Erstes Kapitel. Einrichtung einer Apotheke.

Separanda in die säulenartigen Zwischenräume zweier Abtheilungen anbringen, durch welchen Luxus man überhaupt die einzelnen Theile der Officine verzieren wolle, muss dem Urtheile jedes Einzelnen überlassen bleiben.

Wir haben nun noch über die Substanz, Form und Vertheilung der Standgefässe einiges Allgemeine zu besprechen. Mit dem in allen Ständen zunehmenden Luxus ist derselbe auch in die Officine eingedrungen, und es dürfte eine moderne Apotheke mit einer vor 30 Jahren sowohl in Zweckmässigkeit als in Eleganz nicht mehr zu vergleichen sein.

Die Standgefässe bestehen, ihrer Substanz nach, aus Glas, Porzellan, Holz und Blech. Die gläsernen sind zur Aufnahme aller flüssigen Körper bestimmt. Man hat Flaschen mit engem Halse für destillirte Wässer, Tincturen, fette und ätherische Oele; Flaschen mit weitem Halse für Pulver und Chemikalien. Bei allen gläsernen Gefässen ist vorzugsweise auf den guten Schluss der Stopfen zu sehen; das dabei zu Beobachtende wird in einem besonderen Kapitel behandelt werden.

Um den Staub von dem Ausgusse der Gefässe abzuhalten, hat man sie früher mit hölzernen oder blechernen Deckeln bedeckt. Diese Deckel sind ein grosser Uebelstand. Die hölzernen werden von Oelen durchdrungen, der Lack aufgelöst, und sie lassen sich ihrer Substanz und Dünne wegen nicht leicht putzen. Die blechernen werden von sauren und ammoniakalischen Flüssigkeiten zerfressen, ihr Lack ebenfalls gelöst, und die Substanz bald ganz zerstört. Gläserne Deckel würden die besten sein, wenn sie nicht überhaupt zu entbehren wären. Man hat nämlich dem Griffe der Stopfen eine überragende Krone gegeben, wodurch sie die Zwecke des Deckels mit versehen, und eine Menge einzelner Theile, die dem Zerbrechen und Verwechseln nochmal besonders unterworfen sind, entbehrlich machen. Man fasst diese Scheibenstöpsel entweder am Rande der Krone an, oder an einem flachen Griffe, den sie noch ausserdem haben. Es ist nicht zweckmässig, die obere Fläche oder den Rand mit scharfen, einspringenden Winkeln schleifen zu lassen, sondern höchstens mit ganz flachen Facetten, die in der Mitte in einen Punkt auslaufen, und am Rande in ziemlich stumpfen Winkeln sich schneiden. Solche Stöpsel lassen sich mit einem Griffe reinigen und sind sehr stark. Zum besseren Verständniss füge ich den Durchschnitt des Halses eines Stopfens einer Wasserflasche in ¼ der natürlichen Grösse bei, wie solche aus mehreren Versuchen endlich hervorgegangen ist, und sich als sehr zweckmässig bewährt hat. Der oben ganz eben geschliffene Griff hat einen bedeutenden Durchmesser von $2^{1}/_{4}$ Zoll (60$^{mm}$). Er bedeckt dadurch den Ausguss der Flasche vollständig und schützt ihn gegen Staub; sodann bietet er bei festgeklemmten Stopfen eine starke Handhabe mit einem bedeutenden Hebelarm dar. Man darf eine viel grössere Gewalt bei dem Losmachen anwenden, weil der eigentliche Stopfen mit

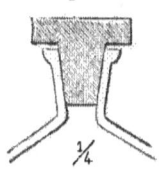

Fig. 10.

Kopf der Wasserflasche.

seinem ganzen Querschnitt an der Griffscheibe festsitzt, während bei den gewöhnlichen Stopfen an dieser Stelle eine bedeutende Einschnürung sich befindet. Der Ausguss der Flasche selbst hat einen schmalen Rand, der oben ganz flach geschliffen ist, wodurch eine sehr scharfe und dennoch starke Kante entsteht, an der die Tropfen leicht abfallen.

Alle Stöpsel in der Officine soll man mit einer fortlaufenden Nummer, wie die Standgefässe selbst, bezeichnen, und darüber einen Katalog anlegen, um bei Verwechselungen die rechten Gefässe wieder finden zu können. Man ritzt diese Zahlen mit einem gefassten Diamantsplitter auf das Glas ein. Ein solcher Splitter ist nicht mit einem Glaserdiamant zu verwechseln, welcher drei bis vier Thaler kostet und eine ganz andere Form hat, während ein gefasster Diamantsplitter für einen Thaler beschafft werden kann. Der Gebrauch eines solchen Splitters zum Notiren von Taren ist so mannigfaltig, dass seine Anschaffung wohl empfohlen werden kann.

Die Form der Glasflaschen wird gewöhnlich durch alle Grössen hindurch ähnlich genommen. Man hat vorzugsweise drei Formen: ganz cylindrische, rein quadratische und flache, mit schwach convexen breiten Vorder- und Hinterwänden, und concaven, schmalen Seitenwänden. Von diesen Formen sind die cylindrische und flache jetzt die beliebtesten. Die cylindrische Form ist die stärkste und am leichtesten zu reinigen; sie hat keine senkrechte Ecken im Innern. Die flachgedrückte mit convexer Vorder- und Hinterseite fasst sich leichter an, indem man zu einem sicheren Griffe nicht, wie bei der cylindrischen, mehr als die Hälfte, sondern nur etwas mehr als die vordere Seite zu umspannen braucht. Auch bietet sich das Schild in flacher Form deutlicher als in cylindrischer dar. Die Schilder auf den Glasflaschen werden meistens auf den Glashütten schon eingebrannt. Wie man sie nöthigenfalls auf die Flaschen schreiben könnte, ist an einer anderen Stelle beschrieben. Man giebt den Schildern sogenannte Herzform oder ein flach liegendes Oval. Die erste Form ist für die Hand schwerer in schöner Gestalt darzustellen, als die ovale. Man umgiebt die Schilder mit einem schwarzen oder goldenen Rande. Der schwarze Rand wird von den Säuren wegen seines grossen Gehaltes an Oxyden sehr leicht angegriffen, der goldene durch den Angriff der Hände wegen seiner Dünne leicht abgenutzt und von Säuren losgelöst. Was den Inhalt der Gefässe betrifft, so richtet er sich wesentlich nach dem Umfange des Geschäftes. Wasserflaschen wählt man von 3 bis 4 Pfund Medicinalgewicht, Pulver- und Tincturgläser von 8 bis 14 Unzen, für ätherische Oele von 1 bis 2 Unzen Inhalt.

Ich habe ebenfalls die Syrupe in freistehende Flaschen mit Schild, wie die Tincturen, untergebracht und diese Einrichtung sehr zweckmässig gefunden. Die Syrupe unmittelbar in porzellanenen Gefässen zu bewahren, ist nicht anzurathen, weil sie zu sehr dem Hineindringen von Infusorienkeimen, sogar der Ameisen ausgesetzt sind, wodurch sie in Gährung und Verderben gerathen. Auch kann man nicht sehen, ob beim

## Erstes Kapitel. Einrichtung einer Apotheke.

Tariren Flocken oder andere Unreinigkeiten aufgetrieben werden. Ferner kann man nicht ohne besondere Mühe erkennen, wie viel Flüssigkeit die Flasche noch enthält und wann sie auszugiessen anfängt. Arzneigläser in porzellanene Gefässe einzusetzen, ist eine sehr hässliche Methode. Man hat die doppelte Anzahl von Gefässen, in grossem Gestelle wenig Inhalt und grössere Mühe beim Receptiren. Die inneren Gefässe haben meistens kein Schild und verstossen dadurch gegen eine wichtige Regel. Dass man glaubt, die Syrupe ständen in einem zweiten Gefässe kühler, ist ein Irrthum. Nur nasse, der Ausdünstung ausgesetzte Körper können kühler als die umgebende Luft sein. Trockene Gefässe, von welcher Substanz und Form sie immer sein mögen, nehmen endlich die Temperatur der umgebenden Luft an.

In gläsernen Gefässen, mit gut geschliffenen Stöpseln, sind die Syrupe am besten gegen atmosphärische Eindringlinge geschützt; man erkennt die Menge des Syrups, seine Klarheit, Reinheit und Farbe und kann mit einem Ueberblicke alle diejenigen herausfinden, die einer Nachhülfe bedürfen, während man bei undurchsichtigen Gefässen jedes einzelne erst öffnen muss und den Syrup doch nicht im durchscheinenden Lichte sehen kann. Auch sind die bedeckt stehenden Gläser beim Herausnehmen immer nass und schmierig und beschmutzen die Hände.

Die ätherischen Oele bewahre ich in kleinen cylindrischen Glasflaschen, die festgeklemmt in einer blechernen Büchse stehen. Das Abhalten von Luft und Licht hat hier eine besondere Bedeutung. Man wähle zuerst die cylindrischen Glasflaschen und versichere sich des dichten Schlusses, nach Grundsätzen, die in dem Kapitel über den dichten Schluss der Flaschen auseinander gesetzt sind. Man lasse nun kleine cylindrische Büchsen von Blech anfertigen, in welche die Flasche mit einem Papierstreifen sich fest einklemmt. Die Büchse hat oben einen hinein gelötheten Rand von einem Blechringe, damit der Deckel mit der Büchse selbst äusserlich gerade fortlaufe. Der oberste Rand der untersten Büchse ragt 3 bis 4 Linien (6 bis 8$^{mm}$) über die cylindrische Wand des Glases hervor, wodurch alle äusserlich herabrinnenden Tropfen sich in der Büchse sammeln und dieselbe äusserlich nicht beschmutzen. Der ganze Hals und Stopfen der Flasche wird in den Deckel aufgenommen, wodurch derselbe beinahe die Höhe der Büchse selbst hat. Fig. 11.

Fig. 11.

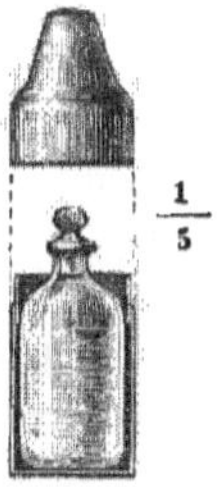

Flasche für ätherische Oele.

Der äussere Durchmesser einer solchen Büchse ist 1 Zoll 11 Linien bis 2 Zoll (50 bis 52$^{mm}$), die senkrechte Höhe des unteren Theiles 2 Zoll 7 Linien (67$^{mm}$), die senkrechte Höhe des Deckels nur 2 Zoll 2 Linien (56$^{mm}$), der Uebergriff am Schluss 5 Linien (10$^{mm}$). Inhalt des Glases 2 Unzen. Diese Gefässe schützen das ätherische Oel gegen Luft und Licht auf das Vollständigste; das Vorbeilaufende sammelt sich in der Blechbüchse und kann sammt dem darin steckenden Papiere einer neuen Destillation zugesetzt werden, wodurch man es grösstentheils wieder erhält. Man kann sehr gut aus diesen Gläsern tröpfeln, weil man die Flüssigkeit kommen sieht; auch kann man die Farbe des Oels gut beurtheilen, was bei den schwarzen, sogenannten Hyalithgläsern nicht der Fall ist. Die Büchsen sind äusserlich schwarz oder grün lackirt und mit goldener Schrift ohne Schild signirt.

In Gefässen von weissem Porzellan bewahrt man die Salben, grössere Mengen von Salzen, Extracte und Pulver.

Die Fabrikation eines sehr weissen Porzellans ist in der neueren Zeit so ausgebildet worden, dass man bei einer Neueinrichtung oder blossen Reparatur nicht leicht zu einem anderen Materiale greifen wird. Das Porzellan ist jetzt so dicht, dass es selbst Fette nicht mehr durchlässt. Alle Gefässe, welche schmierige Fette, Salben oder Extracte enthalten, sind mit einem Spatelabstrich versehen. Dieser Abstrich muss auf der äussersten Höhe des Randes sein, und sich im Inneren in die Wand des Gefässes verlaufen. Ohne diese Eigenschaft ist er eher ein Hinderniss beim Receptiren und Reinigen des Gefässes, und Veranlassung zum Zerbrechen. Die Gefässe sind meistens rein cylindrisch, hier und dort mit einigen Verzierungen versehen. Die schwarze Schrift wird unmittelbar auf die Büchse eingebrannt, entweder ohne alle Umfassung oder mit einem ovalen schwarzen oder goldenen Ringe umzogen.

In vielen neueren Apotheken sind die hölzernen Büchsen ganz verbannt und durch porzellanene ersetzt. Ausser der Mehrausgabe in der Anschaffung ist auch ein bedeutend grösserer Bruch und jährlicher Ersatz zu beachten. Im Uebrigen sieht eine so grosse, mit blendend weissem Porzellan bedeckte Fläche sehr stattlich aus.

Hölzerne Büchsen werden sehr schön aus naturfarbigem Holze dargestellt. Die Aufschriften kommen bei hellfarbigem Holze (Ahorn) unmittelbar auf das Holz, bei dunkelfarbigem auf ein Schild von heller Farbe. Die hölzernen Büchsen können ganz gut zum Aufbewahren trockener Vegetabilien ohne Geruch, der Harze, Galläpfel, Stärke und vieler anderen Dinge dienen, die weder an der Luft zerfliessen, noch verriechen. Um aber auch riechende Stoffe darin aufnehmen zu können und nicht so viele Alphabete in die Officine einzuführen, kann man diese Gefässe sehr zweckmässig, leicht und dauerhaft aus lackirtem Bleche darstellen. Sie erhalten cylindrische Form mit einem gleichen Deckel und müssen ein gefälliges Verhältniss zwischen Höhe und Breite haben.

Deckel und Gefäss haben gleichen Durchmesser, und der Uebergriff findet auf einem Rande Statt, der in die Büchse am oberen Rande hineingelöthet ist.

Die Aufstellung der Medicamente findet nach der Häufigkeit des Gebrauches und dem Alphabete gleichzeitig Statt. Diejenigen Stoffe, welche sehr häufig gebraucht werden, sucht man in die Nähe des Receptirtisches und auf greifbarer Höhe anzubringen; die seltener vorkommenden Rohproducte, Wurzeln und Rinden, verlegt man entfernter und höher hinauf.

## Erstes Kapitel. Einrichtung einer Apotheke.

Nichts würde unzweckmässiger sein, als ein systematisches Durchführen des Alphabetes durch die ganze Officine. Er würde ungefähr so sein, als wenn ein Schriftsetzer in seinem Regal die einzelnen Buchstaben nach alphabetischer Ordnung legen wollte. Er würde alsdann x, y und z sehr bequem zur Hand haben, dagegen das weit häufiger vorkommende a und e sehr entfernt.

Der Gebrauch einer Leiter in einer Officine ist sehr unangenehm, theils wegen des Hin- und Herschleppens, theils wegen des Hindernisses, welches sie überall, wo sie steht, verursacht, theils auch, weil ihr Gebrauch zugleich ermüdet und mehr oder weniger Gefahr für die Gefässe bringt. Wenn also die Geräumigkeit des Lokales es erlaubt, so soll man dahin streben, sich eher in die Ferne als in die Höhe auszudehnen, da man durch zweckmässige Anordnung dennoch die fernen Gänge sehr selten machen kann, während die Leiter, auch wenn sie selten gebraucht wird, doch immer hindernd im Wege steht.

Es wird wohl bei dem jetzigen Wust von Arzneikörpern nicht leicht möglich sein, in einem nicht zu umfangreichen Zimmer alle officinellen Medicamente auf einer solchen Höhe aufzustellen, dass man sie unmittelbar vom Boden aus ergreifen könne. Dies würde für einen Mann mittlerer Grösse 7 Fuss (2,2 Meter) vom Boden an sein. Da dieser Fall sich wohl selten ereignen möchte, so würde man genöthigt sein, die Repositorien 3 bis 4 Fuss (1 bis 1$^1/_4$ Meter) höher hinaufreichen zu lassen und sich eines Trittes zu bedienen, der mit 4 oder 5 Stufen bis an die Tischplatte der Kräuterkästen reichte. Man versieht das sich anlehnende obere Ende des Auftrittes mit einem Ausschnitte und Lederpolster, womit es sich weich gegen die vordere Kante des Repositoriums anlegt. Wenn endlich die Kleinheit des Lokals nöthigt, die Repositorien bis nahe an die Decke zu erhöhen, so bedient man sich einer Leiter. Dieselbe muss bei genügender Stärke und Dauerhaftigkeit die grösste Leichtigkeit besitzen, die man derselben geben kann. Zu diesem Zwecke ist dieselbe nicht durchweg mit Sprossen versehen, sondern nur auf ihrer unteren Hälfte, da man die oberen Sprossen doch nicht besteigen kann. Um aber seitliche Schwankungen zu vermeiden und der Leiter Stärke ohne unnöthige Schwere zu geben, ist der leere Raum zwischen den beiden Schenkeln in der oberen Hälfte der Leiter mit einem leichten durchbrochenen Geräns oder Gitter verstrebt, welches Zierlichkeit mit Stärke verbindet.

Es ist auch hier am besten, einige Maasse nach einem wirklich existirenden Exemplar zu geben.

Die Leiter ist aus Nussbaumholz gearbeitet und hat eine Länge von 7 Fuss 10 Zoll (2460$^{mm}$). Die Holzstärke der Schenkel und Sprossen ist 9 Linien (20$^{mm}$), die Länge der Sprossen beträgt 11 Zoll (290$^{mm}$), der lichte Zwischenraum zwischen zwei Sprossen beträgt 7$^1/_2$ Zoll (200$^{mm}$), also die Höhe eines Auftrittes 8$^1/_4$ Zoll (220$^{mm}$). Es sind überhaupt 7 Sprossen angebracht, deren höchste 4 Fuss 8 Zoll (1466$^{mm}$) von dem unteren Ende der Leiter absteht. Der obere Theil von 38$^1/_4$ Zoll (1 Meter)

**18** Erster Abschnitt. Einrichtungen.

ist frei von Sprossen. Ganz oben hat die Leiter ein kleines Tischchen mit erhabenem Rande, um etwas darauf abstellen zu können. Sie wiegt 13½Pfd.

Je nachdem man sich nun des einen oder anderen dieser drei Besteigungsmittel bedienen muss, wird die Anordnung des Ganzen etwas verschiedener ausfallen. Am nächsten hinter dem Receptirtische bringt man das *Corpus chemicum*, die Syrupe und Extracte an, weil diese Klassen von Arzneikörpern in die meisten Recepte eingehen. Es ist durchaus unthunlich, hierin genauere Angaben zu machen, weil je nach der Vertheilung der Medicamente in andere Gefässe, worin grosse Abweichungen herrschen, je nach der vorhandenen Räumlichkeit, und je nach dem besonderen Bedürfnisse des Ortes und dem Begehr der Aerzte man jeden einzelnen Fall besonders entscheiden muss.

Der Giftschrank verdient endlich noch eine besondere Betrachtung. Die besonderen Medicinal-Edicte der einzelnen Staaten bestimmen gewöhnlich diejenigen Substanzen, welche im Giftschranke aufgestellt sein sollen. In dieser Beziehung wäre also nichts zu erwähnen. Allein es ereignet sich oft, dass neue Körper in die Heilkunst eingeführt werden, die, wenn auch nicht vorgesehen, doch entschieden im Giftschranke aufgestellt werden müssen, wie Aconitin, Atropin, Codein, Jodarsenik, Cyanzink und ähnliche.

In diesem Falle wird der Apotheker nach eigener Ansicht handeln. Im Giftschrank umfasst eine Abtheilung die metallischen Gifte. Ich habe dafür folgende Aufstellungsart passend gefunden:

In einem schmalen Schränkchen sind so viele Gefächer, als man verschiedene Metallpräparate aufzustellen hat. Jedes Gefach ist vorn durch eine Klappe, die sich an zwei Charnieren, wie ein Tischchen vor dem Gefache, in die Ebene desselben herausschlägt, geschlossen. Diese Klappen sind durch blosse Reibung oder Klemmung geschlossen und werden durch Metallringe herausgezogen, welche nach dem Aufschlagen horizontal heraushängen und keinen Raum versperren. Systematisch werden die Metalle nach ihrer grösseren Giftigkeit von oben nach unten geordnet und die Klappen äusserlich mit folgenden Etiquetten versehen:

Utensilien.
———

Argentum et Aurum.
— ---

Plumbum.
———

Zincum.
———

Cuprum.
———

Hydrargyrum.
———

Arsenicum.
———

### Erstes Kapitel. Einrichtung einer Apotheke. 19

Hier sind *Aurum* und *Argentum* zusammengestellt, weil sie nur wenige Präparate zählen. *Arsenicum* ist mit Schloss verwahrt, wozu der Principal den Schlüssel führt. Quecksilbersublimat und rothes Oxyd sind noch ausser der Aufschrift mit einem Schildchen versehen, worauf ☞ „Achtgeben" steht.

Die vegetabilischen Gifte sind in einem anderen Schranke aufgestellt und alphabetisch geordnet. Die flüssigen stehen in einer besonderen Reihe, wie *Tinct. Cantharid.*, *Tinct. Euphorbii*, *Tinct. Opii simpl.* und *croc.*, *Tinct. Nucum vomicar.* etc.; die festen und pulverigen in kleinen Glasgefässen mit weiten Hälsen und Glasstopfen; darunter also *Opium*, *Extr. Opii*, *Morphium*, *Veratrin*, *Strychnin* und verwandte. Unter diesen ist nur *Strychnin* und *Strychninum nitricum* mit ☞ „Achtgeben" bezeichnet.

Die Sorge, für Andere zu denken, jedes Unglück durch Anordnung zu verhüten und den Receptarius zu einer Maschine zu machen, hat mehrere Regierungen veranlasst, dass Register der zu verschliessenden Arzneikörper ungebührlich auszudehnen. Wenn der Apotheker seiner Sinne nicht mehr mächtig wäre, und er seine Aufmerksamkeit nicht immer gespannt hielte, so würde es mit allen Anordnungen unmöglich sein, Missgriffe und Unfälle zu verhüten. Es ist eben so gefährlich, Stoffe, wie *Aloe*, *Capsicum*, *Secale cornutum* unter *Strychnin* und *Veratrin* oder nur in denselben Schrank zu setzen, als letztere zwischen Zucker, Magnesia und *Cremor tartari* zu bringen.

Diese übertrieben vorsichtigen Anordnungen kommen den täglich mit diesen Dingen Umgehenden lächerlich vor und sind bei den Revisionen eben so viele Vexationen. Kein Mensch kann sich zu seinem eigenen Aufseher machen, und das bezwecken doch diese Dinge. Wer die stündlich vorkommenden Arzneimittel, wie z. B. *Tinct. Opii crocata Calomel*, jedesmal entfernt hinter Schloss und Riegel hervorholen müsste, würde damit endigen, sie vor sich stehen zu lassen. Und wirklich hat auch die Erfahrung gezeigt, dass, wenn man zur Erleichterung der Receptur solche stark wirkende Stoffe vor sich auf dem Receptirtische an einer bestimmten Stelle stehen lässt, daraus eben so wenig ein Uebelstand entsteht, als die sorgfältigste Verschliessung derselben es verhüten kann, wenn z. B. der Arzt *Kali hydrocyanicum* statt *Kali borussicum* verschreibt.

Man ist überall in diesen Dingen zu weit gegangen, weil diejenigen, welche die Gesetze geben, sie nicht selbst in Ausführung bringen und dadurch das Bedürfniss und die Wirkungen des Gesetzes nicht genau kennen. Ein Giftreglement entspricht nur dann seinem Zwecke, wenn es sich auf die wirklichen Gifte beschränkt. Es sind überhaupt wenig Dinge in der Apotheke, mit denen man nicht zur Unzeit und durch Missbrauch Unheil anrichten könnte; allein kann man dies nicht auch durch Wein, durch ein Messer, mit einer brennenden Kerze, ohne dass man diese Dinge für gefährlich hält und desshalb in besondern Gewahrsam nimmt?

### Der Receptirtisch.

Von allen einzelnen Gegenständen in der Officine verdient der Receptirtisch die sorgfältigste und umfassendste Betrachtung. Seine zweckmässige Einrichtung macht es vorzüglich dem Receptarius möglich, schnell und mit Leichtigkeit zu arbeiten. Ehe man zur Einrichtung eines neuen Receptirtisches übergeht, prüfe man auf das Sorgfältigste die einzelnen Bedürfnisse, weil man viel leichter in der Zeichnung als an dem fertigen Tische Veränderungen vornehmen kann.

Nichts ist unüberlegter, als einen Receptirtisch aufs Gerathewohl mit vielen einzelnen Schiebladen versehen zu lassen und dieselben später nach dem Bedürfnisse zu füllen.

Zunächst haben wir die Aufstellung des Receptirtisches zu betrachten. Sie wird im Allgemeinen von der Oertlichkeit bedingt und es wird passend die Längenrichtung des Tisches parallel mit der längsten Ausdehnung der Repositorien gestellt.

Auf diese Weise kann es kommen, dass der Receptarius die Fenster vor sich oder zur Seite hat. Letzteres ist das Vortheilhaftere; denn steht der Receptarius mit dem Gesichte gegen das Fenster, so stehen die Kunden ihm im Lichte und können ihn, besonders an trüben Tagen und bei herannahendem Abend, durch Schattenwerfen hindern. Auch werfen ihm Tarirwage, auf dem Receptirtische stehende Gefässe, die zum Bedecken der Handapotheke vorhandene Umfassungswand Schatten auf die Arbeit. Hat man die Wahl, dieses Licht von der linken oder der rechten Seite kommen zu lassen, so ziehe man die linke Seite vor, weil alsdann die rechte Hand niemals Schatten auf die Arbeit wirft, wie z. B. beim Schreiben der Signaturen. Der Receptirtisch steht rundum ganz frei, so dass man ihn umgehen kann. Seine passendste Form ist ein längliches Viereck mit abgerundeten Ecken, da man sich an scharfen Ecken leicht beschädigen kann.

Die Höhe des Receptirtisches ist von der grössten Wichtigkeit. Ist der Tisch zu niedrig, so schadet er der Gesundheit und der Statur des Receptarius dadurch, dass er ihn nöthigt, sich zu sehr zu bücken, welche Stellung sich allmälig dauernd auf das Knochengerüst überträgt und die Beobachtung begründet, dass alte, viel beschäftigte Receptarien eine schwache Beugung der Wirbelsäule, einen sogenannten Receptirbuckel, haben.

Ist der Tisch zu hoch, so zwingt er, die Arme zu hoch zu halten, wodurch man beim Anstossen von Pillenmassen und dem Ausrollen derselben nicht die nöthige Kraft ohne zu grosse Ermüdung ausüben kann. Eine durch langjährigen Gebrauch bewährte Höhe, welche sehr glücklich zwischen beiden Klippen durchgeht, beträgt 3 Fuss (940$^{mm}$).

Die Tischplatte ist ganz eben, ohne erhabenen Rand, welcher beim Reinigen Hindernisse darbietet, das Auflegen gewöhnlicher Pillenmaschinen unmöglich macht und in keinem einzigen Falle einen besonderen Vortheil gewährt.

Erstes Kapitel. Einrichtung einer Apotheke.

Die Tischplatte muss des gewaltigen Gebrauches wegen sehr stark und massiv sein; sie hat durchweg eine Dicke von 2 Zoll (52$^{mm}$) und besteht aus hartem Holze, z. B. Nussbaum- oder Eichenholz. Sie wird nur mit Leinöl getränkt, weil jeder andere Firniss keinen Bestand darauf hat. Der vordere und seitliche Rand mag gefirnisst oder polirt werden, wie die übrigen Theile. Auf der Tischplatte oder seitlich davon sind gewöhnlich zwei Säulen angebracht, welche an messingenen Haken die Receptirwagen tragen.

Im Fusse der Säule können drei kleine Schiebladchen angebracht sein, welche die Gewichte, Löffel, Scheeren und andere häufig gebrauchte kleinere Utensilien enthalten, da diese Räume äusserst bequem zur Hand sind. Auf den Säulen sind häufig Urnen angebracht, welche den Bindfaden enthalten. Allein diese Einrichtung ist nicht bequem, weil der herabhängende Bindfaden an der linken Seite dem Receptarius sehr unbequem über die Hand kommt, auch weil sich der Faden leicht mit den Handwagen und Haken, woran sie hängen, verwickelt. Eine bequemere Anbringung des Bindfadens wird später beschrieben.

Man kann das Kapital der Säule mit irgend einer Verzierung versehen, wozu sich die Embleme der Apotheke, die meistens in Thieren bestehen, am besten eignen. Die Querbalken über dem Receptirtische, welche beide Säulen zu verbinden und zum Aufhängen von Wagen bestimmt waren, werden wohl nirgend mehr in Ausführung gebracht, da sie hoch sehr unbequem sind, niedrig aber Alles verunstalten. Der Receptirtisch hat nur an der Arbeitsseite Schiebladen; die dem Publikum zugekehrte Seite ist ganz frei davon, weil man sonst zu oft in die unangenehme Lage kommt, die Kunden zu ersuchen, Platz zu machen. Uebrigens ist dieser Raum nicht verloren, da man ihn von der Arbeitsseite her benutzt.

Der wichtigste Theil des Receptirtisches sind die an seiner Arbeitsseite befindlichen Schiebladen und Schränke. Ihre Eintheilung richtet sich zunächst danach, ob der Receptirtisch für einen oder zwei Receptarien bestimmt ist. Der letztere Fall ist wohl bei weitem seltener, weil auch in Geschäften, die zwei Gehülfen halten, doch nur ein Receptarius gewöhnlich fungirt. Wir wollen deshalb den häufigeren Fall vorzugsweise betrachten.

Ueber die zweckmässigste Einrichtung eines Receptirtisches herrschen vielerlei Ansichten; und es lassen sich auch wohl ohne Zweifel verschiedene gleich gute Anordnungen ersinnen. Die erste Frage geht darauf hin, ob es zweckmässig sei, den Receptirtisch mit vielen kleinen, oder mit weniger und grösseren Schiebladen zu versehen.

In E. Schwend's Werkchen über die Einrichtung von Apotheken ist ein Plan zu einem Receptirtische auf Seite 13 gegeben, der an seiner Arbeitsseite 75 Schiebladen enthält. Diese Einrichtung ist ganz unzweckmässig. Bei einer grossen Anzahl von Schiebladen kann jede einzelne nur schmal und daher nicht lang sein, wobei durch die vielen Wände auch viel Raum verloren gehen würde.

Ohne Zweifel hat ein solcher Receptirtisch ungeachtet der Anerkennung der sonstigen praktischen Kenntnisse des Herrn Schwend niemals existirt; denn wie möchte es möglich sein, in einer Lade, die nur 11½ Zoll (300$^{mm}$) Länge, 15¼ Zoll (400$^{mm}$) Breite und 3 Zoll 10 Linien (100$^{mm}$) Höhe hat, Signaturen, Tecturen, Pfröpfe, Bindfaden, Abschusskarten, Convolute und kleine Pulverkapseln unterzubringen, selbst wenn jeden Tag nachgefüllt würde.

In die Receptkästchen, welche nur 3 Zoll 1 Linie (80$^{mm}$) breit sein sollen, kann man nicht einmal mit der Hand hineinfahren u. s. w. Ungleich zweckmässiger ist es, den Schiebladen eine grössere Breite und Länge zu geben, man gewinnt dadurch an Raum, erspart Holz und kann bequem alle Dinge in einem Kasten vereinigen, welche zu einer Arbeit gehören. Um nur ein Beispiel einer zweckmässigen Vertheilung dieser Gegenstände statt vieler zu geben, wollen wir die Schieblade, welche die zum Fertigmachen einer Mixtur nöthigen Dinge enthält, genauer durchgehen. Dieselbe, Fig. 12, ist 4 Zoll (105$^{mm}$) hoch, 15½ Zoll (405$^{mm}$) breit und 21½ Zoll (560$^{mm}$) lang, alles im Lichten. Die Holzstärke der Wände beträgt 7 Linien (15$^{mm}$), die der Scheidewände 4 Linien (8$^{mm}$).

In dieser Lade enthalten die drei vordersten Abtheilungen 1, 2 und 3 Korke von verschiedenen Dimensionen, nebst der Korkquetschzange Fig. 13. Die Korke werden damit weichgedrückt, um besser zu schliessen und den Hals des Glases nicht zu sprengen.

Das Aufsetzen eines Korkes ist die erste Arbeit beim Fertigmachen einer Mixtur, und da hierbei einige Wahl und Arbeit stattfindet, und Zeit aufgeht, so ist es gut, dass man zu diesem Zwecke die Lade nicht weit herauszuziehen hat. Gleich dahinter befinden sich die übrigen Requisiten,

Fig. 12.

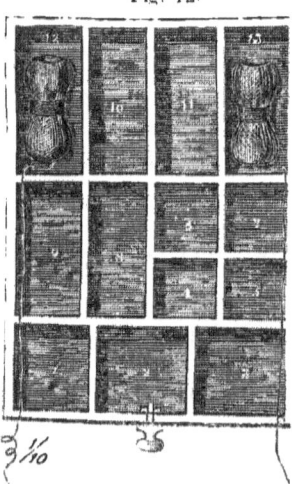

Eintheilung einer Schieblade.

Fig. 13.

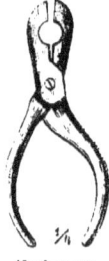

Korkzange.

Erstes Kapitel. Einrichtung einer Apotheke. 23

nämlich Tecturen, Signaturen und Bindfaden. Nro. 4 enthält Unterbindpapier, Nro. 5 farbige Tecturen, Nro. 6 elegantere Tecturen aus gepresstem oder Goldpapier, Nro. 7 Wachspapier und Stanniol für Salben, zur Grösse einer Tectur geschnitten, Nro. 8 enthält weisse Signaturen ohne Schrift, Nro. 9 weisse Signaturen mit Schrift, Nro. 10 Signaturen mit Golddruck oder Mixturspatel, Nro. 11 blaue Signaturen zum äusserlichen Gebrauch; in Nro. 12 und 13 befindet sich grauer und weisser Bindfaden in ganzen Klingeln oder auf passenden Rollen aufgewickelt. Die Enden der Bindfaden gehen durch enge Löcher, die ganz oben in die Zwischenwände und die vordere Wand der Schieblade gebohrt sind. Die Löcher in der vorderen Wand kann man mit kurzen Stückchen Glasröhre, deren Ränder durch Anschmelzen abgerundet sind, ausbüchsen und dadurch ebensowohl die Verletzung des Fadens durch Reiben, als auch die Erweiterung des Loches vermeiden. Mit Absicht sind die Gegenstände eines selteneren Gebrauches und die Bindfaden, deren Enden man vorn herausgeleitet hat, in die hinterste Abtheilung der Lade verlegt.

In gleicher Art werden die zu anderen Arbeiten, wie Pulver, Salben, gehörigen Gegenstände in anderen Schiebladen untergebracht.

Die Arbeitsseite des Receptirtisches ist sowohl der Länge als der Höhe nach in fünf gleiche Theile getheilt, Fig. 14.

Die oberste und beide Seitenreihen sind ganz mit Schiebladen versehen, von den drei mittleren Abtheilungen ist eine mit Schiebladen, zwei andere mit Schränken und Thüren versehen.

Am symmetrischsten wäre die Eintheilung, wenn die Schränke in die Abtheilung $b$ und $d$ verlegt würden, doch ist dies von keiner Bedeutung. Ueberhaupt soll die ganze hier gegebene Darstellung nur eine Anleitung

Fig. 14.

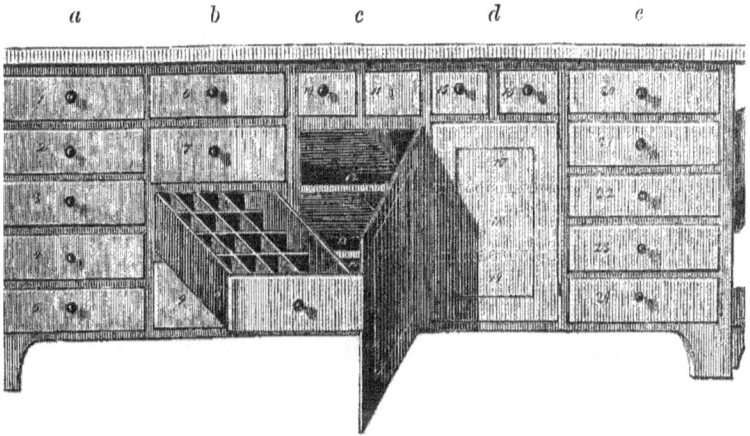

Receptirtisch.

24　Erster Abschnitt. Einrichtungen.

sein, von der man nach der Grösse des Geschäftes und anderen örtlichen Verhältnissen im Einzelnen abgehen kann.

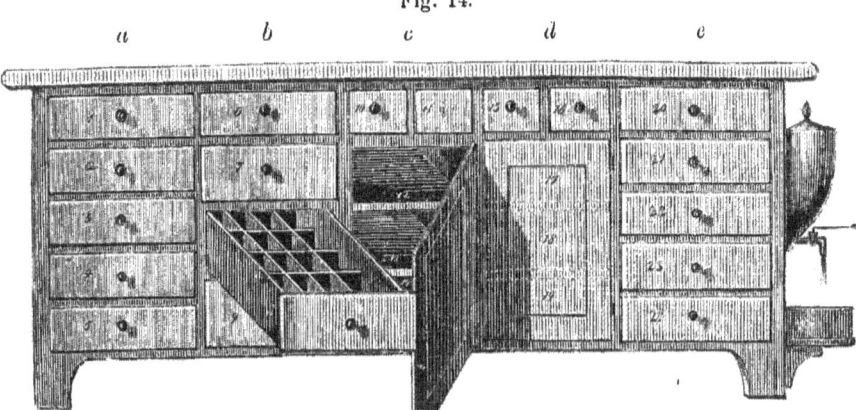

Fig. 14.
Receptirtisch.

Wir wollen nun die Bestimmung der einzelnen Räume näher bezeichnen.

Abtheilung *a*.
1. Alles, was zur Bereitung von Pulvern gehört, nämlich: Abschusskarten, Hornschiffchen, Kapseln, Wachskapseln, Convolute, Schieber.
2. Papiertuten, zum Handverkauf, in verschiedener Grösse.
3. Pulver- und Pillenschachteln, Gläser mit breiten Korken.
4. Graue und weisse Salbentöpfe der kleineren Art.
5. Vacat für beliebige oder vergessene Gegenstände.

Abtheilung *b*.
6. Alles, was zum Fertigmachen der Mixturen gehört: Korke, Unterbindepapier, Tecturen, Signaturen, Bindfaden (s. Fig. 12).
7. Schieblade, 16 Zoll ($420^{mm}$) breit, 25 Zoll ($653^{mm}$) lang, $5\frac{1}{2}$ Zoll ($142^{mm}$) hoch, für grüne und weisse Gläser bis zu 4 Unzen incl. Die Eintheilung der Lade ist folgende: vorn vier Gefache zum Liegen für die kleinsten Gläser beider Farben, dahinter viereckige Zellen von 2 Zoll 2 Linien ($55^{mm}$) lichter Weite für einzelne Gläser zum Stehen, wie die folgende Lade eingerichtet.
8. In viereckige Gefache getheilte Schieblade für grüne 5 und 6 Unzengläser. In der Breite fünf Reihen, in der Länge acht Reihen. Sie fasst also 40 Stück. Ein Gefach hat 2 Zoll 8 Linien ($70^{mm}$) Weite im Viereck, und die Scheidewände sind 3 bis $3\frac{1}{2}$ Zoll (72 bis $82^{mm}$) hoch.
9. Ebenso eingetheilt für grüne und weisse 8 und 10 Unzengläser.

# Erstes Kapitel. Einrichtung einer Apotheke.

Abtheilung c.
10. Recepte des Tages, Taxe, Adressbuch, weisses Receptpapier.
11. Kasse, mit Schlüssel verschliessbar. Die Nebenkasse kann dahinter sein oder vom Principal in ein Pult verlegt werden. In diesem Falle ist eine Gold- und Silbermünzenwage in diesem Kasten niederzulegen.
12. Receptbuch.
13. Pillenmörser von Messing, Gusseisen, Schütteldosen und Rollscheiben.
14. In drei flachen Etagen die Pillenmaschinen. Jede liegt auf einem besonderen Brettchen, vorn mit ihrem Anschlag herunterhängend. Die Etagen sind so flach, dass nicht zwei Maschinen auf einander liegen können. Sie sind dadurch besser gegen Verletzungen als in Schiebladen geschützt. Die Rollbrettchen liegen daneben.

Abtheilung d.
15. Papierabschnitzel.
16. Mixtur- und Salbenspatel, Leder, Pflaster-Schablonen, Pflasterpfännchen.
17. Mensuren in Abtheilungen, Colatorien, Colirpfännchen.
18. Porzellanmörser für Mixturen.
19. Desgleichen und Serpentinmörser für Pulver.

Abtheilung e.
20. Handtuch vorn, dahinter in schmalem Gefache querliegend Papierscheere, Messer, grosse Löffel, zu hinterst weisses Schreibpapier, Maculaturpapier in ganzen Bogen.
21. Grosse Kapseln, weisse Papiersäcke von ganzen, halben und viertel Bogen.
22. Grosse weisse und grüne Gläser von 12 bis 16 Unzen, steinerne Kruken.
23. Gebrauchte Spatel, Salbenmörser.
24. Vacat für vergessene Gegenstände.

In dieser Art sind in 24 Kasten alle Utensilien und Erfordernisse der Receptur zweckmässig untergebracht. Der leitende Grundsatz war, die am häufigsten vorkommenden Gegenstände am meisten nach oben und nach der Mitte zu ordnen.

Richtet man den Receptirtisch für zwei Receptarien ein, so kommen einige Gegenstände zum gemeinschaftlichen Gebrauch in die Mitte, wie Kasse, Gläser, Recepte, Abschnitzel; die meisten kommen aber an beiden Seiten vor, wie die Requisite der Mixturen (Nro. 6), der Pulver (Nro. 1), weisse und graue Töpfe, Papier.

Die Gläser stehen in unserer Aufstellung senkrecht, jedes in einem besonderen Gefache, mit Ausnahme der ganz kleinen. Die Gefache sind an zwei Seiten, nämlich vorn und hinten, mit übergeklebtem Tuche bekleidet, um sie gegen unvorsichtiges Herausziehen und Einstossen der Schiebladen zu schützen. Jeder Tuchstreifen geht über eine Zwischenwand in zwei verschiedene Gefache.

Die Gläser sind durch diese Einrichtung vor Umfallen, Zerbrechen, Aneinanderschlagen und Vergessenwerden geschützt. Beim Herausziehen der Lade übersieht man seinen ganzen Vorrath in vollem Lichte und kann, ohne sich zu bücken, jedes Glas am Halse anfassen. Es ist keine Gefahr sie umzustossen, und der Defectarius kann die Zahl der fehlenden genau bestimmen. Stehen die Gläser in Schränken, so muss man sich tief bücken, um eins zu greifen; die darin herrschende Dunkelheit erschwert die Wahl; nur die vorderen lassen sich fassen, dagegen die hinteren sind fast unzugänglich und nur mit Gefahr für die vorderen herauszunehmen. Die hintersten bleiben desshalb oft lange stehen, ehe sie an die Reihe kommen, sie werden verstaubt und müssen im Falle des Gebrauches frisch gereinigt werden.

Liegen die Gläser frei in Schiebladen, so rollen sie, zerstossen sich beim Herausziehen und Einschieben, stellen sich aufrecht und klemmen sich gegen die Decke. Man muss zuletzt gewaltsam ausziehen, wobei nicht selten zwei und drei Gläser zertrümmert werden.

Die Schiebladen für die Jahresrecepte werden an einer passenden Stelle der Officine oder des Nebenzimmers angebracht. Es ist unzweckmässig, dieselben am Receptirtische unterzubringen, da dieselben im Ganzen zu selten gebraucht werden und sie am Receptirtische einen zu nutzbaren Raum verderben würden.

In sehr grossen Geschäften würde eine Receptmappe für einen Monat nicht ausreichen oder doch am Ende des Monats zu sehr anschwellen.

In diesem Falle würde man 25 kleine Schiebladen nahe bei dem Receptirtische anbringen. Dieselben können sehr flach sein, müssen aber eine solche Breite haben, dass man bequem neben den Recepten diese noch unterfassen kann.

Eine Receptmappe muss sehr stark sein. Der Rücken wird am besten aus Pergament gemacht, die Scheidewände aus sogenannten Pressspänen, deren sich die Drucker zum Glätten bedienen. Der Deckel wird nicht mit Schnüren geschlossen, sondern mit einem messingenen, an einem Riemen befindlichen Plättchen, welches sich mit Löchern in ein messingenes Knöpfchen einhakt.

Wir haben hier noch einige Worte über die Beweglichkeit der Schiebladen beizufügen. Kein Theil der ganzen Apotheke ist so sehr dem Verschleissen ausgesetzt, als die untere Laufschiene der Schiebladen des Receptirtisches. Dieselbe nutzt sich nach längerem Gebrauche immer mehr ab und schleift sich mit mannigfaltigen Vertiefungen in die Unterlage ein. Die am meisten gebrauchten Schiebladen müssen deshalb alle fünf bis sechs Jahre frisch besohlt werden, wenn man ein vollständiges Unbrauchbarwerden derselben oder des Gestelles vermeiden will. In diesem Falle hängen die Schiebladen vorn tief herunter, schlagen mit ihrem Kopfe beim Einschieben an den Tisch an und können, ohne sie

Erstes Kapitel. Einrichtung einer Apotheke.

zu heben, nicht in ihre Oeffnung eingeschoben werden. Um die Reibung möglichst zu vermindern und der Abnutzung vorzubeugen, lasse man gleich von vorn herein die Sohle und Laufschiene der Lade aus einem harten, geradfaserigen Holze machen. Die Sohle und Schiene muss $1/2$ Zoll ($12^{mm}$) stark und möglichst breit, $3/4$ Zoll ($20^{mm}$), sein. Sie darf nur aufgeleimt, aber nicht mit Nägeln und Stiften befestigt sein, weil die Köpfe derselben allmälig hervortreten und nun ein wahres Pflügen in die Unterlage bewirken. Beide auf einander gleitende Hölzer werden von Zeit zu Zeit mit harter Seife oder Talkpulver eingerieben, was die Reibung und Abnutzung sehr vermindert. Man mache die Unterlage aus Eichenholz, die Sohle der Lade aus Buchenholz, Jakarandon- oder Pockholz, indem diese Hölzer weniger auf einander reiben, als gleichartige.

Aber ungeachtet dieser Vorsichtsmaassregeln in der Anlage dauert es in einem frequenten Geschäfte nicht sehr lange, dass die gangbarsten Schiebladen starke Spuren von Verschleiss aufweisen können. Das Schmieren wird vergessen, man sieht selten nach, und das Uebel ist tief eingerissen, ehe man sich dessen versieht. Um auch gegen diese Eventualitäten sicher zu sein, habe ich unter die Schiebladen am Receptirtische Rollen vorgelegt, und dadurch nicht nur den leisesten, zartesten Gang, die allergeringste Reibung hervorgebracht, sondern auch die Abnutzung der Schieblade und der Unterlage auf ein Minimum heruntergebracht. Da sich diese Verbesserung so über alle Erwartung gut bewährt hat, die Anlage in dem Vergleiche zu dem täglichen Verlust an Kraft und Zeit, eine schwergehende Schieblade ein- und auszuziehen, geringfügig ist, so halte ich es für nothwendig, einige Details über die Form und Befestigung dieser Rollen hier beizufügen.

Die Rollen bestehen aus Cylindern von Buchsbaumholz, durch welche gussstählerne Stifte als Axen hindurchgehen; diese laufen zwischen Stützen auf einer Grundplatte von Messing, welche mit zwei Holzschrauben vor die Schieblade auf die offene Seite des Receptirtisches angeschraubt sind. Die Fig. 15 giebt davon ein deutliches Bild.

Man besorgt die Anfertigung dieser Rollen in der folgenden Art:

Fig. 15.

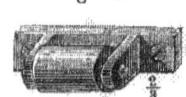

Laufrolle für Schiebladen.

Erst lasse man sich ein Modellchen aus Holz zu dem messingenen Zapfenlager anfertigen, was man sich auch leicht selbst machen kann. Die hervorragenden Zapfenstützen werden nämlich mit einigen Nagelstiften mit der Grundplatte verbunden, da bekanntlich die Verbindung mit Leim beim Formen in feuchtem Sande nicht hält. Zum leichteren Ausheben aus dem Sande werden Grundplatte und Zapfenstützen nach einer Seite etwas verjüngt gearbeitet und einigemal mit Leinölfirniss getränkt. Dieses Modell lässt man vom Gelbgiesser nach Bedürfniss abgiessen, abschlichten, die engern Zapf- und weiteren Schraubenlöcher bohren, letztere mit Versenkung für die Köpfe und bezahlt dann im Ganzen nach dem Gewichte.

28  Erster Abschnitt. Einrichtungen.

In einer guten Eisenhandlung sucht man sich nun mehrere Längen Stahldraht von 1 Linie Stärke aus. Dieser bedarf zu unserem Zwecke keiner ferneren Härtung. Es versteht sich von selbst, dass man die Löcher in die Zapfenstützen nach dem schon beschafften Stahldraht bohrt, indem man diesen nicht leicht ändern kann, wohl aber die Weite des Bohrloches. Man setzt nun von dem Stahldrahte so lange Stücke ab, dass sie durch die Rolle und Backen gehen können, also etwa 1 Zoll 2 Linien ($30^{mm}$), und rundet die Enden sanft ab. Der Drechsler macht aus Buchsbaum- oder einem anderen harten Holze die Rollen. Es ist wesentlich, dass die Stifte ganz centrisch darin sitzen. Deshalb muss der Drechsler zuerst die Löcher in das roh zugerichtete Holz so tief bohren als die Länge einer Rolle beträgt und dann nach dem Vorsetzen der Pinne die Rolle abdrehen. Die Löcher werden so eng, dass der Stahldraht nur mit Gewalt und mit grosser Reibung hindurch getrieben werden kann, welches geschieht, wenn die Rolle sich zwischen den Zapfenstützen befindet. Diese Anordnung hat zur Folge, dass der Stift sich mit der Rolle umdrehen muss. Auf diese Weise kann der Stift, selbst unvernietet, nicht herausfallen, und es findet die ganze Reibung nur zwischen Stahl und Messing, nicht aber an dem Holze Statt. Die Rolle wird an die Wand des Receptirtisches vor die horizontalen Zwischenwände befestigt, so dass sie etwas höher steht als die Sohle der Schieblade. Zieht man diese aus, so kommt sie auf die Rolle, wird von dieser gehoben und gleitet nun mit der sanftesten Bewegung vorwärts. Im Verhältniss, als die Schieblade mehr herausgezogen wird, kommt ihr Schwerpunkt mehr an die Rolle, wodurch das Hinterende der Lade immer weniger lastet.

Bei dem längsten Theile der Bewegung der Lade ist ihr Schwerpunkt nicht weit von der Rolle und wird also auch vorzugsweise von ihr getragen. Durch einen leichten Stoss fliegt die ganze Lade vollkommen ein, und dem leichtesten Zuge zweier Finger folgt sie bereitwillig. Ich empfehle allen Praktikern, die eine kleine Ausgabe am rechten Orte nicht scheuen, diese Rollen.

Ausser diesen Hauptgegenständen in der Officine sind noch einige von geringem Belange zu betrachten, welche theils die Bewohnung angenehmer, theils die Instandhaltung leichter machen.

Zunächst berühren wir die Heizung.

Eine gute Officine muss geheizt werden können. Es soll nicht so warm wie in einem Wohnzimmer darin werden, doch so, dass man bei gelinder Bewegung nicht unangenehm von Kälte berührt werde. Die passendste Temperatur am Receptirtische ist $12^0$ R.

Eine nicht heizbare Apotheke ist eine wahre Qual für die darin Beschäftigten. Ausser dem schmerzhaften Gefühl in Händen und Gliedern selbst, kann in einem solchen Raume der Grund zu Gicht, Rheumatismus, erfrorenen Gliedmaassen, ja zu einem siechen Körper gelegt werden. Die

# Erstes Kapitel. Einrichtung einer Apotheke.

Humanität der neueren Zeit und ihr verfeinerter Lebensgenuss machen es überflüssig, mehr über die Nothwendigkeit eines geheizten Raumes zu sagen. Wird die Apotheke zugleich mit dem daneben befindlichen Gehülfenzimmer durch einen in der Wand befindlichen Ofen geheizt, so wird die Heiz- und Aschenthüre ins Nebenzimmer verlegt.

Es ist nur zu verhüten, dass der Ofen durch strahlende Wärme die nähere Umgebung zu stark erhitze, und die Repositorien und Thüren der Schränke zum Reissen bringe. Mögliche Verhütung von Staub beim Ausleeren des Ofens muss immer im Auge gehalten werden.

Die Beleuchtung wird am besten hängend angebracht. Bedient man sich einer Argand'schen Lampe, so ist deren Flamme nicht durch Glocken, Schirme, Milchglas u. s. w. zu verhüllen, weil man das Licht überall in der ganzen Apotheke braucht. Die Lampe hängt über dem Receptirtische und lässt sich durch eine mit Blei oder Schrot beschwerte Krone, welche das Gegengewicht der Lampe ausmacht, in jeder Höhe festhalten. Die Lampe wird Morgens früh vor Eröffnung des Geschäftes geputzt, gefüllt und ist Abends ohne Weiteres zum Anzünden bereit. Gaslicht lässt sich, wo es zu haben ist, ebenfalls vortheilhaft in hängenden Apparaten anwenden. Man wählt am besten die Fischschwanzflamme ohne Glas.

Eine gute Uhr ist in einer gangbaren Apotheke unentbehrlich. Man bringt sie am besten seitlich von dem Receptirtische an, so dass sie gleichmässig dem Receptarius und den Kunden sichtbar ist. Hinter dem Receptirtische angebracht, ist sie zwar den Kunden, aber nicht dem Receptarius immer sichtbar; vor dem Receptirtische angebracht, ist sie in dem entgegengesetzten Falle. Doch würde der letztere Fall immer vorzuziehen sein. Ein Spiegel ist eine nicht unpassende Zugabe. Befindet er sich an einem Fensterpfeiler, so kann man ein Schränkchen darunter anbringen und auch die Uhr als Pendule darauf stellen.

Eine Laterne, mit Stearinkerzchen versehen, hängt an einer dem Auge entzogenen Stelle. Sie dient für den Gebrauch bei Abend und Nacht in vorkommenden Fällen. Sie darf nur zum Zwecke des Geschäftes benutzt werden.

Eine Platinzündlampe ist ebenfalls sehr nützlich und bequem, und verhütet den unangenehmen Geruch nach schwefliger Säure, welchen die gewöhnlichen Zündhölzchen verursachen.

Einige gepolsterte Sessel zum Warten für die Kunden stehen vor dem Receptirtische.

Ein gusseiserner Parapluieträger zum Hineinstellen nasser Regenschirme bei Regenwetter steht passend vor dem Receptirsche.

Bücher liegen nicht frei umher, wenn sie nicht gebraucht werden, sondern in bezeichneten Schiebladen.

30  Erster Abschnitt. Einrichtungen.

Ein Thermometer und Barometer zieren eine Apotheke, wenn sie auch keine Requisiten sind. Auf dem Lande ist der Apotheker der Depositar aller naturhistorischen Kenntnisse, und es ist schön, wenn er diesem Zutrauen entgegenkommt. Staubbesen und Federquast sind an verborgenen Stellen angebracht.

## Zweites Kapitel.
### Das Laboratorium.

Die zweckmässige Einrichtung des Laboratoriums giebt zu sehr wichtigen Betrachtungen Veranlassung.

Wir müssen darin Wasser, Luft, Feuer und Erde dienstbar haben, und dies zweckmässig zu vereinigen, ist die Aufgabe des Construenten.

Wasser brauchen wir zur Lösung, zur Dampfbereitung, zum Reinigen; Luft zum Brennen des Feuers, zum Wegführen der Dämpfe; Feuer zu Allem, und Erde zum Einschliessen des Feuers.

Zunächst haben wir über die Wahl des Platzes zu sprechen.

Das Laboratorium wird ohne Ausnahme auf ebener Erde angebracht, weil die reichliche Benutzung von Wasser, das Gewicht der Oefen, Pressen und anderer Apparate ein höheres Stockwerk zu schwer belasten, und weil die durchdringende Flüssigkeit die Balkenlage zu bald zerstören würde. Ferner würde noch das Hinaufschaffen des Wassers, des Brennmaterials, das Herunterschaffen der Asche, der Abfälle bei einer höheren Etage unnütze Mühe veranlassen.

Das Laboratorium muss hell sein, weil man den Fortgang der Arbeiten an sichtbaren Erscheinungen erkennt. Es muss luftig sein, damit man beliebig Durchzug veranlassen könne, um die entstehenden unangenehmen Gasarten rasch zu entfernen. Wenn es die Lokalität erlaubt, bringe man deshalb Fenster auf zwei entgegengesetzten Seiten an, wo nicht, an zwei sich berührenden, überhaupt aber an so vielen Seiten, als möglich.

Selten jedoch hat der Apotheker bei der Wahl des Platzes freie Hand, indem er sich meistens in ein gegebenes Lokal hineinfinden muss, und darin höchstens Umänderungen oder Anbauten anlegen kann. Das Laboratorium soll der Apotkeke so nahe als möglich sein, und im günstigsten Falle daran stossen. Die Vorzüge eines an die Apotheke stossenden Laboratoriums sind augenfällig. Der Receptarius steht mit dem Defectarius in unmittelbarer naher Beziehung, er kann ihm alle Desiderate der Receptur mittheilen, ohne die Officine zu verlassen. Fertige Decocte und Infusionen können durch ein Fensterchen zugeschoben

## Zweites Kapitel. Das Laboratorium.

werden. Im Falle nur ein Gehülfe fungirt, kann er dennoch alle Decocte und Infusionen im Laboratorium anfertigen, ohne die Officine ausser Augen zu lassen. Die Lösung von Salzen, Extracten, das Erwärmen der Mörser, das Schmelzen der Pflaster und Salben kann ohne Zeitversäumniss auf dem Apparate geschehen, dessen Feuer unter Umständen zugleich die Officine und das Laboratorium heizen kann, und zur ununterbrochenen Defectur dient. Kann das Laboratorium nicht unmittelbar an die Apotheke stossen, so bringe man es derselben wenigstens so nahe wie möglich, man setze beide durch eine Röhrenleitung aus Weissblech von 2 Zoll Durchmesser in unmittelbare Verbindung. Durch dieses Rohr werden mündlich die Aufträge gegeben, ebenso, wie die Antworten zurück. Die mit Trichtern versehenen Ansätze endigen auf einer Höhe, dass man, ohne sich zu bücken, bequem hineinsprechen kann.

Der Boden des Laboratoriums muss mit Steinplatten belegt sein, um gegen Feuer und Wasser Widerstand zu leisten. Er muss nach derjenigen Seite, wo eine Abflussrinne angebracht werden kann, schwach geneigt sein, damit alles verschüttete und zum Reinigen des Fussbodens dienende Wasser von selbst nach dieser zu abfliesse. Decke und Umfassungsmauern sollen, wo möglichst, feuerfest sein, und werden bei Neubauten wohl nur aus Stein gemacht. Die Decke wird alsdann als flaches Gewölbe construirt. Unterdessen ist diese Bedingung durchaus nicht unerlässlich, und es können auch Decken mit Balkenlagen, wenn dieselben nur gut geschützt sind, in einem pharmaceutischen Laboratorium angewendet werden. In diesem Falle muss der Mörtel nicht bloss durch Adhäsion anhaften, sondern durch in Balken eingeschlagene, weit hervorragende Nägel, um welche reichlich Eisendraht geschlungen ist, befestigt sein. Wenn der Bewurf eine Dicke von einigen Zollen hat und auf diese Weise befestigt ist, dass er nicht abfallen kann, so verträgt er schon ein mehr als einstündiges Feuer, ohne dass durch dasselbe die darüber liegenden Balken gefährdet werden. Nun bieten aber die übrigen im Laboratorium befindlichen Objecte so wenig Brennbares, dass dieser Fall fast zu den unmöglichen gehört, indem die etwa entzündbaren Flüssigkeiten der pharmaceutischen Arbeiten rasch hinweglodern, deren Flamme ins Kamin abzieht, und längst verbrannt sein müssen, ehe die Balkenlage gefährdet sein kann. In der That hört man auch sehr selten von Brandunglücksfällen, die in pharmaceutischen Laboratorien ausgekommen wären. Denn theils bieten dieselben gegen unerwartete Ereignisse die nöthige Sicherheit, theils auch verschwinden die, selbst im unglücklichen Verlaufe wirklich feuergefährlichen Arbeiten mit Weingeist und Aether immer mehr aus den pharmaceutischen Laboratorien, indem der Weingeist viel zweckmässiger im fertigen, der Aether eben so gut im rohen, nur einer Rectification bedürfenden Zustande angeschafft wird. In keinem Falle haben die Regierungen das Recht, dem Apotheker die Bedingung, ein in Stein gewölbtes Laboratorium zu erbauen, aufzuerlegen, da dies zur Darstellung

32  Erster Abschnitt. Einrichtungen.

und Güte der zu bereitenden Arzneikörper ganz unwesentlich ist, in Bezug auf Feuergefährlichkeit aber der Apotheker der Regierung nur als Privatmann gegenübersteht, und sein übriges Verhältniss von Abhängigkeit hierin nicht übertragen werden kann. Der Apotheker muss sich unbedenklich den Vorschriften der allgemeinen Feuerpolizei unterwerfen, und zwar dürfen sie gegen ihn, wegen der öfteren Möglichkeit eines Unglücks, etwas gesteigert werden; dagegen hat er in dieser Beziehung keine andere vorgesetzte Behörde, als der Fabrikant, Handwerker und jeder Privatmann, und die Behörde hat keine anderen Rechte gegen ihn, als diese eben genannten. Das Laboratorium soll also gegen die darin vorkommenden Arbeiten möglichst feuersicher sein; das Wie? ist dem Apotheker selbst zu überlassen, und die Beurtheilung der gewöhnlichen Ortspolizei.

Das Laboratorium soll ferner reichlich mit Wasser versehen und zu dessen Herbeischaffung und Abfliessenlassen alle Vorsorge getroffen sein.

Die Fälle von beständig zufliessendem Wasser sind so selten, dass sie keine Berücksichtigung verdienen, und es kann also nur von der künstlichen Herbeischaffung des Wassers die Rede sein. Das Wasser wird aus Brunnen mittelst Pumpen gehoben. Die Ziehbrunnen werden täglich seltener, und verdienen wegen ihrer Unbequemlichkeit keine Beachtung. Die Brunnen haben, je nach der Lage des Ortes, eine verschiedene Tiefe; befindet sich der Wasserspiegel nur 20 bis 24 Fuss unter der Erdoberfläche, so kann man den Pumpenstiefel oder das Kolbenrohr über der Erde anbringen. Man hat in diesem Falle eine kurze Kolbenstange, und kann bei Reparaturen zu allen wirksamen Theilen leicht gelangen. Nur sind diese Stiefel im Winter dem Einfrieren ausgesetzt, und es möchte deshalb besser sein, sie unmittelbar unter der Erdoberfläche zu befestigen. Die directe Hebung des Wassers auf 24 Fuss hat keine mechanischen Schwierigkeiten. Wenn aber der Brunnenschacht tiefer als 28 Fuss, etwa zwischen 30 und 50 Fuss ist, so lässt sich bekanntlich das Wasser nicht mehr ansaugen, und man muss es zum Theil durch Druck heben. In diesem Falle bringt man das Kolbenrohr im Brunnenschachte 18 bis 20 Fuss über der Wasseroberfläche an, und verbindet den Kolben durch die Kolbenstange mit der Bewegungsvorrichtung.

Es macht für die zur Hebung des Wassers nöthige Kraft keinen Unterschied, auf welcher Höhe des Brunnens der Cylinder sich befindet, indem die ganze Wassersäule bei jedem Hube gehoben werden muss, wobei es gleichgültig ist, ob sie über oder unter dem Kolben sich befindet.

Nur ist in dem Falle, wo der Cylinder sich sehr tief befindet, die Kolbenstange schwerer, als wenn er sich höher befindet, doch kann man dieses durch Gegengewichte ausgleichen.

Man hat zwei verschiedene Arten, die Pumpen zu construiren. Entweder lässt man die Kolbenstange durch das Steigrohr, welches senkrecht auf den Cylinder steht, hindurchgehen und das Wasser aus dem oben

## Zweites Kapitel. Das Laboratorium.

offenen Steigrohr seitlich abfliessen, oder man schliesst den Stiefel mit einem Deckel, in dessen Mitte sich eine Stopfbüchse befindet, lässt die Hebstange durch diese Stopfbüchse wasserdicht durchgehen, und das Steigrohr neben der Hebstange in die Höhe gehen, und oben durch einen mit einem Hahn verschliessbaren Seitenarm ausgiessen. Führt man nun dies Steigrohr noch höher, so kann man bei geschlossenem Hahn das Wasser auf jede beliebige Höhe heben, und an jeden Ort durch Leitungsröhren hinfliessen lassen. Durch diese Eigenthümlichkeit passt diese Construction vorzugsweise für die Höfe der Apotheken, indem man mit wenigen Kosten beinahe die Vorzüge und Annehmlichkeiten eines fliessenden Wassers erreicht. Das Steigrohr lasse man über der Erde senkrecht 12 bis 14 Fuss (4 Meter) höher gehen, und hier in ein etwas hohes Gefäss endigen, aus welchem seitlich die Ableitungsröhre abgeht; dieselbe kann aus Zink oder Blei bestehen, hat etwa $1\frac{1}{4}$ Zoll ($32^{mm}$) im Lichten und gelangt auf dem kürzesten Wege in das Laboratorium. Hier theilt sie sich in die verschiedenen Arme, von denen einer über dem Wasserback endigt, der über dem Spülsteine steht, ein anderer ans Kühlfass geht, und ein dritter sich über dem Waschkessel endigen kann.

Es muss bei dieser Construction auf eine sehr gute und hohe Stopfbüchse gesehen werden, weil daran am leichtesten Undichtheiten vorkommen, und das Anziehen der Schrauben tief im Brunnen mühsam ist. Die durch die Stopfbüchse gehende Kolbenstange wird zweckmässig aus Messing hergestellt.

Die einzelnen Oeffnungen lassen sich durch Hähne schliessen, oder durch Holzpflöcke verstopfen, um das Wasser an den offen gebliebenen Theil hinzuleiten.

Die übrigen Vorzüge der Pumpen mit getrennter Hebstange und Steigrohr bestehen darin, dass die Hebstange nicht immer im Wasser steht und weniger rostet, dass sie nicht seitlich an das Steigrohr anschlägt, dass das Steigrohr nicht absolut senkrecht aufsteigen muss, und seine einzelnen Glieder sich leichter auseinander nehmen lassen.

Das Wasserbecken, welches den täglichen Bedarf an Wasser zum Reinigen und Waschen enthält, ist über dem Spülsteine angebracht, oder in einer sonst verlorenen Ecke, und sein Wasser durch eine Röhre bis über den Spülstein geleitet. Der Ausfluss ist durch einen Hahn geschlossen, dessen Lilie sich an einem langen Griffe leicht bewegen lässt. Man stellt das Wasserbecken am wohlfeilsten aus Zinkblech dar, und richtet sich am besten nach den Dimensionen der käuflichen Zinktafeln der dicksten Sorte, um ohne viele Löthung ein möglichst grosses Gefäss zu erhalten. Nimmt man die Länge einer Zinktafel zum Umfang, ihre Breite zur Höhe, so hat man nur noch einen Boden einzusetzen, um schon ein sehr geräumiges Wassergefäss zu erhalten, was nur eine gelöthete Fuge an der Seite hat. Bei sehr grossen Behältern lässt man einen hölzernen Kasten machen, der innen mit Zink ausgekleidet wird. Der Wasserback wird mit Oelfarbe innen und aussen angestrichen, um ihm grössere Dauer und ein gefälligeres Aussehen zu geben.

Mohr, pharmac. Technik.

34     Erster Abschnitt. Einrichtungen.

Die Höhe des Hahns über dem Spülsteine ist so gross, dass man den grössten Wasserkrug von 30 Pfund Inhalt darunter setzen kann, und die Dicke seines Ausgusses, dass er in eine gewöhnliche Weinflasche noch hineinpasst. Den Wasserstand kann man an einer communicirenden Glasröhre erkennen.

Der Famulus füllt jeden Morgen diesen Back durch Pumpen. Im gewöhnlichen Geschäft reicht sein Inhalt für die Arbeiten eines Tages aus.

Der Arm über dem Kühlfasse endigt sich über einer mit Trichter versehenen Röhre, die bis auf den Boden des Fasses reicht. In dem Verhältniss, als kaltes Wasser einfliesst, muss das heisse oben aus einer seitlichen Röhre abfliessen. Es kann ebenfalls eine Ableitung für das abfliessende warme Wasser angebracht werden. In diesem Falle hat man nur so lange zu pumpen, bis das Kühlfass vollkommen abgekühlt ist.

Diese Vertheilung des Wassers ist höchst bequem, und in der Anlage nicht sehr kostspielig, indem man sich zinkener Röhren bedienen kann. Die ganze Röhrenleitung muss ein beständiges Gefälle haben, und nirgendwo wieder steigen, weil das hier stehenbleibende Wasser im Winter gefriert und die Röhre sprengt. Ueberhaupt hat man bei herannahendem Winter dafür Sorge zu tragen, dass nirgendwo Wasser in den Röhren gefriere. Für den möglichen Fall einer Vergessenheit lasse man die Löthfuge überall nach oben und vorn anbringen, an welcher Stelle man am besten zum Wiederlöthen hinzu gelangen kann.

In einem Laboratorium wendet man häufig mit grossem Nutzen ein von Salzen freies Wasser an, welches nicht eben die ganze Reinheit des destillirten Wassers zu haben braucht. Zu diesem Zwecke dient vortrefflich ein Regenwasser, welches mit einiger Sorgfalt aufgefangen wird. Hat man einen Hinterbau am Hause, der oberhalb der Dachrinnen nicht bewohnt ist, so benutze man das davon abfliessende Wasser in diesem Sinne. Man sammele es in einem grossen Reservoir aus Zink oder zinkbekleidetem Holze, welches an der Decke des Laboratoriums oder der anstossenden Stosskammer angebracht ist, und durch eine Röhre sich über dem Spülsteine neben dem Brunnenwasserhahne ausgiesst. Das Regenwasserback hat ein Ueberlaufrohr, welches sich in das Brunnenwasserback ergiesst, und dieses hat ein Ueberlaufrohr, welches auf den Spülstein ausgiesst.

Ich habe ein solches Regenwasserreservoir von $6^{1}/_{2}$ Fuss (2 Meter) Länge, $15^{1}/_{2}$ Zoll ($400^{mm}$) Höhe und Breite angelegt, und erfahrungsmässig reicht der Wasservorrath selbst bei lebhafter Defectur vollauf von einem Regen bis zum anderen. Von Ende Winter bis zum Eintritt der Frostkälte fehlt niemals das reine Wasser im Laboratorium, und bei etwas regnerischem Wetter wird es auch statt Brunnenwasser gebraucht, indem beide Bassins überfliessen.

Dieses Wasser giebt weder mit salpetersaurem Silberoxyd und Quecksilberoxydul, noch mit Barytsalzen, Kleesäure und kohlensauren Salzen die geringste Trübung, und stellt filtrirt reines destillirtes Wasser vor. Es

## Zweites Kapitel. Das Laboratorium.

wird zu allen Arbeiten des Laboratoriums gebraucht, alle Gefässe werden zuletzt einmal damit ausgespült, alle Aussüssungen von Niederschlägen damit bewirkt, und bei etwas regnerischem Wetter wird auch der Apparat damit gespeist, um die Absetzung von Pfannenstein zu verhüten.

In der folgenden Abbildung theile ich das System der Wasserleitungen mit, welche ich in meinem Laboratorium angebracht und nach mancherlei Verbesserungen als sehr bewährt gefunden habe. Dieser Plan ist von denjenigen Specialitäten befreit, welche nur die Oertlichkeit meines Hauses geboten hatte. So lagen z. B. die beiden Wasserbacke nicht über einander, sondern in zwei verschiedenen Räumen, und waren durch längere Röhren mit einander verbunden. Dies ist aber ganz unwesentlich und deshalb die Darstellung so, wie sie sich unter den günstigsten Umständen ausführen lassen würde.

Wir sehen zunächst in Fig. 16 eine Wand, die Decke und den Fussboden des Laboratoriums $a\,a\,a$. Nahe an der Decke durchdringt eine

Fig. 16.

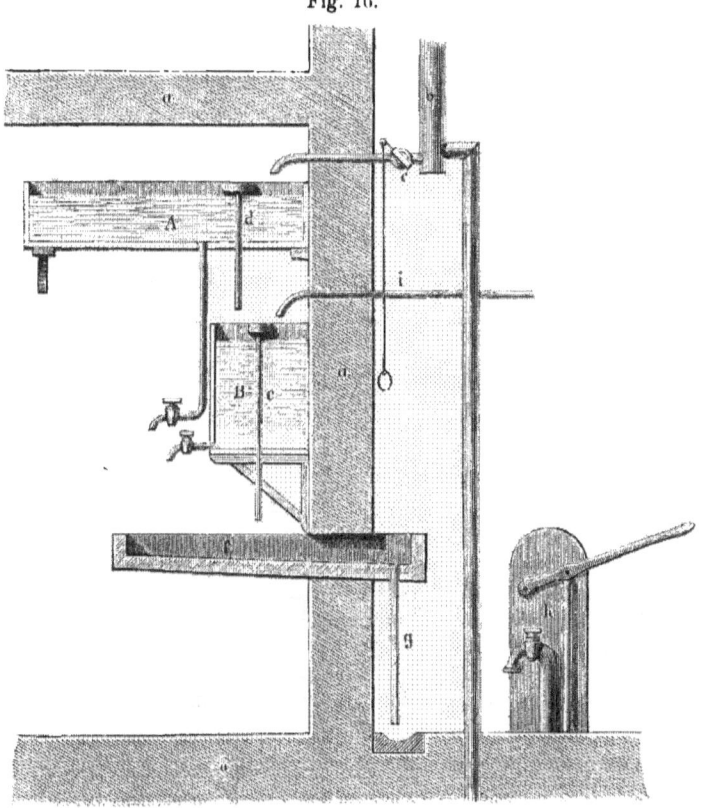

System der Wasserleitung.

36  Erster Abschnitt. Einrichtungen.

kupferne Röhre, die von der Dachrinne $b$ abgeleitet ist, die Wand. Ausserhalb des Laboratoriums ist ein Hahn $c$ in horizontaler Lage angebracht,
Fig. 16.

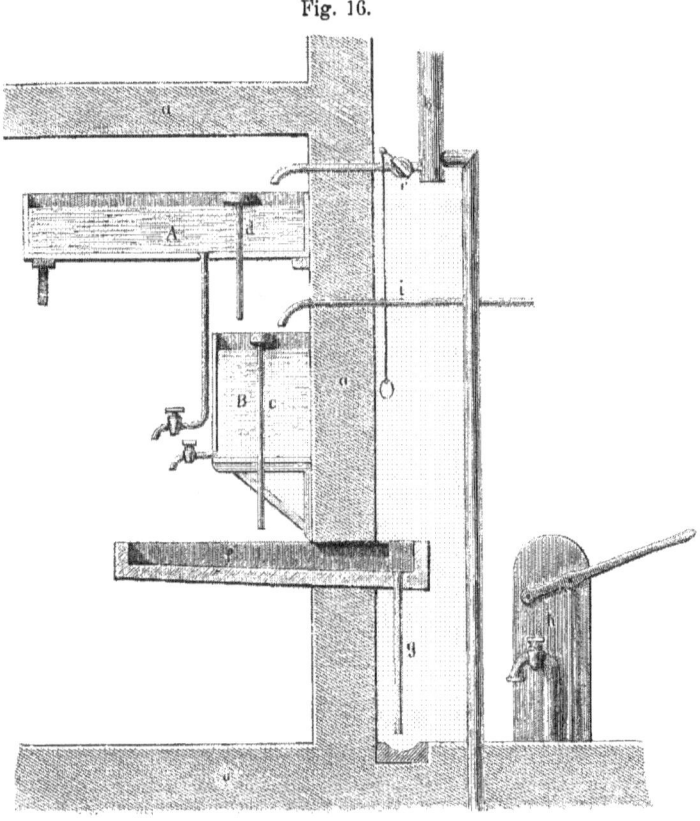

System der Wasserleitung.

der durch einen Zug mit einer Stange von unten geöffnet und geschlossen werden kann. Sobald er geöffnet ist, fliesst alles Regenwasser durch die Wand in das grosse Wassergefäss $A$. Wenn dieses voll ist, so ergiesst sich das noch einfliessende Wasser durch die Ueberlaufröhre $d$ in das darunter befindliche Wassergefäss $B$, welches für Brunnenwasser bestimmt ist, bei Regenwetter aber auch mit Regenwasser volllaufen gelassen wird. Wenn das Gefäss $B$ voll ist, so ergiesst sich der Ueberlauf durch die Röhre $e$ auf den Spülstein, und von diesem durch die Ablaufröhre $g$ in die Gosse. Es kann also in keinem Falle durch Vergessen des Schliessens des Hahnes $c$ eine Ueberschwemmung entstehen.

Wenn beide Gefässe $A$ und $B$ voll sind, so schliesst man den Hahn $c$. Das Regenwasser geht dann durch den herabsteigenden Theil der Röhre $b$

## Zweites Kapitel. Das Laboratorium.

in die Regenwassercisterne, und kann aus dieser durch die Regenwasserpumpe $h$ zum beliebigen Gebrauche wieder gehoben werden.

Das Brunnenwasserback $B$ kann auch direct aus der Brunnenpumpe durch die Röhre $i$ oder aus der Regenwasserpumpe durch eine besondere Steigröhre vollgepumpt werden. Dies ist durchaus nöthig, weil das Regenwasser im Allgemeinen zu selten fällt, um in Kasten zu jedem Gebrauche in genügender Menge aufbewahrt werden zu können.

In Ermangelung dieser Wasserleitungen, deren Anlage Niemand, in dessen Laboratorium überhaupt gearbeitet wird, gereuen möchte, wird das Wasser in Eimern herbeigeschafft und mit Schöpfern vertheilt. Die Eimer werden aus Zinkblech verfertigt, und mit Oelfarbe angestrichen; sie haben einen starken Bodenkranz aus Reifeisen, und im Rande oben einen starken eisernen Ring eingelegt. Es ist zweckmässig, dem Eimer an einer Seite einen breiten bequemen Ausguss zu geben, welcher erlaubt, auszugiessen, ohne dass das Wasser an der vorderen Seite herabrinne und das Laboratorium benetze. Der Henkel wird nur aus dickem Eisendrahte gefertigt. Die Eimer gestatten nicht, genau in einen engeren Raum, ohne überzugiessen, Wasser zu bringen. Ein zu diesem Zwecke geeignetes Gefäss, das zugleich alle Dienste eines Eimers thut, mit Ausnahme, dass man nicht daraus schöpfen kann, ist in Fig. 17 dargestellt.

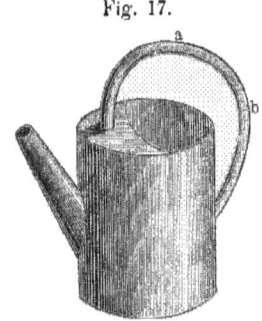

Fig. 17.

Wasserkanne.

Es ist gleichsam ein Eimer mit festem Henkel und Ausguss versehen. Der Ausguss ist sehr weit, zwischen $1\frac{1}{4}$ und $1\frac{1}{2}$ Zoll (35 bis $40^{mm}$), und kurz; das Wasser läuft in einem dichten, compacten Strahle, ohne einen Tropfen seitlich oder am Gefässe selbst zu verlieren, und lässt sich in jede Schale, in jeden Trichter oder Gefäss mit Leichtigkeit hineinbringen. Das Eigenthümliche liegt aber in der besonderen Form des Henkels. Derselbe ist sehr dick, $1\frac{1}{4}$ Zoll ($35^{mm}$), dass er sich in der Hand ohne besonderen Druck festhält. Der Henkel geht von der Mitte des halbgeschlossenen Theils im oberen Boden bis auf $\frac{1}{3}$ der Seitenwand in einem grossen Bogen herunter. Diese Form erlaubt denselben bei jeder Neigung des Eimers an einer solchen Stelle anzufassen, dass der Schwerpunkt der ganzen Masse senkrecht unter der Hand liegt. Ist der Eimer voll, so fasst man ihn bei $a$ an, ist er beinahe leer, bei $b$ oder noch weiter unten. Aus der einen Lage geht der Eimer in die andere, während des Ausgiessens, durch eine ganz leichte Bewegung der Finger über. Diese Einrichtung bietet den Vortheil dar, dass man den Eimer immer mit einer Hand halten und ausgiessen kann, da seine Masse nur senkrecht hängt, aber niemals vorn und hinten hinausragt, und deshalb auch nicht die Beihülfe der anderen Hand bedarf. Die linke Hand ist deshalb immer frei, und kann eine Schüssel halten, ein

Colatorium oder einen Spitzbeutel auseinanderhalten, oder sonst eine nothwendige Beschäftigung verrichten. Aus diesem Grunde mache man den Eimer auch nicht grösser als das Zwölffache der Zeichnung, weil er sonst für eine Hand zu schwer wird. In einem gut eingerichteten Laboratorium gebraucht man einen solchen Giesseimer und einen gewöhnlichen Schöpfeimer nebst Schöpfkanne.

Die Feuereinrichtungen eines Laboratoriums sind von solcher Wichtigkeit, dass sie theils im Artikel Dampfapparat, theils in einem besonderen Abschnitte über Oefen und Glühoperationen beschrieben werden. Ueber die Vertheilung der Oefen in dem Laboratorium lässt sich nichts Allgemeines sagen, da dies zu sehr von der Oertlichkeit abhängig ist. Bei einer Neuanlage muss man sich einen Plan machen, um die Kamine nicht zu weit von den Oefen entfernt anzubringen. Die Kamine müssen sehr feuerfest sein, und werden am besten aus eigens gebackenen Ziegelsteinen gebaut. Damit diese Ziegelsteine unter sich gehörige Bindung haben, und die Fugen nicht beständig übereinander kommen, hat man verschiedene Systeme in Ausführung gebracht. Entweder macht man die Steine von zweierlei Form, Fig. 18 und 19, und lässt abwechselnd einmal die Fugen auf die Kante, und einmal in die Mitte der Seite fallen,

Fig. 18.  Fig. 19.  Fig. 20.  Fig. 21.

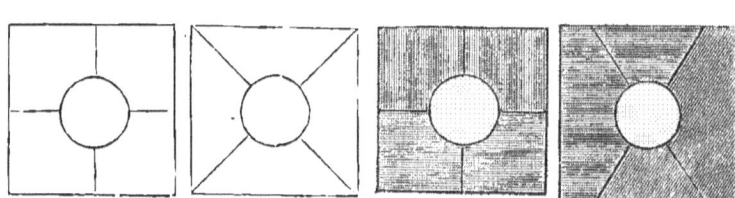

Ziegelsteinformen für Schornsteine.

oder man hat nur Steine von einerlei Form und bringt das Binden durch blosses Versetzen hervor. In Fig. 20 gehen die Schnittfugen durch die Mitte auf die Hälfte einer Seite, in Fig. 21 gehen sie schief aus der Mitte gegen eine Seite, aber nicht in die Kante. Kamine aus solchen Steinen lassen sich sehr schnell aufmauern, und bieten eine grosse Festigkeit und Bequemlichkeit dar.

In älteren Zeiten gab man den Kaminen eine solche Weite, dass ein Mann dieselben befahren konnte. Als man später das Unzweckmässige und Raumverschwendende solcher Einrichtungen erkannte, fiel man auf das andere Extrem, und machte die Kamine so eng, dass sie sich bald mit Russ verstopften, und dadurch schlechten Zug hatten. Man hatte sie auf 5 bis $5^3/_4$ Zoll (130 bis 150$^{mm}$) reducirt. Erst später fand man das Richtige, was zwischen beiden Extremen lag. Man giebt jetzt den Kaminen, welche zu einem Feuer dienen, $7^1/_2$ Zoll (200$^{mm}$) Durchmesser, und bei mehreren Feuern $9^1/_2$ bis $11^1/_2$ Zoll (250 bis 300$^{mm}$). Man muss darauf bedacht sein, an den Kaminen eiserne Thürchen von Stock zu

## Zweites Kapitel. Das Laboratorium.

Stock anzubringen, um sie von aussen reinigen zu können. Auch im Laboratorium muss eine solche schliessbare Thüre nahe an der Decke ins Kamin angebracht sein, um freie Dämpfe und Gasarten abziehen zu lassen. Ein Kamin von etwas bedeutender Höhe hat einen so kräftigen Zug, dass der Wind niemals den Rauch zurückdrängt und alle Aufsätze, um dem Rauch Abzug zu verschaffen, überflüssig sind. Man lässt solche Kamine meistens oben ganz offen und frei, indem die kleine Menge hineinfallenden Regens von keinem Einflusse ist. Will man das Kamin gegen Regen schützen, so setze man auf die vier Ecken dünne Säulchen aus Ziegelstein, welche man mit einem ganzen darüber liegenden Hausteine bedeckt. Die Säulchen müssen so hoch sein, dass an jeder Seite so viel Raum für den Rauch bleibt, als der Querschnitt des Schornsteines beträgt.

Eiserne Ofenpfeifen lasse man niemals in die freie Luft hinausragen, weil sie der Einwirkung der Atmosphäre kaum einige Jahre widerstehen. Man hat zu diesem Zwecke thönerne Röhren, die sich mit Muffen über einander schieben, und deren Fugen mit Mörtel gedichtet werden, Fig. 22.

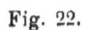

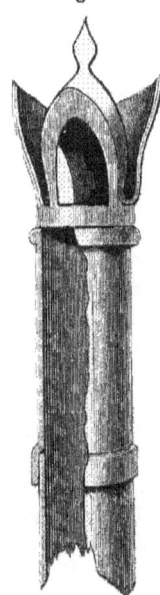

Thönernes Rauchrohr.

Sie sind oben mit einem Hute gedeckt, der alles darauf fallende Regenwasser nach aussen ableitet. Diese Röhren sind sehr dauerhaft, leiten die Wärme wenig ab, wodurch sie einen um so besseren Zug geben, und lassen sich leicht reinigen. In etwas grösseren Dimensionen ausgeführt, können sie die Stelle eines Schornsteins vertreten, wenn sie nicht durch mehrere Etagen zu gehen haben, in welchem Falle sie möglicher Weise Feuersgefahr bringen könnten.

Von anderen Dingen, die im Laboratorium niet- und nagelfest sind, ist Weniges zu bemerken.

Ueber dem Hauptarbeitstische an der Wand befindet sich ein Repositorium für Reagentien und andere vielgebrauchte Gegenstände. Es hat eine Tiefe von 6 Zoll (150$^{mm}$) und eine Länge von $4^{3}/_{4}$ bis 6 Fuss ($1^{1}/_{2}$ bis 2 Meter). Nehmen wir an, es habe 3 Etagen von je 8 Zoll (210$^{mm}$) Entfernung, so kann man darauf sehr zweckmässig die Gegenstände in der folgenden Art vertheilen:

Auf die oberste Etage kommen die grösseren Flaschen, weil hier keine Begränzung nach oben stattfindet, unter anderen: destillirtes Wasser, Spiritus, Salzsäure, Salpetersäure, Schwefelsäure, Ammoniak, kohlensaures Natron, Aetzkali, Spritzflasche.

In der zweiten oder mittleren Etage befinden sich die eigentlichen Reagentien in kleineren Flaschen, darunter die Silbersalze, Barytsalze, kleesaure Salze, Schwefelammonium, Schwefeleisen, Lackmuspapier und ähnliche Dinge.

40  Erster Abschnitt. Einrichtungen.

In der unteren Etage befinden sich die Reagenzgläschen, einige kleine Trichter, Schälchen und etwas Platz bleibt leer, um Kleinigkeiten aus der Hand stellen zu können.

Unter dem untersten Brette sind, drehbar um Holzschrauben, drei bis vier Filterträger angebracht, die man herausschlagen und wieder beilegen kann, Fig. 23. Sie haben an ihrem vorderen Ende nach oben sich erweiternde konische Löcher von 60 Grad Neigung, worin die Normaltrichter gerade passen und sicher ruhen. Diese Filterträger haben ungemeine Vortheile. Sie sind immer zur Hand, werden nie verlegt, nehmen, wenn sie eingeschlagen sind, keinen nutzbaren Platz weg, und wenn sie gebraucht werden, keinen Platz auf dem Tische ein; sie sind keiner Erschütterung des Tisches unterworfen, weil sie an der Wand befestigt sind; sie lassen sich mehr oder weniger herausschlagen, und ihre runde Oeffnung dient bequem dazu, um eine kleine Schale, Kolben, Retorte augenblicklich aus der Hand zu stellen; endlich ersetzen sie viele andere Ständer, welche beim Gebrauche sehr zum Umschlagen geneigt sind, und während des Nichtgebrauches viel Raum einnehmen.

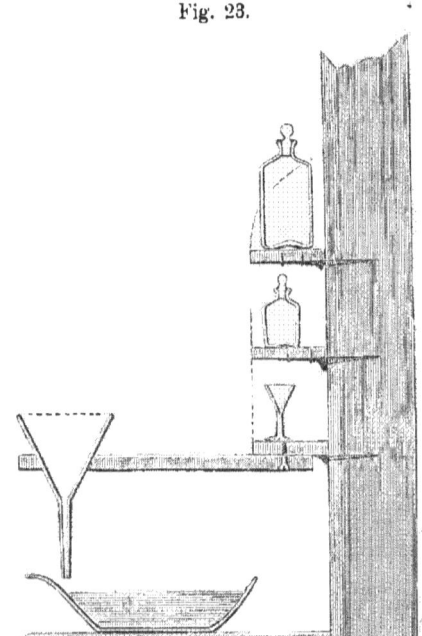

Fig. 23.

Reagentienrepositorium und Trichterträger.

Tische werden an allen Wänden, die keine andere Benutzung haben, so viel als möglich angebracht. Sie sind fest an der Wand befestigt, durchweg mit Schiebladen versehen, und haben nahe am Boden noch einen Zwischenboden, um die zu reinigenden Gefässe aus der Hand zu stellen.

Die zum Apparat und anderen Oefen gehörigen Feuerutensilien, wie Stocheisen, Schaufel, Feuerzange, Tiegelscheere, Handblasebalg, Wedel, werden sämmtlich an ihrem Handgriffe mit einem umgebogenen Haken versehen, und auf eine an der Wand befestigte lange eiserne Stange, die überall ungefähr 2 Zoll ($52^{mm}$) davon absteht, aufgehangen. Am bequemsten stehen sie rechts neben dem Dampfapparate.

## Zweites Kapitel. Das Laboratorium.

Porzellanschalen, Gläser, Trichter und andere zu täglichem Gebrauche bestimmte Gegenstände werden in einem Schranke aufgestellt, dessen Thüre von selbst immer zufällt, und in diesem Falle ohne Schloss sein kann. Sie sollen nur gegen Staub und Dünste geschützt werden. Vor jedesmaligem Gebrauche müssen sie noch einmal mit Regenwasser oder destillirtem Wasser ausgespült werden. Metallene Gefässe aus Zinn, Kupfer und Eisen werden zwar häufig an den Wänden aufgehangen, allein dies ist der schlechteste Platz, den man ihnen geben kann.

Wenn es die Oertlichkeit erlaubt, so richte man sich eine an das Laboratorium anstossende Kammer zur Aufbewahrung dieser Dinge ein, in welcher gar nicht gearbeitet wird. Sie muss immer durch eine von selbst zufallende Thür vom Laboratorium abgeschlossen sein. Man kann sie ringsum mit Gestellen versehen und die Gefässe darin aufstellen. Sie sind dadurch gegen Staub, Rauch, saure Dämpfe und Feuchtigkeit geschützt und halten sich dadurch leicht rein.

Leider erlaubt die Räumlichkeit in den wenigsten Fällen einen solchen Luxus.

Alle übrigen beweglichen Geräthe des Laboratoriums werden einzeln abgehandelt.

Ich habe im Vorhergehenden die gewöhnliche Einrichtung eines Laboratoriums beschrieben. Allein dieselbe bietet den grossen Nachtheil dar, dass der Laborant den sich zufällig entwickelnden Dämpfen und Gasen ausgesetzt ist. Will man diesen Uebelstand vermeiden, so ist eine wesentlich verschiedene Einrichtung zu treffen, die man bis jetzt nur in chemischen Laboratorien antrifft, die aber sehr verdient, auch in die pharmaceutischen eingeführt zu werden.

Die Entfernung des Rauches, der Gase und Dämpfe aus dem Laboratorium wird nicht nur zum Zwecke der Annehmlichkeit, sondern auch der Gesundheit und im Interesse des Lebens gesucht.

Der Rauch der Brennmaterialien belästigt die Augen und die Lungen; die Dämpfe der Salpetersäure, Schwefelsäure, das Chlorgas, das Schwefelwasserstoffgas sind nicht nur lästig, sondern auch nachhaltig schädlich. Bei Glühoperationen können sich metallische Verbindungen verflüchtigen, welche eingeathmet zerstörend auf Gesundheit und Leben wirken. Zinkoxyd, Antimonoxyd, Chlorantimon, Chlorarsenik, Calomel, Sublimat gehören zu diesen Substanzen. Wenn man das ganze Laboratorium zu einem Rauchfange einrichtet, so dass sich dessen ganze Luft oben in ein weites Kamin ergiesst, dagegen alle Dämpfe unmittelbar in die Luft des Laboratoriums sich verbreiten, so steht der Laborant offenbar selbst im Kamine und muss alle in der Luft verbreiteten Gasarten und Stoffe einathmen. Diese Einrichtung allein ist im höchsten Grade ungenügend und setzt den Laboranten bei gewissen Arbeiten der grössten Gefahr aus. Neben anderen Vorrichtungen ist sie dagegen ganz zweckmässig.

Das Laboratorium muss, mag es oben in Stein gewölbt oder flach, oder mit einem Rauchfange versehen sein, in ein weites Kamin münden. Die Oeffnung in dieses Kamin von wenigstens 1 Quadratfuss (315$^{mm}$ Seite) Fläche lässt sich durch eine eiserne Fallthüre mit daran befestigter Hebstange ganz und theilweise öffnen und schliessen. Man öffnet den Eingang ins Kamin im Sommer und wenn Arbeiten vorgenommen werden, welche Gase und Dämpfe verbreiten. Man schliesst ihn nur im Winter, wo neben dem Apparate keine andere Arbeiten vorkommen und man das Laboratorium durch das Feuer des Apparates sich etwas erwärmen lassen will.

Das weite Abzugskamin könnte aber sehr wenig wirken, wenn es nicht angeheizt würde. Um dies zu erreichen, lässt man das Feuerrohr des Apparates in dies Kamin münden, wodurch es angewärmt und ein aufwärts steigender Luftstrom bewirkt wird. Ohne hineingeleitete warme Luft versagt das Kamin seine Dienste, ja im Sommer, bei klarem Sonnenscheine, findet sogar ein herabsteigender Luftstrom in demselben Statt. Offene Feuer, welche im Laboratorium angezündet werden, erhitzen das Kamin sehr wenig, da die heisse Luft mit sehr viel kalter gemengt in dem Kamine ankommt.

Um nach Möglichkeit jeden Rauch zu vermeiden, sind weiter unten alle Oefen so beschrieben, dass diejenigen, welche mit Holz, Torf und Steinkohlen geheizt werden, ein geschlossenes Feuer haben, dessen Feuerluft mit Röhren bis ins Kamin geführt wird. In offenen Oefen werden nur Holzkohlen gebrannt, deren Brennluft weniger belästigend ist, die aber bei mangelndem Abzuge betäubend, schwindel- und kopfwcherregend, sogar gefährlich werden kann.

Ausser diesen ist man beim Abdampfen saurer Flüssigkeiten, bei Sättigungen und Fällungen mit Gasen eben so unangenehmen als gefährlichen Einflüssen ausgesetzt, deren fortgesetzte, wenn auch schwache Wirkung bleibende Störungen des Nervenlebens bewirken kann. Alle diese Gefahren werden durch Anwendung der geschlossenen Arbeitsräume beseitigt.

Dieselben werden an eine Wand des Laboratoriums angebaut, die an ein Kamin stösst, in welches sie vermöge eines breiten und nicht hohen Loches $p$ einmünden. Ein solcher geschlossener Arbeitsort, wie die Esse bei Goldschmieden, erhält sein Licht von der vorderen Seite, und man muss bei der Anlage darauf Rücksicht nehmen, ob dies zur Genüge geschehe.

Zwei dünne Mäuerchen $aa$ (Fig. 24) von der schmalen Dimension der Ziegelsteine bilden die feuerfesten Begränzungen nach beiden Seiten. Sie stehen ungefähr 3½ Fuss (1100$^{mm}$) von einander ab, und ragen 27 Zoll (700$^{mm}$) in das Laboratorium hinein. Der Arbeitstisch $b$ hat eine senkrechte Höhe von 32 Zoll (840$^{mm}$) und ist oben mit einer gusseisernen Platte bedeckt, oder besteht geradezu aus einer solchen Platte. Da man diese Platte nicht ohne grosse Umstände von einer bestimmten Grösse erhalten kann, so fange man die Construction mit der Auswahl einer sol-

## Zweites Kapitel. Das Laboratorium.

chen Platte an, die sich den ebenbeschriebenen Dimensionen, oder solchen, wie man sie gerade anzuwenden gedenkt, möglichst anschliesst. Diese [Fig. 24.

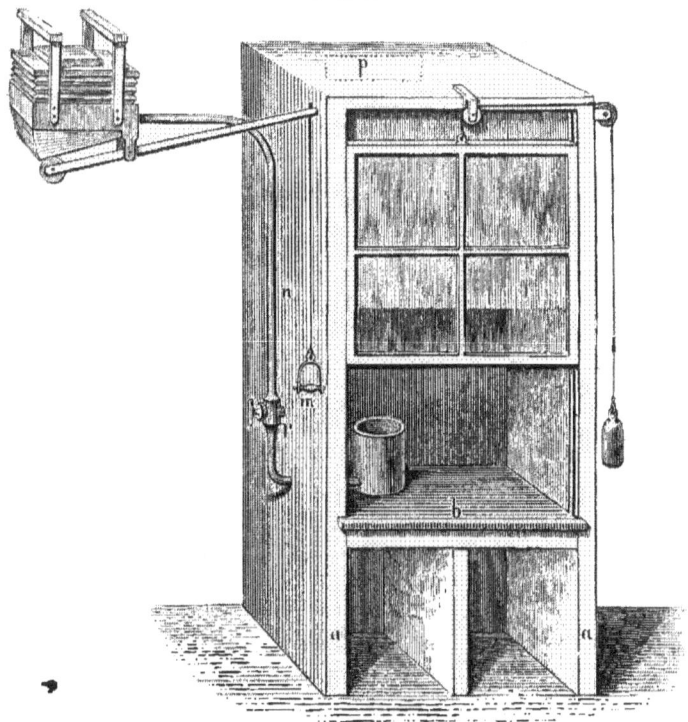

Geschlossener Arbeitsort.

Platte kann in einen passenden Falz eingeschoben werden, wodurch man sie leicht entfernen, reinigen und nöthigenfalls erneuern kann. Setzt man ein kleines Oefchen darauf, so erhält die darauf sitzende Schale eine passende Höhe, um darin rühren, und die Vorgänge genau beobachten zu können.

Den Raum an der Vorderseite von der Platte $b$ bis zur Decke theilt man in zwei gleiche Theile und mauert den oberen mit Ziegelsteinen zu, die von einer starken eisernen Schiene getragen werden. Die untere Hälfte wird von einem Schiebfenster geschlossen, welches in einem aufgesetzten hölzernen Falze läuft. Das Schiebfenster ist über zwei Rollen mit einem Gegengewichte verbunden, wodurch es in jeder Lage im Gleichgewichte stehen bleibt. Die Bewegung desselben im Falze kann aus diesem Grunde ganz lose und ohne alle überflüssige Reibung geschehen. Es schiebt sich äusserlich über den oberen zugemauerten Theil des abgeschlossenen Raumes.

Man kann die Glasscheiben von innen reinigen, wenn man in den Raum hineinkriecht und nun das Fenster herunterzieht.

Der Raum unter der Arbeitsplatte *b* wird in zwei Theile getheilt und die eine Hälfte zum Vorrathe von Brennmaterial, die andere, um kleine Oefen, Gestelle und dergleichen unterzubringen, benutzt.

Fig. 24.

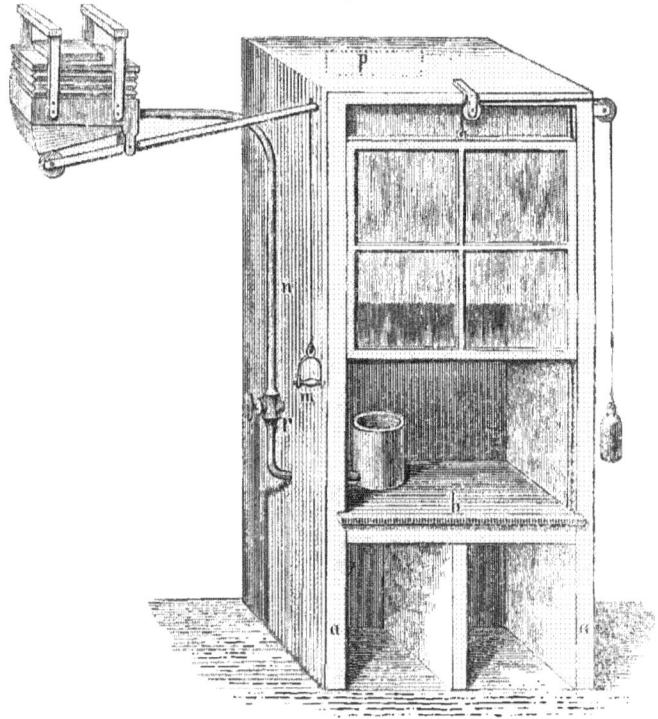

Geschlossener Arbeitsort.

Der Blasebalg wird links von dem Arbeitsraume an die Decke angebracht. Der Zug, wodurch derselbe bewegt wird, hängt vorn zur linken Seite. Das Rohr *n* des Blasebalges geht aussen an der linken Wand herunter und durchdringt die Wand etwas über der Heerdplatte *b*, so dass die Glühöfen mit ihrem Ansatzrohre gerade an das Ende der Röhre *n* passen, wenn sie auf der Heerdplatte stehen. Der Regulirhahn *r* ist auf passender Höhe angebracht. Während die linke Hand den Zug *m* bedient und den Blasebalg bewegt, ist die rechte frei, um die Kohlenzange und Schaufel zu führen.

Der Gebrauch dieses abgeschlossenen Arbeitsortes ist ungemein vielfach und bequem. Die unerträglichsten Dämpfe von Salpetersäure, Salzsäure, verflüchtigtem Salmiak werden spurlos abgeführt.

## Zweites Kapitel. Das Laboratorium.

Theils saugt das Kamin, worin die Oeffnung $p$ mündet, von selbst schon beständig Luft an, theils auch bewirkt die von Oefen, die auf der Platte $b$ stehen, aufsteigende Wärme in dem Raume selbst einen aufsteigenden Luftstrom. Je weiter man das Schiebfenster herunterlässt, desto höher wird die aufsteigende erwärmte Luftsäule. Beim Rühren lässt man das Fenster so weit herunter, dass es fast auf dem Vorderarme liegt. Man hat alsdann die Hand im Kasten und beobachtet die Erscheinung durch die Glasscheiben, indem der Körper aussen ist.

Selbst gegen zufällige Entwickelungen schädlicher Gase ist man vollkommen geschützt. Hätte sich Gehlen einer ähnlichen Vorrichtung bedient, so würde er der tödtlichen Einwirkung des Arsenikwasserstoffgases nicht unterlegen haben.

Bei Glühoperationen entbindet sich häufig neben den Gasarten des Feuers schweflige Säure, es verflüchtigen sich Zink, Antimon, Arsenik; letzteres, wo man ihn vielleicht nicht vermuthet. Alles dieses entweicht sammt der verbrauchten Brennluft spurlos aus dem Laboratorium. Fällungen mit Schwefelwasserstoffgas, oder solche, wobei es entwickelt wird (Schwefelmilch, Goldschwefel), Entwickelung von Chlorgas nimmt man in diesem Raume vor. Die Auflösungen von Quecksilber, Silber und Wismuth in Salpetersäure, die Eindampfung der sauren Flüssigkeiten, die daraus entstehen, die Sublimation von Calomel und Sublimat, die Bereitung des Schwefeleisens, der Schwefelleber, der *Hepar Antimonii*, die Schmelzung von Antimon und Wismuth, kurz alle Arbeiten, die entfernt nur die Luft verunreinigen können, nimmt man in diesem Raume vor. Lässt man das Fenster herunter, so sind alle darin stehenden Salzlösungen auch unbedeckt gegen jede Beschmutzung durch Staub geschützt, mit Ausnahme des Falles, dass Russ durch starke Winde losgerissen werde und herunterfalle. Bei Glühungen, die keine Dämpfe entwickeln können, wie jene von Schwerspath, Magnesia, ist man gegen die sprühenden Funken der Kohlen, gegen die entsauerstoffte Luft und gegen die sonst unerträgliche Hitze vollkommen geschützt.

In einem neu anzulegendem Laboratorium nehme man auf die Construction eines solchen Raumes Rücksicht, und in einem grösseren auf zwei. In diesem Falle ist einer vorzugsweise zu Glühoperationen bestimmt, und eine kleine Esse in der Heerdplatte selbst angebracht. Wer einmal die Annehmlichkeit einer solchen Vorrichtung kennen gelernt hat, wird sie nie wieder entbehren wollen, und die Kosten der Anschaffung, die im Ganzen nicht hoch sind, nicht bereuen. Den Nutzen, den man an der erhaltenen Gesundheit geniesst, kann man gar nicht nach Geldwerth schätzen, auch wird man ihn objectiv nicht gewahr.

Drittes Kapitel.

## Der Trockenschrank.

Der Trockenschrank ist eine der nutzbarsten und bequemsten Vorrichtungen, wenn er auf eine zweckmässige Weise eingerichtet ist. Er dient nicht allein dazu, Blumen und Kräuter in kleiner Menge schnell und wohl erhalten zu trocknen, sondern seine Anwendung geht auch einer Menge von anderen pharmaceutischen Arbeiten voran oder folgt ihnen nach. So werden alle Kräuter, die schon trocken vorräthig sind, vor dem Zerkleinern im Trockenschranke scharf getrocknet, wonach sie sich leicht durch ein Speciessieb durchreiben lassen. Die auf dem Speicher getrockneten Kräuter müssen erst scharf getrocknet werden, ehe man sie in ihre blechernen Kasten zur Aufbewahrung bringt. Alle Niederschläge, gepresst oder bloss ausgewaschen, können darin getrocknet werden; concentrirte Salzlaugen verdampfen ruhig darin; nasse Gefässe werden darin ausgetrocknet, Filtrationen gehen darin am schnellsten, kurz der Besitz eines gut eingerichteten und immer warmen Trockenschrankes zeigt von selbst die tausendfältigen Anwendungen, welche er zulässt. Dabei ist aber die wesentliche Bedingung, dass derselbe nicht um seiner selbstwillen geheizt werde, sondern dass er seine Wärme von einem anderen unentbehrlichen Feuer der Haushaltung oder des Laboratoriums ableite. Nicht nur dass durch eine besondere Heizung die Kosten vermehrt werden, die Erfahrung zeigt auch, dass in den wenigsten Fällen der Trockenschrank wirklich angeheizt wird, indem selten so viele Gegenstände zusammenkommen, um dieses zu verlohnen. Auch wird das zu erhaltende Feuer sehr leicht vergessen, da keine besonderen Erscheinungen die Aufmerksamkeit dahin lenken; es erlischt, und die Gegenstände verderben oft oder bleiben feucht. Die kleinen Dienste desselben entbehrt man gänzlich, indem deshalb wohl nie Feuer angemacht wird. Aus diesen Rücksichten und jenen der Oekonomie hat man schon lange gesucht, den Trockenschrank an anderen Feuerungen als Appendix anzuschliessen, um die sonst verloren gehende Hitze zu verwerthen. Man hat denselben an den Beindorff'schen Apparat angebracht, und wo die Räumlichkeit dies erlaubt, ist es auch zu empfehlen, obgleich ich die Art, wie dies gewöhnlich geschieht, nicht billige. Dabei gebe ich aber zu bedenken, dass man im Laboratorium einen sehr nutzbaren Raum verbaut, und dass im Allgemeinen, wenn nicht gerade destillirt wird, die aus dem Apparate entweichende Wärme nicht hinreicht, den Trockenschrank in genügendem Maasse zu erwärmen. Die ursprüngliche Art, diesen Schrank an den Beindorff'schen Apparat anzubringen, besteht darin, dass man das Feuerrohr, wo es aus dem Apparate tritt, erst hinabsteigen, dann unter einer Bodenplatte hergehen und nun wieder hinaufsteigen liess. Durch dies Auf- und Absteigen der Feuerluft wird der Zug des Feuers merklich geschwächt, und namentlich ist das Anzünden grossen Schwierigkeiten unterworfen.

## Drittes Kapitel. Der Trockenschrank.

Aber jeder Feuerzug muss auch leicht gereinigt werden können, und dies ist an den in dem Trockenschranke befindlichen Röhren nicht der Fall. Diese Erfahrungen und Betrachtungen haben mich zu einer besonderen Einrichtung des Trockenschrankes geführt, die ich nach dem Erfolg lebhaft empfehlen kann.

Erstlich habe ich, um im Laboratorium Raum zu ersparen, den Schrank in die Küche verlegt und an den Heerd angeschlossen, der den ganzen Vormittag und auch Abends mehrere Stunden geheizt wird. Da dieses Feuer lebhafter brennt, als jenes unter dem Apparate, so wird dadurch auch eine höhere Temperatur des Schrankes erzielt.

Im Allgemeinen bin ich für möglichste Trennung von Küche und Laboratorium; allein in diesem besonderen Falle ist der Vortheil und Gewinn an Raum und Wärme so hervortretend, dass ich denselben nicht abweisen konnte. Zudem ist der Schrank immer geschlossen und eine Collision mit Küchenarbeiten deshalb nicht zu besorgen. Lässt es die Räumlichkeit auch hier nicht zu, und selbst nicht in der Höhe über dem Heerde, so weiss ich keinen Rath mehr, denn Platz ist das erste Erforderniss.

Der Trockenschrank wird neben dem hinteren Theile des Heerdes, der den Wasserkessel enthält, angebracht; die Heerdplatte ragt noch vor dem Schranke in die Küche frei hinein, damit man sie von drei Seiten umgehen könne. Das Feuerrohr biegt sich, wo es aus dem Heerde kommt, mit zwei kurzen Röhrenstücken nach dem Trockenschranke hin, geht dort zwischen zwei Blechplatten, die passende halbkreisförmige Ausschnitte haben, um das Rohr durchzulassen, in den Schrank und mündet sogleich in einen flachen quadratischen Kasten aus Schwarzblech, der rundum etwa $3\frac{1}{2}$ Zoll ($93^{mm}$) von den Wänden des Schrankes absteht.

Dieser Kasten (Fig. 25) ist der eigentliche Wärmeapparat; er eignet

Fig. 25.

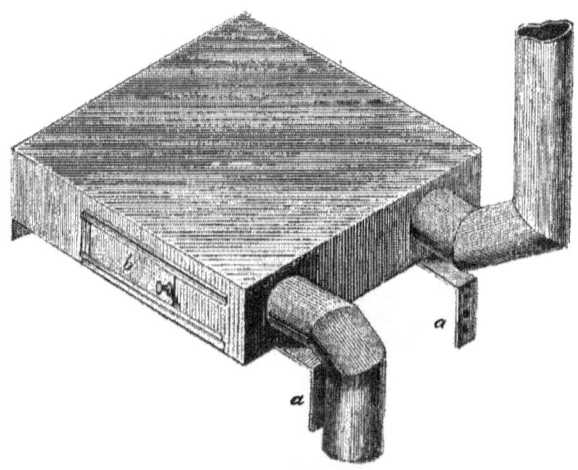

Heizkasten im Trockenschrank.

48  Erster Abschnitt. Einrichtungen.

sich durch seine flache Form sehr gut dazu, um Schalen, Pfannen und andere Gefässe, sowie um Papiere, Tüten, Filtra, Teller mit Niederschlägen und ähnliche Dinge darauf zu stellen. An seinem ganzen Umfange steigt ein Strom heisser Luft in die Höhe, wodurch die oberen Theile des Schrankes erwärmt werden. Dieser Wärmeapparat ruht auf zwei eisernen

Fig. 25.

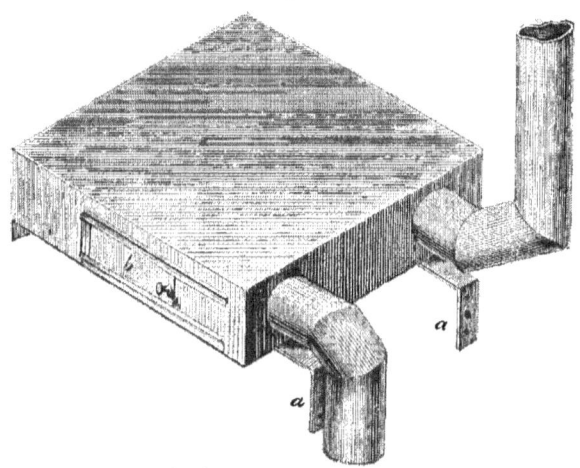

Heizkasten im Trockenschrank.

Stäben $aa$, die mit knieförmig gebogenen Enden an die Seitenwände des Schrankes befestigt sind. Auf diesen flachen Stäben ruht er beweglich und lässt sich dadurch mit seinen Röhrenansätzen an die Heerdhöhe $c$ und Abzugsröhre $d$ leicht anrücken und befestigen. Vorn ist eine Schieberthüre $b$ angebracht, durch welche man den Apparat von Asche und Russ reinigen kann. Auch muss man darauf sehen, die übrigen Zugröhren so anzuordnen, dass sie leicht auseinander genommen und von Asche oder Russ gereinigt werden können. Aus diesem Grunde ist der Heizkasten auch nicht durch eine Scheidewand getheilt. Man würde unbedenklich an Wärme gewinnen, wenn die Abzugsröhre selbst auch noch durch den Trockenschrank ginge, nachdem sie bereits den beschriebenen Blechkasten durchströmt hat. Allein diese Einrichtung macht in dem Schranke noch eine Wand oder einen Ständer nöthig, um daran die Latten zu befestigen, welche die Hürden tragen sollen. Es wird dadurch der Schrank bedeutend umfangreicher, ohne darum mehr nutzbaren Raum zu enthalten. Durch den flachen Heizkasten ist nur eine Hürde geopfert und eine genügende Erwärmung des Ganzen erzielt. Die erste Hürde in dem Raume unter dem Heizkasten ist für sehr lockere voluminöse Substanzen zu trocknen geeignet. Sie werden von strahlender Wärme lebhaft durchdrungen. Dagegen dringt die Wärme nicht viel weiter abwärts. Es lässt sich deshalb dieser Platz entweder ganz dem Trockenofen entziehen und

### Drittes Kapitel. Der Trockenschrank.

zur Aufbewahrung anderer Gegenstände, oder auch wegen seiner noch immer fühlbaren, wenn auch gelinden Wärme zum Trocknen von ausgewaschenen Sieben benutzen.

Die Wände des Trockenschrankes hat man vielfach aus Ziegelsteinen aufgeführt. Gab man nun noch eine besondere Feuerung hinzu, so nannte man den ganzen Apparat Trockenofen. In der vorbeschriebenen Einrichtung macht man die Wände zweckmässiger, wohlfeiler und raumersparender aus Holz, an denen man entstandene Risse von Innen sehr wohl mit Papier verkleben kann. Die hintere Seite des Schrankes lehnt sich meistens an eine Wand an, und bedarf deshalb keines besonderen Schlusses; je nach der Oertlichkeit wird auch noch eine Seitenwand sich an eine schon vorhandene Wand anschliessen können; in diesem Falle also, wenn der Schrank in eine Ecke zu stehen kommt, was das Bequemste ist, hat man nur zwei Seiten zu schliessen. An der vorderen Seite ist die Thüre, die je nach der Höhe aus einem oder aus zwei Flügeln besteht, angebracht. Die freie Seitenwand schliesst unten an den Heerd; dann ist sie, wo die Röhre ein- und ausgeht, von Blech, und weiter oben von Holz. Die Latten zum Einschieben der Hürden sind mit Stiften darauf genagelt; an der zweiten Seitenwand ist vorn und hinten ein senkrechtes Brett an die Wand genagelt, woran die Schublatten durch Stifte befestigt sind. Alle Lücken zwischen Wand und Schrank verklebt man mit Streifen eines starken Papiers.

Die Hürden bestehen aus viereckigen Rahmen von ungefähr 2 Zoll ($53^{mm}$) hohen Latten; die Böden bestehen aus gitterartig angenagelten dünnen Stäbchen mit $1/2$ bis $3/4$ Zoll (13 bis $20^{mm}$) Zwischenraum. Der Boden bleibt an einer Seite auf einer Breite von $2^1/_2$ Zoll ($65^{mm}$) vor den Latten frei und wird hier durch eine hohe Latte von den Dimensionen der Umfangswände begrenzt. Legt man die Hürden so, dass dieser freie Raum einmal rechts und dann wieder links kommt, so muss die warme Luft hin und her über die zu trocknenden Substanzen streichen und sich deshalb vollkommen mit Feuchtigkeit sättigen, ehe sie entweicht. Man bezeichnet aussen am Rahmen die Seite, wo sich die Lücke befindet, durch einen Strich mit Oelfarbe, damit man, wenn der Schrank gefüllt ist, gleich sehen kann, ob die Hürden richtig abwechselnd stehen. Die Entfernung einer Hürde bis zum selben Punkte einer anderen beträgt $4^1/_2$ bis 5 Zoll (120 bis $130^{mm}$), weil oft fertig zu machende, halb trockne Blumen hoch aufgehäuft werden, und nun noch ein Raum für die abziehende Luft vorhanden sein muss. Auf diese Hürden legt man zuerst ungeleimtes Papier, und darauf die Gegenstände, die man noch mit Papier bedeckt, damit aus einer darüberliegenden Hürde nichts darauf fällt. Es ist zweckmässig, den ganzen Schrank so vorher abzumessen, dass die Hürden rein quadratisch werden, weil sie alsdann beim Einsetzen in jeder Richtung passen.

Um einige wirkliche Dimensionen anzugeben, die sich im Gebrauche als bequem bewiesen haben, copire ich solche von meinem Trockenschrank.

Nach Umständen können diese Dimensionen, so wie überhaupt die Einrichtung wesentliche Veränderungen erleiden. Die Weite und Tiefe des Schrankes ist 28 Zoll (730$^{mm}$), seine Höhe $8^{1}/_{2}$ Fuss ($2^{1}/_{2}$ Meter). Dies ist eher etwas hoch, auch werden die oberen Hürden selten gebraucht. Vom Boden bis an den Wärmekasten ist 3 Fuss (945$^{mm}$). Letzterer hat $5^{1}/_{2}$ Zoll (140$^{mm}$) Höhe und $21^{1}/_{2}$ Zoll (550$^{mm}$) im Gevierte; die hinein und hinaus gehenden Röhren haben $4^{3}/_{4}$ Zoll (125$^{mm}$) Durchmesser. Ueber dem Wärmekasten sind 15, unter demselben 5 Hürden, unten noch ein leerer Raum zu verschiedenem Gebrauch.

Fig. 26 stellt den Trockenschrank in perspectivischer Ansicht dar.

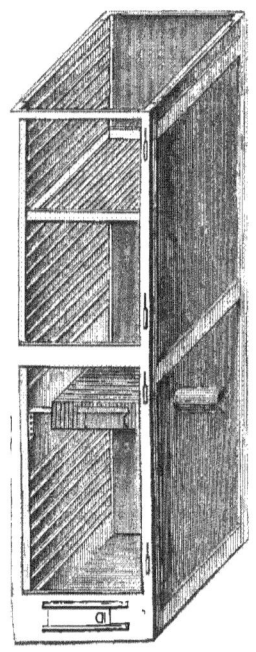

Fig. 26.

Trockenschrank.

Man sieht darin den Wärmekasten und im oberen Theile eine Hürde. Das Feuerrohr ist an der Seite sichtbar, es kann wieder an derselben Seite herausgehen, wie in Fig. 29, oder auch nach der entgegengesetzten Seite nach hinten, wie es in Fig. 26 vorausgesetzt wird.

Der Schrank ist oben offen gezeichnet, um seinen ganzen inneren Raum zu zeigen, in der Wirklichkeit ist er natürlich oben geschlossen. Die Thüren sind ebenfalls in der Zeichnung nur durch ihre Angeln angedeutet. Der Luftwechsel im Schranke soll nicht stark sein. Es findet ein solcher durch Risse und Spalten von selbst Statt. Oben am Schranke und seitlich bohre man einige runde Löcher, die man nach Bedürfniss mit Korkstopfen wieder ganz oder theilweise verschliessen kann. Es ist nach den in den englischen Calicodruckereien gemachten Erfahrungen vortheilhafter, den Raum sehr heiss werden zu lassen und dann alle Luft auf einmal zu entfernen, als durch einen beständigen starken Luftwechsel die Erhöhung der Temperatur sehr zu beschränken.

Es kommen Verhältnisse vor, wo man keinen verfügbaren Raum auf ebener Erde benutzen kann. In diesem Falle ist es zweckmässig, den Trockenschrank in einiger Höhe an der Wand hängend anzubringen, und ihm in der Breite eine grössere Ausdehnung zu geben. Es wird auch hier ein täglich gebrauchtes Feuer vorausgesetzt, da man besonders im Sommer, einen gewöhnlichen Heizofen gerade im Sommer, wo man des Trockenschrankes am meisten benöthigt ist, keinen Gebrauch davon machen könnte.

Der Schrank, wie er in Fig. 27 dargestellt ist, hat die doppelte Breite seiner Tiefe. Es entstehen dadurch zwei quadratische Räume neben ein-

### Drittes Kapitel. Der Trockenschrank. 51

ander. Er steht unten auf zwei oder drei starken Stützen, und hängt, zur Vorsicht, oben noch an einigen in der Wand befestigten Haken.

Fig. 27.

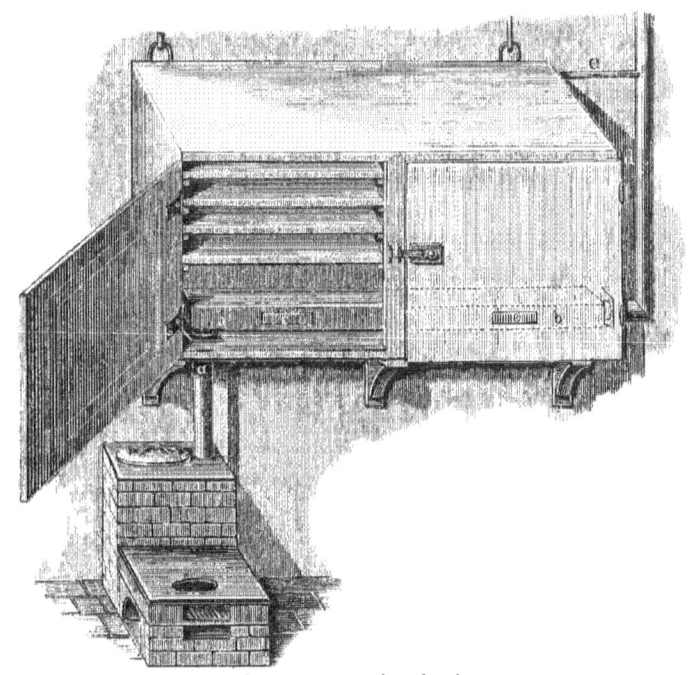

Schwebender Trockenschrank.

Die mit Riegel oder Vorreibern verschliessbaren Thüren gehen von der Mitte nach den Seiten auf. Das Feuerrohr $a$ des unten stehenden Heerdes durchdringt den unteren Boden des Schrankes in einer Scheibe von Schwarzblech, wodurch das Holz überall 3 bis 4 Zoll von dem Rohre absteht. Ein langer Kasten aus starkem schwarzen Eisenblech $bb$, der überall 3 bis 4 Zoll von den Wänden und Thüren des Schrankes absteht, liegt horizontal darin in der längsten Ausdehnung, und ist von eisernen Stützen getragen. Dieser Heizkasten wird durch Nieten zusammengefügt. Am entgegengesetzten Ende vom Heerde geht er wieder in eine Röhre über, welche die Wand des Schrankes ebenfalls in einer Blechscheibe durchdringt. Der Kasten hat zwei Schiebethüren, um ihn von Russ reinigen zu können. Unter allen Umständen gebe man dem Kasten oben eine ebene Fläche, damit man auch Schalen und Ansetzgefässe darauf stellen kann. Es ist dies bei weitem einem einfachen, horizontal liegenden, runden Rohre vorzuziehen, besonders auch wegen Vergrösserung der Heizfläche und Verringerung der Geschwindigkeit des Zuges durch grösseren Querschnitt

4*

Das neben dem Schranke aufsteigende Feuerrohr $d$ steht durch eine zöllige Röhre $e$ von Zink- oder Weissblech mit dem Schranke in Verbindung, wodurch die Luft im Schranke angesaugt und mit der Feuchtigkeit in das Feuerrohr abgeleitet wird. Die hölzerne Zwischenwand beider Räume ist mit runden Löchern auf verschiedenen Höhen durchbrochen, um auch die Luft aus dem ersten Raume links zu entfernen. Je nach der Höhe des ganzen Schrankes vom Boden kann er von einem Stuhle oder einer Leiter aus ausgefüllt und geleert werden. Der Hoerd steht seitlich von dem Apparate, wie die Figur zeigt, damit letzterer von vorn überall zugänglich ist. Nach meiner Angabe wurde ein solcher schwebender Trockenschrank angefertigt, welcher die besten Dienste leistet, und fast keinen sonst nutzbaren Raum einnimmt.

Viertes Kapitel.
## Der Flaschenkeller.

Im Flaschenkeller bewahrt man alle Flüssigkeiten, insbesondere flüchtige, alle trocknen Stoffe, die an Geruch verlieren und durch etwas Feuchtigkeit nicht verderben (Kampher, Muscatbutter etc.), alle Oele und Fette, die durch Wärme verderben, alle Salze, die in trockner Luft verwittern (Glaubersalz, krystallisirtes kohlensaures Natron), und die man ihrer Quantität wegen nicht in Glas unterbringen kann, alle destillirte Wässer, Tincturen, Syrupe, ätherische Oele.

Es ist sehr zweckmässig, wenn der pharmaceutische Keller vom Haushaltungskeller ganz getrennt wird, und einen besonderen Eingang hat. Wo dies aber nicht angeht, muss er durch ein starkes bis an das Gewölbe reichendes Lattengitter mit verschliessbarer Thüre abgetrennt sein.

Der Flaschenkeller muss der Reinlichkeit wegen mit Steinplatten belegt und die Wände stark mit Kalktünche überzogen sein, um sowohl die Feuchtigkeit zu vermindern als durch Reflex das Licht zu vermehren.

Zuerst macht man eine überschlägliche Eintheilung des Ganzen und lässt darnach die Gestelle bauen. Diese werden aus eichenen Bohlen von $1^{1}/_{2}$ Zoll ($40^{mm}$) Stärke aufgeführt. Die Tiefe nach hinten kann 11 Zoll ($290^{mm}$) betragen. Die senkrechten Bohlen werden oben und unten $16^{1}/_{2}$ Zoll ($430^{mm}$) vom Ende durch Querbohlen vereinigt, und die Zwischenlagen nach zweckmässiger Eintheilung der Höhe auf eichene Leisten gelegt, welche an die senkrechten Bohlen angenagelt sind. Das Holz wird, vorher in heissem Sonnenscheine erhitzt, einige Mal mit Leinölfarbe getränkt. Im Keller werden die vorderen Kanten, des besseren Aussehens wegen und um die Ziffern darauf anzubringen, mit weisser Oelfarbe angestrichen.

Rundum wird auf dem steinernen Boden ein Tannenbrett von der

## Viertes Kapitel. Der Flaschenkeller.

Tiefe der Gestelle gelegt, und hierauf die Krüge für die destillirten Wässer, Spiritus, Terpentinöl, Mohnöl, Olivenöl, Thran und ähnliche Flüssigkeiten gestellt. Diese Abtheilung kann die eben angegebene Höhe von $16^{1}/_{2}$ Zoll ($430^{mm}$) haben und wird durch die unterste Bohlenlage gedeckt. Die steinernen Krüge der grössten Art, die man noch handhaben kann, fassen circa 20 bis 25 Pfund Wasser. In sehr frequenten Geschäften, wo diese Grössen für einzelne Wässer nicht ausreichen, nimmt man zwei oder drei Krüge derselben Art.

Die Schilder der Krüge werden unter dem Henkel und nicht auf der entgegengesetzten Seite angebracht, weil man sie anders immer beim Hinstellen herumdrehen müsste, oder die Schilder versteckt ständen. Die Schilder werden oft von den Krugbäckern auf die Krüge geritzt und mit eingebrannt, allein sie sind sehr unleserlich. Besser ist es, die Aufschriften mit Steinkohlentheerlack in dicken Zügen ohne Unterlage auf den Krug selbst zu schreiben. Papierschilder halten im Keller nicht lange, und lassen sich auch nicht auf die bauchigen Krüge ankleben.

In Ermangelung des genannten Lackes müsste man ein Schild aus Oelfarbe grundiren, und darauf mit Oelfarbe schreiben. Allein in feuchten Kellern lösen sich diese Schilder oft als ein Blatt ab, oder werden doch bald unscheinbar und machen durch ihre Reparatur viel Mühe.

Ueber den Wasserkrügen kommen zunächst die steinernen Töpfe der grössten Art, von $13^{1}/_{2}$ bis $14^{1}/_{2}$ Zoll (350 bis $380^{mm}$) Höhe. Die lichte Höhe dieser Etage kann $15^{1}/_{2}$ Zoll ($400^{mm}$) betragen. Diese grossen und schweren Töpfe sind gerade in der bequemsten Höhe, sie herauszunehmen. Ueber ihre Schilder gilt dasselbe, was oben von den Krügen gesagt wurde, nur dass sie zwischen die zwei Henkel in die Mitte kommen. Sie sind mit hölzernen oder zinkblechernen Deckeln gedeckt. In diesen Töpfen hat man Schweineschmalz (3 bis 4 Töpfe), Hammeltalg, gemeinen und venetianischen Terpentin, Glaubersalz, Kampher, Burgunderharz und ähnliche Dinge.

Ueber den Töpfen kommen die Tincturen zu stehen, worunter denn auch viele chemische und andere flüssige Präparate ihren Platz finden, wie Mandelöl, officinelle Salzlösungen, gekochte Oele, die gangbaren ätherischen Oele. Auch Pfefferminzzeltchen bewahrt man im Keller in enghalsigen Flaschen. Sie behalten weit länger ihren reinen ätherischen Geschmack, ohne in den terpentinölartigen überzugehen, als auf der Materialkammer, wo sie gewöhnlich aufbewahrt werden. Von der Feuchtigkeit des Kellers leiden sie natürlich in gutem Verschlusse nichts. Auch die Syrupe bewahrt man an einer besonderen Stelle in Flaschen einer etwas kleineren Sorte, und um den Unterschied des Bedarfs auszugleichen, ohne verschiedenartige Gefässe zu haben, schreibt man für die gangbareren und haltbareren Syrupe mehrere Gefässe, so z. B. für *Syrupus simplex* 5 bis 6, für *Syrupus althaeae* 2 bis 3, natürlich nach den örtlichen Bedürfnissen und dem Umfange des Geschäfts. Die Höhe dieser Etage kann 11 Zoll ($290^{mm}$) betragen.

Hat man Flüssigkeiten in gewöhnlichen Weinflaschen, die wegen ihrer Wohlfeilheit ziemlich verbreitet sind, so fordern diese eine Höhe von 12$^1$/$_2$ Zoll (330$^{mm}$).

Die ätherischen Oele befinden sich in aufs Beste verschlossenen Flaschen. Diejenigen, welche, wie *Ol. Bergamottae, -de Cedro, -Lavandulae, -Rorismarini* und ähnliche, zum Wohlgeruche dienen und die in grösseren Mengen verbraucht werden, bewahre man in grösseren Flaschen auf, die anderen aber können in 6 bis 8 Unzen haltigen, nach Umständen in noch kleineren Flaschen enthalten sein. Die Höhe der Etage möchte 7 Zoll (180$^{mm}$) betragen. Dieses Gefach ist vorn mit einem senkrechten in Charnieren beweglichen Hängedeckel geschlossen, um das Licht abzuhalten. Aussen ist der Deckel nach seinem Inhalte „*Olea aetherea*" bezeichnet. Wenn man nicht gerade alle Gefache so schliessen will, was wegen des schwierigen Suchens und Findens nicht anzurathen ist, so gebührt diese Auszeichnung noch einem Gefache, welches die vielumfassende Aufschrift „*Varia*" trägt. Es ist durchaus unmöglich zu vermeiden, dass nicht einzelne Gegenstände in solcher Menge und in solchen Gefässen vorkämen, dass man sie nicht in die Reihe der officinellen Präparate einschalten kann. Ein Arzt verlangt irgend eine Lösung oder Tinctur zu gebrauchen, und verordnet nur einen Theil der bereiteten Menge. Um den Rest nicht wegzuwerfen, da er doch möglicherweise noch ferner gebraucht werden könnte, stellt man ihn in dieses Gefach. Alte Formeln werden hier und dort aus veralteten Pharmacopöen verschrieben. Man bereitet sie, und es bleibt eine kleine Menge übrig. Reste von Präparaten, die man bei einer späteren Arbeit vortheilhaft mit verarbeiten kann, werden ebenfalls hier zusammengestellt. Man darf sich also nicht über die Mannigfaltigkeit der Gefässe wundern, wenn sie nur einer Bedingung genügen, eine deutliche lesbare Aufschrift zu haben. Es ist sehr zu tadeln, ja zu strafen, wenn in dem Gefache „*Varia*" unbeschriebene Gefässe vorkommen. Wer aber behaupten wollte, ein solches Gefach sei ganz zu entbehren und zu umgehen, hat keine Kenntnisse von dem Geschäfte oder keinen Verstand. Wirkliche officinelle Präparate dürfen allerdings nicht darin vorkommen, und finden auch anderswo ihren Platz.

Salben bewahrt man in steinernen oder porzellanenen Gefässen; Pflaster in hölzernen Schiebladen, oder zinkblechernen Büchsen. Sie halten sich schlecht im Keller, so wie auf der Materialkammer, und dürfen nicht in zu grosser Menge vorräthig gehalten werden. Kräuterpflaster schimmeln im Keller, Harzpflaster nehmen eine weisse Kruste an. Nur das einfache Bleipflaster kann längere Zeit in grösseren Mengen aufbewahrt werden, da es ohnehin als Grundstoff zu vielen anderen Pflastern auch einem grösseren und schnelleren Verbrauch unterliegt.

In manchen Kellern befinden sich Nischen in der Mauer. Man versieht dieselben mit einer eisernen Thüre, die mit Riegeln geschlossen ist. In dieser Nische bewahrt man Phosphor, Aether und Blausäure. Der Phosphor ist unter Wasser in einem weithalsigen Glase enthalten,

## Viertes Kapitel. Der Flaschenkeller.

welches in einem steinernen Topfe mit Papier oder Pappdeckel umgeben steht. Auch kann man den Zwischenraum mit Sand oder Sägemehl ausfüllen. Noch sicherer gegen Stoss steht der Phosphor in einer Büchse aus Zinkblech; der Zwischenraum zwischen Büchse und Glas wird, wie eben erwähnt, ausgefüllt. Schwefeläther ist in kleinen, höchstens 2 Pfund fassenden Flaschen enthalten, die in einem mit Abtheilungen versehenen hölzernen Kasten stehen. Roher käuflicher Schwefeläther braucht nicht vorräthig zu sein, indem man ihn beim Bezuge sogleich rectificiren kann. Ist er vorräthig, so vertheilt man ihn in steinerne Krüge, oder kann ihn auch in einer kupfernen oder bleiernen Flasche aufbewahren. Aufgelöstes Metall wird bei der Rectification ausgeschieden.

Blausäure ist in kleinen, $1/2$ Unze oder nur 2 Drachmen fassenden Gläschen enthalten. Jedes muss signirt sein, und alle zusammen sind in einem verschliessbaren, hölzernen Kästchen, wozu der Schlüssel in der Apotheke im Giftschranke mit dem Namen auf einem anhängenden Holzklötzchen bezeichnet, liegt.

Im Flaschenkeller muss auch ein kleiner Tisch zum Einfüllen vorhanden sein.

Ferner ist es zweckmässig, wenn an einer Stelle des Kellers, wohin der Boden eine unbedeutende Neigung hat, eine kleine Senke angebracht ist, um das zum Reinigen des steinernen Bodens nöthige Wasser versinken zu lassen.

Der Keller wird wie die Materialkammer (siehe weiter unten) katalogisirt.

Im Allgemeinen kann man nicht empfehlen, die Blutegel im Flaschenkeller aufzubewahren, da sie von den beim Einfüllen sich verbreitenden sauren, ammoniakalischen, ätherischen Dämpfen leicht leiden. Es möchte deshalb erlaubt sein, diese Thiere im Haushaltungskeller an einer passenden Stelle unterzubringen. Um von der enormen Literatur über die Aufbewahrung der Blutegel möglichst wenig Gebrauch zu machen, empfehle ich, die Blutegel in grossen steinernen Töpfen mit reinem Brunnenwasser aufzubewahren. Wenn man hierin Reinlichkeit beobachtet, so kann man ohne besonderen Verlust diese Thiere bewahren, und braucht niemals zu Torf, Calmuswurzel, Holzkohle oder anderen Dingen von zweifelhaftem Nutzen seine Zuflucht zu nehmen. Nach den Erfahrungen der Stölter'schen Blutegelhandlung in Hildesheim ist ausgelaugte Torferde das beste Mittel, worin diese Handlung ihre Egel auch versendet.

Empfehlungswerth ist folgende einfache Behandlung:

Man halte einen oder einige Blutegeltöpfe mehr, als zum Gebrauche nöthig sind. Diese Doubletten dienen zum Wechseln. Wenn sich in einem Topfe eine besondere Sterblichkeit zeigt, so wird die ganze Colonie in einen reinen Topf übergesiedelt, nachdem sie vorher gut gewaschen ist. Der „kranke" Topf wird gereinigt. Erst wird mit einer Bürste und Sand aller Schleim von den Wänden abgerieben und abgespült. Nun giesse man einige Unzen Chlorwasser hinein, und lasse ihn bedeckt mehrere Stunden stehen. Das Chlorwasser wird entfernt, der Topf mehrere Mal mit reinem Wasser gefüllt, stehen gelassen und ausgegossen, dann an freier Luft, wo möglich im Sonnenschein getrocknet. In dieser Art werden alle Krankheitsstoffe entfernt oder zerstört, und die Gesundheit ist in vielen Fällen wieder hergestellt. Doch giebt es auch Fälle, wo Alles nichts hilft; alsdann sind die Egel schon selbst krank.

Hölzerne Gefässe thun oft lange gut; wenn sie aber einmal angesteckt sind, so lassen sie sich fast nicht mehr reinigen. Scharfes Trocknen leistet noch die besten Dienste.

Die Töpfe werden oben mit dichter Leinewand verbunden. Zuweilen stechen die Blutegel dennoch durch und entweichen. Da sie ungern über Wollentuch laufen, so ist es zweckmässig, aussen um den Topf ein Band von Tuchenden zu binden. Einige Apotheker bewahren die Egel in offenen Töpfen, deren Oeffnung mit Tuchkanten umgeben ist. Sie sollen daraus niemals entweichen.

Fünftes Kapitel.

## Die Stosskammer.

In der Stosskammer werden die mechanischen Vorbereitungen zur Herstellung der Arzneikörper vorgenommen, namentlich werden darin die Pulver gestossen, Kräuter, Wurzeln, Rinden, Blumen theils geschnitten, theils gemahlen, sodann die durch den Lauf des Geschäftes benutzten Gefässe wieder gereinigt. Die Stosskammer muss durchaus von dem Laboratorium getrennt sein, weil der unvermeidlich aufsteigende Staub in alle offene Gefässe fallen und ihren Inhalt verunreinigen würde, und umgekehrt, weil die Dämpfe des Laboratoriums die Werkzeuge der Stosskammer verderben würden. Dagegen darf die Stosskammer nicht weit vom Laboratorium entfernt sein, und steht damit am besten durch eine mittelst Gewicht zufallende Thüre in Verbindung.

Der vielfache Verkehr zwischen diesen beiden Arbeitsorten macht diese räumliche Anordnung nothwendig, wenigstens sehr wünschenswert. Die allgemeinen Einrichtungen der Stosskammer sind nicht von Bedeutung, und es muss das Wesentliche bei der Beschreibung der einzelnen Arbeiten mitgetheilt werden.

In der Stosskammer stehen die Mörser, die Schneidemesser, der Stampftrog, die Presse. Vielfach sind die Siebe hier aufgehangen, was durchaus nicht zu empfehlen ist, und ich muss noch einmal die schon beim Laboratorium ausgesprochene Ansicht niederlegen, alle Arten von Gefässen und feineren beweglichen Werkzeugen in einer eigenen, wenn gleich kleinen, und nicht zum Arbeiten eingerichteten Kammer aufzu-

## Fünftes Kapitel. Die Stosskammer.

bewahren. Die Siebe können unbedenklich mit zu diesen Gegenständen gerechnet werden, die durch den Staub anderer Gegenstände und des Arbeitens überhaupt sehr leiden.

Bei der Anordnung der Gegenstände der Stosskammer lässt sich wenig Allgemeines sagen.

Man bringe den sehr massiven Arbeitstisch an das beste Licht, damit der Stösser zu den Arbeiten des Schneidens und Verkleinerns gut sehen könne. Zunächst ist für den Mörser, und die Stelle, wo das Absieben geschieht, das beste Licht nothwendig.

Die Presse stelle man an eine feste Wand, wo die Bewegungen des grossen Presshebels nicht gehindert werden.

Die Werkzeuge werden einzeln abgehandelt werden.

---

## Sechstes Kapitel.
## Die Materialkammer.

Die Materialkammer dient zum Aufbewahren der Vorräthe nicht flüssiger Waaren, aus welchen die Defecte der Officine ergänzt werden. Insbesondere enthält sie die Wurzeln, Hölzer, Rinden, Samen, Früchte, Harze, Salze, mineralischen Producte, Extracte, Chemikalien und Pflanzenpulver. Diese Körper werden je nach ihrer Natur und Flüchtigkeit in verschiedenen Gefässen aufbewahrt. Die grosse Masse der trockenen Waaren aus dem Pflanzen- und Mineralreiche werden in hölzernen Kasten aufbewahrt; und diese sind in Repositorien aufgestellt. Sie sind in verschiedenen Grössen vorhanden, und die Vertheilung geschieht nach der Grösse des Bedarfs und den örtlichen Verhältnissen. In Städten, wo sich grosse und gute Materialhandlungen befinden, hat man keine so grossen Vorrathsgefässe nöthig, als oft in kleineren Städten, wo man die Waaren aus der Ferne bezieht, und um Emballage und Transportkosten zu ersparen, selten bestellt.

Man hat verschiedene Arten, die Repositorien zu bauen und einzurichten.

Eine Art besteht darin, die Repositorien so wie die der Apotheke nur im grösseren Maasse und mit geringerem Luxus einzurichten. Hier steht jede Schieblade gut schliessend in ihrem eigenen Gefache. Sie ist von den umgebenden Schiebladen nicht nur durch die über und unter ihr befindliche horizontale Bretterlage, sondern auch durch Seitenwände geschieden. Jeder Kasten hat für sich nochmal einen nach hinten sich zurückschiebenden Deckel oder nicht.

Diese Constructionsart ist entschieden die theuerste, weil sie die grösste Menge Holz und Arbeit in Anspruch nimmt. Bei dichtem Schlusse passt jeder Kasten derselben Grösse nur in sein eigenes Gefach, und man kann die Kasten derselben Art nicht beliebig versetzen. Dies ist

58  Erster Abschnitt. Einrichtungen.

ein Uebelstand. Wenn man bei der Einrichtung einen Gegenstand vergessen, oder wenn sich durch Erfahrung herausgestellt hat, dass irgend eine Drogue in einem grösseren oder kleineren Kasten besser untergebracht würde, so muss man nothwendig die alphabetische Ordnung stören, oder eine Anzahl Kasten ganz umfüllen, was oft wegen des im Holze fest anhaftenden Geruches der früheren Drogue ganz unzulässig ist.

Ich halte deshalb die freie Dispositionsfähigkeit über die Anordnung der Kasten, ohne deren alphabetische Reihe stören zu müssen, für ein unabweisbares Bedürfniss. Dieses lässt sich bei der oben beschriebenen Constructionsart in der Weise erreichen, dass man auf den vollkommenen dichten Schluss der Kasten in ihren Fächern verzichtet, und jedem Kasten nach oben, rechts und links einen kleinen Spielraum giebt, wodurch derselbe in jedes Gefach eingesetzt, die Reihenfolge durch Versetzen also beliebig verändert werden kann.

In diesem Falle müssen die einzelnen Kasten Schieberdeckel haben, die ihnen auch zum Zwecke des Herunternehmens in das Laboratorium oder die Stosskammer nützlich sind.

Die Kasten werden aus Tannenholz, durch Verzapfung gefügt, angefertigt. Ihre Form ergiebt sich aus Fig. 28. Sie haben vorn einen Knopf auf $^1/_3$ der Höhe von unten, darüber das Schild, entweder in Oelfarbenschrift, oder auch auf Papier mit Firniss überzogen. Der Deckel schiebt sich nach hinten auf. Er hat vorn und hinten entweder einen halbrunden Einschnitt, wie auf den Messerklingen, oder ein aufgenageltes Brettchen, um ihn zurückzuschieben oder herauszuziehen. Diese Anordnung bietet den Vortheil dar, dass man mit der Hand in den Kasten greifen kann, ohne den Kasten ganz aus seinem Gefache

Fig. 28.

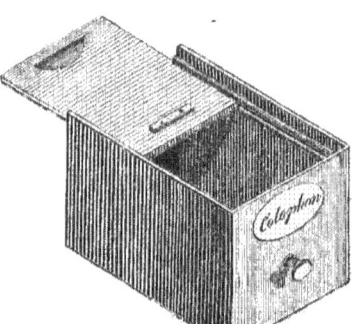

Kasten mit Schieberdeckel.

herauszuziehen, noch den Deckel ganz zurückzuschieben. Beim Hinsetzen des Kastens in seine Stelle schiebt sich der Deckel immer von selbst in seine richtige Lage, indem er an die Hinterwand anstösst.

Die Kasten sind auf horizontale Bretter von derselben Tiefe aufgestellt. Zwischen den einzelnen Kasten ist nur eine schmale Latte von $^1/_2$ Zoll Breite aufgenagelt, um den Kasten beim Einschieben Leitung zu geben, und um zu verhindern, dass sie sich unregelmässig an einander schieben. Es entsteht dadurch zwischen je zwei Kasten eine leere Stelle, von der Breite der kleinen Latte. Dieser leere Zwischenraum hat den grossen Vortheil, dass keine Gerüche aus einem Kasten in

## Sechstes Kapitel. Die Materialkammer.

den anderen dringen, weil sie in der freien Luftschicht verwehen. An einer dazwischen liegenden Holzwand können sie haften und allmälig durchdringen, während die Luftschicht sie wegführt. Diese Construction ist zugleich die wohlfeilste und bequemste. Jeder Kasten lässt sich an jede Stelle setzen, und man kann die Ordnung des Alphabets bei allen Veränderungen leicht wieder herstellen.

Flüchtige oder nur stark riechende, aromatische Stoffe bringe man in Blechkasten, wie sie auf dem Kräuterboden angewendet werden. Mit derselben Oelfarbe angestrichen, stören sie für das Auge die Ordnung gar nicht; auch können die Blechkasten mit den aromatischen Stoffen auf einem besonderen Repositorium vereinigt werden.

Die Pflanzenpulver aller Art bewahren sich in blechernen Büchsen am besten auf. Sie sind darin zugleich gegen Luft und Licht geschützt. Die Büchsen können cylindrisch sein, und mit scharf schliessenden Deckeln versehen werden. Man nimmt bei Anfertigung derselben auf die Grösse der Blechtafeln Rücksicht, um nicht nutzlose Abschnitzel zu machen. Ob man sie blank machen oder mit Oelfarbe anstreichen will, mag Jedem überlassen bleiben. Nur ist zu bemerken, dass Papierschilder auf einem glatten Bleche nicht haften.

Die Pulver in Zuckergläsern, mit Papier überbunden, aufzubewahren, ist nicht anzurathen, indem sie sowohl dem Lichte als auch der Luft ausgesetzt sind, Feuchtigkeit anziehen und allmälig verderben.

Grosse Gläser mit Glasstöpseln sind theurer als Blechbüchsen; sie schützen gegen Luft, aber nicht gegen Licht. Die grossen Stopfen sitzen oft sehr fest, und man muss jedes Jahr auf den Verlust einiger rechnen.

Die Chemikalien bewahre man in Gläsern, mit gut passenden Glasstopfen geschlossen.

Die Extracte in Porzellanbüchsen, mit Porzellandeckeln versehen. Man erhält dazu aus den Porzellanfabriken die Ausschusswaaren ohne Schrift- und Schildumfassung zu einem sehr ermässigten Preise.

Im Giftschranke wiederholen sich die sämmtlichen Gefässe noch einmal. Sie unterscheiden sich von jenen ausserhalb desselben durch die Farbe des Schildes. Sind die Schilde der ganzen Materialkammer gelb, so nehme man die im Giftschranke schreiend roth, um jede irrthümliche Stellung sehr augenfällig zu machen.

Vorräthe von Papier, Schachteln, Signaturen, Convoluten verwahre man geordnet in einem besonderen Schranke.

Um jeden Gegenstand systematisch gleich finden zu können, schlage ich folgende Methode des Katalogisirens vor, die ich bei mir eingeführt und gut befunden habe. Jedes besondere Repositorium, jeder Schrank erhält einen Buchstaben $A$, $B$ u. s. w. Diese Buchstaben werden an einer in die Augen fallenden Stelle, nöthigenfalls an der Decke, mit grossen Zügen und lebhafter Farbe angeschrieben. Jedes Fach erhält, von unten anfangend der Höhe nach, eine Nummer 1, 2, 3 u. s. w.

Nun schreibe man alle Gegenstände der Materialkammer ohne besondern Plan auf Papier, dessen Rückseite man frei lässt, und zu jedem einzelnen den Buchstaben des Repositoriums und die Nummer des Gefaches. Beispielsweise:

*Magnesia carbonica*   A, 4
*Calomel*   F, 7
*Extractum Taraxaci*   C, 2.

Alle einzelnen *Voces* schneide man nun mit der Scheere ab, und lege die mit demselben Buchstaben anfangenden Worte zusammen, wodurch alle nach dem Alphabete gesammelt werden. Dies ist aber mit dem Alphabete des Repositoriums nicht zu verwechseln.

Nun ordne man die mit *A* anfangenden Worte lexikalisch auf einem Tische, und klebe sie auf ein mit Kleister angestrichenes Papier in der alphabetischen Ordnung auf.

Dies ist nun der Katalog der ganzen Materialkammer, dem man durch einmaliges Abschreiben auf grosses Papier und Aufziehen desselben auf Pappdeckel eine ebenso passende als gefällige Form geben kann.

Dasselbe System des Katalogisirens kann man im Keller, auf dem Kräuterboden und in der Apotheke einführen. Es ist besonders für neu eintretende Gehülfen von grossem Nutzen.

Nach diesem Kataloge findet man jeden Gegenstand sehr leicht.

Der grosse Buchstabe fällt in die Augen, lernt sich sehr leicht auswendig, da es deren höchstens 6 bis 7 geben wird. Die Nummer findet man an der Seite, oder durch Zählen von unten herauf. Man weiss nun die Reihe, in der der gesuchte Gegenstand stehen muss. In dieser findet man ihn nach dem Alphabet.

Unbedenklich bietet diese Art der Anordnung die grössten Vortheile dar. Sie ist ungleich besser, als wenn man die einzelnen Kasten eines Repositoriums mit laufenden Nummern versähe. Dadurch würde bei jeder Veränderung in der Anordnung eine Verwirrung der Nummern oder des Alphabets entstehen, und man müsste auf einem oder auf vielen Kasten die Nummern ändern, während man dies nach unserem Systeme nur im Kataloge zu thun hat.

Siebentes Kapitel.

## Der Trockenspeicher.

Auf dem Boden des Hauses findet das Trocknen der frischen Pflanzentheile, Blumen, Blätter, Kräuter und Wurzeln statt. Besondere Einrichtungen werden dazu wohl selten gemacht, sondern der Raum so genommen, wie er durch andere Verhältnisse gegeben ist. Es ist wün-

## Siebentes Kapitel. Der Trockenspeicher.

schenswerth, wenn die Risse zwischen den Brettern ausgespänt oder auf sonst eine Weise verschlossen sind, weil sie Veranlassung geben, Reste einer früheren Trocknung einer späteren beizumengen, auch weil kleine Blumen, wie *Flor. Meliloti* und ähnliche, sich in die Risse kehren und dem Sammler verloren gehen.

Der äussere Umfang des Speichers soll mit einem aufrechtstehenden Brette der ganzen Länge nach bekleidet sein, damit keine Blumen unter die Dachrinnen herunterfallen, und das Zusammenkehren von dort her ohne besondere Vorsicht geschehen könne.

Von Werkzeugen gebraucht man einige, die immer auf dem Speicher bleiben, und an bestimmte Stellen aufgehangen werden. Zunächst einen Reiserbesen der gewöhnlichen Art, und nur zu diesem Zwecke ausschliesslich bestimmt; ein breites Sammelblech aus dickem Sturzblech, wie es in den Haushaltungen zum Sammeln des Kehrichts angewendet wird. Es kann vorn die Breite von $1^1/_2$ Fuss ($470^{mm}$), an den drei andern Seiten einen Bord von 4 Zoll ($105^{mm}$) Höhe, und einen starken Handgriff haben. Endlich einen Staubbesen aus Borsten mit langem Stiele, um die letzten Reste unter dem Dache, wo man nicht bequem zukommen kann, zu sammeln, und die zusammengekehrten Blumen auf das Sammelblech aufzukehren.

Der Speicher muss mit verschliessbaren Luken versehen sein. Man kann damit die Wirkungen eines Windes, Gewitters und Sturmes unschädlich machen, welche die bereits getrockneten Substanzen in die Ecke verwehen oder mit einander vermischen würden. Bei geschlossenen Dachfenstern steigt auch die Hitze viel höher, und das Trocknen schreitet rascher fort. Genügende Zugluft, um die mit Wasser gesättigte Luft zu erneuern, bietet, selbst bei geschlossenen Fenstern, jedes Dach unter dem Gesimse und zwischen den Schiefern und Ziegeln dar.

Die Erfahrung in den Cattundruckereien hat gelehrt, dass bei höherer Temperatur und geschlossenem Raume das Trocknen rascher vor sich gehe, als bei einem durch beständigen Luftwechsel niedrigeren Wärmegrade. Das Vorurtheil ist freilich so mächtig, dass man allgemein glaubt, das Trocknen gehe bei offenen Fenstern weit rascher vor sich. Die Blumen und Kräuter werden lose aufgestreut, und dadurch am besten gleichmässig vertheilt, dass man die damit gefüllte Hand nach oben öffnet, und dieselben durch eine schüttelnde und zugleich vorwärtsgehende Bewegung aus einiger Höhe nach allen Seiten aus der Hand fallen lässt.

Von Natur trockenere Pflanzen kann man dichter aufschütten als saftreiche. Am dünnsten müssen *Flores Rhoeados* ausgestreut werden. Sie sind am meisten geneigt, zusammenzubacken, schleimig, schmierig zu werden, und durch eine anfangende Gährung die Farbe zu verlieren.

Solche feucht gewordene Stücke trocknen selbst im Trockenschranke schwierig aus. Die Kornblumen adhäriren stark aneinander, und ziehen sich beim Trocknen zu einzelnen Gruppen zusammen. Hat man sie

62 Erster Abschnitt. Einrichtungen.

noch so gut auf dem ganzen Boden vertheilt, und denselben gleichmässig bedeckt, so kann man dennoch am folgenden Tage schon dazwischen durchgehen, ohne eine Blume zu berühren. Alle zu trocknenden Substanzen sollen nicht länger ausgestreut bleiben, als gerade nothwendig ist, um sie ferner zu bergen. Sie verlieren durch die Berührung der Luft an flüchtigen Substanzen, an Farbe, und natürlich auch an Wirksamkeit. Aromatische Kräuter, wie Melisse, Pfeffermünze, Majoran, trocknen an sich sehr leicht. Man nehme sie zu der heissesten Zeit des Tages, Nachmittags zwischen 2 und 3 Uhr auf, nachdem sie ganz trocken und brüchig geworden sind, und berge sie in den dazu bestimmten Gefässen. Am zweckmässigsten ist es, den ganzen Vorrath sogleich in diejenige Form zu bringen, in der er gebraucht wird, also entweder mit dem Wiege- oder Rollmesser zu schneiden, oder durch einen Sieb zu reiben. Alle Pflanzenkörper lassen sich nur im brüchig-trockenen Zustande durchreiben. Alsdann ist dies auch die schnellste und förderndste Art der Verkleinerung. Dadurch, dass man die ganze Menge zerkleinert, hat man den Vortheil, während des Jahres viele Arbeit zu ersparen, und eine weit grössere Menge bergen zu können. Man lasse aber zwischen dem Aufnehmen der Blumen vom Speicher und ihrer Verkleinerung keine Zeit verstreichen, weil die meisten schnell Feuchtigkeit aus der Luft anziehen und sich nun nicht mehr durchreiben lassen. Auch in einem etwas feuchten Zustande lassen sie sich wohl schneiden, und geben weniger Staub; allein man muss sie dann nachher noch einmal trocknen. Nur in sehr heissen Sommern werden die Pflanzen in freier Luft so trocken, dass man sie ohne Verderben in blechernen Gefässen aufbewahren kann. In den meisten Fällen müssen sie vorher noch in den Trockenschrank gebracht werden. Dies kann auch bei noch halbfeuchtem Zustande geschehen, wenn der Speicher wieder zu neuen Mengen frischer Pflanzen gebraucht werden soll. Man gewinnt dadurch gleichsam an Raum, und kann sehr grosse Mengen von Blumen und Kräutern auf verhältnissmässig kleinem Raume fertig machen, wenn nur der Trockenschrank geräumig und in gutem Zustande ist.

Die gehörig verkleinerten Pflanzen werden nöthigenfalls noch einmal im Trockenschrank scharf getrocknet, und in diesem Zustande fest in die Kasten eingedrückt.

Achtes Kapitel.

## Der Kräuterboden.

In den meisten Fällen sind die Kasten auf dem Kräuterboden aus Holz gemacht. Für schlecht getrocknete Pflanzen sind die hölzernen Kasten besser als die blechernen, weil sie darin noch nachtrocknen können.

Dagegen ziehen gut getrocknete Pflanzen in hölzernen Kasten bei feuchter Luft Wasser an, und gehen in Jahresfrist einem fast sicheren Verderben entgegen.

Die Blumen verlieren die Farbe und den Geruch, Blätter werden entweder braun oder fahl, und büssen ihre natürlichen Heilkräfte ein. Es müssen deshalb im folgenden Jahre immer nicht unbedeutende Reste weggeworfen werden, und dieser sich jedes Jahr wiederholende Verlust, verbunden mit dem Umstande, dass man einen Theil des Jahres schon verschlechterte Waaren verwenden muss, ist Bestimmungsgrund genug, ein besseres System der Aufbewahrung einzuführen.

Nach meiner Ansicht und Erfahrung sollen alle inländische, selbstgesammelte Pflanzenstoffe in scharf getrocknetem Zustande in blechernen Kasten aufbewahrt werden.

Die Anschaffung dieser Blechkasten ist zwar, wenn man schon hölzerne besitzt, eine nicht unbedeutende Mehrausgabe, allein sie wird zum grossen Theile dadurch ausgeglichen, dass man niemals verdorbene Vegetabilien wegzuwerfen und sie das ganze Jahr hindurch gleich gut und unveränderlich zum Gebrauche vorräthig hat. Der letzte Punkt ist entschieden der wichtigste und maassgebende. Bei der Neueinrichtung einer Apotheke ist übrigens die Mehrausgabe gar nicht so bedeutend, besonders wenn man die von mir empfohlenen und durch praktische Ausführung bewährten Regeln annimmt.

Die viereckige Form der Kasten ist entschieden die vortheilhafteste. Viereckige Kasten lassen sich ohne Verlust cubischen Raumes dicht an einander reihen, und es wird, da das Blech nur in viereckiger Gestalt im Handel vorkommt, kein Material unnütz verschnitten. Man hat die Wahl zwischen Zinkblech und verzinntem Eisenblech. Letzteres ist stärker, elastischer, und bewahrt seine Form, äusseren Gegenständen gegenüber, weit besser.

Bei der Construction dieser Kasten richte man sich ganz nach den Dimensionen der Blechtafeln, um überflüssige Löthungen und schädliche Abschnitzel möglichst zu vermeiden.

Ich habe drei verschiedene Grössen angenommen.

Wenn man den Kasten mit seinem Griffe vor sich stehen hat, so bezeichnen: Höhe, die Grösse von unten nach oben, Tiefe, die Grösse von vorn nach hinten, und Breite, die Grösse von der rechten zur linken Seite. Die grösste Sorte hat folgende Dimensionen: Höhe $13^{3}/_{4}$ Zoll ($360^{mm}$), Tiefe 19 Zoll ($500^{mm}$), Breite $9^{1}/_{2}$ Zoll ($250^{mm}$). Die beiden Stirnseiten, vorn und hinten, sind ganze stehende Platten, jede der beiden Seiten hat zwei stehende Platten, Deckel und Boden, jede fast $1^{1}/_{2}$ Platte. Im Ganzen also beinahe neun Blechplatten. Von einer Blechplatte fallen nur 3 Zoll ab, welches der ganze verlorene Abschnitt ist. Man sieht, die Breite ist gleich der halben Tiefe. Der Inhalt eines solchen Kastens ist $2481^{7}/_{8}$ Cubikzoll oder 45 Liter oder $^{1}/_{22}$ Cubikmeter.

Bei der zweiten Sorte ist die Höhe gleich der Breite, nämlich $9^{1}/_{2}$ Zoll ($250^{mm}$), die Tiefe ist die Länge einer ganzen Platte, $13^{3}/_{4}$ Zoll ($360^{mm}$). Die beiden Seiten, Boden und Deckel sind ganze Platten, die beiden Köpfe verlieren jeder 4 Zoll 2 Linien ($110^{mm}$), die man zu kleineren Kasten verarbeitet.

Ein solcher Kasten ist in Fig. 29 abgebildet. Sein Inhalt ist genau die Hälfte des vorigen.

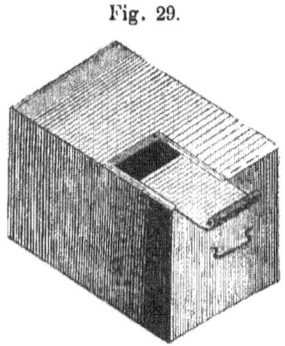

Fig. 29.

Blechkasten.

Eine dritte und kleinste Sorte hat zu Boden, Deckel und beiden Köpfen eine halbe Platte, und zu beiden Seiten ganze Platten mit Abschnitzel von 4 Zoll 2 Linien. Der Inhalt ist die Hälfte der vorigen Sorte oder $^{1}/_{4}$ der ersten. Die Seiten sind genau so gross als die Köpfe bei der zweiten Sorte. Aus den Abschnitzeln der beiden letzten Sorten lasse man kleine parallelepipedische Gefässe nach Art der Theebüchsen machen. Sie eignen sich am besten, die feinen Pulver der narcotischen und aromatischen Kräuter in den Schiebkasten der Apotheke aufzubewahren, weil die Deckel niemals abfallen und dieselben durch einen Stoss nicht zerbrechen können.

Alle drei Sorten von Kräuterkasten erhalten Oeffnungen von gleicher Grösse. Diese Oeffnung muss auf einer Ecke sein, um bequem Alles ausschütten zu können.

Die Deckel schieben sich in Falzen, welche einen elastischen, sehr dichten Schluss geben. Die Oeffnung kann 4 Zoll ($105^{mm}$) Viereck im Lichten haben. Ein viereckiger Trichter, dessen Ausguss dasselbe Maass hat, passt auf alle Kasten; er dient zum bequemen Einfüllen der Pflan-

## Achtes Kapitel. Der Kräuterboden.

zen in die Kasten. Die Form der Kasten erlaubt, die getrockneten Pflanzensubstanzen mit grosser Gewalt in die Kasten einzudrücken, und dadurch eine mehr als doppelt so grosse Menge darin unterzubringen, als wenn sie sich mit einem die ganze obere Fläche umfassenden Deckel öffneten. Ein Kasten der grössten Sorte wiegt $5^{3}/_{4}$ Pfund, und fasst, um nur ein Beispiel anzuführen, 13 bis 15 Pfund zerriebener *Flores Rhoeados*. In einen hölzernen Kasten von der gewöhnlichen Einrichtung könnte man kaum die Hälfte hineinbringen, ohne dass sie beim Oeffnen des Deckels herausquöllen.

Sämmtliche Kasten sind vorn und hinten mit Henkel versehen. Dieselben sind so breit, dass man mit vier Fingern hineingreifen kann, etwa 3 Zoll (80$^{mm}$), und um Scharniere beweglich, ohne welche sie sich bald verbiegen und abbrechen würden.

Alle Pflanzensubstanzen der subtilsten Art, wie Rosenblätter, Bilsenkraut, Belladonna, halten sich mehrere Jahre hinter einander, wenn sie trocken eingethan wurden, mit vollkommener Beibehaltung ihrer Farben, ihres aromatischen oder narcotischen Geruches. Sie sind zu jeder Zeit wie eben frisch gesammelt. Die im folgenden Jahre hinzukommenden stechen gar nicht dagegen ab und können damit vermengt werden. Nur gebrauche man die Vorsicht, diejenigen Kräuter und Blumen, welche ins zweite Jahr übergehen sollen, im Trockenofen noch einmal scharf auszutrocknen.

Die Katalogisirung geschieht nach der im Artikel: „Materialkammer" beschriebenen Art.

Wo es der Raum erlaubt, ist es zweckmässig, die Kräuter auf der Materialkammer unterzubringen. Sie laufen alsdann im gemeinschaftlichen Kataloge durch, obgleich sie in einem besonderen Repositorium stehen. Der Umstand, dass diese Blechkasten mehr als das Doppelte der gewöhnlichen Holzkasten fassen, macht es in vielen Fällen möglich, sie auf der Materialkammer unterzubringen, was bei hölzernen Kasten nicht möglich wäre.

Zweiter Abschnitt.
# BESONDERE ARBEITEN UND APPARATE.

Erstes Kapitel.
## Der Dampfapparat mit gewöhnlichen Dämpfen.

Kein Theil der pharmaceutischen Geräthe hat in neuerer Zeit eine so allgemeine Anerkennung und Verbreitung gefunden, keines hat so viele Anwendung in sich vereinigt, und dadurch andere Apparate überflüssig gemacht, als der Dampfapparat. Man kann fast sagen, dass die ganze Defectur sich um eine geschickte Behandlung und Benutzung desselben dreht. Andere Feuerungen sind dadurch fast ganz entbehrlich geworden. Diese allseitige Brauchbarkeit und Nützlichkeit des Dampfapparates tritt aber erst dann im vollsten Maasse ein, wenn die Grösse des Geschäftes es erlaubt, den Apparat täglich und den ganzen Tag zu heizen. Was jedoch dazu gehöre, kann sehr ungleich beurtheilt werden, und wird erst dann sein wahres Verständniss finden, wenn man die mannigfaltigen Anwendungen dieses Apparates das ganze Jahr hindurch zweckmässig zu vertheilen, und mit den täglichen laufenden Geschäften der Receptur geschickt zu verbinden versteht.

Versuche, zweckmässig construirte Dampfapparate einzuführen, sind seit lange vereinzelt und ohne grossen Erfolg aufgetreten. Der heutige Dampfapparat verdankt seine Form den Bemühungen des Frankfurter Bürgers Johann Beindorff, eines Mannes von strebsamem, erfinderischem Geiste und dem biedersten Bürgersinne, dessen persönlicher Bekanntschaft ich mich noch gern erinnere. Er starb am 18. Dec. 1833 [*].

---

[*] Nach seinem Tode kam das Geschäft an seine beiden Söhne, Friedrich und Christian Ludwig. Der Letztere starb schon wenige Jahre nach seinem Vater, am 6. März 1836, und nun wurde das Geschäft von dessen Wittwe

Erstes Kapitel. Der Dampfapparat mit gewöhnlichen Dämpfen

Die Verbesserungen, die Beindorff an diesem Apparate eingeführt hat, fanden so allgemeine Anerkennung, dass derselbe vielfach noch jetzt den Namen „Beindorff'schen Apparates" führt. In dem Munde der meisten Gehülfen heisst er schlechtweg „der Apparat", und dieser Name ist so kurz und bezeichnend, dass wir demselben unsere Anerkennung nicht versagen können, in der Absicht, in diesem Sinne davon Gebrauch zu machen.

Von Beindorff selbst gingen eine Menge dieser Apparate aus; allein der starke Begehr derselben veranlasste auch andere Industrielle, sich der Fabrikation dieser Geräthe zu widmen, und man findet heut zu Tage in allen Ländern Künstler, die dieselben, im Allgemeinen nach dem ursprünglichen Plan, im Einzelnen mit kleinen Abweichungen gut und zweckmässig darstellen.

Schon Beindorff hat die Unterscheidung des sogenannten grossen und kleinen Apparates eingeführt. Der grosse Apparat besteht aus zwei neben einander stehenden kleinen Apparaten, von denen nur einer geheizt wird, und einem freischwebendem Abdampfapparate, der durch Röhren mit Dampf versehen wird. Der letztere kann auch fehlen, und umgekehrt dem sogenannten kleinen Apparate beigefügt werden. Meiner Ansicht nach ist der kleine Apparat für bei weitem die Mehrzahl aller Geschäfte vollkommen ausreichend, besonders wenn man den später zu beschreibenden kleinen Aufsatz hinzufügt, und in den wenigen Fällen, wo er nicht genügt, würde ich einen wirklichen Dampfkessel mit abschliessbarem Dampfe in Vorschlag bringen, der sich auch noch zu vielen anderen Zwecken eignet, und durch das Alter nicht so schlotterig und dampfundicht wird, als der zinnerne Apparat. Im Allgemeinen wird im Verlaufe nur der kleine Beindorff'sche Apparat verstanden werden.

Bei der ungemeinen Verbreitung dieses Apparates kann nicht leicht der Fall vorkommen, dass man denselben nicht aus einer schon mit allen Modellen dazu versehenen Werkstätte bezöge. Man wird deshalb nur in der Lage sein, ihn zu kaufen, aber nicht bauen zu lassen.

Ich werde nun die Construction des Apparates, so wie die Zusätze und Verbesserungen, welche ich an demselben angebracht habe, durch Wort und Zeichnungen erläutern.

Ein Ofen, dessen Feuer keinen lebhaften Zug hat, dessen Hitze statt in den Kessel zu gehen, in das Kamin abgeht, dessen Züge sich oft verstopfen, nicht leicht reinigen lassen, ist eine solche Qual für den Laboranten und solcher Schaden für den Besitzer, dass man des Arbeitens überdrüssig wird und die kleinsten Dienste theuer bezahlt.

Man beruhige sich deshalb nicht eher, als bis die erwähnten

---

und Friedrich Beindorff gemeinschaftlich betrieben. Dieser Letztere starb am 27. November 1841 und das Geschäft kam in die Hände der Wittwe Christian Ludwig Beindorff's, von welcher es mit Umsicht und Sachkenntniss geleitet wurde. Es ist jetzt in andere Hände übergegangen.

68 Zweiter Abschnitt. Besondere Arbeiten und Apparate.

Eigenschaften des Apparates und seines Ofens erreicht sind. Ein Feuer aus Steinkohlengruss muss mit der grössten Leichtigkeit brennen und unterhalten werden können; durch stärkeres Auflegen und Schüren muss es so lebhaft brennen, dass man, ohne Holz beizulegen, destilliren kann. Man kann alsdann in einem Tage drei verschiedene destillirte Wässer, jedes zu 20 bis 30 Civilpfund, bereiten.

### 1. Beschreibung der einzelnen Theile.

Der Dampfapparat enthält zuerst den Dampfkessel (Fig. 30) selbst. Derselbe hat eine parallelopipedische Form mit abgerundeten Ecken von circa 18 Zoll (472$^{mm}$) Länge und 13$^3/_4$ Zoll (360$^{mm}$) Breite und 13 Zoll (340$^{mm}$) Tiefe. Er besteht aus dickem Kupferblech, und hat einen etwas nach innen gewölbten Boden, nach Art des Watt'schen Dampfkessels. Die Seitenwände sind senkrecht, und werden oben durch Löthung mit dem Deckel verbunden. Bei anderen ist der Boden ganz flach, und die Seitenwände etwas geneigt, nach oben auseinanderlaufend. Dies ist jedoch unwesentlich.

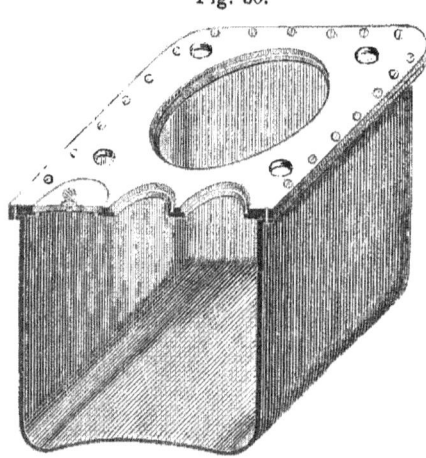

Fig. 30.

Der Wasserkessel.

Der dampfdichte Schluss wird durch Kitt von Leinöl und Mennige oder Bleiweiss bewirkt. Die mit Kalksinter bedeckten Wände des Kessels können wegen des unbeweglich befestigten Deckels nur sehr unvollständig gereinigt werden. Statt dieser Befestigung wird bei vielen neueren Kesseln die obere Deckplatte mit rothkupfernen Nieten an den flachen Rand des Kessels befestigt, und die Zwischenräume ebenfalls mit Kitt gedichtet. Dies ist besser als die Anlöthung mit Zinn.

Auch wurde die Form und Substanz des Deckels allgemein unrichtig gewählt. Er hat auf seiner oberen Fläche vier kreisrunde grössere Oeffnungen. Die grösste von 11 Zoll (290$^{mm}$) lichtem Durchmesser ist für die Blase und die Abdampfschalen bestimmt; die drei kleineren Oeffnungen, wovon zwei einen Durchmesser von 3$^1/_2$ Zoll (92$^{mm}$) haben, die dritte, mittlere, 2 Zoll 10 Linien (74$^{mm}$) hat, dienen zum Einsetzen der Infundirbüchsen. Da die meisten Infundirbüchsen der Apparate zu gross sind, so ist es auch hier zweckmässiger, die gewöhnliche Anordnung

Erstes Kapitel. Der Dampfapparat mit gewöhnlichen Dämpfen. 69

umzukehren und zwei kleinere sowie eine grössere Oeffnung anzubringen. Dieselben sind mit hervorragenden zinnernen Ringen umgeben. Zwischen diesen Ringen entstehen kleine in scharfe Winkel auslaufende Flächen, die auf keine Weise von der darauf fallenden Unreinigkeit befreit werden können. Man sucht vergeblich mit spitzen Stäbchen, die mit Tuch umwickelt sind, in diese Schlupfwinkel des Schmutzes einzudringen; der dazu verwendete Putzsand kann nur mit vielem Wasser abgespült werden, welches, wenn dies an Ort und Stelle geschieht, in den Ofen und an seinen äusseren Rändern herabrinnt. Es entsteht deshalb in diesen Räumen zwischen den Ringen eine Ansammlung von Schmutz, die dem Apparate ein ungefälliges Aeussere ertheilt, und auch die Umfassungswände werden von den Versuchen zur Reinigung bald selbst beschmutzt. Das Herausnehmen des Kessels wird durch sein Abflussrohr sehr erschwert, so dass unter allen Umständen die Reinhaltung des Kessels mit vieler Mühe und mit Zeitverlust verbunden ist.

Alles dieses wird vermieden, wenn man diese hervorragenden Einsatzringe ganz cassirt, und den Deckel aus einem Stoffe macht, dass er in seiner Substanz Raum und Widerstand genug zum Anbringen der Einsatzringe darbietet.

Die Deckel wurden bei den bisherigen Apparaten meistens aus Zinn gearbeitet, in welches beim Gusse eine dicke eiserne Platte der grösseren Stärke wegen eingelegt war. Beide Metalle dehnen sich ungleich aus. Es entstanden Poren, durch welche Dämpfe durchdrangen. Der Deckel war nur an den Kessel angelöthet, die Löthfuge meistens undicht. Bei unvorsichtigem Feuer schmolz der Deckel wegen der Leitungsfähigkeit des Kupfers für Wärme zuerst ab. Ein Mechaniker hat statt des zinnernen Deckels einen solchen aus polirtem Gussstahl mit messingenen Einsatzringen vorgeschlagen und ausgeführt. Diese Construction war von allen denkbaren die schlechteste. Wie wird es möglich sein, die polirten Stellen gegen einfressenden Rost zu schützen, wo man kaum Zinn rein halten kann? Welches Ansehen wird ein durch Rost angegriffener Deckel von Eisen oder Stahl darbieten, bei dem die mechanischen Hindernisse des Putzens die gewöhnlichen, die chemische Zerstörbarkeit aber ungleich vergrössert ist?

Diese Einrichtungen verdankten ihre Entstehung den verkehrten Ansichten einiger Apothekenvisitatoren, die in dem Kupfer der pharmaceutischen Laboratorien den grössten Feind des Lebens sahen, während sie zu Hause unbesorgt das Wasser aus messingenen Pumpenstiefeln trinken, und die in kupfernen Gefässen bereiteten Speisen essen.

Es ist sogar ganz unnütz und nichtsbedeutend, den Kessel innerlich zu verzinnen, denn nach einmaligem Abschlagen des Kesselsteines wird die dünne Zinnschichte nachfolgen und eine kupferne Oberfläche blossliegen. Uebrigens löst sich Kupfer nicht in reinem oder Brunnenwasser auf, und ferner soll das Wasser des Dampfkessels, was durch Bildung von Kalksinter, durch Concentration, durch das Abspülen der Einsatzgefässe

70  Zweiter Abschnitt. Besondere Arbeiten und Apparate.

immer unrein wird, niemals zu Decocten und Infusionen, überhaupt nicht zum innerlichen Gebrauche verwendet werden.

So wie nun die Gegenwart des Kupfers in dem Dampfkessel, so lange sein Zweck der Dampferzeugung und leichten Wärmemittheilung nicht überschritten wird, ganz gefahrlos und vorwurfsfrei ist, ebenso kann der Deckel aus diesem Material oder einem ähnlichen gefertigt werden.

Ich schlug demnach vor, den Deckel des Kessels aus einer 4 Linien ($8^{mm}$) dicken gegossenen Messingplatte darzustellen. Dieselbe wird, wie oben erwähnt, nicht angelöthet, sondern mit versenkten, messingenen Schrauben oder Nieten an den Kessel befestigt. Die grossen Löcher sind entweder schon in dem Modell angebracht, oder sie werden auf der Drehbank aus der massiven Platte ausgedreht. Es werden demnach die Mittelpunkte der Oeffnungen auf der Platte gesucht, und durch Körner deutlich bezeichnet. Auf der flachen Scheibe einer grossen Drehbank wird die Platte so eingespannt, dass jedesmal einer der Körner in der Mitte steht, und nun wird das Loch mit Drehschneiden ausgedreht. Bei den neueren Kesseln ist die messingene Platte aus einem Stücke mit den Oeffnungen gegossen, und Einsatzringe ragen noch einen ganzen Zoll ($27^{mm}$) in das Innere des Kessels hinein, welches einen sehr dichten, breiten und der Abnutzung wenig ausgesetzten Schluss darbietet.

Ich schlug Messing aus folgenden Gründen vor: Es hat mehr Festigkeit und Steifigkeit als Rothkupfer, es lässt sich viel leichter drehen, besonders gut einschleifen, sieht blank viel schöner aus und ist im Stoff und der Bearbeitung wohlfeiler als Rothkupfer.

Die obere Fläche des Deckels, welche ganz glatt ist, wird glänzend polirt. Sie lässt sich nach Aushebung der Gefässe in langen Zügen scheuern und rein halten. Das Spülwasser fliesst in den Kessel, aus dem man es mit noch mehr Wasser reinlich durch den Krahnen ablassen kann. Ein anhaltend dampfdichter Schluss ist nur durch Messing zu erhalten. Die Deckel der Infundirbüchsen füllen das Loch, worauf sie gehören, vollständig aus, und schliessen oben in einer Ebene mit dem Deckel selbst ab. In vorkommenden Fällen lassen sich die Fugen mit wenig Kitt verdichten.

Fig. 31 stellt den Kessel in einem Durchschnitte durch die drei Infundirbüchsen-Oeffnungen und perspectivisch dar. Man sieht vorn am Durchschnitte der Deckelplatte die Form des Metalles wie sie bis jetzt gebildet wurde, die ich aber nach einer damit angestellten Untersuchung wesentlich verändert habe. Auf der Oeffnung zur linken Seite sitzt der Deckel, wie er oben beschrieben worden ist. Bei dieser Einrichtung kann zwar leichter der Schmutz und die verschüttete Flüssigkeit in den Kessel gelangen. Allein dies ist aus obigen Gründen von keiner Bedeutung.

Wir haben nun die einzelnen Apparate, die zur Ausführung verschiedener Arbeiten abwechselnd auf den Kessel aufgesetzt werden können, genauer zu betrachten. Sie sind:

1. Die Destillirblase. Sie ist in Fig. 32 in der älteren Form ab-

Erstes Kapitel. Der Dampfapparat mit gewöhnlichen Dämpfen. 71

gebildet. Man sieht das mit einem Hahn versehene Dampfrohr unter das blecherne Sieb, das halb in Fig. 33 dargestellt ist, dringen, um seine Dämpfe an allen Stellen durch die dargebotenen Pflanzenstoffe zu treiben. Bei dieser Einrichtung besteht der Helm aus zwei Theilen, von denen einer auf der Blase, der andere an dem Kühlfasse sitzt. Dies ist sehr unzweckmässig, da die schiefe Fuge zwischen beiden Theilen leicht dampfundicht wird, und das Einsetzen mit Schwierigkeit verbunden ist. Die neueren Kessel haben deshalb die Einrichtung, wie sie in Fig. 34 (s. f. S.) in $^1/_{10}$ der natürlichen Grösse dargestellt ist, wobei zugleich die Möglichkeit gegeben ist, die Blase als Eindampfschale selbst zu benutzen. Dies ist bei Bereitung der weingeistigen Extracte sehr nützlich, indem

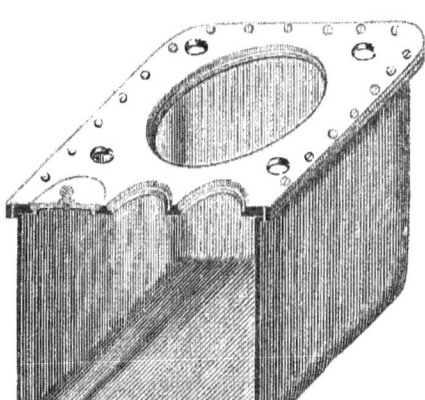

Fig. 31.

Die Wasserblase.

Fig. 32.

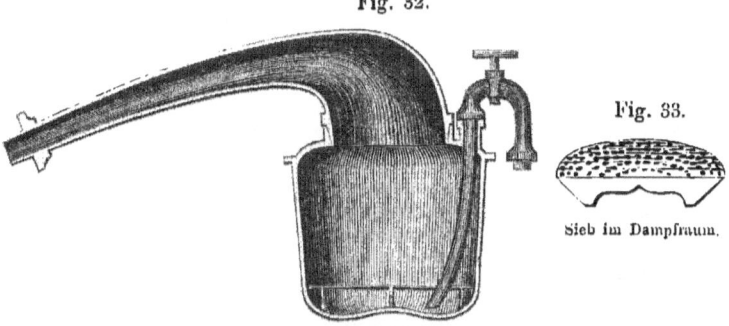

Blase und Helm.

Fig. 33.

Sieb im Dampfraum.

man nach dem Abziehen des Weingeistes die Blase aufdeckt und, ohne das Extract in ein anderes Gefäss zu giessen, die Eindampfung vollendet. Zudem lässt sich aus der offenen Blase allein leicht ausgiessen, was bei der oben verengten gar nicht der Fall war. Das Putzen der inneren Wände der Blase ist ebenfalls allein durch diese Einrichtung möglich. Es ist dies eine wesentliche Vervollkommnung einer von mir in der ersten Auflage dieses Werkes (Seite 58) vorgeschlagenen Einrichtung.

72  Zweiter Abschnitt. Besondere Arbeiten und Apparate.

In der Zeichnung sieht man zunächst die Blase $a$ in der Deckelplatte des Kessels sitzend. Darauf setzt sich der Deckel $b$ mit dem Dampfrohr und auf diesen der Helm $c$.

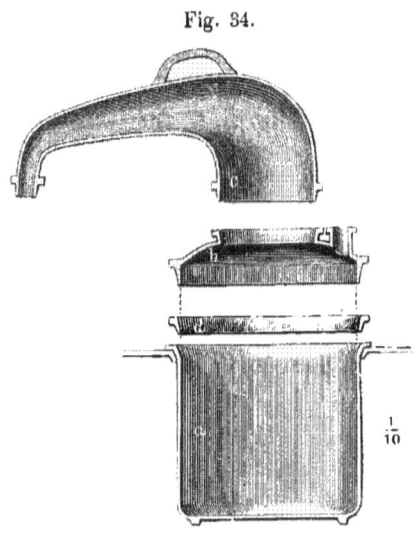

Fig. 34.

Blase zum Auseinandernehmen.

Er verbindet Blase und Kühlfass. Seine beiden Schlussfugen sind horizontal in derselben Ebene. Es bedarf keines Schlages, um ihn dicht aufzusetzen. Bei vielen Destillationen ist es von Wicktigkeit, direct aus dem Wasserkessel ohne Blase destilliren zu können. Dies wird durch den Ring $d$ ermöglicht. Man hebt alsdann die Blase aus, und setzt diesen Ring auf den Kessel, darauf alsdann den Deckel $b$ und den Helm $c$. Der Ring erhöht gerade so viel, als die Blase gethan haben würde, wodurch Deckel und Helm an ihre frühere Stelle kommen, und dicht schliessen. Auch kann man einen kleineren Ring zwischen $b$ und $c$ einschalten, und dann den Deckel $b$ unmittelbar auf den Rand des Kessels setzen.

2. Eine zinnerne Abdampfschale für Extracte und neutrale Stoffe ist nach Bedürfniss doppelt vorhanden. Sie ist durch einen Deckel schliessbar, der ebenfalls in das grosse Loch in der Kesselplatte und dem Aufsatz passt.

3. Eine in zinnernem Ringe gefasste Porzellanschale. Sie stirbt bei den meisten Apparaten eines frühzeitigen Todes durch Erkältung, wenn unvorsichtig kalte Flüssigkeit auf die sehr heisse Schale gegossen wird. Sie ist alsdann schwer zu ersetzen, indem der zinnerne Ring durch das erste Vergiessen der Schale mit Zinn schon sehr verdorben ist. Im Nothfalle bedient man sich porzellanener Schalen mit regelmässiger Rundung, die ziemlich gut auf die leere Oeffnung passen.

4. Eine grosse kupferne Schale, die sich mit Einsatzring entweder nach Fig. 35 zur Hälfte in den Kessel einsenkt, oder nach Fig. 36 mit einem Dampfmantel umgeben, ganz über die Oberfläche des Kesseldeckels erhebt. Sie dient, verzinnt, zur Bereitung vom *Emplastrum Plumbi simplex*, zum Zusammenschmelzen von Pflastern, Salben, Fetten, nur ausnahmsweise und nach der besten Reinigung zur Abdampfung von Extracten.

Sie wird, auf dem Apparate sitzend, von Fetten gereinigt, indem

Erstes Kap. Der Dampfapparat mit gewöhnlichen Dämpfen. 73

der zinnerne Einsatzring und die Verzinnung selbst ein stärkeres Abbrennen der Fette verhindern.

Fig. 35. Fig. 36.

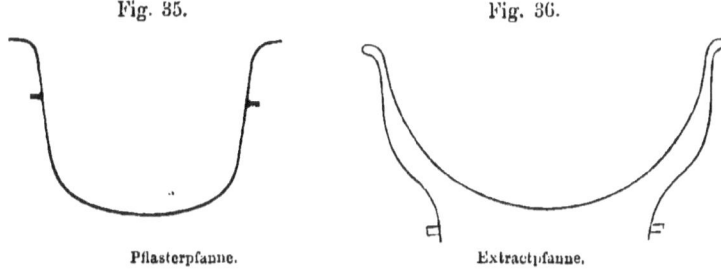

Pflasterpfanne. Extractpfanne.

5. Ein Einsatz von drei Ringen. Sie sind bei den neueren Apparaten aus Gusseisen gegossen, abgedreht und eingeschliffen. Sie schliessen mit verlängertem Konus dicht auf einander. Der innerste Ring hat die Weite der weitesten Infundirbüchse, und kann durch ihren Deckel geschlossen werden.

Fig. 37.

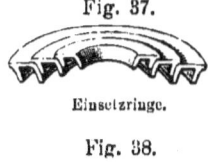

Einsetzringe.

Fig. 38.

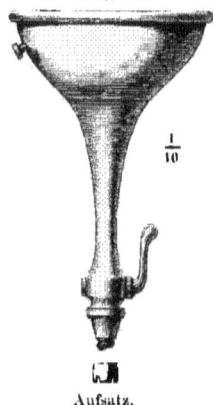

Aufsatz.

6. Der Aufsatz Fig. 38. Er besteht aus einer halbkugelförmigen Schale von Kupfer mit einem zinnernen Halse. Oben hat er einen konischen messingenen Schlussring genau von der Weite der Oeffnung für die Blase im Deckel. Es passt demnach Alles auf den Aufsatz, was auf die grosse Oeffnung des Kessels passt, namentlich der Blasendeckel (Fig. 34 b), die Einsetzringe (Fig. 37), die Abdampfschalen und der Schlussdeckel. Mit Hülfe dieses Aufsatzes vergrössert man bei Abdampfungen die verdampfende Fläche um das Doppelte. Diese Erweiterung des Apparates genügt für die meisten Geschäfte. Sie erlaubt zu gleicher Zeit zu destilliren und abzudampfen. Man hat solche Aufsätze mit zwei Abdampfschalen und engen Dampfröhren. Ich habe niemals das Glück gehabt, einen so grossen Apparat vollkommen beschäftigt zu sehen, und auch gefunden, dass ein so entferntes Arbeitsstück, das durch enge Röhren mit der Dampfquelle verbunden ist, niemals recht warm wird.

7. Ein Trichter aus Weissblech mit 60 Grad Neigung der Seiten, sich bis zu 8 Zoll (210$^{mm}$) Oeffnung erweiternd. Sein Hals passt in eins der seitlichen Infundirbüchsenlöcher, und ist so hoch, um eine gut schliessende Drehklappe anbringen zu können. Fig. 39 (a. f. S.).

Dieser Trichter ist für die geringen Kosten seiner Herstellung von sehr grossem Nutzen. Er dient zum Eingiessen des Wassers

74　Zweiter Abschnitt. Besondere Arbeiten und Apparate.

in den Kessel, zu Digestionen in vollem Dampfbade, zur Destillation sehr flüchtiger Körper aus gläsernen Kolben und Retorten, zum Lösen von

Fig. 40.

Fig. 39.

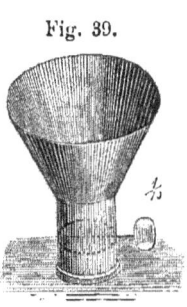

Trichter.

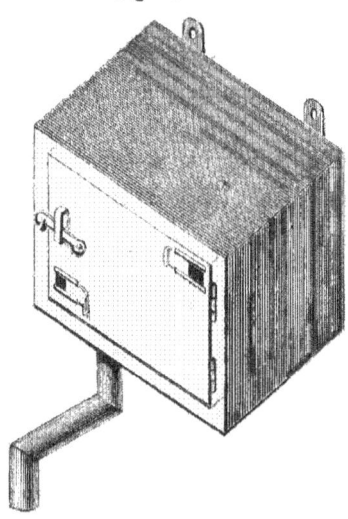

Dampftrockenkästchen.

Salzen, zum Schmelzen von Fetten, Pflastern, wenn die übrigen Theile des Apparates besetzt sind, zum Abdampfen in kleinen Schälchen. In den Trichter schliessen, ohne weitere Verbindung, Kolben und Retorten der ungleichsten Grösse, alle Gefässe mit flachem oder gewölbtem Boden, wenn er nur rund ist. Die Leichtigkeit, womit jedes Gefäss durch ihn einen festen und sicheren Stand im Dampfbade erhält, macht ihn besonders für kurze und unvorhergesehene Arbeiten unschätzbar.

8. Ein Dampftrockenschränkchen aus Zink oder Messingblech, Fig. 40. Ein parallelepipedisches Kästchen von Metallblech ist mit einer horizontalen Seite in ein anderes Kästchen, das rundum $3/4$ Zoll ($20^{mm}$) davon absteht, so hineingelöthet, dass seine offene Seite durch eine in Angeln bewegliche Thür geschlossen werden kann. Das innere Kästchen ist von fünf Seiten vom Dampf, der durch eine gebogene Blechröhre aus einem der Ecklöcher des Apparates ausströmt, umgeben, und sein Raum dadurch lebhaft erwärmt. Das sich condensirende Wasser fliesst durch die Röhre in den Kessel zurück. Die Thür hat an entgegengesetzten Enden oben und unten zwei kleine Schieberöffnungen, um beliebigen Luftwechsel im inneren Raume hervorbringen zu können. Die Höhlung des Kästchens ist mit Oelfarbe oder Steinkohlentheer-Lack angestrichen. Das Kästchen hängt mit zwei angelötheten durchlöcherten Blechstreifen an der nächsten Stelle der Wand, wo man den Dampf hinleiten kann. Die Leitungsröhre wird mit Tuch bewickelt.

Erstes Kap. Der Dampfapparat mit gewöhnlichen Dämpfen. 75

Giebt man dem Kästchen oben einen erhöhten Rand von $^3/_4$ Zoll (20$^{mm}$), so kann man Sand darauf schütten und ein kleines Sandbad gewinnen, neben dem durch den Sand verhinderten Verlust an Wärme. Dieses Trockenschränkchen dient zum vollständigen Austrocknen chemischer Präparate, ebenso, um gewisse vegetabilische Stoffe, wie *Secale cornutum*, *Pulv. Herb. Digitalis*, - *Belladonnae* und ähnliche, die durch Feuchtigkeit bald Farbe und Geruch verlieren, vor dem Bergen vollständig zu entwässern. Es ist übrigens neben einem guten Trockenschranke ganz entbehrlich.

9. Drei in die kleinen Oeffnungen des Kessels passende Infundirbüchsen bedürfen keiner Beschreibung. Sie sind häufig zu gross, da die meisten Infusionen und Decocte 6 Unzen nicht übersteigen. Ein anderer Fehler derselben besteht darin, dass sie im Verhältniss zu ihrer Weite zu hoch sind. Sie werden dadurch leicht umgestossen, und lassen sich nicht gut bis auf den Boden putzen. Die Ecken am Boden sind im Innern des leichteren Putzens wegen abgerundet.

Eine ganz verzweifelte Sache ist die Befestigung der Handhaben und der Knöpfe auf den Deckeln, welche beide von Holz sein müssen, damit man sie leicht anfassen könne. Diese Theile werden mit der Zeit immer schlotterig und lösen sich ab. Man hat die Knöpfe sogar aus einem Stücke mit den Deckeln aus Zinn gegossen, welches das Allerschlechteste war, was erfunden werden konnte. Man kann nun die Deckel gar nicht abheben, und die Folge davon ist, dass dieselben, heiss angefasst, vor Schmerz auf die Erde fallen gelassen werden.

Eine zweckmässige Einrichtung besteht darin, auf die Deckel eine zinnerne Tülle von 6 bis 8 Linien (13 bis 17$^{mm}$) Höhe anzugiessen und darin ein Hohlgewinde einer Schraube zu drehen. In diese Schraubenmutter wird der hölzerne Knopf, welcher mit einer ähnlichen männlichen Schraube versehen ist, fest eingeschraubt. Von solchen Knöpfen hat man einen kleinen Vorrath, so dass, im Falle einer zu Grunde gegangen ist, leicht wieder ein neuer eingeschraubt werden kann.

10. Ein Wasserstandszeiger wurde an den meisten Apparaten vermisst. Man begnügte sich bis jetzt damit, dass bei fehlendem Wasser der Dampf aus einem Rohre, das nahe am Boden endigte, herauskommen sollte. Ob man diesem Punkte nahe sei oder nicht, konnte man nicht am Apparate erkennen, selbst nicht, wenn man eine Oeffnung frei machte, weil der Dampf es verhinderte. Liesse sich dies an einem sicheren Kennzeichen wahrnehmen, so würde man den Wassermangel, ehe man das Laboratorium für längere Zeit verliesse, beseitigen. So aber war der Kessel vielleicht nahe daran, in wenig Augenblicken trocken zu kochen, ohne dass etwas daran erinnerte, der drohenden Gefahr zuvorzukommen. Ich habe Vielerlei versucht, diesem Uebelstande abzuhelfen, und habe erst nach längerem Suchen das Rechte gefunden. Hohle Schwimmer in einer senkrechten Blechröhre in einem Eckloch angebracht, füllten sich leicht

76　Zweiter Abschnitt. Besondere Arbeiten und Apparate.

mit Wasser, wenn sie aus Blech gearbeitet sind; aus Glas gemacht, wirkten sie gut, waren aber zu zerbrechlich. Oben hineingefallene Gegenstände und Kesselstein hemmten zuletzt ihre Bewegungen. Ein unsicherer Schwimmer ist gefährlicher als keiner; denn er verhindert das Nachsehen durch die trügerische Gewissheit, die er durch seine Gegenwart erregt.

Wasserstandszeiger aus Glasröhren lassen sich am Kessel selbst wegen des Aushebens nicht anbringen. Ich versuchte sie heberförmig zu construiren, und von oben in das Wasser hinabzuführen. Allein der obere Theil des Hebers füllte sich immer mit Luft, und unterbrach dadurch das hydrostatische Gleichgewicht, so dass der Wasserstandszeiger meistens falsch stand. Endlich entschloss ich mich, einen directen Anzeiger unter der Oberfläche des Wassers abzuleiten, und da dies nicht an dem Kessel selbst geschehen konnte, so nahm ich den Abflusshahn dazu. Die Hülse des Hahns ist an das kupferne Ausfliessrohr des Kessels angelöthet. Wenn man die sogenannte Lilie oder den Bolzen des Hahns herauszieht, lässt sich der Kessel sammt der Hülse des Hahns leicht aus dem Ofen herausnehmen. Um dies immer zu können, muss sich auch die auf dem Hahne befindliche Wasserstandsröhre entfernen lassen. Sie muss deshalb mit einer Ueberwurfschraube auf dem Hahne

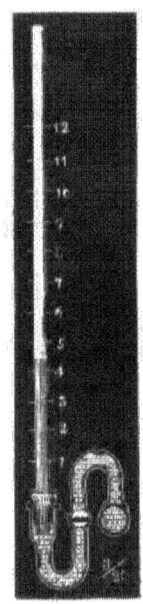

Fig. 41.

Wasserstandszeiger.

befestigt sein, wenn sich nicht der Hahn selbst von dem Ansetzrohr des Kessels losschrauben lässt, was minder bequem in der Einrichtung ist. Für den letzteren Fall, der bei älteren Kesseln noch häufig vorkommt, wo aber statt des Anschraubens der Hahn nur eben in die Röhre mittelst eines Leinenlappens eingetrieben wird, dient die Einrichtung des Wasserstandszeigers von Fig. 41. Dicht hinter der Lilie zum Kessel zu wird ein Loch von 2 bis 3 Linien (5 bis 6$^{mm}$) Durchmesser gebohrt und in dasselbe das Sförmig gebogene messingene Röhrchen, das in der Mitte einen kleinen Abschlusshahn trägt und in eine aufwärts gerichtete, sich nach oben etwas erweiternde Muffe mit rundlichen Rändern endigt. In diese Muffe setzt man mit einem passenden Korke eine etwa 5 Linien (10$^{mm}$) im Lichten weite Glasröhre von der Höhe des Dampfkessels ein. Es ist einleuchtend, dass das Wasser in dieser Röhre sich mit jenem im Kessel in gleiches Niveau stellen müsse. Durch die Enge des Verbindungskanals behält es ein ruhiges Niveau und nimmt an den Wallungen im Kessel keinen Antheil. Lässt man Wasser aus dem Hahn abfliessen, so sinkt das Wasser in der Glasröhre, weil nun durch das rasche Ausfliessen der Druck des Wassers aufhört. Diese Erscheinung hat den Vortheil, dass man bei jedem Ablassen von Wasser unwillkürlich

Erstes Kap. Der Dampfapparat mit gewöhnlichen Dämpfen. 77

die Beobachtung macht, dass der Wasserstandszeiger noch in Ordnung ist, und zum anderen, dass kleine Unreinigkeiten, die sich etwa in das Röhrchen hineinbegeben hätten, dadurch wieder ausfliessen. Sollte der Mangel an Bewegung in der Glasröhre beim Auszapfen von Wasser eine Verstopfung des Röhrchens anzeigen, so bläst man einmal heftig in die Glasröhre hinein, wodurch alles wieder frei wird. Die Glasröhre lehnt sich nahe an die vordere Ofenplatte des Apparates an und ist dadurch gegen Beschädigung sehr gut geschützt. Der kleine Abschlusshahn in der Mitte der Verbindungsröhre dient dazu, um im Falle eines Unglückes an der Glasröhre den Kessel abschliessen zu können, worauf man nun die Glasröhre sammt Stopfen beliebig erneuert. Hinter der Röhre ist ein Maassstab nach Landesmaass in Zollen angebracht, dessen Nullpunkt dem Boden des Kessels gleich ist. Vier bis fünf Zoll Höhe ist die passendste Wasserhöhe für den Kessel. Sollte die Röhre innerlich trübe werden, so wischt man die angesetzten Erd- und Eisentheile mit der Fahne einer Feder los und giesst etwas reines Wasser ein, während man im selben Augenblick den Haupthahn vollkommen öffnet, wodurch diese Schmutztheilchen nicht in den Kessel kommen, sondern fortgerissen werden. Dieser Wasserstandszeiger hat mir noch niemals den Dienst versagt. Ein Blick darauf giebt ohne weitere Probe Kenntniss vom Wasserstande im Kessel und die Beruhigung, dass Alles in Ordnung ist.

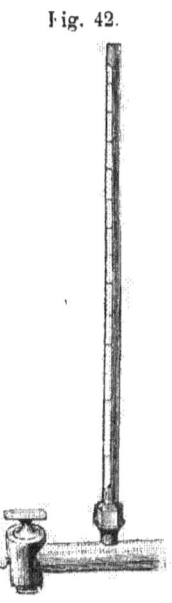

Fig. 42.

Wasserstandszeiger.

Die verbesserte Einrichtung der neueren Wasserstandszeiger ist in Fig. 42 dargestellt. Unmittelbar auf der Ausflussröhre hinter dem Hahn sitzt ein kurzes Stück Messingrohr hart eingelöthet oder mit gegossen, mit einer männlichen Schraube. Darüber geht der sogenannte Ueberwurf mit einer weiblichen Schraube und befestigt die gläserne Zeigerröhre wasserdicht auf den Hahn. Sehr zweckmässig ist diese Röhre mit einer starken messingenen Hülse umgeben, die nur vorn geöffnet ist.

## 2. Der Ofen und der ganze Apparat.

Nachdem wir so die einzelnen Theile des Apparates durchgangen haben, kommen wir zu der Construction des Ofens selbst. Zunächst muss man sich entschliessen, ob man das vor das Kühlfass zu setzende Gefäss in eine Grube oder auf den Boden des Laboratoriums stellen wolle. Ich ziehe das letztere vor, weil es reinlicher ist, indem eine solche Grube, wenn sie nicht zugleich eine Senke hat, immer feucht und voll Schmutz

78  Zweiter Abschnitt. Besondere Arbeiten und Apparate.

ist, da man sie nicht gut reinigen kann und der von selbst hineinfallende Schmutz nicht leicht wieder hinausgespült werden kann. Ausserdem kann man Schalen und Schüsseln gar nicht in die Grube stellen. Auf ebener Erde lässt sich Reinlichkeit halten und Gefässe aller Art hinstellen. Der Apparat wird alsdann um die Höhe eines Wasserkruges höher, bei den neueren Apparaten, die von selbst schon viel niedriger sind, und wo das Kühlfass einen eigens dazu gemachten Fuss oder Untersatz hat, kann von einer Grube nicht mehr die Rede sein.

Die ersten Dampfapparate hatten keinen besonderen Ofen aus Metall, sondern dieser wurde nach Zeichnungen aus Ziegelstein aufgebaut,

Fig. 43.

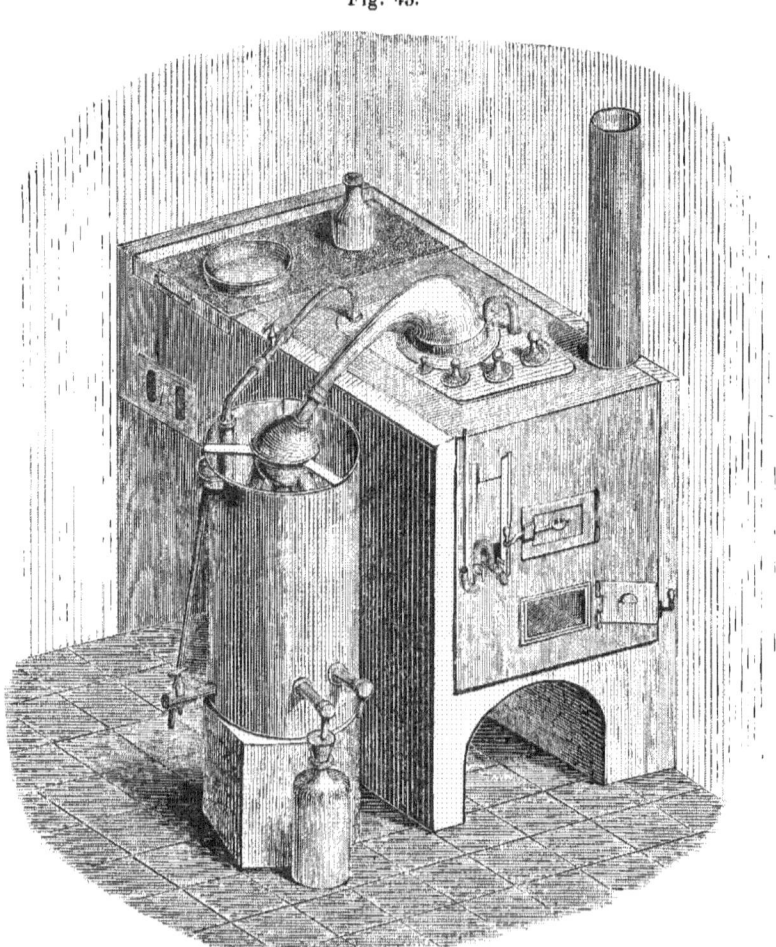

Beindorff's Apparat.

Erstes Kap. Der Dampfapparat mit gewöhnlichen Dämpfen. 79

und es war bloss eine eiserne Platte für die vordere Seite mit den Thürund Aschenlochöffnungen beigegeben. Dabei war man zu sehr von der Geschicklichkeit eines gewönlichen Maurers abhängig.

Ein solcher Apparat hatte dann, in seinem Ofen eingesetzt, die Gestalt von Fig. 43. Aus Rücksichten der Zweckmässigkeit und der Eleganz hat man die Apparate in vollständigen fertigen Oefen von Gusseisen nachher versendet. Eine Zeit lang waren diese Oefen mit Ausmauerung nicht versehen, und der Apparat war nach dem Auspacken sogleich zum Aufstellen und zum Gebrauche bereit. Diese Einrichtung war nicht zweckmässig, denn der Apparat wirkte im Sommer und Winter wie ein grosser Ofen. Im Sommer war die Hitze im Laboratorium unerträglich, es ging viele Wärme unnütz verloren, man gebrauchte übermässig viel Brennmaterial und der Trockenschrank wurde nicht genügend geheizt. Man hat deshalb nachher die Ofeneinfassung etwas weiter gebaut und auf eine Ziegelsteinausmauerung eingerichtet. Dies verbindet Eleganz mit Zweckmässigkeit.

Ein solcher Apparat ist in Fig. 44 dargestellt, wobei aber auch noch

Fig. 44.

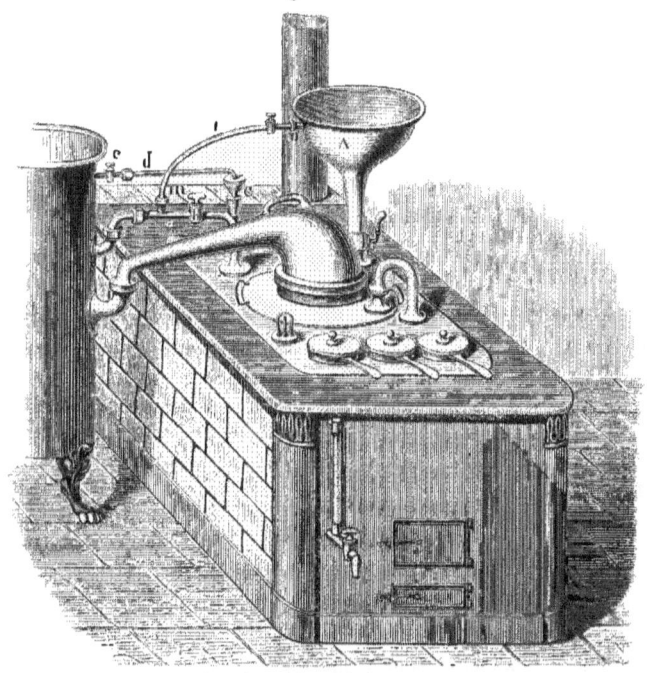

Wohl's und Mörde's Apparat.

die Seitenwände mit einer Gusseisenplatte bedeckt gedacht werden müssen. In Betreff der Aufstellung des Apparates ist Folgendes zu bemerken.

80 Zweiter Abschnitt. Besondere Arbeiten und Apparate.

Der Fussboden aus Stein oder Holz muss möglichst horizontal sein. Wenn die passende Stelle für den Apparat bestimmt ist, setze man das Ofengestell auf dieselbe und die Kühltonne auf die ihr bestimmte Seite daneben. Man setze die Dampfblase ein, lege ein Lineal darüber und prüfe mit einer Wasserblasenlibelle, ob der Ofen auch horizontal stehe. Diese Prüfung wird in zwei senkrecht auf einander stehenden Richtungen, von vorn nach hinten und von rechts nach links vorgenommen. Durch dünne Holzkeilchen unter den Füssen des Apparates erreicht man die vollkommen wagrechte Aufstellung. Man setze nun den Helm auf die Destillirblase und rücke die Kühltonne heran, lüfte dann den Helm und setze ihn zugleich auf die Blase und in die passende Oeffnung des Kühlrohres. Jetzt drücke man den Helm auf die Destillirblase, so dass er hier vollkommen schliesst, und beobachte, wie er sich zu der Oeffnung des Kühlrohres verhält. Nach dem Befund unterstützt eine zweite Person die Füsse der Kühltonne mit leichten Holzkeilchen. Nun hebe man den Helm senkrecht ab, und beobachte, ob dies ohne Reibung und Klemmung geschehe, und ebenso ob beim Wiedereinsetzen der Helm gleichmässig ohne Klemmung in beide Oeffnungen passt. Nun setze man das zweite Rohr, welches für das destillirte Wasser bestimmt ist, in seine beiden Oeffnungen, und erziele ein vollständiges Passen durch Drehen der Kühltonne um die Spitze des Helmes. An der leeren Kühltonne erreicht man kleine Vorwärtsbewegungen, wenn man mit der flachen Hand an dieselbe in ihrer untersten Region anschlägt. Man hebt nun Helm und Wasserrohr mehrmal aus ihren Oeffnungen aus und setze sie wieder ein, bis ein vollständiges Passen ohne Spannung und Klemmung erzielt ist. Nun wird zum Ausmauern geschritten, was vom Maurer nach einem beigegebenen Modell ausgeführt wird, wobei demselben empfohlen wird, die mit vieler Mühe glänzend dargestellten Theile nicht unnöthig zu beschmutzen.

Der Luftheizungskanal, oder in dessen Ermangelung die Feuerbrücke wird so gelegt, dass sie hinten nur einen Zoll vom Dampfkessel absteht, damit nicht hier allein alle Feuerluft, sondern auch ein Theil um die Seitenwände aufsteigend entweiche. Der Kessel hängt ganz frei im Feuer und nicht mit den Kanten auf Mauerwerk aufsitzend, wodurch man früher einen verlängerten Feuerzug um den Kessel bildete. Diese Art des Einsetzens hindert das Herausnehmen des Kessels und das Reinigen von aussen, sowie auch das Reinigen der Feuerzüge selbst. Die richtige Einmauerung des Kessels ist aus Fig. 45 zu ersehen, wobei $a$ der verengte Raum ist, der das Aufsteigen des Feuers vor und neben dem Kessel bedingt.

Wer Raum genug hat, kann hinter dem Dampfapparat sehr bequem ein Sandbad von Schwarzblech anbringen, welches grosse Annehmlichkeiten darbietet. Digestionen, Auszüge, Auflösungen und Austrocknungen können hier sehr leicht ohne besondere Wärme ausgeführt werden.

Der Trockenschrank käme dann noch dahinter oder daneben zu

Erstes Kap. Der Dampfapparat mit gewöhnlichen Dämpfen. 81

stehen, wenn er nicht schon nach den oben angegebenen Andeutungen mit einem anderen Feuer in Verbindung gebracht worden ist. Um diesen

Fig. 45.

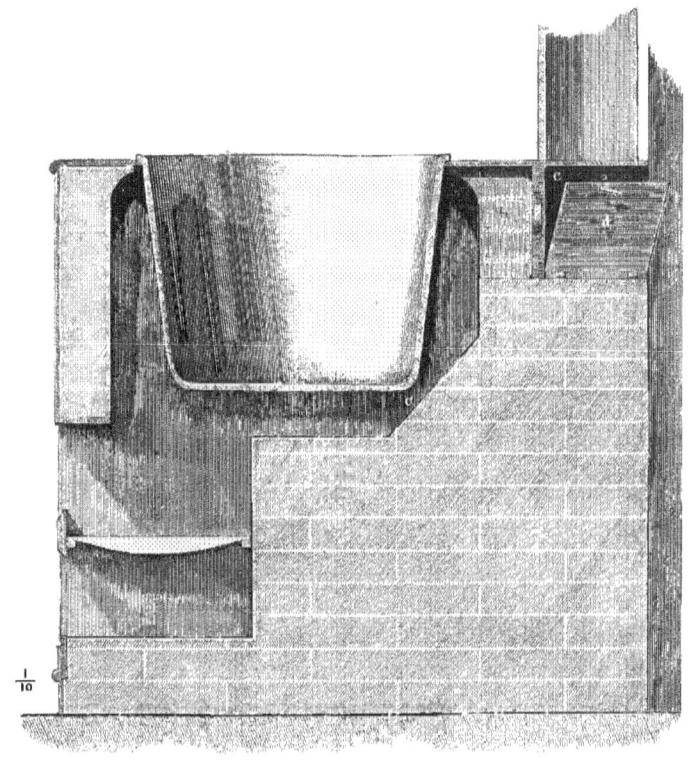

Kesselofen

auch ohne den Apparat benutzen zu können, ist in dem hohlen Raume bei der Reinigungsthür eine kleine Feuerung angebracht; die Thür ist bei der Heizung des Apparates sorgfältig zu verschliessen. Um den Zinngefässen ihre schöne Politur lange zu erhalten, lasse man sie nicht mit Sand scheuern, sondern mit geschlämmter Kreide und Wasser mit Hülfe eines Leinwandlappens putzen, welcher nass mit dem Kreidebrei eingetränkt trocknen gelassen und in einem besonderen Kästchen aufbewahrt wird.

Das destillirte Wasser hat in den ersten Tagen nach der Aufstellung eines Apparates einen öligen, unangenehmen Geruch, welcher sich aber nach einiger Zeit verliert.

Der Dampf aus dem Wasserkessel geht, wenn er nicht zur Destillation gebraucht wird, durch die Röhre *a* ebenfalls in eine seitliche Röhren-

Mohr, pharmac. Technik. 6

82 Zweiter Abschnitt. Besondere Arbeiten und Apparate.

mündung am Kühlfasse, welche in der Mitte durch einen Hahn $b$ abschliessbar ist. Durch den senkrechten, aus dem Kessel kommenden Theil

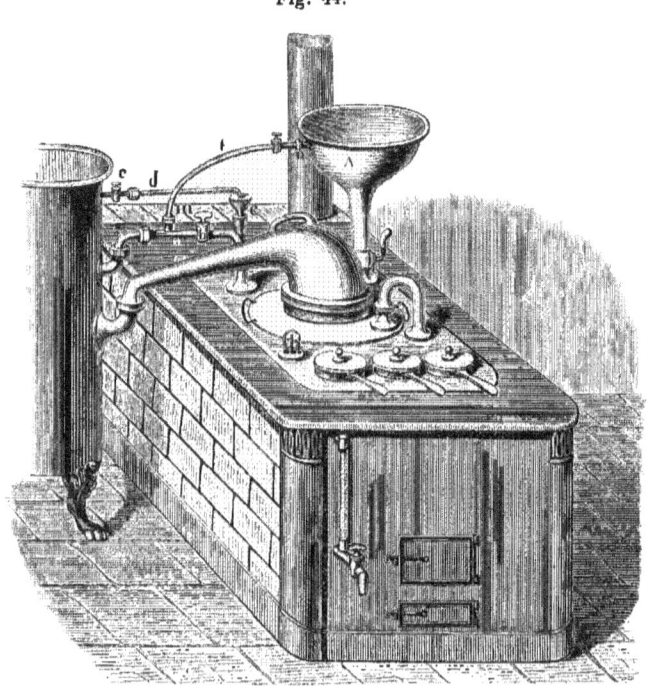

Fig. 44.

Wolm's und Mürrle's Apparat.

dieser Röhre ist eine bis nahe auf den Boden des Kessels reichende Zinnröhre mit Trichter $c$ angebracht, durch welche das aus dem Kühlfasse abfliessende warme Wasser durch die Röhre $d$, welche über dem Trichter $c$ mündet, in den Kessel einfliesst. Durch den Hahn $e$ kann dieser Zufluss nach dem Bedürfniss regulirt werden. Wenn man den sichtbaren Einfluss in den Trichter $c$ so regulirt, wie der Strahl des Destillates aus dem Kühlfasse abläuft, so kann man stundenlang bei fast ganz gleichem Niveau des Wassers im Kessel arbeiten.

Der bereits beschriebene Aufsatz $A$ sitzt mit einem messingenen Konus in einem der kleinen Ecklöcher. Um ihm einen festen Stand zu geben, ist er von unten mit einer hohlen Mutter aus Messing an den Deckel angeschraubt. Ganz in derselben Art ist auch die Röhre $a$, weil sie immer auf dem Apparate sitzt, von unten angeschraubt, und ebenso auch die Verbindung derselben mit dem Kühlfasse durch eine zinnerne Ueberwurfmutter gesichert. Der Aufsatz $A$ steht mit der Dampfröhre $a$ durch

Erstes Kap. Der Dampfapparat mit gewöhnlichen Dämpfen. 83

ein zinnernes Rohr $f$ in Verbindung, worin ebenfalls ein Hahn angebracht ist. Die Verbindung selbst wird durch zwei Ueberwurfschrauben bei $m$ und $n$ hervorgebracht, und kann nach Belieben weggenommen werden.

Die Summe dieser Anordnungen bietet eine grosse Bequemlichkeit im Arbeiten dar. Auf dem Aufsatz $A$ kann abgedampft, digerirt, destillirt, geschmolzen werden. Ganz beliebig kann man den Dampf durch den Hahn $p$ zulassen. Dies ist unter Anderem sehr wesentlich bei Rectification von Aether, welcher bei vollem Dampfe so stürmisch kocht, dass seine Dämpfe nicht condensirt werden können, wodurch ein Unglück herbeigeführt werden kann. Mit Hülfe des Hahnes $p$ kann man aber bei vollem Dampfe des Wassers im Kessel eine beliebig starke Destillation des Aethers oder einer anderen flüchtigen Flüssigkeit einleiten. Damit aber der Dampf durch eine enge Oeffnung eines Hahnes einströme, darf er nicht hinter dem Hahne stagniren, weshalb der Dampfabfluss durch die Röhre $f$ stattfindet. Soll demnach der Dampf durch den Aufsatz $A$ circuliren, so werden die Hähne $p$ und bei $n$ geöffnet, dagegen der Hahn $b$ geschlossen. Ist die Arbeit auf dem Aufsatze $A$ vollendet, so schliesst man die Hähne $p$ und bei $n$ und öffnet $b$.

Tragbarer Dampfapparat.

Für viele Geschäfte auf dem Lande ist dieser eben beschriebene Apparat zu gross und zu kostspielig in der Anschaffung. Es sind deshalb verschiedene Versuche gemacht worden, kleinere Apparate herzustellen, die aber doch die meisten Combinationen des grossen Apparates gestatteten. Die zweckmässigste Anordnung bietet die folgende von F. A. Wolff und Söhne in Heilbronn angegebene Construction dar, welche in Fig. 46 (a. f. S.) in $^1/_{10}$ der natürlichen Grösse in äusserer Ansicht, und in Fig. 47 im Durchschnitt des Windofens erscheint.

Dieser Universal-Dampfdestillirapparat besteht aus denselben Theilen wie der grössere Apparat, nur in kleineren Dimensionen und etwas verschiedener Anordnung. Der Ofen namentlich bedarf keiner Einmauerung, ist aus Gusseisen hergestellt, vollkommen leicht tragbar und überall aufstellbar. Zur Abhaltung von Wärmeverlust nach aussen kann der Ofen leicht mit hölzernem Mantel, der nach Art eines Fasses mit Reifen gebunden ist, umgeben werden, indem man bloss die Heizthür und den Henkel dabei ausspart. Besonders für südliche Länder und solche, die der Cultur noch ferner liegen, dürfte sich der Apparat gut eignen, weil mit seinem blossen Hinstellen derselbe auch ohne Vermauerung brauchbar ist.

Der Kühlapparat besteht aus einer Anzahl zinnerner Röhren die mit schwacher Drehung, wie der Drall in einer Pistole, aus einem oberen Dampfsammler in einen unteren übergehen. Nach Abheben des Deckels, worin der Schnabel des Helmes passt, kann man alle Röhren mit einer Haarbürste reinigen. Die punktirten Linien der Fig. 46 deuten diese

Einrichtung genügend an. Die Fabrik empfiehlt diese sinnreiche Kühlvorrichtung für tropische Gegenden, wo das Kühlwasser nicht kalt, also eine grössere Berührung nothwendig ist.

Fig. 46.

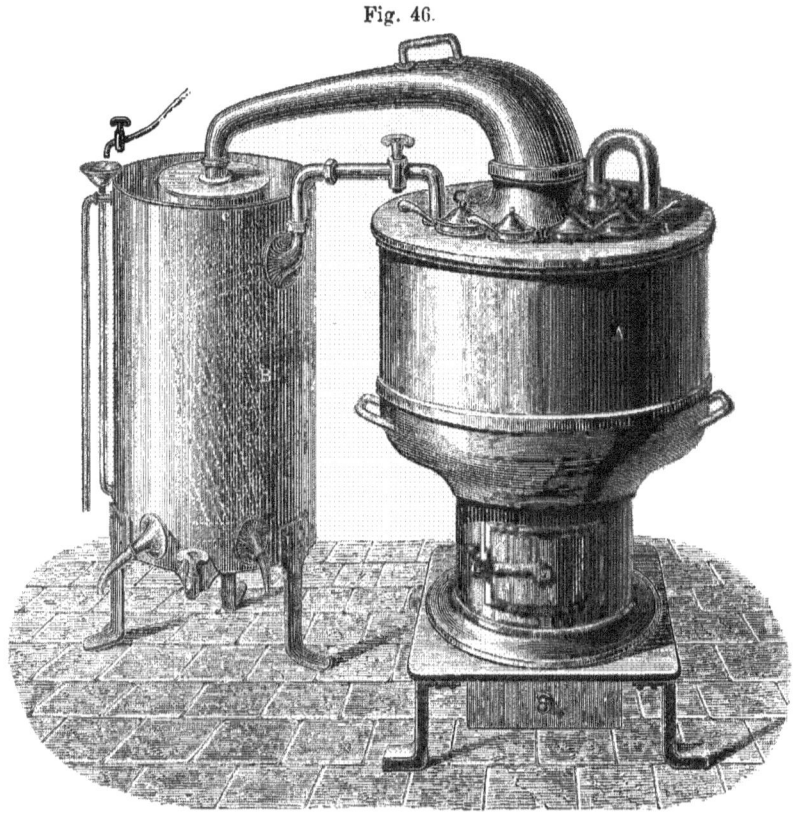

Universal-Dampfdestillirapparat.

## 3. Die Kühlvorrichtung.

Das Kühlfass steht neben dem Apparat in derjenigen Entfernung und Höhe, welche die Länge der Helmröhre erfordert. Es ist immer mit Wasser gefüllt und zum Gebrauche bereit. Man fülle das Kühlfass mit Regenwasser oder solchem Brunnenwasser, dem man durch einen Zusatz von Kalkwasser seinen Kalk entzogen hat. Indem nämlich das Kalkwasser die freie Kohlensäure aufnimmt, wird der gelöste doppelt-kohlensaure Kalk und der Kalk des Kalkwassers zugleich gefällt. Beim Wechseln des Kühlwassers kann man jedoch selten davon Gebrauch machen. Der Pfan-

Erstes Kap. Der Dampfapparat mit gewöhnlichen Dämpfen. 85

nenstein, der sich an die Kühlröhren ansetzt, ist ihr gefährlichster Zerstörer; indem er sich durch Erwärmung ganz anders ausdehnt, als das Zinn, reisst er sich los und nimmt eine dünne Zinnschicht mit. Solcher auf dem Boden des Kühlfasses liegende Pfannenstein hat mir durch Zusatz von starker Salpetersäure dicke Massen von Zinnoxyd erzeugt. Diese Zerstörung der Röhre findet deshalb auch oben am meisten Statt, weil hier die Ausdehnung durch die heissen Dämpfe am bedeutendsten ist. Die Ansicht, dass hier ein Oxydationsprocess vorgehe, dem man durch galvanische Combination mit Zink zuvorkommen könne, wird demnach keinen Schutz gewähren,

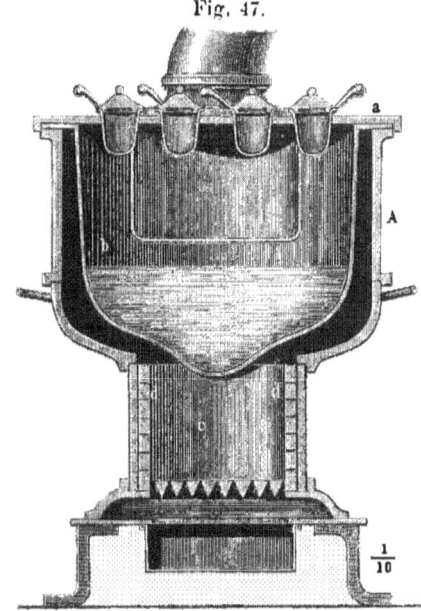

Fig. 47.

Universal-Dampfdestillirapparat im Durchschnitt des Ofens.

was sie mir auch nicht gethan hat. Indessen kann man einen Zinkstreifen anbringen, der sicherlich nichts schadet. Es ist empfohlen worden, die Kühlröhren mit einer Oelfarbe anzustreichen, welche Zinkweiss statt Bleiweiss enthielte. Hier wird wohl das Oel allein wirken, denn das Zink im oxydirten Zustande kann keine galvanisch schützende Kraft mehr ausüben.

Ich empfehle, die Kühlröhren äusserlich mit Graphit einzureiben, welche Schicht so dünn ist, dass sie die Leitungsfähigkeit des Metalls nicht merklich schwächt, dagegen einen vortrefflichen Schutz gegen das Ansetzen von Pfannenstein gewährt. Bei frischen, glänzenden Röhren haftet der Graphit nicht leicht. Sobald sie aber einmal durch oberflächlichen Angriff rauh geworden sind, kann man sehr leicht einen glänzenden Ueberzug von Graphit darauf befestigen. Derselbe wird mit einer halbfeuchten Bürste stark aufgerieben, bis er, wie auf einem gusseisernen Ofen, glänzend erscheint. Man kann nicht zu allen Stellen bequem hinzu. Hier hilft man sich, indem man den Graphit mit einem leinenen Lappen stark einreibt. Es ist sehr nützlich, diesen Ueberzug jeden Winter, wo man das Kühlfass, vielleicht des Frostes wegen, auf eine Zeit lang leer macht, zu erneuern, und dabei alles Unreine aus dem Fasse zu entfernen.

Das Beindorff'sche Kühlfass ist in Fig. 48 (a. f. S.) im senkrechten Durchschnitt dargestellt. Alle Theile an demselben lassen sich leicht

86  Zweiter Abschnitt. Besondere Arbeiten und Apparate.

reinigen, was bei der gewöhnlichen Schlange nicht der Fall ist. Bei der Mannigfaltigkeit der durch das Kühlfass laufenden Flüssigkeiten ist diese

Fig. 48.

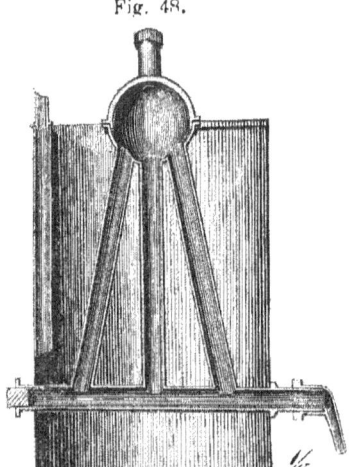

Beindorff's Kühltonne.

Fig. 49.

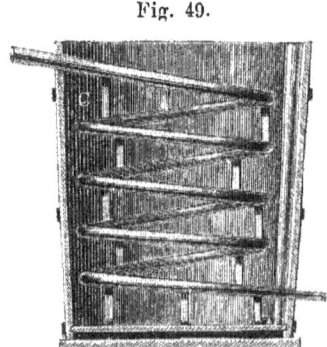

Schlangenkühlung.

Bedingung ganz unerlässlich. Schlangenkühlröhren kann man nur anwenden, wo beständig dieselbe Flüssigkeit destillirt wird, wie in Branntweinbrennereien, weil sie eine mechanische Reinigung nicht zulassen. Das gewöhnliche Schlangenkühlrohr sieht man in Fig. 49 abgebildet. Die Schlange muss aus einer zinnernen Röhre bestehen. Solche Röhren werden jetzt in grosser Vollendung durch Pressen über einem Dorn dargestellt. Die einzelnen Gänge werden durch zwischengelöthete Blechstreifen aus einander gehalten und vor Verbiegungen geschützt, ebenso mit solchen Streifen auf den Boden gestellt. Mechanische Reinigung solcher Schlangen ist sehr schwer, und man muss sich deshalb sehr vor dem Uebersteigen solcher Substanzen hüten, die, wie etwa der Brei von bitteren Mandeln, nur mechanisch entfernt werden könnten. Die Kühlschlange kühlt wegen ihrer bedeutenden Länge sehr gut ab, wegen ihres geringen Querschnittes aber würde sie es weniger thun. Sie kann deshalb auch nur in bedeutender Länge angewendet werden. Eine einfache, schief durch das Kühlfass durchlaufende Röhre kühlt darum auch bei starker Destillation nicht genug ab, und dichte Dämpfe können daraus entweichen. Den pharmaceutischen Laboratorien ist die Kühlschlange wegen der mannigfaltigen Anwendungen und Möglichkeiten von Verunreinigung nicht zu empfehlen.

Eine andere Form der Röhrenkühlung ist von Kölle in Vorschlag gebracht worden. Sie ist in Fig. 50 abgebildet. Die Röhre ist nicht in Kreisen gebogen, sondern in einer senkrechten Ebene liegend, im Zickzack hin und her gehend. Die beweglichen Stücke $a$ erlauben, die

Erstes Kap. Der Dampfapparat mit gewöhnlichen Dämpfen. 87

einzelnen Röhren mit einem Stocke oder einer langen Bürste zu reinigen
Bei dieser Construction sind acht Durchgänge von Röhren durch Fass-

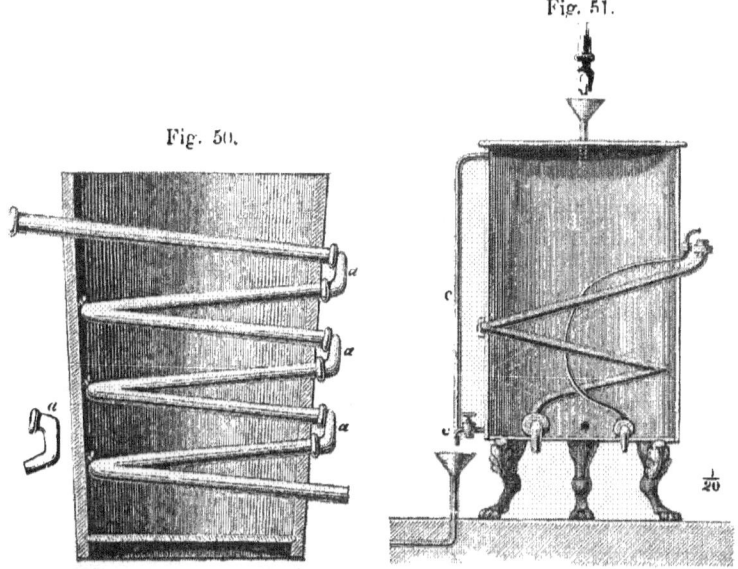

Fig. 50. Fig. 51.

Kölle's Kühlapparat. Wolff's Kühlapparat.

dauben, die sehr schwierig alle vollkommen wasserdicht zu halten sind
Dieser Vorwurf trifft die Construction, aber nicht den Gebrauch. Durch
Anwendung eines metallenen Kühlfasses aus Kupfer oder Zink fällt
auch dieser Einwurf weg, indem durch Löthung der wasserdichte Schluss
sehr leicht erreicht wird.

Die den neuesten Apparaten der zweiten Art (Fig. 44) beigegebene
Kühltonne ist in Fig. 51 in $\frac{1}{20}$ der natürlichen Grösse dargestellt. Sie
ist von ovalem Horizontalschnitt, und eine Vereinfachung des eben beschriebenen Kölle'schen Refrigerators. Das Hauptrohr hat nur drei
gerade, geneigte Gänge, und ist erfahrungsmässig lang genug. Es lässt
sich in allen Theilen seiner Bahn leicht reinigen. Das Nebenrohr für
destillirtes Wasser ist zu kurz und zu dünn. Bei starkem Feuer entweichen Dämpfe unverdichtet selbst bei kühl gehaltener Tonne. Es muss
dieses Rohr mindestens eben so weit genommen werden als das Hauptrohr, und durch eine entsprechende Biegung, wie sie die punktirten Linien andeuten, verlängert werden.

Bei anhaltendem Gebrauch des Apparates erwärmt sich das Wasser
in der Kühltonne und muss durch kaltes ersetzt werden. Dies geschieht
aus der Wasserleitung mittelst eines Hahnes. Die Kühltonne hat noch
zwei Röhren, durch welche dieser Zu- und Abfluss geschieht. Beide müssen ausserhalb der Tonne selbst gehen. Häufig sind sie im Inneren an-

88  Zweiter Abschnitt. Besondere Arbeiten und Apparate.

gebracht. Dies ist fehlerhaft. Das Kühlwasser erwärmt sich, indem es durch eine enge metallene Röhre geht, die in den oberen Theilen von heissem Wasser umgeben ist, und das abfliessende heisse Wasser erwärmt die unteren Schichten des kalten, durch welche es strömt. Man sieht in Fig. 51 bei c die das warme Wasser abführende Röhre, und bei d die das kalte hinzuführende, an der hinteren Seite der Tonne nahe am Boden in dieselbe mündend. Ein Abflusshahn e dient, das Wasser abzulassen. Er giesst in einen Trichter mit Sieb, welcher mit einer unter dem Fussboden liegenden Bleiröhre in Verbindung steht. In denselben Trichter ergiesst sich auch der Ueberlauf durch die Röhre c.

Der Kühlapparat von Gädda ist in Fig. 52 abgebildet. Er besteht

Fig. 52.

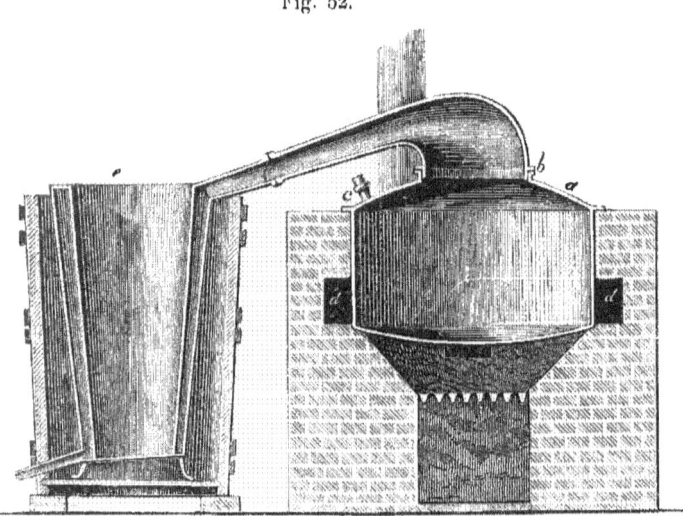

Gädda's Kühlapparat mit Siedekessel.

aus zwei konischen Metallmänteln, welche oben und unten durch metallene Ringe geschlossen sind. Das Kühlwasser ist ausserhalb und innerhalb des engen Raumes, der von den beiden in einander sitzenden Kegeln eingeschlossen wird. Nöthigenfalls könnten auch cylindrische Körper angewendet werden. Dieser Apparat bietet sehr viel Kühlfläche dar, und es kann, bei reichlich erneuertem Kühlwasser, viel Dampf ohne Verlust in demselben verdichtet werden. Zugleich zeigt dieselbe Figur eine normale Construction eines Ofens für eine runde Blase, die von directem Feuer geheizt wird. Das Feuer geht von dem Roste in den unter dem Kessel sichtbaren Fuchs, umkreist dann den ganzen Kessel in dem Kanale d, und geht, nur durch einen Ziegelstein getrennt, fast an derselben Stelle in das Abzugsrohr, wo es seinen Umlauf

Erstes Kapitel. Der Dampfapparat mit gewöhnlichen Dämpfen. 89

um den Kessel angefangen hat. Es ist sehr gut, wenn der Kessel einen durch die Wand gehenden Ausfluss hat, durch den man den Inhalt desselben entleeren kann. Dieser Ausfluss muss ziemlich weit sein, und ist vorn durch einen eingesteckten Hahn oder Holzpflock geschlossen. Kleinere Blasen macht man auch zum Ausheben.

Der zu diesem Apparate gezeichnete Kühlapparat Gädda's hat den grossen Nachtheil, dass er sich gar nicht reinigen lässt. Um dies zu erreichen, hat Mitscherlich ihm eine andere Form gegeben, die in Fig. 53 abgebildet ist. Der innere cylinderförmige Körper lässt sich aus dem äusseren herausheben. Oben schliessen beide durch eine gut gearbeitete Schlussfuge. Ein mit Löchern versehener zinnerner Ring liegt unten, wo der äussere Körper sich zu verjüngen anfängt, und giebt dem inneren eine feste Leitung, so dass dieser überall im Kreise gleich weit von dem äusseren Mantel absteht. Der Dampfraum wird nach unten, wo das kälteste Wasser ist, immer enger. Zwei Strahlen fliessenden Wassers $cc$ ersetzen das durch die Destillation gewärmte Wasser, welches durch die Röhren $dd$ abfliesst. Bei einem beständigen Zufluss von Wasser aus einem höheren Behälter kann man das Kühlwasser bis zu 60 und 70 Grad erwärmt abfliessen lassen, um davon möglichst wenig zu gebrauchen. Es braucht alsdann nur in einem dünnen Strahle abzufliessen. Bei einem nicht ununterbrochenen, sondern nur zeitweiligen Gebrauche des Kühlfasses ist es zweckmässiger und einfacher, das Kühlfass so gross zu nehmen, dass es ohne Erneuerung von Wasser hinreicht, die ganze Destillation zu beendigen. Während der Nacht kühlt sich das Wasser von selbst wieder ab, und man hat alsdann die Mühe des Wasserpumpens in Zeit, die ohnehin verlaufen würde, verwandelt.

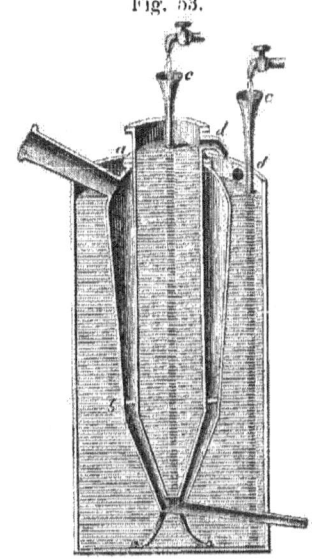

Fig. 53.

Mitscherlich's Kühlapparat.

4. Einzelne Anwendungen.

Die verschiedenen Arbeiten, welche auf dem Apparate vorgenommen werden, sind wesentlich folgende:

1. Destillationen. Denselben wird ein eigenes Kapitel gewidmet werden.
2. Infusionen. Sie werden unter „Receptirkunst" abgehandelt.

90 Zweiter Abschnitt. Besondere Arbeiten und Apparate.

3. **Schmelzungen und Auflösungen.** Dazu gehören Auflösungen von Salzen, *Succus Liquiritiae depuratus*, *Gummi arabicum*, Honig, Aloe u. s. w., zu den Schmelzungen die von Salben, Pflastern und Fetten. Die dazu bestimmten Gefässe mit rundem Boden werden in die Ringe oder auf den Trichter gesetzt. Die Lösung des Zuckers in den Säften oder Infusen zu Syrupen geschieht in der zinnernen Schale mit aufgesetztem Deckel. Gummipflaster wird mit der grössten Leichtigkeit in der folgenden Art bereitet: in der grossen kupfernen Pfanne wird der Terpentin zum Schmelzen gebracht, und das frisch gestossene Ammoniak und Galbanum hineingesiebt. Sie schmelzen mit der grössten Leichtigkeit. In einem anderen Gefässe wird das Wachs und Bleipflaster geschmolzen, und dem ersten Gemisch unter Umrühren zugesetzt. Man bedarf keines getrennten freien Feuers.

Einfaches Bleipflaster wird ohne alle Gefahr und ohne besondere Aufmerksamkeit im Dampfapparate dargestellt. Man bedient sich dazu einer kupfernen Pfanne (Fig. 35 S. 73), die genau auf die grosse Oeffnung des Kessels passt. Man bringt das Olivenöl und die geschlämmte Bleiglätte hinein, und fügt auf das Pfund Gemenge 1 Unze Wasser hinzu. Man rührt dann und wann um, im Anfange häufiger, weil sich die Glätte leicht absetzt und auf dem Boden zusammenbackt. Sobald einmal die Pflasterbildung angefangen hat, geht sie rascher vor sich, und in einigen Tagen sind 10 bis 12 Pfund Pflaster von der besten Qualität fertig. Man kann zwar die doppelte Menge Pflaster in 3 bis 4 Stunden auf freiem Feuer kochen, allein zu obiger Arbeit ist kein weiterer Zeitaufwand nöthig, als das Abwägen der Ingredienzien; denn das Umrühren geschieht gelegentlich, wenn man zu anderen Zwecken an den Apparat kommt. Die Gefahr des Anbrennens ist ganz beseitigt, und die grosse Kunst des Pharmaceuten, Bleipflaster zu kochen, ganz überflüssig geworden. Man macht diese Arbeit im Winter, wo der Apparat mehr unbesetzt ist, da die Zeit der Extractkochung der Sommer ist. Indem man mehrmal kleinere Mengen des Pflasters hinter einander vornimmt, kann man den grössten Bedarf bis zu einem halben Centner gleichsam spielend herbeischaffen. Der grosse messingene Pflasterkessel kann natürlich auch entbehrt werden.

4. **Eindampfungen.** Diese treten im pharmaceutischen Laboratorium in grosser Zahl auf. Salzlösungen, Extractauszüge, filtrirter Honig müssen von ihrem Wasser zum Theil befreit werden. Man hat dazu zwei verschiedene Verfahrungsarten, nämlich durch Dampfbildung am Boden des Gefässes, was man „Einkochen" nennt, oder durch Dampfbildung an der Oberfläche der Flüssigkeit, was „Verdampfen" oder „Verdunsten" heisst.

Das Einkochen auf freiem Feuer fördert zwar sehr rasch die Entfernung des Wassers, dagegen hat es die Nachtheile, dass es alle flüchtigen aromatischen Bestandtheile ebenfalls mit zerstreut, dann, dass bei einer gewissen Concentration bei organischen Stoffen die Gefahr des Anbren-

Erstes Kapitel. Der Dampfapparat mit gewöhnlichen Dämpfen. 91

nens am Boden eintritt. An dem oberen Rande des Gefässes finden unvermeidlich solche Veränderungen Statt, welche die Substanz zerstören, unlöslich oder zum ferneren Gebrauche ungeschickt machen.

Das Verdampfen an der Oberfläche ist diesen Nachtheilen nicht unterworfen. Es ist bekannt, dass wässerige Lösungen, im einfachen Dampfe des Wassers erhitzt, nicht zum Kochen kommen können, weil die Dämpfe dem Wasser nur ihre eigene Temperatur, aber keinen Ueberschuss zur Gasbildung mittheilen können. Nur Flüssigkeiten von niederem Siedepunkte, wie Aether, Weingeist, Aceton, Schwefelkohlenstoff, können im gemeinen Wasserdampfe zum Sieden gebracht werden. Alle der freien Verdunstung auszusetzenden Flüssigkeiten sind aber nur wässeriger Art, weil man sonst das Destillat sammeln würde. Die Verdunstung an der Oberfläche hängt nun davon ab, dass die Flüssigkeit in einem von ihrer Temperatur abhängigen Grade in der Luft abdunstet. Wird nun die feuchte Luft durch freiwilligen oder künstlichen Luftzug entfernt, und wird die, durch Verdunstung abgekühlte, oberste Schicht der Flüssigkeit durch wärmere ersetzt, so geht dieser Process von Neuem vor sich.

5. Instandhaltung des Apparates.

Ein fleissiger Arbeiter hat Freude an seinem Werkzeuge. Ein tüchtiger Defectarius hält seinen Apparat nicht nur in gutem Gebrauche, sondern auch in schönem Ansehen. Wenn er dies auch nicht mit eigener Hand thut, so überwacht er die Arbeit doch, bis sie zu seiner Zufriedenheit geschehen.

Eine spiegelreine, glänzende Aussenseite bürgt für die gute Beschaffenheit aller Theile; sie verhindert das Ansetzen von Unreinigkeiten und das Zerfressen des Metalles.

Der Apparat wird, wenn er täglich gebraucht wird, Morgens vor Beginn der Tagesarbeit, gereinigt, geputzt und gefüllt; der Aschenheerd ausgeleert. Das Wasser wird aus dem Kessel alle Woche wenigstens einmal abgelassen, gewöhnlich am Sonnabend. Die zinnernen Theile werden mit einem in Kreidebrei getauchten und getrockneten Leinenlappen, die Messingtheile mit Putzkalk glänzend abgerieben. Das kupferne Kühlfass wird von Zeit zu Zeit aussen abgescheuert.

Der Pfannenstein wird, je nach der Natur des Wassers, in gewissen regelmässigen Zeiträumen aus dem Siedekessel entfernt, und bei diesen Gelegenheiten auch der Kessel ausgehoben und der innere Heerd und Ofen gereinigt. Das Kühlwasser wird, wie schon erwähnt, wenigstens einmal im Jahre ausgelassen und die Röhren äusserlich gereinigt und mit Graphit eingerieben.

Die verbesserten Apparate besitzen so viele einzelne Theile, dass, wenn dieselben nicht verloren gehen sollen, sie in einem eigenen Schranke aufbewahrt werden müssen. Jeder Theil hat hier seine eigene Stelle, wo

92 Zweiter Abschnitt. Besondere Arbeiten und Apparate.

man ihn immer findet. An Tagen, wo der Apparat nicht gebraucht wird, bedecke man ihn mit einem grossen Tuche, welches während des Gebrauches eine bestimmte Stelle in einer Schieblade hat.

Die Hähne werden von Zeit zu Zeit mit etwas Schweineschmalz oder einem Geschmelze von Wachs und Oel eingeschmiert.

Vor Nichts sind aber die einzelnen Theile des Apparates sorgfältiger zu schützen, als vor Stössen und Fallenlassen. Ein einmal verbogener Helm ist nie mehr in Ordnung zu bringen. Ein unvorsichtiger Stoss kann die schöne Harmonie der Theile auf immer zerstören.

Bei guter Behandlung und Pflege kann ein Apparat sehr lange die Eigenschaften eines ganz neuen behalten.

Zweites Kapitel.

## Der Dampfapparat mit getrenntem Dampfentwickler.

Sind die Arbeiten eines Laboratoriums von bedeutendem Umfange, dass sie die Anschaffung des sogenannten grossen Apparates erfordern, der wesentlich aus zwei kleinen neben einander mit Aufsatz besteht, so wird die Summe der zu dichtenden Fugen immer grösser, und die Arbeit bei zunehmendem Verschleisse immer beschwerlicher.

In diesem Falle ist es ungleich besser, sich einen wirklichen cylindrischen Dampfkessel anzuschaffen, und demselben alle Apparate, die durch ihn betrieben werden sollen, durch Röhren anzuhängen. In der Construction solcher Kessel sind wegen der kleineren Dampfmaschinen so schöne Erfahrungen gemacht worden, dass der Pharmaceut nur in die Mechanik hinübergreifen kann, um sich das, was er braucht, zu holen.

Von allen Kesselformen eignen sich die cylinderförmigen durch ihre Einfachheit, Stärke und Leichtigkeit der Darstellung vorzugsweise zur Berücksichtigung. Bei denselben lässt sich der Feuerzug am besten anbringen, und sie eignen sich eben sowohl zum Einmauern als zum Freistehen. In Betreff des Brennmaterialverbrauches sind die eingemauerten Kessel unbedenklich vorzuziehen, dagegen haben die freistehenden den Vorzug der leichteren Reinhaltung und Beweglichkeit an jeden Platz des Laboratoriums, und der Zugänglichkeit von allen Seiten.

Die freistehenden Kessel verbreiten aber im Laboratorium eine im Sommer unerträgliche, im Winter ganz überflüssige Hitze, so dass man in Betreff aller Verhältnisse dem eingemauerten Kessel den Vorzug geben muss.

Um das Feuer möglichst zu benutzen, muss es auf einer grossen Ausdehnung die Kesselwände berühren.

Zweites Kapitel. Der Dampfapparat mit gespannten Dämpfen. 93

In der in den folgenden Darstellungen angenommenen Construction brennt das Feuer unter dem Kessel auf einem Roste, streicht unter demselben bis ans Ende fort, steigt von hinten in das innere Feuerrohr, theilt sich vorn in zwei gemauerte Feuerkanäle, die an der ganzen Länge der Seiten hinlaufen, und sich hinter dem Kessel in ein gemeinschaftliches Rauchrohr vereinigen. Es ist dies im Wesentlichen die Construction der grossen Dampfkessel, welche sich bis zu der vorliegenden Grösse noch vortheilhaft anwenden lässt. Insbesondere ist es zweckmässiger, das Feuer unter dem Kessel, als in dem inneren Feuerrohre auf einem Roste brennen zu lassen.

Der Kessel besteht aus starkem Blech von Schmiedeisen oder Rothkupfer, deren übereinander liegende Enden durch eine Reihe Nieten von gleichem Metall vereinigt sind. Die Böden des Kessels bestehen aus Guss- oder Schmiedeeisen. Die aufgebogenen Ränder des kupfernen Cylinders werden mit kupfernen Nieten an die Kopfplatten befestigt.

Fig. 54 stellt den Durchschnitt dieses Randes in wahrer Grösse vor.

Fig. 54.        Fig. 55.

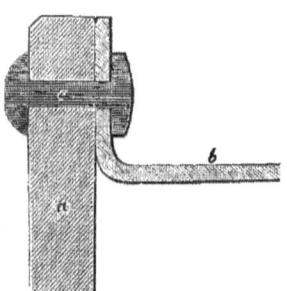
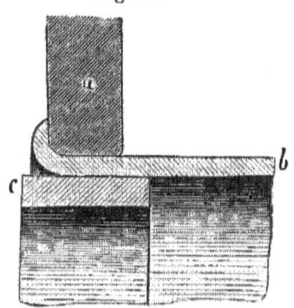

Durchschnitt einer Niete.     Einsprengung der Siederöhre.

$a$ ist der gusseiserne Boden, $b$ ein Theil des cylindrischen Kessels, $c$ die kupferne Niete.

Das Kesselblech aus Kupfer hat eine Dicke von $1\frac{1}{2}$ Linien ($3^{mm}$), und lässt sich in ausgeglühtem Zustande am Rande umlegen. Eisenblech lässt dies weniger leicht zu, und es müsste in diesem Falle der Cylinder des Kessels mit seinen Kopfstücken durch eine Mittelschiene verbunden werden. — Doch ist dies eine Arbeit, die nur in guten Kesselfabriken richtig ausgeführt werden kann, an welche man sich in diesem Falle zu wenden hätte.

Das Einsetzen der inneren Feuerröhre geschieht in folgender Art:

Ein Kupferblech, von derselben Dicke wie der Kesselmantel, wird durch Nieten oder Löthen zu einem Rohre von $6\frac{1}{2}$ Zoll ($170^{mm}$) Durchmesser geformt. Es muss sich eben durch die beiden Löcher der Kesselböden, nachdem sie schon an dem Kesselmantel befestigt sind, durchschieben lassen. Die äussere Kante des gusseisernen Bodens wird mit der Feile etwas gebrochen. Die durchgeschobene Röhre wird an

94  Zweiter Abschnitt. Besondere Arbeiten und Apparate.

beiden Enden ausgeweitet und durch einen konisch gedrehten Ring von Eisen oder Stahl, welcher in die Oeffnung mit Hammerschlägen eingetrieben wird, scharf gegen die Kanten des gusseisernen Bodens gedrängt. Es ist dies bekanntlich die Art, wie die Röhren in den Locomotiven befestigt werden. Ein Durchschnitt dieses Theiles des Kessels ist in Fig. 55 (a. v. S.) abgebildet.

$a$ ist wiederum ein Theil des gusseisernen Kopfstückes;
$b$ ein Theil der Siederöhre mit ihrem umgelegten Ende;
$c$ ein Theil des eingesprengten Ringes.

Alle diese Arbeiten fangen damit an, dass man die Kopfstücke des Kessels nach einem Modell giessen lässt. Darnach wird der Kesselmantel gebogen, dass seine umgelegten Enden den Kopfstücken an Durchmesser gleich werden. Nachdem vorher das Dampfrohr mit den Hähnen und dem Sicherheitsventile aufgenietet ist, werden die Kopfstücke an den Kesselmantel genietet, und zuletzt die Siederöhre eingesetzt. Der Abflusshahn muss an das entgegengesetzte Ende von der Heizung angebracht werden, weil er vorn der grössten Hitze ausgesetzt wäre, und seine Röhre durch Trockenkochen unvermeidlich verbrennen würde.

Das Dampfrohr ist entweder mitten auf dem Kessel, wie in den folgenden Zeichnungen, oder an dem Roste des entgegengesetzten Endes aufgesetzt. Es trägt einen Seitenarm für das Sicherheitsventil, und nach zwei Seiten Dampfhähne. Mitten durch das Dampfrohr geht die Füllröhre. Diese Einrichtung ist nur für Dämpfe von niederem Drucke bestimmt, weil Dämpfe von höherer Spannung das Wasser zu diesem Rohre herausdrücken würden.

Im vorliegenden Falle kann man der Füllröhre eine Höhe von 3 Fuss geben, und dadurch Dämpfe erzeugen, die zu allen pharmaceutischen Arbeiten vollkommen genug gespannt sind. Man muss das Sicherheitsventil so stark entlasten, oder seine wirkende Fläche so gross nehmen, dass es sich eher lüftet, als das Wasser die ganze Höhe des Füllrohres erstiegen hat, im Falle einmal beide Hähne verschlossen sein sollten. Für Dämpfe von höherem Drucke kann man eine offene Füllröhre nicht mehr anwenden, sondern muss sich dazu einer Handdruckpumpe bedienen, deren Rohr statt des Füllrohres in den Kessel passt. — Dies ist viel zuverlässiger und weniger kostspielig als andere Methoden, Wasser in den Kessel mit hochgespanntem Dampfe hineinzubringen. Ein gläserner Wasserstandszeiger muss ebenfalls angebracht sein, um immer über die Höhe des Wassers Kenntniss zu haben.

Dieser Kessel wird nun nach den beiden folgenden isometrischen Zeichnungen eingemauert.

Fig. 56 zeigt die Anordnung des Kesselofens sehr deutlich:

$a$ ist die Heizöffnung; $b$ der Rost; $c$ der Aschenraum; $d$ ist der erste Zug unter dem Kessel; $e$ das innere Siederohr; $mm$ das Wasser im Kessel; $n$ der Dampfraum; $o$ ist eine gusseiserne Platte, welche einen leeren

Raum deckt, um Ziegel zu ersparen; $p$ ein ausziehbarer Stein, um das Rohr $c$ reinigen zu können.

Fig. 56.

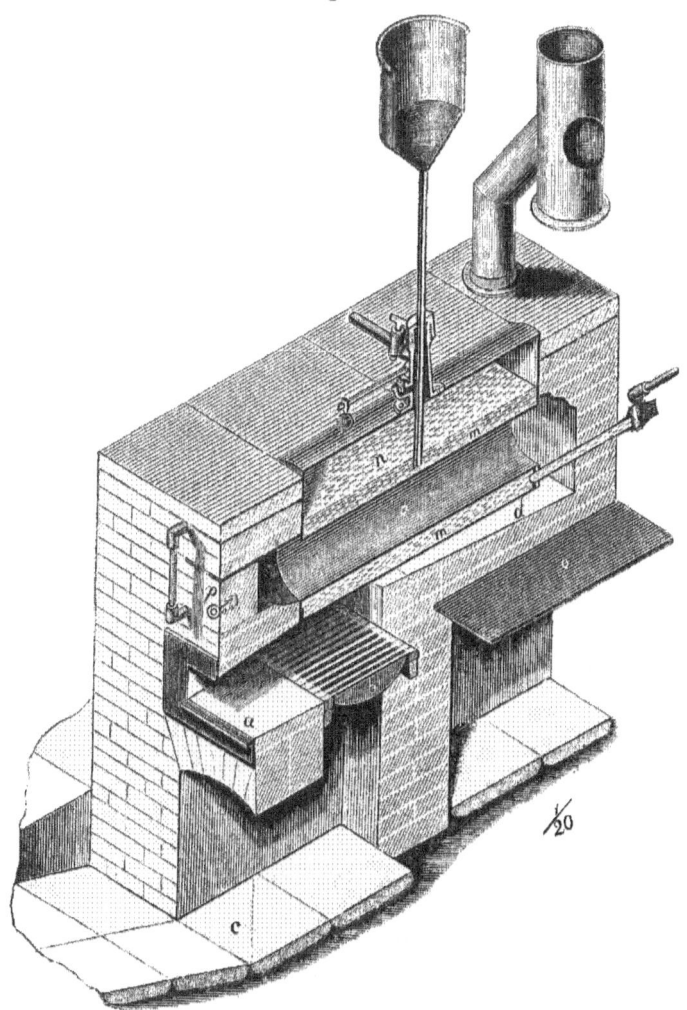

Hochdruckdampfkessel im Durchschnitt.

Die seitlichen Feuerzüge werden von hinten ebenfalls durch versetzbare Löcher gereinigt.

Ausflusshahn, Dampfrohr, Sicherheitsventil und Füllrohr, sowie das eiserne Rauchrohr sind ohne nähere Bezeichnung erkennbar.

96    Zweiter Abschnitt. Besondere Arbeiten und Apparate.

Fig. 57 zeigt den ganzen Apparat, die hintere Hälfte ganz fertig, die vordere zum Theil aufgedeckt.

Fig. 57.

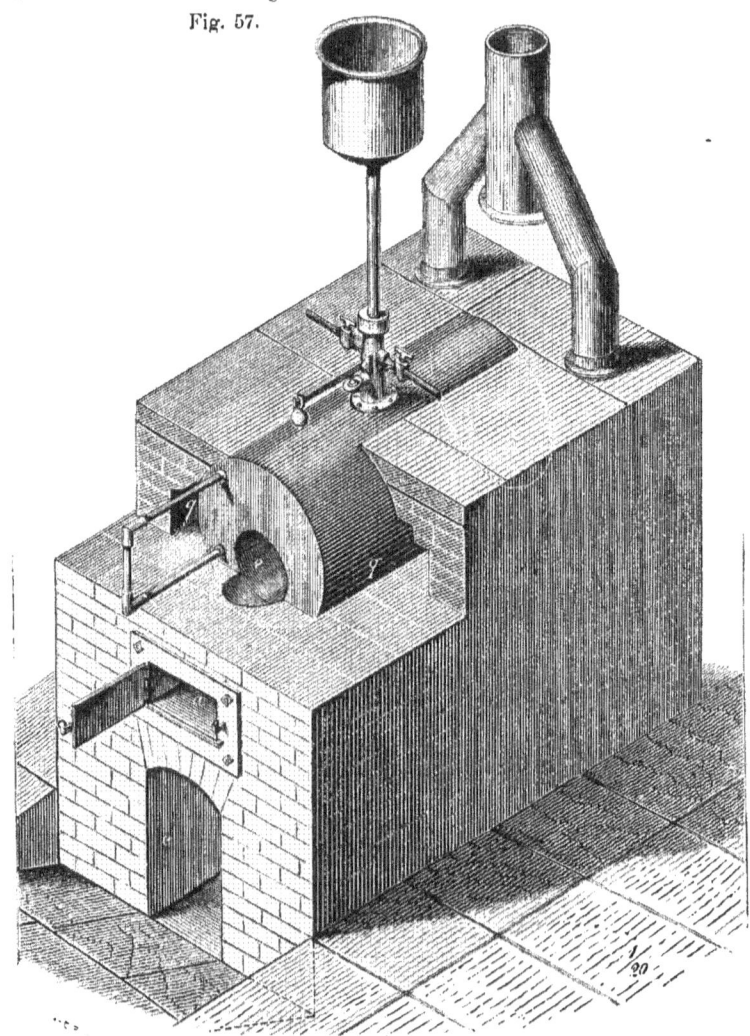

Hochdruckdampfkessel von ausserhalb aufgedeckt.

Wir haben hier wieder:
  a die Heizöffnung;
  c den Aschenraum;
  e das innere Feuerrohr;
  gg die beiden Seitenzüge

Zweites Kapitel. Der Dampfapparat mit gespannten Dämpfen. 97

Endlich zeigt Fig. 58 noch einen geometrischen senkrechten Durchschnitt des ganzen Ofens am hinteren Ende. — Diese Zeichnung hat ihren eigenen Maassstab neben sich, weil die gleichwerthigen Dimensionen im Verhältniss von 9 zu 11, gegen die isometrische Zeichnung von Fig. 59 und 60 kleiner erscheinen. In diesen Figuren, die zu $1/20$ Maassstab entworfen sind, können alle geraden Linien, ohne Weiteres, in 20facher Grösse als Werkmaasse genommen werden.

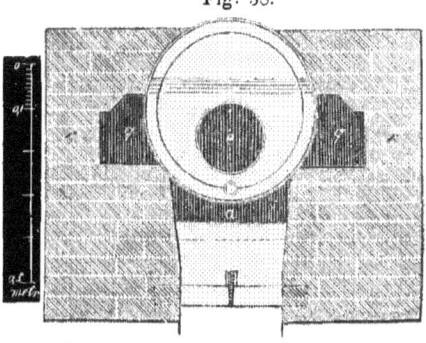

Fig. 58.

Einmauerung des Hochdruckdampfkessels

In Fig. 58 sieht man bei $a$ den unteren Zug, $e$ den Zug der inneren Feuerröhre.

$qq$ die beiden seitlichen Feuerzüge, welche bei $r$ nur durch einen halben Ziegelstein geschlossen werden. Wo es einigermaassen der Raum gestattet, ist sehr anzurathen, hier einen ganzen Stein zu nehmen, und den Maurern neben der Wahl des besten Materials die sorgfältigste Arbeit anzuempfehlen.

An diesen Apparat werden nun die zugehörigen Theile zu den einzelnen Arbeiten mit Röhren angeschlossen. Oeffnet man die Dampfhähne ganz, so werden alle Gefässe, welche nicht auf ihre Lager befestigt sind, aufgehoben, wenn man dem Dampfe den Ausgang erschwert. Will man nur Dämpfe von atmosphärischer Spannung erzeugen, so giebt man ihnen aus dem anzuschliessenden Arbeitsgefäss einen nicht zu weiten, aber freien Ausgang, und verschliesst den Dampfhahn so weit, dass nicht zu viele Dämpfe durch diesen Ausgang entweichen. Werden mehr erzeugt, als gebraucht werden, so entweichen sie durch das Ventil.

Will man aber Dämpfe von höherer Spannung erzeugen, so muss man die Schalen und andere Gefässe auf ein anderes Dampfgefäss luftdicht und stark befestigen, und dem Dampfe nur einen Austritt durch ein belastetes Ventil gestatten. In diesem Falle kann man mit Dampf wässerige Lösungen in volles Kochen versetzen. Das gute Befestigen porzellanener Gefässe hat aber immer seine besonderen und grossen Schwierigkeiten, und es möchte dieser Dampfkessel immer am vortheilhaftesten bei niedriger Spannung der Dämpfe und ausgedehnter Arbeit anzuwenden sein.

Bei Destillationen von Vegetabilien lässt er nichts zu wünschen übrig, indem man ganze Fässer voll Pflanzenkörper in hölzernen Kübeln der Destillation unterwerfen kann. So wie eine Portion abgefertigt ist, kann

98　Zweiter Abschnitt. Besondere Arbeiten und Apparate.

man einen neuen Kübel vorschieben, und fast ohne Unterbrechung destilliren, was bei eigentlichen Blasen nicht der Fall ist. Abdampf- und Digestionsapparate kann man in hölzernen Umfassungswänden in beliebiger Grösse anlegen und gebrauchen. Mit den nöthigen Rührapparaten versehn, lässt sich mit einem solchen Dampfkessel, ausser den Bedürfnissen des grössten Geschäftes, eine kleine Fabrikation verbinden.

Fig. 59.

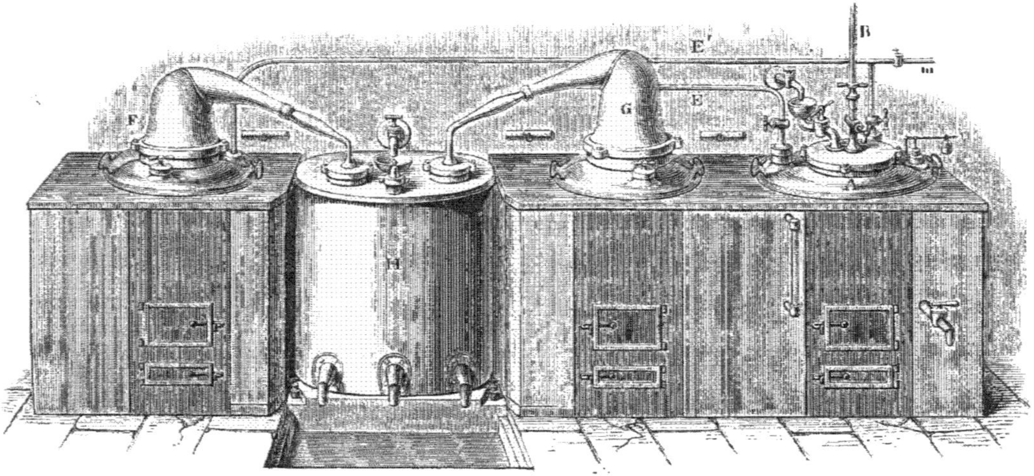

Destillation mit gespannten Dämpfen.

Eine sehr schöne und vollständige Einrichtung zur Dampfdestillation habe ich bei Herrn Medicinalrath Ritter in Stettin gesehen. Sie ist durch Fig. 59 erläutert. Es ist dabei kein horizontal liegender Cylinder, sondern ein gewöhnlicher kupferner Kessel, und der Stärke wegen mit nach aussen gewölbtem Boden angewendet. Derselbe hat $4^1/_2$ Kubikfuss Inhalt, mit einer solchen Wandstärke, dass er, bei einem normalen Gebrauche eines

## Zweites Kapitel. Der Dampfapparat mit gespannten Dämpfen.

Dampfes von 7 bis 8 Pfund Druck auf den Quadratzoll, einen Dampfdruck von 2 Atmosphären (30 Pfund Druck per Quadratzoll) ertragen kann. Die Einmauerung geschieht nach Art von Fig. 52 Seite 88, oder ganz frei nach dem belgischen System der Pulverfabrik zu Wetteren (Dingler, polyt. Journ. 117, 46), welches sehr grosse Vorzüge darbietet.

Wir haben nun zunächst rechter Hand $A$ den Dampferzeugungskessel, mit Wasserzuführungsrohr $B$ von einer Höhe von etwa 20 Fuss. Wo dies nicht zulässig ist, kann man sich einer Druckpumpe oder kleinen Feuerspritze mit Vortheil bedienen, welche mit einem vulcanisirten Kautschukrohr mit Leineneinlage mit dem Dampfkessel in Verbindung steht. Wasserstandszeiger, Ablasshahn und Dampfleitungen sind ohne Weiteres zu erkennen. Aus der Wasserleitung kann der Kessel ursprünglich gefüllt werden. Der Hahn $C$ verschliesst die Einflussröhre.

Zwei durch Hähne verschliessbare Dampfleitungsröhren $E$ und $E'$ leiten die Dämpfe in zwei Blasen von verschiedenen Grössen. Die kleinere $F$ fasst circa 45 Quart; die grössere $G$ fasst 100 Quart. Die zinnernen Helme werden mit zwischengelegten Pappscheiben auf die Blasen aufgeschraubt. Die ovale grosse Kühltonne $H$ steht in der Mitte zwischen den zwei Blasen. Sie enthält drei Cylinder oder Condensatoren von Zinn. Zwei derselben sind, wie die Zeichnung deutlich macht, mit den zwei Helmen, ebenfalls durch zwischengelegte Pappscheiben, in Verbindung. Ein dritter engerer dient zu Accidentien, die dann und wann von anderen Oefen herüberkommen.

So weit dient der ganze Apparat nur zu Destillationen. Allein er kann auch zu Abdampfungen, Abkochungen, Schmelzungen und Infusionen benutzt werden. Die Röhre $E'$ hat noch einen seitlichen, durch Hahn abschliessbaren Fortsatz $u$, welcher den Dampf zu den übrigen Apparaten führt. Dieselben sind hier nicht weiter gezeichnet. Sie bestehen aus mehreren Koch- und Abdampfkesseln aus verzinntem Kupferblech mit doppelter Dampfhülle, wo der Dampf zwischen den beiden halbkugelförmigen Mänteln, die concentrisch in einander stecken, circulirt und durch ein entsprechend belastetes Sicherheitsventil entweicht. Der innere Kessel muss stark genug sein, um den Dampfdruck auf die äussere Fläche seiner Kugelform ohne Verbiegung zu ertragen. Er ist in jedem Falle mit einem breiten, starken Rande, mit zwischengelegter Bleischeibe und Kitt an den äusseren Kugelmantel angeschraubt. Dieser letztere hat an seinem untersten Punkte einen Ablasshahn für das condensirte Wasser. Lässt man den bereits gebrauchten Dampf statt durch das Sicherheitsventil durch einen stellbaren Hahn in einen offenen Behälter eintreten, so hat man hier Dampf von gewöhnlicher Spannung und Temperatur, und man kann gleichsam einen gewöhnlichen Beindorff'schen Apparat anlegen, statt demselben aber mit Feuer zu heizen, bloss die Wasserdämpfe hineinleiten. Ohnehin wird selbst in grossen Geschäften der grosse Dampfkessel $A$ nicht täglich geheizt, sondern ein kleineres Decoctorium oder gewöhnlicher Beindorff'scher Apparat. An den

100 Zweiter Abschnitt. Besondere Arbeiten und Apparate.

Tagen, wo der grosse Kessel geheizt wird, speist man den kleinen Apparat in der eben beschriebenen Art mit Dämpfen aus dem grossen Kessel, ohne Feuer unter dem kleinen Apparat zu machen. An den anderen Tagen wird dieser allein geheizt.

Die metallenen Hähne sind bei allen Apparaten mit gespannten Dämpfen ein grosses Uebel. Sie werden mit der Zeit alle undicht und tröpfeln.

Ich sah einen solchen grossen Dampfapparat in einem bedeutenden Geschäfte, wo unter jedem Hahn eine Mensur oder ein steinernes Töpfchen hing. Wenn die Hähne auch anfänglich ganz dicht schlossen, werden sie doch bald undicht. Die Ursache dieses Undichtwerdens liegt in ihrer Construction. Die Abreibung ist nämlich an beiden Enden des Hahnes verschieden. Wenn die Hahnbolzen gerade Seiten haben, so ist der Druck des Hahnes auf allen Stellen gleich. Die Abreibung ist aber am dickeren Ende grösser, weil dieses bei gleichem Drucke einen längeren Weg durchläuft. Die Hähne rinnen also immer oben. Man hat, um dies zu vermeiden, den Konus beinahe cylindrisch gemacht; dies bewirkt aber mehrere bedeutende Nachtheile: erstlich, dass ein verhältnissmässig geringer Druck ein keilartiges Feststecken des Zapfens oder Konus bewirkt, zweitens dass eine geringe Abreibung ein bedeutendes Sinken bewirkt, und endlich dass man den Hahn sehr lang und schwer machen muss. Alle diese Uebelstände fallen weg, wenn man die Seiten des Zapfens nicht gerade, sondern nach einer besonderen Curve*), der Reibungscurve, gekrümmt darstellt. Ein solcher Hahn ist in Fig. 60 dargestellt. Der Konus des Hahns ist oben viel stumpfer als unten. Der Druck des Konus ist nun nicht mehr an allen Stellen gleich, sondern oben, wo der Konus stumpfer ist, vermindert. Oben ist aber auch die Bahn, welche ein Punkt bei einer Drehung des Hahnes durchläuft, verlängert.

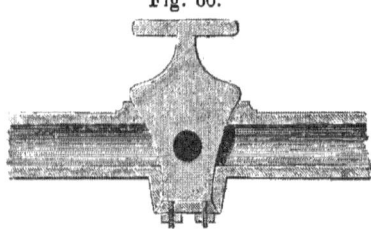

Fig. 60.
Hahn mit Reibungscurve.

Wir haben also am spitzen Ende starken Druck und kleinen Weg, am dicken Ende schwächeren Druck und längeren Weg. Wenn nun in allen horizontalen Schichten das Product aus Druck und Weg gleich ist, wird die Abnutzung des Hahnes überall gleich stark sein, und derselbe dadurch in einer ursprünglichen wasserdichten Beschaffenheit bleiben. Solche Hähne werden mit der Zeit immer besser, indem sich von selbst diese Reibungscurve ausbildet. Wenn man ein konisch gespitztes Stückchen Kreide in ein enges senkrechtes Loch in Kreide durch Drehen einreibt, so nehmen beide Stücke zuletzt die Gestalt der Reibungscurve an,

---

*) Schiele's Reibungscurve. Dingler's polyt. Journal, Bd. 112, 331; Bd. 113, 19; Bd. 123, 177.

Zweites Kapitel. Der Dampfapparat mit gespannten Dämpfen. 101

und behalten sie bis zum gänzlichen Verschleifen eines Stückchens. Ich möchte deshalb die Herren Mechaniker und Verfertiger von Apparaten auf diese Form von Hähnen aufmerksam machen, und sie zum Aufertigen derselben veranlassen. Wir haben nun noch einige Worte über die Zweckmässigkeit der Hochdruckdampfapparate beizufügen. Der Verfasser ist durch seine Erfahrungen und Beobachtungen zu dem Schlusse gekommen, dass dieselben für den gewöhnlichen pharmaceutischen Betrieb nicht nur nicht besser, sondern ganz entschieden schlechter sind, als die gewöhnlichen Apparate mit Dämpfen von atmosphärischer Spannung. Der Umstand, dass eine wässerige Flüssigkeit in dem gewöhnlichen Wasserbade nicht zum Sieden kommen kann, ist einer der wesentlichsten Vorzüge desselben, denn er erhält in der Flüssigkeit selbst bei unvorsichtiger Heizung immer dieselbe Temperatur, was bei dem Hochdruckdampfe nur durch eine beständige Regulirung der Hähne erreicht werden kann. Eine Menge Flüssigkeiten dürfen gar nicht zum Kochen gebracht werden, wie die Auszüge von stark riechenden Extracten und diese kann man im Bade des hochgespannten Dampfes nicht eindampfen. Will man aber durch einen Hahn die Zulassung des Dampfes so reguliren, dass die Flüssigkeit doch nicht kocht, so ist das ungefähr so, als wenn man an einen leichten Wagen zehn Pferde anspannte, und wegen des Uebermaasses der Kraft neunen die Kehle zudrückte.

Herr C. Wolff aus Heilbronn hat eine Reise durch ganz Deutschland eigens in der Absicht gemacht, die Art der Verwendung dieser Apparate überall zu beobachten und zu prüfen. Als Fabrikant hatte er ein grosses Interesse, die Bedürfnisse und Wünsche der Pharmaceuten kennen zu lernen, da gerade von diesen der Ruf nach Apparaten mit gespannten Dämpfen immer ausging.

Im südlichen Theile Deutschlands findet man häufig die alten Beindorff'schen Apparate hauptsächlich mit den Verbesserungen, welche in den früheren Auflagen dieses Werkes zuerst empfohlen waren. Hochdruckdampfapparate waren nur in wenigen grösseren Geschäften Bayerns und der Schweiz vorhanden. In Norddeutschland, wo die Apotheker mehr auf ihre Einrichtungen verwenden, finden sich nicht selten Dampfapparate mit besonderem Dampferzeuger. Wenn auch in kleineren Geschäften ähnliche Apparate von kleineren Dimensionen sich vorfanden, so waren dieselben doch schwerfälliger und im Metallverbrauch kostspielige Geräthe. In Süddeutschland fand sich nur ein Apparat von einem norddeutschen Fabrikanten, während Heilbronner, Pforzheimer und Frankfurter Apparate häufig in Norddeutschland vorkommen. Die Apparate können überhaupt in folgende drei Abtheilungen gefasst werden:

1. solche, deren Gefässe im Dampfkessel selbst hangen und ohne gespannte Dämpfe: gewöhnliche Beindorff'sche Apparate;
2. solche mit besonderem Dampferzeuger, bei welchen der durch Röhren geleitete Dampf in einen Behälter oder Mantel strömt.
3. eigentliche Hochdruckdampfapparate mit besonderem Dampferzeu-

ger, in welchen durch den unmittelbaren Dampfdruck in den mit Mänteln umgebenen einzelnen Gefässen die Flüssigkeiten zum Sieden gebracht werden können. Die gewöhnlichen sogenannten Beindorff'schen Apparate, deren Gefässe in dem Dampferzeuger selbst eingesenkt werden, arbeiten nicht mit gespannten Dämpfen; die Flüssigkeiten in den Büchsen und Schalen können nicht zum Kochen gebracht werden, und sind doch vollkommen entsprechend dem Bedarf einer grösseren oder kleineren Apotheke. Anders ist es, wenn ein Dampfapparat zur Darstellung grösserer Quantitäten eines besondern Dampferzeugers bedarf.

Die Anschaffung, auch des kleinsten Dampferzeugers für gespannte Dämpfe sollte stets Sache reiflicher Ueberlegung sein, da sowohl die Aufstellung als auch der Betrieb wegen seiner Gefährlichkeit amtlichen Anordnungen unterliegt. Die Zubehöre, als Manometer, Sicherheitsventile, Druckpumpe und die Aufmauerung eines besondern Kamins, wenn solcher nicht passend vorhanden, vertheuern die Anschaffung eines Dampfapparates mit gespannten Dämpfen sehr bedeutend, und er kann nur dann rentiren, wenn er voraussichtlich immer geheizt werden muss. Man kann aus dem nach gesetzlichen Vorschriften eingerichteten Erzeuger den Dampf durch Röhren in eine Destillirblase, oder in hölzerne Kübel, oder in die die Kochgefässe umgebenden Mäntel hineinleiten. Jedoch wird gerade dieser Gebrauch, für welchen man eigentlich den gespannten Dampf erzeugt hat, selbst in Norddeutschland niemals von diesen Apparaten in Anspruch genommen. Das hat aber seinen guten Grund, denn in diesem Falle müssen die Gefässe mit dem Mantel entweder durch Verschraubung oder Löthung dampfdicht verbunden sein, und man kann sie nun nicht wie eine Schale des Beindorff'schen Apparates wegnehmen, ausleeren und durch eine andere ersetzen. Ist also ein Präparat, z. B. ein Extract, fertig geworden, so muss man es aus der Schale herausschöpfen statt ausgiessen, und kann diese nun in loco nicht putzen, weil das Spülwasser sogleich zu kochen anfängt. Man müsste also zuletzt auch das Spülwasser mit Schwämmen austunken, wenn man die Schale noch einmal gebrauchen wollte. Um dieselbe abzunehmen, das Präparat reinlich auszuleeren und sie dann putzen zu können, müsste man erst den gespannten Dampf herunterkommen lassen, dann die Schrauben lösen, und nun bis zur Abwicklung dieser Arbeit und der neuen Befestigung der Schale durch die Schrauben die Heizung sistiren, oder man müsste den Dampfzuführungshahn schliessen, wenn die Gefässe in einem besonderen Mantel hängen und bis zur Wiedereinsetzung der Schale den Dampf durch das Sicherheitsventil entweichen lassen. Man sieht also, dass trotz des besondern Dampferzeugers der Wunsch nach dem Kochen in Schalen und Büchsen ebensowenig befriedigt wird, wie bei den gewöhnlichen Dampfapparaten, und dazu kommt noch, dass sich bei Steingutgefässen der hochgespannte Dampf ganz und gar nicht anwenden lässt. Man hat schon eine Menge Versuche gemacht, das bei gespannten Dämpfen nöthige Befestigen der

Zweites Kapitel. Der Dampfapparat mit gespannten Dämpfen. 103

Gefässe am Mantel oder auf der Dampfkesselplatte zu ermöglichen. Es haben jedoch alle diese Versuche mit 2 bis 3 Schrauben, mit Vorreibern und Haken niemals ein befriedigendes Resultat ergeben. Der Dampf entwich immer zwischen den Fugen, denn auf grössere Längen sind selbst dicke Metallmassen etwas biegsam. Dass man keine Porzellanschale einem gespannten Dampfe aussetzen dürfe, kann man durch eine einfache Berechnung leicht finden. Eine in offener Schale befindliche Flüssigkeit nimmt wegen der Verdunstung niemals die Temperatur des wärmenden Dampfes an. Im Beindorff'schen Apparat steht bei genügendem Rühren das Thermometer in der Schale immer 6 bis 7 Grad tiefer als im Dampfe. Um also Wasser durch Dampf zum Kochen zu bringen, müsste derselbe mindestens 6 bis $7^0$ C. wärmer sein, als offen kochendes Wasser, also eine Temperatur zwischen $106^0$ und $107^0$ C. haben. Dies entspricht nach den Dampfspannungstabellen einem Drucke von 950 Millimeter, oder 190 Millimeter gleich $1/4$ Atmosphäre Ueberdruck. Ist nun der Gesammtdruck der Atmosphäre auf 1 Preuss. Quadratzoll = 14 Pfund (oder 7 Kilogramm), so beträgt der Ueberdruck von innen auf jeden Quadratzoll $1^1/4$ oder $3^1/2$ Pfund. Auf eine Schale von 1 Fuss Durchmesser oder 113 Quadratzoll Oberfläche beträgt dieser ganze Ueberdruck $395^1/2$ Pfund. Gesetzt die Schale mit Fassung wöge auch 25 Pfund, so bleibt doch noch ein Druck von innen nach aussen von 370 Pfund übrig, dem man kein Porzellan ohne die grösste Gefahr aussetzen kann. Bei diesem Drucke verbiegen sich die Fassungsringe, wenn sie mit wenigen Schrauben befestigt sind und lassen Dampf entweichen, und deshalb sieht man auch an solchen Apparaten Schraube an Schraube oder Niete an Niete, um die nöthige Dichtigkeit zu erzielen.

Abgesehen von diesem Uebelstande, ist die Vereinigung vieler Gefässe unmittelbar auf einem Dampferzeuger mit gespannten Dämpfen gefährlich und unpraktisch; gefährlich, weil beim Losschrauben des einen Gefässes sämmtlicher im Dampfkessel enthaltene Dampf und der sich noch aus dem überhitzten Wasser bilden kann, stürmisch entweicht und Hände und Gesicht furchtbar verbrühen kann. Um dem zu entgehen, muss man erst allen Dampf in die Destillirwasserröhre entweichen lassen, was auch nicht genügt, wenn man nicht zugleich das Feuer etwas mässigt; unpraktisch ist die Einrichtung, weil der Ueberdruck im Erzeuger so oft muss verloren gegeben werden, als man ein Gefäss abnehmen muss. Und wenn endlich ein wirkliches Sieden in den offenen Gefässen erzielt ist, so tritt bei der reichlichen Wärmezufuhr sehr leicht ein Ueberkochen ein, welches nicht nur den Verlust der Flüssigkeit selbst, sondern auch den der daneben stehenden Gefässe nach sich ziehen kann. Der ganze Nutzen des Kochens selbst wäre nur eine beschleunigte Abdampfung. Für Extractflüssigkeiten ist die hohe Temperatur und das Kochen eher gefährlich als nützlich; Infusionen sollen nicht kochen, und es bliebe also nichts übrig, als das raschere Eindampfen von Salzlösungen, die aber ihrer Natur nach häufig nur in Porzellan behandelt werden dürfen, und deshalb

104 Zweiter Abschnitt. Besondere Arbeiten und Apparate.

hier ganz ausgeschlossen sind. Aus alle dem folgt, dass für die gewöhnliche Pharmacie ein Apparat mit gewöhnlichen Wasserdämpfen bei weitem einem solchen mit gespannten vorzuziehen sei. Die Wirkung eines Hochdruckdampfkessels in Feuerung, Wassereinpumpen, Reguliren der Hähne erfordert ganz dieselbe Sorgfalt, wie die Führung einer grossen Dampfmaschine. Die ganze Sorgfalt ist dann aber auch allein einer Person anvertraut. Im pharmaceutischen Laboratorium kann aber für die Bedienung des Dampfkessels keine besondere Person angestellt werden, denn der Stösser hat noch andere Arbeiten zu thun, und der Defectarius hat seine Aufmerksamkeit auf die Arbeiten und nur nebenbei auf das Feuer zu richten. Bei dem häufigen Wechsel der Personen entsteht für den Principal immer die Sorge, dass ein Unglück durch Leichtsinn oder Fahrlässigkeit eintreten könne, für welches er verantwortlich ist, und wovon er den Schaden allein trägt. Man sucht jetzt mit Hartnäckigkeit nach neuen Dampfmaschinen ohne gespannte Dämpfe, wofür die calorische und die Gasmaschine als Beleg dienen können, bloss in der Absicht, der staatlichen Aufsicht und der Verantwortlichkeit zu entgehen. Unter allen Umständen ist ein Apparat mit gespannten Dämpfen viel theurer im Betrieb, als einer mit gewöhnlichen Dämpfen, und zwar 1. weil er bei einer weit höheren Anschaffungssumme mehr Zinsen verzehrt, 2. weil die weitläufigen Dampfröhrenleitungen und die grösseren Aussenflächen der Theile mehr Wärmeverlust veranlassen, 3. weil theoretisch gespannte Dämpfe nicht mehr heizen als gewöhnliche, 4. weil er fast nirgendwo ausgiebig und anhaltend im Betrieb gehalten werden kann.

### Ueber den besten Schluss der Infundirbüchsen.

Bei den ersten Apparaten hat man den Rand der Büchse flach auf dem Deckel des Dampfkessels reiben lassen. Dies gab keinen guten Schluss. Die Büchse ruhte ohne alle Klemmung bloss mit ihrem Gewichte auf der Unterlage. Alle Unreinigkeiten blieben auf der letzteren liegen und wurden von der Büchse in den Rand eingeschlagen. Lag irgend ein fremder Körper dazwischen, so setzte sich die Büchse nicht auf und Dampf entwich. Man kam deshalb auf den Gedanken, den Schluss mit einem Konus zu machen. In diesem entsteht durch die Keilform ein starker Druck; fremde Körper werden zerdrückt und wegen der Neigung der Fläche nach unten geführt. Damit aber auch die Deckel auf den Apparat passen, gab man dem Konus oben eine horizontale Fläche. Es entstand dadurch die in Fig. 61 abgebildete Form des Schlusses. Bei $a$ sieht man den horizontalen Theil, bei $b$ den konischen Theil. Diese Construction war nun theoretisch und praktisch fehlerhaft. Eine von beiden Stellen konnte nicht schliessen und war überflüssig. Der Erfolg war folgender, wie ich ihn nach einjährigem Gebrauche eines ganz neuen

Zweites Kapitel. Der Dampfapparat mit gespannten Dämpfen. 105

mit Messing schliessenden Apparates beobachtet habe. Anfangs schloss
die Büchse bei $b$ und $a$ schwebte. Durch den Gebrauch nutzte sich $b$ ab,
die Büchse sank etwas, und nun sassen beide $a$ und $b$
auf. Da aber bei $b$ wegen der Keilform ein stärkerer
Druck herrschte, so nutzte sich $b$ etwas ab, und die
Büchse wäre gesunken. Dabei kam sie aber auf $a$ zu
sitzen, wo sie senkrecht drückte und ein Abnutzen
nicht leicht möglich war. Alles, was auf dem Konus
$b$ sitzen blieb, wurde zerdrückt und nutzte den Konus
ab, so dass zuletzt $a$ fast noch allein schloss. Ich nahm
auf der Drehbank bei $a$ einen Stich ab, und nun schloss
die Büchse wieder im Konus. Durch längeren Gebrauch
verderben aber auch die Koni aus denselben Gründen.
Der Druck ist an jeder Stelle des Konus gleich stark,
weil die Neigung der beiden Flächen überall dieselbe ist;
dagegen ist der Weg der Abnutzung an den höheren
Stellen des Konus grösser, weil er sich erweitert. Wenn
aber ein Gegenstand bei gleichem Druck einen längeren
Weg macht, so muss er sich mehr abnutzen, als ein solcher, der bei demselben Druck einen kürzeren Weg zurücklegt. Die Abnutzung des Konus ist deshalb immer oben, wo er am dicksten ist, am stärksten. Damit der Schluss für alle Zeiten gut bleibe, oder besser werde, muss
die Abnutzung an allen Stellen gleich stark sein. Dies kann aber nur dadurch geschehen, dass der Weg, mit dem Druck multiplicirt, überall eine
gleiche Grösse gebe. Dies wäre nun freilich bei dem Cylinder der Fall,
aber dieser giebt keinen Schluss. Weil nun nothwendig die Wege der
einzelnen schliessenden Theile ungleich sein müssen, so bleibt nichts übrig,
als auch die Drucke ungleich zu machen, d. h. der Konus muss seinen
Winkel verändern, er muss an den dickeren Stellen, wo er einen weiteren
Weg macht, flacher sein, um weniger keilförmig zu drücken. Es entsteht
daraus die oben erwähnte Reibungscurve.

Fig. 61.

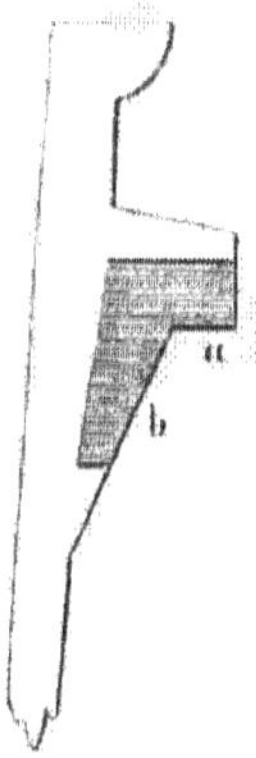

Nehmen wir an, in Fig. 62 (s. f. S.) sei das Dreieck der Durchschnitt
des Konus, wobei die Buchstaben die Längen ausdrücken; so ist $\frac{a}{b}$ der
Druck des Konus, nämlich die Länge des Keils, dividirt durch seine
Dicke. Der Weg, welchen der Punkt $m$ beschreibt, wenn sich das Dreieck
um die Achse $c$ dreht, ist ein Kreis, und proportional seinem Radius $b$.
Nun soll aber der Druck multiplicirt mit dem Weg überall dieselbe Grösse
sein, also $\frac{a}{b} \cdot b =$ Constante; woraus $a =$ Constante. $a$ ist aber die Tangente der Curve bis an die Achse. Der allgemeine Ausdruck ist also der,
dass alle Tangenten der Curven bis an die Achse gezogen eine gleiche
und bestimmte Grösse haben. So sind in Fig. 63 alle von der Curve
$d c b a$ auf die Achse $c$ gezogenen geraden Linien $a a'$, $b b'$, $c c'$ und $d d'$

106  Zweiter Abschnitt.  Besondere Arbeiten und Apparate.

gleich lang. Es erklärt sich daraus die von Schiele*) angegebene Construction. Um diese Curve an dem Dampfapparat angewendet zu sehen,

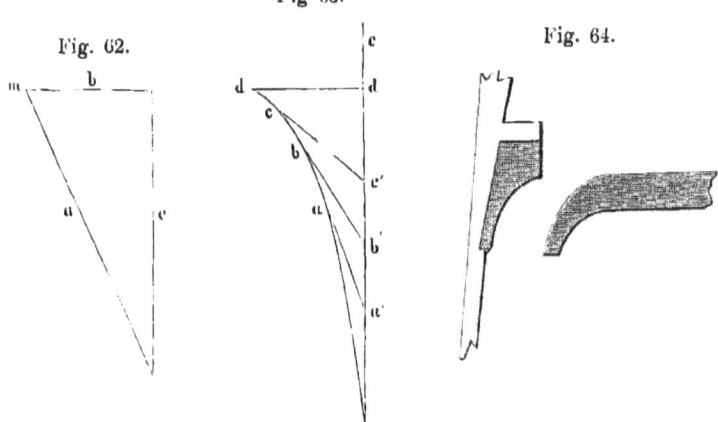

Details der Reibungscurve.

wendete ich mich an Herrn Wolff in Heilbronn, welcher nach meiner Anweisung einige Infundirbüchsen mit diesen gekrümmten Schliessflächen anfertigen liess und mir zusendete. Ich war überrascht über den vollkommenen Erfolg. Als ich etwas feinen Sand und Wasser dazwischen brachte und umdrehte, griffen alle Stellen ganz gleichmässig an, und es bildete sich das feinste Korn auf dem Schliffe. Die Büchsen sassen absolut fest, sicher und dampfdicht, während sie im Konus leicht aufkippen. Es fiel nun auch die eingedrehte Rinne weg, wodurch eine Zufluchtsstätte für Unreinlichkeit verschwindet. In Fig. 64 ist der Durchschnitt einer Wand der Büchse und des Randes des Apparates in dieser neuesten Form abgebildet. Dieselbe Construction findet auch auf die übrigen grossen Ringe des Apparates statt, und ich habe dazu noch die Anordnung getroffen, dass die Deckel der Gefässe immer mit vollem Schlusse das Loch des Gefässes füllen, so dass man nicht zweierlei Deckel nothwendig hat.

Herr Wolff hat von da an alle seine Apparate mit den Schlussringen der Reibungscurve construirt, und jetzt, wo eine Erfahrung von 12 Jahren vorliegt, kann ich aus eigener Erfahrung und aus jener von Wolff bestätigen, dass sich die Einrichtung aufs vollkommenste bewährt hat.

---

*) Dingler's polyt. Journal. Bd. 112, Taf. 6, Fig. 7.

## Drittes Kapitel.

### Der Rührer.

Das Sieden und Destilliren geht auch in bedeckten Gefässen vor sich, welche nur einen engen Ausgang in die Atmosphäre haben, weil die Dämpfe Spannung genug haben, die Atmosphäre und sich selbst vor sich her zu drängen. Verdunstung geht aber in geschlossenen oder nur bedeckten Gefässen nicht vor sich. Der darin enthaltene leere Raum sättigt sich mit Dämpfen der Flüssigkeit, welche der Temperatur entsprechen. Ueber die Sättigung kann die Luft oder der leere Raum im Gefässe nichts aufnehmen, und die Verdampfung hat damit ein Ende. Sie fängt aber von Neuem an, wenn eine neue Menge trockner Luft die mit Dämpfen gesättigte verdrängt. Dies kann nur durch mechanische Bewegung geschehen. Sie erneuert die Oberfläche der Flüssigkeit, wenn diese auch schon eine Haut gezogen hat, und zerstreut die mit Dämpfen gesättigte Luft. Es geht deshalb bei beständigem Rühren die Verdunstung weit rascher vor sich, als bei einer ruhig stehenden Flüssigkeit. Aber auch aus einem viel wichtigeren Grunde muss bei der Eindampfung solcher Flüssigkeiten, welche organische Stoffe enthalten, gerührt werden. Die meisten derselben erleiden durch längeres Erhitzen schädliche Veränderungen, welche ihre Heilkräfte schwächen. Die Extracte werden dunkelbraun, setzen oxydirte, humusartige Stoffe ab, verlieren ihren eigenthümlichen Geruch, und nehmen einen veränderten, scharfen Geschmack an. Der Honig wird dunkel, bitter und scharf von Geschmack. Gummi wird braun, Zucker verliert an seiner Süsse und verwandelt sich in holländischen Syrup. Die Güte des Präparates fordert deshalb gebieterisch ein ununterbrochenes Rühren. Aber, wem kann man eine so unbedeutende, langweilige Arbeit zumuthen? und von wem kann man erwarten, dass er in unbewachten Augenblicken dieselbe nicht verlasse? Zudem verliert man die ganze Arbeitskraft eines Mannes für eine Arbeit, zu der die Kraft eines seiner Finger hinreichte. Um deshalb des ununterbrochenen Rührens versichert zu sein, und doch die Arbeitskraft eines Menschen nicht zu verlieren, habe ich das mechanische Rühren eingeführt. Eine Maschine, die in einer Minute aufgezogen wird, und nun drei Stunden lang regelmässiger rührt, als ein Mensch, ist das einfache Mittel, die Kraftäusserung weniger Augenblicke auf eine längere Zeit auszudehnen. Ich halte deshalb den mechanischen Rührer für jedes pharmaceutische Laboratorium für einen der unentbehrlichsten Apparate. Seit meiner ersten öffentlichen Empfehlung dieses Werkzeuges sind Hunderte von Exemplaren aufgestellt worden, und sämmtlich zur höchsten Zufriedenheit der Besitzer. Von hier aus sind Exemplare nach Petersburg, Moskau, Lemberg, der Schweiz und allen Theilen Deutschlands gegangen. Ver-

108  Zweiter Abschnitt. Besondere Arbeiten und Apparate.

schiedene Mechaniker haben sich mit der Herstellung derselben mit Erfolg beschäftigt. Seit der ersten Auflage dieses Werkes habe ich mich mit der Verbesserung dieses Apparates beschäftigt. Das Princip ist dasselbe geblieben, dagegen sind in der Ausführung wesentliche Verbesserungen eingetreten. Die später hier unter meiner Aufsicht angefertigten Rührer sind sehr solid und genau gearbeitet. Das Werk würde, mit einem Echappement und Pendel versehen, eine astronomische Uhr abgeben. Die Zapfen und Triebe sind aus gehärtetem polirtem Stahl gemacht, die Messingtheile vorher hart geschlagen.

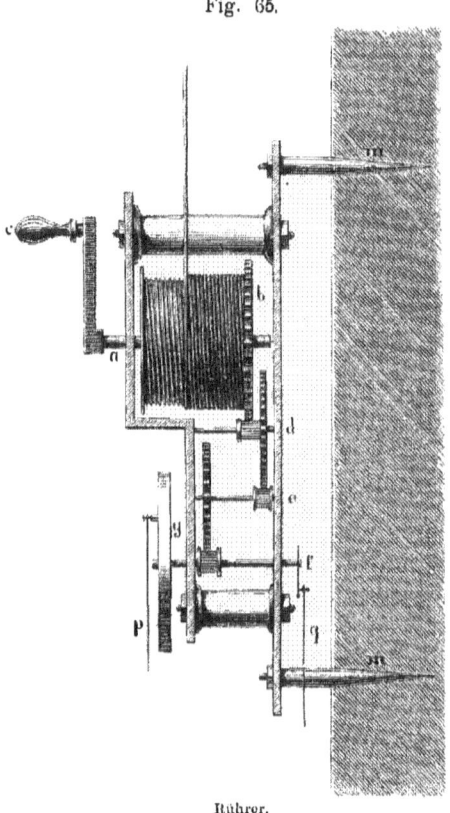

Fig. 65.

Rührer.

Ich gehe nun zur Beschreibung des neuen Rührers über. Die Zeichnung giebt $1/4$ der natürlichen Dimension.

Auf der Welle $a$ (Fig. 65) sitzt fest an der eisernen Scheibe linker Hand ein massiver Cylinder aus hartem Holze, auf den eine Schraube geschnitten ist. Sie hat 23 bis 24 Umgänge. Diese Einrichtung sichert ein regelmässiges Aufwickeln der Saite. Diese hat $1 1/4$ bis $1 1/2$ Linien (2 bis $3^{mm}$) Dicke und ist bei guter Substanz stark genug, am einfachen Flaschenzuge 35 bis 40 Pfund zu tragen. An der hölzernen Walze ist ein gezahntes Rad befestigt, welches in der Zeichnung und Wirklichkeit von aussen nicht sichtbar ist. An dem sichtbaren gezahnten Rade $b$ ist ein Sperrkegel im Innern befestigt, welcher durch eine Feder in die Zähne des eben erwähnten, nicht sichtbaren Rades eingreift. Man nennt diese Einrichtung bekanntlich ein Gesperr. Sie bezweckt, dass man die Saite auf die Walze durch Drehen an der Kurbel $c$ aufwickeln könne, ohne das übrige Räderwerk des Apparates mit zu bewegen. Das gezahnte Rad $b$ greift in den Trieb der zweiten Welle $d$. Das fest damit verbundene gezahnte Rad greift in den Trieb der dritten Welle $e$; und das darauf

## Drittes Kapitel. Der Rührer.

festsitzende gezahnte Rad greift in den Trieb der vierten und letzten Welle $f$. Diese geht mit verjüngten Enden an beiden Seiten durch das Gestell. Auf der einen Seite trägt sie eine schwere Scheibe aus Gusseisen, $g$, und auf der anderen Seite bei $f$ eine stellbare Kurbel. Auf der Scheibe $g$ ist ebenfalls eine in jeder Entfernung vom Mittelpunkte stellbare Kurbelwarze angebracht.

Wenn sich nun durch den Zug des Gewichtes die Walze auf $a$ herumdreht, so nimmt sie die übrigen drei Wellen durch die Verzahnung mit, und jede folgende Welle geht öfter in derselben Zeit herum als die vorhergehende. Die am schnellsten laufende Welle $f$ bewegt mit den daran befestigten Kurbelwarzen die Rührlatten. Mit dem eben beschriebenen Rührer können zugleich zwei Rührlatten bewegt werden.

Es bleibt uns nun noch übrig, etwas über die Aufstellung des Rührers zu sagen. Aus Erfahrung ist mir bekannt, dass diese manchen Collegen Schwierigkeiten macht, und es ist deshalb nicht unzweckmässig, hierüber einige Details mitzutheilen. Zunächst werde ich die Aufstellung beschreiben, bei welcher in zwei Schalen zugleich gerührt werden soll, von denen eine im Kessel des Apparates, die andere auf dem oben beschriebenen Aufsatze sich befindet. Die letztere Schale ist $16^{1}/_{2}$ Zoll ($430^{mm}$) höher als die untere im Apparat. Zu gleicher Zeit deckt sie aber, von oben gesehen, beinahe die Hälfte der unteren Schale, wie aus der folgenden Zeichnung erhellt. Es wurde dadurch nothwendig, den Rührer in einer schiefen Richtung gegen den Kessel rühren zu lassen, damit die lange Rührlatte, welche den Spatel der unteren Schale führt, an der oberen Schale vorbeigehen konnte. Man ersieht dies aus Fig. 66 (s. f. S.). $a$ stellt die untere, $b$ die obere Schale vor. Der Rührer ist so angebracht, dass die Verbindungslinie der beiden Mittelpunkte der Schalen $a$ und $b$ mit der Stosslatte $p$ bei $a$ einen rechten Winkel bildet. Alsdann kann die an $a$ hängende Latte frei neben der Schale $b$ vorbeigehen. Zugleich kommt der Rührer so weit von dem Ofen weg, dass man ihn bequem über dem Kühlfasse aufziehen kann. Das Gewicht geht in dem leeren Raume hinter dem Kühlfasse, was den Vortheil hat, dass selbst beim Reissen einer Saite, was mir übrigens seit den 12 Jahren, dass ich den Rührer anwende, noch nicht vorgekommen ist, kein Unglück geschehen kann. Der Rührer selbst ist senkrecht, wie es in Fig. 65 gezeichnet ist, aufgestellt. Zwei starke eiserne Stangen $mm$ sind schief (Fig. 66) in die hinter dem Apparate befindliche Wand eingegypst, und mittelst zweier Schrauben wird das Gestell des Rührers daran befestigt. Die beiden Stosslatten $p$ und $q$ sind in Fig. 65 senkrecht herabhängend, ausser Dienst, in Fig. 66 in horizontaler Lage und wirksam dargestellt. Die beiden Kurbeln bei $f$ und $g$ stehen sich gerade gegenüber in Betreff ihrer Welle, d. h. wenn die eine ihren obersten Punkt erreicht hat, ist die andere in ihrem untersten. Dadurch hebt sich die beschleunigende Wirkung der Stosslatte, welche im Sinken die Bewegung der Welle beschleunigt und im Steigen verzögert, vollkommen auf. Die schwere

110  Zweiter Abschnitt.  Besondere Arbeiten und Apparate.

Scheibe $b$ wirkt als Schwungrad. Sie macht die Bewegung gleichmässig und bringt die Kurbeln über den todten Punkt. Ich habe sie an die Stelle des früheren Windflügels gesetzt, welcher die Bewegung durch Luftwiderstand, also durch Verlust von Kraft, verminderte. Wenn die Bewegung des Rührers zu stark ist, senkt man bloss den Spatel tiefer, was ohne Unterbrechung des Rührers geschehen kann.

Die Rührlatte, an deren unterstes Ende der Spatel befestigt wird, ist an ein zierliches Gerüste (Fig. 67) von vierkantigem Stabeisen aufge-

Fig. 66.

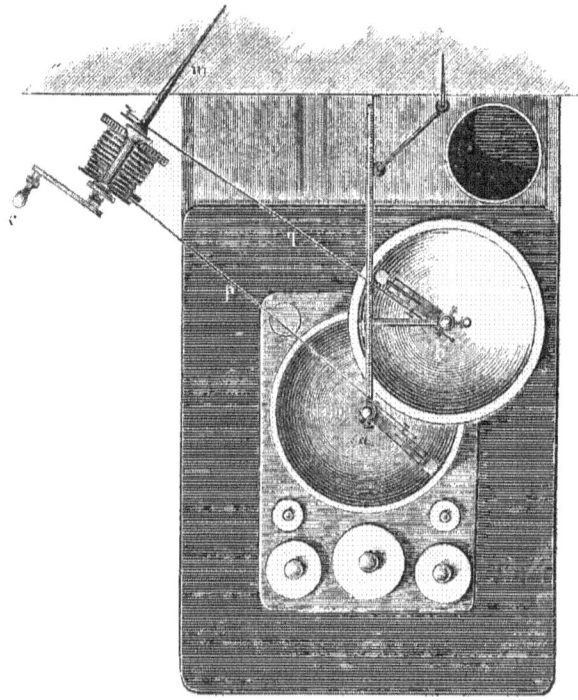

Anbringung des Rührers zu zwei Rührstellen.

hangen. Dasselbe bleibt immer stehen, der Rührer mag im Gebrauch sein oder nicht, denn an seiner Stelle hindert es niemals. Durch eingesprengte, immer kleiner werdende Ringe ist es verstärkt. An seiner Spitze hat es einen Knopf, durch welchen eine senkrechte Bohrung geht, vertical über dem Mittelpunkt der unteren Schale des Apparates. In dieser Bohrung bewegt sich mit einem runden Stiel, der durch eine Stellschraube festgehalten wird, der viereckige Rahmen, worin die Rührlatte sich schaukelt. Diese besteht aus einer vierkantigen Latte von Tannenholz und ist oben mit einem angenagelten Streifen Blech, nach Anleitung von

Drittes Kapitel. Der Rührer. 111

Fig. 67 versehen. Diese Vorrichtung erlaubt, die Rührlatte während des Rührens höher oder tiefer zu senken, ihr jede Richtung zu geben, sie ohne Weiteres einzuhängen und auszuheben.

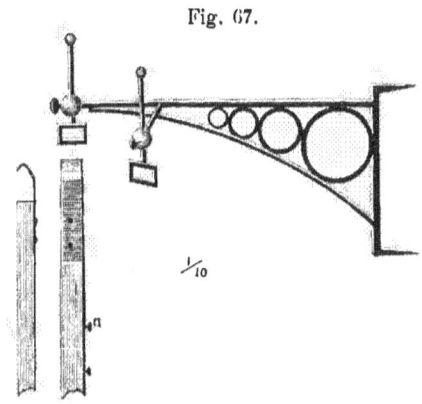

Fig. 67.

Aufhängung der Rührlatte.

Die Verbindung des Rührers mit der Rührlatte geschieht durch die Stosslatte, welche einerseits mit der Kurbel des Rührers, andererseits mit einem an der Rührlatte befindlichen Stift in Verbindung steht. Um die richtigen Bewegungen des Rührers hervorzubringen, kann man der Rührlatte sehr verschiedene Längen geben und das Fehlerhafte jedes Mal durch die Stellung der Kurbel, oder die Höhe des Stiftes, woran nun die Stosslatte angreifen lässt, wieder ausgleichen. Es giebt also dabei keine absolut beste Verhältnisse, sondern alle leisten denselben Dienst. Jedoch sind einige Bestimmungen maassgebend, und von denen ausgehend, findet man die praktisch passendsten Maasse.

Zunächst darf der Rührer nicht höher vom Boden angebracht werden, als dass man ihn bequem ohne Hülfe eines Stuhls oder einer Leiter aufziehen kann; sodann ist die grösste Bewegung des Rührers durch die Weite der Abdampfschale beschränkt. Ich lasse den Spatel in der Flüssigkeit einen Raum von 8 bis 9 Zoll (210 bis 240$^{mm}$) durchlaufen. Die obere Kante des Gerüstes (Fig. 67) ist bei meinem Apparate 4 Fuss (1250$^{mm}$) über der Kesselplatte des Apparates angebracht. Die Rührlatte für die untere Schale ist 3 Fuss 4 Zoll (1045$^{mm}$), mit dem Spatel 3 Fuss 9 Zoll (1175$^{mm}$) lang. Bringen wir den Stift $a$ (Fig. 67) auf $1/4$ der Länge, also $11^{1}/_{4}$ Zoll (295$^{mm}$) von oben an, so macht der Spatel eine viermal so grosse Bewegung als der Stift. Auf dieselbe horizontale Höhe ist nun auch die Welle des Rührers, welche die Kurbeln trägt, anzubringen, und dadurch die Höhe des Rührers vom Boden des Laboratoriums gegeben. Der Stift an der Latte macht dieselbe Bewegung, als der Durchmesser des Kurbelkreises ist. Wollen wir also die Rührlatte 8 Zoll weit gehen lassen, so muss der Kurbelkreis 2 Zoll Durchmesser haben, die Kurbel selbst aber einen Zoll aus der Mitte stehen. Diese Stellung kann man ihr ganz leicht durch die bewegliche Kurbelwarze auf der Schwungscheibe geben. In Fig. 68 (a. f. S.) stelle der Kreis diese Scheibe vor. Nahe an seinem Rande dreht sich um einen versenkten Schraubenkopf $m$ ein messingenes Stäbchen, welches an seinem anderen Ende die Kurbelwarze trägt. Auf seiner Mitte hat es einen seitlichen Ansatz, mit einem kreis-

112 Zweiter Abschnitt. Besondere Arbeiten und Apparate.

förmigen Schlitz um das Centrum $m$. Eine Schraube, deren Hals durch den Schlitz geht, befestigt die Kurbelwarze auf irgend einer Stelle des punktirten Weges. Auf diese ist die Stosslatte mit einem ringförmig gebogenen Oehr aus einem 1 Linie ($2^{mm}$) dicken Eisendraht befestigt, und zwar mit etwas Spielraum, damit der Draht an der Kurbel hängend (wie in Fig. 65) durch Schaukeln keinen Schaden nimmt. Der Draht geht bis über die Rührlatte hinaus, und hat an der Stelle, wo er sich auf den Stift $a$ der Rührlatte (Fig. 67) aufhängen soll, eine nach oben gerichtete scharfe Einbiegung $q$ (Fig. 68). Seine Verlängerung jenseits des Stiftes an der Rührlatte endigt sich in einen Ring, theils um den Draht leichter anfassen zu können, theils auch um durch ein hier angehängtes Gewicht die beschleunigende Wirkung des Drahtes auf die Kurbelwelle zu vernichten, im Falle nur eine Rührstange bewegt wird. Das Ende des Drahtes von $q$ nach dem Rührer zu ist unter allen Umständen länger als das hervorragende Stück rechts von $q$, und da der Draht auf dem Punkte $q$ ruht und nicht ganz im Gleichgewichte steht, so wirkt er auf die Welle, woran die Kurbeln sitzen.

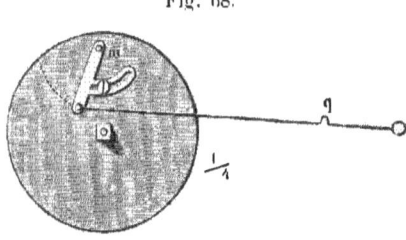

Fig. 68.

Schwungscheibe und Stosslatte.

Die zweite Rührlatte, welche den Spatel in dem Aufsatze $b$ (Fig. 66) führen soll, ist um die Höhe dieses Aufsatzes kürzer als die andere Rührlatte. Der feste Punkt, an dem diese Latte hängt, ist von demselben Gestelle (Fig. 67) abgeleitet, an dem die andere hängt, und in Fig. 66 ersieht man deutlich bei $t$, wie dies geschieht. Von der kleinen Rührlatte sind also der Befestigungspunkt und der Angriffspunkt der Kraft auf gleicher Höhe mit der grossen Latte; also nur das untere Ende abgekürzt, wodurch eine andere Eintheilung stattfindet. Die obere Rührlatte ist im Ganzen mit dem Spatel nur $28\frac{1}{2}$ Zoll ($750^{mm}$) lang; der Stift ist auf $\frac{1}{3}$ der Länge, also $9\frac{1}{2}$ Zoll ($248^{mm}$) vom oberen Ende entfernt. Seine Bewegung ist der dritte Theil von 8 Zoll ($210^{mm}$), welches die Bewegung des Spatels wie früher vorstellt. Der Stift muss sich also um $2\frac{2}{3}$ Zoll ($69^{mm}$) bewegen und die Kurbelwarze in diesem Falle $1\frac{1}{3}$ Zoll ($35^{mm}$) aus der Mitte abstehen. Die Einrichtung des Drahtes ist dieselbe wie oben. Wenn die beiden Latten im Gebrauche sind, bewegen sie sich nach entgegengesetzten Seiten, wie dies in Fig. 66 von oben gesehen wird.

In den meisten Geschäften und Fällen genügt es, in einer Abdampfpfanne zu rühren. Nur bei sehr grossen Extractflüssigkeiten ist es nöthig, bei starkem Feuer beide Schalen wirken zu lassen. Im ersteren Falle bringt man den Rührer seitwärts von dem Apparat oben an die nächste

Drittes Kapitel. Der Rührer. 113

seitliche, oder auch hinter demselben befindliche Wand Man hat dabei zu beachten, dass der Rührer und seine Stosslatte nicht im Wege stehen, und dass man vorkommenden Falles frei unter der Stosslatte hergehen könne. Wenn dies die Räumlichkeit erfordert, so muss man den Rührer 6$^1$/$_2$ bis 7 Fuss hoch vom Boden anbringen, und ihn von einem kleinen Tritte aus aufziehen. Ich habe viele Jahre eine 6 Fuss lange Stosslatte im Laboratorium ohne alle Unbequemlichkeit gehabt.

Fig. 60.

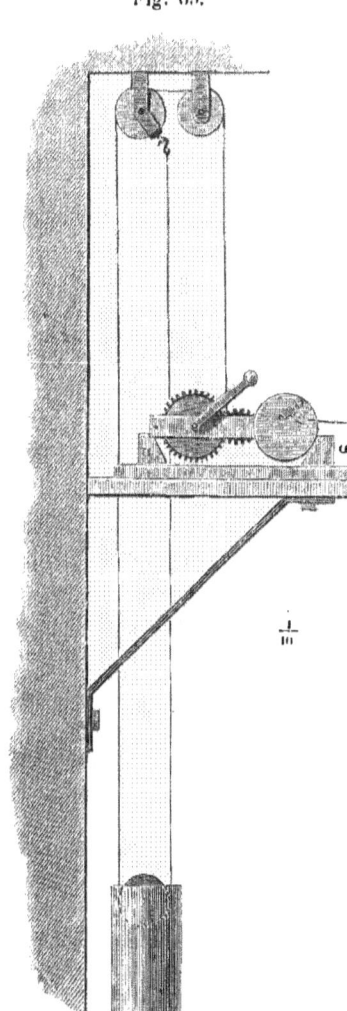

Der Rührer in horizontaler Aufstellung mit Schnurleitung.

Der Rührer selbst kommt auf einen horizontalen an der Wand befindlichen kleinen Tisch zu stehen, an welchen er angeschraubt wird.

Der Deckel (Fig. 69) des Kistchens, worin der Rührer versendet wird, und auf welchen er mit zwei Klötzchen $aa$ befestigt ist, dient ihm als Unterlage, und wird nun mit denselben Schrauben und durch dieselben Löcher, womit der Deckel am Kistchen befestigt war, auf den Tisch angeschraubt. Die Kurbelwelle wird dem Dampfapparat zugewendet, und die Walzenwelle davon abgewendet. Man kann den Rührer, wenn er rechts vom Apparate stehen muss, mit Leichtigkeit umkehren, indem nach Lösung von vier Holzschrauben der eiserne Theil des Rührers auf den Klötzchen $aa$ umgewendet wird. An den hier gearbeiteten Exemplaren ist eine sehr sinnreiche Art der Befestigung, welche diese Umkehrung gestattet, so dass man bei der Bestellung keine besondere Rücksicht auf die Oertlichkeit des Laboratoriums zu nehmen braucht. Endlich ist jeder Rührer mit einer Arretirung versehen, welche erlaubt, zu jeder Zeit die Bewegung zu hemmen. Man lässt die Arre-

Mohr, pharmac. Technik. 8

114 Zweiter Abschnitt. Besondere Arbeiten und Apparate.

tirung auch eingreifen, wenn der Rührer nicht arbeitet, um die Möglichkeit eines zufälligen Ingangkommens und raschen Ablaufens des Gewichtes zu beseitigen.

Die neuen Rührer sind alle mit Saiten bespannt. Das in allen Theilen feiner und sorgfältiger gearbeitete Werk erforderte diese Verbesserung. Von gleicher Dicke sind Saiten stärker als Stricke, und in allen Fällen weniger der Abreibung unterworfen. Bei Stricken hätte die Walze viel länger sein müssen, oder es würden weniger Umgänge daraufgegangen sein, was die Zeit des Rührens zu sehr abgekürzt hätte. Nach der jetzt angenommenen Berechnung macht die Kurbelwelle während eines Umganges der Walze 518 Umgänge oder Hin- und Herbewegungen. Wenn die Walze 23 Schnurwindungen hat, so würde die Abwickelung derselben 11814 Hin- und Herbewegungen veranlassen, und diese würden, wenn wir auf die Minute 60 solcher Bewegungen annehmen, 197 Minuten oder 3 Stunden 17 Minuten dauern. Bei einem höheren Fallraume könnte man auch eine zweite Lage der Saite auf die Walze geben, und dadurch eine sechsstündige Gehezeit bewirken. Je schneller man den Rührer gehen lässt, desto eher ist er abgelaufen. Das Zuggewicht wiegt 35 bis 40 Pfund. Es verkürzt durch seine Länge etwas die Gehezeit des Rührers, weshalb man seine Länge möglichst beschränkt. Aus Blei gegossen, kann es natürlich am kürzesten werden. Das meinige ist ein Cylinder von 4 Zoll (108$^{mm}$) Durchmesser und 7$^{2}/_{3}$ Zoll (200$^{mm}$) Länge. Die Rolle ist, um Raum zu gewinnen, in dem Körper des Gewichtes selbst angebracht. Die Rollen müssen so dick sein, als es die Umstände zulassen, also bei dem angenommenen Maasse des Gewichtes 3$^{1}/_{2}$ Zoll (92$^{mm}$). Dünnere Rollen schaden der Saite durch zu kurze Biegungen. Mit Berücksichtigung aller dieser Einzelheiten ist der neue Rührer so verbessert, dass er jetzt bei einer Fallhöhe des Gewichtes von 6 Fuss (1900$^{mm}$) ebenso lange und kräftig rührt, als er es in seiner früheren Gestalt bei der doppelten Fallhöhe, also bei 12 Fuss, that, und da der mechanische Effect eines Gewichtes proportional dem von ihm durchlaufenen Raume ist, so ist der Effect geradezu verdoppelt worden. Dieser Gewinn kann jedoch nur an der sonst nutzlos durch Reibung verloren gegangenen Kraft erreicht worden sein, da der Nutzeffect in keiner Maschine der bewegenden Kraft gleichkommt, sondern um einen entsprechenden Procentbruch darunter bleibt. Die Aufgabe der praktischen Mechanik ist, diesen Bruch auf ein Minimum herunter zu bringen. Aus diesem Grunde kann ich auch jetzt nicht mehr rathen, alte, ausser Dienst gekommene Bratenwender zu Rührern umzuwandeln, da die Technik vollendetere Apparate darbietet.

Als ich den Rührer zuerst in Anwendung brachte, war der Defectarius sehr glücklich, nur alle Stunden einmal aufziehen zu müssen. Allein bald fand sich, dass der Rührer oft abgelaufen war, und längere Zeit stillstand, auch dass das zwölfmalige Aufziehen im Tage etwas langweilig sei. Es wurde deshalb der höhere Fallraum und das schwerere Gewicht

## Drittes Kapitel. Der Rührer.

in Anwendung gebracht, und die Rührzeit auf drei Stunden gebracht. Das Aufziehen ist jetzt so selten, dass es nicht mehr lästig wird, und dennoch findet sich zuweilen der Rührer abgelaufen. Ich habe deshalb die Idee gefasst, denselben mit einem Lärmsignal zu versehen, welches kurz vor dem völligen Ablaufen von dem sinkenden Gewichte ausgelöst wird, und durch eine Schelle den Defectarius herbeiruft, wie der hölzerne Hahn den Müller in der Kornmühle. Es liegt einmal in der menschlichen Natur, dass, je bequemer man es hat, man es immer noch bequemer haben will.

Das Lärmsignal, Fig. 70, ist ein ganz selbstständiges Werkzeug,

Fig. 70.

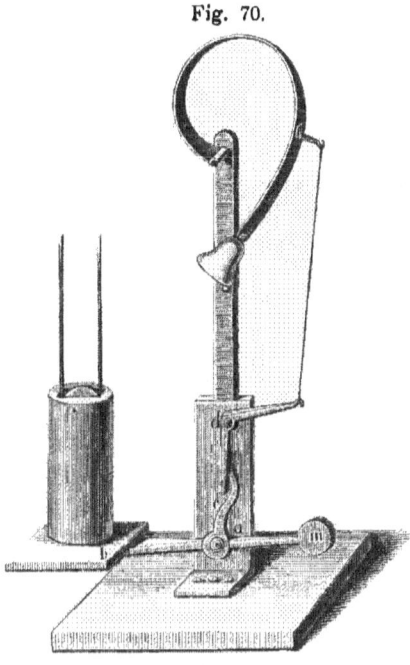

Lärmsignal.

welches an jeden Rührer angebracht werden kann. Es hat sein eigenes Gestell, und wird so unter das Gewicht des Rührers gestellt, dass dieses auf die an dem Winkelhebel befindliche Platte $b$ trifft. Die Wirksamkeit ist sehr leicht zu begreifen. Indem das Gewicht die Platte $b$ herabdrückt, nimmt der Arm $c$ den breiten Lappen des Winkelhebels $d$ mit, bis er von demselben abgleitet, worauf die in die Höhe schnellende Feder die Glocke zum Tönen bringt. Wenn das Gewicht wieder aufgezogen wird, bewegt das schwere Gegengewicht, indem es sinkt, den ganzen Hebel $a$ rückwärts, bis das Gewicht $m$ auf dem Boden aufsitzt. Der Arm $c$ ist alsdann schon wieder unter dem breiten Lappen des Hebels $d$ zurück geglitten, und hat sich

vor ihn gestellt, so dass er zu einer neuen Wirksamkeit bereit ist. Der Dienst des Lärmsignals ist ganz sicher und zweckentsprechend.

Die Wirkung einer ununterbrochenen, automatisch mechanischen Bewegung einer heissen Flüssigkeit ist höchst auffallend. Die Verdampfung ist ungemein rasch. Bei Extractflüssigkeiten rechne ich auf die Stunde 1 Pfund verdampftes Wasser. Wird das Feuer um halb acht Uhr angezündet, so kann um acht Uhr der Rührer schon angesetzt werden. Bei ununterbrochener Arbeit und vorgewärmter Nachflüssigkeit können bis Abends zehn Uhr 14 Pfund Wasser in einer nicht sehr grossen Schale verdampft sein. Wird nun noch einmal Feuer nachgelegt, und der Rührer aufgezogen, so dauert damit die Verdampfung bis Nachts ein Uhr, während alle Hausbewohner ruhig schlafen. Sogar der Sonntag macht keine Unterbrechung, indem das Aufziehen des Rührers so wenig als eine Arbeit anzuschen ist, wie das Aufziehen der Hausuhr, was auch meistens Sonntags geschieht. In dieser Art können in einem Arbeitstage 16 bis 17 Pfund Wasser verdampft werden.

Lässt man die Flüssigkeit in der Dampfschale unbedeckt ruhig stehen, so steigt ihre Temperatur bei guter Heizung bis zu 74° R., und es destillirt reichlich Wasser durch die enge Röhre des Kühlfasses; lässt man nun aber den Rührapparat gehen, so bleibt die Temperatur unter lebhafter Dampfbildung auf 73° R. stehen, aber es destillirt nun kein Wasser mehr ab, sondern es fällt verdichtet an der äusseren Seite der Schale in den Kessel zurück. Man kann auf diese Weise selbst ein starkes Feuer vollkommen benutzen, was bei weniger gutem Rühren nicht der Fall ist, indem hierbei immer viel Wasser überdestillirt. Durch diese bessere Benutzung des Feuers leistet der Apparat einen weit grösseren Effect, und ich wage zu behaupten, dass der kleine Dampfapparat ohne den Aufsatz mit Hülfe des Rührers weit mehr fertig macht, als der grosse Apparat ohne denselben. Bedenkt man, dass durch die Anwendung desselben, selbst für bedeutende Geschäfte, der kleine Apparat genügen dürfte, so ist dessen Anschaffung die nützlichste Anlage, weil sie eine bedeutend grössere Anschaffung überflüssig macht. Es ist einleuchtend, dass man in sehr grossen Geschäften, in chemischen Fabriken, auch in mehreren Schalen zugleich rühren lassen, sowie man die zum Aufziehen oder direct zum Rühren nöthige Kraft von irgend einer anderen disponiblen Kraft leicht ableiten kann.

Die selbstwirkende Nachfüllvorrichtung wird später beschrieben.

Viertes Kapitel.

Extractionen.

Die Bereitung der Extracte hat von jeher die praktischen Pharmaceuten viel beschäftigt, und zu vielerlei Vorschlägen und Verbesserungen geführt.

Die Extracte unterscheiden sich, sowohl ihrer Natur nach, als auch nach dem Ausziehungsmittel, durch das sie bereitet werden. Man hat wässerige, weingeistige und ätherische Extracte.

Die Bereitung derselben wechselt je nach der Natur des Ausziehungsmittels (*Menstruum*).

Der Zweck jeder Verbesserung in der Bereitung der Extracte muss darin bestehen, sie in möglichster Güte und mit den geringsten Kosten darzustellen.

# Viertes Kapitel. Extractionen.

Nur eine richtige Kenntniss aller dabei vorkommenden Beziehungen kann auf den richtigen Weg leiten.

## Wässerige Extracte.

Die theoretische Frage über die Natur und richtige Darstellung der Extracte ist am gediegensten und vollständigsten von Berzelius in seinem Lehrbuche der Chemie abgehandelt worden. An den dort aufgestellten Principien hat sich im Wesentlichen nichts geändert, und wir setzen sie als bekannt voraus.

Nach den dort aufgestellten Sätzen werden die Extracte verändert und verdorben durch zu hohe Temperatur bei dem Eindampfen und durch zu lange dauernde Einwirkung der Wärme. Wir haben demnach unser Augenmerk vorzugsweise auf Vermeidung dieser beiden Klippen zu richten.

Die wässerigen Extracte werden auf drei verschiedene Weisen bereitet: durch Auskochung, durch Aufguss heissen Wassers und Auspressen, durch Aufguss kalten Wassers und Verdrängen desselben durch frisches oder durch Pressen.

Wir haben nun diese drei Methoden mit ihren relativen Vorzügen etwas näher zu beleuchten.

Die Auskochungsmethode ist mit Vortheil nur bei sehr festen Wurzeln und Rinden anzuwenden, welche ihre löslichen Bestandtheile nur schwierig hergeben, wie Quassiaholz, Chinarinde, Quekenwurzel, Cascarilla, Guajakholz und ähnliche.

Man verkleinere die Species so weit, als es praktisch zulässig ist, und koche sie in einem kupfernen oder kupfernen verzinnten Kessel mit eben der hinreichenden Menge Wasser, damit sie nicht am Boden anbrennen und sich leicht mit einem Spatel umrühren lassen, wozu in den meisten Fällen das vierfache Gewicht genügt.

Das Kochen soll kein zu heftiges und stürmisches sein, wodurch alle balsamische und flüchtige Bestandtheile der Stoffe verkocht würden, sondern es soll nur ein gelindes Aufwallen aus der Mitte des Gefässes stattfinden. Auch liegt die Verflüchtigung des Wassers gar nicht im Zwecke, ehe man colirt hat, sondern das Kochen würde noch besser in einem verdeckten Gefässe stattfinden.

Die ganze Abkochung giesse man auf ein Colatorium oder in einen Spitzbeutel und lasse ablaufen; die im Tuche bleibenden Species werden in ganz gleicher Weise noch zweimal mit der geringst möglichen Menge Wassers abgekocht, die Flüssigkeiten vereinigt und absetzen gelassen.

Hierbei ist zu bemerken, dass, wenn im klarcolirten Chinadecocte sich ein Absatz gebildet hat, derselbe nicht durch Sedimentation aus dem Extracte entfernt werden darf, sondern dabei bleiben muss. Bei den übrigen Körpern ist ein solcher Absatz eher als eine Verunreinigung anzusehen und durch Absetzen und Decantiren zu entfernen.

118 Zweiter Abschnitt. Besondere Arbeiten und Apparate.

Die klaren Flüssigkeiten werden in gebrochenen Portionen im Wasserbade unter Anwendung des Rührers erst einzeln zur Syrupdicke, dann alle Syrupe vereinigt zur Extractdicke, das Chinaextract zur Trockenheit eingedampft.

In früheren Zeiten wurden alle Extracte durch Abkochung zu bereiten gelehrt. Erst durch genau angestellte Versuche mit Zahlenresultaten hat man sich überzeugt, dass es in den meisten Fällen vortheilhafter sei, sich der Infusion als der Abkochung zu bedienen.

So hat nach sehr zuverlässigen Versuchen:

1 Pfund zu 16 Unzen *Rad. Patientiae* an Extract gegeben durch Auskochung . . . . . . . . 2 Unzen 6 Drachmen.
Durch Aufguss . . . . . . 3 „

1 Pfund *Rad. Gentianae* ebenfalls von 16 Unzen gab an Extract:
Durch 12stündige kalte Maceration 5 Unzen 2 Drachmen 2 Scrupel.
Durch 12stündige heisse Infusion 5 „ 1 „ 1 „
Durch eine $^1/_4$stündige Abkochung 4 „ 6 „ 2 „

Das Extract durch Infusion bereitet, und besonders jenes durch Maceration war durchsichtig, klar, glatt, bitter und riechender als jenes durch Abkochung bereitete.

1 Pfund *Rad. Consolidae*, im März gesammelt, gab durch eine Infusion von 4 Pfund heissen Wassers an Extract:
2 Unzen 7 Drachmen 50 Gran.
Durch Maceration mit derselben
Menge Wassers . . . . . 3 „ 3 „ 38 „

1 Pfund Rhabarber gab durch einen
einzigen Aufguss . . . . . 5 „ 6 „
eines ganz klaren und im Wasser
löslichen Extractes,
während durch Abkochung nur 5 „
eines trüben, schleimigen, zum Theil unlöslichen Extractes erhalten wurden.

Umgekehrt gab aber 1 Pfund China durch zwei Abkochungen
4 Unzen 87 Gran eines
festen Extractes, während zwei Infusionen nur 3 „ 68 „ geben. Ausserdem ist das durch Abkochung erhaltene Extract viel reicher an Alkaloiden und von ganz anderer Beschaffenheit als das durch Maceration erhaltene, weshalb insbesondere bei diesem Körper die gewöhnlichen Betrachtungsweisen nicht Platz greifen können. Auch Guajakholz giebt durch Kochen mehr und besseres Extract, das sich durch einen balsamischen Geruch auszeichnet.

1 Pfund Ratanhiawurzel gab durch zwei Abkochungen
31 Dr. 22 Gr.
eines Extractes, welches . . . . . . 13 „ 8 „
lösliche und . . . . . . . . . . 18 „ 14 „
unlösliche Stoffe enthielt, die aus Amylon und Gerbestoff bestanden.

## Viertes Kapitel. Extractionen.

1 Pfund derselben Wurzel durch zwei Infusionen behandelt gab nur 28 Dr. 3 Gr. Extract, dieses enthielt aber . . . . . . 18 „ 15 „ lösliche und nur . . . . . . . . . . . 9 „ 50 „ unlösliche Bestandtheile, so dass das durch Infusion bereitete Extract mehr lösliche Bestandtheile als das durch Decoction erhaltene enthielt. Das lösliche Extract ist ausserdem in kleinerer Dose wirksam und giebt klare, minder widerlich einzunehmende Mixturen.

Die französische Pharmacopoe von 1837 hat ein mit Weingeist bereitetes Ratanhiaextract. Dasselbe enthält noch mehr von diesen unlöslichen Stoffen. Eine Menge der Wurzel, welche 70 Theile wässeriges Extract gab, lieferte mit Weingeist 120 Theile Extract, die aber nur 51 Theile in Wasser löslich enthielten.

Da sich nun bei diesen Versuchen in den meisten Fällen durch die Aufgussmethode ein schöneres Product und in grösserer Menge herausgestellt hat, so haben wir noch zu betrachten, auf welche Weise sich die Aufgussmethode am vortheilhaftesten ausführen lasse. Um möglichst wenig Auszichungsmittel anwenden zu müssen, ist es nothwendig, dasselbe successive von den auszuziehenden Körpern zu trennen. Die Entfernung der Lösung von den Species geschieht auf drei verschiedene Weisen: 1. durch Pressen, 2. durch Verdrängung mit hohem Drucke, 3. durch Verdrängung mit niederem Drucke. Die Auspressmethode wird meistens mit der gewöhnlichen Presse des Laboratoriums ausgeübt. Die ausgekochten Species werden in Säcke gefüllt oder in Tücher eingeschlagen zwischen den zinnernen Platten ausgepresst. Diese Arbeit ist wegen der Menge der Substanz bei grösseren Extracten sehr langweilig, und wegen ihrer Hitze äusserst unangenehm, indem die Hände einem beständigen Brühen und Verbrennen ausgesetzt sind. Wenn nun auch für kleine Mengen Substanz die gewöhnliche Presse in Anwendung bleiben kann, so erfordert doch die Bereitung solcher Extracte, die, wie *Extr. Taraxaci*, -*Cardui benedicti*, -*Trifolii fibrini*, aus bedeutenden Mengen Substanz dargestellt werden, die Einführung einer eigenen Extractpresse. Ich habe eine solche in den Annalen der Chemie, Band 31, Seite 303, beschrieben und abgebildet. Eine getreue Darstellung derselben in $^1/_{15}$ der natürlichen Grösse giebt Figur 71 (s. f. S.).

In einer dicken, eichenen Tischplatte $a$ sind zwei viereckige Löcher eingestemmt, durch welche die verjüngten Enden der senkrechten Ständer $bb$ hindurchgehen, um unten durch Keile befestigt zu werden.

Oben sind diese Ständer ebenfalls abgesetzt und, wie aus der Zeichnung ersichtlich, auch mit Keilen über dem Querbalken $c$ versehen.

Durch Loslösen dieser oberen Keile kann man das Querstück $c$ abheben und bequem zu dem Fasse gelangen. In das Querstück $c$ ist die Mutter geschnitten, worin die Pressschraube $d$ geht.

Mitten unter dieser Schraube steht das Pressfass. Es ist sehr schwach verjüngt nach oben, damit man es mit angetriebenen Reifen verdichten

120 Zweiter Abschnitt. Besondere Arbeiten und Apparate.

könne, und hat gerade Dauben. Nöthigenfalls könnte man sich auch eines gewöhnlichen Halbohmfasses, aus dem man einen Boden löste, bedienen.

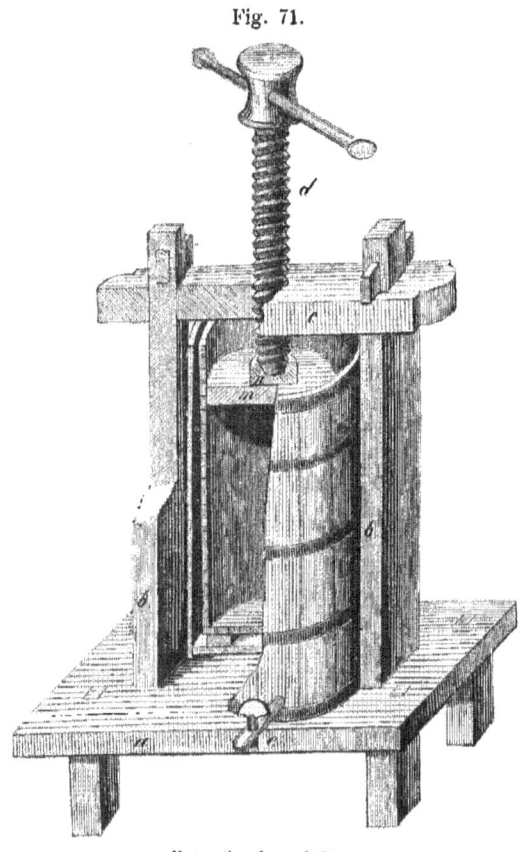

Fig. 71.

Extractionsfass mit Presse.

In diesem Fasse steht ein anderes mit ganz senkrechten Wänden, welche überall durchlöchert sind. Statt dieses zweiten Fasses kann man sich auch einzelner Bretter bedienen, die man senkrecht an die inneren Wände aufstellt.

Sie sind auf der hinteren Seite mit senkrechten Rinnen versehen. Der Zweck dieser Vorrichtungen ist kein anderer, als der ausgepressten Flüssigkeit immer offenbleibende Kanäle zum Abrinnen darzubieten.

Um dieses ganz sicher zu erreichen, muss in dem Fasse noch ein falscher Boden sein, welcher unten durch angenagelte Leisten getragen wird, und ebenfalls mit Löchern versehen ist. Auf diesem Blindboden liegt die Substanz.

Zwischen demselben und dem eigentlichen dichten Boden ist der hölzerne Abflusshahn $c$ angebracht.

Auf der Substanz liegt zunächst ein runder Deckel $m$ aus dickem Eichenholze, von der Grösse des Durchmessers des inneren Fasses; quer auf der Richtung seiner Fasern liegt der Pressklotz $n$, in der Mitte mit einem flachen Loche versehen, um die Spitze der Schraube $d$ aufzunehmen und zu leiten.

### Viertes Kapitel. Extractionen.

Die ausgepresste Flüssigkeit rinnt durch die Löcher des Blindfasses oder hinter den eingesetzten Brettern hinab, gelangt zwischen die beiden Böden des Fasses und fliesst beim Oeffnen des Hahns in ein untergesetztes Gefäss.

Die Infusion des heissen oder kalten Wassers auf die Substanz geschieht im Pressfasse selbst, und man lässt 24 Stunden ruhig stehen. Hat man heisses Wasser aufgegossen, so ist oft nach dieser Zeit das Innere der Substanz so warm, dass man mit der Hand nicht hineingreifen kann. Von krautartigen Substanzen läuft, wenn sie mit Wasser nur bedeckt waren, ungefähr die Hälfte des Wassers von selbst ganz klar und tief gefärbt ab. Die andere Hälfte wird etwas trüber, aber eben so concentrirt durch Pressen erhalten. Die Kuchen sind bereits sehr erschöpft und nur noch feucht, aber nicht nass. Der erste Auszug erschöpft die Substanz um so mehr, je feiner sie verkleinert war. Man darf jedoch die Verkleinerung nicht zu weit treiben, weil sonst zu viel Pulver mit abfliesst.

Kräuter werden im Stampftroge mit dem Stossmesser verkleinert, festere Körper werden gestampft, dann gestossen und durch ein feines Speciessieb geschlagen.

Wer eine Schrotmühle besitzt, lässt die härteren Körper, nachdem sie im Stampftroge verkleinert sind, einmal durchlaufen.

Um diese Stoffe in dem Extractionsfasse zusammenzuhalten, legt man einen weitmaschigen Sack aus grobem Zeuge, der vorher mit heissem Wasser gut ausgebrüht ist, in die Presse und bekleidet damit Boden und Seitenwände. Um den Sack aufgespannt offen zu erhalten, klemmt man ihn mit einem passenden hölzernen Reif in die Oeffnung des Fasses.

Bei krautartigen Substanzen, wie *Marrubium*, *Fumaria* und ähnlichen giebt schon der zweite Auszug ein ganz verändertes Extract. Es ist weniger gefärbt und von hautartiger Beschaffenheit. So gaben 6 Pfund *Herb. Marrubii* durch den ersten Auszug mit Pressen 2 Pfund eines sehr schönen Extractes; der zweite Auszug gab 3 Unzen 3 Drachmen eines unscheinbaren häutigen Extractes, das schon aus diesem Grunde verworfen werden musste. Die kleine Menge lohnte auch nicht die Mühe des Eindampfens.

Bei holzartigen Körpern, wie *Centaurium minus*, *Taraxacum*, lohnt noch der zweite und dritte Auszug.

Die Menge des aufzugiessenden Wassers kann nicht bei allen Körpern dasselbe Verhältniss haben, sondern es muss dem Augenscheine die zum völligen Einteigen nöthige Menge überlassen werden. Auch beim Einteigen können die Kräuter etwas beschwert und gepresst liegen, weil sie sonst steigen und zu viel Wasser aufnehmen. Die zum blossen Benetzen der Pflanze nöthige Wassermenge ist immer mehr als das Zwanzigfache von derjenigen, die zur Lösung der Extractsubstanz erforderlich wäre.

122　Zweiter Abschnitt. Besondere Arbeiten und Apparate.

Man nimmt deshalb unter keinen Umständen mehr Wasser als zum Benetzen und Einteigen nöthig ist.

Die ausgepressten Flüssigkeiten werden zum Absetzen in steinernen Töpfen hingestellt, das Klare nach 24 Stunden vorsichtig abgezogen und auf dem Apparate mit Anwendung des automatischen Rührers eingedampft.

Die zur Syrupconsistenz eingedampften Flüssigkeiten werden vom Feuer entfernt, und nicht wieder mit frischen Flüssigkeiten, wie es gewöhnlich geschieht, verdünnt.

Während nämlich die zweite Flüssigkeit eindampft, soll die erste bereits concentrirte nicht diese ganze Zeit über derselben Hitze ausgesetzt sein.

Die zinnerne Abdampfschale wird höchstens dreimal aufgefüllt, dann aber das bereits syrupartige Extract vom Feuer entfernt so lange aufbewahrt, bis Alles auf diesen Punkt gekommen ist, und das Fertigmachen zusammen stattfinden kann.

Kalt gemachte Auszüge lassen meistens beim Erhitzen Eiweiss coaguliren; man muss sie alsdann noch einmal durch Flanell coliren.

Oxydirter Extractabsatz bildet sich bei diesem Verfahren niemals. Dagegen setzen gewisse Extracte beim Eindampfen Stoffe ab, die sich in dem Auszuge gelöst befanden. *Extr. Fumariae* und *Cardui benedicti* setzen fumarsauren Kalk ab. *Extr. Taraxaci* setzt phosphorsauren Kalk ab. *Extr. Centaurii minoris* kann einen harzigen Körper absetzen.

Will man die Extracte von diesen Stoffen befreien, so muss man sie noch einmal im drei- bis vierfachen Gewichte Wasser lösen, absetzen lassen und von Neuem eindampfen.

Der erhaltene Absatz wird mit Wasser verdünnt, und das, was sich nicht klar abziehen lässt, auf ein Filtrum gebracht, bei welcher Gelegenheit man den Extractabsatz rein erhält und ausgewaschen untersuchen kann.

Fumarsaurer Kalk verbrennt unter blumenkohlartigem Aufblähen und hinterlässt kohlensauren Kalk, den man an seiner Löslichkeit unter Aufbrausen und den bekannten Reactionen der Kalkerde erkennt.

Phosphorsaurer Kalk bläht beim Glühen nicht auf, der Rückstand löst sich ohne Aufbrausen in Säuren und wird durch Ammoniak gallertartig gefällt. Sind beide zusammen, so wird der geglühte Rest mit Säuren brausen und aus der sauren Auflösung desselben phosphorsaurer Kalk durch Ammoniak gefällt, im Filtrate ist aber noch die Reaction des Kalkes durch kleesaure Salze zu erkennen.

Durch die Anwendung der Extractpresse und des Rührers ist die höchst unangenehme, geld- und zeitraubende Arbeit der Bereitung der grösseren Extracte zu einer Nebenarbeit geworden, die man zwischen anderen chemischen Arbeiten besorgen kann.

Die Gründe, welche den Streit zwischen den Vorzügen des Expressionsverfahrens und der Deplacirungsmethode entscheiden sollen,

## Viertes Kapitel. Extractionen.

werden am besten abgehandelt, wenn dieses Verfahren selbst genau beschrieben ist.

### Deplacirungsverfahren.

Die Entfernung der gesättigten Lösung durch ein frisches Lösungsmittel war eine fruchtbare Idee, welche die Pharmaceuten viel bewegte, und der Kunst erfreuliche Gaben bot. Als Graf Real seine von ihm benannte Presse erfand, schwebte ihm die Idee, durch starken Wasserdruck tiefer in die Pflanzenfaser einzudringen und dadurch eine vollkommnere Ausziehung zu bewirken, mehr vor, als dass er durch diese grosse Vorrichtung nur den fertigen Auszug vor sich hertreiben und verdrängen sollte. In der That besteht die Wirkung auch des höchsten Druckes in fast nichts Anderem, da das Wasser für jeden uns möglichen senkrechten Säulendruck fast unzusammendrückbar ist, und das in den Fasern enthaltene dem äusseren drückenden einen unüberwindlichen Widerstand entgegensetzt.

Die durch Erfahrung und Einsicht geläuterte Kunst hat sich endlich von diesem Sachverhältnisse überzeugt, und die riesigen Formen der Real'schen Presse mit ihrem philosophischen Nimbus sind in der Praxis auf die Grösse eines kleinen Blechcylinders oder einer Zuckerhutform zusammengeschrumpft.

Nicht wenig mögen auch dazu die grösseren Kosten der Anschaffung, der schwierig zu haltende wasserdichte Schluss bei den übertriebenen Dimensionen und der unsoliden fehlerhaften Construction, dann auch die Umständlichkeit bei der Behandlung dieses Apparates, der durch drei Stockwerke des Hauses drang, beigetragen haben.

Heut zu Tage mögen die meisten Real'schen Pressen sich wohl in der Rumpelkammer befinden, und es geschieht nicht in der Absicht, sie in ihrer früheren Form wieder herauf zu beschwören, dass wir diesem Gegenstande hier eine genauere Betrachtung widmen.

### Die Real'sche Presse.

Die Real'sche Presse besteht aus einem metallenen Cylinder, der die auszuziehenden Stoffe auf einem durchlöcherten Diaphragma trägt, welcher oben wasserdicht mit einem Deckel geschlossen ist, auf dem eine senkrechte metallene Röhre von bedeutender, über 8 bis 10 Fuss betragender Höhe sitzt.

In der Art der Verbindung dieser Theile wurden meistens mechanische Fehler begangen, welche den Gebrauch dieses Instrumentes unmöglich oder schwierig machten.

Man suchte den Deckel mit einer grossen Schraube auf den Cylinder zu befestigen, und glaubte ohne Papp- oder Lederscheibe genügenden Schluss zu erzielen. Dies war freilich unmöglich, und beim stärksten Anziehen der Schraube rann das Wasser aus.

124  Zweiter Abschnitt. Besondere Arbeiten und Apparate.

Darauf wurde der Deckel durch Schrauben, welche ihre Mutter in der Flantsche des Cylinders fanden, angezogen. Diese Construction war ungleich besser als die erstere, erforderte aber eine geschickte Handhabung, dass keine Schraube stärker als die andere angezogen wurde. Das Auseinandernehmen der Presse war umständlich und zeitraubend, und die vielen einzelnen Schrauben gingen leicht verloren.

Ich habe eine Zusammenstellung der Real'schen Presse angegeben, und in Fig. 72 abbilden lassen, welche alle Vortheile der leichten Construction, bequemen Handhabung, des schnellen Auseinandernehmens und dichten Schlusses vereinigt.

Fig. 70.

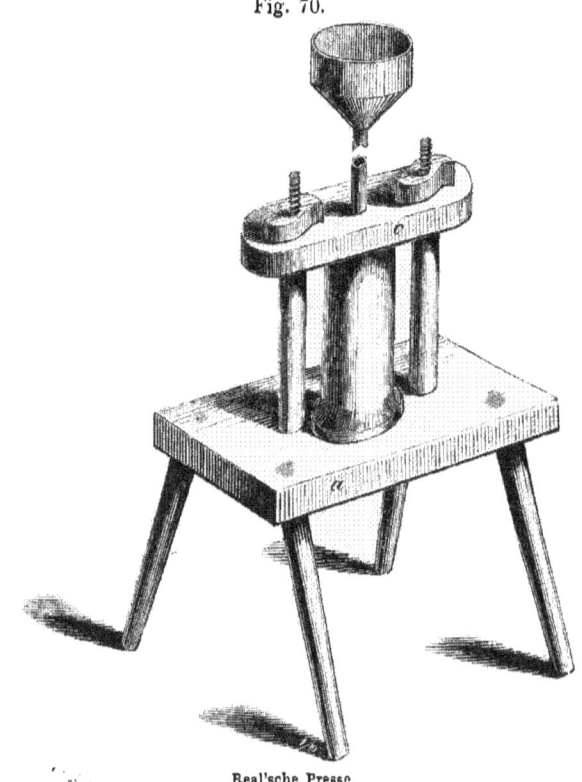

Real'sche Presse.

Auf einem starken, mit vier Füssen versehenen Tischchen $a$ sind zwei runde, gedrehte Ständer aus Holz aufgerichtet. Sie sitzen mit einer angeschnittenen Schraube in der Tischplatte, in welche die Muttern dazu eingeschnitten sind; oben sind sie durch ein Querstück vereinigt, durch welches die mit Schrauben versehenen Enden der Ständer dringen. Durch bewegliche Muttern, wie an den Buchbinderpressen, werden diese

## Viertes Kapitel. Extractionen.

Schrauben angezogen. Mitten in diesem Querschnitte ist ein weites Loch (in welches behufs der Anwendung zum Pressen auch ein Gewinde zu einer hölzernen Schraube eingeschnitten ist), wodurch die senkrechte Druckröhre hindurchgeht.

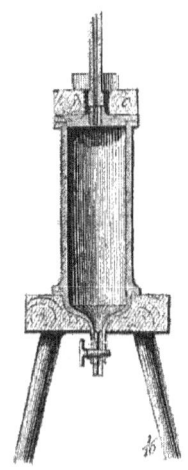

Fig. 73.

Real'sche Presse.

Auf der Tischplatte $a$ steht nun, wie deutlicher aus dem Verticalschnitte Fig. 73 zu ersehen ist, der Cylinder mit einem auf dem Tische ruhenden Ansatze. Sein Abflussrohr geht durch die Tischplatte, und der Abfluss wird von unten durch einen Hahn regulirt. Der Cylinder hat oben eine schmale, aber starke Flantsche. Der Deckel ragt etwas in den Cylinder hinein, um immer central zu sitzen, und auf demselben ruht unmittelbar das Querstück $c$, Fig. 72 und Fig. 73. Zwischen Cylinder und Deckel liegt eine ringförmig ausgeschnittene Scheibe von weichem Leder oder nasser Pappe.

Sobald man die hölzernen Muttern auf den Seitenständern scharf anzieht, so wird das Querstück $c$ heruntergezogen und mit grosser Gewalt auf den Deckel gedrückt. Bei der gleichmässigen Vertheilung dieses Druckes wird die Pappscheibe so comprimirt, dass sie weder durch ihre Substanz noch drüber oder drunter Wasser ausfliessen lässt.

Auf diese Weise ist nicht nur, ohne Anwendung aller metallenen Schrauben, durch zwei hölzerne Schrauben, die jeder gewöhnliche Dreher herstellen kann, ein vollkommen dichter Schluss bewirkt, sondern auch die Presse stabil mit ihrem Gestelle verbunden, was bei den übrigen Constructionen nicht der Fall war. Mit einer 8 bis 10 Fuss hohen Druckröhre kann man sie sogar frei umhertragen.

Die Druckröhre wird mit einem an ihrem Ende befindlichen Schraubengewinde auf die Mutter in die Mitte des Deckels, mit zwischengelegter Pappscheibe befestigt.

Diese Stelle bietet, wegen ihrer Kleinheit, keine Schwierigkeit im dichten Schlusse dar.

Die Röhre soll nicht unter 7 Linien ($16^{mm}$) weit sein, damit darin Luftblasen aufsteigen können. Auf die Grösse des hydrostatischen Druckes ist ihre Weite bekanntlich ohne Einfluss.

Die Substanzen werden entweder trocken oder angefeuchtet, mit Beobachtung der weiter unten anzuführenden Cautelen, auf das Diaphragma gepackt, die Presse geschlossen, die Druckröhre aufgesetzt und nun unter dem ganzen Drucke der anzubringenden Wassersäule 24 Stunden stehen gelassen. Nach dieser Zeit lässt man durch Drehen des Hahnes die Flüssigkeit ganz langsam abrinnen, und indem man frisches Was-

126  Zweiter Abschnitt. Besondere Arbeiten und Apparate.

ser in den Trichter der Druckröhre nachgiesst, die Ausziehung der Substanz vollenden.

Die Real'sche Presse bietet gegen die Verdrängung mit niederem Drucke nur den Vortheil des schnelleren, durch den starken Druck beschleunigten Durchlaufens der Flüssigkeit dar.

Um diese Real'sche Presse auch als Schraubenpresse anwenden zu können, bedarf sie nur sehr kleiner Zuthaten.

Man setze in den Cylinder auf das Diaphragma einen anderen blechernen Cylinder ohne Boden, seitlich mit vielen Löchern versehen,

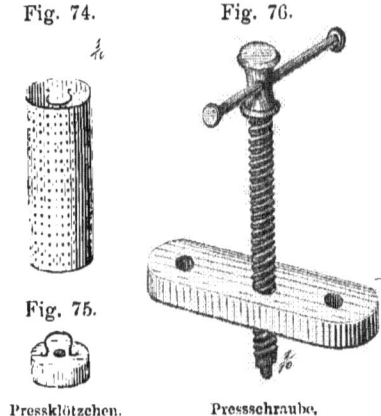

Fig. 74.   Fig. 76.

Pressklötzchen.   Pressschraube.

Figur 74. In denselben wird die Substanz gebracht, und darauf ein rundes ganz mit Blech bekleidetes Pressklötzchen, Fig. 75, in der Mitte mit einer Vertiefung zur Aufnahme des Endes der Schraube versehen, gesetzt.

Deckel, Lederscheibe und Druckröhre der Real'schen Presse sind entfernt, und in der Oeffnung, durch welche die Druckröhre ging, und die, wie oben bemerkt, eine Schraubenmutter enthält, bewegt sich eine hölzerne Schraube mit Griffhebel, wie es in Fig. 76 dargestellt ist. Indem das Klötzchen Fig. 75, auf die gequollene Substanz gedrückt wird, läuft die Flüssigkeit durch die Löcher des inneren Cylinders zwischen diesen und den äusseren, und kann durch den Hahn abfliessen.

Diese Vorrichtung ist zu weingeistigen Extractionen sehr bequem, weil sie Ausziehung und Auspressung in demselben Gefässe gestattet.

Der Verlust an verdunstetem Weingeist ist der geringste, weil sehr wenig Zutritt von Luft stattfindet und Presssäcke ganz vermieden sind.

Das Pressklötzchen lässt sich an seinem Henkel leicht herausziehen, und der innere Cylinder an zweien seitlich und oben angelötheten Metallringen, worauf die Substanzen sich leicht entfernen lassen.

Auch ist es nicht unzweckmässig, den inneren Cylinder mit einem Charniere seiner ganzen Höhe nach zu versehen, und an der anderen Seite zu öffnen, oder hier ein ähnliches Charnier mit einem durchgesteckten langen Drahte zu schliessen.

Die Schwierigkeiten in der Handhabung der Real'schen Presse haben gewiss viel dazu beigetragen, dass dieser Apparat nur von Wenigen anhaltend gebraucht und endlich ganz zur Seite gestellt wurde.

Man suchte das Princip der Verdrängung beizubehalten und nur die Unannehmlichkeiten derselben zu beseitigen, und gelangte endlich zu dem eigentlichen Deplacirungsverfahren mit niederem Drucke. Man kann sich

## Viertes Kapitel. Extractionen.

aus einer Real'schen Presse den jetzigen Verdrängungsapparat nach der sehr leichten Art verschaffen, wie man aus Stiefeln Pantoffeln macht, indem man den oberen Theil wegschneidet.

Nimmt man von dem vorigen Apparate nur den äusseren Cylinder, und stellt ihn auf ein passendes Gestell, ohne Ständer, Pressvorrichtung, Druckröhre und Deckel, so ist Alles geschehen.

Unterdessen ist die Behandlung dieses Geräthes, um zu erfreulichen Resultaten zu gelangen, nicht so einfach, als sie scheint, und die französischen Pharmaceuten haben sich mit Vorliebe Jahre lang damit beschäftigt, die verschiedenen vegetabilischen Stoffe nach ihrer Behandlung zu classificiren und für jede Art derselben die Behandlung festzustellen.

Die Auslaugungs-, Verdrängungs- oder Deplacirungsmethode besteht darin, dass man auf die verkleinerte Substanz, welche sich geschlossen in einem mehr hohen als breiten Cylinder befindet, das Lösungsmittel aufgiesst und es alle Schichten des Körpers durchlaufen lässt, auf welchem Wege es die in ihm löslichen Stoffe löst und fortführt. Die Vortheile der Methode sollen darin bestehen, dass man mit wenig Lösungsmittel eine grosse Menge der auszuziehenden Substanz behandeln könne, und der Grund davon liegt in dem Umstande, dass jede dünne Schicht Wassers successive mit allen Schichten der auszuziehenden Substanz in Berührung kommt, sich also vollkommen sättigen muss, und dass jede Schicht der Substanz successive mit neuen Mengen immer weniger gesättigten Wassers in Berührung kommt, also vollkommen erschöpft werden muss. Wenn wirklich, was hier vorausgesetzt wird, die Durchdringung der Substanz gar keine Hindernisse darböte, wenn die Flüssigkeit eben so leicht durch die Faser der Substanz dränge, als durch die leeren Zwischenräume, wenn endlich die einzelnen Wasserschichten sich nicht mit einander vermischten, so würde dieses Verfahren nichts zu wünschen übrig lassen.

In der Praxis erreicht man jedoch selten so günstige Resultate, weil die Flüssigkeit nicht gleichmässig in die ganze Masse eindringt, weil sich falsche Wege bilden, durch welche die Flüssigkeit grösstentheils durchrinnt, weil sich die verschiedenen Schichten mit einander mengen, und die löslichen Stoffe durch ihre Entfernung Kanäle zurücklassen, durch welche die Flüssigkeit ohne weitere Wirkung frei abfliessen kann.

Ungeachtet aller dieser Nachtheile, welche dem theoretischen Resultate bedeutend schaden, bleibt die Verdrängungsmethode dennoch in vielen Fällen höchst vortheilhaft auszuführen.

Eine wesentliche Bedingung des Erfolges ist der richtige Grad der Feinheit des Pulvers; nur aus dem Grunde, dass Manche zu feine Pulver anwendeten, ist es abzuleiten, dass sie viele schleimige Substanzen für undurchdringlich erklärten. Mit Beobachtung aller günstigen Bedingungen giebt es aber nur sehr wenige Substanzen, auf welche dies Verfahren nicht anwendbar wäre.

128  Zweiter Abschnitt. Besondere Arbeiten und Apparate.

Wenn man mit Blättern, Kräutern oder den Spitzen von Pflanzen zu thun hat, so kann man sie, nachdem sie vollkommen trocken und zerreiblich geworden sind, entweder durch ein Drahtsieb reiben, welches ungefähr 10 Maschen auf den Quadratzoll hat, oder man stampft sie im Troge mit dem Stampfmesser und schlägt sie durch ein solches Sieb ab. Die beim Durchreiben übrig bleibenden Rippen und Stengel der Blätter werden allein im Troge oder im Mörser gestossen und ebenfalls durchgeschlagen.

Rinden, Wurzeln und Hölzer werden auf dem Schneidemesser zerschnitten, dann im Stampftroge ferner zerkleinert, oder im Mörser gestossen und durch ein sogenanntes Pferdepulversieb geschlagen. Vortheilhaft kann man sie auch durch eine grosse Schrotmühle, nach Art der Kaffeemühlen, gehen lassen. Das ganz feine Pulver wird zu anderem Gebrauche abgeschlagen. Schleimige Stoffe müssen minder verkleinert sein, als holzige.

Uebrigens lässt sich die Feinheit jedes einzelnen Körpers schwierig mit Worten genau bezeichnen, und es muss Vieles dem richtigen Blicke und der Erfahrung überlassen bleiben.

Imgleichen ist es auch schwer zu sagen, wie hoch die Substanzen geschichtet werden dürfen, da dies ebenfalls von ihrer Beschaffenheit abhängt.

Die Auslaugung eines vegetabilischen Pulvers geschieht entweder unmittelbar, indem man das aufgegossene Wasser sogleich abfliessen lässt, oder man unterwirft die Substanz einer vorläufigen Maceration. Im ersten Falle erhält man die ersten Flüssigkeiten verhältnissmässig sehr concentrirt, zuweilen erhält man auch mehr Product, weil die vegetabilische Faser, längere Zeit mit einer concentrirten Auflösung in Berührung gelassen, sich damit imprägnirt und färbenden Extractivstoff auf sich verdichtet.

Dies findet namentlich bei der Ratanhia Statt. Die Maceration kann in zweierlei Weise ausgeführt werden. Entweder giesst man in dem Apparate Wasser auf die Substanz, bis es unten anfängt abzufliessen, und lässt nun das befeuchtete Pulver mit verstopftem Abfluss eine Zeit lang stehen, oder man schwellt das Pulver in einem besonderen Gefässe an, und bringt es erst nach längerer Zeit in den Apparat.

Die erste Art des Verfahrens hat gar keinen Vortheil, und man verliert den eigentlichen Zweck des Macerirens, nämlich allseitige Befeuchtung, und ist gegen ein unvollkommenes Durchdringen nicht geschützt.

So wie ein trockener Schwamm das Wasser nur träge aufnimmt, dagegen ein einmal befeuchteter und ausgepresster es gierig einsaugt, eben so bietet das trockene Pulver, da die Erscheinungen der Capillarität auf der Cohäsion des Wassers beruhen, dem Eindringen des Wassers Schwierigkeiten dar. Theils bietet die aufschwellende dichte Pulvermasse dem Wasser eine undurchdringliche Schicht dar, theils auch kann die im Innern befindliche Luft durch die engen Kanäle nicht

## Viertes Kapitel. Extractionen.

entweichen und verhindert das Eindringen des Wassers. Und so kann es sich ereignen, dass ohne vorheriges Benetzen nach 24stündigem Durchlaufen des Wassers noch trockene Pulverklumpen sich in der Masse befinden.

Das Befeuchten der Substanz geschieht je nach der Schleimigkeit derselben mit sehr ungleichen Mengen Wasser. Einige sind genügend mit der Hälfte ihres Gewichtes an Wasser befeuchtet, andere, wie *Gentiana*, *Rheum*, vertragen das Dreifache bis Vierfache.

Man lässt dieselbe bedeckt einige Stunden stehen, bringt sie dann in den Apparat, in welchem sie mehr oder weniger fest eingedrückt wird, bedeckt sie mit einem Stückchen Leinwand oder einem stellenweise durchlöcherten Papier und giesst nun das Wasser darauf. Läuft das Wasser unten zu rasch ab, so drückt man die Substanz noch etwas fester, oder regulirt den Abfluss durch Drehen des Hahns.

Diese vorläufige Maceration oder Benetzung ist das einzige Mittel, ein gleichförmiges Durchdringen der ganzen Masse zu sichern, und die Entstehung falscher Kanäle zu verhindern.

Das Auslaugen geschieht im Allgemeinen mit kaltem Wasser, jedoch muss man bei mehreren Substanzen heisses anwenden, indem dieselben von kaltem unvollkommener erschöpft werden.

Nach ihrer Beschaffenheit müssen die Körper mehr oder weniger zusammengedrückt werden. Nach Soubeiran werden stark eingedrückt:

Kamillenblumen,
Arnicablumen,

Hopfen,
Quassiaholz.

Ziemlich stark werden eingedrückt:

Bistorta,
Cainca,
Colchicumwurzel,
Columbo,
Dulcamara,
Granatwurzel,
Ipecacuanha,

China,
Chinawurzel,
Ratanhia,
Süssholz,
Sarsaparilla,
Weidenrinde,
Valeriana.

Mässig werden eingedrückt:

Wermuth,
Artemisia,
Anemone,
Aconit,
Belladonna,
Cicuta,
Mercurialis,
Schafgarbe,

Raute,
Sabina,
Seifenkraut,
Stechapfel,
Chamädrys,
Cardobenedict,
Bieberklee,
Tausendgüldenkraut.

130 Zweiter Abschnitt. Besondere Arbeiten und Apparate.

Wenig werden eingedrückt:
  Klettenwurzel,      Stiefmütterchen,
  Boretsch,       Petersilienwurzel,
  Galläpfel,       Virginische Polygala,
  Gentiana,       Seifenwurzel.

Gar nicht werden eingedrückt:
  Kornblume,  Rhabarber,  Meerzwiebel.
  Rothe Rosen,  Safran,

Die Mohnsamenkapseln eignen sich gar nicht zum Auslaugen; selbst Gentiana und Rhabarber bieten Schwierigkeiten dar. Letztere muss in ein sehr grobes Pulver verwandelt und mit einem gleichen Gewichte Wasser befeuchtet werden. Nichtsdestoweniger werden nur geübte Hände damit fertig. Sennesblätter werden am besten kaum gebrochen, und im Apparate selbst mit dem vierfachen Gewichte kochenden Wassers übergossen. Nach 12stündiger Digestion wird das kalte Verdrängungswasser aufgegossen.

Die Verdrängungsmethode empfiehlt sich besonders durch ihren einfachen, leicht herzustellenden Apparat. In Ermangelung zinnerner Cylinder und selbst statt derselben kann man sich sehr vortheilhaft der thönernen Zuckerhutformen, Fig. 77, bedienen. Dieselben sind nach unten in eine offene Spitze zulaufende, thönerne, kegelförmige Gefässe, welche zum Krystallisiren des Zuckers dienen. Man muss sich dieselben von passender Stelle, wo sie zu haben sind, verschaffen, in welchem Falle sie am billigsten erlangt werden. Im anderen Falle würde man sie vom Töpfer herstellen lassen, wobei sie aber nicht leicht diejenige Stärke erhalten dürften, welche die für Zuckerraffinerien bestimmten besitzen. Man stellt mehrere dieser Formen in runde Löcher, die in eine Bank geschnitten sind, neben einander, und giesst die aus der einen Form erhaltenen Flüssigkeiten über die frische Substanz in der anderen. Sobald die Substanz der ersten Form erschöpft ist, er-

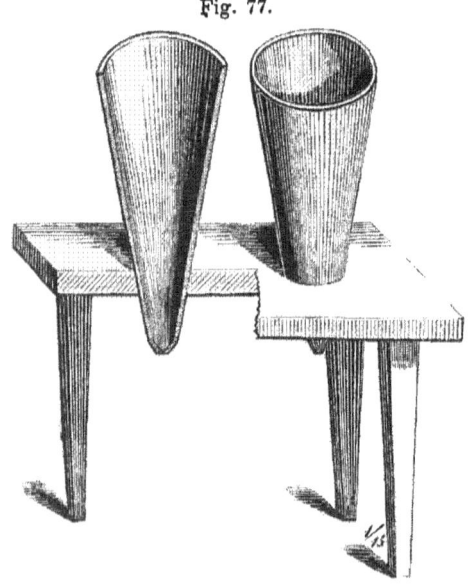

Fig. 77.

Verdrängungsapparat.

## Viertes Kapitel. Extractionen.

neuert man dieselbe und giesst nun die aus der zweiten Form erhaltenen Flüssigkeiten auf die erste, bis die Substanz der zweiten Form erschöpft ist. In dieser Art erneuert man abwechselnd bei grossen Extractionen die Substanzen in den beiden Deplacirungsgefässen; man erhält immer gesättigte Lösungen, kann nacheinander grosse Mengen Substanzen in zwei solcher Zuckerhutformen ausziehen, und behält während des Ausziehens Zeit genug, die Auszüge mit Hülfe des Rührers auf dem Wasserbade einzudampfen, wodurch jede einzelne Portion nur sehr kurze Zeit der Wirkung der Wärme ausgesetzt ist, und das Extract von der vortrefflichsten Qualität erhalten wird.

Diese Formen hat man in dreierlei Grössen; die kleinsten sind die Melisformen; die mittleren die Lumpsformen, und die grössten jene für Farinzucker, sogenannte Basterformen.

Man wählt sie nach Bedürfniss. Diese Formen werden nicht ganz mit der Substanz gefüllt, sondern ein freier Raum von 2 bis $2^{1}/_{2}$ Zoll (52 bis $65^{mm}$) oben gelassen.

Während der Auslaugung soll man nie das Wasser ganz ablaufen lassen, weil die Pflanzenstoffe, in dieser Befeuchtung der Luft dargeboten, am leichtesten schimmeln oder sonst wie sich verändern. Am Tage lässt man das Wasser aus einem nebenstehenden Gefässe so stark zulaufen, als es unten abrinnt; Nachts hält man das Gefäss voll Wasser, indem man den Abfluss ganz schliesst.

Es liesse sich nun noch die Frage aufwerfen, welche dieser beiden Methoden, ob die Auspressung oder Verdrängung, im Ganzen die günstigsten Resultate liefere.

Diese Frage kommt wesentlich mit der überein, welche zur Ausziehung die kleinste Menge Wasser erfordere. Nach meiner Ansicht und Erfahrung ist dieser Vortheil auf Seiten der Ausspressung.

Die Verdrängungsmethode bietet nur dann Vortheile dar, wenn sie im Grossen ununterbrochen mit derselben Substanz ausgeübt wird, dass man niemals genöthigt ist, die verdünnten nachfolgenden Flüssigkeiten aufzuarbeiten oder wegzuwerfen, sondern sie immer wieder durch neues Aufgiessen zu concentriren und zu verwerthen. Allein bei pharmaceutischen Operationen sind die zu behandelnden Stoffe meistens von geringer Menge, und man kann die letzten Waschwasser nicht mehr durch Sättigung verstärken, sondern muss sie entweder aufarbeiten oder wegwerfen. Dieser Nachtheil wird relativ um so bedeutender, je kleiner überhaupt die zu behandelnde Masse ist; so dass das Verdrängungsverfahren mit sehr ungleichen Resultaten für den kleinen und grossen Laboranten verbunden ist. Wenn 50 Pfund *Extr. Taraxaci* darzustellen sind, so betragen die letzten dünnen Flüssigkeiten im Verhältnisse zur Masse nur sehr wenig, wenn man in Melisformen deplacirt, und die Species in 12 bis 16 Portionen fractionirt; dagegen werden sie bei 3 oder 4 Pfunden einen nicht unbedeutenden Verlust bewirken. Dies ist einer der Nachtheile des genannten Verfahrens, dass man an gewisse constante

Grössen gebunden ist, um ein bestimmtes Resultat zu erhalten. Das Expressionsverfahren ist diesem Nachtheile nicht unterworfen, es liefert dieselben Resultate für kleine und grosse Mengen.

Die von der Auslaugung herrührenden Flüssigkeiten sind anfangs am concentrirtesten und nehmen bald an Stärke ab, bleiben aber noch lange so stark und so gefärbt, dass man Anstand nehmen muss, sie wegzuwerfen. Es bliebe alsdann nichts übrig, als sie einzudampfen und aufzuarbeiten. Bei dem Auspressungsverfahren erhält man während einer ganzen Pressung Flüssigkeiten von derselben Concentration.

In den Kuchen stockt noch ein kleiner Theil Flüssigkeit von der Concentration der ausgepressten. Durch eine zweite Verdünnung wird dieser Theil wieder aufgelöst und durch die Pressung entfernt. Zum zweiten Einteigen wird weniger Wasser erfordert, und dieses lässt sich leichter auspressen, weil die löslichen schleimigen Stoffe schon grösstentheils entfernt sind.

Substanzen, welche der Deplacirungsmethode grosse Schwierigkeiten entgegenstellen, wie Rhabarber, Gentiana, Galläpfel, lassen sich ganz leicht so behandeln, wenn sie einmal ausgepresst worden sind. Man kommt also dem Verdrängungsverfahren mit der Presse zu Hülfe, aber nicht umgekehrt.

Beim Auspressen wird die zwischen den noch zusammenhängenden Fasern befindliche Auflösung mit Gewalt herausgetrieben und die Faser gesprengt. Bei der Deplacirung setzt die Faser dem herabsinkenden Wasser Cohäsion und Capillarität entgegen, und lässt es eher neben sich her als durch ihre Substanz gehen. Zwischen dem vorbeifliessenden reinen Wasser und der in der Zelle enthaltenen Lösung findet nun zwar eine beständige Endosmose, aber dadurch auch Verdünnung statt. Bei der Presse wird Kraft angewendet, um Verdünnung zu vermeiden; bei der Deplacirung wird Wasser hinzugebracht, um den Gebrauch der Kraft zu umgehen.

Was nun die zu beiden Methoden erforderliche Zeit betrifft, so steht die Presse wieder sehr im Vorzuge. Durch Erwärmung kann man den Auszug beschleunigen, und das Pressen steht ganz im Willen des Laboranten. Bei dem Deplacirungsverfahren kann man keine fernere Wärme hinzubringen, und das freie Abfliessen geht häufig bei schleimigen Stoffen so langsam von Statten, dass sie vor dem Ende zu gähren, zu schimmeln und zu verderben anfangen.

Eine Deplacirung, die einmal einen unrichtigen Gang angenommen hat, lässt sich auch durch nichts mehr in Ordnung bringen, und wenn sie endlich ganz stockt, so muss man dennoch zu Sack und Presse seine Zuflucht nehmen.

Als Endresultat ziehe ich demnach den Schluss, dass das Auspressen mit zweckmässig construirten Vorrichtungen vor jeder Art von Verdrängung durch Flüssigkeiten den Vorzug verdiene.

## Viertes Kapitel. Extractionen.

### Weingeistige und ätherische Auszüge und Extracte.

Weingeist und Aether schwellen die Fasern der Pflanzen weit minder als Wasser, und es hat bei diesen Flüssigkeiten die Ausführung des Deplacirungsverfahrens keine Schwierigkeiten; im Gegentheil rinnen die Lösungsmittel meist zu rasch durch, und folgen vorzugsweise den Kanälen. Man muss deshalb die Pflanzenpulver etwas feiner darstellen und fester eindrücken als bei wässerigen Auszügen. Bei den letzteren suchten wir zur Extraction mit möglichst kleinen Mengen Wasser auszureichen, theils um bei der Verdampfung durch zu lange Einwirkung der Wärme die Natur der Lösung nicht zu verändern, theils auch zur Ersparung an Brennmaterial. Bei Weingeist und Aether ist es nur die Ersparung an Lösungsmittel, welche maassgebend ist, da für die Güte des Extractes von dieser Seite nicht leicht etwas zu befürchten ist.

Die Auszüge mit Weingeist und Aether, sie mögen nun als solche bleiben, wie die Tincturen, oder zu fernerer Verflüchtigung des Lösungsmittels, wie bei den Extracten, bestimmt sein, werden ebenfalls nach den zwei Methoden der Deplacirung und Extraction dargestellt. Die ökonomischen Vorzüge sind hier noch mehr auf Seiten des Expressionsverfahrens.

Gewöhnlich wird es in der Art ausgeübt, dass man die Substanzen in einem Kolben mit Weingeist digerirt, dann das ganz kalt gewordene Gemenge auf ein Tuch bringt und, nach dem freiwilligen Ablaufen der Flüssigkeit, die Species in dem Tuche auspresst.

Dieses sehr einfache und allgemein übliche Verfahren hat den Nachtheil eines ziemlich grossen Verlustes an Weingeist und eines noch weit grösseren an Aether, der bis zu $3/4$ des angewendeten Gewichtes steigen kann, wenn man überhaupt mit kleinen Mengen operirt.

Eine wesentliche Verbesserung dieses Verfahrens besteht darin, dass man Extraction und Auspressung in demselben Gefässe vornehme, wie wir dies schon bei der Modification der Real'schen Presse, Fig. 73, 74, 75 und 76, bemerkt haben. Es wird alsdann der Zutritt der atmosphärischen Luft viel besser vermieden, welcher gerade den bedeutendsten Verlust an Weingeist verursacht.

Sind die Substanzen pulverförmig, so schliesst man sie in einen Sack aus losem Gewebe ein, ehe man sie in den Presscylinder bringt. Die abfliessende Flüssigkeit fängt man nicht in einer offenen Schale auf, sondern lässt sie unmittelbar durch einen Trichter in eine Flasche fliessen. Danach wird die Flüssigkeit filtrirt, um als solche gebraucht (Tinctur), oder um destillirt und durch fernere Eindampfung in Extractform verwandelt zu werden.

Den grössten Verlusten ist man immer bei der Bereitung der ätherischen Extracte ausgesetzt gewesen, theils wegen des grösseren Werthes des Lösungsmittels, theils wegen seiner grösseren Flüchtigkeit.

134 Zweiter Abschnitt. Besondere Arbeiten und Apparate.

Wenn man nur mit kleinen Mengen arbeitete und in der Presse aus leinenen Säcken auszupressen genöthigt war, so betrug der Verlust an Aether so viel, dass es kaum der Mühe werth war, den Rest noch durch Destillation abzuziehen.

Ungleich vortheilhafter stellte sich auch hier das Verfahren der Auspressung aus dem Extractionsgefässe, so wie es eben bei den weingeistigen Extracten angedeutet wurde. Aber auch hierbei verursachte die Wärme des Sommers einen grossen Verlust, da man immer die Gefässe öffnen musste und die Kuchen noch eine Quantität Aether zurückhielten.

Bei Gelegenheit der Niederschreibung dieses Artikels kam ich auf die Idee, eine vollständige Extraction mit Aether in ganz geschlossenen Gefässen mit einer kleinen Menge immer wieder durch Destillation auf die auszuziehende Substanz zurückgeführten Aethers zu bewerkstelligen. Diese Idee wurde nach der ersten Conception gezeichnet und ausgeführt, und gab in der Praxis die überraschendsten Resultate.

Man sieht den Apparat in Fig. 78, 79 und 80. In Fig. 78 sieht man zu unterst eine zweihalsige Woulf'sche Flasche. Auf ihrem mittleren Hals steht luftdicht mit einem Korke befestigt das Abflussrohr des aus Weissblech gemachten Extractionsapparates.

Derselbe besteht aus einem Cylinder von Weissblech $a$ (Fig. 78 und Fig. 79), der unten ein Sieb hat, und unter dem Siebe sich in eine Röhre zusammenzieht, die in die Flasche mündet. Um den Cylinder, welcher den zur Aufnahme der Substanz bestimmten leeren Raum $R$ enthält, ist ein zweiter Cylinder $b$ angebracht. Der Zwischenraum beider ist bestimmt, nach Umständen kaltes und heisses Wasser aufzunehmen. Die Oeffnung des inneren Cylinders wird durch ein unten etwas spitz zulaufendes Kühl- oder Condensationsgefäss $c$ ziemlich dicht geschlossen; denn da der Cylinder $a$ einen dünnen unverstärkten Blechrand hat, so wird er sich an alle Formen des konischen Gefässes $c$ dicht anschliessen. Dieses Condensationsgefäss ist mit kaltem Wasser gefüllt. Es ragt tief in $a$ hinein, und zwischen beiden befindet sich ein schmaler nach oben enger werdender, und sich endlich fast ganz schliessender Raum.

Aus dem zweiten und seitlichen Halse der Woulf'schen Flasche geht durch einen Kork ein gebogenes Glas- oder Bleirohr $d$ in den eben beschriebenen schmalen Raum zwischen $a$ und $c$. Fig. 80 zeigt deutlich, wie die Röhre durch $a$ und $b$ durchdringt.

Man bemerkt ferner noch in Fig. 79 die Eingussröhre mit breitem Gefässe $e$, um kaltes Wasser in das Condensationsgefäss giessen zu können, eben so die Abflussröhren $f$ und $g$ für das abfliessende warme Wasser. Endlich dient $h$ noch dazu, um Wasser zwischen die zwei Cylinder $a$ und $b$ gelangen zu lassen und eben so, durch Umbiegen um das im Korke stehende Stück $i$, wieder entleeren zu können.

Das Verständniss einer Operation wird nun keine Schwierigkeit mehr darbieten.

Auf das Sieb in den Raum $R$ kommt die Substanz, gröblich gepul-

## Viertes Kapitel. Extractionen.

vert, auf eine runde Scheibe Flanell zu liegen. Der Aether wird zum ersten Male durch die Substanz in die Flasche gegossen, auf welchem Wege er schon viele lösliche Stoffe mitnimmt.

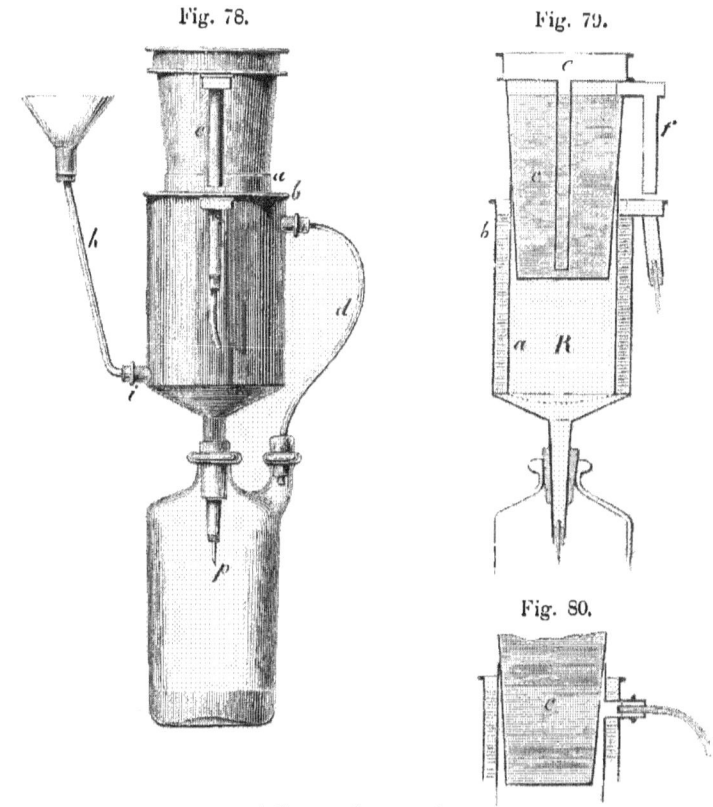

Fig. 78. Fig. 79. Fig. 80.

Aetherextractions-apparat.

Nachdem man nun die Verbindung der Flasche mit dem Inneren von $R$ durch die Röhre $d$ bewerkstelligt, und nachdem man $c$ und den ringförmigen Raum zwischen $a$ und $b$ mit kaltem Wasser angefüllt hat, stellt man die Flasche in die zinnerne Schale des Apparates, die bis zur Höhe des Aethers mit Wasser angefüllt ist. Sobald dieses Wasser warm genug ist, bringt es den Aether zum Kochen. Seine Dämpfe steigen in die gekrümmte Röhre $d$, und nachdem sie dieselbe erwärmt haben, gelangen sie unverdichtet in den engen Raum zwischen $a$ und $c$, der auf beiden Seiten mit kaltem Wasser umgeben ist. Hier werden sie verdichtet, und der flüssige Aether rinnt an dem Gefässe $c$ hinunter, wo er endlich auf die Substanz fällt. Nachdem er dieselbe ganz durchdrungen, und auf diesem Wege die löslichen Stoffe mitgenommen hat, tröpfelt er,

136  Zweiter Abschnitt. Besondere Arbeiten und Apparate.

mit Substanz und Farbe beladen, in die Flasche zurück. Hier wird der
Aether wieder in die Dämpfe verwandelt, während die Extractsubstanz
zurückbleibt, gelangt nun von Neuem zu der Substanz, wird hier wieder

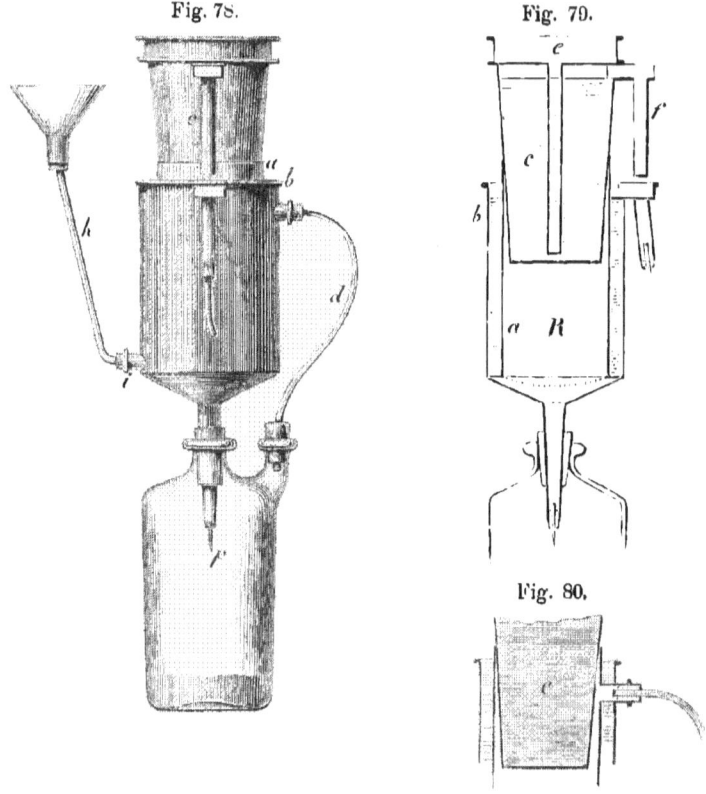

Fig. 78.   Fig. 79.

Fig. 80.

Aetherextractionsapparat.

verdichtet und rinnt durch die Substanzen wieder in die Flasche zurück.
Dieser Kreislauf dauert so lange fort, als man den Aether in der Flasche
erwärmt und in dem Raume $R$ wieder verdichtet.

Die kleinste zur Extraction unentbehrliche Aethermenge ergiebt sich
leicht aus dem Versuche, wenn nämlich aus der Spitze $p$ schon gefärbter
Aether zu rinnen beginnt, ehe er alle in der Flasche verdunstet ist.

Wäre er gänzlich in der Flasche verschwunden, so würde Gefahr
entstehen, dass der heisse Boden der Flasche durch den herabrinnenden
kalten Aether Schaden nähme und bärste.

Diese Extraction geht sehr rasch und kräftig; denn im Inneren des
Raumes $R$ wirken Aether und Wärme zugleich auf die Substanz, während jeder Ausgang durch kalte Wände verschlossen ist.

## Viertes Kapitel. Extractionen.

Um einen bestimmten Fall anzuführen, will ich die Resultate von der Bereitung des *Extr. Seminis Cinae aether.* hier beifügen.

Der Raum $R$ fasste 8 Unzen gestossenen Wurmsamen. Als 8 Unzen Aether daraufgegossen waren, floss fast nichts ab; es wurden demnach noch 4 Unzen Aether zugefügt, wodurch eine ansehnliche Menge schon stark gefärbten Aethers in die Flasche floss.

Als der Aether in der Flasche zum Kochen erhitzt war, kamen nach wenigen Minuten grosse Mengen desselben, stark mit grüner Farbe beladen, aus der Spitze $p$ heraus.

Im Verhältniss, als das Kochen in der Flasche stärker wurde, nahmen natürlich auch die condensirten Flüssigkeiten an Menge zu, und zuletzt floss ein ununterbrochener Strahl eines grünen Liquidums herunter. Man kann ohne allen Verlust diese Digestion und Extraction bei genügender Abkühlung ins Unbestimmte fortsetzen; allein die natürliche Grenze ergiebt sich von selbst, wenn der herabrinnende Aether farblos geworden ist. Ich habe die Versuche im Mai bei sehr warmem Wetter gemacht und weder Eis noch Schnee dabei anwenden können.

Mit diesen Mitteln sind entschieden noch günstigere Resultate zu erwarten.

Nachdem also die Extraction vollendet war, wurde der Apparat aus der Schale des Dampfapparates herausgehoben und vollkommen abtröpfeln und erkalten gelassen. Durch Drehen der Röhre $h$ wurde das kalte Wasser aus dem Raume zwischen $a$ und $b$ entfernt, und jenes aus $c$ einfach ausgegossen.

Nun wurde die Röhre $d$ entfernt, der Hals in der Flasche verstopft und die Oeffnung in dem Blechgefässe (Fig. 80) durch eine kurze Bleiröhre mit einem Kühlapparate in Verbindung gesetzt. Wurde nun siedendheisses Wasser durch $h$ eingegossen, so destillirte der in der Substanz enthaltene Aether in den Kühlapparat über. Wenn nach wiederholtem Ablassen und Eingiessen von kochendem Wasser keine Aetherdämpfe mehr übergingen, wurde der Extractionsapparat von der Flasche ganz abgenommen und dieselbe durch eine Glasröhre mit dem eben erwähnten Kühlapparate in Verbindung gesetzt. Durch Einstellen in heisses Wasser kam der Aether ins Kochen und destillirte vollständig ab.

Die syrupartige Flüssigkeit wurde in eine Porzellanschale ausgegossen, und darin zu einer butterartigen Consistenz eingedickt.

8 Unzen *Sem. Cinae* waren in $1^{1}/_{2}$ Stunden vollkommen erschöpft; von 12 Unzen Aether wurden 9 durch Destillation wieder gewonnen, und das Extract wog regelmässig bei vier hintereinander angestellten Versuchen 10 Drachmen, also $2^{1}/_{2}$ Unzen auf das Pfund. Zur Zeit des Winters würde gewiss noch eine Unze Aether mehr wiedergewonnen worden sein.

Auch zu weingeistigen Extractionen eignet sich der Apparat vortrefflich, nur muss man die Flasche in eine concentrirte Lösung von Chlorcalcium oder ins Sandbad setzen. Ein aus Chinarinde gemachter

138 Zweiter Abschnitt. Besondere Arbeiten und Apparate.

Auszug war fast ganz undurchsichtig von Farbe, und die erschöpfte Rinde geruch- und geschmacklos.

Wenn man das Princip im Grossen ausführte, und statt der gläsernen Flasche metallene Gefässe anwendete, so liesse sich ohne Zweifel mit dem geringsten Verluste und Aufwande an Weingeist die Erschöpfung des Sabadillsamens, der Krähenaugen, ja der Chinarinde zur Darstellung der Alkaloide bewerkstelligen.

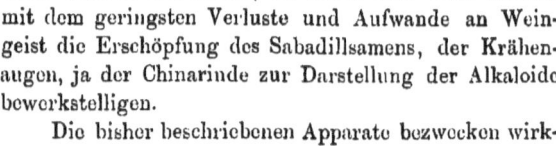

Fig. 81.

Kleine Real'sche Presse.

Die bisher beschriebenen Apparate bezwecken wirkliche Darstellungen. Nicht selten hat man auch Untersuchungen durch Auszüge zu bewerkstelligen, wie wenn man eine Rinde, Samen oder Wurzel auf Alkaloidgehalt, Galläpfel auf Gerbestoff, Jalappa auf Harzgehalt untersuchen will. Dabei sind die so häufig wechselnden Mengen störend, da die vorhandenen Extractionsgefässe entweder zu gross oder zu klein sind. Ein für alle Zwischenmengen bis zur vollständigen Füllung passender Extractionsapparat für Analysen besonders ist in Fig. 81 abgebildet. Er ist aus Weissblech gearbeitet und gestattet also nicht die Anwendung von Säuren.

Der in eine enge Mündung auslaufende Cylinder $a$ dient zur Aufnahme der Substanz. Oben bei $b$ hat er ein Sieb. Man hält ihn verkehrt und füllt die Substanz ein. Der Cylinder $b'$ hat oben bei $m$ ein Sieb und auf beiden Seiten eine Reihe correspondirender länglicher Löcher. Der Cylinder $a$ hat nur zwei Löcher, die schwarz gezeichneten, welche zum Durchstechen eines flachen Hölzchens dienen und erlauben, den Cylinder $b'$ in jeder beliebigen Höhe zu befestigen, so dass der Raum $a$ immer mit gepresster Substanz gefüllt ist. Der untere Cylinder $c$ vertritt nur die Stelle eines Sammeltrichters und sitzt mit einem Korke auf einer Flasche. Oben auf den Apparat kann man eine Glasröhre mit Trichter anbringen, um den Druck zu erhöhen. Wollte man den Abfluss reguliren, so müsste man in dieser Röhre einen Hahn anbringen. Das Princip, von unten zu packen und zu stellen, ist bei der Anwendung cylindrischer Extractionsgefässe mit höherem Druck ganz zweckmässig, jedoch wohl nur bei kleineren Massen ausführbar.

## Fünftes Kapitel.
### Die Presse.

Die Presse dient zur Trennung flüssiger und fester Körper unter Anwendung von grosser Gewalt. Die Kraft des menschlichen Armes wird durch mechanische Vorrichtungen auf Kosten von Zeit und Raum erhöht. Meistentheils wendet man die Schraube in Verbindung mit dem Hebel zu diesem Zwecke an.

Nur sehr selten hat man sich der hydraulischen oder Bramah-Presse in den pharmaceutischen Laboratorien bedient und dazu die besten Gründe gehabt. Die Reparatur derselben, die bei den vielen einzelnen Maschinentheilen niemals ganz ausbleiben kann, erfordert die Zuziehung der geschicktesten Mechaniker, die nicht überall anzutreffen sind. Die Gefrierbarkeit des Wassers nöthigt die Presse im Winter unserer Klimate ablaufen zu lassen, wenn sie nicht in einem immer geheizten Raume steht. Die pharmaceutischen Laboratorien werden aber im Allgemeinen im Winter selten, und nur am Tage, in der Nacht niemals geheizt. In der entleerten Presse schrumpfen die Liederungen ein, die Eisentheile rosten, die Presse ist niemals zum Gebrauche bereit, sondern muss erst gefüllt, geschmiert und probirt werden. Die Behandlung der Presse ist viel complicirter, und es muss beim Wechsel des Personals dasselbe aufs Neue angelernt werden. Bei der kleinsten Undichtheit des Kolbens oder der Ventile bleibt die Presse nicht im Druck stehen, man muss immer dabei bleiben, um nicht die Zeit zu verlieren.

Wird das Ausleeren der Presse im Winter übersehen, so können nicht nur die Röhren und Pumpen, sondern sogar der grosse Presscylinder bersten und dadurch bedeutender Schaden und längere Dienstunfähigkeit eines unentbehrlichen Instrumentes entstehen. Wie leicht aber solche Entleerungen wasserhaltiger Gefässe und Apparate bei herannahendem Winter, wo man durch nichts Auffallendes daran erinnert wird, verabsäumt werden, wird jeder praktische Pharmaceut aus eigener Erfahrung wissen, da nicht leicht ein Winter vorübergeht, ohne seine Opfer an geborstenen Flaschen, Gläsern, Röhren, Pumpen und Brunnentrögen gefordert zu haben.

Wendet man Oel oder Glycerin statt Wasser in der Pumpe an, so sind zwar viele Besorgnisse und Hindernisse auf einen Schlag gehoben, und es muss nun der Betrachtung überlassen werden, ob das bedeutend höhere Anschaffungskapital der ganzen Presse durch die übrigen Vorzüge derselben ausgeglichen werde.

Im Allgemeinen sind die Bramah-Pressen in dem pharmaceutischen Laboratorium unter unserem Klima nicht zu empfehlen.

Die Schraubenpresse ist von diesen Mängeln frei. Nur aus festen Theilen bestehend, ist sie jeden Augenblick zum Gebrauche bereit. Ihre

140 Zweiter Abschnitt. Besondere Arbeiten und Apparate.

Construction ist stark, einfach, Jedem sogleich verständlich, und die daran vorkommenden Reparaturen können von gewöhnlichen Handwerkern in Holz und Eisen vorgenommen werden.

Man hat zwei verschiedene Arten von Schraubenpressen, nämlich solche mit einer und mit zwei Schrauben. Bei der einschraubigen Presse steht die Schraube senkrecht und drückt von oben herunter auf den horizontal liegenden Presssack. Bei der zweischraubigen Presse hängt der Sack vertical durch blosse Reibung zwischen den Pressplatten, und die Schrauben liegen horizontal.

Man ist über die Vorzüge dieser beiden Arten von Schraubenpressen getheilter Meinung. Es ist nicht in Abrede zu stellen, dass die einschraubigen Pressen, wie sie gewöhnlich construirt sind, bedeutend hinter den zweischraubigen zurückstehen. Jedoch werde ich weiter unten zeigen, dass man dieselben durch eine bessere Construction von ihren wesentlichsten Fehlern befreien und in eben so brauchbare, compendiöse Werkzeuge verwandeln könne.

Die gegründetsten Vorwürfe, die man bei der jetzigen Construction, die Schraube bloss durch ihre Mutter führen zu lassen, der einschraubigen Presse machen kann, sind folgende:

1. Der Pressdeckel und die Schraube schieben sich, wenn der Presssack nicht absolut unter der Mitte liegt, oder wenn derselbe nicht ganz gleichmässig gepackt ist, sehr leicht seitwärts, und man ist genöthigt, die Presse wieder zu öffnen, um den Sack besser zu polstern oder zu legen. Versäumt man dies, so schiebt sich der Pressdeckel gegen die Wand des Presskastens und verursacht hier ein starkes Reiben und einseitigen Widerstand. Zugleich aber klemmt sich die Schraube, die durch ihre entfernte Spitze mit grossem Hebelarm aus ihrer Mittellinie geführt wird, in ihrer Mutter, reibt diese weit auf und wird bald im Gange schlottern, wodurch sie sich später um so leichter seitwärts ausreiben kann. Auf diese Weise geht die Schraube rasch ihrem Verderben und völliger Unbrauchbarkeit entgegen.

2. Die ausgepressten Flüssigkeiten laufen in dem fast horizontalen Kasten nicht so vollständig ab.

Richtet man die Presse zum Umkippen ein, so bedingt dies eine auslösbare Befestigung an der Wand. Während die Presse schief gelegt ist, kann man nicht pressen; sie muss also bei jedem ferneren Zuschrauben wieder aufgerichtet, festgeklammert und nachher wieder losgemacht und umgelegt werden.

3. Die schief zum Abfliessen geneigte Presse ist im Laboratorium hinderlich. Wenn die Presse ausser Gebrauch ist, muss sie mit einem Kasten bedeckt werden, der beim Gebrauche zur Seite gestellt ist.

4. Die einschraubige Presse ist nicht ohne Gefahr. Der ganze Zug am Hebel ist horizontal und muss von der Befestigung an der Wand ausgehalten werden. — Reisst bei der letzten Kraftanstrengung ein Haken oder Bankeisen aus der Wand, oder zerbricht die Schraube oder der

Hebel, so stürzt der Pressende mit der eben ausgeübten Gewalt auf den Boden hin, und er kann, nach Lage der Sache, eine schwere Verletzung, ein zerbrochenes Glied davontragen, ja, im unglücklichen Falle, wenn er mit dem Kopfe gegen einen scharfen oder harten Gegenstand stürzt, den Tod dabei finden. — Es sind schon mehrere Unglücksfälle aus dieser Veranlassung bekannt geworden.

Im günstigsten Falle wird bloss die Presse umgerissen, die Auffanggefässe zerbrochen und die bereits gewonnene Substanz verschüttet.

5. Bei der einschraubigen Presse bewegt sich die Schraube, und die Mutter steht still. In diesem Falle erleidet die Schraube eine gewaltige Torsion, weil sie die am Kopfe angebrachte Tangentialkraft durch ihre innere Festigkeit in die Mutter und von dort auf den Pressdeckel fortpflanzen muss. Da es viel leichter ist, einen Körper zu verdrehen, als zu zerreissen, so ist es auch vortheilhafter, die Schraube so anzuwenden, dass sie zerrissen, als dass sie verdreht werden müsste. Dies findet statt, wenn man die Schraube stillstehen lässt und die Mutter derselben bewegt, was aber bei e i n e r Schraube nicht möglich ist, ohne die Gegenstände, die gepresst werden, in unmittelbare Berührung mit der Substanz der Schraube zu bringen.

6. Auch wenn wir den Druck als ganz gerade betrachten und von der Torsion absehen, so ist der Widerstand, den ein gerader Körper bei grosser Gewalt dem seitlichen Ausbeugen, Zerknicken und Abbrechen entgegensetzt, ungleich geringer als die Cohäsion bei geradem Zuge. Im ersten Falle wird er aus seiner natürlichen geraden Form herausgetrieben, durch den Zug aber immer gerade gestreckt, und an seiner ursprünglichen Richtung nichts geändert. Eine drückende Schraube muss deshalb viel stärker sein, als eine ziehende, um einer gleichen Kraft Widerstand zu leisten.

7. Die den auszupressenden Körper berührenden Stoffe können nach der Natur desselben nicht leicht ohne grosse Kosten gewechselt werden.

Betrachten wir nun, welche Vortheile die zweischraubige Presse im Vergleiche zu den einzelnen Einwürfen darbietet.

ad 1. Der Presssack lässt sich sehr leicht in die Mitte einsetzen, da man zwischen den Platten die Schrauben sieht, und dadurch den Sack mit seiner Mitte auf die Höhe der Schrauben anbringen kann. Wenn man aus Versehen eine Schraube bedeutend mehr als die andere anzieht, so lässt sich dies sogleich durch Anziehen der anderen Schraube ausgleichen. — Die Schrauben haben einige Beweglichkeit in ihren Löchern um ihren hinteren Befestigungspunkt, und können sich deshalb so einrichten, dass sie in der Mitte sitzen.

ad 2. Die ausgepressten Flüssigkeiten laufen von den senkrechten Wänden der Pressplatten und den Rändern des Sackes leicht und vollständig ab. Eine Vorrichtung zum Umkippen ist ganz überflüssig, und die Presse kann unbeweglich an die Wand mit Bankeisen und Schrauben befestigt werden. Diese Befestigung bedarf bei Weitem nicht die Stärke

142　Zweiter Abschnitt. Besondere Arbeiten und Apparate.

und Sicherheit, wie bei der einschraubigen Presse, weil der Druck am Hebel senkrecht gegen den Boden geht und sich nicht gegen die Wand stemmt. Bei vorsichtigem Pressen kann man sogar der Befestigung entbehren, und es ist dieselbe überhaupt nur vorhanden, um gegen unvorsichtiges Stossen und Ziehen sicher zu stellen, sowie um das Aufkippen bei der letzten Anstrengung zu verhindern. — Die Presse ist immer zum allmäligen Zuschrauben bereit, ohne dass man sie erst einhake oder sonst wie verändere.

ad 3. Die Presse ist beim Abfliessen in derselben Lage, wie in der Ruhe. Beim Nichtgebrauch der Presse kann man eine Tischplatte, die mit Angeln an der Wand befestigt ist, auf dieselbe herunterklappen, und dadurch noch einen Tisch gewinnen.

ad 4. Der Gebrauch der Presse ist ohne alle Gefahr. Wenn irgend etwas durch die Gewalt zerbräche, so kommt der Pressende, der nur senkrecht drückt, auf seine Füsse zu stehen, und kann nicht leicht Schaden nehmen. Die Befestigung an der Wand hat selbst bei den stärksten Pressen nur eine bei Weitem geringere Gewalt zu ertragen.

ad 5. Die Kraft der Schraube wird auf die vortheilhafteste Weise in Anspruch genommen. Die Schraube steht still und die Mutter bewegt sich. Die erstere erleidet demnach nur zerreissende, aber keine zerdrehende Gewalt; zwei Schrauben erlauben zugweise Anwendung der Kraft, ohne die Gegenstände mit der Schraube in Berührung zu bringen.

ad 6. Durch die Bewegung der Mutter wird die Schraube gespannt und gestreckt, demnach in ihrer geraden Form erhalten. Sie kann deshalb bei gleicher Widerstandsfähigkeit von geringerem Durchmesser sein, und aus einem festeren Metall, nämlich aus Gussstahl, ohne grosse Kosten beschafft werden.

ad 7. Die Pressplatten können leicht mit verschiedenen Körpern bedeckt werden, da sie ganz eben sind. Fette Oele presst man zwischen Gusseisen, farbige Fruchtsäfte zwischen ausgelaugtem Tannenholz, Tincturen und andere geistige und wässerige Auszüge zwischen Zinn. Es ist leichter, die hölzernen Platten mit Tafeln dieser Stoffe als den Presskasten und Klotz damit zu bekleiden.

Nachdem wir nun die Principien der Schraubenpresse und die relativen Vorzüge und Nachtheile der verschiedenen Arten besprochen haben, bleibt noch übrig, über die praktische Ausführung und den Bau der Presse, sowie ihren Gebrauch Näheres mitzutheilen.

Fig. 82 stellt die zweischraubige Presse in perspectivischer Ansicht in $^1/_{20}$ der natürlichen Grösse dar, wobei die schief erscheinenden Linien als wirkliche Längen zu $^1/_{20}$ und nicht als perspectivisch verkürzt anzunehmen sind. Die Dimensionen sind von einer Presse entnommen, die nach mehreren Abänderungen die vorliegende Form erhalten hat, und in derselben schon über zehn Jahre im beständigen Gebrauche steht, ohne die geringste Reparatur in dieser Zeit bedurft zu haben.

Es ist weder nothwendig noch gut thunlich, die Dimensionen für kleinere und grössere Geschäfte bedeutend zu verändern, weil leicht In-

Fünftes Kapitel. Die Presse.

convenienzen entstehen, die man nicht voraussah. Der Unterschied der Masse wird durch öfteres Einsetzen bei grösserer Arbeit ausgeglichen.

Fig. 82.

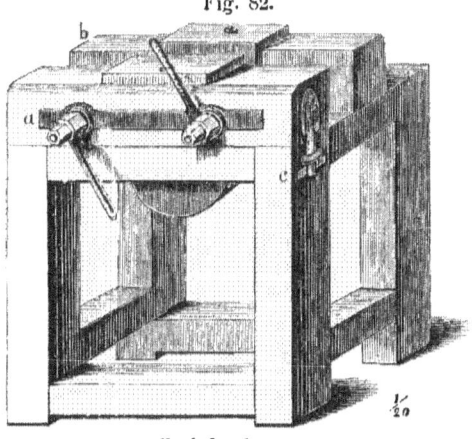

Zweischraubenpresse.

Fig. 83 stellt einen horizontalen Querschnitt der Presse durch die Schrauben, von oben gesehen, dar, und Fig. 84 einen senkrechten Schnitt durch eine Schraube von der Seite gesehen.

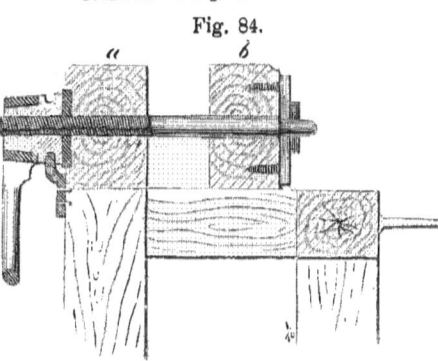

Grundriss von Fig. 82.

Fig. 84.

Seitlicher Aufriss von Fig. 82.

Die Presse besteht wesentlich aus zwei Theilen, dem Untergestelle und der eigentlichen Presse.

Das Untergestell ist ein parallelepipedisches Gerüste, welches der eigentlichen Presse als Unterlage dient, und ihr diejenige Höhe giebt, in der die Schrauben in die bequemste Lage zur Anwendung der vollen Kraft des Armes kommen.

Vier Ständer aus trockenem Eichen- oder Buchenholze von 4 bis 4½ Zoll (110 bis 120$^{mm}$) im Gevierte sind oben und unten durch je vier Querstücke von denselben Dimensionen des Durchschnittes mit ein-

144   Zweiter Abschnitt  Besondere Arbeiten und Apparate

ander verbunden. Oben schneiden sie mit den senkrechten Ständern auf gleicher Höhe ab, um dem hinteren Pressklotze eine horizontale Bahn zu bieten. Nach unten springen die senkrechten Ständer vor, um Füsse zu bilden. Die Verzapfung dieser Theile wird ein geschickter Tischler oder Zimmermann leicht zweckmässig angeben. So ist es z. B. gut, die vier unterern Querriegel nicht auf einer Höhe einzuzapfen, weil sonst hier die senkrechten Ständer zu sehr geschwächt werden, und die Füsse leichter abbrechen könnten. Uebrigens wollen wir dem Tischler hierin nicht vorgreifen.

Dieses Untergestell wird auf beiden Seiten durch starke Bankeisen, die in Fig. 81 bei  sichtbar sind, in die Wand befestigt. Man treibe durch Hammerschläge auf die Nasen der Bankeisen dieselben in die Wand ein, und schraube sie an die Presse, welche man dazwischen schiebt, fest. Halten die Bankeisen nicht, weil die Wand zu weich ist, so fülle man die weit gewordenen Löcher mit Tannenholzstücken, die man gewaltsam hineintreibt, aus. Kein Holz ist zu diesem Zwecke dem weichen Tannenholze vorzuziehen. Die Löcher zu den Schrauben im Gestell müssen vorgebohrt werden, damit die Schraube immer wieder herausgenommen werden könne, was bei Eichenholz seine Schwierigkeiten hat, wenn die Löcher nicht weit genug sind, um nur die Gewinde ins Holz aufzunehmen. Auch lässt sich die Befestigung durch zwei durch die Wand gehende Schrauben gewinnen.

Man verliere nicht aus den Augen, dass es nöthig werden könnte, die Presse wieder loszumachen, etwa, um sie zu verändern oder an einen anderen Platz zu stellen. Man kann deshalb auch die Presse, statt mit Bankeisen, mit anderen Vorrichtungen befestigen, wo man durch Entfernung eines einzigen Keiles augenblicklich jede dieser Verbindungen loslösen könnte. Eine solche Befestigung ist in Fig. 85 in zwei Modi-

Fig. 85.

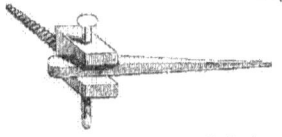 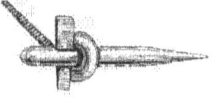

Befestigung der Presse.

ficationen abgebildet, der mit der Holzschraube versehene Theil wird in das Gestell der Presse beinahe oben eingeschraubt, und der spitze Theil in die Wand eingeschlagen, bis der Zapfen durchfallen kann oder der Keil wieder festsitzt.

Das Gestell steht ganz horizontal, seine vier Füsse ruhen auf der Erde. In der Mitte ist es mit einem Brette belegt, welches das Auffanggefäss für die Flüssigkeit trägt.

Die eigentliche Presse besteht zunächst aus zwei Pressklötzen, $a$ und $b$ in Fig. 82, 83 und 84. Die Pressklötze werden aus dem besten, knotenfreien Buchenholze gefertigt, sie haben gleiche Dimensionen, nämlich ungefähr 32 Zoll (840$^{mm}$) Länge, 8½ Zoll (220$^{mm}$) Höhe und 4 Zoll

## Fünftes Kapitel. Die Presse.

(105$^{mm}$) Dicke. Der vordere Pressklotz ist seitlich so an das Untergestell befestigt, dass er durch Herausschlagen eines eisernen Keiles leicht gelöst werden kann. Man erkennt diese Befestigungsart aus c in Fig. 82 und 84. Eine 9 Linien (20$^{mm}$) starke und 4 Zoll (105$^{mm}$) lange, runde, eiserne Stange ist oben in eine Platte ausgeschmiedet, welche mit drei versenkten Löchern an den oberen Klotz angeschraubt wird. In dem runden Fortsatz des Eisens ist ein längliches Loch durchgestossen, worin ein eiserner Keil passt. Seitlich in dem vorderen Pfosten des Untergestelles sind zwei mit Holzschrauben versehene Ringe so eingeschraubt, dass beim Einsetzen des vorderen Pressklotzes die runden Ansätze gerade durch den Ring gehen. — Die beiden Keile werden unter dem Ringe durch den Schlitz geschoben und mit Hammerschlägen angetrieben. Auf diese Weise ist die Presse leicht lösbar und dennoch sehr fest mit dem Untergestelle verbunden. Der hintere Pressklotz ist beweglich und läuft auf dem Untergestelle.

Wir gehen nun zu den Schrauben, dem wesentlichsten Theile der ganzen Maschine, über. Die Schrauben müssen genügend stark jedoch zur Verminderung der Reibung möglichst dünn sein. Beide sich widersprechende Eigenschaften lassen sich durch Annahme der durch die Erfahrungen ermittelten Dimensionen vereinigen. Denn nähme man die Schraube sehr viel dicker, als es die äusserste zu erwartende Kraftanstrengung gebietet, so würde man an einer nicht mehr nutzbaren Stärke gewinnen, während man durch Ausgaben und Reibung verlöre.

Das beste Material zu diesen Schrauben ist englischer oder Siegener Gussstahl, der in einem Holzkohlenfeuer ausgeglüht ist. Er ist ungleich härter, gleichartiger und cohärenter in der Masse, als das beste und zäheste Stabeisen, aus dem man sonst die Schrauben verfertigen würde. Die Mehrausgabe für den Stahl ist ganz unbedeutend, während man sich ein unzerstörbares Geräth, das niemals im Stiche lässt, verschafft. Den Stahl kann man unmittelbar in derjenigen Dicke wählen, die zur Schraube passend ist; Eisen würde man noch einmal umschmieden und ausrecken müssen.

Zunächst muss, ehe noch das Gewinde angeschnitten wird, der Schraubenkörper am hinteren Ende einen Ansatz erhalten, damit er nicht durchgezogen werde. Man kann hier zweierlei Methoden befolgen. Entweder staucht der Schmied an das Ende der Schraube einen dicken Wulst auf, der mit dem Hammer ausgeblattet wird und sich auf die Verstärkungsschiene des hinteren Pressklotzes auflegt, wodurch er seinen festen Punkt erlangt, oder er staucht das Ende etwas an und stösst ein längliches Loch hindurch, welches zur Aufnahme eines Bolzens oder Keiles bestimmt ist. — Dieser Bolzen, wie aus Fig. 83 zu ersehen, hat eine senkrechte Stellung und erlaubt dem Schraubenkörper eine kleine Beweglichkeit in horizontaler Richtung um dessen Axe. Dieser Umstand schützt die Schraube gegen Verbiegungen, selbst wenn beide Schrauben ungleich angezogen würden, indem sie nur um jenen Bolzen eine kleine Drehung

Mohr, pharmac. Technik. 10

146 Zweiter Abschnitt. Besondere Arbeiten und Apparate.

ausführen kann. Zu diesem Zwecke sind auch die Löcher in den Pressklötzen und den Verstärkungsschienen in horizontaler Richtung etwas oval gezogen. Der durch die Schraube getriebene Bolzen wird auf eine beliebige Weise an den hinteren Pressklotz befestigt, damit die Schraube den Klotz vorwärts und rückwärts mitnehmen muss.

Der ganze Körper der Schraube hat eine Länge von 17 Zoll ($445^{mm}$) und das Gewinde nimmt die Hälfte derselben ein. Es wird mittelst einer sogenannten Gluppe auf den Stahl geschnitten, und zwar nicht durch Quetschen und Würgen, sondern durch Herausschneiden ganz dünner Späne mit Schneidbacken. Die Schraubenspindel bleibt vollkommen gerade und wird nicht hart und spröde.

Man hat Schrauben von zweierlei Form. — Entweder ist der Faden der Schraube scharfkantig und stellt im Durchschnitt ein Dreieck dar, oder er ist flachkantig und rechtwinklig und stellt im Durchschnitt ein Viereck vor. Von diesen beiden Formen ist der scharfkantige oder dreieckige Faden wegen seiner bei weitem grösseren Stärke zu unserem Zwecke vorzuziehen. Derselbe hängt mit dem cylindrischen Körper der Schraube auf seiner ganzen Basis zusammen. Bei dem flachkantigen Gewinde hingegen ist die Hälfte jener Basis weggeschnitten, welche die Cohäsion des Gewindes mit dem gedachten Schraubenkörper bewirkte.

Bei gleicher Steigung und Tiefe des Gewindes ist die Fläche des Querschnittes des Fadens in beiden Fällen vollkommen gleich, nur ist die Substanz anders vertheilt. Beim scharfen Gewinde ist mehr Substanz an der Spindel und weniger nach aussen, beim flachen gleich viel nach aussen und an der Spindel stehen gelassen.

Die Wirkung der Kraft auf die Schraube besteht immer in einem gewaltsamen Bestreben, das Gewinde von dem Kerne herunterzuschieben. Jeder einzelne Punkt des Gewindes nach aussen wirkt wie ein Hebel von ungleicher Armlänge. Hier ist es nun natürlich und richtig, dass der Hebel an Substanz um so stärker werden müsste, als der Hebelarm an Kraft zunimmt. Der Hebelarm ist aber beim Gewinde dort am grössten, wo es auf dem Kerne sitzt. Dieselbe Betrachtung gilt auch für die Schraubenmutter, wo das Gewinde an der inneren Fläche eines Cylinders herumläuft.

Die Entfernung der Kanten zweier sich berührenden Gänge nennt man die Steigung der Schraube. Tiefe des Gewindes ist die auf der Spindel senkrecht gemessene Höhe des Fadens. — Ein richtiges und gutes Gewinde soll etwas tiefer, als seine Steigung beträgt, geschnitten sein. Es wird demnach der Faden im Querschnitte kein gleichseitiges, sondern ein gleichschenkliges Dreieck mit dem spitzesten Winkel nach aussen darstellen. Bei der Auswahl des Gewindes hat man ein richtiges Verhältniss zwischen der Dicke der ganzen Schraube und der Tiefe des Gewindes zu wählen. Nimmt man das Gewinde auf einer dünnen Schraube zu tief, so schwächt man den Kern zu sehr und kann dem Reste von Substanz nicht so viel Gewalt zumuthen, als das starke Gewinde

## Fünftes Kapitel. Die Presse.

auszuhalten im Stande wäre. Wählt man ein zu seichtes und flaches Gewinde auf eine dicke Schraubenspindel, so kann diese mehr Kraft aufnehmen, als das Gewinde, ohne abzureissen, ertragen kann. Auf einer stählernen Schraubenspindel von 1 Zoll (26$^{mm}$) Durchmesser würde ein Gewinde von 1$^{1}/_{2}$ Linien (3$^{mm}$) Steigung, von 2 Linien (4$^{mm}$) tiefem Schnitte ein passendes Verhältniss sein; es würde alsdann ein unverletzter Kern von $^{3}/_{4}$ Zoll (19$^{mm}$) Durchmesser übrig bleiben.

Nicht selten werden von gewöhnlichen Schlossern und Schmieden auch Schrauben aus einem runden Eisenstabe gemacht, auf welchen ein vierkantiger Faden von Eisen mit Kupfer aufgelöthet wird. Diese Schrauben sind von allen die schlechtesten und schwächsten. Die Steigung einer solchen Schraube hat niemals die Regelmässigkeit einer mit der Gluppe geschnittenen. Wenn auch die Mutter sehr hoch ist, so berühren sich doch meistens nur einige wenige Punkte, welche die ganze Gewalt auszuhalten haben. — Wo das Gewinde die grösste Stärke besitzen sollte, nämlich an seinem Zusammenhange mit dem Kerne der Schraube, befindet sich hier das weichere und schwächere Metall des Lothes. In der That besitzen diese Schrauben auch nur eine geringe Dauerhaftigkeit; es brechen zuweilen einzelne Stücke des Gewindes ab, auch schält sich wohl das ganze Gewinde von der Schraube oder der Mutter ab. Repariren lassen sich diese Schrauben gar nicht, ohne in noch viel kürzerer Zeit dienstunfähig zu werden. Durch die zum Fluss des Lothes nöthige Hitze wird das Eisen blasig, unganz und verbrennt. Bei einem Werkzeuge, welches so viele Gewalt auszuhalten hat, ist nur das Stärkste und Beste vortheilhaft und wohlfeil. — Das Schlechte und Unsolide verzehrt durch beständige Reparaturen die erste Ersparniss in der Anlage vielmal.

Die Schraube werde also aus Stahl, sonst aus dem zähesten Stabeisen, mit Hülfe der Gluppe geschnitten. Sobald das Gewinde ausgeschnitten ist, was man daran erkennt, dass die höchsten Kanten des Fadens ebenfalls angeschnitten sind, müssen alle noch hervorragenden Spänchen und Reifen abgeschliffen werden. Dies geschieht am besten auf der Drehbank.

Hat man einen Bohrer zu dem Gewinde, um die Mutter zu schneiden, so bohre man denselben in ein Stück Holz ein, säge diese hölzerne Schraubenmutter der Länge nach auf, fasse die Schraube zwischen diese beiden Backen, und schleife sie nun, indem man die Drehbankspindel laufen lässt, mit Schmirgel und Oel vollständig ab, und schleife die Schraube zuletzt mit Wiener Kalk und Spiritus bis zum Trockenwerden ab. Sie erhält durch diese Manipulation eine vortreffliche Glätte und Politur, welche sich in die Schraubenmutter abdrückt und ausser dem grossen Gewinn an Kraft den grössten Schutz gegen Abnutzung gewährt. Eine zur rechten Zeit angewendete Sorgfalt belohnt sich vielfältig.

Die Muttern werden aus reinem Messing gegossen, dem man der grösseren Dichte wegen $^{1}/_{2}$ Procent Blei zusetzt. Man kann die Muttern

148  Zweiter Abschnitt. Besondere Arbeiten und Apparate.

auf zwei Arten darstellen. Erstlich giesst man sie über die Schrauben selbst. Man macht ein hölzernes Modell von der Mutter selbst, schraubt dieses auf die Schraube und formt beide zusammen in Sand ab. Nun nimmt man die Schraube aus dem Modell heraus, lässt sie in der Lampenflamme stark berussen und legt sie allein in die Giessflasche an die Stelle, wo sie beim Abformen gelegen hat. Die Mutter giesst sich nun um die Schraube und nimmt die umgekehrte Form derselben aufs Genaueste an. Der Russ verhindert, dass sich beide Metalle vereinigen, und bewirkt, dass die Mutter mit Gewalt von der Schraube abgeschraubt werden kann. Diese Muttern sind sehr genau schliessend. Durch mehrmaliges Durchschrauben erhalten sie so viel Spielraum, dass sie leicht gehen. Die zweite Art, die Schraubenmuttern darzustellen, besteht darin, sie mit einem Loche zu giessen, dieses rein aufzubohren und mit dem der Schraube gleichen Bohrer das Muttergewinde einzuschneiden. Die Mutter muss leicht gehen, ohne zu klemmen oder zu schlottern. Die Mutter soll eine bedeutende Höhe haben, damit der Druck sich auf eine grosse Strecke verbreite, und die Abnutzung jeder einzelnen Stelle um so geringer sei. Muttern von 3 Zoll (80$^{mm}$) Länge haben sich sehr gut gehalten. Der vordere Theil der Mutter ist auf eine Länge von 2 Zoll (53$^{mm}$) sechseckig, um den darauf passenden Schlüssel des Hebels aufzunehmen. Die diametrale Dicke dieses Theiles ist 2 Zoll 2 Linien (57$^{mm}$); der hintere, etwa 1 Zoll 2 Linien (31$^{mm}$) lange und 2 Zoll 10 Linien (74$^{mm}$) dicke Theil ist cylindrisch und hat eine ringförmig ausgedrehte Hohlnuthe, wie aus Fig. 83 und 84 deutlich zu ersehen. — In diese Hohlnuthe greift ein an den vorderen Pressklotz angeschraubtes, nach Fig. 86

Fig. 86.
Mitnehmer.

gekröpftes Stück Eisen. Dieses Eisen erlaubt zwar der Mutter, sich im Kreise herum zu drehen, allein sie kann sich nicht von dem vorderen Pressklotze entfernen. Da nun die Schraube mit dem hinteren Pressklotze verbunden ist, so muss sich beim Aufdrehen der Mutter der hintere Pressklotz mit der Schraube zurückschieben und dadurch die Presse von selbst öffnen. Am deutlichsten erhellt dieses aus der Fig. 84.

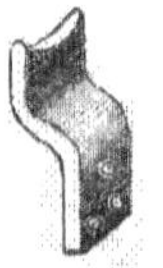

Beide Pressklötze sind durch starke eiserne Schienen von 7 Linien (15$^{mm}$) Dicke, 1 Zoll 11 Linien (50$^{mm}$) Breite und 23 Zoll (600$^{mm}$) Länge verstärkt. Diese Schienen werden einfach aufgeschraubt, aber nicht ins Holz versenkt, was eine überflüssige Schwächung des Holzes wäre. An den Stellen, wo die Schrauben durchgehen, was ungefähr 15$^{3}/_{4}$ Zoll (410$^{mm}$) von Mittelpunkt zu Mittelpunkt Entfernung ist, sind die Schienen mit Löchern versehen, welche, wie sich von selbst versteht, auch durch das Holz gehen. Diese Löcher können in horizontaler Richtung etwas länglich sein. Zwischen diese Schiene und die messingenen Muttern legt man ringförmig ausgeschnittene Scheiben von weichem Stahl, die gut polirt sind, um die Reibung des Messings am Eisen zu vermeiden.

Die Bewegung der Muttern geschieht durch Hebel, die mit sechseckigen Löchern genau auf den vorderen Theil der Mutter passen. Die

# Fünftes Kapitel. Die Presse.

Zahl 6 ist die passendste. Vier Seiten lassen beim Umsetzen des Hebels zu wenig freie Wahl; wenn die vorhergegangene Bewegung des Hebels zu klein war, so kommt beim Umsetzen der Hebel um 90 Grade davon entfernt und leicht in eine so steile Lage, dass man ihn nicht bequem bewegen kann. Acht Seiten bieten zu stumpfe Winkel dar, die sich leicht abnutzen und im Schlüssel drehen.

Zwei kleine Hebel dienen zum schnellen Auf- und Zudrehen, ehe man grosse Gewalt anwendet. Aus Fig. 83 ist zu ersehen, wie dieselben gekröpft sind, um an einander vorbei gehen zu können. Sie sind so lang, dass sie eben noch nicht an die andere Schraube anstossen. Sie können demnach, ganz unabhängig von einander, ganze Bewegungen im Kreise machen.

Der eigentliche Krafthebel, Fig. 87, hat eine Länge von 31 bis 38 Zoll (bis 1 Meter), und ein sehr starkes, sechsseitiges Ohr. Er ist ziemlich bedeutend gekröpft, um bei völligem Zuschrauben der Presse noch an der anderen Schraube vorbei zu können.

Fig. 87.

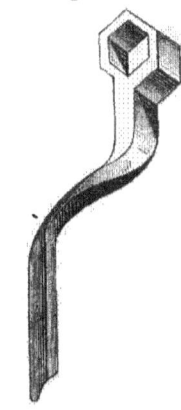

Grosser Hebel.

Sein langer Arm besteht aus einer flachen Eisenstange, die mit ihrer Hochkante die Luft schneidet. In dieser Form bietet das Eisen die grösste Stärke bei der kleinsten Masse dar. Runde Stangen biegen sich leicht krumm. Dieser Hebel wird abwechselnd auf die beiden Schraubenmuttern gesetzt. Man hat immer sein Augenmerk darauf zu richten, die beiden Pressklötze einander parallel zu halten.

Wir haben nun noch ferner die Pressplatten zu betrachten. Ihre Gestalt und Grösse ist aus Fig. 82 und 83 ohne weitere Erklärung ersichtlich. Die gewöhnlichen Platten bestehen aus Eichenholz und sind auf der Seite, wo sie mit den Substanzen in Berührung kommen, mit dicken Zinnplatten belegt. Die Platten hängen mit einem Ansatze auf den Pressklötzen. Oben sind sie mit einem Loche versehen, in welches ein eiserner Stift auf dem Pressklotze passt, um zu verhüten, dass sie sich verschieben oder nach der Mitte herunterfallen.

Für Flüssigkeiten, welche Mineralsäuren enthalten, wie der Gypsbrei bei der Darstellung der Phosphorsäure oder Weinsteinsäure, so wie auch für die gefärbten Fruchtsäfte der Himbeeren, Berberis und Aehnliches, bedient man sich unbelegter Platten aus Tannenholz, die man vorher in Wasser tränkt.

Fette Oele, namentlich Mandelöl, presst man am besten zwischen gusseisernen Platten. Man kann sie massiv oder hohl machen. Die

150  Zweiter Abschnitt. Besondere Arbeiten und Apparate.

hohlen Platten sind ungleich schwieriger darzustellen, und werden aus gutem Eisen aus dem Kupolo-Ofen gegossen. Die hohlen Platten sind in Fig. 88 dargestellt. In der Mitte ist die Höhlung durch eine Scheidewand, die nicht ganz bis auf den Boden geht, in zwei Kammern getrennt. — Diese Scheidewand hat den doppelten Zweck, die Platte zu verstärken und das hinein zu giessende heisse Wasser zu zwingen, durch die ganze Platte hindurch zu laufen. Auf der einen Seite der Scheidewand ist nämlich ein Trichter, auf der anderen eine gebogene Abflussröhre für das Wasser angebracht.

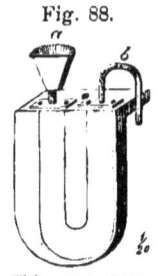

Fig. 88.

Heisswasserplatten.

Der Trichter ist etwas höher, als der oberste Punkt der Abflussröhre.

Wenn die Platten erwärmt werden sollen, so giesst man siedend heisses Wasser in den Trichter $a$, bis es aus der Röhre $b$ ziemlich warm ausläuft. Stellt man eine kleine Spirituslampe seitlich unter den abgerundeten Theil der Platte, so kann man die Platte beliebig lange warm halten. Diese Vorrichtung ist ungemein bequem zur Auspressung fester und flüssiger Fette. Cacaobutter, Eieröl, Mandelöl kann man mit Leichtigkeit in jeder Jahreszeit darstellen. Das Ablaufen wird durch das Erkalten der Pressplatten unterbrochen und kann jeden Augenblick, ohne die Presse zu derangiren, wieder beschleunigt werden. Ein kalt gepresster Kuchen von süssen Mandeln, aus dem nichts mehr abfloss, fing von Neuem an zu tröpfeln, als warmes Wasser eingegossen wurde. Beim Eingiessen des Wassers hat man sorgfältig darauf zu achten, dass keins übergegossen werde und sich mit dem Oele vermische. — Es würde letzteres unvermeidlich zum Ranzigwerden veranlassen. Um dies zu verhüten, muss der Hals des Trichters so weit als möglich sein, damit sich Luft und Wasser ausweichen können. Ohne dies würde die entweichende Luft ein Sprudeln veranlassen und Wasser herausblasen.

Die Platten sind $11^{1}/_{2}$ Zoll ($300^{mm}$) breit, 13 bis 15 Zoll (350 bis $400^{mm}$) hoch, und $1^{1}/_{2}$ Zoll ($40^{mm}$) dick. Die Wandstärke beträgt an allen Seiten $^{1}/_{2}$ Zoll ($13^{mm}$), es bleibt also ein hohler Raum von 6 bis $7^{1}/_{2}$ Linien ($16^{mm}$) lichter Weite übrig.

Diese Presse ist ziemlich allgemein verbreitet, obschon selten mit Beobachtung aller Cautelen construirt, die hier beschrieben worden sind. Da sie ihr eigenes Gestell hat, so lässt sich im Laboratorium leicht ihr Platz wechseln. — Will man aber hierauf verzichten, so kann man die Presse mit viel leichterem Untergestelle und geringer Modification der Theile eben so gut in der folgenden Art construiren.

Fig. 89 stellt im Durchschnitt diese Presse dar, wobei die wirksamen Theile ganz wie die in der oben beschriebenen beschaffen sind. — Die Veränderungen bestehen in dem Folgenden.

Der hintere Pressklotz $b$ ist mit vier Bankeisen unveränderlich an

Fünftes Kapitel. Die Presse.

eine Wand befestigt. Die Köpfe der Pressschrauben befinden sich in Vertiefungen der Wand. Um nöthigenfalls leicht daran kommen zu können, muss man die Holzschrauben der Bankeisen in sauber vorgebohrte Löcher, und reichlich mit Fett bestrichen, einbringen oder noch besser statt der Bankeisen eine der in Fig. 85 gezeichneten Befestigungsarten wählen. Eine in Eichenholz eng sitzende und verrostete Holzschraube ist nicht mehr herauszuziehen. Entweder bricht der Kopf oder die Schraube ab, und man muss alsdann die Bankeisen an eine andere Stelle befestigen.

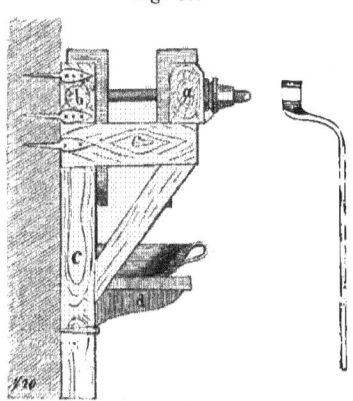

Einfache Schraubenpresse.

Der vordere Klotz $a$ ist auf zwei leichten hölzernen Trägern $c c c$ beweglich, welche ebenfalls mit Bankeisen an die Wand befestigt sind. Sie stehen mit ihrem Fusse auf dem Boden und haben im Ganzen wenig Gewalt zu leiden. Man hat darauf zu sehen, dass beim völligen Zuschrauben der Presse der lange Krafthebel nicht an den Träger stosse. Zum Unterstellen der Auffanggefässe ist ein Tischchen $d$ mit passender Unterstützung an die Wand befestigt. Dies hat den Vortheil, dass eine Erschütterung der Presse sich diesen nicht mittheilen kann. Eine Presse von der eben beschriebenen Construction habe ich für ein chemisches Laboratorium bauen lassen, und sie hat sich sehr gut bewährt und gehalten.

Man macht den zweischraubigen Pressen den Vorwurf, dass beide Schrauben nur einzeln zugeschraubt werden können, und die Bewegung jeder einzelnen der anderen eine klemmende Gewalt anthue. Dieser Vorwurf ist begründet, und es wäre nicht unmöglich, durch unvorsichtiges, übermässiges Anziehen der einen die andere zu zerbrechen, oder wenigstens das Gewinde zu verderben. Allein welcher Apparat kann durch Unachtsamkeit nicht bald zerstört werden?

Um aber dennoch die Bewegung beider Schrauben durch einen Druck ganz gleichmässig zu bewirken, könnte man verschiedene Mittel anwenden und beim Neubau von Pressen in Ausführung bringen.

Dazu eignet sich jedoch die Presse Fig. 82 besser, als die von Fig. 89, weil die auf den Muttern zu befestigenden Räder leicht über das feste Gestelle $c$ hinausragen. Nimmt man jedoch die Pressklötze $a$ und $b$ in Fig. 89 etwas hoch, etwa 8 Zoll (210$^{mm}$), so lässt sich die Einrichtung auch hier anbringen. Die Muttern werden in die Mitte von gezahnten

**152** Zweiter Abschnitt. Besondere Arbeiten und Apparate.

gusseisernen Rädern angebracht, oder geradezu in die Substanz des Gusseisens geschnitten, nachdem vorher ein centrisches Loch ausgebohrt wurde. Ueber beide verzahnte Räder geht eine Schraube ohne Ende, welche an jedem Rade nur auf eine kurze Stelle mit Gewinde versehen ist. Diese Schraube ohne Ende wird seitlich mit einer Kurbel bewegt, und giebt eine sehr bedeutende Uebersetzung der Kraft. Dagegen würde das Auf- und Zudrehen der leeren Presse viel Zeit erfordern, wenn diese Schraube ohne Ende nicht auslösbar wäre. Zwei Handgriffe an den gezahnten Rädern würden dann die raschere Bewegung vermitteln.

Eine wohlfeile und leichte hölzerne Presse für geringere Leistung ist in Fig. 90 in $1/15$ der natürlichen Grösse dargestellt.

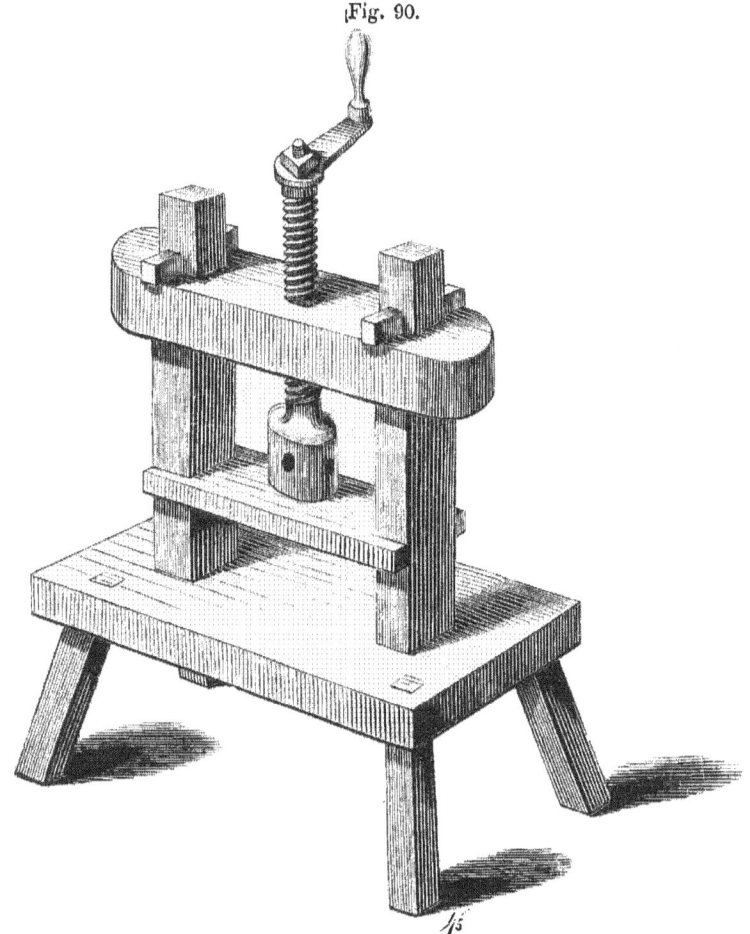

Fig. 90.

Hölzerne Presse.

## Fünftes Kapitel. Die Presse.

Sie besteht aus einem niedrigen Tischchen, das eine sehr starke Platte aus Eichenholz hat, den Ständern, dem Querbalken und der Pressschraube. Durch die Tischplatte sind zwei viereckige Löcher gestemmt, durch welche die Ständer mit ihrem plötzlich verjüngten Ende durchgehen. Die Ständer sind unter dem Tische, wie es über dem Querbalken in der Zeichnung sichtbar ist, durch Keile befestigt. Ganz auf dieselbe Weise ist der Querbalken mit durchgestemmten Löchern auf das obere gerade verjüngte Ende der Ständer aufgesetzt und mit Holzkeilen befestigt. Es ist zu bemerken, dass die Löcher in den Ständern noch etwas in die Tischplatte und den Querbalken hineinragen, damit die Keile gehörig anziehen können. Indem diese mit einem Hammer angetrieben werden, ziehen sie die Ständer sowohl auf die Tischplatte als gegen den Querbalken senkrecht an, und geben dem Gerüste eine ungemeine Festigkeit.

Mitten durch den Querbalken geht die Mutter für die hölzerne Schraube. Die Schraube wird aus dem besten, trockenen, geradfaserigen Buchen- oder Weissbuchenholze gemacht und mit Firniss getränkt.

Die Schraube soll keine zu rasche Steigung haben, und ziemlich tief eingeschnitten und lang sein. Die Schneidzeuge (Geissfüsse) zu solchen Schrauben findet man bei Drechslern und Tischlern, welche letztere sie zu ihren Hobelbänken gebrauchen. Die Schraube endigt sich unten in einen dicken cylindrischen Kopf, durch welchen die beiden Löcher, rechtwinklig auf einander, gebohrt sind, welche zum Einstecken des Hebels dienen. Dieser Kopf ist in Fig. 91 mit der oberen Pressplatte im Durchschnitt dargestellt. Man erkennt leicht, dass derselbe unten einen dünnen Ansatz hat, womit er sich in einem gebohrten Loche der Pressplatte bewegt. Dieser Ansatz verhütet, dass die Schraube aus der Mitte der Pressplatte abweicht. Zwischen der Schraube und der Pressplatte liegt ein breiter Ring von dünnem Stahlblech, um die grosse Reibung zwischen Holz und Holz zu vermindern. Man schmiert diese Stelle mit harter Seife ein.

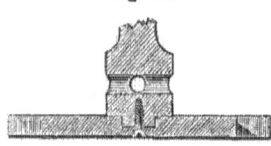

Durchschnitt vom Schraubenkopf und Pressklotz.

Fig. 91.

Die Pressplatte umfasst mit zwei Einschnitten die geraden Ständer, gleitet darüber und wird von ihnen geführt, so dass sie nicht aus der senkrechten Linie abweichen kann. Eine eiserne Schraube (Fig. 91) zieht die Pressplatte gegen die hölzerne Schraube an, ohne sie daran unveränderlich zu befestigen. Diese Schraube steckt mit starker Reibung in dem Kopfe der Schraube, geht aber lose durch die Pressplatte. Sie dient dazu, beim Aufdrehen der Schraube die Pressplatte mit in die Höhe zu heben. Beim Zuschrauben dreht sich diese eiserne Schraube ohne alle Wirkung in der Pressplatte mit der Schraube herum. Auf dem oberen Ende der Schraube ist eine Kurbel angebracht, welche zum schnel-

154 Zweiter Abschnitt. Besondere Arbeiten und Apparate.

len Auf- und Zudrehen der Schraube dient, ehe der Krafthebel unten im Kopfe eingesetzt wird.

Es ist einleuchtend, dass man auf diese Presse die Presssäcke nicht unmittelbar auflegen könne, weil die ausgepresste Flüssigkeit auf allen Seiten herabrinnen würde. Man muss deshalb unter allen Umständen erst einen Apparat untersetzen, der die Presssäcke aufnimmt, und die ausgepresste Flüssigkeit durch einen Ausguss an eine bestimmte Stelle hinleitet.

Zunächst wendet man ein cylindrisches, niedriges Gefäss, Fig. 94, an, was entweder aus Zinn, mit starken Wänden, oder zur grösseren Stärke aus dickem Rothkupfer gearbeitet und innen stark verzinnt ist. Wenn man die Säcke so klein und dünn macht, dass sie beim Auspressen die Seitenwände nirgend berühren, so kann man sie unmittelbar auf den Boden dieses Gefässes legen, und einen runden, von allen Seiten mit Zinn überzogenen massiven Holzklotz (Fig. 92) darauf setzen und pressen; dieser Holzklotz muss mindestens so hoch sein, als das Einschlussgefäss, damit die Presse niemals auf den Rand desselben drücke. — Der so zugerichtete Einsatz wird nun unter die Presse geschoben und die Schraube angezogen. Um den Einsatz immer ganz gerade unter die Mitte der Schraube zu setzen, können auf der unteren Tischplatte drei Stifte befestigt sein, gegen welche man das Gefäss Fig. 94 anrückt.

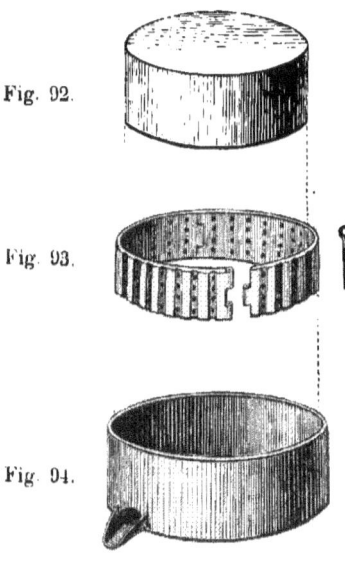

Fig. 92.

Fig. 93.

Fig. 94.

Theile des Presskastens.

In den wenigsten Fällen kann man aber darauf rechnen, dass der Sack nicht bis an die Wand des Gefässes vorrücke. Alsdann muss man noch einen durchlöcherten zinnernen, aus zwei Hälften bestehenden Ring (Fig. 93) einsetzen, welcher der hervorgequollenen Flüssigkeit überall Gelegenheit zum Ablaufen darbietet. Dieser Ring ist innen ganz glatt, aussen mit tiefen Einschnitten versehen, in welchen kleine Löcher durchgebohrt sind. Die Löcher sind nicht im Kreise herum in gleicher Höhe, sondern unregelmässig auf allen Höhen angebracht, so dass auf jeder nur denkbaren Höhe des Ringes sich einige Löcher zum Ablaufen befinden. Es ist nämlich festzuhalten, dass die Flüssigkeit weder durch den Boden, auch wenn er doppelt und durchlöchert wäre, noch durch die von dem Sacke berührten und geschlossenen Löcher laufen, sondern nur durch die darüber befindlichen freien ablaufen kann. Die Flüssigkeit dringt durch die Löcher des Ringes, rinnt durch die Einschnitte in dem-

Fünftes Kapitel. Die Presse.

selben hinab, gelangt zwischen Ring und Gefäss auf den Boden und sammelt sich bei geringer Neigung der Presse, die auch ein- für allemal gegeben sein kann, in dem Ausgusse, wo sie abfliesst.

In einer so vorgerichteten Presse kann man grössere Säcke als in der zweischraubigen Presse, freilich aber auch nicht so vollständig, auspressen. — Diese drei Vorrichtungen gehen in der obenstehenden Ordnung, Fig. 92, 93, 94 in einander ein.

Will man mehrere Säcke einsetzen, so muss man zwischen dieselben kreisrunde Scheiben eines harten Körpers legen, um den Druck zu wiederholen. Auf diese Weise kann man drei und vier Säcke auf einmal auspressen. Diese Zwischenscheiben müssen aus solchen Substanzen bestehen, die der auszupressenden Flüssigkeit nichts mittheilen können. Verzinntes Stab- und Gusseisen wird in den meisten Fällen am passendsten sein.

In neuerer Zeit hat eine von H. Reuleaux im Remagen construirte pharmaceutische Presse vielfachen Eingang gefunden. Sie ist auf das Princip des Kniehebels gegründet. Dasselbe ist in Fig. 95 erläutert.

Fig. 95.

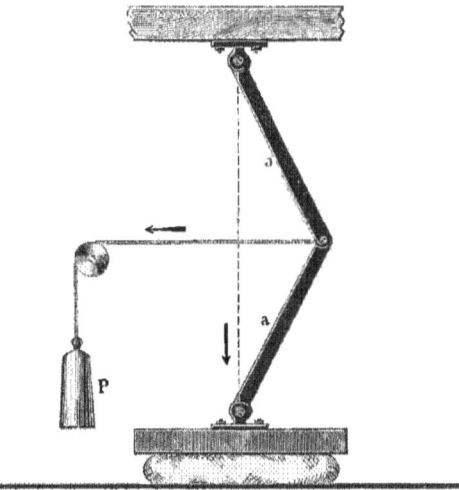

Theorie des Kniehebels.

Die beiden in Charniere gehenden Kniehebelstangen $aa$ werden durch ein Gewicht $P$ horizontal nach der Mitte gezogen, sie müssen sich also strecken. Ist nun die obere Angriffsstelle als absolut fest angenommen, so wird die ganze Streckung auf die untere Angriffsstelle der Last als Druck zum Vorschein kommen. Bei allen Maschinen berechnet man die Verstärkung der Kraft durch das Verhältniss der Bewegung der Last zu der Bewegung der Kraft. Die Bewegung der Kraft ist die horizontale Fortbewegung des Knies der beiden Kniehebelstangen, und die Be-

**156** Zweiter Abschnitt. Besondere Arbeiten und Apparate.

wegung der Last ist die Grösse der Streckung. Die Kraftverstärkung ist also jene Zahl, welche durch Division der Streckung in die Bewegung

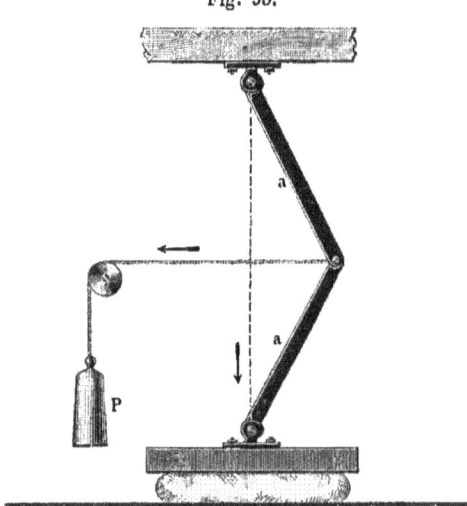

Fig. 95.

Theorie des Kniehebels.

der Kraft, die hier gleich ist dem Wege des sinkenden Gewichtes $P$, erhalten wird. Dieses Verhältniss ist bei jeder Lage des Kniehebels wechselnd. Machen die beiden Hebelstangen mit der horizontalen und senkrechten Linie zwei halbe Rechte, so ist die Streckung gleich der Bewegung der Kraft, d. h. die Kniehebelstange wirkt ebenso stark auf die Unterlage als wenn das Gewicht $P$ unmittelbar darauf gelegt wäre. Machen die beiden Kniehebel einen spitzeren Winkel als einen rechten mit einander, so ist der Druck des Hebels kleiner als das Gewicht $P$; wird der Winkel aber stumpfer als ein rechter, so tritt eine Verstärkung der Kraft ein. Dies Verhältniss ist gerade günstig für die Construction der Presse. Ist sie noch weit geöffnet, und der Gegenstand noch nicht comprimirt, so bewegt sich die Presse rasch und mit geringerem Druck; ist dagegen der Gegenstand bereits stark verdichtet, so nimmt die Kraft der Presse in jedem Augenblicke zu. Je mehr die Hebel gestreckt sind, desto kleiner ist jede fernere Streckung bei gleicher Bewegung des Knies; der Nenner des Bruches wird in jedem Augenblick kleiner, d. h. der Werth des Bruches wird immer grösser; im letzten Augenblicke, wo die beiden Hebel in eine gerade Linie rücken, ist der Druck unendlich, allein die Vorwärtsbewegung gleich Null, weil nun die Hebel nicht mehr gestreckt werden können. Man geht also durch eine Reihe von Verstärkungsquotienten bis zu der äussersten Kraft über, welche die Presse ausüben kann.

## Fünftes Kapitel. Die Presse.

Der Druck „unendlich" kommt niemals zur Wirklichkeit, weil keine Hebelstange denselben aufnehmen kann, ohne sich zu biegen.

Bei der Anwendung e i n e s Paares Kniehebel zerfällt die Kraft immer in eine horizontal vorwärtsschiebende und eine senkrecht drückende. Die erste nimmt mit der Streckung der Hebel ab, die letztere zu. Um aber die seitliche Schiebung der Last ganz zu beseitigen, sind zwei Paar Kniehebel angewendet, welche sich als ein Parallelogramm gegeneinander bewegen, und in denen die beiden schiebenden Kräfte sich wechselseitig aufheben, die drückenden aber addiren. Diese Hebelvorrichtung ist aber nun nochmal mit einer Schraube, und letztere mit einem Hebel combinirt. Die beiden Kniehebel sind nicht unmittelbar durch einen Bolzen gekuppelt, sondern an die Flügel einer Schraubenmutter befestigt, welche quer über die Presse in der Richtung des ziehenden Gewichtes bei Fig. 95 angebracht ist. Diese Schraube hat zur Hälfte ein gewöhnliches rechts laufendes, auf der andern Hälfte ein links laufendes Gewinde. Wird diese Schraube gedreht, so gehen die beiden auf ihr sitzenden Muttern und damit die Enden der Kniehebel gleichzeitig und um gleiche Längen entweder nach aussen oder nach innen. Beide Schrauben haben eine gleiche Steigung. Die Schraube kann rasch mit einer kleinen Kurbel gedreht werden, zuletzt aber mit einem Krafthebel, welcher in ein kleines auf der Mitte der beiden Schrauben festsitzendes gezahntes Rad eingreift.

Die Verstärkung der Gewalt ist so gross, dass anfänglich, ehe man die richtigen Dimensionen der Kniehebel kannte, eine Menge Pressen zerstört wurden, wobei gewöhnlich die Kniehebel, die nur auf rückwirkende Kraft in Anspruch genommen werden, sich krümmten, und die gusseisernen Kapseln, welche die flachen Enden der Kniehebel aufnehmen, abbrachen. Es sind dabei kaum glaubliche Zerstörungen vorgekommen und der Erfinder der Presse hat in fast allen Fällen die Wiederherstellung auf sich genommen, wenn sich an der Construction noch etwas verbessern liess, obgleich die meisten Schäden mehr aus brutaler und widersinniger Behandlung als aus falscher Construction entstanden waren. Dadurch ist die Presse allerdings sehr massiv und schwer geworden und hierin mag es zu suchen sein, dass sie nicht alle einfachen Pressen der obigen Construction mit zwei Schrauben verdrängen wird. Bei dem ungeheuren Gewicht bildet für entfernte Gegenden schon der Transport eine erhebliche Ausgabe. Ursprünglich war die Construction nur für einen Presssack berechnet. Die beiden Kniehebelpaare stemmten sich einerseits gegen eine unnachgiebige Wand, und andererseits gegen die bewegliche Pressplatte. Die zweite unbewegliche Pressplatte war durch vier Schraubenstangen mit der unnachgiebigen Wand verbunden. Diese vier Schraubenstangen wirkten auf Zug und waren deshalb stark genug; dagegen hatten die Kniehebel ein grosses Bestreben aus der ihnen angewiesenen Ebene herauszutreten und wirkten dann verbiegend auf die Schraubenstangen.

Die letzte Construction der Kniehebelpresse ist für zwei Presssäcke

158    Zweiter Abschnitt. Besondere Arbeiten und Apparate.

eingerichtet und in Fig. 96 nach einer photographischen Abbildung wiedergegeben. Hier sind je ein Mittel- und Endklotz durch zwei Stangen

Fig. 96.

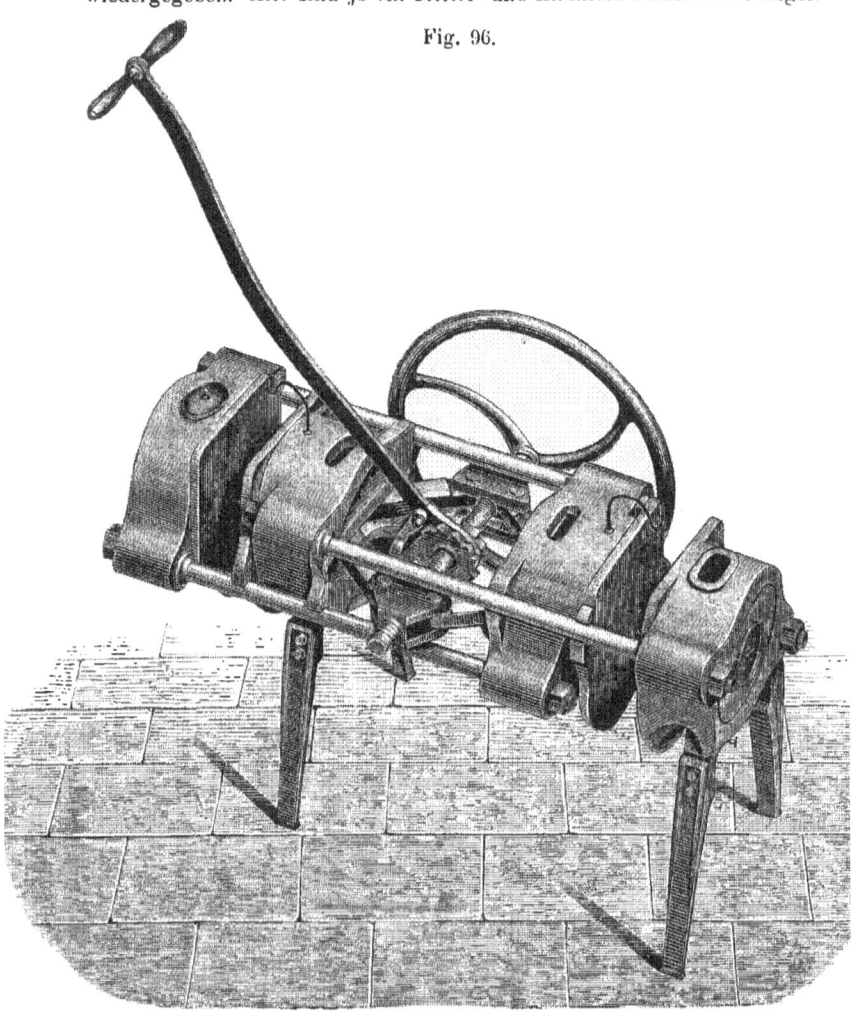

Kniehebelpresse.

mit einander verbunden. Die Zwischenräume von je zwei zusammengehörigen Pressplatten sind sich bei jeder Stellung der Presse einander gleich und beide Säcke werden auf gleiche Dicke zusammengepresst. Man kann jedoch auch einen Sack allein einsetzen und die andere Oeffnung leer lassen, ohne der Presse zu schaden. Werden zwei Säcke eingesetzt, so kann man nicht sagen, dass beide gleich stark gepresst werden, weil sich die Platten nicht gegen den einen gepressten Sack, sondern gegen die Schraubenstangen stützen. Die Pressung ist ganz gleich, wenn beide Säcke gleich dick sind, und daraus folgt die praktische Regel, dass man beide Säcke gleichmässig und gleichartig fülle. Man kann auch nicht sagen, dass beide Säcke mit derselben Kraft wie einer gepresst werden, wohl aber in derselben Zeit und mit weniger Kraft, als wenn man beide Säcke hintereinander auspresste. So lange die Presse noch weit geöffnet ist, bewegt man die Schraube mit dem darauf festsitzenden kleinen Rade, welches nicht als Schwungrad wirkt. Wenn hier die Kraft nicht mehr ausreicht, setzt man den langen Krafthebel ein, welcher mit einem Haken in das auf der Schraube fest sitzende Sperrrad eingreift. Rückwärts schleift der Haken über die schiefen Zähne und greift in andere ein. Ein ähnliches Sperrrad mit entgegengestellten Zähnen dient zum Lösen der geschlossenen Presse. Die neue Presse ist ein entschiedener Gewinn für das Laboratorium und für grössere Geschäfte unbedenklich anzuschaffen. Die Pressplatten können während des Pressens durch heisses Wasser und Dampf geheizt werden und zu Oleum Nucistae, Butyrum Cacao, Ol. Amygdal., -laurinum, -Lini, -Papaveris verwendet werden. Für saure Flüssigkeiten können hölzerne und zinnerne Platten leicht eingelegt werden.

## Das Pressen.

Beim Pressen sind die Substanzen in einem starken Gewebe enthalten, um sie in die Presse einhängen zu können. Man wählt dazu ein starkes grobes Leinenzeug, von besonders kräftigem Faden, wie man solches unter dem Namen Zwillich im Handel findet. In grossen Städten hat man oft Gelegenheit, eigens zu diesem Zwecke gewirkte Stoffe zu erhalten, in welchem Falle man gewiss von diesem Vortheile Gebrauch machen wird. Das Zeug muss vor dem ersten Gebrauch heiss gebrüht und ausgewaschen werden, um es von der Schlichte zu befreien, die meistens etwas Fett enthält, das sich besonders fetten Oelen mittheilt. Aus dünnem Bindfaden gestrickte Beutel bieten eine gewisse Elasticität dar und reissen deshalb nicht so bald.

Das Zeug wird in zwei Formen angewendet, entweder als genähte Beutel, oder als flache Lappen. Die Beutel platzen sehr häufig auf, wodurch dann die Arbeit des Nähens verloren ist. Oft zerreissen die Beutel beim Herausnehmen der Kuchen, indem sich diese unten so herausdrücken, dass sie nicht mehr durch den offenen Rand des Beutels gehen. Man nähe deshalb auch die Beutel niemals mit geraden gleichlaufenden Seiten, sondern von der Oeffnung an sich schwach bis in die Spitze verjüngend. In diesem Falle kann man sie beim Ausbringen der Kuchen umstülpen und rückwärts abstreifen.

Bequemer als Beutel sind flache Tücher, weil sie keiner Vorbereitung bedürfen, sich sehr leicht wieder auseinandernehmen und beim stellenweisen Zerreissen durch Aufeinanderlegen zweier schadhafter Tücher noch gebrauchen lassen.

160 Zweiter Abschnitt. Besondere Arbeiten und Apparate.

Bei Schneidern und Tuchhändlern erhält man wohlfeil die leinenen Umschläge der Tücher, welche gewöhnlich Tuchkappen genannt werden. Eine solche Tuchkappe durch zwei Kreuzschnitte in vier gleiche Theile getheilt, giebt Einschlagtücher von passender Grösse und Stärke. Man kann ein solches Tuch bei gehöriger Sorgfalt oft gebrauchen. Die Kuchen erhält man immer ganz daraus.

Eine im Laboratorium häufig wiederkehrende und längere Zeit dauernde Arbeit ist das Auspressen des Oeles der süssen und bitteren Mandeln. Es ist der Mühe werth, einiges Nähere darüber anzudeuten. Man wähle die Mandeln der vorletzten Ernte. Die ganz frischen enthalten verhältnissmässig mehr Wasser, also weniger Oel, und theilen dem Oele leichter schleimige, eiweissartige Stoffe mit. Das Oel ist in der Mandel auf eine merkwürdige Weise gegen den Einfluss des Sauerstoffes der Luft geschützt.

Die gewogenen Mandeln ($1/4$ oder $1/2$ Centner, je nach Bedarf) werden auf einem Siebe von Eisendraht zuerst stark geschüttelt und geschwungen, um die Schüppchen der Epidermis möglichst zu entfernen, welche Oel verschlucken, und dem ausgepressten eine gelbliche Farbe mittheilen; die noch darin befindlichen harten Schalen werden sorgfältig ausgelesen. Die gereinigten Mandeln werden gröblich gestossen, durch ein Sieb geschlagen, und alsbald ausgepresst. Man hat darauf zu sehen, dass die Mandeln niemals lange gestossen auf das Auspressen warten müssen, weil das Oel bei diesem reichlichen Zutritt von Luft schneller verderben würde. Die gestossenen Mandeln werden bis zum Gewichte eines Pfundes in ein Tuch geschlagen, welches in einer vertieften Porzellanschale ausgebreitet ist, der Kuchen mit der Schärfe der Hand flach geschlagen und ausgebreitet, und in die Presse eingehoben. Das Zupressen muss langsam und allmälig geschehen, weil das Oel aus der Mitte durch die Substanz des Kuchens bis an seinen Rand wandern muss, wozu wegen der bedeutenden Capillarattraction eine gewisse Zeit nothwendig ist. Je feuchter eine auszupressende Masse ist, desto leichter pflanzt sie den Druck nach Art einer Flüssigkeit in allen Richtungen fort, und ist um so geeigneter, die Säcke oder Umschlagetücher zu sprengen. Im Verhältniss als die Flüssigkeit abrinnt, wird der Kuchen trockener, es entsteht grössere Reibung zwischen den einzelnen Theilchen, und man kann einen stärkeren Druck eintreten lassen. Die Säcke werden deshalb auch am Anfang am leichtesten gesprengt, und man vermeidet dies nur durch langsameres und öfteres Zudrehen der Schraube.

Wenn die schwächere Handkurbel zum Bewegen der Schraube nicht mehr ausreicht, setzt man den Krafthebel an, und vollendet das Zusammenpressen mit derselben Vorsicht.

Sobald das Tröpfeln aufgehört hat, nimmt man den Kuchen heraus und löst ihn aus dem Tuche. Man schneidet die von Oel nassen Ränder mit einem Messer ab, fügt den Abschnitt dem nächsten Kuchen zu, und verfährt in derselben Art.

## Fünftes Kapitel. Die Presse.

Sind alle Mandeln einmal durchgepresst, so werden die Kuchen noch einmal gestossen und durch ein feineres Sieb geschlagen, was jetzt bei ihrer weit trockneren Consistenz keine Schwierigkeiten mehr hat. — Die gestossene Masse wird nun zum zweiten Male in derselben Weise ausgepresst. Die beiden gewonnenen Oelmengen werden in einer Flasche vereinigt, an einem kühlen Orte 8 bis 10 Tage zum Absetzen stehen gelassen und nun durch Papier filtrirt. Das Papier muss ganz weiss sein und vorher getrocknet werden. Das Filtrum wird sternförmig gefaltet, auf einen trockenen und warmen Trichter aus Glas, Porzellan oder Weissblech gesetzt. Es ist sehr wesentlich, dem Papiere die letzte Spur von Feuchtigkeit zu entziehen, weil sich dadurch erst seine Poren vollkommen öffnen und für das Oel durchdringlich werden.

Scheinbar ganz trockenes Papier enthält noch viel hygroskopisches Wasser. Die Filtration wird durch diesen Handgriff ungemein beschleunigt. Die Flaschen, worin das Oel aufgefangen wird und bewahrt werden soll, müssen ebenfalls warm und ganz trocken sein. — Es genügt nicht, sie bloss zu erwärmen, sondern es muss auch durch Luftwechsel die Feuchtigkeit ausgetrieben werden. Entweder bläst man Luft mit einem Blasebalg hinein, oder man saugt sie durch eine weite Glasröhre, die bis nahe an den Boden reicht, heraus. Die Flaschen werden bis ganz nahe unter den Stopfen gefüllt, der Stopfen, am besten aus Kork, fest aufgesetzt, mit einem Champagnerknoten angebunden, und bei längerer Aufbewahrung verpicht.

Im Allgemeinen soll man das Mandelöl nicht auf zu lange Zeit vorräthig machen. Indessen kann man es ohne alle Gefahr, wenn es mit diesen Vorsichtsmassregeln bereitet ist, über ein Jahr lang aufbewahren und sich so einrichten, dass man es nur im Sommer bereitet, weil alsdann jede künstliche Erwärmung entbehrt werden kann.

Die bitteren Mandeln geben beim kalten und trocknen Auspressen ein dem der süssen ganz gleiches Oel. — Nur muss jede Wärme und Feuchtigkeit sorgfältig vermieden werden, weil es sonst einen Geruch nach dem flüchtigen Bittermandelöl annimmt.

Die ausgepressten Kuchen geben zerstossen ein vortreffliches Handwaschpulver, das jedoch von der Epidermis der Mandeln grau gefärbt ist. Um es ganz weiss zu erhalten, hat man schon die Mandeln vorher mit heissem Wasser gebrühet, enthülset, getrocknet und gepresst. Das hierbei gewonnene Oel ist sehr farblos, besitzt aber einen scharfen Geschmack, der es zum arzneilichen Gebrauch verwerflich macht.

In gleicher Art, wie das Mandelöl, würden auch die übrigen Oele gepresst werden, namentlich jene des Hanfsamens, des Mohnsamens, des Leinsamens, der Beennüsse, der Buchecker, der Ricinus- und Crotonsamen, endlich noch der festeren Oele und Fette, wie z. B. der Cacaobutter, des Eieröls, des Lorbeeröls, der Muscatbutter, des Ochsenmarkes, Talges und Schweineschmalzes.

Wenn man auch für das Mandelöl im Sommer jede künstliche

**162** Zweiter Abschnitt. Besondere Arbeiten und Apparate.

Erwärmung entbehren kann, so wird doch dessen Bereitung im Winter durch die herrschende Kälte verzögert und die Ausbeute vermindert. Man ist alsdann genöthigt, den ganzen Raum, worin die Presse steht, künstlich zu erwärmen, oder wenigstens die Pressplatten durch Eintauchen in warmes Wasser oder durch Legen an einen warmen Ort so weit erwärmen, dass das Oel eine dünnere Consistenz annimmt und leichter abläuft. Wenn endlich dickere Oele oder gar feste Fette ausgepresst werden sollen, so ist dieses Verfahren ganz ungenügend, indem die Platten weit früher erkalten, ehe alles Oel ausgelaufen ist. Es bleibt alsdann nichts Anderes übrig, als die Presse auseinander zu nehmen, und die Platten von Neuem zu erwärmen. Die eichenhölzernen mit Zinn bekleideten Platten nehmen aber sehr wenig Wärme wegen der geringen Leitungsfähigkeit des Holzes auf, und der Zinnüberzug kann wegen seiner Dünne wenig davon enthalten. Es ist demnach zu empfehlen, sich zum Auspressen aller Arten von Oelen und Fetten starker gusseiserner Platten zu bedienen, wenn man nicht vorzieht, die oben unter Fig. 88, S. 150 beschriebenen anzuwenden. Sie erhalten die Form der gewöhnlichen Platten mit dem überragenden Ansatz; Alles für die zweischraubige Presse berechnet, und eine Dicke von $3/4$ bis $1\,1/4$ Zoll (20 bis 25$^{mm}$), um ihnen zugleich Stärke und Capacität für Wärme zu ertheilen. Solche Platten erwärmen sich leicht wegen ihrer metallischen Beschaffenheit, und halten wegen ihrer bedeutenden Masse die Wärme lange an. Ausserdem pressen sie wegen ihrer starren und unnachgiebigen Form auch kalt alle Oele am vollständigsten aus, indem sie niemals, wie alle hölzerne mit Zinn überzogene Platten, Eindrücke annehmen und den Sack in der Mitte dicker als am Rande lassen, sondern die Presskuchen mit vollkommen glatten, parallelen Seiten herstellen. Bei der grossen Wohlfeilheit des Gusseisens erfordern sie eine nur unbedeutende Ausgabe. Auch kann man die zinnernen Ueberzüge als lose Platten, welche die eisernen überragen, darstellen, und dadurch die hölzernen überzinnten Platten ganz entbehren.

In der Kniehebelpresse sind die Eingusslöcher für warmes Wasser in der Fig. 96 ersichtlich. Man nimmt das Wasser mit einer Giesse aus dem Apparat und lässt entsprechend warmes Kühlwasser nachfliessen; oder man führt in einem Kautschuckschlauch den Dampf unmittelbar hinein, in welchem Falle man nur den dest. Wasserhahn zu schliessen hat.

Hanfsamen, Sonnenblumensamen, Buchecker, Wallnüsse, Haselnüsse, Pistazien, Mohnsamen würden in gleicher Weise wie die Mandeln behandelt werden, wenn es gälte, ihre Oele in besonderer Reinheit und ächt in der Pharmacie anzuwenden. Im Allgemeinen wird diese Arbeit jedoch hier nicht vorkommen.

Bocnnüsse werden erst gequetscht, um sie von ihrer holzigen Schale zu befreien, dann gestossen und lauwarm gepresst. Das Oel ist meist dickflüssig oder fest, und wird erst bei 15 bis 19$^0$ R. flüssig. Wenn man aber die Kuchen noch einmal stösst und einer stärkeren Pressung aussetzt, so erhält man ein nicht gestehendes Oel, welches von Uhrmachern

## Fünftes Kapitel. Die Presse.

gesucht wird. Das Beenöl ist süss, geruchlos und wird nicht leicht ranzig. Diese Eigenschaften empfehlen es zu Pomaden.

Das Ricinusöl wird wohl selten in den Apotheken ausgepresst, sondern aus dem Handel bezogen. Die Samen werden zu einem Teige gestossen und in starkem Zwillich ausgepresst. Die Hauptsache ist, sehr langsam auszupressen, weil das Oel sehr zähe ist und nur langsam ausfliessen kann, und man bei rascherem Pressen unvermeidlich die Säcke sprengen würde. Das auslaufende Oel ist nicht klar und muss deshalb im Opodeldoctrichter, wie an einer anderen Stelle weitläufig beschrieben wird, durch Papier filtrirt werden.

Befreit man erst die Samen von ihrer Hülle, so ist das Oel viel blasser gefärbt, fast farblos. Im anderen Falle hat es einen entschiedenen Stich ins Gelbliche.

Die kalte Auspressung ist die einzige zu empfehlende Methode, und jene durch Kochen und mit Weingeist ganz zu verwerfen, weil sie eine Menge fetter Säuren ins Oel bringen, die demselben eine kratzende Schärfe ertheilen.

Die Schärfe des früheren amerikanischen Ricinusöles rührte von der Beimengung fremder Samen aus der Familie der Euphorbiaceen her. Es ist ein Vorurtheil, dass die abführenden Eigenschaften nur in diesen scharfen Stoffen bestehen, und es ist selbst das mit aller Sorgfalt bereitete Oel ein blandes Mittel, was ohne alle Gefahr und Reizung in Gaben von 1 bis 2 Unzen Stuhl bewirkt.

Die Cacaobohnen werden in einer Kaffeetrommel so weit geröstet, dass sich gerade die harten Schalen zerbrechen und lösen lassen. Dies geschieht am besten zwischen Quetschwalzen, und die Hülsen werden durch Schwingen entfernt oder mit einem Ventilator abgeblasen. Man stösst die reinen Kerne in einem warmen Mörser oder mahlt sie in eigenen Mühlen, fügt $1/10$ des Rohgewichtes der Bohnen an Wasser zu, und presst zwischen stark erhitzten Platten aus. Die Cacaobutter wird in der Pharmacie so selten gebraucht, und als Nebenproduct bei der entfetteten Chocolade zu so wohlfeilen Preisen im Handel bezogen, dass man selten diese Operation selbst vorzunehmen hat.

Das Gleiche gilt von der Muscatbutter, die aus Abfällen und im Lande der Muscatbäume wohlfeiler erhalten werden kann, als aus den durch den Handel und Transport schon theuer gewordenen Muscatnüssen.

Von dem Schweineschmalz, Talg und Ochsenmark werden bloss die auf dem Seiher zurückbleibenden membranösen Theile zwischen heissen Platten ausgepresst. Dieses letzte Product kann zu gefärbten Salben gut verwendet werden. Man rühre das gestehende Fett bis zum Erkalten, weil sich sonst Olein oben ausscheidet, und Risse entstehen, welche durch vermehrten Luftzutritt ins Innere das Ranzigwerden begünstigen.

## Sechstes Kapitel.

## Glühoperationen.

Die Erhitzung eines Körpers, bis er leuchtend wird, nennt man glühen. Jeder bis zu einer gewissen Temperatur erhitzte feste Körper wird selbstleuchtend, und wir schätzen die Wärme, da wir bequeme und genaue Instrumente zum Messen hoher Temperaturen nicht besitzen oder nicht anwenden wollen, nach der Intensität des Lichtes. In diesem Sinne sind die Ausdrücke roth-, kirschroth- oder weissglühend zu verstehen. Rothglühend nennt man die unterste Temperatur der Glühhitze, welche erzeugt wird, wenn Kohlen in nicht zu grosser Menge und ohne besondere Zugvorrichtung brennen. Weissglühhitze nennen wir den höchsten Grad der Hitze, den wir in Oefen mit starkem Zuge, oder durch künstliche Gebläse erzielen können. Der dazwischen liegende Grad der Kirschrothglühhitze wird geschätzt.

Wir handeln hier nur von den praktischen Mitteln, diese Zwecke zu erreichen. Im Allgemeinen ist es Regel, in den pharmaceutischen Laboratorien Glühoperationen so viel als möglich zu vermeiden, und man hat dazu die triftigsten Gründe. Da diese Operationen an sich selten vorkommen, so hat man immer mit einem kalten Ofen zu thun; die intensive Hitze tritt nicht eher ein, als bis der Ofen selbst glühend und der Kamin heiss geworden ist, da selten zwei Glühungen auf einander folgen, so geht die vom Ofen aufgenommene Hitze auch ganz verloren. Die Glühungen sind an sich mit Verlust verbunden. Wenn der Tiegel berstet, so geht meist ein Theil der Substanz unmittelbar verloren. Soll die geschmolzene Substanz ausgegossen werden, so zerbricht häufig der mit der Zange gefasste und in der Luft schwebende Tiegel. Aus Furcht, ihn fallen zu lassen, zerdrückt man ihn mit der Zange. Endlich im günstigsten Falle, dass man die Operation des Ausgiessens glücklich vollbracht habe, ist von schmelzbaren Massen eine Menge in die Substanz des Tiegels eingedrungen und eine andere bleibt auf den inneren Wänden des Tiegels zerstreut haften, und lässt sich trocken gar nicht, durch Lösung zuweilen mit Verlust gewinnen. Aus diesen Umständen erklärt sich genügend der Widerwille der Pharmaceuten, besonders der Principale, gegen Glühungen. Man hat auch viele Präparate, die sonst mit einer Glühung eingeleitet wurden, sehr zweckmässig ohne dieselbe zu Stande gebracht, wie z. B. Schwefelmilch, Goldschwefel, Eisenchlorid, Schwefelleber und andere mehr. Nichtsdestoweniger blei-

## Sechstes Kapitel. Glühoperationen.

ben andere immer mit Glühen verbunden, und in einem vollständigen Laboratorium dürfen die dazu nöthigen Geräthe nicht fehlen.

Wir haben unser Augenmerk dahin zu richten, dies mit der grössten Bequemlichkeit, Sicherheit und Ersparniss an Zeit und Brennmaterial zu verrichten. Die Construction der dazu passenden Oefen wechselt mit der Art des Brennmaterials.

Das bequemste Brennmaterial sind gute Meilerholzkohlen. Sie entzünden sich leicht, brennen in allen Oefen leicht fort, geben keine Schlacken und sind deshalb sehr reinlich; auch kann man ein Feuer durch Nachfüllen beliebige Zeit unterhalten. Dagegen sind sie im Allgemeinen am theuersten und brennen sehr rasch weg, so dass man bei kräftigem Zuge ununterbrochen nachschütten muss.

Steinkohlen sind wohlfeiler, erfordern einen stärkeren Zug, hinterlassen mehr Asche und Schlacken, wodurch sie den Rost verstopfen, geben aber auch eine stärkere Hitze aus.

Coaks (sprich Kohks) oder abgeschwefelte Steinkohlen geben bei genügendem Zuge oder kräftigem Gebläse von allen Brennmaterialien die stärkste Hitze. Sie brauchen deshalb nicht so oft heruntergestossen und nachgelegt werden, wie Holzkohlen, was beim Arbeiten bequemer ist. Das Coaksfeuer hat eine ganz besondere zu beachtende Eigenthümlichkeit; es erzeugt nämlich über dem Ofen nur eine sehr kurze Flamme, während Holzkohle eine sehr hoch auflodernde Flamme von Kohlenoxydgas giebt. Der Grund davon ist ersichtlich der, dass die zuerst beim Verbrennen gebildete Kohlensäure beim Durchstreichen durch die glühenden Coaks sich viel schwerer in Kohlenoxydgas verwandelt, als in der viel leichter oxydirbaren Holzkohle. Dadurch ist die Gluth an der Stelle, wo die Luft gerade einströmt, sehr intensiv, während sie beim Holzkohlenfeuer durch die ganze oft hohe Schicht vertheilt ist. Aus demselben Grunde gewährt auch Coaksfeuer eine grosse Ersparniss, weil eine nur sehr kleine Menge Kohle in Gestalt von Kohlenoxydgas nutzlos verbrennt. Die heftige Durchglühung eines Tiegels von 16 bis 20 Unzen Inhalt Wasservolum kostet kaum 1 Sgr. Da die Coaks nur in Weissglühhitze brennen, so verlöschen sie bald, wenn man aufhört, die Gebläse wirken zu lassen. Man behält die noch nicht ganz verbrannten zu fernerem Gebrauche nutzbar übrig. Die Coaks haben auch nicht das unangenehme Sprühen und Knistern sowie das Zerspringen mit Knalle, was das Brennen der Holzkohlen, namentlich von harten Holzarten: Buchen, Eichen und anderen, so unangenehm und für die Augen der Arbeitenden oft gefährlich macht.

Andere Brennmaterialien, wie Holz, Torf und Braunkohle, werden niemals in der Art zum Glühen angewendet, dass sie den zu glühenden Tiegel berühren; sondern das Glühen geschieht in der Flamme und erfordert eigenthümlich geformte Oefen, von denen wir nachher sprechen werden. Das Holz, was zu diesen Glühoperationen gebraucht wird, muss vorher in die passende Grösse vertheilt und in einem Trockenofen scharf

166 Zweiter Abschnitt. Besondere Arbeiten und Apparate.

getrocknet sein. Torf und Braunkohlen müssen ebenfalls sehr trocken sein, und eignen sich zu diesem Versuche nur, wenn sie wenige Asche hinterlassen.

Das Glühen geschieht im Allgemeinen in Tiegeln, und in der Regel rechnet man auf den Verlust des Tiegels bei einer Opération, obschon man auch durch Sorgfalt manchen zum mehrmaligen Gebrauch erhalten kann. Tiegel, in denen Substanzen schmelzen, die den Tiegel benetzen, wie alle oxydirte Körper und Haloid- und Schwefelsalze, gehen meistens zu Grunde; zum blossen Calciniren und Glühen unschmelzbarer Stoffe kann man die Tiegel mehrmals, sogar gerissen und mit Draht gebunden anwenden.

Es giebt zweierlei Formen von Tiegeln, dreieckige und runde. Es ist kein besonderer Grund vorhanden, eine Sorte der anderen vorzuziehen. Die dreieckigen lassen sich etwas schwieriger in runde Oefen einsetzen. Die Tiegel, die in dem pharmaceutischen Laboratorium gebraucht werden, sind meist sogenannte hessische. Sie sind von solcher Wohlfeilheit und genügenden Güte, dass man nicht leicht in Versuchung kommt, sich eigene anfertigen zu lassen. Die Graphittiegel werden wegen ihres höhern Preises selten angewendet, wo nicht besonders günstige Umstände des Bezuges vorwalten. Schwefelpräparate kann man in gusseisernen Tiegeln darstellen.

Die Tiegel stehen niemals auf dem Roste oder dem Boden des Ofens, sondern auf einem Untersatze. Man hat dazu eigens geformte Untersätze aus Tiegelmasse, meistens aber nimmt man passend geschlagene Stücke Ziegelsteine, oder einen grösseren umgestürzten Tiegel. Die Ziegelsteine sind in der Regel sehr leicht schmelzbar, besonders wenn sie roth von Farbe sind oder Kalk enthalten. Sie schmelzen darum auch leicht mit dem Tiegel zusammen, was beim Herausnehmen Unbequemlichkeit veranlassen kann. Man vermeidet dies, wenn man auf den Ziegelstein etwas Quarzsand oder Knochenasche streut. Passende Deckel zu den Tiegeln sind selten vorhanden. Man ersetzt sie durch Ziegelsteinstücke, die dazu passend geschlagen werden. Dachschiefer bersten fast immer, und es ist alsdann, wenn Alles glüht, schwerer, in der Eile einen Deckel aufzupassen, der nun nicht mehr zerspringe.

Die Tiegel dürfen kalt nicht sogleich einem lebhaften Feuer ausgesetzt werden, sondern müssen entweder mit dem wachsenden Feuer zugleich warm oder nur allmälig dem Feuer genähert werden. Stücke einzuschmelzender Metalle können durch ihre stärkere Ausdehnung den Tiegel sprengen, wenn sie so gross sind, dass sie sich im Tiegel klemmen und auf entgegengesetzten Seiten anstossen.

Kleine Tiegel, bis zu 4 Unzen Inhalt, kann man in Feuer, das zu anderen Zwecken bestimmt ist, wie etwa in den Heerd des Beindorff'schen Apparates, hineinstellen und vollkommen durchglühen.

Etwas grössere Tiegel, von 6 bis 12 Unzen Inhalt, lassen sich noch bequem in kleinen irdenen Oefen ohne besondere Zugvorrichtung mit Holzkohlen zum Glühen bringen. Diese Art des Erhitzens ist dann vor-

## Sechstes Kapitel. Glühoperationen.

zuziehen, wenn die Körper nicht zu stark geglüht werden dürfen und wenn öfter Proben mit der geglühten Masse gemacht werden sollen, wie z. B. beim Zinkoxyde. Man lässt den Tiegel lieber etwas länger im Feuer stehen, als dass man durch Blasen das Feuer anfacht und dadurch Asche in den Tiegel zu bringen Gefahr läuft. Man ist fast immer sicher, auf diese Weise nicht zu überhitzen.

Erst mit den grösseren Tiegeln von $1^1/_2$ bis 6 Pfund Inhalt fängt der eigentliche Gebrauch der Tiegelöfen an. Man hat zu diesem Zwecke verschiedene Methoden im Gebrauch. Die älteste und noch jetzt die üblichste besteht in der Anwendung der Windöfen, worin Tiegel bis zu jeder Grösse erhitzt werden können. Diese Windöfen werden aus möglichst feuerfesten Ziegeln gebaut und sind mit einem hohen Kamin versehen. Sie werden entweder viereckig oder rund gemacht. Beide Formen haben ihre Vortheile und Nachtheile. Die runden Oefen erfordern für Tiegel etwas weniger Brennmaterial, indem die leeren Ecken der viereckigen zum Erhitzen des Tiegels wegen zu grosser Entfernung weniger beitragen. Dagegen lassen sie sich aus geraden Ziegeln weniger leicht darstellen, und müssen innerlich mit Lehm ausgestrichen werden. Die viereckigen lassen sich leicht aus geraden Ziegeln construiren, bedürfen keines Ueberzuges, um glatte Wände zu haben, lassen gleich lange gerade Roststäbe zu, und eignen sich besser zum seitlichen Einsetzen von Röhren, cylindrischen Retorten und Röstscherben. Bei diesen Vorzügen der viereckigen Oefen werden runde selten gebaut, und wir berücksichtigen deshalb auch bloss die viereckige Form.

Man baut den Windofen an einer Stelle, wo man den Zug senkrecht in die Höhe oder in ein nahes Kamin hineinführen kann. Scharfe Biegungen und Schleifungen in schiefer oder horizontaler Richtung hemmen den Zug und vergrössern die Kosten. Man sucht sie also möglichst zu vermeiden. Es wird empfohlen, das Gewölbe des Kellers zu durchbrechen und den Zug des Ofens aus dem Keller heraufzuleiten. Diese sehr kostspielige und unangenehme Bauarbeit, die an den meisten Orten unzulässig ist, weil entweder kein Keller vorhanden ist, oder weil man das Gewölbe an einer für das Haus zu gefährlichen Stelle durchbrechen müsste, lässt sich sehr leicht entbehren und durch einen etwas höheren Zug, besonders aber durch die verbesserte Form der Roststäbe ersetzen. Man ist beim Anrathen dieser Form von der Ansicht ausgegangen, dass der Zug um so stärker und die Gluth um so höher werden würde, je kälter die zuströmende Luft sei. Beide Voraussetzungen sind falsch; denn nur eine leichtere Luft, als die atmosphärische, hat ein Bestreben aufwärts zu steigen, gleichgültig, ob sie sich über oder unter dem Roste befinde; der Zug kann also durch schwerere Luft nur gehemmt werden. Es giebt kleine Oefen mit offenem Feuer, in denen man den Zug dadurch bewirkt, dass die Luft in einer Röhre unter dem Roste erhitzt wird. Das Feuer brennt erst lebhaft, wenn diese Röhre und die darin befindliche Luft sich erhitzt hat. Dass kalte und dichte Luft keine grössere Hitze

168  Zweiter Abschnitt. Besondere Arbeiten und Apparate.

beim Verbrennen als erwärmte Luft hervorbringe, ist auf die grossartigste Weise durch die heisse Gebläseluft beim Hochofenprocess bewiesen worden. Die schon vorher erhitzte Luft erzeugt an der Stelle ihres Antritts an die Kohlen die grösste Hitze, und der obere Theil des Ofens erkaltet eher. Dies ist gerade, was man beim Tiegelofen gebraucht, wo ohnehin im oberen Theile des Ofens noch unbenutzte Wärme genug entweicht. Da also die Vortheile eines Luftzuges aus dem Keller weder von der Theorie versprochen noch von der Erfahrung geleistet werden, so ziehe ich unter allen Umständen vor, den Tiegelofen im Laboratorium endigen zu lassen, und ihn entweder auf den Fussboden des Laboratoriums aufzusetzen, mit einem Zugloche nach vorn, oder ihn auf eine ausgemauerte Vertiefung im Boden zu stellen, die vorn des Luftzuges wegen und um darauf gehen zu können mit einem Eisengitter bedeckt ist.

Der Rost kommt möglichst tief an den Boden zu liegen, damit der ganze Ofen so niedrig werde, dass man bequem mit einer Tiegelzange schwere Tiegel herausheben könne. Das Zugloch ist entweder dicht auf dem Boden, und dadurch auch zum Ausziehen der Asche bequem, wie in der Zeichnung, oder noch unter dem Boden, indem der Ofen auf einer Grube steht, die vorn mit einem eisernen Gitter belegt ist, durch welches der Zug eindringt. Die obere Oeffnung des Ofens ist abgeschrägt und mit einem gusseisernen Deckel geschlossen, der von unten mit Chamotte passend gefüttert ist. Er hat in der Mitte eine kleine Oeffnung, durch die man den Gang der Operation beobachten kann. Dieser Deckel wird, wie die Figur versinnlicht, an einer über eine Rolle gehenden Kette gehoben, um sowohl den Tiegel aus- und einzusetzen, als auch das Brennmaterial nachzuwerfen.

Dieser Ofen ist in Fig. 97 im senkrechten Durchschnitte, in Figur 98 in der vorderen Ansicht dargestellt.

Die Roste bestehen aus Stabeisen oder Gusseisen. Unbedenklich sind die gusseisernen vorzuziehen, weil sie bei gleicher Schwere wohlfeiler sind, und weil man ihnen im Modell eine passendere Form geben kann, als den schmiedeeisernen, die einzeln geschmiedet werden müssten. Die letztern Roste werden theils einzeln eingelegt, theils auch, auf einen Rahmen genietet, mit einander verbunden angewendet. Die gusseisernen Roste goss man bis jetzt immer in einem Stücke. In letzterer Zeit hat man angefangen, dieselben einzeln zu giessen und ihnen eine solche Form zu geben, dass sie in gewissem Grade einen heissen Luftzug veranlassen. Diese Roststäbe sind zwar sehr schwer und dadurch etwas theurer als die früheren, allein ihre Unzerstörbarkeit im heftigsten Feuer und die Lebhaftigkeit des Feuers, das auf ihnen brennt, lassen nichts zu wünschen übrig. Die Form eines solchen Roststabes ist aus den folgenden drei Zeichnungen zu erkennen.

Fig. 99 zeigt ihn von der Seite, Fig. 100 von oben und Fig. 101 als Durchschnitt in der Mitte nach der Linie $ab$ in Fig. 99. Die quadratischen Ansätze an beiden Enden sind um die halbe Breite des zwi-

## Sechstes Kapitel. Glühoperationen.

sehen je zwei Stäben frei bleibenden Raumes breiter als die Mitte; diese ist nach unten bauchförmig ausgedehnt, wie aus Fig. 99 zu ersehen,

Fig. 97.   Fig. 98.

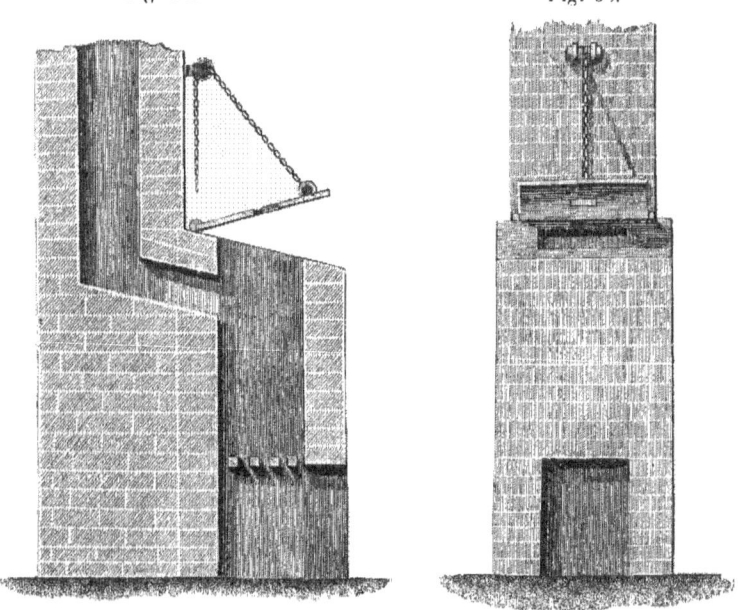

Gewöhnlicher Tiegelofen.

Fig 99.

Fig. 100.   Fig. 101.

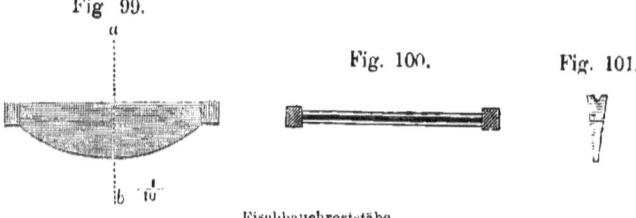

Fischbauchroststäbe.

und der Querschnitt des Bauches nimmt nach unten ab, wie aus Fig. 101 ersichtlich. Man macht die obere Fläche eben oder mit einer vertieften Rinne in der Mitte, damit Asche darauf liegen bleibe und die Ueberhitzung der Roststäbe verhindert werde. Als Anhaltepunkte mögen hier die Dimensionen eines Rostes folgen, wie sie für einen Windofen der grösseren Art passend sind.

Die ganze Länge beträgt 1 Fuss ($310^{mm}$), die Dicke in der Mitte 7 Linien ($17^{mm}$), die der Köpfe an beiden Seiten 11 Linien ($23^{mm}$). Die Höhe des Bauches ist 3 Zoll ($80^{mm}$), ganz unten ist er nur 2 Linien ($5^{mm}$) dick. Das Gewicht eines Stabes beträgt circa 3 Pfund oder $1\frac{1}{2}$ Kilo-

170 Zweiter Abschnitt. Besondere Arbeiten und Apparate.

gramme. Man kann diesen Dimensionen in der Länge leicht etwas zusetzen. In der Breite lassen sich die Roste beliebig ausdehnen, indem man mehr Stäbe einlegt. Sie liegen hinten und vorn auf einer stabeisernen Schiene von der Breite der Ansatzköpfe. Macht man eine dieser Schienen beweglich, so stürzt beim Wegziehen der Rost sammt dem darauf befindlichen Feuer in die Grube, und man kann nun das Feuer löschen oder in verschliessbaren Gefässen erkalten lassen, um es nicht nutzlos zu verbrennen. Coaks gehen von selbst aus, sobald sie aus dem Zug kommen.

Diese Form der Roste, die man nach ihrer Gestalt Fischbauchroste nennt, hat eigenthümliche Vorzüge. Die Hitze, welche aus den glühenden Kohlen in die Roststäbe übergeht und diese zuletzt zum Schmelzen bringen würde, dringt durch die gute Leitungsfähigkeit des Metalls in den ganzen Stab hinab und verbreitet sich auf dessen grosser Oberfläche. Hier, mit immer neu anströmender kalter Luft in Berührung, wird dem Stabe die Wärme wieder entzogen, und die dadurch erhitzte Luft bläst in die Kohlen, in denen sie eine lebhafte Gluth erregt. Es ist demnach der Fischbauchrost eine einfache und sinnreiche Vorrichtung, die Vorzüge eines heissen Gebläses an jede Art von Feuerung anbringen zu können. Sieht man einen solchen zusammengestellten Rost von unten an, so leuchtet auf den ersten Blick ein, dass eine durch 30 Pfund heissen Eisens gegangene Luft sich bedeutend erhitzt haben müsse. In der That sind diese Roste von unverwüstlicher Beschaffenheit und werden selbst bei dem lebhaftesten Feuer nicht einmal glühend. Ich empfehle zu allen Rostfeuerungen an Orten, wo man sich dieselben verschaffen kann, diese Roste anzuwenden. Sie lassen sich leicht reinigen, denn wenn man von unten einzeln die Roststäbe der Reihe nach nur wenig lüftet, so fällt Alles, was sich dazwischen gesetzt haben könnte, durch.

Der Windofen hat vorn eine viereckige durch einen passenden Stein verschliessbare Oeffnung, durch welche man den Hals einer eisernen Retorte hindurchführen könnte. Da jedoch alle auf diese Weise darzustellenden Körper, wie Schwefelkohlenstoff, Phosphor, Kalium, eigentlich keine pharmaceutische Präparate sind, so kann das viereckige Loch an der vorderen Wand auch fehlen.

Der Zug geht aus dem Windofen in den Kamin durch eine Verengung, die man den Fuchs nennt. Diese Verengung bewirkt, dass die brennbaren Gasarten und die noch nicht verbrannte Luft sich innig durchdringen, dadurch zum Verbrennen gelangen und den Schornstein um so stärker erhitzen, wodurch denn wiederum der Zug vermehrt wird. Man macht den Fuchs eher etwas zu gross, weil man ihn leicht durch eingesetzte Steine verengen kann. Hierbei kann nur leitend sein, dass man den Zug so sehr verenge, als der Windofen noch die nöthige Hitze erzeugt, weil man ohne dies ein so reichliches und heftiges Hineinströmen der

## Sechstes Kapitel Glühoperationen.

Luft in den Ofen bewirkt, dass eine ungemeine Verzehrung von Brennmaterial ohne entsprechenden Nutzen stattfindet. Es ist deshalb auch anzurathen, den Kamin mit einem horizontalen Schieber zu versehen, wodurch man sein Lumen beliebig verengen oder ganz schliessen kann. Dies ist nothwendig, wenn man eine lange dauernde, aber nicht zu heftige Wärmeentwickelung gebraucht, wie z. B. bei der Reduction des Schwerspathes im Tiegel; ausserdem füllt sich in diesem Falle der Ofen mit Kohlenoxydgas, was in anderen Fällen von Nutzen ist, wie z. B. wenn man den Schwerspath in gekneteten Stücken im Ofen ohne Tiegel reduciren will.

Wenn eine Verschwendung von Kraft oder von Substanz, welche, wie Kohle, Kraft repräsentirt, wie Liebig trefflich sagt, als Mangel an Cultur betrachtet wird, so fällt der Windofen offenbar in diese Kategorie, an dem der Nutzeffect in der That ein Minimum ist. Die Hitze, welche unbenutzt durch den Kamin entweicht, ist wohl hundertmal mehr, als diejenige, welche im Tiegel bleibt und den verlangten Zweck hervorbringt. Das blosse Bewegen der Luft erfordert, dass die im Kamin aufsteigende Luft sehr erhitzt sei. Wir erzeugen also hier Bewegung durch Verbrennen und durch den blossen Unterschied des specifischen Gewichtes der kalten und heissen Luft. Nun haben aber Versuche mit Ventilatoren gezeigt, dass, wenn man das zum Zuge des Kamins verbrennende Feuer unter einem Dampfkessel brennen lässt, und d'ese erzeugten Dämpfe in einer Dampfmaschine in Kraft verwandelt, man mit dieser Kraft der Dampfmaschine eine zehn- bis zwölfmal so grosse Menge Luft in Bewegung setzt, als wenn man dasselbe Brennmaterial durch Verbrennen und Erhitzen des Kamins den Zug bewirken lässt. Dies gebe uns eine Andeutung, in dem zu verwendenden Brennmaterial eine grosse Ersparniss eintreten zu lassen, wenn wir uns der Dampfkraft oder einer anderen disponiblen Kraft zur Hervorbringung des Zuges bedienten. Nun sind die Operationen im pharmaceutischen Laboratorium niemals von dem Umfange und der Zeitdauer, dass die Anwendung selbst einer kleinen Dampfmaschine zu diesem Zwecke in Rede kommen könnte. Dagegen steht uns die Kraft des menschlichen Armes, der während des Glühens doch nichts zu thun hat, sehr bequem zu Gebote, und es bedarf nur eines Werkzeuges, um diese Kraft in Gestalt von bewegter Luft uns dienstbar zu machen. Dieses Werkzeug ist der Blasebalg, wie er schon in vielen Gewerben Anwendung gefunden hat, und der in einer etwas verbesserten Form ein höchst nutzbares Werkzeug im Laboratorium ist.

Der Blasebalg erlaubt uns, Zeit, Brennmaterial und Raum zu ersparen. Zeit gewinnen wir, weil wir von Anfang an ein so starkes Gebläse erzielen können, als der Windofen erst nach längerer Zeit des Brennens erlangt. Brennmaterial wird erspart, weil man auch ohne die Erhitzung eines hohen Kamins den nöthigen Luftzug hat. Raum wird erspart, weil die gemauerten Windöfen vollkommen entbehrlich werden und durch

172   Zweiter Abschnitt.  Besondere Arbeiten und Apparate.

kleine bewegliche Gebläseöfen, die zur Zeit des Nichtgebrauches an jedem beliebigen Orte stehen können, vollkommen ersetzt werden. Ich habe schon seit zehn Jahren den Windofen in meinem Laboratorium abgerissen, und denselben noch nicht vermisst. Endlich erlauben die Gebläseöfen Coaks selbst in sehr kleinen Feuern anzuwenden, was im freien Zugofen nicht möglich ist.

Wir haben demnach hier von der zweckmässigen Darstellung des Blasebalgs und der dazu gehörigen Oefen zu handeln.

Die gewöhnlichen Schmiedeblasebälge sind mit gewissen Fehlern behaftet, die man selbst mit Ersparung ansehnlicher Kosten vermeiden kann. Die spitze keilförmige Form ist von dem Vorurtheile dictirt worden, dass die Luft sich gewaltiger und leichter in einen keilförmigen Raum, als in ein gleich grosses Loch in einer flachen Wand begebe. Der Irrthum besteht darin, dass man der Luft die Eigenschaften eines festen Körpers zuschrieb, wo der Druck auf die schiefen Flächen wegen der Cohäsion sich auch auf den Boden verbreitet. Allein wie in einem mit Wasser gefüllten Gefässe der Druck auf die Bodenfläche bei gleicher Höhe der Flüssigkeit und Bodenfläche derselbe ist, welche Form auch die Wände haben mögen, so ist dies auch mit einer gepressten Luft der Fall, wo der Querschnitt des Ausgangsrohres die Bodenfläche darstellt. Die spitze Form der Blasebälge, welche viel Leder bei geringem Kubikinhalte erfordert, ist demnach zu verlassen und eine solche geometrische Form anzuwenden, die beim grössten Kubikinhalt die kleinsten Wände hat. Unter den geradlinigen Figuren entspricht dieser Bedingung das regelmässige Quadrat am meisten und ist demnach diese Form als Querschnitt des Blasebalges anzunehmen.

Wenn der obere Deckel, welcher den Druck bewirkt, auf der einen Seite sich in Charnieren bewegt, so verändert er in jedem Augenblicke der Bewegung seine Neigung zum Horizonte, und somit wechselt auch der Druck der darauf lastenden Gewichte, indem ein mit dem Neigungswinkel wechselnder Theil des Gewichts auf die Charniere drückt und dadurch ausser aller Wirkung tritt. Es folgt daraus, dass, je höher der Balg aufgestiegen ist, er um so weniger stark blase, und umgekehrt, je mehr er zusammensinkt, einen um so stärkeren Druck ausübe. Diese Wandelbarkeit des Druckes ist ein Uebelstand, den man dadurch vermeidet, dass man dem Leder rundum eine gleiche Höhe giebt und den oberen Deckel horizontal, parallel mit sich selbst, aufsteigen lässt. Die oberen Charniere fallen dadurch weg, und der Druck des Deckels ist bei jeder Höhe constant. Der Blasebalg besteht aus zwei Kammern, von denen die untere die Luft schöpft und in die obere durch eine Klappe presst; die obere ist der Regulator, der die einzelnen Luftstösse des unteren in einen gleichmässigen Strom verwandelt. Die mittlere Wand zwischen beiden Kammern wird unveränderlich an ein festes Gerüste $gg$, Fig. 102 u. 103, befestigt, welches um so viel weiter als der Blasebalg ist, als nöthig, um dem sich aufblasenden Leder freien Spielraum zu gewähren.

Sechstes Kapitel.  Glühoperationen.  173

In der beistehenden Zeichnung, Fig. 102, ersieht man in $aa$ den unbeweglich an die Rahmen befestigten Zwischenboden mit seiner Klappe.

Fig. 102.

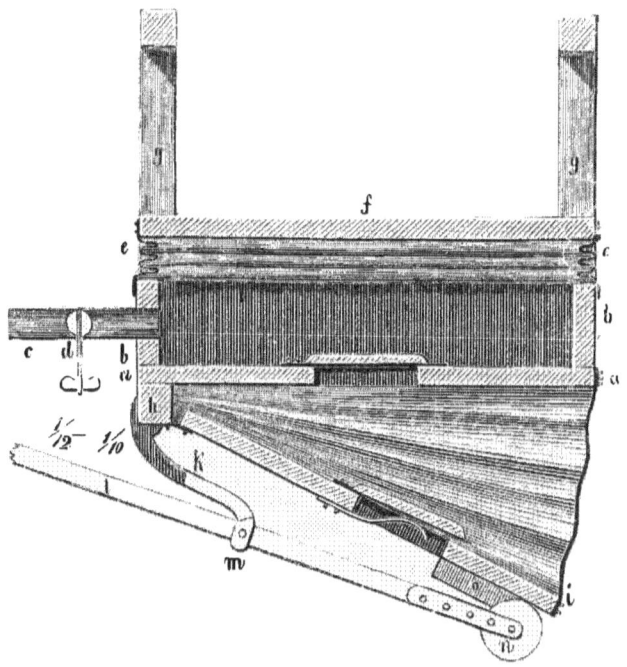

Blasebalg von der Seite.

Auf demselben sitzt die Zarche $bb$, in welche das Blaserohr $c$ mit seiner Drehklappe $d$ befestigt ist. Auf die Zarche $b$ ist das Leder des oberen Balges $ee$ angenagelt und dies mit dem Deckel $f$ geschlossen. Der obere Balg ist im zusammengefallenen Zustande gezeichnet. In Fig. 103 (s. f. S.) bemerkt man, wie an der Decke befestigte aus quadratischem Holze gearbeitete Rahmen mit ihren herabreichenden Schenkeln $gg$ die Mittelplatte des Balges in Angeln tragen.

Der untere oder Schöpfbalg hat zunächst eine feste Auflage in dem Holzstücke $h$, worauf seine Charniere angeschraubt sind; die Bodenplatte nebst Klappe ist bei $i$ sichtbar. Der eiserne Arm $k$ giebt der Hebestange $l$ einen festen Drehpunkt in $m$. An dem Ende wird mit einer Schnur und Griff gezogen, und die Rolle $n$, die zwischen den Coulissen $o$ gleitet, pflanzt die Kraft an den Balg fort. Das hölzerne Gerüst wird vom Schreiner gemacht. Es ist zweckmässig, sich erst das Leder dazu auszuwählen und in die Form nähen zu lassen, weil es sich leicht ereignet, dass eine Haut, die im Uebrigen ganz passend ist, etwas grösser oder

**174** Zweiter Abschnitt. Besondere Arbeiten und Apparate.

kleiner sein könnte, als man gerade dachte, und weil man leichter am Holze etwas in den Dimensionen ändern kann, um das Leder nicht un-

Fig. 103.

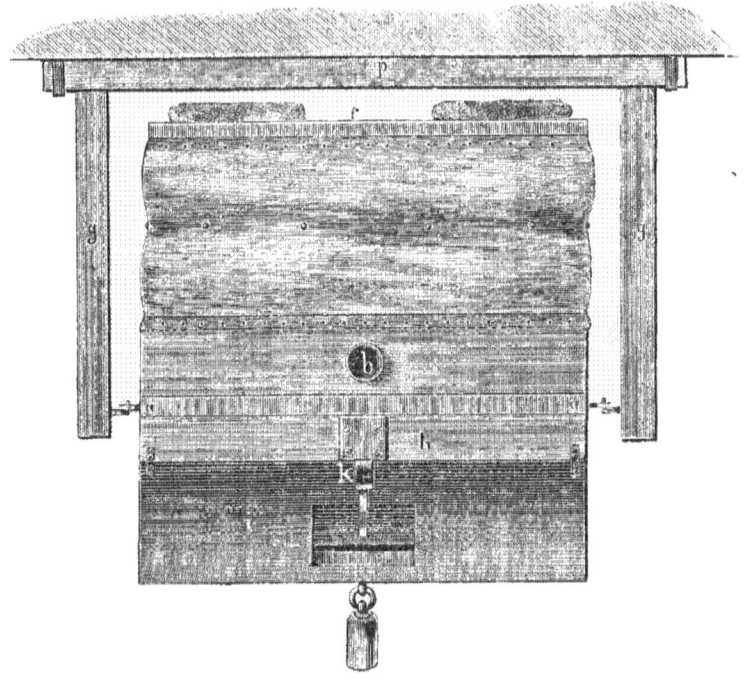

Blasebalg von vorn.

nütz zu vernähen oder zu verschneiden. Man giebt dem Quadrate des Holzes ungefähr 25 bis 27 Zoll (650 bis 700$^{mm}$) Seite. Nach diesen Dimensionen lässt man das Leder nähen. Das für den oberen Kasten besteht aus einem in sich selbst geschlossenen Bande, das in der Länge die vierfache Dimension der Seite des Deckels, in der Höhe ungefähr 15 bis 17 Zoll (400 bis 450$^{mm}$) hat. Das untere Leder besteht aus einem Rechtecke, woran seitlich an die schmale Seite zwei Dreiecke sich anschliessen. Die Nähte fallen, wie sie die Form der Haut zufällig bringt.

Nach dem Leder giebt man dem Schreiner die Dimensionen des Holzes an.

Bei einem neueren Blasebalge habe ich statt des Leders aus Thierhäuten sogenanntes amerikanisches Leder angewendet. Dasselbe ist ein starkes Gewebe aus Leinen auf einer Seite mit einem dicken, aber biegsamen Firniss überzogen. Die Firnissseite nimmt man nach Innen, weil sie sich dann durch den Luftdruck an das Gewebe anlegt. Mit der

## Sechstes Kapitel. Glühoperationen.

Formgebung hat man hier keine Schwierigkeit. Dieser Blasebalg steht mit Luft gefüllt unter Druck besser, als ein solcher von gewöhnlichem Leder. Der mittlere und stärkste Boden kann $1^{1}/_{2}$ Zoll ($40^{mm}$) Dicke haben, das Loch für die Klappe $4^{1}/_{2}$ Zoll ($120^{mm}$) Quadrat. Dieser Boden hat nach oben eine feste Zarche $b$ von circa 4 bis $4^{1}/_{2}$ Zoll (100 bis $120^{mm}$) Höhe, um Raum zu gewinnen, um das Blaserohr herausgehen zu lassen; unten hat er an einer Seite eine quadratische Leiste von der ganzen Länge einer Seite und circa $2^{3}/_{4}$ Zoll ($70^{mm}$) Stärke. Sie dient dazu, um die Charniere für den unteren Boden aufzunehmen, und dass dieser sich daneben anlegen könne. Das Blaserohr aus Weissblech geht mit einer Weite von 3 Zoll ($80^{mm}$) aus der Zarche hervor, und enthält eine drehbare Klappe, um die Stärke des Luftstromes reguliren zu können. Der Stiel dieser Klappe geht nach unten hinaus, und der Griff giebt durch seine Richtung immer die Richtung der Klappe an. Das Rohr geht auf dem kürzesten Wege und ohne scharfe Winkel an der Wand hinunter bis an den Ort, wo der mit einer passenden Oeffnung versehene Ofen angesetzt werden kann. Es soll sich nicht unter $1^{1}/_{2}$ Zoll ($40^{mm}$) verengen, da man jede beliebige Schwächung des Stromes durch die Drehklappe erreichen kann.

Das Leder wird mit passenden Leisten aus festem Holze angenagelt. Diese Leisten mit vorgebohrten Löchern bewirken, dass man alle 3 Zoll ($80^{mm}$) nur einen Nagel einzuschlagen braucht. Am unteren Balge wird auch über die Fuge an den Charnieren ein Lederstreifen festgenagelt, und zwar mit der Sorgfalt, dass er die von den seitlichen Zipfeln herrührenden Lappen eine Strecke weit deckt.

Der obere Deckel kann mit einem aufstehenden Rande versehen werden, um ihn mit Steinen und anderen schweren Körpern, die aber nicht rollen, zu belasten.

Der Zug des Blasebalges wird entweder, wie oben, mit einem Hebel bewirkt, oder über eine Rolle geleitet, und nöthigenfalls über eine zweite Rolle an den Ort geführt, wo man am bequemsten am Feuer steht. Zieht sich der Blasebalg zu schwer, so kann man dasselbe, was ein langer Hebel bewirkt, dadurch erreichen, dass man zwei Rollen von ungleichem Durchmesser auf eine und dieselbe Achse befestigt, oder zwei Schnürenläufe von ungleichem Durchmesser auf ein Stück Holz drehen lässt. Das Seil, woran man zieht, kommt auf die grössere Rolle; jenes, welches an den Blasebalg geht, an die kleinere. Dies ist eine sehr bequeme und wohlfeile Vorrichtung, dem ziehenden Arme jede Erleichterung auf Kosten des Raumes zu geben.

Die Klappen bestehen aus sehr trocknem und glattgehobeltem Holze auf ein weiches Leder geleimt, und sind mit diesem Leder durch Nägel an den Boden befestigt.

Man giebt dem oberen Balge in der Mitte einen leichten hölzernen

176 Zweiter Abschnitt. Besondere Arbeiten und Apparate.

Rahmen, an dem das Leder durch wenige Nägel und zwischengelegte Lederscheibchen befestigt wird.

Mit diesen Anweisungen wird jeder geübte Tischler einen brauchbaren Blasebalg herrichten können. Der Preis desselben ist ungleich billiger, als der eines gleich wirksamen gewöhnlichen Schmiedeblasebalges, abgesehen davon, dass er weniger Raum einnimmt. Für 12 bis 15 Thaler ist er überall zu beschaffen.

Wir haben nun noch die Oefen zu betrachten, deren man sich zum Glühen unter Benutzung eines Blasebalges bedient.

Die kleinste Sorte derselben stellt man sich aus einem Passauer Tiegel der grössten Art von circa 35 bis 40 Mark dar. Siehe Fig. 104.

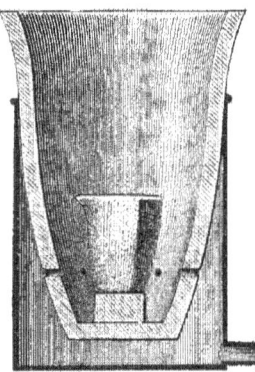

Fig. 104.

Tiegelofen. $^1/_7 - ^1/_8$

Etwa 3 Zoll (80$^{mm}$) hoch vom Boden bohrt man 4 bis 6 ungefähr 3 Linien (6 bis 7$^{mm}$) weite Löcher in die Seitenwände horizontal ein. Dies geht sehr leicht, da die Passauer oder Graphittiegel ungemein weich sind. Hessische Tiegel eignen sich nicht zu diesem Gebrauche, theils weil sie zu leicht bersten, theils weil sie sich wegen ihrer Härte nicht bohren lassen. Den so zubereiteten Tiegel setzt man in einen oben schwach aufgetriebenen Cylinder aus dickem Sturzblech fest bis an den oberen Rand ein. Es entsteht dadurch ein abgeschlossener Raum, in den die Löcher münden. Am Boden hat der Cylinder einen Ansatz, der auf das Rohr des Blasebalgs passt. Ein solcher mir vorliegender Ofen hat einen Cylinder von 10 Zoll (260$^{mm}$) Höhe und 8 Zoll (210$^{mm}$) Durchmesser; man kann in diesem kleinen Ofen Tiegel bis zu 12 Unzen Inhalt zum vollsten Weissglühen bringen. Gegen Ende der Operation, wo der Ofentiegel schon durchaus durchglühet, hat man ein wahres heisses Gebläse, indem die Luft sich lebhaft erhitzt, ehe sie in den Feuerraum tritt. Bei Coaksfeuer ist die auflodernde Flamme kaum einen Fuss hoch, dagegen die Gluth im Inneren so lebhaft, dass man nicht hineinsehen und weder Tiegel noch Kohle unterscheiden kann. Man muss Sorge tragen, die inneren Tiegel nicht auf schmelzbare Ziegelsteine zu stellen, indem diese zu Glas zerschmelzen und an den Tiegel festbacken, von dem sie ohne Gefahr nicht getrennt werden können.

### Sefström'sche Oefen.

Für grössere Dimensionen reichen diese Tiegelöfen nicht mehr aus. Man bedient sich alsdann einer anderen Art Oefen, die von ihrem Erfinder Sefström den Namen führen. Sie sind im Principe

## Sechstes Kapitel. Glühoperationen.

den vorigen ähnlich und erlauben, in jeder Dimension ausgeführt zu werden.

Ein Cylinder $a$, Fig. 105, aus dickem Sturzblech, ist oben etwas umgelegt, und darauf ein Ring von geschmiedetem Eisen $bb$ fest ange-

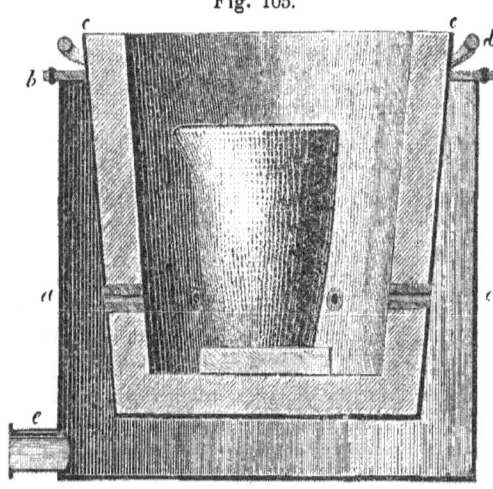

Fig. 105. Sefström'scher Ofen. $^1/_8$

nietet. In diesen Ring passt der innere, etwas kegelförmige Cylinder $c$ in der Art, dass er bis an seine beiden Handhaben $dd$ hineinsinkt und dadurch einen ziemlich dichten Schluss bewirkt. Diese Einrichtung hat vor der bisher üblichen, beide Cylinder zusammenhängend zu machen, noch den Vorzug, dass man beim Auseinandernehmen beider die oft zuschmelzenden Blaselöcher
von aussen leicht aufbohren kann, dass man den inneren viel schneller sich verzehrenden Cylinder erneuern kann, ohne den äusseren zu verderben, endlich, dass man mehrere innere Einsätze auf einen Mantel haben kann. Der innere Cylinder trägt auf einer Höhe von $5^3/_4$ Zoll ($150^{mm}$) vom blechernen Boden, im Kreise herum, sechs bis acht starke eiserne Röhren von 5 Linien ($10^{mm}$) Oeffnung und fast 2 Zoll ($50^{mm}$) Länge. Sie sind mit angedrehten Ansätzen durch entsprechende Oeffnungen des inneren Cylinders durchgelassen und von aussen vernietet, indem sie ins Innere hineinragen. Die Wände des inneren Cylinders werden nun bis zur Dicke der eisernen Röhren von 2 Zoll ($50^{mm}$) mit einer feuerbeständigen Masse ausgefüttert, die man sich aus gebranntem Thone oder zerstossenen Tiegeln und noch unverändertem weissen feuerfesten Thone macht. Sie wird überall gleich dick aufgetragen, erst an der Luft getrocknet, und die entstehenden Risse wieder mit derselben Masse verschmiert, dann durch ein vorsichtiges Feuer vollständig getrocknet, und endlich im Gebrauche selbst gebrannt. Ehe man zum Gebrauche scharf bläst, muss man sich der vollkommenen Trockenheit versichert haben, weil sonst grosse Stücke mit heftigem Geprassel wegfliegen. Bei der Bearbeitung dieser Thonmasse, die man Charmotte nennt, hat man darauf zu sehen, dass sie durch das Brennen möglichst wenig schwindet. Dies erreicht man dadurch, dass man den bereits gebrannten Thon oder das Tiegelpulver im grössten Verhältnisse zusetzt, wel-

178  Zweiter Abschnitt. Besondere Arbeiten und Apparate.

ches die Masse noch eben verträgt, um noch zusammenhängend und knetbar zu bleiben. Der äussere Cylinder hat unten einen Ansatz c, der auf das Blaserohr des Balges ohne weitere Verkittung unmittelbar passt. Die Luft wird beim Gebrauche in den Zwischenraum der beiden Cylinder gepresst, und dringt, da ihr kein anderer Ausweg bleibt, durch die Blaseöffnungen in den Ofen ein. Das heisse Gebläse ist bei diesem Ofen noch entschiedener erreicht, da die gute Leitungsfähigkeit der dicken eisernen Röhren, sowie ihre grössere Länge im Verhältniss zum vorigen Ofen, diesen Umstand begünstigen. Die einzelnen horizontalen Luftströme blasen gerade auf den in der Mitte stehenden Tiegel und ertheilen ihm die grösste Hitze, die überhaupt im Ofen herrscht. Bei dieser rundum gleichmässigen Erhitzung bersten die Tiegel sehr selten und es ist der Ofen von dieser Seite auch sehr ökonomisch. Man erreicht dadurch die stärkste Hitze, die man überhaupt durch Kohlenfeuer hervorzubringen im Stande ist. Die Wände des Ofens verglasen fast immer durch die Wirkung der Kohlenasche, und hessische Tiegel können zum Zusammensinken gebracht werden. Eine solche Hitze wird nun zu pharmaceutischen Zwecken niemals gebraucht, allein man kann auch jeden schwächeren Grad Hitze durch richtiges Stellen der Drehklappe hervorbringen. Die Dauer des Ofens wird durch Vermeidung zu grosser Hitze, wo sie nicht nothwendig ist, bedeutend vermehrt. Zwischen den Untersatz und den Tiegel muss man Sand oder Kohlenasche streuen, um das Zusammenschmelzen beider zu verhindern.

Das Feuer wird mit glühenden Holzkohlen angezündet und nachher mit todten Kohlen oder mit Coaks unterhalten. Es ist wesentlich, dass die Kohlen alle eine gleiche Grösse haben, um überall Zwischenräume zu lassen, und mit Leichtigkeit in dem Ofen niederzusinken. Dies wird ausserdem noch durch Rütteln mit einem leichten Eisenstabe gefördert. Im regelmässigen und reichlichen Nachlegen des Brennmaterials liegt ein Gewinn, indem die Kohlen, wenn sie allmälig niedersinken, schon im glühenden Zustande an den Tiegel ankommen. Eine passende Grösse für die Kohlenstücke ist die einer Baumnuss. Holzkohlen kann man mit einer starken, nach Art der Zuckerscheeren geformten, Scheere zerdrücken. Coaks werden mit einem Hammer auf Steinunterlage mit der scharfen Kante zerschlagen, wobei es

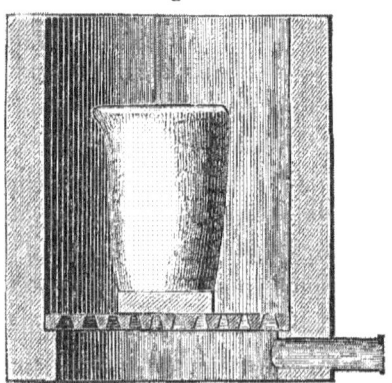

Fig. 106.

Tiegelofen mit Rost.

## Sechstes Kapitel. Glühoperationen.

auch Pulver giebt, was man durch ein grobes Speciessieb entfernen kann.

Der Sefström'sche Ofen ist durch die zwei Cylinder mit innerem Raume sehr voluminös. Einfacher und wohlfeiler erlangt man einen, zum pharmaceutischen Gebrauche vollkommen genügenden Ofen, wenn man in einen einfachen Cylinder von passender Weite und Höhe einen runden gusseisernen Rost, den man in jedem Eisenladen kaufen kann, in genügender Entfernung vom Boden einmauert, dass noch das Blaserohr in einen seitlichen Ansatz darunter angebracht werden könne. Die Bekleidung der Innenwände muss ebenfalls mit Charmotte geschehen. Diese Oefen müssen äusserlich gegen den Rost mit einem Anstrich von Steinkohlentheerfirniss oder Asphaltlack überzogen werden. Da sie selten gebraucht werden, so kann man sie an einem weniger nutzbaren Raume, als das Laboratorium ist, aufbewahren, in welchem sie ausserdem durch feuchte Luft und saure Dämpfe sehr leiden. Er ist in Figur 106 dargestellt.

### Das Ventilatorgebläse.

Statt des doppelten Blasebalges bedient man sich auch mit Nutzen des Ventilatorgebläses, welches in der Anlage wohlfeiler als der Blasebalg zu stehen kommt, sehr leicht beweglich bleibt und wenig Raum einnimmt. Der Ventilator besteht aus einer mit Flügeln versehenen Welle, welche mittelst eines Riemens oder einer Schnur ohne Ende in sehr rasche Rotation gesetzt wird. — Die Flügelwelle befindet sich in einem flachen Gehäuse von Blech, welches auf beiden Seiten in der Mitte runde Oeffnungen hat, durch welche die Luft einströmt. Das Ganze lässt sich beim Gebrauche beliebig im Laboratorium unter dem Rauchfange oder im Freien aufstellen und während des Nichtgebrauches an einem starken Haken an eine Wand aufhängen.

Der wesentlichste Theil des Ventilators ist das Flügelrad, über dessen richtige Construction einiges Nähere mitzutheilen ist. Das Flügelrad sitzt nicht concentrisch mit dem dasselbe umgebenden flachen Kasten, sondern berührt denselben beinahe an der Stelle (bei $a$, Fig. 107), wo die Luft aus dem Ventilator ins Rohr austritt. Von hier an entfernt sich die äussere Wand des Kastens nach der Form einer Schneckenlinie oder Spirale von der äussersten Spitze der Flügel, bis sie am Blaserohre selbst beinahe um dessen ganze Weite davon absteht. Die Flügel wirken nicht mit Druck, nach Art eines Kolbens in der Pumpe, sondern durch Stoss. Sie würden eine sehr kleine Wirkung thun, wenn sie rundum von dem Gehäuse dicht umgeben würden. Die Wirkung erklärt sich in

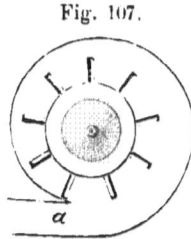

Fig. 107.

Ventilator.

180 Zweiter Abschnitt. Besondere Arbeiten und Apparate.

der folgenden Art. Wenn das Flügelrad herumgeführt wird, und mit ihm die zwischen den Flügeln befindliche Luft, so setzt diese durch Berührung die zwischen den Flügeln und dem Gehäuse befindliche Luft in kreisförmige Bewegung. Kommt diese Luft an das Blaserohr, so fliesst sie in der Richtung einer Tangente in dasselbe hinein, und zieht die zwischen den Flügeln befindliche Luft in den schneckenförmig sich erweiternden Zwischenraum. Die Luft zwischen den Flügeln ersetzt sich durch die runden Oeffnungen, welche an den flachen Seiten des Gehäuses sich befinden. Auf diese Weise wird ein beständiger Strom durch diese Oeffnungen eingesogen, und tangential mit grosser Geschwindigkeit durch das Blaserohr in den Ofen ausgeworfen. Die Welle des Flügelrades besteht aus einem Stücke runden Gussstahls, auf das mit harter Reibung das nach Fig. 108 gedrehte Stück Holz, auf welchem die Flügel aus Weissblech sitzen, aufgetrieben ist. Die Enden dieses Holzes sind zugleich die Ansätze, mittelst deren dies Flügelrad rechts und links zu schaukeln und anzustreifen verhindert wird. Der Ventilator wirft grosse Mengen Luft mit geringem Drucke fort; man darf deshalb der Windleitung keine grosse Länge, starke Biegungen oder Einschnürungen geben. Die Wirkung ist der Grösse der Ausflussöffnung proportional, so dass, wenn man diese auf die Hälfte vermindert, auch nur halb so viel Luft ausströmt. Es darf deshalb die Ausflussöffnung der Luft nirgendwo kleiner werden, als höchstens $3/4$ von der Weite des Blaserohrs, wo es an dem Ventilator festsitzt.

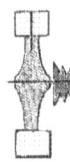

Fig. 108. Windrad.

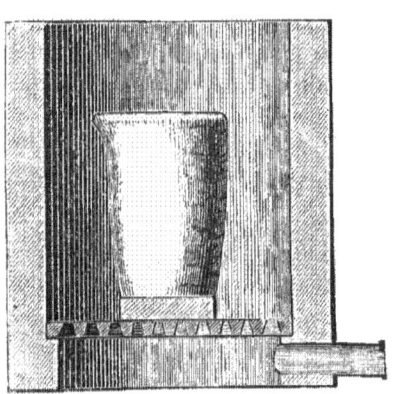

Fig. 106. Tiegelofen mit Rost.

Als Ofen gebraucht man den nebenstehenden in Figur 106 gezeichneten. Seine Einblaseöffnung muss eine Weite haben, dass sie der eben bezeichneten Bedingung genügt. Der Rost muss möglichst weite Spalten haben und stark von Eisen sein.

Man stellt diesen Ofen auf ein passendes Gestell von Eisen vor dem Ventilator auf, und verbindet beide durch ein Rohr aus Schwarzblech, das in die Tülle des Ofens und über jene des Ventilators geht.

Der Ventilator verschliesst den Zug des Ofens nicht, wenn er damit verbunden ist, und wenn man einen Dom auf den Ofen setzt, um ihm Zug zu geben, so brennt der Ofen auch lebhaft, ohne dass der Ven-

## Sechstes Kapitel. Glühoperationen.

tilator gedreht wird. Im letzten Augenblicke, nachdem der Tiegel schon glühend ist, kann man nun durch Drehen des Ventilators in wenigen Minuten die heftigste Weissglühhitze geben. Man kann alle Brennmaterialien, selbst Coaks, brennen.

Figur 109 stellt den Ventilator in $1/15$ oder $1/20$ der wirklichen Grösse dar. Man erkennt ohne weitere Bezeichnung durch Buchstaben

Fig. 109.

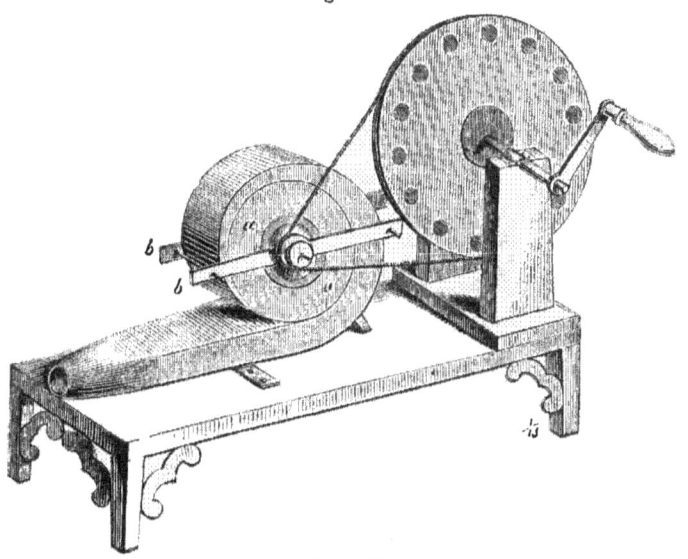

Ventilatorgebläse.

das Drehrad mit seiner Kurbel. Es ist im Rande durch eingegossene Bleistücke beschwert, um ihm ein grösseres Moment zu geben, theils damit kleine Ungleichheiten in der drehenden Kraft ausgeglichen werden, theils auch, damit man an die Kurbel ein Trittbrett befestigen könne, und nun das Rad im Aufsteigen des Trittes Kraft genug habe, das Flügelrad zu treiben. In diesem Falle würde es sogar vortheilhaft sein, das Bleigewicht im Rade ungleich zu vertheilen, und das Uebergewicht so anzubringen, dass es sich im Sinken befände, wenn der Tritt im Steigen wäre.

Die Schnur ohne Ende läuft über den Wirtel, der sich ausserhalb des Kastens auf der Achse des Ventilators befindet (vergl. Fig. 108). Der Ventilatorkasten ist aus Weissblech gearbeitet. Er hat eine Weite von 3 Zoll 2 Linien ($82^{mm}$), auf der einen hinteren Seite central ein rundes Loch von 5 Zoll ($130^{mm}$) Weite, d. h. so weit, als das Flügelrad ohne Flügel ist. — Auf der anderen Seite ist ein so weites Loch, dass das Flügelrad ganz hindurch kann. Dieses weite Loch ist durch eine kreisförmig ausgeschnittene Blechscheibe mit Rand geschlossen, welche

182　Zweiter Abschnitt.　Besondere Arbeiten und Apparate.

in der Mitte nur ein Loch, wie auf der anderen Seite, nämlich von 3 Zoll 2 Linien ($82^{mm}$) hat. Man sieht diese Scheibe bei $a$ in der Zeichnung. Die festen Punkte zum Drehen des Flügelrades sind in zwei Brettchen angebracht, die mit Löchern auf zwei am Kasten angelötheten Drähten aufgesteckt sind. Die Lager der Ventilatorachse sind mit Messing ausgebüchst. Diese Art der Befestigung ist eben so stabil als einfach.

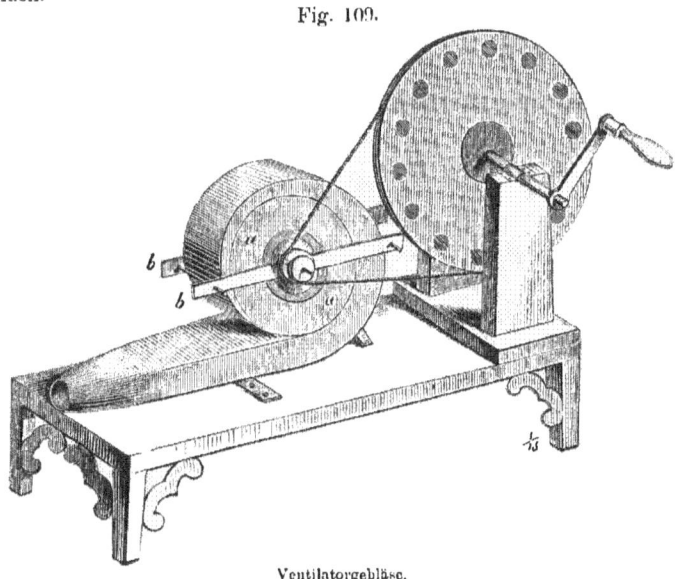

Fig. 109.

Ventilatorgebläse.

Um den Ventilator zusammenzusetzen, nimmt man erst die Scheibe $a$ heraus, setzt das Flügelrad ein, und steckt seine Achse durch das Loch des hinteren Brettchens $b$. Nun setzt man die Scheibe $a$ ein, darauf das vordere Brettchen $b$, und zuletzt schiebt man die Rolle fest auf die Achse. Die ziemlich scharf gespannte Schnur ohne Ende vermittelt die beschleunigte Drehung des Flügelrades. Der Ventilator ist auf die Bank mit messingenen Lappen angeschraubt, und hat hinten einen breiten Fuss, worauf er sich stützt.

### Der Flammofen.

An dieser Stelle dürfte es nicht unpassend sein, von noch einer Art Glühofen Kenntniss zu geben, in welchem der Tiegel nicht mit dem Brennmaterial selbst, sondern nur mit der Flamme in Berührung kommt, und der Zug durch einen Kamin bewirkt wird. Es sind dies die sogenannten Flammöfen.

Dieselben werden in der chemischen Fabrikation ausschliesslich an-

## Sechstes Kapitel. Glühoperationen.

gewendet, dabei aber die Substanzen niemals in Tiegeln, sondern auf einem flachen Heerde ausgebreitet, unmittelbar der Flamme ausgesetzt. Die Soda- und Puddlingöfen gehören zu dieser Klasse, und werden, da man sie in der Pharmacie nicht anwendet, hier übergangen.

Als Brennmaterialien werden nur sehr wasserstoffhaltige Körper, trocknes Holz und backende Steinkohlen, dagegen niemals Kohle und Coaks gebraucht, da sie keine so lange und heisse Flamme geben. Im Laboratorium zu Giessen hatte man einen Flammofen, der für trocknes Holz bestimmt war, zur Darstellung des Kaliums mit grossem Erfolge angewendet. Das Eisen der Retorte kommt dadurch in keine Berührung mit der Kohle des Brennmaterials, und die Schmelzung des Eisens durch Verwandeln in Gusseisen ist vermieden. Das scharf getrocknete Holz brennt in einem hohlen Raume auf einem Roste. Die Flamme schlägt durch eine enge, lange Spalte in den cylindrischen Raum, worin die schmiedeeiserne Flasche horizontal gerade darüber liegt. Die Flasche liegt, rundum von der Flamme umspült, gleichsam in der Spitze einer Löthrohrflamme, und es wird die Hitze, die zur Darstellung des Kaliums nöthig ist, dadurch vollständig erreicht.

In der Münze zu Karlsruhe bedient man sich solcher Flammöfen, in denen die Flamme, durch einen senkrechten Spalt streichend, in einem nebenstehenden ofenförmigen Raume den Tiegel trifft und darin die einzuschmelzenden Metalle schmilzt. Man kann die Flammen noch ein- oder mehrmal vereinigen, und noch einige Tiegel zu einer etwas geringeren Hitze bringen.

Fig. 110 stellt einen solchen für zwei Tiegel berechneten Ofen dar.

Fig. 110.

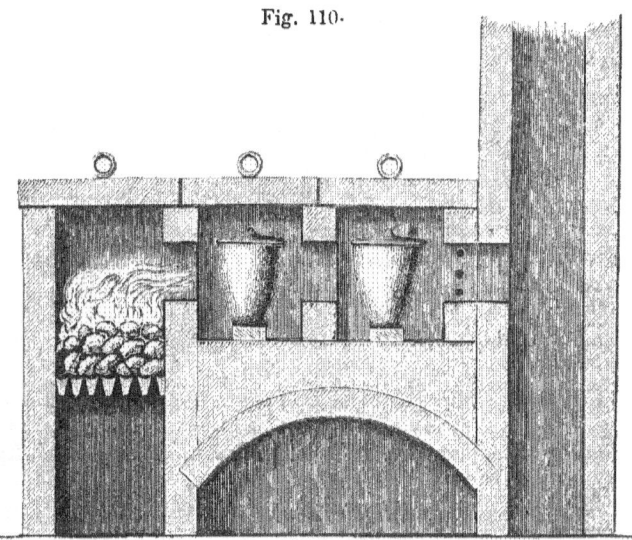

Flammofen für Tiegel.

184 Zweiter Abschnitt. Besondere Arbeiten und Apparate.

In dem Raume $A$ brennt das scharf getrocknete Holz oder die backende Steinkohle, trockner Torf oder Braunkohle. Die Flamme schlägt durch

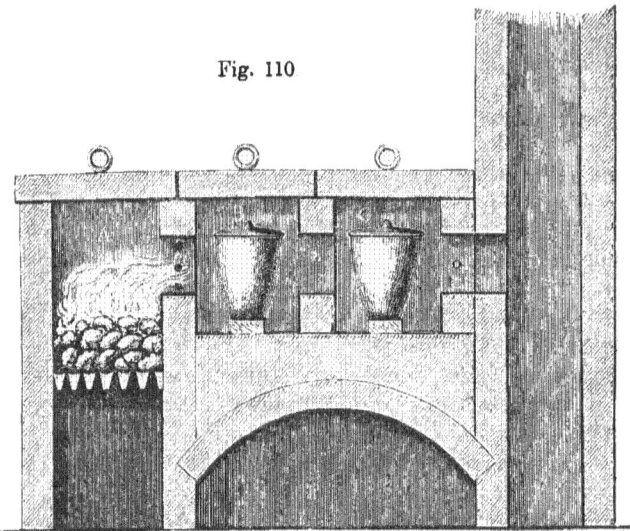

Fig. 110

Flammofen für Tiegel.

den engen Spalt $m$ in den Raum $B$. Während sie durch diesen Spalt geht, mengt sie sich innig mit frisch hinzugelassener atmosphärischer Luft, welche durch kleine Oeffnungen einstreicht. Dieselben sind in Fig. 111 bei $pp$ zu sehen. Indem man diese Oeffnungen beliebig verstopft

Fig. 111.

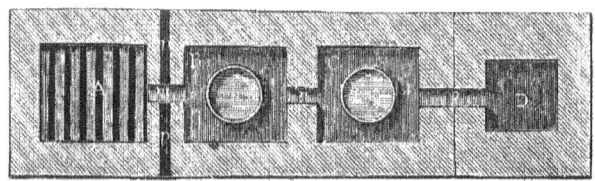

Flammofen von oben.

und öffnet, kann man den Zutritt des Sauerstoffs gerade so reguliren, dass die Flamme ohne Russ verbrennt und die höchste Hitze erzeugt. Nachdem die Flamme den Tiegel in $B$ umspült hat, wird sie wieder von der Spalte $n$ vereinigt und auf den Tiegel in $C$ blasend hingetrieben, aus $C$ kommend wird sie in dem Fuchs $o$ vereinigt, und in den Kamin $D$ abgeführt.

Sehr leicht könnte man noch einen dritten Tiegelraum anbringen, und denselben als Vorwärmer gebrauchen.

## Sechstes Kapitel. Glühoperationen. 185

Ein grosser Vorzug dieser Oefen besteht darin, dass man nach dem Ausheben eines Tiegels sogleich einen neuen einsetzen kann, was bei gewöhnlichen Oefen nicht der Fall ist, indem das Brennmaterial zusammenfällt und den Rost bedeckt. Hier aber steht der Tiegel ganz frei, und lässt sich mit Bequemlichkeit anfassen, verschieben, umdrehen und entfernen. Der dem Feuer zunächst stehende Tiegel erhält die grösste Hitze. Nachdem er durchgeglüht ist, entfernt man ihn und setzt den zweiten an seine Stelle, und an die Stelle des zweiten einen neu beschickten. Ganz in derselben Art rückt man drei und mehr Tiegel vom hinteren Ende gegen das Feuer hin, und es findet dadurch bei grossen Arbeiten eine bedeutende Ersparniss an Brennmaterial statt, weil der Flamme, je mehr sie abgekühlt wird, um so kältere Objecte dargeboten werden.

Fig. 111 stellt den horizontalen Durchschnitt von Fig. 110 in der Mitte der Höhe der Tiegel dar. Gleiche Buchstaben bezeichnen gleiche Dinge. Die Lufteinströmöffnungen $pp$ sieht man hier durchschnitten. Man erzeugt sie, indem man runde eiserne Stangen einmauert, und nachher umdreht und auszieht.

Alle diese Oefen müssen von den besten, feuerfesten Ziegelsteinen mit Chamottebindemittel gemauert werden. Die Ziegelsteine selbst müssen ganz weiss sein, und Thon und Sand, aus denen sie gemacht werden, dürfen mit Säuren nicht aufbrausen, da Eisenoxyd und Kalk die wahren Verderber und Schmelzer der Thonsilicate sind. Ich habe einen solchen Ofen in einer chemischen Fabrik bauen lassen, welcher mit Steinkohlen geheizt wird, und sich ungemein gut bewährt hat.

### Gasöfen.

Seit allgemeiner Einführung des Leuchtgases zum Heizen hat man auch davon zum Glühen Gebrauch gemacht. Das Gas giebt weit stärkere Hitze als der Weingeist, weil es keinen Sauerstoff enthält und nicht erst verdunsten muss, sondern die latente Wärme bereits besitzt. Aus der städtischen Gasleitung erhalten, behält es einen constanten Druck. Um mit Gas starke Hitze zu erzeugen, darf es nicht mit leuchtender Flamme brennen, sondern es muss ihm durch Gebläse so viel Luft zugeführt werden, dass es mit blauer Flamme brennt. Eine der besten und einfachsten Vorrichtungen dazu rührt von Griffin in London her. Der Gasbrenner ist in Fig. 112 dargestellt. Er besteht aus Gusseisen und enthält zwei Kammern, die durch eine Scheidewand getrennt sind. In dieser Scheide-

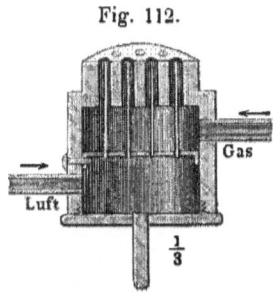

Fig. 112.

Brenner zum Gasofen.

186  Zweiter Abschnitt. Besondere Arbeiten und Apparate.

wand sitzen eine Anzahl Röhren, welche die atmosphärische Luft aus der unteren Kammer bis zu dem Brenner herausführen. In die zweite Kammer strömt das Gas und entweicht oben durch die ringförmigen Hohlräume, welche zwischen den oben erwähnten Luftröhren und den Bohrungen in dem Brenner entstehen. Es geht also ein Luftstrom mitten durch jeden Gasstrom hindurch. Die Luft kommt aus einem stark belasteten Blasebalge. Das Gas hat gewöhnlich einen halben Zoll Wasserdruck, und den Blasebalg kann man auf das Zehnfache, also 5 Zoll Wasserdruck belasten. Die Röhren werden auf der obern Fläche des Gasbrenners gleichmässig vertheilt, und beispielsweise 16 Stück nach Art von Fig. 113.

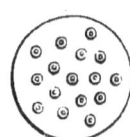

Fig. 113.

Diesen Gasbrenner kann man beliebig mit absteigender und aufsteigender Flamme gebrauchen und kann ihn auch seitwärts in einen Ofen hineinführen. Die zu glühenden Tiegel werden in einen Ofen von feuerfestem Thon eingesetzt, und zwar bei aufsteigendem Gasstrom hängend in einem durchlöcherten Cylinder aus feuerfestem Thon mit Löchern und nach oben bedeckt mit einer Kuppel, die ebenfalls Löcher hat, um die Brennproducte entweichen zu lassen. Der Raum über dieser Kuppel wird mit halbzölligen Rollkieseln eine Strecke hoch ausgefüllt. Der Brenner steht mit dem an ihm angebrachten Stift auf einem passenden Gestell. Die ganze Zusammenstellung erhellt aus Fig. 114.

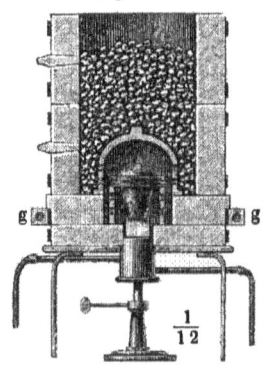

Fig. 114
$\frac{1}{12}$
Griffin's Gasofen.

Lässt man den Gasstrom absteigend unmittelbar in den Tiegel hineinwirken, so ergiebt sich die Anordnung aus Fig. 115. Die Verbrennungsproducte und der Stickstoff der Luft entweichen unten. Lässt man statt atmosphärischer Luft Sauerstoff aus einem Gasbehälter einströmen, so kann man Platina in grossen Mengen schmelzen.

In einem bloss mit Luft betriebenen Gasofen wurden 20 Unzen Gusseisen in einem hessischen Tiegel in 20 Minuten geschmolzen und 32 Unzen Rothkupfer in 15 Minuten. Wenn der Ofen einmal heiss ist, so geht jede folgende Schmelzung viel leichter vor sich. Wie man aus beiden Zeichnungen 114 u. 115 ersieht, kann man im ersten Falle den oberen Theil des Ofens sammt der Kuppel und den Kieselsteinen abheben und den Tiegel dann herausnehmen. Zwei Eisenstangen werden durch die beiden Oeffnungen bei $g$ durchgeschoben, welche aussen am Ofen auf der Höhe des Tiegelbodens in der Zeichnung sichtbar sind. Bei der Wirkung von oben nach unten in Fig. 115 nimmt man nur die obere hartgebrannte Thonplatte, auf welcher der Brenner mit seinem Ansatze ruht, ab, und kann nun den freistehenden Tiegel

# Sechstes Kapitel. Glühoperationen.

herausnehmen, und sogleich einen neuen Tiegel einsetzen. Will man blos den Inhalt des Tiegels betrachten, um zu erkennen, ob die Schmelzung eingetreten ist, so muss man ihn in der Weissglühhitze durch ein dunkelblaues Glas ansehen, ohne welches man nichts unterscheidet und noch dazu die Augen auf einige Zeit blendet. Durch Abheben von oben kann man den Tiegel freistellen.

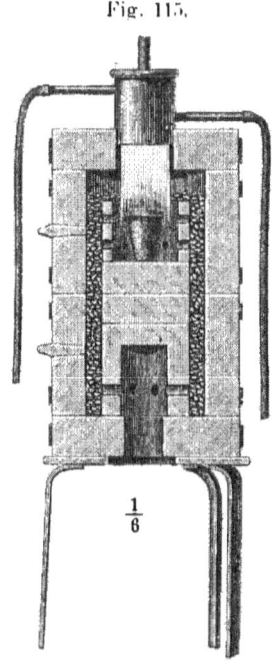

Fig. 115.

Griffin's Gasofen von oben wirkend.

Das Gasrohr und das Luftrohr, sowie die Bohrung der Hähne hat ziemlich einen halben Zoll Durchmesser. In einer Stunde verbraucht man ungefähr 100 Cubikfuss Gas, und diese, zum Preis von 2 Thlr. pro 1000 Kubikfuss, würden 6 Sgr. kosten, was wirklich noch weniger ist, als wenn man eine Stunde lang Holzkohlen brennen wollte.

Wenn auch dieser Gasofen in der Pharmacie wenig Anwendung finden dürfte, so kann ein solcher im chemischen Laboratorium zur Aufschliessung von Silicaten, durch Darstellung schwer schmelzbarer Metalle mit grossem Nutzen verwendet werden, und in diesem Falle dürften seine Dimensionen noch bedeutend kleiner genommen werden können.

### Tragbarer Windofen.

An vielen Orten bedient man sich der tragbaren Windöfen, die auch als Koch- und Destillirofen gebraucht werden, und dadurch gewissermassen Universalöfen darstellen, in denen die mannigfaltigsten Operationen vorgenommen werden können. In solchen Laboratorien, wo der Beindorff'sche oder Dampfapparat nicht immer geheizt wird, sind diese Universalöfen von grossem Nutzen. Wo hingegen der Dampfapparat täglich geheizt wird, können selbst die grössten Arbeiten durch richtige Eintheilung der Zeit gleichsam unter der Hand fertig gemacht werden, und es bleibt für die Oefen mit freiem Feuer wenig Arbeit übrig. Da nun doch die Mehrzahl aller Apotheken kleinerer Art sind, so müssen wir der Einrichtung dieser Universalöfen einige Worte widmen.

Sie bestehen aus Eisenblech und dickeren Eisenstangen, und sind innerlich mit Backsteinen oder Charmotte ausgekleidet.

Der ganze Ofen, Feuerraum und Aschenheerd besteht aus einem Cylinder mit Boden von dickem Schwarzblech, woran die Verstärkungen in Gestalt von Ringen angebracht sind. Die Thüren sind in diesen Cylinder eingeschnitten, sowie auch das Rohr für den Abzug des Rauches.

Ehe man den Ofen fertigen lässt, suche man sich in einem Eisen-

188  Zweiter Abschnitt. Besondere Arbeiten und Apparate.

laden die dazu nöthigen Capellen mit gewölbtem, und Kochgefässe aus Gusseisen mit flachem Boden aus. Man kann leichter den Ofen etwas nach den Dimensionen dieser Gefässe richten, als dass man sich umgekehrt eiserne Gusswaaren von bestimmter Form und Grösse verschaffen kann.

Der Universalofen ist in Fig. 116 dargestellt. Er steht an einer Wand, in der sich ein runder Kamin befindet, worin sein Abzugsrohr mündet. Vielfach werden diese Oefen ganz freistehend ohne Abzugsrohr angewendet. — In diesem Falle kann man nur Holzkohlen darin brennen, oder man wird, wenn man Holz brennt, ungemein vom Rauche belästigt. Für Steinkohlen ist in diesem Falle der Zug nicht stark genug, und der Rauch noch lästiger. Ist der Ofen mit Rauchrohr versehen, und wird seine obere Oeffnung von passenden Gefässen, in Ringen stehend, ganz geschlossen, so hat er einen vortrefflichen Zug, man kann Holz und Steinkohlen darin brennen, man wird weder von Rauch belästigt, noch werden die Flüssigkeiten in offenen Gefässen mit Asche verunreinigt. Man kann in jedem Augenblicke den Ofen in einen freistehenden, ohne Rauchrohr, verwandeln, wenn man die Klappe im Kamin schliesst, und die Gefässe, statt in Ringe, auf Triangel stellt. Die Hitze wirkt alsdann etwas länger auf die Gefässe.

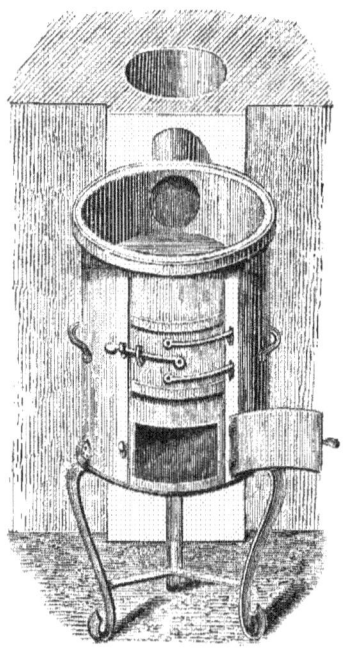

Fig. 116.

Tragbarer Windofen.

Fig. 117 stellt den senkrechten Schnitt des Ofens durch Thür und Abzugrohr dar.

Der Rost liegt in der Mitte, für den Fall, dass man den Ofen als Glühofen gebrauchen will. In diesem Falle kann man denselben frei mit geschlossenem Kamin gebrauchen, zur Erzeugung geringerer Hitzegrade, oder man setzt einen Dom mit Rohrstück darauf, und lässt senkrecht abziehen, oder man schliesst den Ofen oben durch eine umgestürzte Capelle, und lässt durch das Kamin abziehen.

Fig. 118 stellt die Ansicht des Ofens von oben dar, und ist ohne Weiteres verständlich.

Die Capellen sind halbkugelförmige, oder besser halbeiförmig gebildete Kessel aus Gusseisen. Die erstere Form wird von selbst leicht

## Sechstes Kapitel. Glühoperationen.

auf den oberen Rand unseres Ofens schliessend passen. Die halbeiförmigen Capellen werden wahrscheinlich bis auf den Rost des Ofens reichen, und

Fig. 117. Fig. 118.

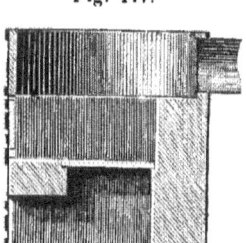
Windofen, vertical.

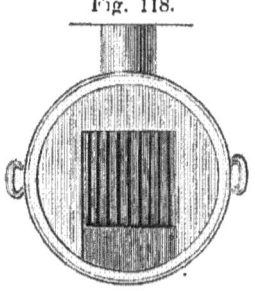
Windofen, horizontal.

müssen deshalb von flachen Eisenblechringen getragen werden, so dass ihr Boden wenigstens noch 3 Zoll (80$^{mm}$) vom Roste entfernt bleibt.

Auf demselben Ofen werden auch Kochungen ausgeführt. Bei der Beschreibung desselben will ich diese Benutzung hier mit berühren. Die Kochtöpfe haben am besten die nebengezeichnete Form, Fig. 119; man findet sie in allen gut assortirten Eisenläden. Den grössten Topf dieser Art wählt man so, dass die Kröpfung seiner Seitenwandung gerade auf den Rand des Ofens passt, und der untere Boden noch genügend von dem Roste entfernt ist. Sollte man keinen von solchen Dimensionen finden, so muss man einen passenden Ring auf den Ofen legen, und in diesen den Topf einhängen; mehrere Ringe von kleinerem Durchmesser, die auf einander passen, erlauben auch kleinere Gefässe auf den Ofen zu setzen. Dieser grosse gusseiserne Kochtopf nützt zu vielfachem Gebrauche im Laboratorium. Er dient dazu, alle alkalischen und schwefelhaltigen Präparate zu machen, so unter anderen Aetzkali, die Lauge zu *Lac sulphuris, Sulphur auratum, Kermes, Ferrum carbonicum, Tartarus martiatus, Kali* und *Natrum carbonicum*, ja mit einiger Aufmerksamkeit sogar für *Kali tartaricum* und *Tartarus natronatus.*

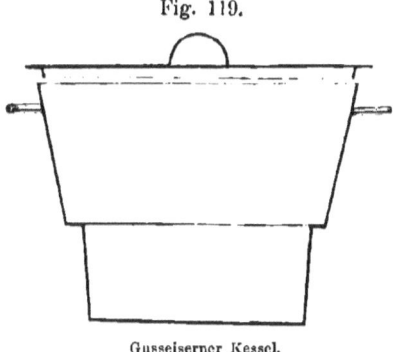
Fig. 119.
Gusseiserner Kessel.

Die Niederschläge setzen sich sehr gut in dem verengten Bodentheile ab, und die darüber stehenden Flüssigkeiten lassen sich mit Glashebern leicht abziehen.

Bedeckt man diesen Topf mit den oben bezeichneten Ringen, oder einem Bleche, mit runden Löchern, so stellt derselbe ein Wasserbad dar, und kann für kleinere Geschäfte auch den Beindorff'schen Apparat ersetzen.

Dieser Ofen dient dann ferner zum Destilliren, indem man ein Sandbad einsetzt, welches die Retorte aufnimmt. Zum Glühen wird er ebenfalls benutzt. Man verstellt erst die Thür mit einem passenden Ziegelstein von innen, setzt den Tiegel auf einen Untersatz und umgiebt ihn mit Kohlen. Oben auf den Ofen setzt man einen umgekehrten Trichter von dickem Schwarzblech, den man Dom nennt, der die Oeffnung des Ofens ganz schliesst, und nach oben in ein möglichst langes Zugrohr von Schwarzblech endigt. Röhren von 6 bis 8 Fuss Länge bringen schon einen genügenden Zug hervor, um alle pharmaceutischen Glühoperationen darin vornehmen zu können.

An dem Dome befindet sich noch eine Thür zum Nachlegen von Brennmaterial, und zwei lange Handhaben aus dickem Eisendraht, um den Dom abheben zu können. Ein solcher Ofen eignet sich namentlich sehr gut zur Calcination der kohlensauren Magnesia, die einer längere Zeit andauernden, aber im Ganzen nicht sehr hohen Hitze bedarf. Die Zugänglichkeit dieses Ofens von allen Seiten macht ihn zu dieser Arbeit sehr geeignet. Mit nochmal so viel Brennmaterial mehr, als zum Glühen des ersten Tiegels nothwendig ist, kann man vier bis sechs Tiegel voll durchglühen. Man wählt zu diesem Zwecke einen guten hessischen Tiegel von der Höhe des Feuerraumes, und einen dazu passenden irdenen Deckel, füllt den Tiegel mit eingepresster Magnesia, und glüht diese mit aufgesetztem Dome gut durch. Nachdem man den Deckel des Tiegels einen Augenblick gelüftet, nimmt man mitten aus dem Tiegel mit einem Spatel eine kleine Probe heraus, um sie mit Säuren zu prüfen, ob sie noch Kohlensäure enthalte. Ist dies nicht mehr der Fall, so hebt man den Dom und Deckel ganz ab, und nimmt nun die reine Bittererde mit einem eisernen Löffel, der schon vorher zu diesem Zwecke probirt und nöthigenfalls zurechtgebogen ist, aus dem Tiegel heraus, ohne letzteren aus den Kohlen zu heben oder auch nur zu bewegen. Damit keine Asche in die Höhe fliege, hat man die untere Oeffnung des Windofens vorher geschlossen. Gerade diese augenblickliche Vernichtung allen Zuges durch Wegnahme des Domes und Verschliessung der Zugänge zum Feuer macht diesen Ofen zu dieser Arbeit so passend. Nachdem man nun den Tiegel entleert, füllt man ihn von Neuem mit unzerriebenen Magnesiawürfeln, die man nöthigenfalls noch etwas eindrückt, jedoch nicht so stark, dass das Hervorbrechen der Kohlensäure und der Wasserdämpfe ein Kochen oder Aufblasen veranlasse. Man setzt nun den noch heissen, seitwärts in die Kohlen gestellten Deckel wieder auf, so wie auch den Dom, und öffnet die untere Zugöffnung wieder, wo alsdann die zweite und jede folgende Glühung in einer Viertelstunde vollendet ist.

Die in irdenen Schüsseln erkaltete Magnesia füllt man sogleich in Flaschen ein. — Die Glühungskosten sind also um so geringer, je länger hinter einander man die Operation fortsetzt.

## Sechstes Kapitel. Glühoperationen.

Unser Windofen dient nun auch zum Destilliren und Sublimiren, und bedarf dazu keiner besonderen Vorrichtung, sondern nur des Einsetzens einer Sandcapelle. Dieselbe entspricht, wie schon oben bemerkt wurde, ziemlich der Form der Retorte. — Die dabei zu beobachtenden Handgriffe werden in dem Kapitel der Destillationen genauer beschrieben.

Schliesslich will ich noch einen beweglichen Universalofen kleinerer Art beschreiben, dessen Eigenthümlichkeit darin besteht, dass er den Luftzug unter dem Roste, und nicht, wie alle Tiegelöfen, darüber hat.

Er ist in Fig. 120 und 121 abgebildet.

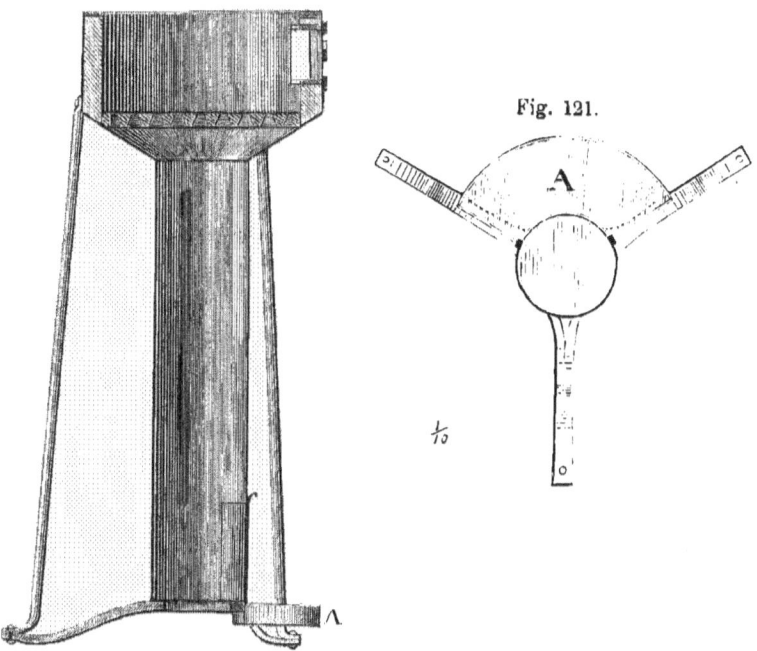

Beweglicher Universalofen.

Fig. 120 stellt einen senkrechten Durchschnitt des Ofens dar. Der Rost liegt in einem nicht zu hohen Cylinder, der von drei eisernen Stangen, die nach unten aus einander gehen, getragen wird. Diese drei Tragestangen sind auf dem Boden mit einem Triangel durch Nieten verbunden, wodurch das ganze System einen festen Stand erhält. Der Ofencylinder verengt sich unter dem Roste durch eine Trichterform in eine Blechröhre, und setzt sich gerade fort, bis auf den unteren Triangel, von dem dieselbe getragen wird. Am Boden hat sie eine zwischen Falzen gleitende, und durch Reibung überall stehenbleibende Thür. Alle Luft, welche unter den Rost gelangt, muss durch diese Thür einströmen, und diese

192  Zweiter Abschnitt. Besondere Arbeiten und Apparate.

dient deshalb zur Regulirung des Zuges. Die durchfallende Asche gelangt durch das lange Rohr an die Thür, und fällt bei einiger Anhäufung in den davor hängenden Aschenkasten $A$ in Fig. 120 und 121. Diese hier am unteren Ende der Röhre immer befindliche glimmende Asche, so wie die durch directe Leitung von oben dem Rohre mitgetheilte Wärme, veranlassen schon unter dem Roste eine Erwärmung der Luftsäule, welche einen lebhaften Zug bedingt, der in allen anderen Oefen nur durch Umschliessung des Ofens oberhalb des Rostes erreicht wird. Dieser oben ganz offene Ofen erlaubt, die Vortheile eines lebhaften Zuges mit denen eines freien von allen Seiten zugänglichen Arbeitsraumes zu vereinigen. Wirklich eignet sich auch derselbe Ofen zu den mannigfaltigsten Arbeiten. — Tiegel bis zu 10 Unzen Inhalt kann man darin durchglühen. Grosse Gefässe mit Wasser kommen in lebhaftes Kochen; aus passenden Sandcapellen lassen sich viele kleinere Sublimationen und Destillationen sehr bequem vornehmen. Der Ofen hat oben seitlich eine Thür, um Brennmaterial während der Arbeit nachlegen zu können. Die obere Ringplatte, welche den Thonbeschlag schützt, hat drei gleichmässig vertheilte Löcher, um bei fest aufsitzender Sandcapelle dem Zuge einen Ausweg zu gestatten. Beim Brennen von Holz und Steinkohlen muss jedoch der Zug freier sein, und durch Auflegen eines Triangels bewirkt werden.

Siebentes Kapitel.

Destillation.

Die Trennung flüchtiger Stoffe von weniger flüchtigen, welche entweder flüssig oder fest sind, geschieht durch Destillation. Es ist eine der am häufigsten in der Defectur vorkommenden Arbeiten. Der flüchtigste Bestandtheil verwandelt sich zuerst in Dampfform und wird in einem Kühlgefässe wieder verdichtet. Die Destillation ist eine räumliche Scheidung, auf ungleiche Flüchtigkeit gegründet.

1) Destillationen mit dem Dampfapparate.

Wir behandeln hier die Destillation mit dem Dampfapparate mit Ausnahme der ätherischen Oele, denen das folgende Kapitel gewidmet ist.

Die meisten Destillationen betreffen destillirte Wässer. Die trocknen Substanzen werden gröblich zerkleinert, auf das Sieb der Blase gebracht, nachdem die Dampfröhre eingesetzt ist, und nun die bestimmte Menge Wasser übergezogen. Die Substanzen müssen locker liegen, sonst bleiben sie mit Oel beladen, da keine allseitige Durchdringung stattfindet. Wenn man Wasser aus ätherischen Oelen bereiten will, wie Rosenwasser, so tröpfelt man das Oel auf Löschpapier und legt dieses auf das Sieb.

## Siebentes Kapitel. Destillation.

Einige Destillationen macht man aus dem äusseren Kessel, statt aus der Blase. Die Vorrichtung, durch welche dies geschehen kann, ist unter Dampfapparat (Seite 72 Fig. 34) beschrieben worden. So z. B. das Bittermandelwasser. Man bringt in den Kessel eine Schicht Stroh, legt darüber ein Tuch, giesst Wasser hinein bis über das Tuch, und dann die bereits 24 Stunden eingeweichten bitteren Mandeln. Die Einleitung der Destillation muss mit der grössten Vorsicht geschehen, damit die Masse nicht übersteige. Mehr als zwei bis drei Pfund ausgepresster Mandeln kann man in einem gewöhnlichen Apparatkessel nicht gut bearbeiten.

Spiritus rectificirt man aus der Blase, indem man das Dampfrohr nicht einsetzt. Die Wärme dringt durch die Wände und bewirkt Kochen. Aus weingeistigen Auszügen von Jalappawurzel, Extracten, Sennesblättern und dergl. gewinnt man den Weingeist in derselben Art wieder.

Man benutzt auch die Wärme des Dampfes, um aus anderen, nicht zum Apparate gehörigen Gefässen, Retorten und Kolben zu destilliren. Es müssen alsdann diese Gefässe direct dem Dampfe ausgesetzt werden. Dies geschieht in dem unter Dampfapparat beschriebenen Aufsatze (S. 73 Fig. 37 u. 38). Die Kolben oder Retorten werden in den nächst kleineren Ring eingesetzt, so dass sie ungefähr mit ¼ ihrer Höhe hineingehen. Wenn sie zu tief, bis in die Mitte, hineinreichen, so klemmen sie sich und können leicht zerbrechen. Man schützt sie auch, indem man ein Tuch zwischenlegt oder einen ausgeschnittenen breiten Ring von Filz. Etwas Dampf kann immer hier entweichen; dies ist unvermeidlich und unerheblich. Die auf dem Aufsatze sitzenden Glasgefässe kann man mit besonderen Kühlvorrichtungen oder mit der Kühlröhre der Kühltonne selbst in Verbindung setzen. Im Dampfbade kann man selbstredend nur solche Flüssigkeiten destilliren, welche leichter als Wasser kochen, und in den zinnernen Röhren nur solche verdichten, welche das Metall nicht angreifen, also nicht den Salpeterätherweingeist. Dagegen lassen sich Schwefeläther, Essigäther, absoluter Alkohol und ähnliche Flüssigkeiten auch durch die Kühltonne verdichten. Man destillirt sie aus Glas, weil die Fugen des Apparates für solche sehr flüchtige Flüssigkeiten doch nicht dicht genug schliessen. Eine bequeme Anordnung, dies zu bewirken, zeigt Fig. 122. Man sieht eine gefüllte Retorte auf dem Aufsatze

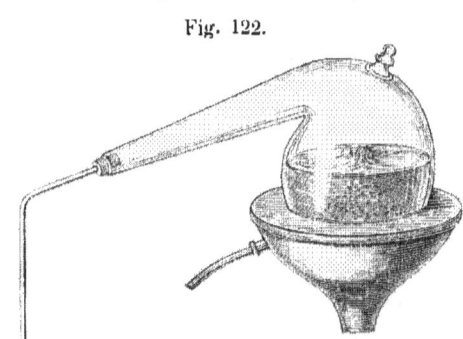

Fig. 122.

Dampfdestillation auf dem Apparat.

194 Zweiter Abschnitt. Besondere Arbeiten und Apparate.

sitzend, und durch ein einfach gebogenes Glasrohr mit der Kühlröhre der Kühltonne in Verbindung. Durch die Hähne des Apparates, aus dessen Darstellung Seite 82 Fig. 44 man die hier fehlenden Theile der Zeichnung zu ergänzen hat, kann man die Destillation mit Sicherheit regieren. Röhre mit Korken und Retorte bewahrt man zusammengebunden auf. Die Zusammenstellung des Apparates nimmt alsdann keine Zeit weg.

2) Destillationen auf freiem Feuer.

Zunächst ist über die richtige Form der Destillirgefässe zu sprechen, und wir beginnen mit der Retorte. Bei Flüssigkeiten mit hohem Siedepunkte kommt ungemein viel auf die richtige Form der Retorte an. Da sich schon ein Theil der Dämpfe in dem Gewölbe und dem Halse derselben verdichtet, so ist es wichtig, dass von diesen bereits einmal verflüchtigten Stoffen nichts oder möglichst wenig in die Retorte zurückfliesse. Dies wird zum Theil durch die Gestalt des Retortenhalses erreicht. In Fig. 123 ist eine Retorte von richtiger Form abgebildet.

Fig. 123.

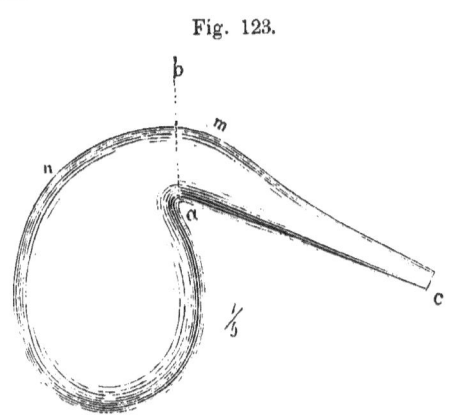

Richtig geformte Retorte.

Hält man die Retorte gerade, dass also die Achse ihres Bauches senkrecht steht, und denkt man sich von dem Punkte $a$, wo der Bauch an den Hals anstösst, eine senkrechte Linie aufwärts gezogen, so muss der Winkel $bac$ ein stumpfer Winkel sein, und es darf die untere Fläche des Halses $ac$ von $a$ aus nicht noch einmal steigen, sondern muss sich unmittelbar nach unten senken. Die Linie $ab$ muss das Gewölbe der Retorte gerade in seinem höchsten Punkte schneiden, damit Alles, was rechts von $ab$ sich verdichtet hat, auch in den Hals abzufliessen genöthigt ist.

Der Hals der Retorte soll nicht zu dick von Glas sein, sich oben hinter der Nase bei $m$ rasch, von da aber nur sehr langsam verengen, um ziemlich tief in die Vorlage reichen zu können.

Der Boden der Retorte sei kugelrund, eher noch etwas flacher, damit er mit einer grösseren Fläche auf dem Dampfbade sitze.

Das Glas der Retorte soll möglichst gleichförmig dick sein, keine Blasen, Schlieren oder Sandstückchen enthalten. Im Boden darf es kei-

Siebentes Kapitel. Destillation.

nen Glasknopf haben und bei $n$ nicht zu dünn sein. Alle Retorten sind an dieser Stelle am schwächsten von Glas, weil die Masse sich hier durch das Zurückbiegen (*retorquere*, woher der Namen) des Halses am meisten ausdehnen muss.

Zwei Retorten von fehlerhafter Form sind in Fig. 124 u. 125 abgebildet.

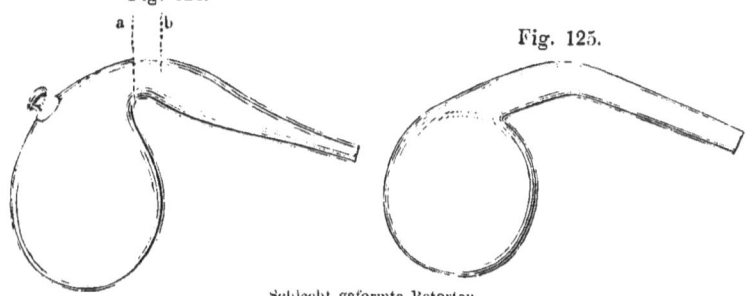

Fig. 124.      Fig. 125.

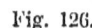

Schlecht geformte Retorten.

Von der senkrechten Linie $a$ steigt der Hals noch einmal in die Höhe. Der höchste Punkt des Gewölbes in der Linie $b$ ist schon rechts von $a$, und die dazwischen sich verdichtende Flüssigkeit wird in die Retorte zurücklaufen. Unterdessen sind die so geformten Retorten nicht ganz unbrauchbar, nur wird man sie nicht zu schwerflüchtigen Säuren, sondern zu leichter flüchtigen Substanzen ohne grossen Nachtheil verwenden können.

Die Vorlage oder der Kolben ist eine mit geradem Halse versehene Glaskugel. Der Hals soll sich nach aussen sanft erweitern, damit er um so besser an den spitz auslaufenden Hals der Retorte sich anschliesse. Ihre richtige Form ist in Fig. 126 abgebildet. Wenn die Vorlage tubulirt ist, so soll der Tubulus auf $^3/_4$ der Höhe des Kreises sein, damit, wenn man die Vorlage an eine richtig stehende Retorte anlegt, der Tubulus ganz oben und senkrecht zu stehen komme.

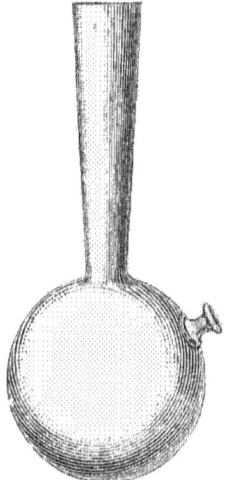

Fig. 126.

Richtig geformter Kolben mit Tubulus.

Die Farbe des Glases ist gleichgültig; doch da diese Gefässe nicht zum Luxus, sondern zum Gebrauche bestimmt sind, so wird man meistens das hellgrüne, sogenannte halbweisse Glas vorziehen, das nebenbei grössere Cohäsion und chemischen Widerstand gegen Säuren besitzt.

Sehr dickes Glas springt leicht durch das Feuer, sehr dünnes durch mechanische Gewalt. Man wähle die rechte Mitte zwischen beiden, und da wohl eben so viele Retorten auf dem Glasspeicher, beim Reinigen, beim Herausnehmen und anderen Manipulationen, als im Ge-

196　Zweiter Abschnitt.　Besondere Arbeiten und Apparate.

brauche selbst, zerbrechen, so wird im Allgemeinen eine Retorte von etwas dickerem Glase den Vorzug verdienen. Wie die zu langen Hälse der Retorten und Kolben abgesprengt werden, wird an einer besonderen Stelle beschrieben.

Zu diesen allgemein üblichen Formen füge ich noch eine dritte hinzu, die ich Destillirkolben nenne. Sie ist in Fig. 127 abgebildet. Der Destillirkolben stellt einen kurzhalsigen, untubulirten Kolben dar. Der Hals ist oben ausgeweitet und angeschmolzen. Die Weite des Halses beträgt bei den grössten Exemplaren nicht mehr als $5/4$ bis $1\frac{1}{2}$ Zoll (34 bis 40$^{mm}$), damit noch ein guter Kork von mässiger Dicke ihn schliesse, und ebenso bei den kleinsten Exemplaren nicht unter 1 Zoll (27$^{mm}$); die Länge des Halses soll nur 2 bis $2\frac{1}{2}$ Zoll (54 bis 66$^{mm}$) betragen. Der Destillirkolben ist bei allen Flüssigkeiten anwendbar, welche den Kork nicht zerfressen oder auflösen. Sein Gebrauch ist sehr bequem. Er lässt sich sehr leicht beschicken und der Inhalt durch einander mischen. Beim Einfüllen und Mischen beschmutzt man die Kühlröhre nicht. Er lässt sich sehr leicht handhaben und einsetzen. Seiner Form nach ist er immer stärker als eine Retorte. Man kann die Destillationsreste leicht herausnehmen, und die inneren Wandungen reinigen. Die Dampfröhre mündet mit Leichtigkeit in den schief liegenden Röhrenkühler. Ich bediene mich dieser Geräthe schon lange und mit gleich bleibender Befriedigung.

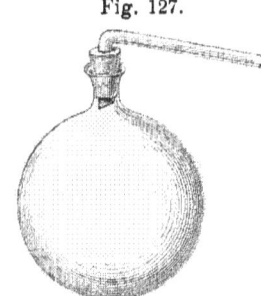

Fig. 127.

Destillirkolben.

Der Destillirkolben wird mit einem weichen, gut schliessenden Korke, in welchem die Dampfröhre steckt, geschlossen. Die Erweiterung des Halses giebt diesem eine bedeutende Stärke, dass man nicht zu befürchten hat, den Hals zu sprengen.

Die Dampfröhre ist aus einer starkwandigen Glasröhre gebogen, welche bei grossen Kolben $3/4$ Zoll (20$^{mm}$) Lumen hat, und über dem Korke kurz umgebogen ist. Das innere Ende ist schief abgeschliffen, damit die Tropfen von einem einzigen Punkte abrinnen und die Röhre nicht verschliessen. Ueber den Hals und die Röhre lege man beim Destilliren eine Kappe aus dickem Papier, um Abkühlung zu vermeiden. Man braucht die Kolben meistens auf freiem Feuer auf einem Triangel liegend, selten im Sandbade, wenn stossende Gemenge destilliren.

Der Destillirkolben hat sich sehr bewährt, und man findet ihn in Apparatenhandlungen in mannigfachen Grössen. Fügt man auf der Hütte noch ein kurzes umgebogenes und am Ende verdicktes Glasrohr hinzu, welches in den Hals des Destillirkolbens eingeschliffen ist, so ersetzt er

## Siebentes Kapitel. Destillation.

in allen Fällen, die concentrirte Schwefelsäure etwa ausgenommen, die Retorte, und der Tubulus mit eingeschliffenem Stöpsel fällt ganz weg.

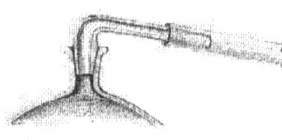

Fig. 128.

Fig. 128. An dieses kleine Kniestück legt man den Röhrenkühler oder nach Umständen nur eine lange Glasröhre mit Luftkühlung an.

In Ermangelung dieser Destillirkolben bedient man sich auch der Setzkolben oder sogenannten Kochflaschen mit flachem Boden. Diese haben allerdings längere Hälse, und es destillirt schwerer daraus; dagegen stehen sie fest auf einem flachen Drahtnetz.

Die Retorten werden auf verschiedene Weise dem Feuer ausgesetzt.

Entweder ganz frei liegend, oder im Bade einer Flüssigkeit, oder im Sandbade.

Wird die Retorte dem freien Feuer ausgesetzt, so liegt sie entweder auf einem eisernen Triangel oder einem Drahtnetze. Auf einem eisernen Triangel liegt dieselbe nur an drei Punkten auf, und der Druck auf diese Stellen ist sehr gross. Man läuft bei grossen Retorten, die ein bedeutendes Gewicht von Substanz fassen, Gefahr, dass eine dieser Stellen Schaden nehme und die Retorte zerbreche. In diesem Falle fliesst die Flüssigkeit ins Feuer, und veranlasst entweder unausstehliche Dämpfe von Säure, oder sie geht, wenn sie brennbar ist, in Flammen auf, und kann die betrübendsten Ereignisse zur Folge haben. Im Allgemeinen wird diese Art des Destillirens in pharmaceutischen Laboratorien nicht leicht ausgeführt, weil man sich der Erfahrung und Besonnenheit der Laboranten nicht genug versichert halten kann. Besonders ist in dem Falle diese Methode nicht anzurathen, wo sich ein festes Salz oder ein Niederschlag absetzen kann; der Boden wird alsdann in dem freien Feuer so heiss, dass er leicht von den kälteren, von Flüssigkeit benetzten, Flächen abspringt.

Ungleich besser als auf dem Triangel setzt man die Retorte in einem starken Drahtgewebe dem freien Feuer aus. Man giebt diesem durch Schläge mit einem hölzernen Hammer eine concave Form, und legt es nun auf den Triangel. Die hineingelegte Retorte berührt das Metallnetz in sehr vielen Punkten, und die Gefahr mechanischer Beschädigung ist ziemlich gering. Auch bewirkt das Drahtnetz noch einige Vertheilung der Hitze, und schützt etwas gegen die Gefahr der leckenden Flammenzungen. Bei jeder Destillation auf freiem Feuer muss das Feuer so weit von der Retorte entfernt sein, dass die Flammen dieselbe nicht mehr berühren. Sie darf nur in einem Bade sehr heisser Luft liegen. Als Brennmaterial sind nur Holzkohlen anzuwenden. Holz, Torf und Steinkohlen berussen die Retorte und bringen sie durch die raschen leckenden Flammen in Gefahr; Coaks brennen aber nicht bei offenem Feuerraum. Die Destillation auf offenem Feuer geht rascher als in irgend einem Bade und

198 Zweiter Abschnitt. Besondere Arbeiten und Apparate.

mit geringerem Verbrauch an Brennmaterial vor sich. Die Oefen, in denen die Destillation der Säuren und anderer schwerflüchtiger Substanzen vorgenommen wird, sind entweder der in dem Kapitel „Glühoperationen" beschriebene Universalwindofen, oder der bewegliche kleine Zugofen.

Passende Capellen werden auf dieselben aufgesetzt. Ferner bedient man sich eigener Destillieröfen mit eingemauerter und beweglicher Capelle. Der gemauerte Capellenofen ist nur für Retorten einer gewissen Grösse bestimmt. Fig. 129 stellt denselben in $1/16$ bis $1/20$ der natürlichen Grösse dar. Die Capelle muss aus Gusseisen bestehen, indem eine geschmiedete zu schnell verbrennt oder verrostet. Man kann in diesen mit geschlossenem Zuge eingerichteten Oefen alle Arten Brennmaterial anwenden. Vortheilhaft kann man nur Retorten von einer bestimmten Grösse gebrauchen, welche, wenn sie eingesetzt sind, rundum einen leeren Zwischenraum von höchstens 1 Zoll (26$^{mm}$) frei lassen. Kleiner kann dieser Zwischenraum wohl sein, aber nicht ohne Nachtheil grösser, weil alsdann die Menge des Sandes die Destillation verzögert, viel Brennmaterial unnütz verbrennt und man auf den Verlauf der Destillation, wenn sie einen zu raschen Gang angenommen hat, weder durch Verschliessen der Züge, noch durch Herausnehmen des Feuers schnell einen Einfluss ausüben kann. Gewöhnlich ereignet sich gerade dieser Fall, indem man wegen der lange dauernden Unwirksamkeit des Feuers dieses bedeutend steigern zu können vermeint. Die dadurch im Sande angehäufte Wärme ist so gross, dass sie allein nach völligem Auslöschen des Feuers noch längere Zeit die Destillation stürmisch fortsetzen kann. Aus diesem Grunde gebe man der Sandschicht unter der Retorte nur eine sehr geringe Höhe von höchstens der Dicke eines Fingers.

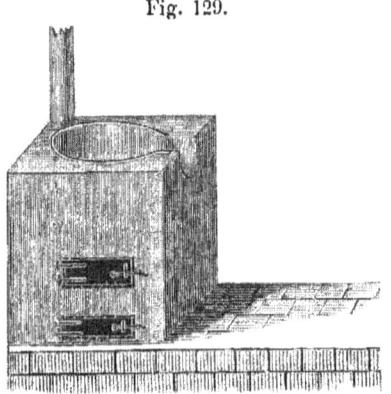
Fig. 129.
Gewöhnliche Sandcapelle.

Auch die Anlage des Feuers ist von besonderer Wichtigkeit. Legt man den Rost gerade unter die Retorte, so zieht der grösste Theil der Hitze unmittelbar nach dem Rauchrohre ab, und die vordere Hälfte der Capelle wird sehr schwach erwärmt. Man muss deshalb den Rost aus der Mitte herauslegen und zwar nach jener Seite hin, die dem Rauchrohre gegenübersteht.

Fig. 130 giebt einen Durchschnitt des Ofens sammt der eingesetzten Retorte nach den Linien $AB$ und $CD$ der Fig. 131. Das Feuer liegt

Fig. 130.

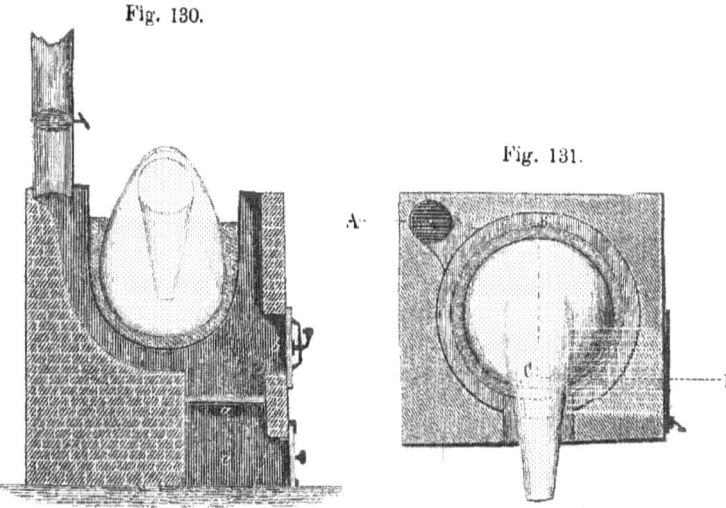

Fig. 131.

Verbesserte Sandcapelle.   Obere Ansicht von Fig. 130.

Coaks bei genügendem Zuge sehr leicht Das Mauerwerk schliesst sich der Form der Capelle möglichst an. $b$ ist die Heizthüre und $c$ der Aschenraum, der durch eine Schieberthür verschliessbar ist. In dem Feuerrohre $d$ ist die Drehklappe $e$ angebracht, mit welcher der Zug regulirt wird.

Will man das stärkste Feuer erzielen, so öffnet man die Drehklappe $e$ und die Aschenthür und hält die Heizthür geschlossen, wodurch die Zugluft gezwungen wird, nur durch den Rost und das Brennmaterial zu strömen und so das Feuer anzufachen. Ist die Operation in gutem Gange, so schliesst man etwas die Drehklappe. Dadurch wird der Zug und also auch die Verbrennung vermindert ohne dass die Destillation gestört wird. Die Capelle wird allseitig gleich warm, indem auch die grelle Gluth auf dem Roste sich etwas mässigt. Ist das Feuer zu heftig, so schliesst man die Drehklappe und die Aschenthür theilweise oder ganz, und genügt dies noch nicht, so schliesst man die Aschenthür ganz und öffnet die Drehklappe und die Heizthür. Das Feuer liegt nun ausser allem Luftzuge und ein kalter Luftstrom dringt durch die Heizthür ein und kühlt die Capelle rasch ab. Sobald die Destillation wieder einen guten Gang angenommen hat, schliesst man wieder die Heizthür und öffnet die anderen Zugöffnungen entsprechend.

Fig. 131 zeigt den Ofen aus Fig. 130 von oben gesehen, als wenn er durchsichtig wäre. Man sieht hier, wie der Rost fast an einer Ecke des Ofens liegt und nur zum Theil von der Capelle gedeckt wird. Das

200  Zweiter Abschnitt. Besondere Arbeiten und Apparate.

Rauchrohr ist an der entgegengesetzten Seite. Es ist einleuchtend, dass man auch den Rost, wie in Fig. 129, nach der vorderen Seite legen kann, wodurch der Hals der Retorte nach vorn heraus (zur Rechten im Bilde) zu liegen kommt.

Auch zu Destillationen von kleineren Mengen bedient man sich eigener Oefchen. Man führt diese Destillationen meist auf freiem Feuer aus. Ein dazu passendes Oefchen ist Fig. 132. Es wird mit Holzkohlen geheizt. Man erkennt leicht daran die Heizthür $b$, die Aschenthür $a$, die Träger $dd$, um grosse Kessel oder Wärmeplatten aufstellen zu können. Der Ofen wird innen mit Lehm etwas über zolldick ausgefüttert. Um dem Lehme mehr Zusammenhalt zu geben, so lange er nass ist, mengt man geschlagene Kuhhaare hinein. Noch besser ist es, den Lehm statt mit reinem Wasser mit einer Schlempe aus Pfeifenerde und Wasser anzumachen. Die Lehmschicht erhält dadurch eine grosse Festigkeit. Er dient dazu, die Wärme zusammenzuhalten und das Eisen vor dem Verbrennen zu schützen. Leider befördert diese Lehmausfütterung während des Nichtgebrauches sehr das Rosten. Ein solcher Windofen, der von innen dick ausgefüttert war, wurde, weil er zu gross angelegt war, nur sehr selten gebraucht. Nach acht Jahren war er von innen heraus so vollständig durchgerostet, dass man den oberen Theil des Ofens ganz abheben konnte. Ein anderer noch älterer Ofen derselben Art, der täglich gebraucht wurde, war ganz gut erhalten. Die Feuchtigkeit hatte sich immer zwischen dem Beschlage an den äusseren Wänden verdichtet, und da sie hier niemals vollständig vertrieben wurde, so bewirkte sie das starke Rosten.

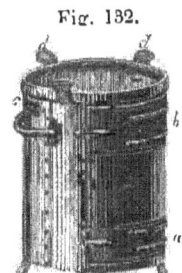

Fig. 132.

Luhme's Ofen.

Es giebt kein Mittel, Oefen, die sehr heiss werden, dauernd in einem Laboratorium gegen Rost zu schützen. Mineralische Stoffe schützen nicht gegen Rost, organische Stoffe verbrennen. Eiserne Geräthe, die nicht glühend werden, schützt man sehr lange durch einen Steinkohlentheerlack gegen Rost, glühend werdende Stellen durch Graphitüberzug.

Auf unserem Oefchen, Fig. 132, werden die Retorten in eisernen Ringen eingesetzt, deren man mehrere abnehmend kleinere so in- oder übereinander legt, dass die Retorte mit der Hälfte ihrer Bodenwölbung hineinragt. Senkt man sie zu tief ein, so wirkt sie, wie schon oben bemerkt wurde, als ein sehr spitzer Keil und kann sich in dem Ringe klemmen. Sie ist alsdann unrettbar verloren. Wenn der eiserne Ring heiss wird, so dehnt er sich stärker aus als das Glas, und die Retorte sinkt tiefer ein. Klemmt sie sich hier, so kann sie beim Erkalten des Ringes nicht heraus genommen werden. Der Ring zieht sich beim Erkalten wieder zusammen und zerdrückt die Retorte.

## Siebentes Kapitel. Destillation.

Diese Einsatzringe sind in Fig. 133 dargestellt. Die inneren können auch ohne Ansätze gemacht werden. Sie haben, ausser jenem Zwecke, die Retorte zu tragen, den Vortheil, dass sie die heisse Luft von der Stelle, wo die Oberfläche der kochenden Flüssigkeit das Glas berührt, abhalten. Durch ein plötzliches Aufwallen der Flüssigkeit würden die Seitenwände, die durch die Berührung des heissen Luftstromes zu heiss geworden sind, zu schnell abgekühlt werden und reissen. Es darf deshalb das Niveau der Flüssigkeit auch nicht unter die Ringe sinken, weil dann derselbe Uebelstand eintritt. Auch nehme man sich in Acht, kalte Retorten auf die heissen Ringe zu setzen, indem diese letzteren wie Sprengringe wirken würden.

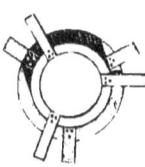

Fig. 133.

Einsatzringe.

Den oben beschriebenen kleinen Windofen kann man durch einen passenden Aufsatz in einen Capellenofen verwandeln. Die aus dickem Eisenblech mit Rand und Einschnitt gearbeitete Capelle (Fig. 134) setzt sich auf einen cylindrischen Aufsatz mit Ausschnitt (Fig. 135), und mit diesem auf den Ofen (Fig. 132).

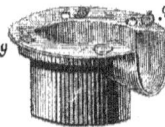

Fig. 134.  Fig. 135.

Capelle und Untersatz aus Eisenblech.

In dem Rande der Capelle sind die verschliessbaren Oeffnungen $g$ angebracht, durch welche die Zugluft entweicht.

Sandcapellen werden auch beweglich auf anderen als eigens dazu bestimmten Oefen gebraucht. Man stellt sie alsdann auf Triangel.

In einem Bade von Flüssigkeit werden Retorten selten erwärmt. Am häufigsten geschieht es bei der Rectification des Aethers und anderer sehr flüchtiger Flüssigkeiten, wenn man keinen Dampfapparat hat. Statt des Wasserbades bedient man sich zuweilen einer concentrirten Chlorcalciumlösung. Man ist jedoch ganz davon abgekommen, indem diese Lösung durch Concentration ihren Siedepunkt verändert, dicklich wird und überkocht. Wenn das Gewicht der Retorte durch Destillation sich vermindert, kann sie leicht zum Schwimmen kommen und den Hals der Vorlage ausbrechen.

Wir gehen nun auf die Kühlvorrichtungen über. Die gewöhnlichste und am meisten verbreitete ist die Vorlage (Fig. 136 s. f. S.) oder der Kolben. Der Name deutet schon ihre Bestimmung an.

Um sie abkühlen zu können, legt man sie in eine grosse irdene Schüssel oder eine flache hölzerne Bütte, auf ein Stück eines alten Tuches oder ausgebreitetes Stroh, und bindet sie fest an die Henkel des Gefässes, in dem sie liegt, damit sie nicht von dem Kühlwasser gehoben werde. Es ist zweckmässig, in den meisten Fällen tubulirte Kolben zu nehmen, und den Austritt der Luft, so wie die sich etwa entwickelnden Gase durch ein in den Tubulus befestigtes zweischenkliges Rohr abzu-

## 202  Zweiter Abschnitt. Besondere Arbeiten und Apparate.

leiten. In keinem Falle darf man alle Oeffnungen luftdicht verschliessen, weil die dünnen Wände der Retorten einem von innen wirkenden Druck

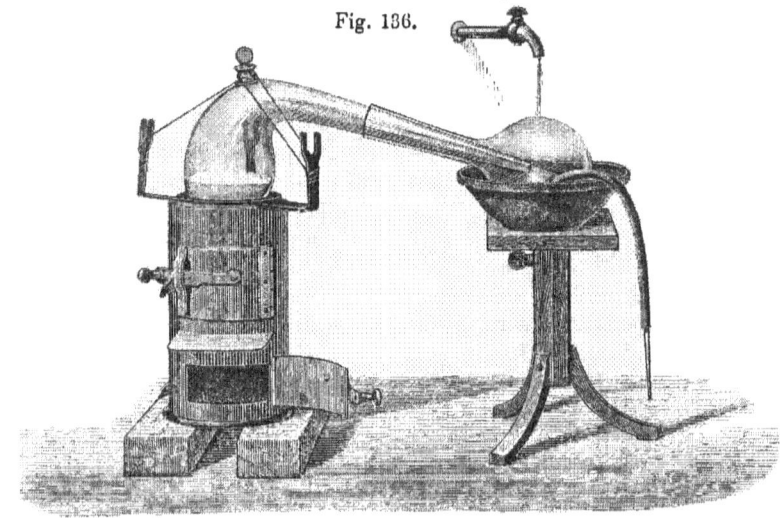

Fig. 136.

Destillation mit Kolbenkühlung.

sehr kleinen Widerstand leisten und von sehr geringer Spannung der inneren Luft zersprengt werden. Nur bei Salpetersäure nimmt man eine untubulirte Vorlage, und legt sie, so gut es die Umstände zulassen, mit ihrer geradrandigen Oeffnung ohne Druck an den Hals der Retorte an. Der Hals derselben muss aber alsdann bis in den Bauch der Vorlage hineinragen; vergl. Fig. 136. In allen anderen Fällen ist es besser, die Fuge zwischen Retorte und Vorlage dicht zu machen, und die Luft durch die Tubulusröhre entweichen zu lassen. Die Verschliessung der Fuge zwischen Retorte und Vorlage geschieht auf verschiedene Weise. Man legt immer einen weichen Körper dazwischen, weil der Hals der Vorlage, der jenen der Retorte nur an wenigen Punkten berührt, sonst von jeder Bewegung des Apparats leiden würde. Meistens legt man einen mehrmal gefalteten Streifen von Papier unter, bestreicht die Fugen mit einem Kitte, und bindet feuchte Blase darüber. Sehr gut eignet sich zu diesem Zwecke ein Kautschukband, das man entweder aus einer Kautschukflasche herausschneidet, oder von dem tafelförmigen Kautschukleder abschneidet und mehrmals umwickelt. Es dient zugleich durch seine Weichheit, den Druck des Glases auf Glas zu mildern, und durch seine Elasticität, einen luftdichten Schluss zu geben. Diese Verbindung ist sehr leicht zu beschaffen und hält gut. Sie ist natürlich bei Destillation von Aether und ätherischen Oelen ausgeschlossen, wird aber von Spiritus, Wasser und Säuren nicht angegriffen.

Die Vorlage wird mit einem Tuche überdeckt, auf welches man einen Strahl kalten Wassers leitet, das an einer passenden, mit Talg bestriche-

## Siebentes Kapitel. Destillation.

nen Stelle durch einen überhängenden nassen Bindfaden abgeleitet wird. Eine sorgfältige und ununterbrochene Leitung des Feuers ist eine Hauptsache bei jeder Destillation aus der Retorte mit Kolbenvorlage.

Zwei Arten der Aneinanderbefestigung mit blossem Anlegen und Band sind in Fig. 137 und 138 dargestellt. Die erste Figur zeigt die Anwendung einer kleinen Weingeistlampe. In Fig. 138 ist die Vorrichtung dargestellt, wie das Destillat durch den Druck der Dämpfe stossweise in ein anderes Gefäss übergedrückt wird.

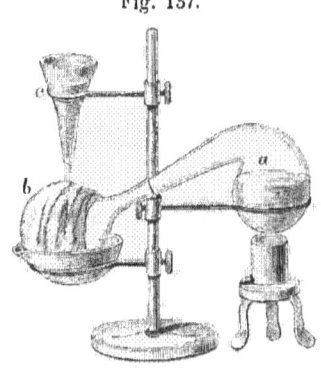

Fig. 137.

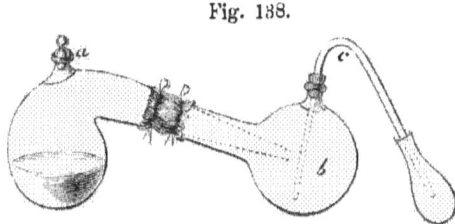

Fig. 138.

Verbindung von Retorte und Kolben.

Die Abkühlung in Vorlagen hat sehr viele Schattenseiten. Es ist schwer, genügend und gleichmässig abzukühlen. Erhitzt sich eine Stelle zu stark, so kann sie durch nachheriges Aufliessen von Wasser springen. Man kann das Destillat nicht in Portionen abnehmen, um es zu untersuchen. Es ist beständig den heissen Dämpfen ausgesetzt. Die Befestigung und Dichtmachung der Fugen ist wegen der Steigkraft der Vorlage im Kühlwasser, die man durch Binden nicht ganz unschädlich machen kann, sehr schwierig. Der Hals der Vorlage, der einem von innen wirkenden Druck sehr wenig Widerstand bietet, wird zu leicht von der keilförmigen Gestalt des Halses der Retorte beschädigt. Man hat deshalb die Kühlgeräthe aus Glasröhren an die Stelle der Vorlagen gesetzt, und ich trage kein Bedenken, in allen Fällen, wo die nöthigen Geräthe zur Hand sind, denselben den Vorzug zu geben. Eine Hauptschwierigkeit besteht darin, dass die Hälse der Retorten meistens zu dick sind, um sie in die Kühlröhren hineingehen zu lassen. Man muss deshalb umgekehrt die Kühlröhre in den Hals der Retorte mit einem Korke luftdicht befestigen, und nun ist nicht zu vermeiden, dass der Kork von bereits verdichteter Flüssigkeit bespült werde. Bei allen Flüssigkeiten, die den Kork nicht angreifen, hat dies eben nichts zu sagen, dagegen ist es bei starken Säuren ganz unzulässig. In diesem Falle pflegt man wohl den Kork in Wachs zu tränken. Besser würde es jedoch sein, die Verbindung mit einem reinen Kautschukbeutel zu bewirken, so dass der Hals desselben über die Kühlröhre, die Hälfte des Beutels über den Hals der Retorte gezogen

204 Zweiter Abschnitt. Besondere Arbeiten und Apparate.

und festgebunden würde. Die Glasröhre muss nun ihrerseits von aussen abgekühlt werden.

Eine andere Art, die Kühlröhre mit der Retorte ohne Korke zu verbinden, besteht in der Zwischenlegung der sogenannten Allonge oder des Vorstosses, Fig. 139. Dieselbe ist oben so weit, um den Hals der

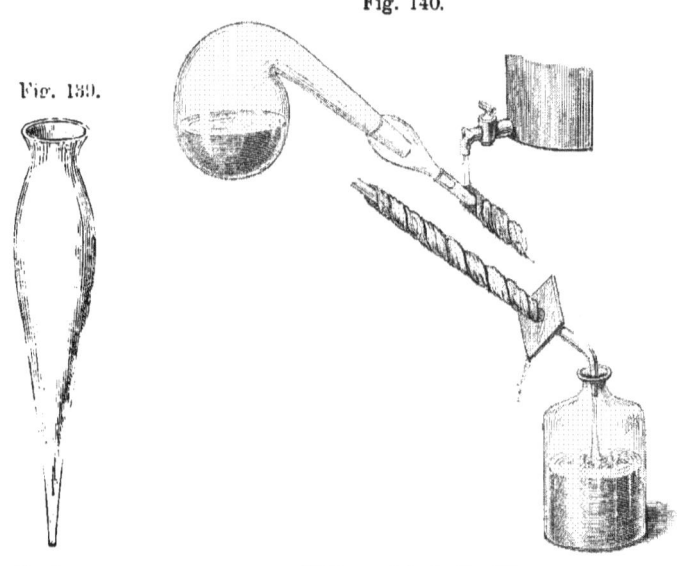

Fig. 139.

Fig. 140.

Vorstoss.      Kühlung mit berieselter Röhre.

Retorte aufzunehmen, und unten so enge, um in die Kühlröhre zu gehen. Wenn man eine solche Allonge nicht haben kann, so lässt sie sich aus einem passenden Arzneiglase, wie in Fig. 140, durch Absprengen des Bodens und des Randes am Halse herstellen. Das Arzneiglas muss zu der bauchigen Sorte gehören, die am Boden etwas dünner als im Bauche ist. Man sprengt den Boden ab, schleift den Rand auf einem Sandsteine glatt, und nimmt mit einer halbrunden Feile die innere scharfe Kante ab. Ingleichen sprengt man den Rand des Halses ab, damit der letztere in eine um so dünnere Röhre hineinpasse. Ueber das untere Ende des Kühlrohrs schiebt man ein Stück Pappendeckel, um das herabrinnende Wasser abzuleiten und zu verhindern, dass es nicht zum Destillat gelange. Ueber die Röhre wickelt man ein Tuchband, und lässt einen Strahl kalten Wassers aus einem Hahn darüber laufen. Fig. 140 stellt die Verbindung mit der überrieselten Röhre durch ein abgesprengtes Arzneiglas vor. Fig. 141 stellt die Verbindung der Retorte mit der Vorlage durch einen Vorstoss dar.

Die Abkühlung der Kühlröhre kann bei schwerflüchtigen Flüssigkeiten, wie Essigsäure, Salpetersäure, Schwefelsäure, bei kühlem Wetter und nicht

Siebentes Kapitel. Destillation. 205

zu heftiger Destillation unmittelbar durch die Luft geschehen. Die schiefe Lage der Röhre ist sehr geeignet, einen beständigen Zutritt von frischer Luft zu bewirken, indem die erwärmte Luft durch Aufsteigen augenblicklich die Röhre verlässt und kalter Luft Platz macht. In der That kann man bei 4 bis 5 Fuss langen Röhren Tage lang destilliren, ohne dass das Vorlagegefäss heiss wird. Bei Rectificationen ist aber die Dampfbildung gewöhnlich zu reichlich, als dass man sich auf diese Abkühlung verlassen könnte. Es muss alsdann die Glasröhre durch kaltes Wasser abgekühlt werden. Bei flüchtigen Substanzen, wie Aether, Salpeterweingeist, Essigäther, Aceton und ähnlichen, muss diese Abkühlung schon bei der ersten Destillation angewendet werden.

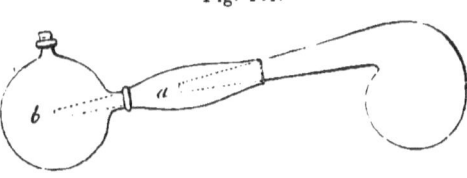

Fig. 141.

Vorstossverbindung.

Die nebenstehende Zeichnung, Fig. 142, giebt ein Bild von der ganzen Zusammenstellung des dabei anzuwendenden Apparates.

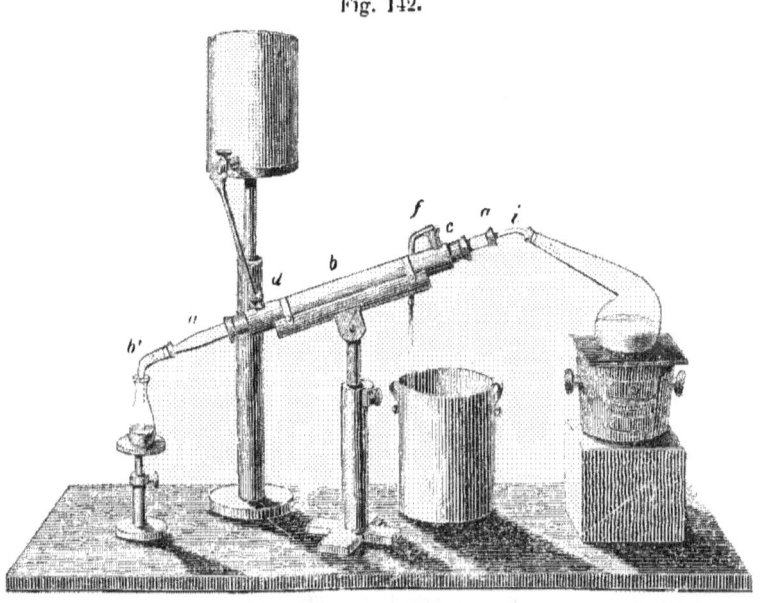

Fig. 142.

Röhrenkühlung.

Auf einem hölzernen Gestelle, das sich vermittelst einer Stellschraube höher und tiefer richten lässt, ruht in einem hölzernen Lager die Kühlvorrichtung. Das Lager lässt sich um den Stift *g* drehen und vermittelst einer Klemmschraube feststellen.

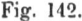

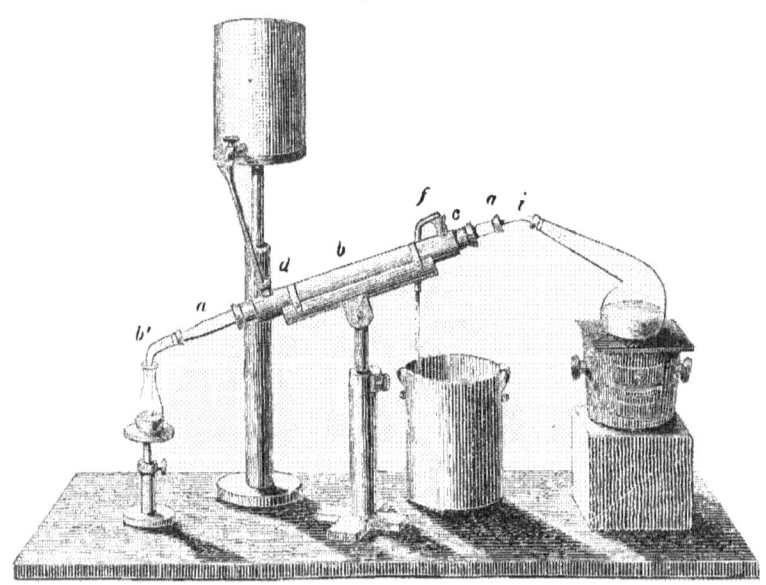

Röhrenkühlung.

Eine Glasröhre *aa* von $38^1/_4$ Zoll (1 Meter) Länge und 9 bis 12 Linien (18 bis $27^{mm}$) Dicke wird mit durchbohrten Korkstopfen in eine blecherne Röhre von 3 Zoll 9 Linien ($100^{mm}$) Weite dicht befestigt.

Die Retorte *h* sitzt auf einem kleinen Oefchen. Ihr Hals steigt aufwärts, und eine kleine stumpfgebogene Zwischenröhre *i* verbindet sie mit der Kühlröhre. Die Röhre *i* ragt noch eine Strecke weit in den Retortenhals hinein. Diese von Liebig angegebene Aufstellungsmethode bietet den Vortheil dar, dass nur die flüchtigsten Bestandtheile übergehen, dass ein Ueberspritzen beim Aufstossen nicht möglich ist, und dass die destillirenden Flüssigkeiten mit den Korken in keine Berührung kommen. Den Hals der Retorte umwickelt man mit mehrfach zusammengelegtem Papiere, um Abkühlung zu verhüten. Bei schwerflüchtigen Flüssigkeiten, und wo keine Gefahr des Ueberspritzens vorhanden ist, kann man den Hals der Retorte abwärts geneigt aufstellen, und das Zwischenröhrchen *i* gerade nehmen, oder, nach Umständen, das Ende der Röhre *a* selbst in den Retortenhals einpassen.

Das Kühlwasser fliesst aus einem mit Hahn versehenen Wasserbehälter in die Röhre *e*, läuft der im Glasrohre herabrinnenden Flüssig-

## Siebentes Kapitel. Destillation.

keit und den Dämpfen entgegen, und fliesst durch die gebogene Röhre $f$, die mit einem Kork auf dem Ende der Kühlröhre sitzt, in das darunter stehende Auffanggefäss ab. Das aus $f$ herabfliessende Kühlwasser kann schon ziemlich warm sein, wenn nur immer die untere Hälfte der Kühlröhre kalt gehalten wird. Man gebraucht um so weniger Kühlwasser, je heisser es abrinnt, und umgekehrt, um so mehr, je kälter man es ablaufen lässt. Die Oekonomie der Arbeit verlangt, das Wasser aus der Röhre $f$ möglichst heiss abgehen zu lassen; die Sicherheit der Verdichtung verlangt, dass man es unter dieser Temperatur halte. Die Erfahrung zeigt, wie weit man in verschiedenen Fällen gehen darf. So muss, z. B. bei Aether und anderen sehr flüchtigen Flüssigkeiten, das Wasser sehr kalt gehalten werden, während man es bei spirituösen, wässerigen und anderen Destillaten weit heisser werden lassen kann. Ueberhaupt muss Aether sehr langsam in dieser Kühlvorrichtung destillirt werden, weil Glas immer ein sehr schlechter Wärmeleiter ist, und bei einigermassen lebhafter Destillation unverdichtete Dämpfe entweichen können.

Man kann auch die Luftkühlung mit dem eben beschriebenen Apparate verbinden, indem man zwischen die Retorte und Kühlvorrichtung eine lange geneigte Glasröhre einschaltet. Alles, was durch die Luft nicht abgekühlt wurde, wird nun durch Wasser vollends verdichtet. In dieser Art kann man mit wenig Kühlwasser sehr viele Dämpfe verdichten.

Ist die Glasröhre länger als die Blechröhre, so lässt man aus demselben Grunde die Glasröhre oben und nicht unten herausragen, was in der Zeichnung nicht ganz beachtet ist.

Diese Kühlvorrichtung ist sehr wohlfeil und von der ausgedehntesten Anwendung. Sie erspart fast ganz die Anwendung von Kolben und deren mühsamer Befestigung und Abkühlung. Sie lässt sich leicht aufstellen, nach dem Gebrauche reinigen und durch Einsetzen einer neuen Röhre fast im neuen Zustande wieder herstellen. Kein Laboratorium, welches einigermassen eingerichtet ist, kann einen ähnlichen Apparat entbehren. Alle wässerigen, weingeistigen, ätherischen und viele saure Destillate können damit verdichtet werden. Selbst Salzsäure, Schwefelsäure und Salpetersäure können, wenn die Retortenhälse in die Röhren passen, ohne Anwendung von Korken destillirt werden.

Eine Unbequemlichkeit bietet das Stativ $g$ in Fig. 142 dar. Dasselbe kann nicht unter eine gewisse Höhe hinab, und nicht über die doppelte Höhe hinausgeschraubt werden. Dies ist ein Hinderniss bei Anwendung von Oefen und Gefässen die zu hoch oder zu niedrig sind. Ebenso schlägt das rinnenförmige Brett, wenn es belastet wird und seine Klemmschraube nicht sehr scharf angezogen ist, leicht um, wodurch unangenehme Störungen vorfallen können. Es sind dies zwei wesentliche Constructionsfehler; der eine, dass der Träger senkrecht unter dem Rinnenbrett ist, der andere, dass der Schwerpunkt der Last sehr hoch über dem Drehpunkt liegt. Ich habe beide Uebelstände durch eine sehr einfache Aenderung der Anordnung ohne Aufgeben des Princips vollkommen beseitigt

208    Zweiter Abschnitt. Besondere Arbeiten und Apparate.

Fig. 143. Als Ständer dient eine runde eiserne Stange von 8 Linien (17$^{mm}$) Dicke und 4 Fuss (1¼ Meter) Höhe, welche auf einem breiten

Fig. 143.

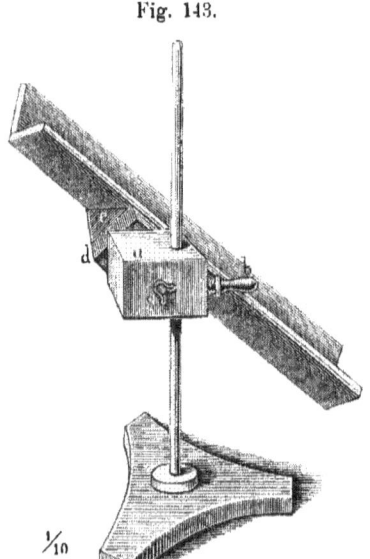

Verbesserte Aufstellung der Kühlvorrichtung.

Fig. 144.

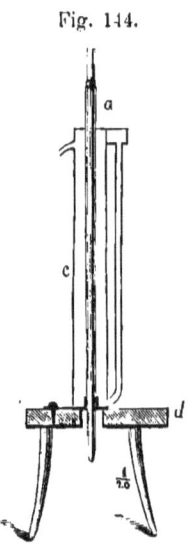

Stehender Kühler.

hölzernen Dreifuss befestigt ist. Dieser Ständer steht immer auf dem Fussboden, während die Oefen auf einem Tische stehen können. Es können aber auch die Oefen auf dem Boden oder der Ständer auf dem Tische stehen. Ueber diese Stange schiebt sich ein massiver parallelepipedischer Klotz $a$, welcher durch die Holzschraube $b$ an jeder Stelle festgehalten werden kann. Eine eiserne Schraube, welche mit der Flügelmutter $c$ angezogen wird, geht horizontal durch diesen Klotz und zieht mit einem vierkantigen Kopfe ein flaches Brettchen $d$ an, auf welchem zwei dreiseitige Wangen $e$ angeschraubt sind. Auf diese ist von innen das Rinnenbrett festgeschraubt.

Dreht man die Flügelmutter los, so kann man das Rinnenbrett mit Leichtigkeit um die Achse der Schraube $c$ drehen; durch Anziehen wird es sehr stabil befestigt, weil eine grosse Reibungsfläche wirkt. Durch die Schraube $b$ stellt man das Ganze in passender Höhe fest. Wenn man den Ofen auf dem Tische stehen hat, und das Stativ mit der Kühlvorrichtung neben dem Tische auf dem Fussboden, so hat man die Behandlung des Feuers und die Beobachtung der Erscheinung auf der bequemsten Höhe. Jeder noch so hohe oder niedrige Ofen kann ohne Erhöhung angewendet werden, da man das Stativ jeder Höhe anpassen kann.

### Siebentes Kapitel. Die Destillation.

Man kann Kühlröhren darauf legen, die einen Eimer Wasser enthalten, dann wieder solche aus Glasröhren. Beide liegen gleich sicher und bequem. Leider ist die Längenausdehnung des Apparates etwas gross, und bei beschränkten Räumlichkeiten kann er hinderlich werden. Für solche Fälle habe ich eine verticalstehende Kühlvorrichtung construirt, welche der Breite nach sehr wenig Raum einnimmt, und bei welcher das Destillat immer auf dem Fussboden aufgefangen wird, also kein besonderes Stativ erfordert. Der Durchschnitt ist in Figur 144 abgebildet.

Die Kühlröhre $a$ (Fig. 144) besteht aus einer 1 Zoll ($27^{mm}$) weiten und $38^{1}/_{4}$ Zoll (1 Meter) hohen Glasröhre. Dieselbe ist unten in eine nicht zu enge Spitze ausgezogen und oben am Rande abgerundet. Diese Röhre ist mit ihrem unteren Ende durch Kitten mit Siegellack in eine entsprechend weite Hülse befestigt, die sich im Boden des cylindrischen Wassergefässes $c$ befindet. Letzteres, von einer Weite von 4 Zoll ($105^{mm}$) und nicht ganz so hoch als die Glasröhre, ist mit drei angelötheten Lappen an ein niedriges hölzernes Tischchen $d$ mit drei Schrauben angeschraubt. Dieser Tisch dient als Gestell für den Kühlapparat; er hat drei des sicheren Standes wegen aus einander gehende Füsse von 10 Zoll ($260^{mm}$) senkrechter Höhe. Das Auffangegefäss wird unter die durch das Tischblatt durchgehende gläserne Kühlröhre gesetzt. Die Abkühlung ist vortrefflich, selbst bei lebhafter Destillation. Die obersten Schichten des Kühlwassers erhitzen sich zuerst und sehr stark, ehe die anderen warm werden; das Kühlwasser wird dadurch auf das Beste benutzt, weil es sehr heiss abläuft, und verhältnissmässig kleine Mengen gebraucht werden. Die Erneuerung geschieht durch Eingiessen von kaltem Wasser in die seitliche dünne Röhre von gleicher Höhe mit dem Kühlgefäss. Das kalte Wasser verdrängt das warme nach oben und bringt es zum Ausfliessen. Die Gefässe und Röhren werden am besten aus Zink gemacht.

In Fig. 145 (s. f. S.) ist der ganze Kühlapparat im Zusammenhange dargestellt. Man sieht zunächst, wie bei $a$ die Retorte im Trichter des Dampfapparates sitzt, und ein gebogenes Rohr $b$ bis in die gläserne Kühlröhre reicht. Das den Dampf führende Rohr ragt in die Retorte hinein und steigt anfangs aufwärts. Diese Anordnung hat den Zweck, dass im Rohre wenig Condensation stattfindet, und von den Dämpfen nur der flüchtigste Theil bis über die höchste Stelle der gebogenen Röhre gelange und ins Kühlfass abfliesst. Zunächst bemerkt man den Kühlapparat $c$ in perspectivischer Darstellung selbst, und den auf erhöhbarem Gestelle $d$ aufgestellten Wassereimer $e$ mit Hahn, durch den man den Zufluss des Kühlwassers so regulirt, dass es durch das Rohr $f$ lauwarm abfliesst.

Diese Art von Abkühlung bietet ebenfalls den grossen Vortheil dar, dass man das Destillat in getrennten Portionen auffangen kann, wodurch man sich leicht von der Reinheit und Stärke desselben jeden Augenblick Rechenschaft geben kann, so wie man auch nicht Gefahr läuft, die erste-

210 Zweiter Abschnitt. Besondere Arbeiten und Apparate.

ren stärkeren Portionen durch die nachher kommenden zu verderben. Besonders gut ist diese Vorrichtung, wenn man den Gang eines Processes genau erforschen will. Der Apparat dient zur Rectification von Schwefeläther, Essigäther, Salz- und Salpeteräther, und zum Abziehen kleiner Mengen von Weingeist aus Auszügen, die an Menge zu gering sind, um in die Blase gebracht zu werden.

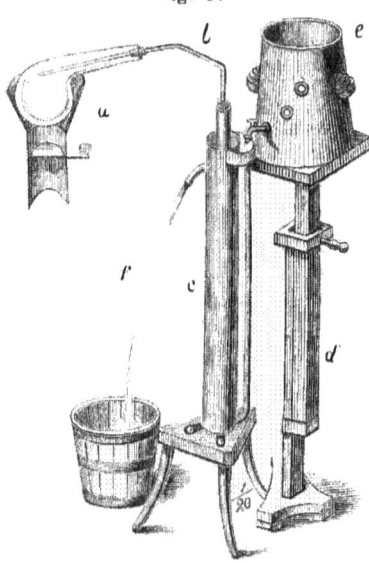

Fig. 145.

Stehender Kühler.

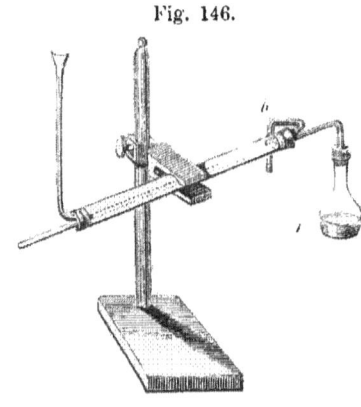

Fig. 146.

Destillation aus Kölbchen.

Alle diese Kühlvorrichtungen fassen nur eine kleine Menge Wasser und sind deshalb auf einen beständigen Wechsel von Wasser berechnet. Die Aufstellung dieser Gefässe für den Zu- und Abfluss macht einige Schwierigkeiten, da man dazu ebenfalls stellbare Stative gebraucht. Wenn man dagegen den umfassenden Wasserbehältern einen etwas grösseren Durchmesser von 3 bis 3½ Zoll (79 bis 92$^{mm}$) giebt, so lässt sich auch eine periodische Erneuerung des Wassers mit der Giesskanne (S. 37 Fig. 17) bewirken, und man hat alsdann nur ein Gefäss für das abfliessende Wasser auf den Boden zu setzen.

Zur Herstellung dieser Kühlapparate fehlen in den Glashandlungen eigens dazu gemachte Glasröhren, deren Anfertigung ich den Handlungen oder Fabriken empfehle. Man bediente sich für die weiten Röhren immer eines aus einer längeren Röhre abgeschnittenen Stückes. Dies hat den Nachtheil, dass das Ende, welches den Retortenhals aufnimmt, im Glas zu schwach ist und leicht Beschädigungen erleidet, und jenes, aus welchem die Flüssigkeiten ablaufen, zu dick, um in gewöhnliche Flaschen hineinzupassen. Diese eigens bereiteten Röhren sollen folgende Eigenschaften haben. Sie dürfen nicht zu dünn im Glase, mindestens 1 Linie (2$^{mm}$) dick sein. Das obere Ende muss wie der Hals einer

# Siebentes Kapitel. Die Destillation.

Flasche erweitert sein, um Stärke und sanften Anschluss zu geben, das untere Ende muss allmälig 3 bis 4 Zoll (70 bis 105$^{mm}$) lang in eine $1/4$ Zoll (6$^{mm}$) weite Spitze auslaufen. Die 3 füssigen Röhren können 1 Zoll (27$^{mm}$) lichte Weite, die 4 füssigen $1^1/_2$ Zoll (40$^{mm}$) haben. Es passen alsdann schon viele Retortenhälse direct in die Röhre. Sehr enge Röhren kühlen nicht so gut, weil die Bewegung der Dämpfe zu rasch ist.

Eine compendiösere Form des Apparates für ganz kleine Mengen von Flüssigkeiten ist in Fig. 146 dargestellt. Aller Röhrenverschluss ist durch Korke bewerkstelligt. Die Kühlröhre ist gebogen und setzt sich unmittelbar ohne Zwischenglieder auf die Kochflasche oder den Kolben. Man sieht auf der ganzen Länge der Kühlröhre, was darin vorgeht. Das Destillat selbst hat keinen Kork berührt.

Die schwierigste Destillation, welche im pharmaceutischen Laboratorium vorkommt, ist die der concentrirten Schwefelsäure. Wegen ihres hohen Siedepunktes verdichtet sie sich leicht im Gewölbe der Retorte und rinnt in die Flüssigkeit zurück. Man muss deshalb die ganze Retorte in einen heissen Luftstrom bringen. Bei der Concentration der Säure scheidet sich schwefelsaures Bleioxyd als Pulver ab, welches heftiges Stossen und Ueberspritzen beim Kochen bewirkt. Um dieses zu vermeiden, hat Gay-Lussac das Hineinlegen von Platindraht in die Schwefelsäure empfohlen. Allein dies hilft dem Uebelstande nicht ganz ab. Berzelius hat zweckmässiger eine Form des Ofens in Anwendung gebracht, wobei der Boden der Retorte nicht von der Hitze berührt wird, und die Dampfbildung nur an den Wänden stattfindet.

In gleichem Sinne und, wie es scheint, mit grösserem Erfolge, in Betreff der Quantität des Productes, ist die folgende Combination in Anwendung gebracht.

In einem hohen eisernen Oefchen, Fig. 147, dasselbe wie Fig. 132 S. 200, wird die kleine Retorte von circa 2 Pfund Wasserinhalt auf ein Stück einer Röhre aus Schwarzblech gelegt, und mit ihrem sehr kurz abgesprengten Halse ragt sie aus dem Ofen heraus. Die eiserne Röhre hat eine Höhe von 8 Zoll (210$^{mm}$). Die brennenden Holzkohlen liegen um diese eiserne Röhre herum, erreichen nur eine geringe Höhe, und schicken einen heissen Luftstrom aufwärts, der die ganze Retorte, mit

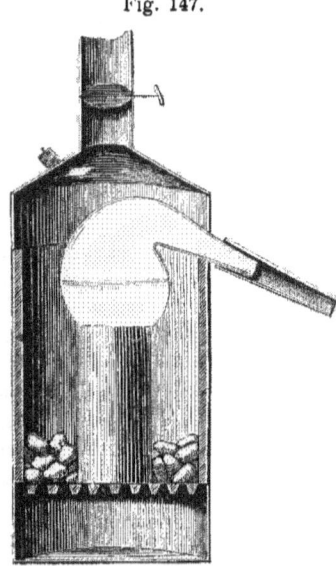

Fig. 147.

Schwefelsäure-Destillation.

## 212  Zweiter Abschnitt. Besondere Arbeiten und Apparate.

Ausnahme des auf der Röhre sitzenden Theiles, umspült. Die Röhre ist von geringerem Durchmesser als die Retorte, und letztere ragt also rundum darüber heraus. Ein eiserner Hut oder Dom, welcher mit einer Drehklappe versehen ist, sammelt die heisse Luft und führt sie durch das Zugrohr ab. Drei kleine Thürchen auf dem schiefen Theile des Doms erlauben das Feuer zu beobachten und Brennmaterial an allen Stellen nachzuwerfen. Das Anheizen und das Destilliren muss sehr vorsichtig geschehen, damit die heissen Dämpfe nicht zu ungestüm vorwärts dringen und die Kühlröhre absprengen. Als Kühlvorrichtung gebraucht man eine weite, 4 bis 5 Fuss lange Glasröhre mit dünnen Wänden, ohne andere Abkühlung, als die Berührung der Luft. Die Kühlröhre liegt mit ihrem gerade geschliffenen Rande dicht über das kurz hervorragende Ende des Retortenhalses. Einige Dämpfe dringen wohl immer hier durch, doch ist dies verhältnissmässig sehr wenig, wenn beide berührende Theile kreisrund sind. Um einen aufsteigenden Luftstrom im Innern der Kühlröhre zu vermeiden, zieht man diese unten in eine nicht zu feine Spitze aus. Die Destillation geht sehr leicht und gefahrlos vor sich.

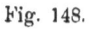

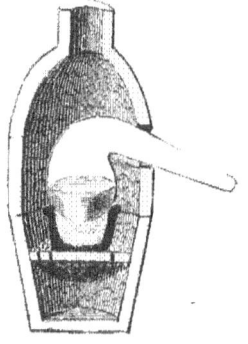

Schwefelsäure-Destillation.

Statt der eisernen Röhre könnte man wohl auch einen hessischen Tiegel anwenden, der zur Erhöhung auf einem Stücke eines Ziegelsteines stände, wohl auch zwei hessische Tiegel, von denen der untere verkehrt stände. Eine Darstellung eines solchen Apparates sieht man in Fig. 148.

Den Kolbenhals schützt man, so weit er im Ofen ist, gegen das Feuer durch ein untergelegtes Stück Schieferstein. Das ganze System wird in einem kleinen Windofen dem Feuer ausgesetzt. Retorten aus ächtem Porzellan, oder auch aus gutem Steinzeug, sind eine grosse Erleichterung bei dieser Arbeit, aber nicht überall zu haben. Sehr zweckmässig ist auch die Anwendung einer mit einem Lehmbeschlag versehenen Retorte. Man überstreicht zu diesem Zwecke die Glasretorte wiederholt mit einem Lehmbrei, zu dessen Anrühren ein mit etwas kohlensaurem Natron oder Borax versetztes Wasser verwandt wurde. Dadurch werden in hoher Temperatur die Theilchen des Beschlages zusammen gekittet und am Glase befestigt. Der Beschlag, welcher nur einige Linien dick zu sein braucht, umhüllt nicht allein den Bauch der Retorte, sondern auch den Theil des Halses, welcher von den heissen Feuergasen getroffen wird.

Siebentes Kapitel. Die Destillation. 213

Trockene Destillation.

Diese Operation kommt in pharmaceutischen Laboratorien selten vor. Wenn man bedenkt, dass bei der Destillation des Hirschhorns, des Bernsteins, des Holztheers die Gefässe in einer Art beschmutzt werden, dass sie gar nicht mehr gereinigt werden können, dass man sie also nur zu einer und derselben Arbeit gebrauchen kann, so wird man zugeben, dass hier die Theilung der Arbeit am rechten Orte ist. Für jede dieser Arbeiten, die im Ganzen so selten vorkommen und so wenig wissenschaftliche Befriedigung gewähren, einen besonderen Apparat anzuschaffen, wäre eine unbillige Zumuthung. Es mag deshalb immerhin angenommen werden, dass der Apotheker sich das Kreosot, den Holzessig, das Hirschhornsalz und Oel, die rohe Bernsteinsäure, das Bernsteinöl und ähnliche aus chemischen Fabriken beschaffe. Es kommen jedoch dann und wann Arbeiten vor, die noch nicht in chemischen Fabriken eingerichtet sind. So wurden vor nicht langer Zeit das Braunkohlenöl, das Aceton gefordert. Man half sich in Ermangelung passender Apparate durch das Opfer einer gläsernen Retorte.

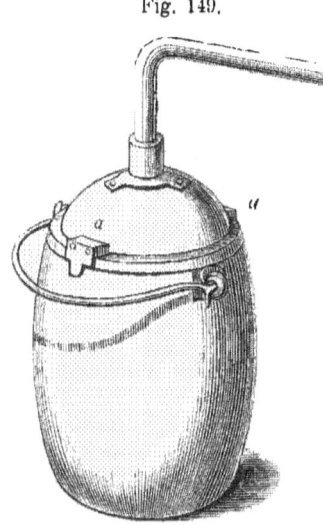

Fig. 149.

Trockene Destillation.

Ein passendes Gefäss für trockene Destillation, welches auch eine Reinigung zulässt, besteht aus einem eiförmigen Gefässe aus Gusseisen mit weiter Oeffnung und eiserner Röhre. Der Deckel kann aufgeschraubt oder mit Lehm aufgekittet werden. Durch Ausbrennen kann man dies Gefäss wieder reinigen.

Die Kühlvorrichtungen werden durch die Theere ebenso verunreinigt, wie die Retorten selbst; man kann also nur solche Apparate dazu wählen, welche in die Ausgabe gerechnet sind, oder welche ausschliesslich zum selben Zwecke bleiben. Eiserne Pumpenröhren, die aussen mit nassem Tuche bewickelt sind, können am besten dazu verwendet werden. Sie lassen sich allenfalls reinigen und ihrer früheren Bestimmung zurückgeben.

Der Destillationshüter.

Bei Destillationen geschieht es nicht selten, dass die fertigen und richtigen Destillate durch den Nachlauf geschwächt und verdorben werden, weil man kein in die Augen fallendes Zeichen hat, wann man die Gefässe wechseln muss. Ich habe diesen Uebelstand durch den De-

214 Zweiter Abschnitt. Besondere Arbeiten und Apparate.

stillationshüter zu beseitigen gesucht. Er ist ganz aus Glas gemacht, und seine Construction erhellt genügend aus der Zeichnung Fig. 150. Aus dem Ende der Kühlröhre $a$ laufen die Destillate in den seitlichen Ausguss des Apparates, und treten durch die Röhre in den unteren Theil des Cylinders $b$. In diesem steigen sie in die Höhe und laufen oben durch die horizontale Röhre $c$ in ein untergestelltes Gefäss. In dem Cylinder $b$ schwimmt ein kleines Aräometer, welches einen Theil der specif. Gewichtsscale umfasst. Das Spindelchen, welches den

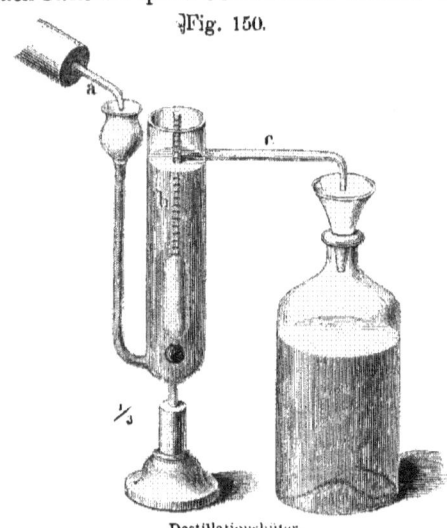

Fig. 150.

Destillationshüter.

meisten Gebrauch zulässt ist nur 4 Zoll ($105^{mm}$), und die Scale nur $2^1/_2$ Zoll ($66^{mm}$) lang. Es umfasst die specif. Gewichte von 0,790 bis 0,850 und dient also für alle spirituösen Destillate. Trotz seiner Kleinheit ist es sehr genau, weil die Theile der Scala gross sind, da es nur einen kleinen Theil der specif. Gewichte umfasst. Die ganze in der Pharmacie vorkommende Scale der specif. Gewichte von der Schwefelsäure 1,900 bis zum Aether 0,725 hat eine Distanz von (1,900 bis 0,725) 1,175 Einheiten. Das obige kleine Instrument umfasst nur 0,850 bis 0,790, also 0,060. Es würde also die ganze Scale aller specifischen Gewichte auf ähnliche Spindeln vertheilt 19 bis 20 solcher kleinen Spindeln erfordern. So viele sind aber bei Weitem nicht nöthig, da bei vielen Flüssigkeiten Farbe, Quantität des Destillats Anhaltepunkte geben. Ohne das Instrument sehr gross zu machen, könnte man auf einer Spindel 0,100 anbringen, und es würden dann 3 Spindeln von Aether an (0,725) bis 1,025, also bis über das Wasser reichen.

Der Gebrauch des Destillationshüters ist sehr einfach. Da die Destillate mit fortschreitender Destillation immer specifisch schwerer werden, so steigt die Spindel immer weiter heraus, und man hat nur die Höhe zu beobachten, über welche hinaus das Destillat nicht gehen soll, und in diesem Falle ein anderes Gefäss unterzusetzen. Man erhält dann die Destillate in möglichst wenigen Gefässen, aber so getheilt, dass man sie einzeln gebrauchen kann. Wenn man z. B. *Spir. Vini alcoholisatus* destillirt, so wechselt man, wenn das höchste specif. Gewicht desselben eingetreten ist, und erhält dann den *rectificatissimus*, und zuletzt *rectificatus*.

Achtes Kapitel.

## Destillation der ätherischen Oele.

Die Destillation der ätherischen Oele wird im Allgemeinen in den pharmaceutischen Laboratorien nicht vorgenommen, oder nur in einem beschränkten Maasse, theils weil die dazu nöthigen Geräthschaften nicht vorhanden oder zu anderen Arbeiten ununterbrochen in Anwendung sind, theils auch, weil die Darstellung ätherischer Oele nur vortheilhaft in einem grösseren Umfange und bei einer gewissen Begünstigung in dem Bezuge der Rohstoffe mit Vortheil betrieben werden kann. Die zu gleicher Zeit mit übergehenden grossen Mengen von Wasser, die mit ätherischem Oele gesättigt sind, können ebenfalls nur durch Wiedereingiessen in die Destillirblase, was nur bei einem anhaltenden Betriebe stattfinden kann, benutzt werden. Wenn sich Apotheker in günstigen Lagen mit der Darstellung grosser Mengen ätherischer Oele beschäftigen, die sie als solche in den Handel bringen, so treten sie in die Reihe der chemischen Fabrikanten ein und bedienen sich auch alsdann eigener grösserer Apparate, deren sie zum rein pharmaceutischen Zwecke entbehren könnten. Im Laboratorium dienen zur Bereitung der ätherischen Oele der Beindorff'sche Apparat und besondere Destillirblasen. Im Beindorff'schen Apparate können die ätherischen Oele auf zwei verschiedene Weisen dargestellt werden, entweder durch Dampfdestillation, oder durch Kochen der Substanz im Wasser. Die erste ist die gewöhnliche, welche bei der Bereitung der destillirten Wässer beschrieben worden ist. Sie unterscheidet sich hiervon nur dadurch, dass das übergegangene Wasser, nachdem das gewonnene Oel davon entfernt wurde, wieder in die Blase zurückgegeben und durch neue Mengen frischer Substanz als Dampf durchgetrieben wird. In dieser Art wird so oft operirt, bis man die genügende Menge des Oels erhalten oder alle disponible Substanz verarbeitet hat. Man kann gegen diese Operationsmethode folgende Einwürfe machen. Wegen der Kleinheit der inneren Blase können nur sehr kleine Mengen von Substanz der Destillation unterworfen werden, und es muss deshalb die Erneuerung der Substanz, welche mit Mühe und Unannehmlichkeit verbunden ist, sehr oft wiederholt werden. Die Menge des erhaltenen Oels ist im Allgemeinen auf eine gleich grosse Menge von mit übergegangenem Wasser etwas geringer, als bei der Destillation mit Eintauchung der Substanz. Hiervon lässt sich der Grund wohl in einem mechanischen Umstande finden. Bekanntlich beruht die Destillation der ätherischen Oele auf der Verdampfbarkeit derselben in den heissen Wasserdämpfen. Dieselben verhalten sich zu den sich bildenden Dämpfen der ätherischen Oele wie ein mit permanenten Gasarten angefüllter oder auch leerer Raum. Die ätherischen Oele haben, als flüchtige Körper, bei jeder Temperatur eine bestimmte Spannung der Dämpfe und eine dieser Spannung entsprechende Dichte derselben. Entstehen die Dämpfe der ätherischen Oele in siedendem Wasser, so haben sie natürlich diejenige Spannung und Dichte, welche dem Siedepunkte des Wassers bei mittlerem atmosphärischen Drucke entspricht. Könnten sich die Wasserdämpfe nicht noch ausdehnen, so würde sich die Spannung der ätherischen Oeldämpfe noch zu jenen der Wasserdämpfe addiren. Die Wasserdämpfe haben bei $80^0$ R. eine solche Spannung, dass sie eben den Druck einer Atmosphäre tragen können, ohne sich zu verdichten. Lösen sich aber die Oeldämpfe in den Wasserdämpfen auf, so können beide zusammen keine grössere Spannung annehmen, als der Druck der Atmosphäre beträgt, unter dessen Einfluss sie gerade bei dieser Temperatur kochen. Es müssen sich deshalb die Wasserdämpfe so weit ausdehnen, dass ihre Spannung, sammt denen des ätherischen Oels zusammen, gerade dem Drucke einer Atmosphäre gleichkommen.

Man sieht also den wesentlichen Unterschied zwischen der Dampfbildung des Wassers und des ätherischen Oels. Das Wasser kocht, d. h. es bildet Dämpfe in seiner Mitte vermöge der Spannung der Dämpfe, die von der Wärme hervorgebracht wird; das ätherische Oel kocht nicht, d. h. es hat bei der Temperatur des siedenden Wassers keine so hohe Spannung der Dämpfe, dass es den Druck der Atmosphäre tragen kann; dagegen verdunstet es in den Wasserdämpfen, wie in einem warmen leeren Raume, mit einer Dichtigkeit der Dämpfe, die von der Temperatur der Dämpfe dieser anderen Flüssigkeit abhängig ist. Gerade so verdunstet auch Wasser unter seinem Siedepunkte in kalter und warmer Luft oder in den Dämpfen des Schwefeläthers und Schwefelkohlenstoffs, wenn diese zum Kochen erhitzt werden. Die Verdunstung des Wassers in der Luft kann man aber durch blosse Bedeckung des wasserhaltigen Gefässes verhindern. So wie es hier auf Berührung von Luft und Wasser ankommt, ebenso kommt es bei der Destillation der ätherischen Oele auf eine vollständige Berührung der mit ätherischem Oele angefüllten Zellen mit dem Wasserdampfe an.

Im Beindorff'schen Apparate, überhaupt in jeder sogenannten trockenen Dampfdestillation, liegen die der Destillation unterworfenen Substanzen still. Die offensten Kanäle werden am reichlichsten vom Wasser durchströmt; das darin enthaltene Oel wird bald übergeführt werden und nachher reiner Wasserdampf durch die erschöpften Kanäle strömen. Dagegen die fest auf einander sitzenden Theile, die unwegsamen Stellen der Pflanzensubstanz werden spärlich von Wasserdampf durchzogen werden und keine Gelegenheit haben, ihren Gehalt an ätherischem Oele, wegen Mangels an Berührung, abzugeben. Gelingt es auch endlich, die Pflanzensubstanz vollkommen an Oel zu erschöpfen, so hat

## Achtes Kapitel. Destillation der ätherischen Oele. 217

man dazu doch längere Zeit, mehr Brennmaterial angewendet, und verliert noch einen Theil des Oels durch die grössere Menge des mit übergegangenen Wassers.

Bei der Destillation mit Eintauchung der Substanz ist diese in beständiger Bewegung, es können sich weder erschöpfte Kanäle noch trockene Nester bilden, sondern jedes Theilchen der Substanz ist von der wechselnden, bewegten, heissen Flüssigkeit umgeben, und alle kommen bei dem Wallen in die verschiedensten Lagen im Siedekessel.

Bei lockeren Pflanzenstoffen, bei denen ein zu dichtes Zusammenpacken nicht stattfinden kann, ist die Destillationsmethode mit durchströmenden Dämpfen noch am besten auszuführen. Bei Darstellung von ätherischen Oelen aus festen Hölzern, Balsamen, Harzen, dichten Samen und Früchten ist sie hingegen gar nicht anzuwenden und muss jener mit Eintauchung oder unmittelbaren Vermischung mit Wasser nachstehen.

Wie man den äusseren Kessel des Beindorff'schen Apparats, ohne die innere Blase, direct als Destillationsgefäss gebrauchen könne, ist im vorigen Kapitel ausführlich beschrieben und bedarf hier keiner weiteren Auseinandersetzung. Aber auch selbst mit dieser Vorrichtung ist der Beindorff'sche Kessel noch sehr klein und nicht zur Bereitung grösserer Mengen von ätherischen Oelen geeignet. Man verschafft sich deshalb zu allen grösseren Destillationen wirkliche kupferne Destillirblasen von grossem Inhalt und einer entsprechend grossen Kühlvorrichtung.

Bei der Destillation mit Eintauchung oder auf freiem Feuer muss man besonders bei pflanzeneiweisshaltenden Substanzen (wie frische Kräuter, Pfeffermünze, Krausemünze, Salbei) darauf sein Augenmerk richten, dass das Feuer bei eben eintretender Siedhitze etwas gemässigt werde. Man erkennt diesen Punkt an dem Singen im Kessel und an dem starken Geruche nach dem ätherischen Oele, der sich von der sich schnell ausdehnenden und aus dem Kessel austretenden Luft im Laboratorium verbreitet. Wenn man jetzt nicht das Feuer mässigte, so würde sich das Eiweiss auf einmal coaguliren und, von den Dämpfen gehoben, in den Kühlapparat übersteigen. Durch ein vermindertes Feuer geschieht dies langsamer, das coagulirte Eiweiss vertheilt sich, sinkt unter und bietet bald darauf der Destillation kein Hinderniss mehr dar.

Bei freier Destillation kann auch die Pflanzensubstanz auf dem Boden anbrennen, oder die durch Verdampfung des Wassers immer mehr concentrirte Lösung des Pflanzen-Auszuges. Indem man dieses Uebel zu vermeiden suchte, wurde man Schritt vor Schritt bis zu der reinen Dampfdestillation geführt, deren Nachtheile wir oben schon bezeichneten und von der man allmälig wieder rückwärts auf die alte Destillationsmethode gelangte.

Um das Anbrennen der Substanz am Boden zu verhüten, hat man den Boden mit langem Stroh bedeckt und darauf die Pflanzensubstanz geschichtet. Auch legte man einen aus Weiden geflochtenen Boden hinein. Darauf wendete man ein durchlöchertes Metallblech als falschen Boden an, der von dem eigentlichen Boden einige Zoll abstand; imgleichen aus Metalldrähten geflochtene Siebböden. Man fand aber auch hierbei, dass das Anbrennen nicht ganz vermieden wurde. Die extractiven Stoffe der Pflanze lösten sich im Wasser auf, und im Verhältniss, als dies überdestillirte, wurden die von der Flamme beleckten senkrechten Wände der Blase heiss, und es fand eine gelinde, trockene Destillation statt, welche dem ätherischen Oele einen veränderten Geruch gab. Man hing darauf die Substanzen in Sieben über dem Wasserspiegel auf, wodurch sie mit dem flüssigen Wasser in gar keine Berührung mehr kamen. Auch hier tröpfelten die gelösten extractiven Stoffe in das Wasser und es trat zuletzt, wiewohl später und in weit geringerem Grade, wieder eine Veränderung des Geruchs ein. Der nächste Schritt war nun, die Dämpfe in einem besonderen Gefässe zu entwickeln und in einem zweiten durch die Substanzen zu leiten. Dies ist dann die oben beschriebene Methode, die sich auch beim Beindorff'schen Apparate wiederfindet und in der wir, wegen Mangels an Bewegung und allseitiger Berührung, etwas Fehlerhaftes gefunden haben. Die Sache ist die, dass man je nach der Natur des ätherischen Oels die eine oder die andere Methode anwenden muss. Je tiefer der Siedepunkt des ätherischen Oels ist, je näher er also dem des Wassers liegt, desto leichter und mit desto weniger Wasser geht es über. Dies findet im höchsten Grade bei den Labiaten statt. Die Oele hingegen, welche schwerer sind wie Wasser, als Nelkenöl, Zimmtöl, Sassafrasöl und einige andere, können nur vortheilhaft durch Kochen in dem Wasser destillirt werden. Man setzt sogar dem Wasser aus diesem Grunde etwas Salz zu, um den Siedepunkt desselben zu erhöhen und dadurch auch die Spannung der Oeldämpfe zu steigern. Da aber, nach Rudberg's Versuchen, durch einen Zusatz von Salz zum Wasser wohl dessen Siedepunkt, aber nicht die Temperatur seiner Dämpfe erhöht wird, die unter allen Umständen von dem Drucke, unter dem sie entstehen, abhängen, so ist, in theoretischer Beziehung, davon wenig Nutzen zu erwarten. Ausserdem müsste man sehr viel Salz zum Wasser setzen, wenn man seinen Siedepunkt merkbar erhöhen wollte, ungefähr $1/3$ seines Gewichtes, um den Siedepunkt um $5^{3}/_{5}^{0}$ R. zu steigern. Das reichlich übergehende stark riechende Wasser muss besonders bei diesen Oelen wieder in den Kessel zurückgegossen und dadurch eine Cohobation bewirkt werden.

Um die leichten Oele aus den Labiaten herzustellen, bedient man sich am besten eines cylindrischen Dampfkessels, wie er im Kapitel Dampfapparat (Fig. 56 und 57) beschrieben ist. Die Pflanzenstoffe werden in ein hölzernes, ganz leeres Fass gebracht, in welchem sie auf einem durchlöcherten Blindboden liegen. Der Dampf strömt zwischen den beiden Böden ein und entweicht seitlich am oberen Theile des Fasses. Es wird mit einem hölzernen Deckel, der mit Keilen, die durch seitliche eiserne Oesen gehen, befestigt ist, dampfdicht geschlossen. Sperrt man den Dampfhahn ab und öffnet den Deckel des hölzernen Fasses, so kann man

## Achtes Kapitel. Destillation der ätherischen Oele.

die erschöpften Pflanzenstoffe sehr leicht entfernen, durch neue ersetzen und augenblicklich wieder die Destillation fortsetzen. Hierin liegt ein Hauptvorzug dieses Verfahrens, während die Fortsetzung der Destillation aus der Blase grosse Mühe und Zeit kostet. Aus der kochenden Wassermasse und dem engen Halse der Blase lassen sich die Pflanzenreste schwer entfernen, und das neue Wasser, welches das alte mit einer grossen Menge Extractivstoffe gesättigte ersetzt, muss erst wieder zum Kochen erhitzt werden. Die Sorgfalt bei dem Anfange der Destillation ist bei der Dampfdestillation ganz entbehrlich. Ein Bewegen und Aufstören der Pflanzenkörper im Fasse lässt sich leicht einrichten und wäre sehr zu empfehlen.

Die zur Destillation bestimmten Gegenstände müssen grösstentheils zu diesem Zwecke vorbereitet werden. Entweder werden sie vorher längere Zeit eingeweicht, oder, in den meisten Fällen, mechanisch zerkleinert. Keine Vorrichtung eignet sich zu diesem Zwecke so gut, wie eine Schrotmühle, nach Art der Kaffeemühlen, oder die excentrische Mühle. Alle Samen können darauf am besten zerkleinert, zerrissen und geöffnet werden. So der Anis-, Fenchel-, Kümmelsamen und ähnliche, ferner die Kubeben, die Gewürznägelchen, Pfeffer, Senf und dergleichen. Diese Verkleinerung soll aber nur unmittelbar vor der Destillation stattfinden, weil das ätherische Oel, das in der ganzen Substanz aufs Beste gegen die Wirkung des Sauerstoffs und gegen Verdunstung geschützt ist, bloss und offen gelegt sehr bald eine nachtheilige Veränderung, Verharzung und Verdunstung erleidet. Die Destillation der zerkleinerten Substanzen ist ungleich rascher vollendet, als wenn das Oel durch die unverletzten Wände der Pflanzen nur endosmosiren kann.

Nach jeder Destillation muss der Kessel, die Blase und das Kühlrohr vom Geruch befreit werden. Man muss solche Arbeiten so vertheilen, dass einige Tage nach einer solchen Destillation keine andere Destillation stattfindet, sondern nur Digestion, Infusion und Abdampfen, wobei man alsdann das Wasser aus dem Kessel zu keinem anderen Gebrauche nimmt. Man kann auch dem Wasser etwas rohe Soda zufügen, und dasselbe nach einigen Tagen Erhitzung ganz ablassen, wodurch der Kessel wieder in seinen Normalzustand tritt. Das Kühlrohr lässt sich von solchen Gerüchen dadurch reinigen, dass man das Kühlwasser abläst und nun Dämpfe durchtreibt. Doch ist dies sehr umständlich, und eine mechanisch-chemische Reinigung, durch Scheuern mit in etwas Aetzlauge getauchten Leinwandlappen an einem hölzernen Stocke befestigt, bequemer und schneller. Alle Destillationen von fertigen Oelen sind besser in der gemeinen Blase vorzunehmen, wie z. B. die von Nelkenöl, Anisöl, Fenchelöl und anderen.

Nachdem das Oel destillirt ist, muss es von dem Wasser, auf dem es schwimmt, getrennt werden. Oele, die leichter als Wasser sind, fängt man in der sogenannten Florentiner Flasche (Fig. 151 s. f. S.) auf. Wenn man nicht zu grosse Mengen bereitet, kann man eine solche auch bei den im

220  Zweiter Abschnitt. Besondere Arbeiten und Apparate.

Wasser untersinkenden Oelen anwenden. Das hinzufliessende destillirte Wasser setzt seine Oeltröpfchen auf dem Wasser ab, und dieses fliesst durch die am Boden ausmündende seitliche Röhre in ein anderes Gefäss. Das Oel sammelt sich auf dem Wasser. Kleine Mengen desselben zieht man mit einem Faden aus baumwollenen Dochten in ein anderes Gläschen ab. Zu diesem Zwecke verstopft man erst das Ausflussrohr durch ein Korkstöpfchen, weil sein Ausfluss nothwendig niedriger als die Oeffnung der Flasche sein muss. Nun bindet man das kleine Gläschen, worin abgezogen werden soll, an den Hals der Flasche, so dass es etwas niedriger als dieser hängt. Alsdann legt man einen Faden aus der grossen Flasche in die kleine hinüber, in welcher er niedriger herabhängen muss als in der grossen, worin man ihn nur einige Linien lang hineinhängen lässt, so wie es in der Fig. 151 dargestellt ist. Sollte das Oel drohen, zwischen beiden Flaschen herunterzulaufen, so legt man ein Stückchen Glas unter. Der Docht bringt durch die Enge seiner Fasern oder vielmehr durch deren Zwischenräume das Oel capillarisch zum Steigen und es folgt dem vorgeschriebenen Wege. So wie es die Höhe erreicht hat, sinkt es auf der anderen Seite schon durch die Schwere herunter und der Docht wirkt nun als Heber, indem er die Flüssigkeit nachzieht, die in raschen Tropfen in das kleine Glas hinabfällt. Mit einer Spritzflasche tröpfelt man in die Florentiner Flasche immer Wasser nach, welches durch das Oel durchsinkt und dessen Niveau erhöht. Man hält die Florentiner Flasche immer bis an den Rand voll. Wenn man den Docht ausstreicht, so kommt leicht etwas Trübes ins Oel. Man fasst ihn deshalb mit einer Pincette an seinem kurzen Ende an und hält ihn so lange senkrecht über das kleine Glas, als noch Tropfen ausfliessen. Es bleibt nur sehr wenig darin. Diese Methode ist die ökonomischste, weil sie nicht nöthigt, grössere Wandflächen mit dem Oele zu benetzen.

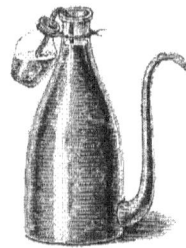
Fig. 151.
Florentiner Flasche

Bei grösseren Mengen von Oel ist sie aber zu langsam und zeitraubend, weil man fast immer dabeistehen muss, um Wasser nachzugiessen. Man bedient sich alsdann der Scheidetrichter (Fig. 152 und 153). Es sind dies in eine sehr enge Spitze auslaufende Trichter, die sich oben wieder verengen und durch einen Stopfen oder den Daumen geschlossen werden können. In einen solchen Scheidetrichter giesst man das Oel mit möglichst wenig Wasser. Es lagert sich natürlich zu oberst ab. Verstopft man die obere Oeffnung mit dem Daumen, so kann unten nichts ausfliessen, wenn der Trichter ganz voll ist, oder nur eine bestimmte Menge, wenn er Luft enthält, indem sich die Luft nach dem Mariotte'schen Gesetze um ein bestimmtes Volum, welches von der Höhe der ziehenden Flüssigkeitssäule abhängig ist, ausdehnt. Nun lässt man unten das Wasser abfliessen, indem man oben etwas Luft eindringen lässt.

Achtes Kapitel. Destillation der ätherischen Oele. 221

Die Trennungsfläche beider kommt in einen immer engeren Raum und endlich in die Spitze selbst. Sobald dies stattfindet, hält man das Gefäss unter, worin das Oel aufbewahrt werden soll, und lässt es hinein fliessen.

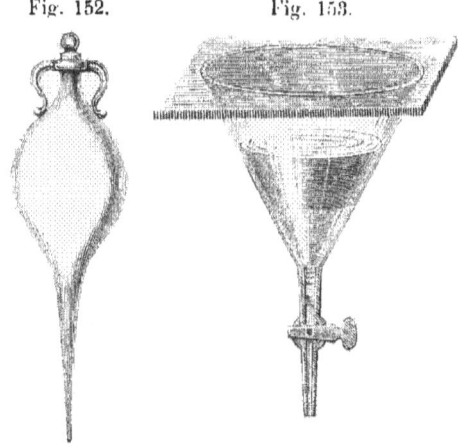

Fig. 152.  Fig. 153.

Scheidetrichter.  Scheidetrichter.

Im letzten Augenblicke, wo schon viel Luft in dem Trichter ist, kann man nur sehr schwierig das Ausfliessen des Wassers reguliren, weil bei der kleinsten Oeffnung, die man mit dem Daumen giebt, viel Luft einströmt und die ganze Flüssigkeitssäule, auch wenn man sogleich wieder schliesst, wegen der Elasticität der Luft in starke Schwingungen geräth, wodurch leicht etwas Oel ausströmt, selbst wenn seine Trennungsfläche noch ziemlich weit von der Spitze entfernt war. Um dies zu vermeiden, hat man die Scheidetrichter zweckmässig mit einem gläsernen Hahn in der Mitte ihrer Ausflussröhre versehen, und dadurch die Regulirung des Luftzutrittes von oben ganz entbehrlich gemacht. Man lässt den Trichtern (Fig. 153) oben ihre gewöhnliche Form und bedeckt sie während des Gebrauches mit einer Glasplatte, die einen geringen Luftzutritt gestattet. Ist der Rand des Trichters und die Glasplatte geschliffen, so schiebt man letztere etwas seitlich, um Luft hinein zu lassen. Durch Regulirung des Hahns lässt man erst die grösste Menge des Wassers abfliessen, dann stellt man ihn so enge, dass das Wasser nur tröpfelt, und man kann jetzt ganz leicht den letzten Tropfen Wasser abfallen lassen, worauf man den Hahn schliesst, das andere Gefäss untersetzt und nun vollständig ablaufen lässt. Diese Trichter lassen sich viel besser reinigen, und man kann während der Operation noch neue Mengen Oel und Wasser nachgiessen, wenn der Trichter zu klein war, Alles auf einmal aufzunehmen. Die unterste Spitze des Trichters muss ganz horizontal geschliffen sein und ihr Lumen darf nicht über eine bis anderthalb Linien betragen.

Scheidetrichter und Florentiner Flasche sind in dem folgenden kleinen Apparate, Fig. 154 s. f. S., vereinigt. Ein Glascylinder mit seitlichem Abflussrohre für das Wasser ist in einem hölzernen Fusse befestigt, damit er fester stehe. In denselben wird eine Glasröhre von $3/4$ Zoll Durchmesser hineingesetzt, welche unten in eine lange enge Spitze ausgezogen und oben in eine mit dem Finger verschliessbare Oeffnung verengert ist. Ein kleiner Trichter wird darauf gesetzt, um das Destillat vom Kühlfasse

222  Zweiter Abschnitt.  Besondere Arbeiten und Apparate.

aufzunehmen. Nachdem alles Oel übergegangen ist, nimmt man den Trichter weg, schliesst die obere Oeffnung mit dem Daumen und hebt nun die Röhre aus. Man lässt unten das Wasser ablaufen, wie oben beim Scheidetrichter beschrieben wurde. Wegen des weit geringeren Inhaltes an Luft ist die Regulirung des Ausflusses mit dem Finger viel leichter.

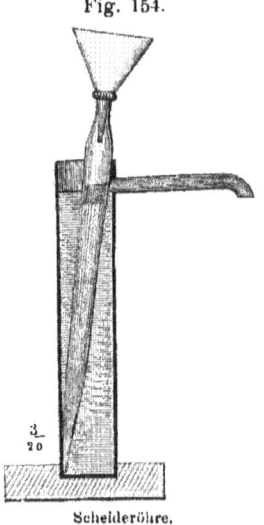

Fig. 154.

Scheideröhre.

Alle ätherischen Oele sind sehr dem Verderben unterworfen, besonders wenn sie in nicht vollkommen verschlossenen Gefässen und an warmen Orten längere Zeit aufbewahrt werden. Die Sauerstoffabsorption ist anfangs nur gering, steigt aber mit der Zeit und erreicht endlich ein Maximum. Die grün und blau gefärbten Oele verlieren dabei ihre Farbe, ungefärbte nehmen eine gelbe oder braune an. An Geruch verlieren sie alle und ähneln meistens zuletzt dem Terpentinölgeruche. Die Consistenz nimmt zu, sie werden zähflüssig, harzartig, überziehen sich zuletzt mit einer harten Haut, unter der sie noch lange schmierig bleiben, bis sie endlich im Laufe der Zeit ganz eintrocknen. Die Oxydationsproducte der ätherischen Oele sind immer schwerer flüchtig als sie selbst. Sie können deshalb durch Rectification wieder zum Theil im brauchbaren Zustande gewonnen werden. Die Rectification der ätherischen Oele kann niemals durch Dampfdestillation, sondern nur durch Kochen mit dem Wasser bewirkt werden. Der aus einer Röhre einströmende Dampf würde sich zu schnell und ungesättigt durch die dünne Oelschicht durcharbeiten. Man würde ungleich mehr Wasser überdestilliren und zugleich dadurch einen Verlust an Oel haben. Kleinere Mengen kann man aus einer tubulirten Retorte rectificiren, in die man sie mit der zwanzigfachen Menge Wasser einsetzt. Sollte das Wasser schon zum grossen Theile übergegangen sein, so giesst man durch den Tubulus heisses Wasser von aussen zu und setzt die Destillation fort, bis das Destillat, in einem Gläschen aufgefangen, keine Oeltropfen mehr zeigt. Als Abkühler bedient man sich zweckmässig eines Göttling'schen Kühlers mit Blechrohr, auch wohl, bei reichlichem Wasserzufluss, mit Glasrohr versehen. Die gefärbten Oele verlieren durch Rectification meistens ihre Farbe, selbst diejenige, die sie vor der Verderbniss hatten. Allein diese Farbe gehört nicht dem Oele selbst, denn sie geht auch bei frisch destillirten Oelen verloren, wenn man sie mit Wasser rectificirt. Cajeputöl wird immer farblos, es mag seine Farbe von Kupfergehalt ableiten oder nicht.

## Neuntes Kapitel.

## Aetherrectification.

Bei der gewöhnlichen Rectification des Schwefeläthers aus dem Wasserbade geht gegen Ende ein Gemenge von Weingeist und Aether über, welches den zuerst übergegangenen Aether schwerer macht und verdirbt, wenn es dazu gelangt. Man kann nur durch öfteres Abnehmen des Destillates und Prüfen des specifischen Gewichtes sich gegen dies Ereigniss schützen, und auch so nicht einmal vollkommen, erhält aber bei alledem zuletzt einen Aether, der noch etwas Weingeist enthält, und im Nachlauf einen Weingeist, der Aether enthält. Es ist bekannt, dass das Waschen des Aethers mit Wasser bis jetzt als das sicherste Mittel betrachtet worden ist, dem Aether den Weingeist zu entziehen; zugleich aber ist bekannt, dass dieses das theuerste Mittel ist, indem die verdünnte weingeistige Flüssigkeit viel Aether auflöst, und dass man die Waschflüssigkeit ebenfalls der Rectification unterwerfen muss, wenn man nicht den darin enthaltenen Aether verlieren will. Man vermehrt auf diese Weise die Operationen und die Producte, die sich nicht vermischen lassen, und erhält den Weingeist in einem so verdünnten Zustande, dass er noch mehrmaliger Rectificationen bedarf, ehe er wieder verwendet werden kann. Ich habe mir schon vor langer Zeit einen Apparat ausgedacht, welcher gestattet, aus dem Rohdestillat des Aethers auf den ersten Schlag beinahe allen Aether zu gewinnen, und den Weingeist in einem ziemlich concentrirten Zustande fast ganz frei von Aether zu erhalten.

Das zum Grunde liegende Princip nennt man das der warmen Abkühlung. Man lässt nämlich die Aetherdämpfe zuerst durch ein Kühlfass gehen, welches durch warmes Wasser von 28 bis 30° R. auf der Temperatur des siedenden Aethers oder einige Grade darüber gehalten wird. In diesem Gefässe können sich natürlich keine Aetherdämpfe verdichten, dagegen können Weingeist- und Wasserdämpfe nicht unverdichtet durch dasselbe circuliren. Auf das warme Kühlgefäss folgt ein zweites, in welchem vollständige Abkühlung durch Wasser oder im Winter mit Eis und Schnee bewirkt wird.

Man sieht diesen Apparat in Fig. 155 (s. f. S.) im Durchschnitt abgebildet. Er kann aus Weissblech dargestellt werden. Das cylindrische Gefäss $a$ dient zum Aufnehmen des warmen Wassers. Es ist oben offen und hat in einer seitlichen Oeffnung eine aufrecht gebogene Glasröhre $b$, durch deren Umdrehen man das Gefäss ganz ausleeren kann. Ein Hahn würde denselben Dienst thun, ist aber theurer.

Durch den Boden dieses Gefässes geht die Abflussröhre des inneren Gefässes $c$. Dasselbe hat oben zwei Tubuli zur Aufnahme der Glas-

224  Zweiter Abschnitt. Besondere Arbeiten und Apparate.

oder Bleiröhren, welche die Aetherdämpfe zu- und abführen. Sein Boden ist zum Abfliessen nach der Mitte vertieft. Es ist von oben nach unten, so weit der cylindrische Theil reicht, durch eine Scheidewand $d$ in zwei Kammern getheilt, um die Dämpfe zu nöthigen, ihren Weg auf der längsten Bahn durch dasselbe zu nehmen.

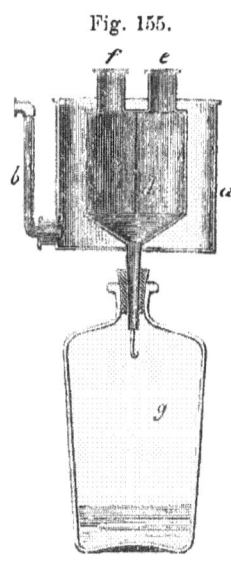

Fig. 155.

Aetherrectification.

Das Verfahren der Rectification wird nun leicht verständlich sein. Man wählt die Winterzeit aus bekannten Gründen dazu.

Das Rohdestillat von der Aetherbereitung oder käuflicher, einmal rectificirter Schwefeläther werden mit Aetzkali bis zum Verschwinden jeder sauren Reaction versetzt und ohne weitere Zusätze und Verdünnung in einen Kolben gebracht. Aus dem Korke des Kolbens, der in den mit Drehklappe versehenen Trichter des Dampfapparates gesetzt wird, geht eine Bleiröhre in die Oeffnung $e$ des Vorkühlers, worin sie mit einem Korke schliesst. Eine Bleiröhre ist der Glasröhre wegen geringerer Zerbrechlichkeit und dadurch verminderter Gefahr bei Weitem vorzuziehen.

Der Vorkühler steht nahe an dem Apparate auf einem Gestelle von passender Höhe, so dass die Bleiröhre von dem Kolben her geneigt und nicht länger ist, als eben nothwendig.

Der Vorkühler steht mit einem nicht dicht schliessenden Korke auf einer Flasche, welche bestimmt ist, den übergehenden Weingeist aufzunehmen. Die Aetherdämpfe dürfen nicht frei in diese Flasche gelangen, in der sie sich verdichten würden. Zu diesem Zwecke ist die Spitze des Abflussrohres des Vorkühlers mit einem umgebogenen Abflussröhrchen von Glas geschlossen. Dieses Röhrchen ist immer mit einigen Tropfen Flüssigkeit gefüllt, und lässt nur im Verhältniss, als sich neue Mengen ansammeln, ausfliessen. Der zweite Tubulus des Vorkühlers $f$ steht mit dem vollkommenen Abkühler durch eine starke Glasröhre in Verbindung.

Sobald Alles zusammengestellt ist, dreht man allmälig die Drehklappe des Trichters*) und lässt die Wasserdämpfe an den Boden des Kolbens gelangen. Wenn der rohe Aether anfängt zu kochen, füllt man das äussere Gefäss $a$ mit Wasser von $30^0$ R. an. Ein eingesetztes Thermometer dient dazu, dies zu erkennen. Man mischt kaltes und warmes Wasser aus dem Apparate durch Umrühren mit einem Stäbchen, bis die-

---

*) Siehe Seite 74, Fig. 39.

## Neuntes Kapitel. Aetherrectification.

ser Punkt erreicht ist. Anfänglich geht aller Aether in das zweite Kühlgefäss über, und es rinnt kein Tropfen in die Flasche *g* hinab. Das Wasser in *a* kühlt sich sogar ab, und man erhöht seine Temperatur durch Zugiessen von warmem Wasser. Bald aber wird die Temperatur des Kühlwassers stationär, es rinnen einige Tropfen in *g* herunter, sie kommen immer rascher, darauf erwärmt sich das Wasser im Vorkühler und die Tropfen laufen stärker. Man muss nun das Wasser durch Zugiessen von kaltem Wasser abkühlen, und plötzlich geht kein Tropfen Aether mehr in den kalten Verdichter über, und Alles rinnt im ersten herunter. Man löst nun den Aetherkühlapparat ab, ersetzt das Wasser im Vorkühler durch eiskaltes, und rectificirt so lange den Weingeist, als er aus dem Wasserbade mittelst Kochen übergeht.

Dieser Weingeist riecht etwas nach Weinöl und Aether, und lässt sich durch einfache Rectification über Pottasche oder Kalk in Rectificatissimus verwandeln. Auffallend ist das plötzliche Aufhören des Uebergehens von Aether und das Erscheinen des Weingeistes. Das Erkennen dieses Punktes, der sich durch nichts ankündigt, ist gerade die Schwierigkeit, welche die gewöhnliche Rectification so unsicher macht. Durch Anwendung unseres Apparates wird das Erkennen ganz überflüssig, da die verschiedenen Stoffe, welche getrennt werden sollen, schon räumlich getrennt auftreten.

Der gewonnene Aether hat immer dasjenige specifische Gewicht, welches für den absoluten Aether angenommen wird. Lässt man die Temperatur des Vorkühlers etwas steigen, so wächst auch das specifische Gewicht des Aethers in den Decimalen.

Fig. 156.

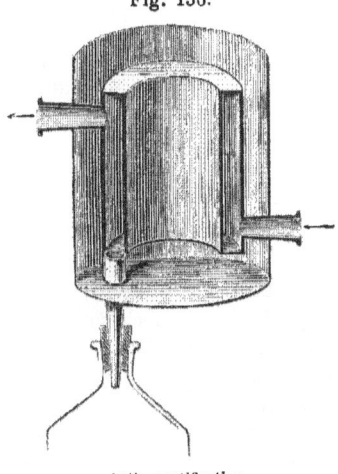

Aetherrectification.

Eine andere Form des Vorkühlers ist in Fig. 156 dargestellt. Er hat grosse Aehnlichkeit mit dem Gädda'schen Kühler. Er besteht aus zwei concentrischen Cylindern, die oben und unten durch Ringe geschlossen sind. Umgekehrt wie bei dem Abkühler, kommt der Dampf an der tiefsten Oeffnung in der Richtung des Pfeiles in den Apparat, und geht an der höchsten wieder weg. Das äussere Gefäss dient zur Aufnahme des umgebenden Wassers. Die condensirten Flüssigkeiten rinnen durch die Abflussröhre in die untergesetzte Flasche. Der Gebrauch und die Wirkung des Apparates ist wie bei dem vorigen.

226 Zweiter Abschnitt. Besondere Arbeiten und Apparate.

Hoyer[*]), Apotheker in Inowraclaw, hat mit Erfolg den im Pistorius'schen Branntweinbetrieb üblichen Beckenapparat, von dem ich meine Idee zu der obigen Verbesserung hergenommen habe, zur Aetherrectification angewendet. Das Princip ist insofern etwas verschieden, als ich die Destillate getrennt auffange, Hoyer aber nur den Aether auffängt und den Weingeist wieder in die Blase zurückfliessen lässt. Insofern man das mehrmalige Destilliren des Weingeistes nicht achtet, muss ich dieser Idee den Vorzug geben; denn man erhält allen Aether sogleich rein, während nach meiner Methode der condensirte Weingeist immer etwas Aether enthält. Will man diese Idee auf den vorliegenden Fall im pharmaceutischen Sinne anwenden, und nicht den Fabrikanten mit seinen grossen Mengen berücksichtigen, so würde sich die Sache so gestalten. In Fig. 157 sieht man den Destillirkolben (S. 196, Fig. 127) auf dem Aufsatze des Apparates S. 73, Fig. 38) stehen. Man setzt den Beckenapparat mit dem warmen Wasser gefüllt (Hoyer nimmt 18 — 20° R. = 22,5 — 25° C.) mit einem guten Korke auf den Kolben, und lässt Dämpfe zu. Der Aether geräth ins Kochen, welches man so regulirt, dass die Dämpfe nicht zu rasch durch den Dephlegmator durchgehen. Dieser enthält zwei oder drei Becken, welche eine grosse Oberfläche darbieten. Die nicht condensirten Aetherdämpfe gehen durch eine Glasröhre, wie es S. 193, Fig. 122 dargestellt ist, in die Hauptkühlröhre der Kühltonne oder sonst einen vorgelegten Kühlapparat. Man hält das Wasser im Dephlegmator auf derselben Temperatur, bis kein Aether mehr übergeht. Jetzt lässt man das Wasser ganz abfliessen, und den Dephlegmator warm werden. Vor die Kühltonne legt man eine andere Flasche. Der Weingeist wird nun die Becken unverdichtet durchdringen und in abnehmender Stärke gewonnen werden, bis die Flüssigkeit ganz erschöpft ist.

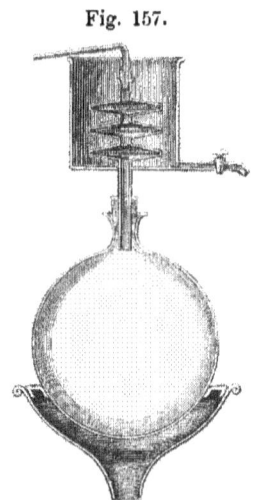

Fig. 157.

Beckenapparat.

. Da nun die meisten Pharmacopoen die Scheidung des Aethers mit Wasser oder anderen Flüssigkeiten vorschreiben, so will ich das Verfahren bei dieser Arbeit näher beschreiben. Ohne die Anwendung dieser verbesserten Apparate ist die Scheidung durch Wasser auch nothwendig.

Wenn der rohe Aether mit der vorgeschriebenen Menge Wasser tüchtig geschüttelt ist, handelt es sich darum, die in der Ruhe oben abgesetzte Schicht des Aethers scharf von dem darunter liegenden Wasser zu trennen. Dazu reichen die in dem vorigen Kapitel beschriebenen

---

[*]) Archiv der Pharm. Bd. 63, S. 140.

Zehntes Kapitel. Gasentwickelung und Absorption. 227

Apparate des Scheidetrichters wegen ihrer zu kleinen Dimensionen nicht aus. Hat man aber nichts Anderes zur Hand, so zieht man den meisten Aether mit einem gläsernen Heber ab, und scheidet in verschiedenen Operationen die kleineren Mengen von Flüssigkeit, welche ausfliessen, wenn man die Flasche mit einer nur noch dünnen Aetherschicht zum Ausgiessen neigt. Es fliesst dann lange Aether und Wasser zusammen aus, die sich in dem Scheidetrichter trennen, und nach bekannten Methoden gesondert werden. Durch diese verschiedenen Operationen wird viel Aether durch Verdunstung verloren. Ich habe deshalb den Versuch gemacht, jede gegebene Flasche unmittelbar zum Scheiden bis auf den letzten Tropfen zu verwenden, und dasselbe vollständig in der folgenden Art erreicht.

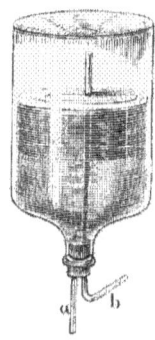

Fig. 158.

Scheideflasche.

Man versieht die Flasche, worin sich die beiden Flüssigkeiten befinden, mit einem gut schliessenden Korke, durch welchen zwei Röhren in der Art luftdicht gehen, dass die kürzere $a$ ausserhalb des Korkes (Fig. 158) nur einige Zolle hervorragt und in eine Spitze von $1/2$ Linie ($1^{mm}$) offenem Durchmesser endigt. Die längere $b$ erreicht beinahe den Boden der Flasche und ist aussen in eine Spitze ausgezogen, nach Anleitung der Zeichnung. Mit diesem Korke verstopft man sogleich die Flasche, wenn zum Scheiden geschüttelt wird. Nach dem Scheiden dreht man die Flasche sanft um, wodurch das Wasser auf den Kork zu stehen kommt.

Man lässt nun durch $a$ ausfliessen, indem $b$ offen ist und die Luft in den obenbefindlichen Theil der Flasche hineinlässt. Wenn man $b$ mit dem Finger schliesst, hört das Ausfliessen sehr bald auf. Nachdem die Scheidegrenze an den Hals der Flasche gekommen ist, bringt man den Zeigefinger an die Mündung der Röhre $a$ und lässt ablaufen, bis der letzte Tropfen Wasser aus der Röhre $a$ ausgeflossen ist. Man schliesst $a$ mit dem Finger, bringt das Destillationsgefäss unter $a$ und lässt nun ganz auslaufen. Die Flasche kann während dieser Operation von einem passenden Stative getragen werden. Will man statt der Röhre $a$ einen Hahn anbringen, so wird die Scheidung um so bequemer sein, wenn nur die Spitze von Glas ist, damit man sehen könne. Doch ist dies für eine so selten vorkommende Arbeit, die nur wenige Minuten dauert, kaum nothwendig. Man kann die grössten Ballons zu dieser Arbeit einrichten.

---

Zehntes Kapitel.

## Gasentwickelung und Absorption.

Gasentwickelung und Absorption findet bei verschiedenen pharmaceutischen Präparaten Statt. Die zu entwickelnden Gase sind Kohlen-

228 Zweiter Abschnitt. Besondere Arbeiten und Apparate.

säure, Schwefelwasserstoff, Chlor, Ammoniak und Salzsäure. Von diesen werden die drei ersteren schwerer, die zwei letzteren sehr leicht absorbirt. Die beiden ersteren können ohne Anwendung von Wärme, die drei letzteren nicht ohne dieselbe vollständig entwickelt werden. Wir wollen den technischen Theil dieser Arbeiten hier einzeln betrachten.

Das kohlensaure Gas wird aus Kreide, Marmor, Kalkstein mit Schwefelsäure oder Salzsäure entwickelt. Die Schwefelsäure bildet mit dem Kalk Gyps, welcher unlöslich ist. Er bildet einen dicken Brei, welcher die Gefässe anfüllt, die Masse verdickt, und die innige Berührung und vollständige Durchdringung der Ingredienzien verhindert. Salzsäure bildet mit dem Kalk ein leicht lösliches Salz, welches diesen Uebelstand nicht hat und sich deshalb besser zu pharmaceutischen Operationen eignet, da die Entwickelung meist in gläsernen Gefässen stattfindet, in denen man keine Rührvorrichtung anbringen kann.

Das Gas, welches in beiden Fällen entwickelt wird, hat einen unangenehmen Geruch nach Mineralsäuren oder einem bituminösen Stoffe der Kreide; es muss deshalb von demselben zuerst befreit werden. Das mit Salzsäure entwickelte Gas kann auch salzsaure Dämpfe enthalten, von denen es ebenfalls gereinigt werden muss. Beide Zwecke werden durch dieselbe Operation erreicht. Man lässt nämlich das kohlensaure Gas durch einen flüssigen Brei von doppelt kohlensaurem Natron streichen, oder durch eine Glasröhre, welche mit demselben Salze im trockenen Zustande gefüllt ist. Sehr gut wird das kohlensaure Gas auch durch frisch geglühte Holzkohle in feinen Stückchen, die in einer Glasröhre, wie bei Fig. 160 enthalten sind, von jedem Geruch befreit. Zur Entwickelung des Gases bedient man sich gläserner Flaschen, oder nach dem Bedürfniss der Grösse starker Kolben. Die Zusammenstellung des Ganzen zeigt Fig. 159.

Die Flasche $a$ enthält die Kreidestücke, so weit zerschlagen, dass sie bequem durch den Hals der Flasche hindurch gehen. Durch die Trichterröhre $b$ wird die mit einem gleichen Volumen Wasser verdünnte rohe Salzsäure nachgegossen. Die kleine Flasche $c$ enthält das mit Wasser angerührte doppelt kohlensaure Natron, und die Flasche $d$ oder ein anderes passendes Gefäss die Substanz, in welche das Gas hineingeleitet werden soll.

Fig. 160 zeigt die zweite Modification des Apparates, mit Kolben und trockener Natronröhre.

Die Entwickelung der Kohlensäure kann gegen Ende durch Wärme unterstützt werden, indem man die Entwickelungsflasche in ein Wasserbad einsetzt. Die sehr concentrirte Lösung von Chlorcalcium verhindert die vollständige Zersetzung der Substanzen. Es kann deshalb gegen Ende der Operation freie Salzsäure und Kreide vorhanden sein, ohne dass sie sich angreifen. In diesem Falle giesst man durch die Trichterröhre warmes Wasser nach. Durch die Verdünnung und gleichzeitige

# Zehntes Kapitel. Gasentwickelung und Absorption.

Erwärmung tritt neue Wirkung ein, und der Process kann nun bis zu Ende geführt werden.

Fig. 159.  Fig. 160.

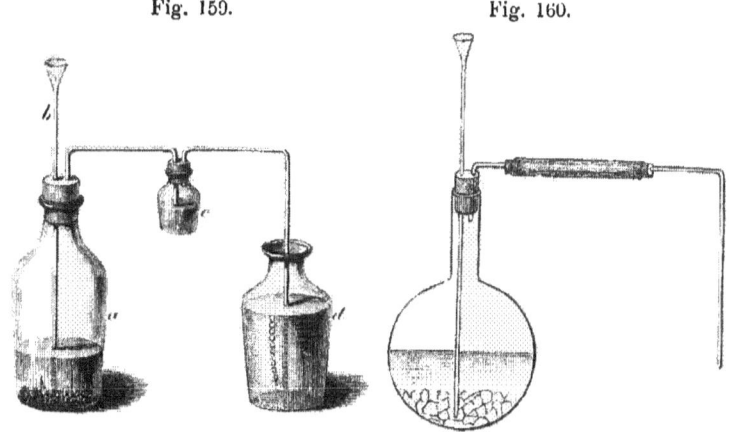

Entwickelungsapparate.

Die beiden, durch Entwickelung von kohlensaurem Gase darzustellenden pharmaceutischen Präparate sind doppelt kohlensaures Kali und Natron.

Das erstgenannte Präparat wird bekanntlich nach Wöhler's Vorschrift aus befeuchteter Weinsteinkohle dargestellt, indem man das kohlensaure Gas hineinleitet. Es wird jetzt auch fabrikmässig im Grossen aus gereinigter Pottasche bereitet, da es an die Stelle von Kali und Tartaro getreten ist. Die Absorption wird durch die grosse dargebotene Oberfläche bei der Lockerheit der Kohle ungemein befördert. Das gebildete Salz wird durch lauwarmes Wasser ausgezogen, die Lösung filtrirt und zur Krystallisation gebracht.

Das doppelt kohlensaure Natron wird in chemischen Fabriken so gut und wohlfeil geliefert, dass der Apotheker nicht leicht in die Lage kommt, es selbst bereiten zu müssen. Der Gebrauch dieses Körpers zu Brausepulver, zu erfrischenden Getränken, hat so ungemein zugenommen, dass man es zu den täglichen Bedürfnissen, man könnte fast sagen, zu den Nahrungsmitteln rechnet.

Wenn man es in einiger Concurrenz zu den chemischen Fabriken für den eigenen Bedarf darstellen will, so kann dies nur in etwas grösserem Massstabe mit Vortheil geschehen, und es müssen dabei alle Cautelen, um Verlust an Substanzen und Product zu vermeiden, beobachtet werden. Bei den bisher beschriebenen Entwickelungsapparaten war die Entwickelung des Gases ganz unabhängig von dessen Absorption. War die Entwickelung zu stark, so ging ein Theil des Gases unverschluckt durch die Flüssigkeit hindurch, und die zum Austreiben des Gases ver-

230  Zweiter Abschnitt.  Besondere Arbeiten und Apparate.

wendete Substanz war verloren. Bei kleinen Mengen von Stoffen, die in Arbeit genommen werden, ereignet es sich meistens, dass vier- bis fünfmal mehr Gas verloren geht, als wirklich absorbirt wird. Dies bleibt immer unbedeutend, wenn es sich nur um Kleinigkeiten handelt; wollte man aber bei ganzen Pfunden von Substanzen einen solchen Verlust eintreten lassen, so würde man zu seinem grössten Nachtheile arbeiten.

Ich habe deshalb mein Augenmerk auf die Construction eines Apparates gerichtet, bei dem die Gasentwickelung in einer bestimmten Abhängigkeit von der Absorption stände, wo also bei abnehmender Absorption die Gasentwickelung ebenfalls abnehme, bei zunehmender steige, bei aufhörender ebenfalls ganz still stehe.

Eine Abbildung des Apparates, in dem ich öfter zwischen 4 und 6 Pfund doppelt kohlensaures Natron dargestellt habe, ist in Fig. 161 gegeben.

Fig. 161.

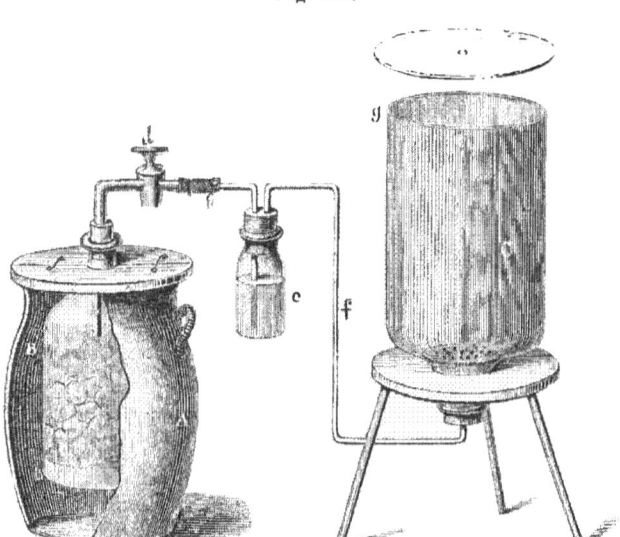

Selbstregulirende Kohlensäureentwickelung und Verschluckung.

Das Entwickelungsgefäss besteht zunächst aus einem steinernen Topfe $A$ mit sogenannter Salzglasur, wie sie an vielen Orten gefertigt werden. Diese Töpfe, welche auch unter dem Namen Coblenzer Geschirr weit verbreitet sind, haben eine vollkommen dichte Masse und widerstehen der Einwirkung der Säuren vollständig. In diesem Gefässe ist die zur Entwickelung dienende Salzsäure, rohe Säure mit dem 2- bis 3fachen Volum Wasser verdünnt, enthalten. Der Topf ist mit einem hölzernen Deckel geschlossen, in welchem das eigentliche Entwickelungsgefäss hängt.

Der hölzerne Deckel ist in der Mitte durchgeschnitten, nimmt in einem Ausschnitte den Hals der Entwickelungsflasche auf, und wird durch zwei Haken, die in Oesen greifen, geschlossen. Die Entwickelungsglocke ist eine grosse Flasche aus grünem Glase, deren Boden abgesprengt ist. Mit ihrem Halse hängt sie in dem eben bezeichneten Deckel; ihre Oeffnung ist mit einem Stopfen geschlossen, durch welchen eine messingene Röhre geht, die an einen messingenen Hahn angelöthet ist. Unten an diese Röhre, wo sie in die Flasche hineinragt, ist ein Häkchen aus Messingdraht angelöthet, an welchen man den Draht hängt, der seinerseits auf einer Messing- oder Bleischeibe die Kreide- oder Marmorstücke trägt. Man erkennt hier leicht die Construction der Wasserstoffzündmaschine, welche von Gay-Lussac erfunden worden ist. Die Füllung dieser Flasche geschieht leicht in der folgenden Art. Man hält die Entwickelungsflasche sammt ihrem Deckel verkehrt, und fasst das Ende des Drahtes an. Nun vertheilt man rund um den Draht die Kreidestücke, damit der Draht in der Mitte der Flasche bleibe. Wenn die Flasche bis auf einen Zoll nahe gefüllt ist, setzt man die durchlöcherte Scheibe von Messing oder dickem Blei auf, lässt den Draht durch eine Oeffnung in der Mitte der Scheibe durchgehen, und befestigt die Scheibe durch eine messingene Mutter, die man auf den Draht schraubt. Der Apparat wird umgekehrt und in der gezeichneten Art in das Säuregefäss $A$ gesetzt. Die Kreidestücke ruhen in der Flasche $B$ auf der Scheibe $b$, die an dem Drahte $c$ hängt. Der Topf $A$ ist über die Hälfte mit der verdünnten rohen Salzsäure gefüllt. So lange der Hahn $d$ geschlossen ist, kann die Säure nicht zu den Kreidestücken dringen, weil die im Gefässe $B$ enthaltene Luft nicht entweichen kann. Sobald aber der Hahn $d$ geöffnet wird, entweicht die Luft, die in dem Gefässe $B$ durch den höheren Stand der Säure ausserhalb comprimirt ist, durch dieselbe, die Säure gelangt zu den Kreidestücken, und die Gasentwickelung beginnt. Sie dauert nun so lange fort, als das Gas durch $d$ entweichen kann, und Substanz zur Entwickelung vorhanden ist. Wird der Hahn $d$ geschlossen, oder findet das entwickelte Gas hinter demselben einen Widerstand, so entwickelt sich zwar noch einiges Gas, allein da es nicht entweichen kann, häuft es sich im Gefässe $B$ selbst an, und verdrängt die Säure daraus, womit dann natürlich die Gasentwickelung wieder aufhört. Oeffnet man aber den Hahn $d$ sehr wenig, oder lässt man das Gas hinter dem Hahn allmälig entweichen oder durch Absorption verschwinden, so steigt die Säure sogleich wieder über die Scheibe $b$, und erregt eine Gasentwickelung, die genau der entweichenden oder absorbirten Menge gleich ist. Dies findet nun zu unserem Zwecke in der folgenden Art statt. Nachdem das Gas durch den Hahn $d$ gegangen ist, wird es in dem Gefässe $e$ mit doppelt kohlensaurem Natron gewaschen, es geht nun durch die Röhre $f$ weiter, und gelangt in die, verkehrt auf einem kleinen Gestellchen stehende Flasche $C$. An dieser ist ebenfalls der Boden abgesprengt, und der dadurch entstehende Rand $g$ auf einem Sandsteine ganz

232  Zweiter Abschnitt. Besondere Arbeiten und Apparate.

eben geschliffen. Auf diesen Rand passt genau eine eben geschliffene Glasscheibe, in welche ein ganz kleines Loch gebohrt ist. Innerhalb der

Fig. 161.

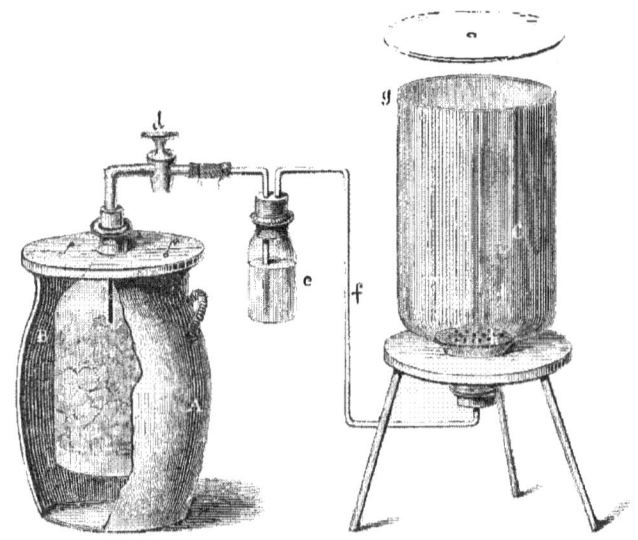

Selbstregulirende Kohlensäureentwickelung und Verschluckung.

Flasche liegt eine durchlöcherte Holzscheibe $h$, worauf das Salzgemenge zu liegen kommt.

Bekanntlich enthält das Bicarbonat nur 1 Atom Wasser, das einfach kohlensaure Natron aber 10 Atome Wasser. Um ein Salzgemenge darzustellen, das auf 1 Atom kohlensaures Natron gerade 1 Atom Wasser enthielte, wie das Bicarbonat, müsste man zu 1 Atom krystallisirten kohlensauren Natrons noch 9 Atome wasserleeres hinzubringen, oder ungefähr auf ein Gewichtstheil krystallisirtes drei Theile ganz entwässertes Salz. Kleine Abweichungen von diesem Verhältnisse schaden nichts, denn es führt das kohlensaure Gas immer noch etwas Feuchtigkeit mit, oder das Salz wird, bei zu viel Wasser, etwas feuchter als nothwendig, was aber ohne Belang ist, da es nachher noch gewaschen und getrocknet werden muss. Das innige Gemenge von krystallisirtem und trocknem Salze wird locker in die Flasche $C$ gebracht und diese fast damit angefüllt. Man bestreicht den oberen Rand derselben mit Talg oder Schweineschmalz, und setzt die geschliffene Glasscheibe mit vollem Schluss darauf. Nun öffnet man das kleine in der Glasscheibe befindliche Loch, dreht den Hahn $d$ ganz auf, und lässt einen starken Strom von kohlensaurem Gas sich entwickeln, um alle atmosphärische Luft aus dem ganzen Apparate zu verdrängen. Sobald man dies aus der Reinheit des entweichenden

## Zehntes Kapitel. Gasentwickelung und Absorption.

Gases schliessen kann, verstopft man die kleine Oeffnung in der Glasscheibe mit Klebwachs und beschwert die Scheibe mit einigen Gewichten. Bei vollkommenem Schlusse und noch nicht angefangener Absorption sinkt die Säure wieder herunter, und die Gasentwickelung lässt nach; nach einiger Zeit aber steigt die Säure wieder hinauf, die Gasentwickelung nimmt zu, das Salz in $C$ fängt an sich zu erwärmen, und die Absorption wird immer kräftiger. Ich habe schon den Fall gehabt, dass die Entwickelung in $B$ nicht dem Bedürfnisse der Absorption in $C$ genügt hat, wodurch die Säure aus $A$ bis in $C$ hinüber gesogen wurde. Um dieses zu verhindern, dient der Hahn $d$, und es muss die ganze Operation, wenigstens bis die heftigste Absorption vorüber ist, überwacht, oder die kleine Waschflasche $e$ noch mit einer Sicherheitsröhre versehen werden, was besonders für den Fall von Wichtigkeit wäre, wo entweder die Kreide oder die Salzsäure zur Entwickelung einer genügenden Menge Kohlensäure nicht hinreichten. Es muss alsdann das Entwickelungsgefäss $A$ und $B$ von Neuem beschickt werden, und die Operation so lange fortgehen, bis die Säure in $B$ constant herunter gedrängt bleibt.

Statt der Vorrichtung mit dem Drahte $c$ und der Scheibe $b$ kann man auch die Kreidestücke in einem Sacke aus grobem leinenen oder wollenen Zeuge aufhängen, und statt der Flasche $C$ kann man sich einer zinnernen Real'schen Presse mit vollkommenem Deckelschlusse bedienen. Diesen prüft man vorher, ehe $C$ mit kohlensaurem Natron gefüllt ist. Unter allen Umständen ist es nothwendig, dass das Gefäss $C$ keine engere Oeffnung, als sein Bauch ist, habe; denn die fest zusammenbackende Salzmasse lässt sich sonst nicht ohne grosse Mühe herausnehmen. Ebenso kann die Masse aus Glasröhren nicht ohne die grösste Mühe und Gefahr für die Röhren herausgenommen werden. Das zerriebene Product wird mit kaltem Wasser gewaschen und an einem gelinde warmen Orte getrocknet.

Künstliche Mineralwasser, Sodawasser, Brauselimonade werden in Apotheken selbst als solche nicht dargestellt, sondern deren Fabrikation in eigenen Fabriken, die sich mit einer Apotheke verbinden lassen, und auch vielfach damit verbunden sind, betrieben. Da man mit Kreide ein werthloses Salz, Chlorcalcium, erzeugt, so kann man auch statt der Kreide Strontianit und Salpetersäure anwenden, wodurch man salpetersauren Strontian erhält.

Schwefelwasserstoffgas wird aus Schwefeleisen und verdünnten Säuren entwickelt. Da die Schwefelsäure mit Eisenoxydul ein lösliches Salz giebt und weniger flüchtig ist als Salzsäure, so bedient man sich derselben vorzugsweise zu dieser Arbeit. Die Entwickelung kann in denselben Apparaten, wie die der Kohlensäure, Fig. 159 und 160, geschehen. Will man eine lange dauernde langsame Entwickelung einleiten, so bedient man sich ganzer und grosser Stücke von Schwefeleisen, und wendet sehr verdünnte Säure an; soll aber die Entwickelung rascher

234  Zweiter Abschnitt. Besondere Arbeiten und Apparate.

und kräftiger vor sich gehen, so zerkleinert man das Schwefeleisen und nimmt stärkere Säure.

Die langsame Entwickelung wendet man in Fällen an, wo man ein Metall aus einer Flüssigkeit fällen will; die rasche hingegen, wenn man Wasser und Ammoniakflüssigkeit mit Schwefelwasserstoff sättigen will. Beide Fälle werden etwas verschieden behandelt.

Bei der Sättigung von Wasser mit Schwefelwasserstoffgas nimmt man destillirtes ausgekochtes und in verschlossenen Gefässen erkaltetes Wasser. Man füllt das Wasser in zwei gleich grosse, mit Glasstöpseln versehene Flaschen, deren jede nur zum dritten Theile von dem Wasser gefüllt wird. Nun leitet man einen kräftigen Strom von Schwefelwasserstoffgas hinein, bis der leere Theil der Flasche ganz mit dem Gase angefüllt ist. Man hebt darauf die Leitungsröhre des Entwickelungsapparat aus dieser Flasche aus und in die zweite Flasche hinein, schliesst die erste mit ihrem Stopfen und schüttelt sie kräftig durch. Nachdem die zweite Flasche ganz mit Gas gefüllt ist, setzt man die Leitungsröhre wieder in die erste, und schüttelt die zweite durch. In gleicher Art wechselt man vier- bis fünfmal mit den Flaschen, bis kein Gas mehr aufgenommen wird, was man daran erkennt, dass beim Umkehren der Flasche und schwachen Lüften des Stopfens keine Luft mehr hineinstreicht. Man füllt das gesättigte Wasser in kleine Flaschen bis dicht unter den Kork oder Glasstopfen, setzt diesen fest ein, und bewahrt sie im Keller, entweder umgekehrt auf dem Stopfen stehend, oder in einem steinernen Topfe, ganz mit Wasser übergossen. Die im Gebrauche stehende Flasche wird ebenfalls umgekehrt in ein mit Wasser halb gefülltes Glas gestellt. In dieser Art kann man von einer Operation her mehrere Jahre immer kräftiges und starkes Schwefelwasserstoffwasser zum Gebrauche haben.

In ähnlicher Art bereitet man Schwefelammonium, und bewahrt es eben so auf.

Hat man aus einer grossen Menge Flüssigkeit ein Metall durch Schwefelwasserstoff zu fällen, so bringt man dieselbe in eine grosse Flasche, nach Umständen in einen Schwefelsäureballon mittlerer Grösse, und leitet einen kräftigen Gasstrom hinein. Die Flasche werde nur zu $1/3$, $1/4$ oder noch weniger von der Flüssigkeit erfüllt.

Sobald das Gas stark am Halse herausriecht, zieht man die Entwickelungsflasche einen Augenblick zurück und schüttelt den Ballon kräftig durch. Die Oeffnung verschliesst man entweder mit einem passenden Stopfen oder mit der Fläche der Hand. Man bringt nun die Röhre der Entwickelungsflasche wieder hinein, und wiederholt die Operation in gleicher Art. Nachdem man dies einige Mal gethan hat, ist aller Metallgehalt, wenn er nicht sehr gross war, vollkommen gefällt. Man gebraucht ungleich kleinere Mengen von Material, und erspart eine bedeutende Zeit gegen das gewöhnliche Verfahren, das Gas durch eine hohe und ruhende Flüssigkeitssäule streichen zu lassen. Hier sind alle Gasblasen, wenn sie einmal über die Oberfläche gelangt sind, vollkommen

# Zehntes Kapitel. Gasentwickelung und Absorption. 235

verloren, die Flüssigkeiten werden nicht genügend gemengt, und ungeachtet stundenlangen Einströmens sind oft die unteren Schichten der Flüssigkeit noch metallhaltig. Nur durch Anwendung sehr grosser Gefässe und kräftigen Schüttelns erlangt man eine schnelle und vollständige Fällung des Metallgehaltes.

Ganz dasselbe gilt für die Behandlung des Jodes, oder des Gemenges aus Jod und kohlensaurem Kali, um Jodkalium nach einer bekannten Methode, oder um Blausäure, nach Vauquelin, aus Cyanquecksilber darzustellen. Will man behufs einer Reaction das Gas in eine Flüssigkeit streichen lassen, so wende man dazu eine der kleinsten Arzneiflaschen von 2 Drachmen Inhalt an, bringe ein Körnchen Schwefeleisen und verdünnte Säure hinein, verschliesse die Oeffnung mit dem Korke, in den das Entwickelungsrohr gepresst ist, und hänge das Apparätchen nach Anleitung von Fig. 162 und 163 in das Reagenzgläschen hinein.

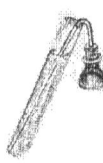

Fig. 162.   Fig. 163.

Schwefelwasserstoffgas.

Bei einer jeden Entwickelung von Schwefelwasserstoffgas ist das angewendete Schwefeleisen und die Säure verloren, wenn man nicht alles daraus entwickelte Gas gebraucht. Es entwickelt sich entweder das Gas unausgesetzt fort und verdirbt die Luft, oder man muss die Säure weggiessen, wo dann das Schwefeleisen sich oxydirt und unbrauchbar wird. Es ist sehr lästig, wenn man kleine Proben mit diesem Gase anzustellen hat, dasselbe öfter hinter einander zu entwickeln. Sehr gut wird dies vermieden durch den Entwickelungsapparat von Kipp in Delft, der nach einer Idee von Geisler in Bonn im Grossen ausgeführt wurde. Derselbe ist in der zweckmässigsten Form in Fig. 164 (a. f. S.) abgebildet. Er besteht aus zwei Theilen. Der untere Theil begreift zwei durch einen engen Hals bei $a$ in Verbindung stehende ungleiche Kugeln. Die untere grössere, etwas platt gedrückte dient zur Aufnahme der verdünnten Säure, die obere kleinere zur Aufnahme des Schwefeleisens. Diese hat einen Hals und einen Tubulus $d$. In dem Halse $c$ sitzt luftdicht eingeschliffen die herabsteigende Röhre des oberen Theiles des Apparates; in dem Tubulus sitzt mit einem Korke oder eingeschliffen ein gläserner Hahn.

Um den Apparat zu füllen und in Gang zu setzen, verfährt man in der folgenden Art. Durch den Hals $c$ schiebt man ein ringförmiges Stück Leder oder Kautschuk in die mittlere Kugel, breitet es aus, und steckt die Röhre des oberen Theils durch das eben passende Loch dieses Ringes. Dieser flache Ring von Kautschuk dient dazu, den bei $a$ unvermeidlichen Spielraum in so weit zu verschliessen, dass keine grössere Schwefeleisenkörnchen in die untere Kugel fallen können. Nun füllt man die mittlere Kugel durch den Tubulus $d$ mit ganzen Stücken von geschmolzenem Schwefeleisen, so gross sie eben hindurch gehen, und setzt mit einem Korke den gläsernen Hahn ein. Nachdem man diesen geschlossen, giesst

236  Zweiter Abschnitt. Besondere Arbeiten und Apparate.

man verdünnte Schwefelsäure (1 zu 6 bis 8) durch die Oeffnung der obersten Kugel, bis diese sich gefüllt hat. Man öffnet den Hahn, lässt die Luft entweichen und giesst Säure nach bis diese zu dem Schwefeleisen gedrungen ist. Wenn man jetzt den Hahn schliesst, so drängt das sich entwickelnde Schwefelwasserstoffgas, da es nirgends entweichen kann, die Säure hinab durch die mittlere lange Röhre in die obere Kugel. Wenn man dies einigemal wiederholt hat, ist der Raum der mittleren Kugel mit reinem Gase gefüllt und der Apparat in Stand gesetzt. Um die Leitungsröhre in jedes beliebige Gefäss bringen zu können,

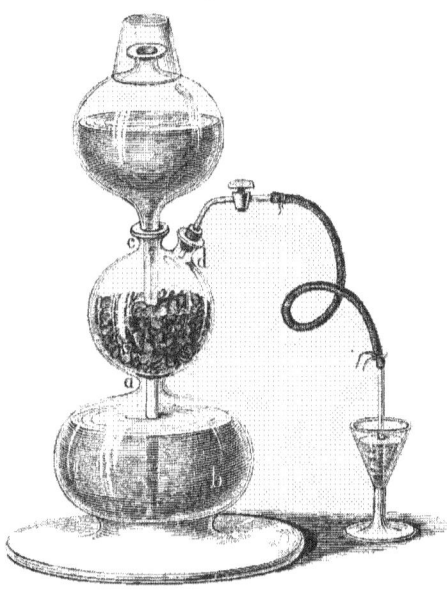

Fig. 164.

Schwefelwasserstoffentwickelung.

ist sie durch ein fusslanges Stück vulcanisirter Kautschukröhre mit dem Hahn verbunden. Damit der Geruch sich nicht verbreite, ist die Oeffnung der oberen Kugel mit einem darüber gestürzten Glase bedeckt, oder mit einer Glasröhre geschlossen, die, nach Art der Chlorcalciumröhren, mit gröblichen Stücken geglühter Holzkohlen gefüllt ist. Beim Gebrauch hat man nur den Hahn zu öffnen, nachdem man die Glasröhre in die zu prüfende Flüssigkeit gebracht hat. Es stürzt sogleich ein Strom Gas hervor, was für eine Reaction hinreichend ist. Will man eine Flüssigkeit mit Gas sättigen, so regulirt man den Hahn so, dass ein mässiger Strom von Gas entweicht, und die Flüssigkeit in der oberen Kugel eine feste Stelle einnimmt. Ein solches Gleichgewicht bildet sich immer nach einiger Zeit von selbst aus, indem die Säure in die Schwefeleisenstücke so hoch hineintritt, bis die entwickelte Menge Gas gerade durch die Stellung des Hahnes entweichen kann. Wenn sich bei $a$ kleine Stückchen Schwefeleisen durcharbeiten und in die Säure fallen, so wird die Flüssigkeit zu der oberen Kugel herausgedrückt, weshalb es zweckmässig ist, den ganzen Apparat in einen Teller oder flache Schale zu stellen.

Ein anderer zweckmässiger Apparat zur Entwicklung von Schwefelwasser-

Zehntes Kapitel. Gasentwickelung und Absorption. 237

stoffgas ist von Babo angegeben worden. Er besteht (Fig. 165) aus zwei Glaskugeln, welche durch eine horizontale Röhre in Verbindung stehen. In der einen Kugel ist das Schwefeleisen so grob, als man es durch die Oeffnung hineinbringen kann. Zuerst legt man in die Kugel ein durchlöchertes rundes Scheibchen von metallischem Blei, um die Schwefeleisenstückchen zu tragen, damit sie nicht in die Röhre fallen und sich nutzlos auflösen. Diese Kugel ist mit einem Kautschukpfropf geschlossen, durch welchen die Ableitungsröhre geht. Letztere ist in einiger Entfernung mit einem Quetschhahn mit Schraube versehen, um den Gasstrom reguliren und auch ganz unterbrechen zu können. Der Kugelapparat sitzt in einem ausgeschnittenen Brettchen mit einem länglichen Schlitze, durch den die verbindende Glasröhre leicht durchgeht. In der Mitte ist dies Brettchen mit einer mit versenktem viereckigen Kopfe ins Holz eingelassenen Schraube versehen, welche durch eine Flügelmutter fest an die runde Scheibe des Ständers angezogen werden kann. Durch diese Reibung kann man den Apparat in jeder beliebigen Lage gegen die Horizontale stellen. Ist der Gebrauch des Apparates beendigt, so stellt man die Kugel mit dem Schwefeleisen hoch und die andere Kugel tief; es sammelt sich dann alle Säure in dieser Kugel, berührt das Schwefeleisen nicht mehr und übt auch keinen Druck auf das vorhandene Gas aus. Will man den Apparat wieder gebrauchen, so senkt man die Kugel mit dem Schwefeleisen etwas unter diejenige, in der sich die Säure sammelte, wodurch man den ganzen vorhandenen Gasvorrath zu einem Versuche disponibel hat. Der Hauptvorzug des Apparates besteht darin, dass man während des Nichtgebrauches den Druck wegnehmen kann. Die für die Säure bestimmte Kugel schliesst man mit einer sogenannten Chlorcalciumröhre, welche mit Kohlenstückchen gefüllt ist.

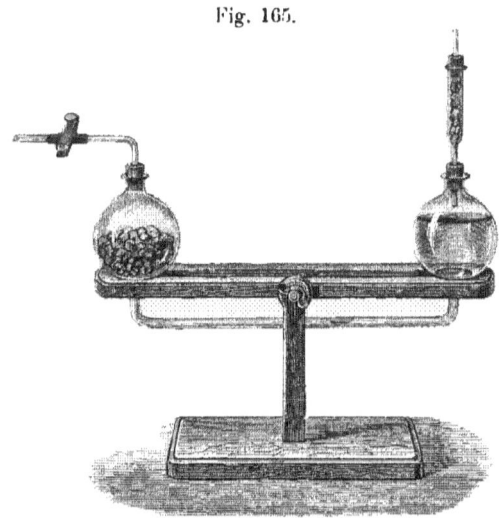

Fig. 165.

Babo's Schwefelwasserstoffapparat

Ein denselben Zweck erreichender Apparat ist in Fig. 166 (a. f. S.) abgebildet. Eine Flasche mit weitem cylindrischen Halse ist mit einem massiven Kautschukpfropf geschlossen, welcher zwei Bohrungen hat. Durch die in

238　Zweiter Abschnitt. Besondere Arbeiten und Apparate.

der Mitte befindliche geht gedrungen ein massiver Glasstab, der innen zu einem Haken gebogen ist. Hieran hängt mit einem Platin- oder Bleidraht ein Eimerchen mit Siebboden aus Porzellan, welches das Schwefeleisen enthält. Die zweite Röhre dient zum Ableiten des Gases und ist seitlich angebracht. Senkt man das Sieb mehr oder weniger tief in die Säure, so erhält man ungleich starke Gasentwickelungen nach Bedürfniss. Nach dem Gebrauche zieht man es aus der Säure heraus und lässt den Quetschhahn noch eine Zeit lang geöffnet, damit das von der Befeuchtung des Schwefeleisens noch nachentwickelte Gas keine Spannung ausübe. Wenn die Flasche stark von Glas ist, so würde bei Vernachlässigung dieser Vorsicht höchstens der Pfropf gelüftet werden.

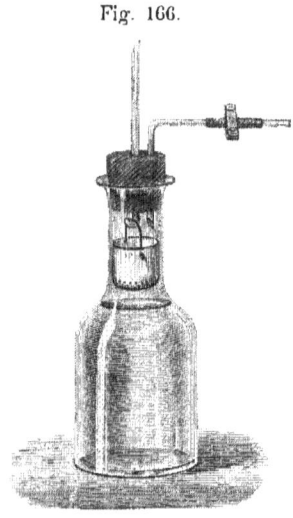

Fig. 166.

Schwefelwasserstoffapparat.

Ein Uebelstand bei jeder Entwickelung von Schwefelwasserstoff besteht darin, dass das Schwefeleisen fast immer überschüssiges Eisen enthält. Man erhält dadurch ein mit Wasserstoff gemengtes Schwefelwasserstoffgas. Jenes permanente Gas muss jedenfalls entweichen und nimmt immer von dem anderen Gase mit. Hätte man ein reines Einfach-Schwefeleisen, so dass sich auch reines Schwefelwasserstoffgas entwickeln müsste, so könnte man die Gefässe mit der zu behandelnden Flüssigkeit luftdicht an den Entwickelungsapparat anschliessen und dann den Hahn öffnen. Allein so füllt sich das Gefäss bald mit reinem Wasserstoff und es tritt kein neues Gas ein. Es bleibt deshalb für die chemischen Fabriken eine Aufgabe, im Grossen ein Schwefeleisen in festen Stücken zu erzeugen, welches möglichst genau FeS wäre. Es würde gewiss jeder Chemiker dafür den doppelten Preis zahlen, der ihm in ersparter Säure und vermiedener Unannehmlichkeit der Arbeit wieder einkäme.

Bei keinem Gase wird in dem pharmaceutischen Laboratorium eine solche Verschwendung getrieben, als bei dem in Rede stehenden. Unzenweise wird das Schwefeleisen und die Schwefelsäure in die Entwickelungsgefässe gegeben, um einige Unzen Schwefelwasserstoffwasser zu bereiten. Es verräth dies eine Unkenntniss des Zusammenhangs zwischen Wirkung und Ursache. Von einem Dinge, welches man mit Augen nicht sieht, glaubt man niemals genug haben zu können, und dennoch ist der Schwefelwasserstoff aus 1 Loth gutem Schwefeleisen hinreichend, um $2^{1}/_{3}$ Loth Blei aus einer Lösung zu fällen. Es ist demnach sachgemäss, die Laboranten auf diese Verhältnisse aufmerksam zu machen.

Zehntes Kapitel  Gasentwickelung und Absorption.   239

Wenn das Gas gewaschen werden soll, so lässt man es durch eine mit Wasser gefüllte Flasche gehen. Das in dem Apparate Fig. 164 in der Kälte bereitete Gas bedarf keiner Waschung, wenn man als Säure verdünnte Schwefelsäure angewendet hat. Nur das mit Salzsäure oder durch Kochen dargestellte Gas bedarf der Waschung. Man bedient sich dazu der in Fig. 167 und 168 abgebildeten Woulf'schen Flaschen, welche keine Verbindung durch Binden nothwendig machen, sondern ohne weiteres angesetzt werden können. Fig. 167 zeigt diese Anwendung im Zusammenhange.

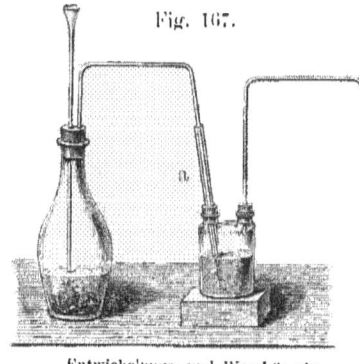

Fig. 167.

Entwickelungs- und Waschflasche.

Die weite Röhre $a$ hat dieselbe schwache Neigung gegen das Bleiloth, wie der herabsteigende Schenkel der Leitungsröhre aus der Entwickelungsflasche. Die Röhre $a$ wirkt zugleich als Sicherheitsröhre, denn sie verhindert das Zurücksteigen der absorbirenden Flüssigkeit in das Waschgefäss. Die zweite Modification mit einhalsiger Flasche mit Gasleitungsröhre ist in Fig. 168 abgebildet.

Chlorgas wird aus Braunstein und concentrirter roher Salzsäure, oder aus Braunstein, Kochsalz und Schwefelsäure nach bekannten Verhältnissen bereitet. Bei dem ersten Gemenge kommt es nicht auf ein bestimmtes stöchiometrisches Verhältniss der Bestandtheile an, wenn nur immer Braunstein im Ueberschusse vorhanden ist, da man denselben ungelöst und zur nächsten Operation übrig behält. Bei dem Satze aus Braunstein, Kochsalz und Schwefelsäure brauchen bloss die beiden letzteren im richtigen stöchiometrischen Verhältnisse von gleichen Atomgewichten zu stehen, während der Braunstein im Ueberschusse vorhanden sein kann und muss.

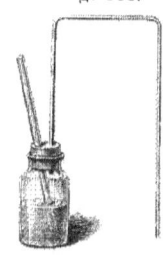

Fig. 168.

Waschflasche.

Das Chlorgas reisst immer salzsaure Dämpfe mit fort, und muss deshalb ebenfalls mit Wasser gewaschen werden. Man kann sich wiederum dazu der Apparate Fig. 167, 168 und 169 bedienen.

Um grössere Mengen Chlorgas zu bereiten, bedient man sich eines Kolbens oder einer Retorte, die man auf freiem Feuer oder im Sandbade der Wärme aussetzt.

Fig. 170, 171 und 172 (a. f. S.) geben dazu Anleitung. Die Waschflasche folgt zunächst und dann das Absorptionsgefäss.

Die Korke werden bei dieser Arbeit stark angegriffen, während Kautschuk dem Gase sehr gut widersteht. Es ist deshalb hier besonders räthlich, sich eines Kautschukbeutels oder der jetzt in allen Dimensionen

240  Zweiter Abschnitt. Besondere Arbeiten und Apparate.

zu habenden Kautschukpfropfen zum Verbinden der Gefässe mit den Röhren zu bedienen. Nur bei der Bereitung im grossen Massstabe be-

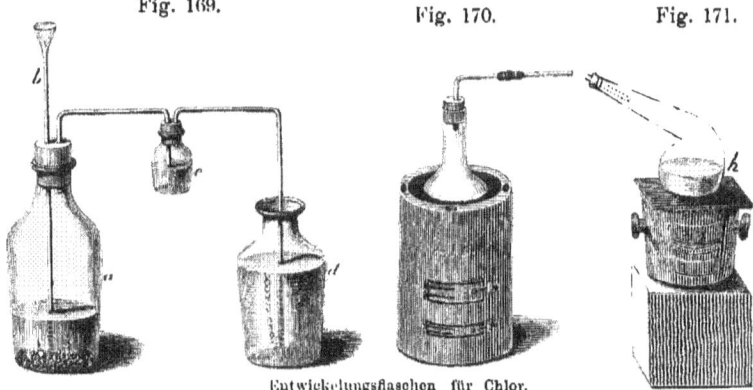

Fig. 169.   Fig. 170.   Fig. 171.

Entwickelungsflaschen für Chlor.

dient man sich bleierner Entwickelungsgefässe. Doch kommen solche Operationen in der pharmaceutischen Praxis nicht vor.

Das Einleiten des Chlorgases geschieht sowohl zur Darstellung des *Aqua Chlori*, als auch um in Flüssigkeiten gewisse chemische Actionen hervorzurufen, etwa Eisenoxydul zu oxydiren, Farbstoffe zu zerstören, oder chlorsaures Kali zu bereiten. Den letzten Fall können wir aus unserer Betrachtung herauslassen, da er wohl nur aus wissenschaftlicher Neugierde, niemals aber des Zweckes und Nutzens wegen eintreten kann.

Die Sättigung des Wassers mit Chlorgas geschieht ganz in derselben Art, wie dies oben vom Schwefelwasserstoffe beschrieben worden ist. Man lässt abwechselnd das Gas in zwei, nur zu einem Drittheil gefüllte Flaschen einstreichen, und schüttelt jedesmal diejenige, welche man soeben abgenommen hat. Nach einigen Wechseln erhält man eine vollkommen gesättigte Flüssigkeit von entschieden grüngelber Farbe. In keiner Art, auch nicht mit dem vollständigsten Woulf'schen Apparate, kann man sich ein so gesättigtes Wasser verschaffen, selbst wenn man die längere Zeit und den Mehrverbrauch von Substanz gar nicht in Anschlag bringen will. Wer einmal in dieser Art mit zwei gewöhnlichen

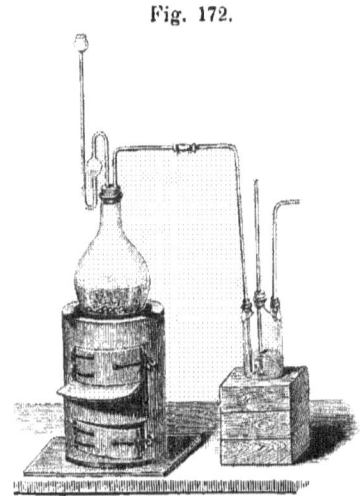

Fig. 172.

Entwickelungs- und Waschflasche.

## Zehntes Kapitel. Gasentwickelung und Absorption.

Flaschen das Chlorwasser in weniger als einer Viertelstunde Zeit dargestellt hat, muss unwillkürlich lächeln, wenn er in chemischen Werken, besonders französischen, den grossen Woulf'schen Apparat mit seinen vier Flaschen, zwölf Hälsen und ebenso vielen durchbohrten Korken und Verbindungs- und Sicherheitsröhren betrachtet. Der „philosophische" Apparat fängt nachgerade an ausser Mode zu kommen.

Eine wesentliche Verbesserung in der Entwickelung des Chlorgases besteht darin, bei denselben Apparaten eine andere Beschickung des Entwickelungsgefässes zu nehmen. Statt des gepulverten Braunsteins und der verdünnten Salzsäure nehme man grobkörnigen Braunstein und rauchende Salzsäure. Man stosse den Braunstein zu erbsengrossen Stücken, und schlage das feine Pulver davon ab. Dann fülle man einen langhalsigen Kolben vollkommen bis hoch in den Hals mit diesem Braunsteingrus, und giesse nur so viel rohe Salzsäure darauf, dass der Bauch des Kolbens halb voll werde. Es findet schon bei gewöhnlicher Temperatur eine Chlorentwickelung statt, und das Gas muss durch den mit Braunsteinstücken gefüllten Hals streichen, wobei das mitgerissene Salzsäuregas ebenfalls in Chlor verwandelt wird. In Fig. 173 sieht man bei *a* die obere Gränze der Salzsäure, bei *b* die des Braunsteins. Wenn die freiwillige Entwickelung des Chlorgases aufgehört hat, stellt man die Entwickelungsflasche in warmes Wasser und bringt dadurch die Entwickelung zu Ende. Ebenso kann man die Entwickelung auf einem Drahtnetze mit freiem Feuer beendigen, da hier nicht dieselbe Gefahr wie bei Anwendung von Braunsteinpulver obwaltet, weil der Boden mit Flüssigkeit bedeckt ist, in welcher nur einzelne Ecken von Braunstein denselben berühren. Es ist deshalb ein Ueberhitzen des Bodens nicht zu befürchten. Bei dieser Anordnung spritzt niemals Chlormangan über, und das Chlor ist frei von Salzsäuregas, weshalb man die Waschflasche entbehren kann. Nach dem Gebrauche stürzt man die offene Flasche auf eine schiefe Fläche eines Tellers um, und lässt die Flüssigkeit abrinnen, ohne den Braunstein herauszunehmen. Man bewahrt die Flasche gefüllt und - mit einem Glase bedeckt auf; der Kork sammt den Röhren wird besonders aufgehangen, um ihn nicht immer der Wirkung des Chlorgases auszusetzen. Beim neuen Gebrauche füllt man den Hals des Kolbens wieder ganz mit Braunstein. In dieser Art wird

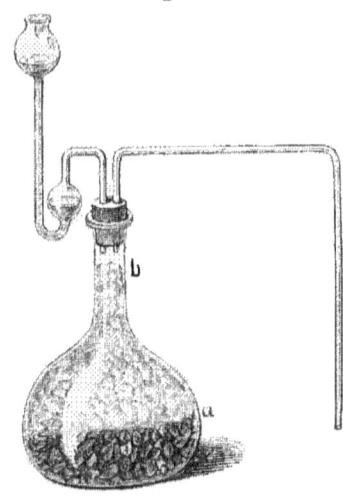

Fig. 173.

Chlorgasentwickelung.

242 Zweiter Abschnitt. Besondere Arbeiten und Apparate.

die Salzsäure ganz verwendet, und vom Braunstein verschwindet nur der wirklich verbrauchte Theil.

Bei leicht absorbirbaren Gasarten, wie Ammoniak- und Salzsäuregas, ist der Woulf'sche Apparat überflüssig, und bei schwerer absorbirbaren, wie Chlor, Schwefelwasserstoff, Kohlensäure, nützt er nichts. Diese Gasarten steigen in ganzen Blasen so schnell durch Wasser, dass sie auf diesem Wege nur einen sehr kleinen Theil durch Absorption verlieren, besonders wenn noch ein permanentes Gas, Luft, beigemengt ist. Nur durch vielfache Berührung, die durch heftiges Schütteln hervorgebracht wird, tritt eine vollständige Absorption ein.

Sodawasser und Brauselimonade hat noch Niemand versucht mit einem Woulf'schen Apparate darzustellen, und zwar sehr mit Recht.

Das bereitete Chlorwasser kann nur in einer Form in bestimmter Stärke geliefert werden, nämlich im gesättigten Zustande. Diese Sättigung findet im höchsten Masse bei einer mittleren Temperatur von 7 bis 8° R. statt. Man hält es deshalb während der Bereitung durch Brunnenwasser auf dieser Temperatur. Andere Flüssigkeiten, z. B. eisenhaltige Zinkvitriollösung, sättigt man durch Schütteln in einer sehr grossen Flasche; auch wohl, wie oben beschrieben wurde, in zwei gleiche Flaschen vertheilt. In wenigen Minuten ist der Zweck jedesmal erreicht.

Es wäre an dieser Stelle nicht unpassend, überhaupt etwas über den Gebrauch der Woulf'schen Flaschen zu sagen. Sie haben den Vortheil, dass durch einen Stopfen nur immer ein Loch gebohrt zu werden braucht, und dass die zum Schliessen nöthigen Korke nur die gewöhnliche Dicke guter Flaschenkorke zu haben brauchen. Beim Auseinandernehmen solcher Apparate lässt man die Korke gewöhnlich auf den Röhren stecken. Zerbrechen aber die Röhren oder Gefässe, so sammelt man die durchbohrten Korke in einer Schachtel, so wie man auch im Laboratorium eine Schieblade für ganze und neue Korkstopfen hat. Wenn ein Kork nur einmal durchbohrt ist, so kann man denselben zu späteren Arbeiten leicht wieder einmal gebrauchen, und das Zusammenstellen eines ganz neuen Apparates ist in einem Laboratorium, worin schon viel gearbeitet wurde, oft die Arbeit weniger Minuten, weil man die einzelnen Theile vorräthig und fertig findet. Man kann die Woulf'schen Flaschen allerdings durch einhalsige Flaschen mit weiterer Oeffnung ersetzen, und in denselben Kork zwei, auch drei Löcher zu Glasröhren bohren. Allein ein solcher Kork ist später selten einmal wieder zu gebrauchen, weil es ein besonderer Zufall wäre, wenn die drei Grössen, Weite des Halses und Dicke der beiden Röhren, wieder einmal vollkommen gleich wären.

Bei allen Korkverbindungen bleibt es Regel, wenn sie zur Seite gestellt werden, den Kork aus dem Halse der Flasche herauszuheben und, mit Papier umwickelt, lose aufzusetzen. Die gepressten Korke nehmen die Form des Halses der Flasche an, ohne ihren elastischen Druck zu be-

Zehntes Kapitel. Gasentwickelung und Absorption. 243

halten, und über dem Halse entsteht ein Wulst, welcher das festere Einsetzen des Korkes bei späterem Gebrauche unmöglich macht, und deshalb erst wieder weggeschnitten werden muss.

Eine besondere Art Woulf'sche Flaschen zusammenzustellen, wobei man eine Verbindung erspart, ist in Fig. 174 dargestellt. In den weitesten Hals einer Woulf'schen Flasche ist eine Glasröhre, die den

Fig. 174.

Fig. 175.

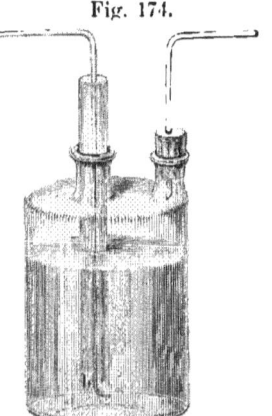 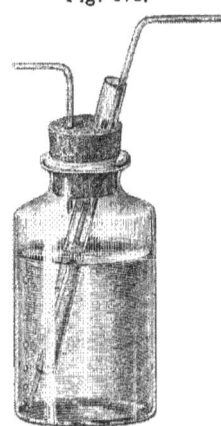

Lose Verbindung der Woulf'schen Flaschen.

Hals fast ganz ausfüllt, mit Siegellack eingekittet. Man kann sich dasselbe zu diesem Zwecke aus Schellack mit $1/_6$ venetianischem Terpentin, ohne Zusatz von Pulvern, selbst anfertigen. Diese Röhre bleibt immer in der Flasche fest und stellt gleichsam einen Theil derselben vor. In diese Röhre wird die Gasleitungsröhre, welche unten bei $b$ so weit umgebogen ist, dass sie mit diesem Ende noch eben durch die weite Röhre hindurch passt, eingesetzt. Die Gasblasen steigen ausserhalb der weiten Röhre in der Flasche auf, wenn die Gasleitungsröhre so weit vorwärts geschoben wird, dass ihr umgebogenes Ende bei $b$ aus dem Lumen der weiten Röhre herausgetreten ist. Die in der weiten Röhre enthaltene Flüssigkeit ist den Wirkungen des Gases nicht ausgesetzt, und es muss der Wechsel derselben durch Bewegungen veranlasst werden.

Bei einer einhalsigen Flasche kann man dem Eintreten der Gase in die Flasche durch eine schiefe Lage der Röhre zu Hülfe kommen, wie dies in Fig. 175 dargestellt ist. Auch ohne die Gasleitungsröhre unten umzubiegen, kann das Ende derselben schon jenseit der senkrechten Linie zu liegen kommen, die man von dem unteren Ende der weiten Röhre ziehen könnte. In diesem Falle kann man der im Korke befestigten weiten Röhre einen kleineren Durchmesser geben. Von beiden Arten ist in Fig. 167 und 168 die Anwendung gezeigt.

Schliesslich ist noch etwas über die Sicherheitsröhren mitzutheilen.

244 Zweiter Abschnitt. Besondere Arbeiten und Apparate.

Wenn man einen gut schliessenden Entwickelungsapparat mit seiner in die Flüssigkeit tauchenden Röhre erkalten lassen wollte, so würde in seinem Innern, theils durch endliche Absorption der noch darin enthaltenen Gase, theils durch Verdichtung der Wasserdämpfe und Contraction der Gasarten bei der Abkühlung, ein luftverdünnter oder luftleerer Raum entstehen können, und die nothwendige Folge davon wäre, dass die Absorptionsflüssigkeit durch den Druck der Luft in das Entwickelungsgefäss hinüber gedrückt und das bezweckte Product verloren gehen würde.

Man vermeidet diesen Uebelstand auf zwei Weisen: entweder durch ununterbrochene Aufmerksamkeit auf den Apparat und Auseinandernehmen desselben, sobald die Entwickelung aufhört und die Flüssigkeit in der Leitungsröhre zu steigen beginnt, oder durch Anbringung einer Sicherheitsröhre, in welchem Falle man den Apparat unbestimmt lange sich selbst ohne Gefahr überlassen kann. Die Sicherheitsröhre ist ein Wasserventil, welches atmosphärische Luft mit Ueberwindung eines kleinen Druckes in den Apparat hinein, aber kein Gas aus demselben ohne Ueberwindung eines grossen Druckes herausgehen lässt. Die Sicherheitsröhre muss immer in senkrechter Richtung höher sein, als die Summe aller folgenden Flüssigkeitssäulen, welche das Gas zu verdrängen hat, um aus den Röhren auszuströmen, d. h. als die Summe aller eingetauchten Röhrenenden, bei gleicher Natur der sperrenden Flüssigkeiten. Es ist einleuchtend, dass von ungleich specifisch schweren Flüssigkeiten auch ungleich hohe Säulen dazu gehören, um einen gleichen Effect zu leisten, und dass enge Leitungsröhren dem Gase einen Widerstand entgegensetzen, der in der Sicherheitsröhre durch eine um so bedeutendere Höhe überwunden werden muss; endlich auch, dass bei stürmischer Gasentwickelung die sperrende Flüssigkeit aus der Sicherheitsröhre hinausgeblasen werden kann, ungeachtet sie allen hydrostatischen Bedingungen Genüge leistet. Das freiwillige und unvorhergesehene Zurücktreten der absorbirenden Flüssigkeit findet um so leichter statt, je weiter die Leitungsröhre ist, und es sind alsdann die Sicherheitsröhren um so eher angezeigt.

Die einfachste Form der Sicherheitsröhre besteht in einer geraden Röhre, die durch einen Kork geht und nur sehr wenig in die Flüssigkeit eintaucht. Bei nur einem Absorptionsgefässe kommt sie auf den Entwickelungsapparat. Man versieht dieselbe alsdann mit einem kleinen Trichter, um sie auch als Eingussröhre benutzen zu können. Bei zwei Absorptionsgefässen erhält das erste ebenfalls eine Sicherheitsröhre und das andere nicht, überhaupt jedes eine solche, mit Ausnahme des letzten. Nur wenn das Uebersteigen der Flüssigkeit aus einem Absorptionsgefässe ins andere ohne Belang ist, wenn etwa beide Gleichartiges enthielten, kann man die Sicherheitsröhre weglassen.

Fig. 176 stellt ein Entwickelungsgefäss dar, in welchem die Eingussröhre zugleich Sicherheitsröhre ist.

Fig. 177 stellt eine andere Form dar, in welcher die Sicherheits-

## Zehntes Kapitel. Gasentwickelung und Absorption.

röhre nicht in die Flüssigkeit eintaucht, sondern durch eine besondere Flüssigkeit gesperrt ist. Die Röhre hat im mittleren Theile eine Kugel, welche weit genug ist, um so viel Flüssigkeit zu fassen, dass sie, in den längeren und aufsteigenden Theil getrieben, eine den oben gestellten Bedingungen entsprechende Höhe darstellt. Beim Aufhören des Druckes und der Entwickelung sinkt die Flüssigkeit in die Kugel, und stellt der von aussen eindringenden Luft nur eine niedrige Flüssigkeitssäule entgegen.

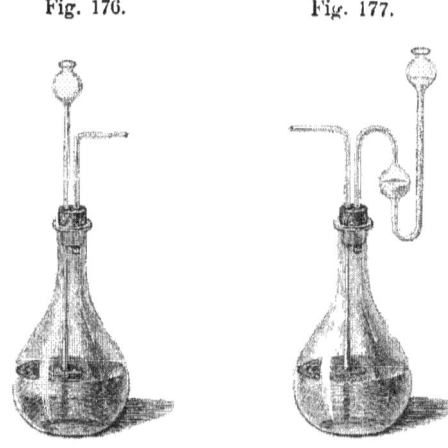

Fig. 176.　　Fig. 177.

Sicherheitsröhren.

Für diejenigen, welche Glas biegen, aber nicht blasen können, stellt Fig. 178 eine leichter ausführbare Modification desselben Princips, wie Fig. 177 dar. Statt der geblasenen Glaskugel dient eine kleine Opodeldocflasche mit doppelt durchbohrtem Korke.

Endlich stimmt auch die, in Fig. 179 dargestellte Abänderung mit

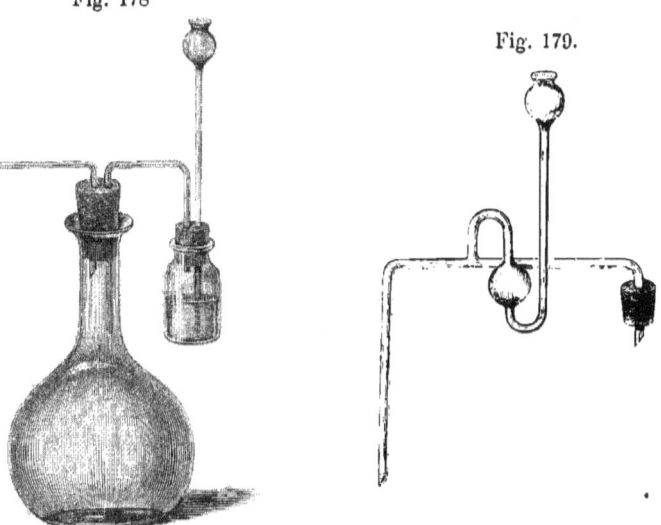

Fig. 178.　　Fig. 179.

Entwickelungsflaschen und Welther'sche Röhre.

246  Zweiter Abschnitt. Besondere Arbeiten und Apparate.

Fig. 177 im Princip ganz überein, nur dass die Sicherheitsröhre, statt auf dem Korke, auf der Leitungsröhre selbst sitzt. Sie heisst eine Welther'sche Sicherheitsröhre. Diese Röhren sind selbst für geübtere Glasbläser schwer zu blasen und zu löthen, und für die Mühe oder Kosten der Herstellung viel zu gebrechlich. Sie sind deshalb auch wenig im Gebrauch.

---

### Elftes Kapitel.

### Sublimation.

Die Sublimation ist, wie die Destillation, eine räumliche Trennung ungleich flüchtiger Körper, nur mit dem Unterschiede, dass die verflüchtigte Substanz, das Sublimat, im festen und nicht im flüssigen Zustande erhalten wird. Verschiedene sublimirte Arzneikörper, wie der Salmiak, das kohlensaure Ammoniak, das ätzende Quecksilbersublimat, der Zinnober, das Jod, die Schwefelblumen, Bernsteinsäure, werden nicht in dem pharmaceutischen Laboratorium bereitet. Ueberhaupt kommen darin nur wenige Sublimationen vor, etwa die der Benzoeblumen und des Calomel.

Die Benzoeblumen, oder die sublimirte Benzoesäure, werden aus dem Benzoeharze bereitet. Bei der früheren Bereitungsweise dieses Arzneimittels aus einem hessischen Tiegel mit darüber gestülpter hoher Papiertute ging zu viel Product verloren, weil die Papiertute in dem heissen Luftstrome die Dämpfe durchliess, weil die bereits sublimirten Blumen wieder in den Tiegel zurückfielen, endlich, weil die Schichte des geschmolzenen Harzes zu hoch war und die Dämpfe nur schwierig durchbrachen, wodurch dann neben den sublimirten flüchtigen Stoffen neue brenzliche Producte erzeugt wurden. Um alle diese Uebelstände zu vermeiden, habe ich vor längerer Zeit die nun zu beschreibende Vorrichtung empfohlen und mitgetheilt. Sie hat sich unterdessen durch häufige Wiederholung so vortrefflich bewährt, dass man sie jedem Praktiker unbedenklich empfehlen kann. Ein gusseiserner Grapen von 8 Zoll ($210^{mm}$) Durchmesser und 2 Zoll ($52^{mm}$) hohen senkrechten Wänden, mit ganz flachem Boden, dient als Sublimationsgefäss. Nachdem das gröblich gepulverte Benzoeharz gleichmässig auf seinem Boden ausgebreitet ist, auf dem es eine Schichte von $^3/_4$ Zoll ($20^{mm}$) ausmachen kann, wird die Oeffnung des Grapens mit einem glatt gespannten Blatte Filtrirpapier überzogen, und dies über den Rand mit Kleister an den Grapen festgeklebt. Nun setzt man einen, aus dickem Packpapier zusammengeklebten Hut, von der Höhe eines Männerhutes und der Weite des Grapens, über dessen Ränder und bindet ihn mit starkem Bindfaden daran fest.

Elftes Kapitel. Sublimation. 247

Das so zubereitete Gefäss stellt man auf eine mit einer flachen Sandschichte versehene breite eiserne oder messingene Platte, legt diese auf den Triangel eines Ofens und zündet ein schwaches Feuer darunter an. Die ganze Vorrichtung ist in Fig. 180 abgebildet. Man unterhält nun das Feuer in gleichmässiger Stärke 3 bis 5 Stunden lang, und regulirt es so, dass der Hut niemals warm wird, auch keine sichtbaren Dämpfe von Benzoesäure aus demselben entweichen. Sollte sich dieses ereignen, so hat man sogleich das Feuer zu mässigen, was man am einfachsten durch eine darauf gehaltene Kohlenschaufel bewirkt. Endlich lässt man das Feuer ganz ausgehen und den Apparat auf dem Ofen erkalten. Nachdem dies geschehen, fasst man den Grapen an seinem Handgriffe an, dreht ihn sanft um, und lässt nun durch einen Gehülfen die Schnur losbinden, worauf er sich leicht von dem Hute trennt. In diesem findet man jetzt die sublimirte Benzoesäure in blendend weissen krystallinischen Blättern und Nadeln, oft in so wunderschönen Gruppirungen, dass man fast Bedauern hat, das Sublimat herauszunehmen. Nachdem man das auf den Grapen aufgeklebte Filtrirpapier entfernt hat, sticht man das geschmolzene Harz aus dem Grapen heraus, stösst es im Mörser zu einem gröblichen Pulver, bringt es wieder in den Grapen, und wiederholt die Sublimation. Es wird eine zweite Menge von Benzoesäure erhalten. Aus dem zweimal erhitzten Harze konnte ich, nachdem es fein gepulvert war, nach der Scheele'schen Methode durch Kochen mit Kalk noch Benzoesäure ausziehen, gleichsam, als wenn sie in einem gebundenen Zustande darin vorhanden wäre.

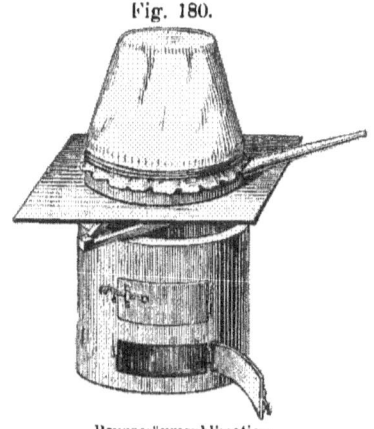

Fig. 180.

Benzoesäuresublimation

Um die Verdichtung der Benzoesäure noch sicherer zu bewerkstelligen, dient folgende kleine, in Fig. 181 abgebildete Modification des Apparates. Auf den Grapen wird zunächst ein flacher Trichter aus Weissblech aufgesetzt und die Fugen mit Leinsamenkitt gedichtet. Dieser Trichter hat ein etwa 3 Zoll (78$^{mm}$) weites, nach oben gerichtetes, kurzes Rohr $a$, auf welches passend ein Kasten aus Pappdeckel oder Holz aufgesetzt wird, der innen mit

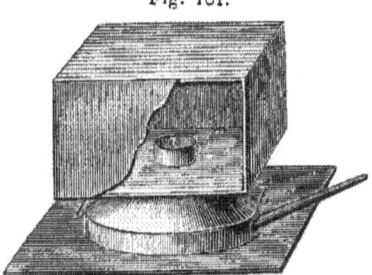

Fig. 181.

Benzoesäuresublimation.

248  Zweiter Abschnitt.  Besondere Arbeiten und Apparate.

Papier ausgeklebt ist. Ueber diese Oeffnung *a* wird ein Stück Tüll gespannt. Im Uebrigen wird die Operation wie oben geleitet. Der obere Kasten ist weit besser gegen zu starke Erwärmung geschützt, weil in dem Zwischenraume *b* beständig Luftwechsel stattfindet. Ist dieser Kasten von Holz und mit einem Schieberdeckel versehen, so kann man nach dessen Wegnahme das Product sehr leicht entfernen. Die Ausbeute bei dieser Methode ist sehr reichlich, hängt aber immer von der Güte des Harzes ab. Specielleres über diese besondere Arbeit ist in dem Commentar zur preussischen Pharmacopoe zu finden.

Die Sublimation des Calomels ist die andere in pharmaceutischen Laboratorien häufig vorkommende Arbeit dieser Art. Gewöhnlich pflegte man die vier Theile ätzenden Quecksilbersublimats mit den drei Theilen metallischen Quecksilbers innig zu mischen und nun das Pulver, in kleine Arzneigläser vertheilt, mehrmals zu sublimiren. Diese Methode ist sehr unzweckmässig, indem man dabei viele Gläser zerbrechen muss, viel Sublimationsfeuer gebraucht und immer in den oberen Schichten des Sublimats sich noch eingemengtes Quecksilber findet. In cylindrischen Gläsern hebt sich nicht selten der ganze Kuchen, wie der Kolben einer Pumpe, mechanisch in die Höhe, ohne sublimirt zu sein, ja, es ist schon vorgekommen, dass sich die eingemengten Glasscherben der früheren Sublimation mit in die Höhe gehoben haben. Will man durchaus in Arzneigläsern sublimiren, so wähle man nur bauchige, mit flachem, dünnen Boden.

Das Verhältniss von 4 Sublimat auf 3 Quecksilber nähert sich sehr dem Atomgewichte beider Substanzen. Es werden sich in einem Theile des Gemenges kleine Spuren überschüssigen Quecksilbers, in einem andern von freiem Sublimat vorfinden. Das Quecksilber ist der flüchtigste Bestandtheil, welcher zuerst in die Höhe geht und sich am höchsten anlegt. Der nachher kommende Sublimat von Calomel legt sich auf das Quecksilber und wird davon verunreinigt. Aus diesem Grunde bedarf es einiger Sublimationen, ehe alles metallische Quecksilber vollkommen entfernt ist. Um dieses zu vermeiden und jede Einmengung von Sublimat zu verhindern, ist es zweckmässig, die Bildung des Calomels von dessen Sublimation zu trennen. Man nehme deshalb etwas mehr Quecksilber als $^3/_4$ vom Sublimat, um jede Spur von Sublimat zu binden. Auf 40 Theile Sublimat nehme man 31 Theile metallisches Quecksilber und vermische beide unter starkem Drucke reibend und unter beständiger Besprengung mit Weingeist zu einem grauen, unfühlbaren Pulver. Auch kann man statt des Weingeistes Wasser nehmen und nachher die Masse an der Luft austrocknen lassen. Das Pulver bringe man in ein flaches, emaillirtes, gusseisernes Gefäss, oder auch in eine Porzellanschale, die in einem gut geformten Sandbade sitzt. Nun gebe man Feuer darunter und bedecke die Schale mit einem schweren gusseisernen Deckel. Das graue Gemenge fängt am Rande an gelb zu werden, und Quecksilber sublimirt. Die gelbliche Farbe dringt immer mehr in die Mitte und endlich ist jede Spur der grauen vollkommen verschwunden.

## Elftes Kapitel. Sublimation.

Die Bildung des Calomels ist nun vollendet, das überschüssige Quecksilber hängt in feinen Tröpfchen an dem gusseisernen Deckel. Diesen hebt man leise und horizontal in die Höhe und streicht die Quecksilberkügelchen mit der Fahne einer Feder ab, um sie zu sammeln. Die etwas gelbliche Masse ist fertiges Calomel, das bloss einer Sublimation bedarf, um die weisse Farbe zu erhalten. Man bringt nun das etwas zerriebene Calomel in einen Kolben, schüttelt es auf dem Boden dicht zusammen und setzt diesen in ein Sandbad von ähnlicher Bodenform, wie der Kolben ist, ein. Den Sand giebt man etwas höher hinauf, als die Substanz im Kolben liegt. Nun wird Feuer angezündet und die Sublimation bis zum Ende vorgenommen. Holzfeuer, mit trockenem Holze genährt, ist dabei sehr gut anzuwenden, nur fordert es eine beständige Wartung. Der Ofen muss oben durch die Kapelle geschlossen sein und einen seitlichen Abzug haben. Nachdem Alles sublimirt ist, was man leicht seitlich an dem Kolben wahrnehmen kann, verstärkt man das Feuer noch eine Zeit lang. Durch die strahlende Hitze des Bodens wird das Sublimat verdichtet und die hervorragenden Spitzen und Nadeln verflüchtigen sich und setzen sich weiter oben an. Man lässt nun auf dem Ofen selbst erkalten. Nachdem man den Kolben aus dem Sandbade herausgenommen hat, sprengt man ihn horizontal in zwei Theile. Im oberen Stücke sitzt das Calomel als eine feste Masse. Nach einigen Tagen lassen die Calomelkrusten sich leicht vom Glase ablösen und werden dann geborgen. Sie bedürfen nur des Feinreibens, um angewendet werden zu können.

Mit ganz gleicher Manipulation stellt man auch den ätzenden Sublimat dar, wenn man diese Arbeit einmal unternehmen wollte. Es ist nur dabei zu erinnern, dass das schwefelsaure Quecksilberoxyd sehr stark erhitzt werden muss, um vollkommen trocken zu sein. Imgleichen muss auch das Kochsalz vorher gestossen und auf einem besonderen Feuer scharf ausgetrocknet werden. Ohne diese Vorsicht verdichten sich immer einige Tropfen Feuchtigkeit in dem Halse des Kolbens, welche herunterrinnen, und den heissen Boden des Kolbens zum Reissen bringen. In einem solchen Falle muss man sehr vorsichtig sein, keine der entweichenden Dämpfe einzuathmen, indem man durch wenige Athemzüge Gesundheit, Lebensfrische, ja sogar das Leben selbst verlieren kann. Sobald der Kolben einen Sprung bekommen hat, ziehe man das Feuer aus dem Ofen oder lösche es durch Wasser und verlasse nun den Ort der Arbeit, bis Alles wieder erkaltet ist.

Bei dem Feinreiben des Calomels muss man den grössten Fleiss anwenden. Es darf nur in Porzellanmörsern und nicht in solchen von Serpentin oder Metall geschehen. Zuletzt muss mit Wasser gerieben und das feinste Pulver durch Schlämmen getrennt werden (s. unten).

Da das durch Fällung erhaltene Calomel andere Eigenschaften als das sublimirte besitzt, nicht nur durch seine feinere Vertheilung, sondern auch weil es leicht auf der Oberfläche salpetersaures Quecksilberoxydul verdichtet, so hat man schon lange gesucht, das Calomel durch Sublimation unmittelbar in einem fein vertheilten Zustande darzustellen. Namentlich hat Henry in Paris die Calomeldämpfe durch Wasserdämpfe verdichtet und dadurch ein sehr fein vertheiltes Pulver, das Calomel à la vapeur, erhalten. Diese Arbeit ist aber sehr schwierig auszuführen und erfordert eigene complicirte und schwer zu beschaffende Apparate. Ausserdem wird das bereits verdichtete Pulver durch die längere Zeit dauernde Einwirkung der siedendheissen Wasserdämpfe grau und zum Theil zersetzt. Diesen Schwierigkeiten entgeht man, wenn die Calomeldämpfe statt durch Wasserdämpfe durch kalte Luft verdichtet werden. Dazu kann man mit einfacheren Apparaten gelangen.

Der erste wesentliche Schritt dazu ist, sich ein reines Calomel ohne Ueberschuss von Quecksilber oder Sublimat zu verschaffen. Dies geschieht in der bereits beschriebenen Art. Der Corpus muss vor dem Beginne der eigentlichen Sublimation vorbereitet sein.

Ich habe über diese Operation viele Versuche gemacht, und mehrere Apparate construirt, welche beim ersten Versuche oft günstige Resultate gaben, sich aber dennoch bei Wiederholungen als nicht ganz praktisch herausstellten. Zuletzt bin ich zu dem Resultate gekommen, dass diese Arbeit sich nicht für das pharmaceutische Laboratorium, sondern nur für den fabrikmässigen Betrieb eignet.

---

## Zwölftes Kapitel.

## Das Filtriren.

Das Filtriren ist eine mechanische Verrichtung zum Trennen einer Flüssigkeit von einem festen Körper. Es kommen die drei Fälle vor, dass Flüssigkeit und Niederschlag zu Gute gemacht werden, oder dass der Niederschlag weggeworfen oder endlich dass die Flüssigkeit als werthlos entfernt wird. Dem Filtriren folgt in den meisten Fällen das Auswaschen, sei es, um den Niederschlag von allen löslichen Substanzen zu befreien, oder letztere ganz im Filtrat zu gewinnen.

Die Substanz, durch welche filtrirt wird, ist in den meisten Fällen ungeleimtes Druckpapier.

Graues Löschpapier ist nur in wenigen Fällen zu gebrauchen, namentlich ist es bei freien Säuren zu vermeiden, die es rosenroth färbt, und bei allen Arten von Fetten und Oelen, denen es häufig eine grüne Farbe mittheilt. Bei der Auswahl des Papiers ist Einiges zu bemerken. Es darf zu pharmaceutischen Zwecken nicht zu dünn sein, da es häufig in ganzen Bogen angewendet wird.

Die einzelnen Bogen, gegen das Licht gehalten, dürfen keine Löcher, unganze oder schwache Stellen zeigen, was man sehr leicht im

## Zwölftes Kapitel. Das Filtriren.

durchscheinenden Lichte erkennt. Ausserdem ist zu berücksichtigen, dass die Oberfläche des Papiers nicht gepresst und geglättet sei, vielmehr ein rauhes, aber gleichmässiges Korn zeige. Das im Winter gearbeitete Papier, welches nach dem Schöpfen noch einmal gefroren war, eignet sich vorzüglich zum Filtriren. Die Einführung des geglätteten Maschinenpapiers macht es immer schwieriger, ein passendes Papier im Handel zu finden, denn die Anforderungen des steigenden Luxus sind gerade den Eigenschaften eines brauchbaren Filtrirpapiers entgegengesetzt. Aber diesen äusseren Eigenschaften des blossen Ausschens muss eine wirkliche Probe folgen. Man stellt sie in der Art an, dass man ein Filtrum von einem Bogen, nach der unten zu gebenden Angabe sternförmig gefaltet, in einen guten Trichter legt und Wasser darauf giesst. Das Wasser muss anfänglich, und auch noch lange nachher, in einem zusammenhangenden Strahle fliessen und erst nach längerer Zeit in starkes Tröpfeln übergehen. Zuletzt verstopft sich jedes Filtrum bis zum Undurchdringlichen, wenn man anhaltend selbst reines Wasser dadurch filtrirt.

Das dünnste und leichteste Papier filtrirt wegen dieser Eigenschaften nicht am besten; im Gegentheil ist das sehr dünne Seidenpapier fast ganz unbrauchbar, weil es sehr langsam durchlaufen lässt. Gefärbte Papiere sind unter allen Umständen zu verwerfen.

Die Grösse des Aschengehaltes, welche den analytischen Chemiker so sehr interessirt, berührt den laborirenden Pharmaceuten gar nicht, weil diese Aschenbestandtheile an sich sehr gering sind und auch nicht ganz ausgezogen werden. Einäscherung des Filters findet niemals statt, da es sich nicht um quantitative Resultate handelt, das Filtrum also in jedem Falle, wenn auch mit Aufopferung von etwas Substanz, entfernt werden kann.

Das Filtrum bedarf einer passenden Unterlage, um getragen zu werden. Als solche dient bekanntlich der Trichter. Derselbe ist angefertigt aus Glas, Porzellan, Weissblech oder Zinn. Die gläsernen und porzellanenen Trichter kommen im Handel vor und werden nur ausgesucht. Die einzig richtige Form eines Trichters ist die eines umgekehrten Kegels mit geraden Wänden. Der zweckmässigste Winkel des Trichters ist 60 Grad, so dass der senkrechte Durchschnitt des Trichters ein gleichseitiges Dreieck $abc$ darstellt (Fig. 182). Die Spitze $cd$ ist etwa $^2/_3$ von $ac$.

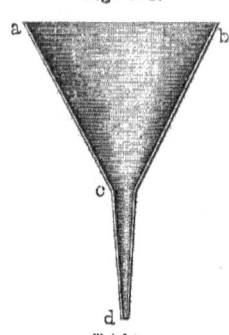

Fig. 182.

Trichter.

Früher hatten die Trichter eine nach aussen ausgebauchte Form, weil man mehr die Anwendung in der Wirthschaft, als die Bedürfnisse des Chemikers im Auge hatte. Um auf diese sehr unpassenden Trichter Filtra stellen zu können, setzte man erst einen sogenannten Federkorb hinein und in diesen erst das Filtrum. Dieses aus Federn, die auf einem ringförmig gebogenen Draht aufgereiht und unten in eine Spitze zusammengebunden waren, bestehende Gestell war sehr schwer rein zu halten und ein wahres Magazin des Schmutzes. Draht und Federn wurden von vielen Flüssigkeiten angegriffen und aufgelöst, und alles vorherige Auswaschen mit Wasser hinderte nicht, dass eine spätere alkalische oder saure Lösung sich noch einmal färbte. Diese Behälter der Unreinlichkeit sind längst aus guten Laboratorien verbannt und durch zweckmässig geformte Trichter entbehrlich gemacht, die nun auch viel leichter zu haben sind, nachdem die von Berzelius zuerst empfohlene Form allgemeinen Eingang gefunden hat.

Beim Aussuchen oder Bestellen berücksichtige man nur, dass die Wände nicht gebogen seien und dass bei den grössten Nummern die Abflussröhre nicht zu weit sich an den Trichter anschliesse, weil sonst die Summe des Druckes auf die ganze freihängende Fläche die Cohäsion des nassen Papiers übersteigt und das Filtrum zerreisst.

Bei der Fabrikation wäre diese Rücksicht bei den höheren Nummern zu empfehlen, denn die Röhre bleibt immer vier- bis sechsmal so weit, als der durch sie fliessende Strahl an sich fordert.

Auch Porzellantrichter werden von verschiedenen Fabriken in guter Form geliefert; meistens sind jedoch die Abflussröhren so kurz, dass man sie nicht unmittelbar auf den Hals einer Flasche stellen kann. Man hat sie mit seitlichen Löchern oder hervorragenden Stäben oder Rippen versehen. Diese tragen aber eher zum Zerreissen des Filters bei und beschleunigen das Filtriren gar nicht.

Wenn das Papier sich auf den Rand der Abflussröhre fest anlegt, so kann die Flüssigkeit nur von dem kleinen hineinragenden Theile abrinnen, was ganz unbedeutend ist.

Die Hauptsache beim Filtriren besteht darin, dass das Abfliessen der durch das Papier gegangenen Flüssigkeit kein Hinderniss mehr finde und dies erreicht man durch einige Handgriffe.

Die Löcher in den Seiten des Trichters geben leicht Veranlassung zu Verunreinigung. Die untere Oeffnung ist bei vielen Porzellantrichtern zu weit, so dass die Filtra leicht reissen.

Die Porzellantrichter sind stärker und dauerhafter und dadurch ökonomischer als die gläsernen. Die Trichter aus Blech verdienen eine viel häufigere Anwendung, als bis jetzt davon gemacht worden ist.

Nicht allein, dass man sie zur Filtration des Opodeldocs gebraucht, es lassen sich auch alle flüssigen und festen Fette mit grösster Leichtigkeit durch dieselben filtriren, indem man dieselben durch heisses Wasser oder Dampf im geschmolzenen Zustande erhält. Die sogenannten Opodeldoctrichter mit innerem Gefässe aus Zinn sind an vielen Orten käuflich zu haben. Allein ebenso zweckmässig und viel wohlfeiler lässt sich der ganze Apparat von jedem Spengler aus Weissblech darstellen.

Für grosse Trichter, die ein Filtrum aus einem ganzen Bogen fassen sollen, ist es zweckmässig, den unteren Winkel etwas spitzer als 60° zu nehmen, damit das Papier nicht so stark an den Trichter angedrängt

## Zwölftes Kapitel. Das Filtriren.

werde. Der innere Trichter wird nun nach dem Durchschnitte der Zeichnung mit einem Mantel umgeben, der überall 7 bis 9 Linien (15 bis 19$^{mm}$) von dem Trichter absteht. Dieser Mantel hat oben einen Einguss, auf den man einen Eingusstrichter setzen kann, und unten einen Abschlusshahn. Ausserdem ist sein unterster Rand mit einem regenschirmartig gebogenen Bleche versehen, damit das beim Eingiessen etwa vorbeifliessende heisse Wasser nicht in die filtrirte Flüssigkeit gelange, sondern über den Rand der Flasche abgeleitet werde. Man kann die Umgebung des Trichters auf verschiedene Arten warm halten; entweder durch eingegossenes heisses Wasser, das man in einem Laboratorium, in welchem der Beindorff'sche Apparat beständig geheizt ist, immer zur Hand hat, und dann und wann erneuert, oder indem man eine kleine Spirituslampe seitlich unter den Mantel des Trichters anbringt. Auch kann man den ganzen Filtrirapparat neben dem Beindorff'schen Apparate aufstellen, eins der kleinen Löcher auf der Deckplatte des Apparates, deren bekanntlich vier darauf sind, durch eine Blech- oder Glasröhre mit einem seitlichen Loche im Mantel des Trichters verbinden und den unteren Hahn offen lassen, damit das verdichtete Wasser abfliessen könne. Der Dampfstrom, der aus dem Kessel in den Mantel des Trichters übertritt, hält die Fette immer geschmolzen und zum Filtriren geeignet. Endlich kann man an den äusseren Mantel einen röhrenförmigen Ansatz von der Form und Grösse eines Probirgläschens anlöthen lassen und eine kleine Weingeistlampe darunter setzen.

In Fig. 183 sind diese einzelnen Theile vereinigt angebracht.

Bei $a$ sieht man die Oeffnung zum Eingiessen heissen Wassers, bei $b$ die Röhre zum Zulassen des Dampfes aus der Blase, bei $c$ das seitliche Röhrchen zum Erhitzen mit der Spirituslampe, bei $d$ den Abflusshahn für das Wasser, bei $e$ den Schirm gegen herabrinnendes Wasser. Bei Filtration flüchtiger Flüssigkeiten wird ein nach innen etwas eingesenkter Deckel aufgesetzt, damit die verdichteten Tropfen in die Flüssigkeit zurückfallen.

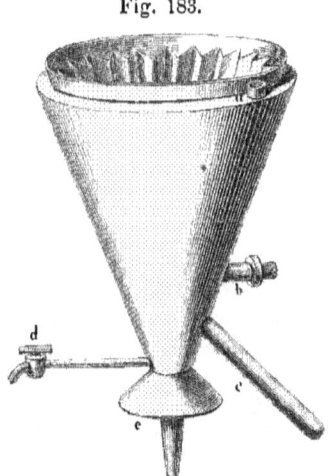

Fig. 183.

Heissfiltrirtrichter.

Man filtrirt auf diese Weise eben so leicht Schweineschmalz, Hammeltalg und Cacaobutter, als auch Mandelöl. Besonders nützlich ist diese Vorrichtung bei der Filtration des Ricinusöls. Mehrere grosse Flaschen zu *Oleum Ricini filtratum* wurden durch Verbindung mit dem Apparate in drei Ta-

254 Zweiter Abschnitt. Besondere Arbeiten und Apparate.

gen gefüllt. Das Oel läuft in einem zusammenhängenden Strahle durch das Filtrum. Der nach meiner Vorschrift in dem Appendix der *Pharmacopoea universalis* bereitete Opodeldoc bedarf keiner Erwärmung während des Filtrirens. Wenn man einen starken Porzellantrichter anwendet und denselben einige Augenblicke verkehrt über eins der Infundirbüchsenlöcher des Apparates setzt, so ist er warm genug, um 3 bis 4 Pfund Opodeldoc in einer Folge durchlaufen zu lassen, ohne dass ein Tropfen zurückbleibt.

Der Trichter muss auf irgend eine Weise über dem Gefässe getragen werden, welches zur Aufnahme der filtrirten Flüssigkeit bestimmt ist. Die einfachste Art ist die, den Trichter mit seiner Spitze in den Hals der Flasche selbst hinein zu setzen. Man hat nur zu beachten, dass zwischen Trichterhals und Flasche freier Raum bleibt, um die verdrängte Luft entweichen zu lassen. Ein Tropfen Flüssigkeit kann diesen Raum oft versperren. Man klemmt in diesem Falle ein zusammengefaltetes Streifchen Papier hinein. Ist das Gefäss weiter, so setzt sich der Trichter mit seinem Körper darauf und zwar sehr sicher und bequem. Ist aber das Gefäss zu weit, so muss der Trichter in irgend einer Art getragen werden. Dies geschieht durch dünne, viereckige Brettchen, die in der Mitte mit einem runden Loche versehen sind. Auch macht man sich Triangel aus Draht mit hervorragenden Ecken. Zu diesem Zweck schneidet man aus Messing- oder Eisendraht drei gleich lange Stücke ab, kreuzt dieselben etwa zwei Zoll (50$^{mm}$) vom Ende unter einem Winkel von 60 Graden, spannt sie so in den Schraubstock und dreht nun die hervorragenden kürzeren Enden nach Art eines Seiles mit einer Zange zusammen; ebenso verbindet man das dritte Stück mit den zwei bereits verbundenen. Diese sehr wohlfeilen und leicht darzustellenden Triangel tragen auch kleine Abdampfschalen auf dem Feuer.

Man hat auch porzellanene Filterträger von der Form eines Tellers mit einem grossen Loche in der Mitte (Fig. 184). Sie sind sehr reinlich, decken das untere Gefäss gegen Staub vollkommen zu und lassen sich auch bei Porzellantrichtern anwenden, die seitliche Löcher haben.

Fig. 184.

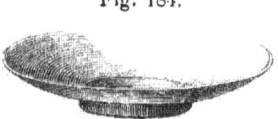

Porzellanener Trichterträger.

Um aber Trichter über grossen Schalen und Pfannen zu tragen, bedarf es eines besonderen Stativs. Ich empfehle zunächst aus eigener Erfahrung die kleine Vorrichtung, welche an dem Reagentienstativ angebracht und in dem Kapitel von der allgemeinen Einrichtung der Laboratorien (S. 40, Fig. 23) beschrieben ist.

Ist eine solche Gelegenheit der Befestigung nicht gegeben, so muss man ein eigenes Stativ construiren. Da diese Stative nach Bedürfniss vermehrt werden müssen, und es wünschenswerth ist, dass alle Theile, die auf ein Stativ passen, auch auf jedes andere gesetzt werden können, so wähle man sich in einem Eisenladen eine grosse Stange von dem jetzt

## Zwölftes Kapitel. Das Filtriren. 255

im Handel vorkommenden schön gewalzten Eisendrahte, von 4 bis 5 Linien (8 bis 10$^{mm}$) Stärke aus. Man zertheilt dieselbe in Stücke von 21 bis 23 Zoll (550 bis 600$^{mm}$) Länge, und lässt an ein Ende eine sogenannte Holzschraube anfeilen. Dies kann man, wenn man einen Schraubstock zur Disposition hat, auch selbst verrichten. Man feilt ein Ende ungefähr 1 Zoll (26$^{mm}$) lang etwas konisch zu, indem man das in den Schraubstock gesetzte Stück mit acht flachen Facetten versieht. Nun fasst man den Draht in einen Feilkloben, stützt ihn auf ein Stück Holz mit einem kleinen Einschnitte, oder auf die Kante eines Tisches und nimmt nun die Kanten herunter, indem man den Draht mit der linken Hand gegen die flache Feile dreht und mit der rechten Hand diese bewegt. Sobald das Ende rund und schwach konisch ist, setzt man eine halbrunde oder dreieckige Feile etwas geneigt, wie der Gang an der Schraube werden soll, gegen die Spitze und zeichnet durch Umdrehen des Drahtes den Gang vor, wobei man nur zu beachten hat, dass die Richtung der Feile sich nicht verändere. Ebenso vertieft man den Gang, bis zwei an einander stossende Gänge in einer scharfen Kante sich berühren. Diese Ständer befestigt man nun auf eigene Brettchen in der Mitte einer kurzen Seite, wenn sie rectangulär sind, oder auf einer Ecke, wenn sie quadratisch sind. Auch lassen sich diese Stangen in ein vorgebohrtes Loch des Arbeitstisches selbst befestigen und zwar ziemlich nahe an der Wand, damit die öfter längere Zeit dauernden Filtrationen nicht den vorderen nutzbaren Theil des Tisches einnehmen. Die sich auf diesen Stangen bewegenden Träger erhalten ein Loch, welches passend ohne zu grosse Reibung über die Stange geht, und werden von hinten mit einer Holzschraube festgeklemmt. Sie haben verschiedene ungleich weite Löcher, um Trichter verschiedener Grössen aufnehmen zu können.

Das Filtrum muss, wenn es auseinander gelegt ist, eine kreisrunde Form haben. Lässt man die Ecken des Bogens daran, so saugen diese Flüssigkeit ein, bewirken bei spirituösen Flüssigkeiten eine schädliche Verdunstung und können bei salzigen Flüssigkeiten nicht ausgewaschen werden. Zu kleineren Filtern theilt man sich erst den ganzen Bogen zweckmässig ein und zerschneidet ihn mit einem Messer. Nun erst werden die einzelnen Stücke gefaltet und zugerichtet. Es ist dies eine zweckmässige Oekonomie; denn wenn man ein kleines Filtrum aus einem ganzen Bogen schneidet, oder gar abreisst, so behält der übrig bleibende Theil häufig eine ganz unbrauchbare Form und geht verloren. Das Rundschneiden lässt sich bequem durch ein einfaches Instrument erleichtern. Ich habe zu diesem Zwecke vor vielen Jahren (Annalen der Pharmacie, Bd. 21, S. 91) die Filterschablonen angegeben. Diese bestehen aus weissem Blech und haben die Form eines Viertelkreises, dessen gerade Seiten mit einem 1$^1/_2$ Linien (3$^{mm}$) hohen aufgebogenen Rande versehen sind (Fig. 185 a. f. S.). Ein flaches Stück Blech, ebenfalls ein Viertelkreis, aber von etwa 1 Linie (2$^{mm}$) kleinerem Halbmesser, damit die Scheere vorbeikomme, passt hinein. Man falte nun die Papiere durch zwei auf einander

256    Zweiter Abschnitt. Besondere Arbeiten und Apparate.

gekreuzte Falten, wodurch die Spitze einen rechten Winkel bildet. Wenn man durch die Ecken faltet, so entsteht die nebenstehende Fig. 186, worin die runde Linie den Schnitt für das Filtrum andeutet. Von diesen gefalteten Papieren lege man zwei bis drei in die Schablone an die Ränder anstehend, lege das kleinere Blech darauf und schneide nun mit einer scharfen Scheere die hervorragenden Theile ab. Die aufrecht stehenden Ränder der Schablone setzen ebenfalls 1 bis $1^{1}/_{2}$ Linien (2 bis $3^{mm}$) vor dem Kreise ab, damit die Scheere passiren könne. Beim Schneiden werden diese Ränder nach unten gehalten. Diese Operation geht viel schneller und liefert ein viel regelmässigeres Filtrum als das Schneiden über eine runde Schablone. Zwar ist diese mathematische Richtigkeit des Filtrums nicht nothwendig, aber wenn sie noch mit Ersparniss von Zeit und Mühe verbunden ist, kann man sie mitnehmen. Für Filter aus einem ganzen Bogen kann man die Schablone als einen Achtelkreis bilden lassen. Das geschnittene Filter wird nun in zwei Formen zum Gebrauche angewendet. Oeffnet man das geschnittene Papier einfach und drückt die eine Hälfte des Papiers auf die andere Seite, so erhält man das sogenannte glatte Filter, bei dem auf der einen Hälfte das Papier dreifach, auf der anderen einfach liegt, wie es Fig. 187 zeigt. Es liegt also auf dem ganzen Umfange gleich-

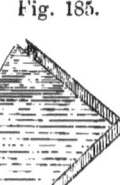
Fig. 185.
Filterschablone.

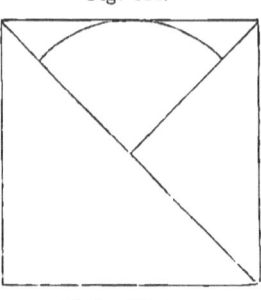
Fig. 186.
Glattes Filter.

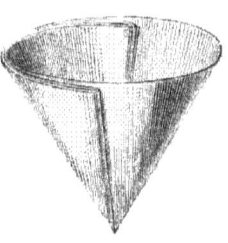
Fig. 187.
Glattes Filter.

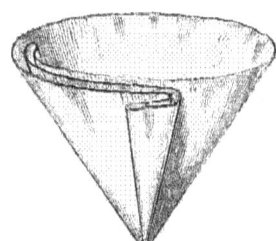
Fig. 188.
Filter mit Abrinnfalte.

sam das Papier doppelt, weshalb auch der Durchmesser des neuen Kreises oder der Oeffnung des Filters nur halb so gross ist als der Durchmesser des Papiers, als es noch glatt und einfach lag. Der Halbmesser des ganzen Filters ist aber gleich der Länge des gefalteten Filters, und folglich der Durchmesser des gefalteten und geöffneten Filters gleich sei-

## Zwölftes Kapitel. Das Filtriren.

ner Seite. Dies ist auch der Grund, warum die Trichter einen Winkel von 60° haben sollen, damit nämlich das geöffnete Filter ohne weitere Zurechtlegung sogleich vollkommen in den Trichter passe. Das glatte Filter legt sich leicht in den passenden Trichter. Es wird in allen Fällen angewendet, wo man den Niederschlag auswaschen und gewinnen will. Es lässt sich nach dem Trocknen leicht ohne Zerreissen von der Substanz entfernen, was bei dem krausen Filter weniger der Fall ist. Häufig aber versperrt das glatte Filter unten in der Spitze des Trichters der bereits an den Wänden durchfiltrirten Flüssigkeit den Durchgang. Dies findet besonders leicht statt, wenn der Trichter unten etwas eingeschnürt ist, oder einen stumpferen Winkel hat, als oben. In diesem Falle legt man vorher eine dünne Glasröhre oder ein Holzstäbchen an die Wand des Trichters, wodurch für den Abfluss immer ein kleiner Kanal übrig bleibt. Diese Art von Filtern wird bei chemischen Analysen immer gebraucht.

Eine nützliche Verbesserung des glatten Filters besteht in dem Rückfalzen einer der Falten des Filters, wie es aus Fig. 188 erhellet. Es entsteht dadurch auch ohne hintergelegten Glasstab eine Rinne, welche sich nicht durch das Nasswerden des Filters schliesst. Um Niederschläge zu sammeln und auszuwaschen bedient man sich nur des glatten Filters. Wenn jedoch der Niederschlag werthlos ist, oder in blossen Unreinigkeiten besteht, und ein möglichst rasches Filtriren der Flüssigkeit beabsichtigt wird, so giebt man dem Filtrum eine andere Form, bei der die Flüssigkeit schneller durchrinnt. Man nennt diese Filter **krause** oder **faltige**, auch **Sternfilter**, von der eigenthümlichen Art der Faltung. Wenn man diese Filter nicht nach einer bestimmten Regel macht, so verliert man viel Zeit dabei und erhält ein sehr unregelmässiges Filter, worin sich die Falten an einander legen und den Zweck des krausen Filters zum Theil aufheben.

Ich halte es deshalb nicht für überflüssig, die Anfertigung des krausen Filters so zu beschreiben, dass man darnach arbeiten könne.

Wer diese Methode einmal erlernt hat, wird sie nicht leicht wieder mit einer anderen vertauschen.

Erst macht man die Falte $a\,a'$ (Fig. 189), dann legt man $a'$ auf $a$, wodurch die Falte $b$ entsteht. Man schlägt wieder auf und legt $a$ auf $b$, wodurch $d$ entsteht; ebenso legt man $a'$ auf $b$, wodurch die Falte $c$ entsteht. Nun legt man $a'$ auf $d$, wodurch $e$ entsteht, und $a$ auf $c$, wodurch $f$ entsteht. Legt man ferner $a'$ auf $e$, so entsteht $g$, und ferner durch $a$ auf $d$ entsteht $h$. Da die krausen Filter sich nach dem Falzen auch ohne Schablone leicht rund schneiden lassen, so wendet man dazu auch das noch unveränderte viereckige Papier

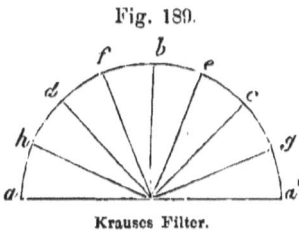

Fig. 189.

Krauses Filter.

258  Zweiter Abschnitt. Besondere Arbeiten und Apparate.

an. Es entstehen in ganz gleicher Art, wie oben gezeigt wurde, die 8 Falten. Dieselben sind nach einer und derselben Seite, nämlich nach unten hervorspringend, keine derselben wird rückwärts gebogen, sondern die entgegengesetzt laufenden Falten werden zwischen diese vorhandenen hineingebogen.

Erst lege man $a'$ auf $c$ in die Falte $g$ und schlage nun $a'$ rückwärts auf $g$, wie es in Fig. 191 dargestellt ist, dann lege man $a'g$, die auf Fig. 190.

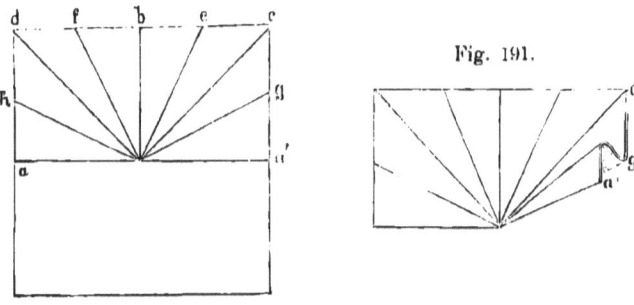

Fig. 191.

Krauses Filter.

einander bleiben, auf $e$ in die Falte $c$ und schlage $a'g$ rückwärts auf die äussere Seite von $c$. Ebenso fange man von der anderen Seite an, man lege $a$ auf $d$ und schlage $a$ zurück auf $h$, dann lege man $ah$ auf $f$ in die Falte $d$ und schlage zurück auf $d$, ebenso $ahd$ auf $b$ in die Falte $f$ und zurück auf $f$, dann $ahdf$ auf $e$ und zurück auf $b$, endlich $ahdfb$ auf $c$ und zurück auf $e$; nun liegen die beiden Hälften neben einander.

War das Papier vorher nicht rund geschnitten, so erscheint das Filtrum in der Gestalt von Fig. 192. Man schneidet jetzt an der tiefsten Stelle des Randes ab, und knickt bei $e$ und $f$ (Fig. 193) die beiden Halbfalten ein, zieht das Ganze auseinander und ordnet die Falten ganz regelmässig, wie eine Stuartskrause. Diese Filter passen in jeden Trichter mit geraden Wänden. Sie lassen viel stärker durchlaufen, als die glatten Filter, wovon ich mich durch Versuche vielfältig überzeugt habe.

Die Vorschriften mögen Manchem kleinlich erscheinen, allein was von Hand zu Auge in wenig Minuten gelernt wird, bedarf oft vieler Worte, um es durch Schrift einem Anderen zu versinnlichen. Hat man sich einmal die Mühe genommen, diese Vorschriften zu befolgen, so sieht man bald den Sinn derselben ein und findet sich im Uebrigen von selbst zurecht.

Eine Anwendung des Sternfilters ist in dem Schnellfilter (*Filtre accélérateur*) gegeben.

Dublanc hat einen solchen Filterträger angegeben, welcher bestimmt ist, dem faltigen Filter einen festen Halt zu geben, damit

Zwölftes Kapitel. Das Filtriren.

sich die einzelnen Falten nicht an einander legen können. Es ist eine verbesserte Form des alten Federkorbs und zwar aus Metall gearbeitet, Fig. 192.

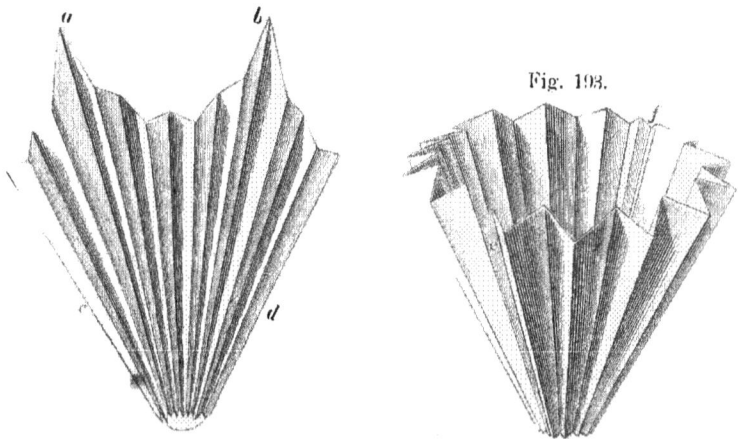

Fertiges Sternfilter.

aber deswegen leider bei vielen sauren Flüssigkeiten nicht anwendbar.

Man denke sich ein gut gefaltetes Sternfilter (Fig. 193) in verzinntem Blech gearbeitet, und man hat das *Filtre accélérateur* von Dublanc. Ein papiernes Filter wird sich natürlich sehr passend hineinlegen. Allein hierbei ist im Ganzen nicht viel gewonnen, indem nun das Filtrum, statt sich mit seinen Falten an einander zu legen, dicht an den Blechwänden anliegen wird. Wolff in Heilbronn hat dieses Filtrum in der Art verbessert, dass er statt der metallenen Wände nur Kanten derselben mit verzinntem Eisendraht hergestellt hat. Die Summe des Metalls ist dabei bedeutend kleiner, und die Filterwände liegen nur gegen Drähte an, sind also nach hinten so gut wie frei und dennoch genügend unterstützt, um nicht zu reissen.

Die obere Fläche des Filters stellt einen Stern aus Blech dar, in dessen einspringende Winkel von innen die herausspringenden Winkel des Filters sich legen, Fig. 194 und 195 (a. f. S.).

Dieser Stern ist nicht ganz regelmässig; er enthält zwei kleinere Ecken bei *a a* für die Halbfalten des Filters, und zwischen diesen auf der einen Seite 7, auf der anderen 8 hervorspringende Ecken, ganz genau, wie dies bei einem nach Fig. 193 gefalteten Filter der Fall ist. Man öffne demnach das Filter regelmässig, knicke die Halbfalten ein, und lege diese zuerst auf die kleinen Ecken *a a* der Figuren 194 und 195. Dabei muss man Acht geben, dass man das Filter recht lege, damit die zwei verschiedenen Hälften von 7 und 8 Ecken auf die richtige Seite kommen. Indem man die Ecken zwischen

260 Zweiter Abschnitt. Besondere Arbeiten und Apparate.

zwei Halbfalten einmal zählt, findet man dies augenblicklich. Nun vertheilt man die sämmtlichen Falten in die einspringenden Winkel des

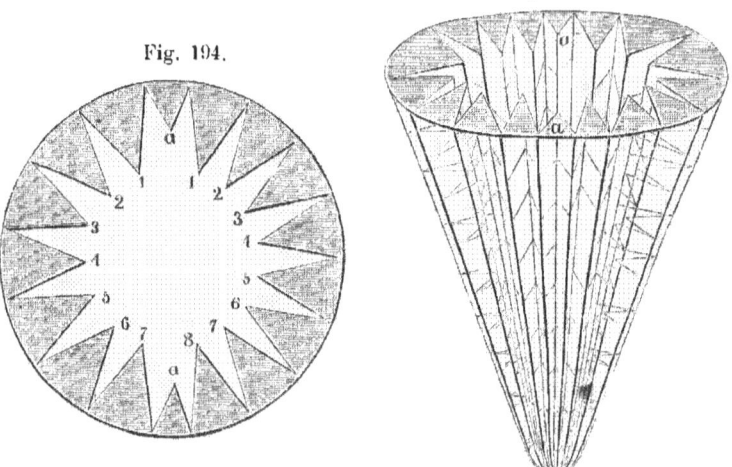

Fig. 194.  Fig. 195.

Schnellfilter von oben.  Schnellfilter von der Seite.

kleinen Filterkorbs und drückt von oben das Filtrum herunter, bis es in der Spitze aufsitzt. Wenn dies nicht stattfindet, kann es an dieser Stelle leicht reissen. Wenn die Flüssigkeit es erlaubt, kann man einen Bausch Baumwolle in diese Spitze vorher einlegen. Das Filtriren geht überraschend schnell. Man kann diesen Apparat in einen passenden glatten Trichter von Glas oder Zinn einsetzen, und alsdann auch Spirituosa filtriren, weil man den äusseren Trichter bedecken kann. Wolff hat den Apparat aus Eisendraht hergestellt und durch Eintauchen in geschmolzenes Zinn vollkommen mit Zinn überzogen, wodurch er zugleich Festigkeit erhält, indem nun alle die Drahtumschlingungen, welche lose waren, und alle hohle Oehre verlöthet sind. Es findet sich nämlich abwechselnd ein in die Spitze hinablaufender Draht einmal an den inneren, das andere Mal an den äusseren Spitzen des Sterns, und beide sind durch hin- und hergehende dünne Drähte (Fig. 195) auf der ganzen Höhe noch achtmal verbunden, um das Papier öfter zu tragen. Ich hielte es nicht für unzweckmässig, das Ganze aus Rothkupfer zu arbeiten und dann ebenfalls durch Eintauchen zu verzinnen. Das Eisen wird von vielen Stoffen aufgelöst, welche das Kupfer nicht angreifen; sodann ist ein Kupfergehalt leichter zu finden und zu entfernen als ein Eisengehalt. Aetzende Laugen, Schwefelalkalien, stark saure Flüssigkeiten müssen ausgeschlossen bleiben.

Die Operation des Filtrirens ist nun eine leichte Arbeit, wenn Alles gut vorgerichtet ist. Man benetze für wässerige Flüssigkeiten erst

## Zwölftes Kapitel. Das Filtriren.

das Filtrum mittelst der Spritzflasche mit reinem Wasser und giesse alsdann die Flüssigkeit oben am Filtrum auf die Seitenwand auf, damit sie nicht zu tief falle und das Filter zerreisse. Nachher giesst man in die Flüssigkeit. Trübe Flüssigkeiten verstopfen durch zu rasches Eindringen in die Poren des Papiers dieselben und verzögern die Arbeit. Concentrirte Salzlösungen, selbst von solchen Verbindungen, denen man keine ätzende Eigenschaften zuschreibt, erweichen das Papier und durchbrechen es. Es wäre vergebliche Mühe, durch erneuerte Filter die Operation zu wiederholen. Hier kann nur eine genügende Verdünnung helfen. Die Filtration ist vortheilhaft in vielen Fällen anzuwenden, wo man sich sonst des Colirens bediente. Sie ist ungleich reinlicher und liefert eine klarere Flüssigkeit. Die *Extracta frigide parata, Extractum ferri pomatum* werden am besten filtrirt. Besonders nützlich ist die Filtration bei der Darstellung des *Mel despumatum*, wofür sich allein schon die Anschaffung des Schnellfilters lohnte.

Das Aufgiessen auf die Filter erfordert einige Vorsicht. Direct kann man nur aus Gläsern und Flaschen mit ausgebogenem Halse, oder solchen Schüsseln, die einen wohlgeformten Ausguss haben, und nicht zu voll sind, auf die Filter aufgiessen. Gewöhnliche Porzellanschalen eignen sich sehr schlecht dazu, besonders nicht, wenn sie heisse Flüssigkeiten enthalten. In diesem Falle hilft auch das Bestreichen der Ränder mit Talg, welches bei kalten Flüssigkeiten die besten Dienste thut, nichts; gleich wenig auch bei spirituösen, alkalischen und seifenhaltigen, selbst wenn sie kalt sind. Man giesst alsdann am besten mit einem Schöpfgefässe mit Henkel auf. Als ein solches empfehle ich eine porzellanene Kaffeeobertasse, welche man inzwischen in die Untertasse setzt, um sie rein zu erhalten. Auch hält man beim Schöpfen und Uebertragen aufs Filtrum die Untertasse unter, wodurch jeder Verlust und Beschmutzen anderer Gegenstände vermieden wird.

Will man eine Filtration über Nacht fortsetzen, so kann man sich verschiedener Methoden bedienen. Die älteste bestand darin, dass man die Flüssigkeit in eine langhalsige Flasche füllte, und diese Flasche verkehrt, mit dem Halse in die Flüssigkeit des Trichters tauchend, über demselben aufhing. So einfach dieses scheint, so wird die Ausführung immer gewisse Schwierigkeiten darbieten. Es ist zuerst misslich, die gefüllte schwere Nachlaufflasche schwebend über dem Trichter anzubringen. Die Stative sind selten dazu geeignet; theils zu schwach, weil bei Anwendung einer kleinen Flasche nichts gewonnen wird, theils auch zu niedrig. Dann ist die Operation des Umstürzens der Flasche schwierig, weil sie schon oberhalb des oberen Trägers geschehen muss. Ist die Flasche verstopft, so muss man den Stopfen lösen, wenn der Hals schon in der Flüssigkeit ist; man wird also leicht die Finger oder die Flüssigkeit beschmutzen.

Viel leichter als das Schweben einer umgekehrten Flasche in dem Stative ist das senkrechte Aufstellen derselben neben dem Trichter. Es ist demnach auch der Gay-Lussac'sche Nachfüller bei Wei-

262  Zweiter Abschnitt.  Besondere Arbeiten und Apparate.

tem vorzuziehen und im gewöhnlichen Laboratorim vortheilhaft zu gebrauchen. Seine Construction erhellet aus nebenstehender Zeichnung, Fig. 196.

Eine zweihalsige Woulff'sche Flasche oder, in deren Ermangelung, eine mit einem doppelt durchbohrtem Korke verschlossene einhalsige Flasche wird mit zwei Glasröhren versehen. Die eine ist zweischenklig, mit zwei gleich langen Schenkeln. Sie ist luftdicht mittelst eines sauber durchbohrten Korkes auf den mittleren Hals angebracht; der eine Schenkel berührt beinahe den Boden der Flasche; die zweite gerade Röhre ist luftdicht in dem zweiten Halse befestigt. Beide Röhren sind an beiden Enden offen. In die Flasche giesst man die zu filtrirende Flüssigkeit, und setzt nun die Röhren luftdicht auf. Indem man in das freie Ende der geraden Röhre bläst, steigt die Flüssigkeit in der zweischenkligen Röhre über, und ergiesst sich in das bereits untergesetzte und halbgefüllte Filter.

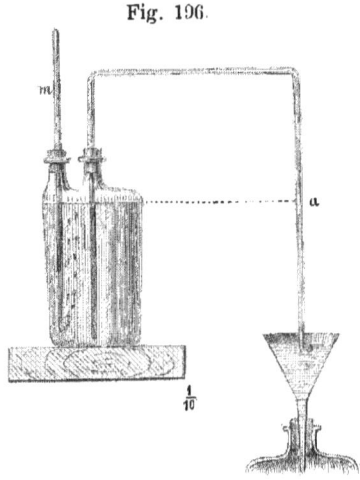

Fig. 196.

Gay-Lussac's Nachfüller.

Sobald aber die Flüssigkeit in diesem Filter eine gewisse Höhe erreicht hat, hört das Aufsteigen der Luftblasen aus dem unteren Ende der geraden Röhre und somit auch das Ausfliessen der Flüssigkeit auf. Erst wenn die Flüssigkeit im Trichter gesunken ist, steigen wieder Blasen in die Flasche, und eine entsprechende Menge des Liquidums geht über. Man sieht also, dass hier eine wirkliche Selbstregulirung stattfindet, und dass der Trichter zwar immer gefüllt bleibt, aber nicht überfliessen kann.

Der Grund dieser Erscheinung ist leicht einzusehen. Wenn man durch Blasen in die gerade Röhre die Flüssigkeit in die zweischenklige Röhre übergetrieben hat, so bleibt letztere ganz gefüllt. Nehmen wir vor der Hand an, die gerade Röhre $m$ sei nicht vorhanden, und die Luft könne frei durch diesen Hals eintreten, so ist die zweischenklige Röhre ein Heber, der mit der äusseren Wassersäule von $a$ abwärts die ganze Flasche auszuleeren strebt; denn in der Flasche ist Alles im Gleichgewicht unterhalb der Linie $a$, und ausser der Flasche oberhalb $a$. Nur das äussere Stück der Röhre von $a$ abwärts wird nicht im Gleichgewichte

## Zwölftes Kapitel. Das Filtriren.

gehalten, und müsste demnach sinken und die übrige Flüssigkeit nachziehen. Setzt man aber die gerade Röhre *m* ein, so kann die Luft nicht eher in die Flasche dringen, als bis sie einen der ziehenden Wassersäule gleichen Wasserdruck überwunden hat.

Wenn demnach der eingetauchte Theil der geraden Röhre genau dem unter der Linie *a* befindlichen Stücke der zweischenkligen an senkrechter Höhe gleich ist, so findet Gleichgewicht statt, und es fliesst nichts aus. Zieht man aber die gerade Röhre, die sich mit sanfter Reibung im Stopfen luftdicht bewegt, etwas höher, so wird dies Hinderniss kleiner und die herabsinkende Säule in der zweischenkligen Röhre gewinnt das Uebergewicht. Es tritt Flüssigkeit zu ihr heraus, und Luft dringt in Blasen aus dem unteren Ende der geraden Röhre heraus. So wie aber die ausfliessende Flüssigkeit das Niveau der Flüssigkeit im Trichter erhöhet, wird die ziehende Säule um eben so viel kürzer und von der herabgedrängten Wassersäule in der geraden Röhre getragen. Sinkt aber die Flüssigkeit im Trichter durch die Filtration, so wird dadurch die ziehende Flüssigkeitssäule wieder höher, und gewinnt das Uebergewicht über die sperrende. Die Regulirung des Niveaus im Filtrum beruht demnach auf dieser periodischen Störung und Wiederherstellung des Gleichgewichts, wenn wir um nicht ins Nähere einzugehen, von der Wirkung der Capillarität an der Spitze absehen.

Noch leichter verständlich ist die Wirkung des folgenden Apparates (Fig. 197 s. f. S.). In einer dreihalsigen Flasche sind zwei Hälse genau ebenso wie in der vorigen Abbildung montirt, nur wird die Röhre *m* so tief hinabgeschoben, dass niemals Luft durch dieselbe eindringen kann. Der dritte Hals ist ebenfalls mit einer zweischenkligen Glasröhre versehen, deren kurzer Schenkel nur eben durch den Kork geht, und deren langes Ende nur wenig kürzer ist, als das der auf dem mittleren Halse befestigten Röhre. Beide tauchen dicht neben einander in die Flüssigkeit des Filtrums ein. Die Hauptröhre *h* wird, wie in dem vorigen Falle, durch Blasen in die Röhre *m* gefüllt, nachdem die Röhre *n* herausgenommen und ihre Oeffnung verschlossen war. Sie wird nachher wieder eingesetzt. Noch besser wird ihr herabgehender Schenkel durch eine Kautschukröhre unterbrochen, welche man während des Anblasens mit den Fingern zuquetscht. Sie bleibt stets mit Luft gefüllt. Wenn ihr freies Ende in die Flüssigkeit des Trichters eintaucht, so kann keine Luft zu demselben hineindringen, und also auch keine Flüssigkeit durch *h* ausfliessen. Sinkt aber die Flüssigkeit im Trichter, so wird das Ende der Röhre *n* frei, Luft dringt ein, und Flüssigkeit fliesst durch *h* aus; dadurch steigt die Flüssigkeit im Trichter, das Ende von *n* wird wieder durch Flüssigkeit geschlossen und der Ausfluss hört wieder auf. Man ersieht also, wie die Flüssigkeit im Trichter nur bis an die Mündung der Röhre *n* steigen kann. Damit aber in dieser Röhre Luft und Wasser sich ausweichen können, muss die-

264  Zweiter Abschnitt. Besondere Arbeiten und Apparate.

selbe weit genug und unten schief abgeschliffen sein. Der Apparat ist aber zusammengesetzter und minder bequem als der vorige.

Fig. 197.

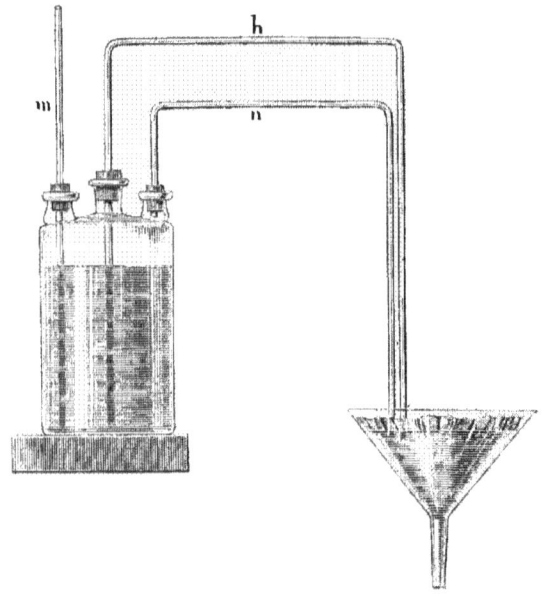

Selbstwirkender Nachfüller.

Eine noch bequemere Vorrichtung, bei welcher man jeden Augenblick das Ausfliessen unterbrechen und wieder eintreten lassen kann, ist in Fig. 198 abgebildet. Die Einrichtung ist aus der Zeichnung leicht zu erkennen. Den Hahn am Boden der Flasche hält man geschlossen, während man das Aussüsswasser einfüllt; dann setzt man den Stopfen auf, welcher die unten erweiterte und schief abgeschliffene Luftröhre trägt. Oeffnet man jetzt nach richtiger Anstellung des Apparates an den Trichter den Hahn, so läuft so lange Wasser aus, bis es die Luftröhre schliesst, und dies wiederholt sich so oft, bis die Flasche ganz ausgeleert ist.

Eine andere Vorrichtung, deren man sich in analytischen Laboratorien bedient, besteht in einer umgekehrten Flasche, die, nach Art der Fig. 199, mit einer eigenthümlich geformten Ausflussröhre versehen ist. Die Flüssigkeit fliesst durch das untere gekrümmte Röhrchen aus. Die Luft hat hier eine kleine stehende Wassersäule zu verdrängen. Hängt die Flasche in freier Luft, so ist das herabsinkende Wassersäulchen allein nicht im Stande, das Wasser in dem Luftröhrchen herabzuziehen, und es fliesst nichts aus. Hält man aber an die untere Ausflussöffnung einen nassen Körper, so tritt die Anziehung des in der Röhre enthaltenen Was-

## Zwölftes Kapitel. Das Filtriren. 265

sers zu derjenigen des, an dem feuchten Körper befindlichen, hinzu, und beide Kräfte zusammen gewinnen das Uebergewicht; es fliesst Wasser aus, und Luft tritt durch das seitliche Röhrchen ein. Diese Röhrchen müssen bestimmte Höhe und Weite haben, sonst läuft die Flüssigkeit entweder immer aus, auch wenn die Flasche frei hängt, oder gar nicht, selbst wenn ein nasser Körper an die Ausflussöffnung angebracht wird. Darum ist die folgende Vorrichtung in Fig. 200 entschieden vorzuziehen, weil hier beide Röhrchen getrennt sind, und durch Verschiebung im Kork ihre relative Höhe geändert werden kann. Ausserdem ist diese

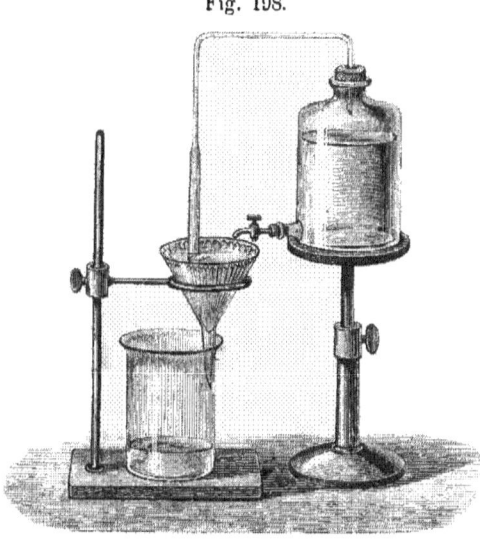

Fig. 198.

Ausflussapparat.

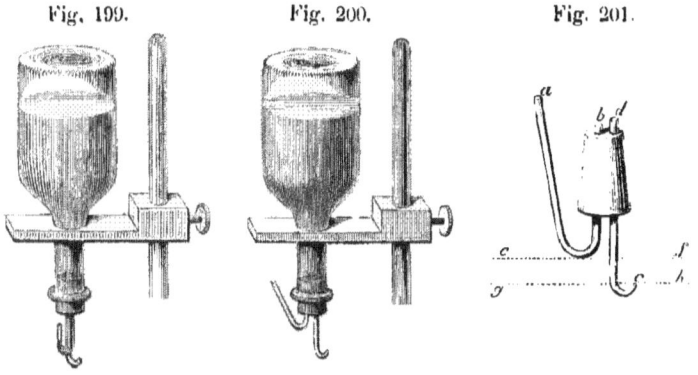

Fig. 199.   Fig. 200.   Fig. 201.

Nachfüller.

Vorrichtung viel leichter herzustellen, und verrichtet übrigens dieselben Dienste wie die vorige. Das Detail der Vorrichtung ersieht man aus Fig. 201. Man hat bei Anfertigung derselben darauf zu sehen, dass die Oeffnung $a$ der Röhre $ab$ etwas höher steht als $b$, im anderen Falle wird bei jedem Glucksen Wasser hinausgeworfen; ferner, dass $d$

266    Zweiter Abschnitt. Besondere Arbeiten und Apparate.

etwas höher liegt als $b$, sonst läuft zuletzt, sobald die Oberfläche des Wassers $b$ nicht mehr schliesst, der Rest des Wassers ohne Aufhören aus.

Zum Aufstellen kleinerer Trichter bei analytischen Operationen bedient man sich der aus der Abbildung von selbst verständlichen Gestelle Fig. 202 und 203.

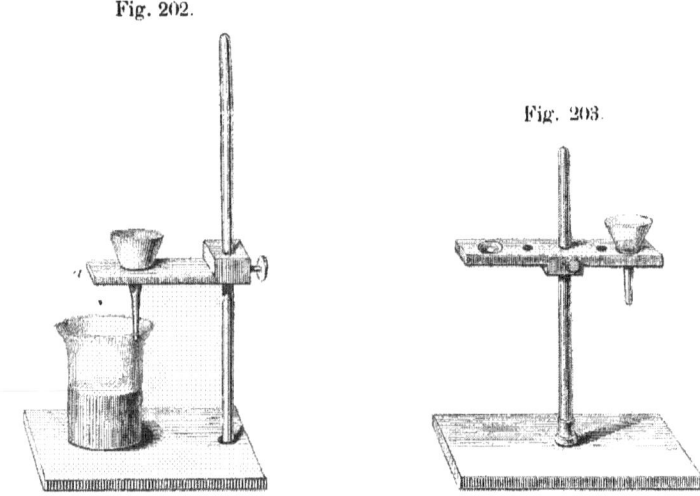

Fig. 202.            Fig. 203.

Aufstellung kleiner Trichter.

Den auf dem ganzen Filtrum zerstreut haftenden Niederschlag sammelt man mit der Spritzflasche in der Spitze desselben. Die einfachste Spritzflasche besteht aus einer mit einem konischen Auslaufröhrchen versehenen Flasche, Fig. 204 und 205.

Fig. 204.    Fig. 205.    Fig. 206.    Fig. 207.

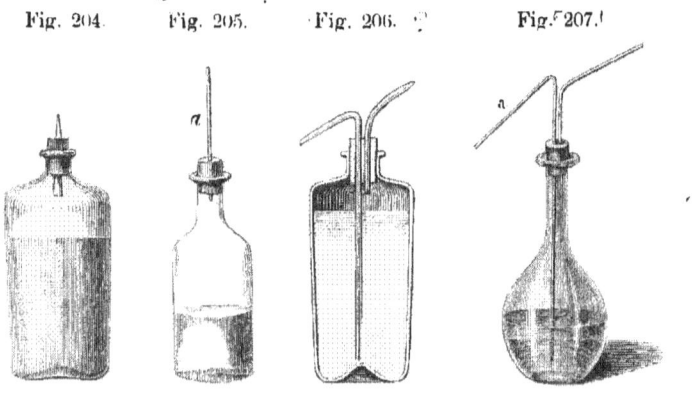

Spritzflaschen.

## Zwölftes Kapitel. Das Filtriren.

Beim Gebrauche hält man diese Flasche seitlich und soweit umgekehrt, dass die Flüssigkeit die untere Fläche des Korkes ganz bedeckt; nun bläst man mit zusammengepressten Lippen einen kräftigen Strom Luft in die Flasche, und führt die Flasche, ohne sie wieder aufzurichten, über das Filtrum, wo man nur mit dem herausfliessenden Wasserstrahl die oberen Theile des Niederschlags herunterspült, und so im Kreise herum fortfährt, bis Alles in der Spitze vereinigt ist. Man kann nun das Auswaschen aus freier Hand fortsetzen, oder eine der obigen Vorrichtungen dazu anstellen. Eine noch weit bequemere Spritzflasche ist in Fig. 207 abgebildet. Man gebraucht sie immer aufrecht gehalten. Sie hat vor der vorigen wesentliche Vorzüge. Man braucht sie nicht beim Ausblasen umzukehren, und bespritzt sich damit nicht das Kinn und die Kleider beim Führen vom Munde zum Trichter, was man zwar durch Uebung vermindern, aber doch selten ganz vermeiden kann; auch kann man den Wasserstrahl ohne Unterbrechung beliebig verlängern und stossweise verstärken, ebenso in jedem Augenblicke unterbrechen, was erstere Flasche nicht zulässt. Sie steht dieser nur darin nach, dass sie in der Hand keine so freie und weite Bewegung zulässt, weil man den Kopf und Körper mitbewegen muss. Um dies zu vermeiden, habe ich an das Blaserohr ein acht Zoll langes Stück geschwefelter Kautschukröhre mit einem kleinen Mundstücke von Glas angebracht. Man kann jetzt, ohne den Kopf zu bewegen, diese Flasche so frei handhaben, wie die von Fig. 204 und Fig. 205. Es bedarf kaum erwähnt zu werden, dass in das aufsteigende Ende geblasen wird. Die zweite Flasche spritzt nur so lange, als man bläst, weshalb man auch mit dem Kopfe der Spritzflasche nachfolgen muss, um sie in alle Stellen wirken zu lassen. Man hat jetzt auch hohle Kugeln aus geschwefeltem Kautschuk, welche nach dem Auspressen der Luft sich durch ihre eigene Elasticität wieder vollsaugen, und durch Pressen mit der Hand entleert werden. Sie sind sehr bequem.

Will man mit warmem Wasser nachspritzen, so bedient man sich am besten der zweiten Form, weil sie keine Gefahr darbietet, sich die Zunge mit heissem Wasser zu verbrühen. Ausserdem muss die Flasche eine Fassung haben, um sie bequem anfassen, und einen dünnen Boden, um sie auf den Dampfapparat stellen zu können. Man bedient sich dazu einer sechszehn Unzen fassenden Arzneiflasche, mit dünnem Boden, an welcher man einen Griff aus dickem Drahte nach Art der umstehenden Fig. 208 anbringt. Auch liesse sich dieses Instrument, welches im Ganzen selten gebraucht wird, dauerhafter und leichter zu erwärmen aus Weissblech oder Messingblech darstellen.

Man würde dem Fusse einen Durchmesser geben, dass er genau auf eine Infundirbüchsenöffnung des Apparates passte.

Die Spritzflasche ist das passendste Werkzeug, Niederschläge, die auf einem Filtrum zerstreut hängen, in der Spitze zu sammeln, ehe sie

268 Zweiter Abschnitt. Besondere Arbeiten und Apparate.

getrocknet und abgenommen werden. Auch werden damit die Reste des Niederschlags aus dem Fällungsgefässe auf das Filtrum gebracht.

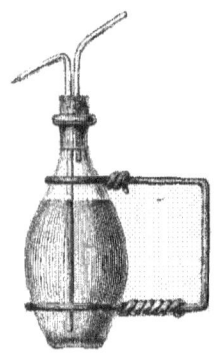

Fig. 208.

Spritzflasche für heisses Wasser.

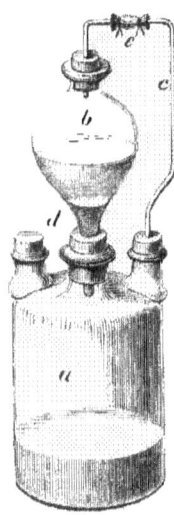

Fig. 209.

Donovan's Filtrum.

Wenn bei allen diesen Operationen die durchlaufende Flüssigkeit noch einmal eingedampft werden muss, oder wenn das angewendete destillirte Wasser einigen Werth hat und besonders dargestellt werden muss, so lasse man das aufgegossene Wasser erst ganz ablaufen, ehe man frisches aufgiesst, weil dadurch die Verdünnungen in rascherem Schritte vor sich gehen.

Beim Filtriren flüchtiger Flüssigkeiten ist besonders die Verdunstung des Lösungsmittels zu vermeiden. Am einfachsten geschieht dies, wenn man den Glastrichter auf einer Sandsteinplatte mit Sand glatt abschleift (wenn dies nicht schon in der Fabrik geschehen ist) und mit einer matt geschliffenen Glasplatte bedeckt. Als Filtrum wählt man, um Verdunstung zu verhüten, ein glattes, setzt aber einige Glasstäbe zwischen Filter und Trichter, um eine Verbindung zwischen der Luft im Trichter und in der untergesetzten Flasche herzustellen. Filtrum und Glasstäbe müssen kleiner sein als die Trichterwand, und von der Glasscheibe vollkommen bedeckt werden.

Auch Flüssigkeiten, welche aus der Luft Kohlensäure oder Wasser anziehen können, müssen, wenn sie dies nicht sollen, bedeckt filtrirt werden. Sollen sie durch unorganische Körper, wie Quarz, Sand, Glaspulver filtrirt werden, so dient dazu Donovan's Filtrum, welches nach Fig. 209 aus einer zweihalsigen Woulf'schen Flasche gemacht wird. In den Trichter werden erst grobe, dann feinere, zuletzt ganz feine Körner aufgeschüttet, und die Substanz aufgegossen. Uebrigens kommen solche Arbeiten sehr selten in der Pharmacie vor, und können in allen Fällen durch andere Verfahrungsarten ersetzt werden.

# Zwölftes Kapitel. Die Centrifugalmaschine.

## Die Centrifugalmaschine.

Alle spiessigen, nadelförmigen Krystalle schliessen in den Zwischenräumen grosse Mengen Mutterlauge ein, und das Reinigen derselben durch wiederholtes Lösen und Krystallisiren veranlasst grosse Verluste. Bleibt die Mutterlauge darin sitzen, so zieht sie sich beim Eintrocknen der Flüssigkeit in die äusseren Schichten des Salzes und färbt diese mit ihrem ganzen Gehalte an Farbestoff. Man hat deshalb häufig das Trocknen dieser spiessigen Krystalle auf Ziegelsteinen, halbgebranntem Steingut oder in einer Umhüllung von Filtrirpapier vorgeschlagen. Will man das Aufgesogene hieraus wieder gewinnen, so muss man es mit Wasser ausziehen und erhält wieder verdünnte Lösungen. Durch die Centrifugalmaschine wird die Mutterlauge fast ganz ausgeschwungen, und man erhält bei viel weniger Krystallisirungen bedeutend reinere Krystalle, und ausserdem erhält man die ganze Mutterlauge in concentrirtem Zustande gleich zum weiteren Verdampfen bereit. Dies ist besonders wichtig bei werthvollen Stoffen, welche in Gestalt feiner Nadeln krystallisiren, wie salzsaures Morphium und die meisten Alkaloidsalze. Andere Salze krystallisiren in dünnen Blättchen, welche ebenfalls viel Mutterlauge einschliessen, wie Argent. nitric. cryst., Baryum chlorat., bei denen die Centrifugalmaschine sehr gute Dienste leistet, so wie auch bei Natr. acet., Kali chloric. und nitric. pur., Kalium jodatum, Magnes. sulphur., Plumb. acet. cryst. purum, Zincum sulphuricum und anderen Salzen.

Die Construction der Centrifugalmaschine in einfacher Form erhellet aus Fig. 210.

Fig. 210.

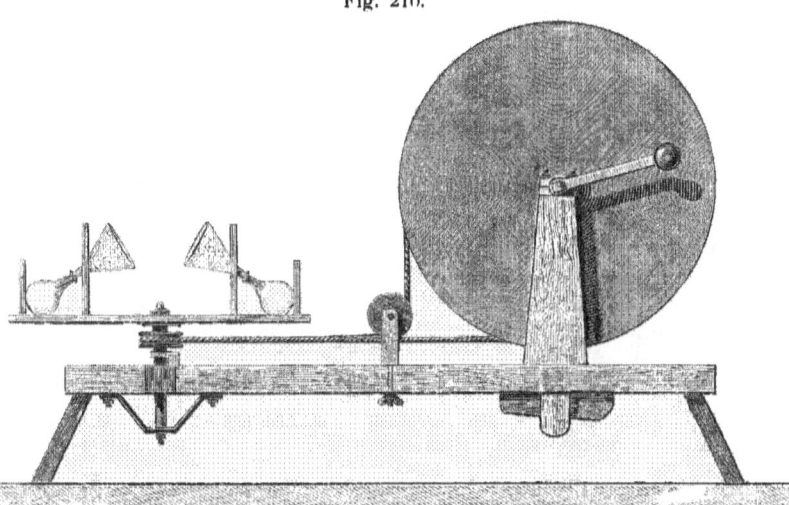

Centrifugalmaschine.

270 Zweiter Abschnitt. Besondere Arbeiten und Apparate.

Auf einem starken Brette mit vier kurzen Füssen ist das Schwungrad und die Schwingvorrichtung angebracht. Das Schwungrad kann massiv aus Holz gemacht sein, und hat auf dem äusseren Rande einen eingedrehten

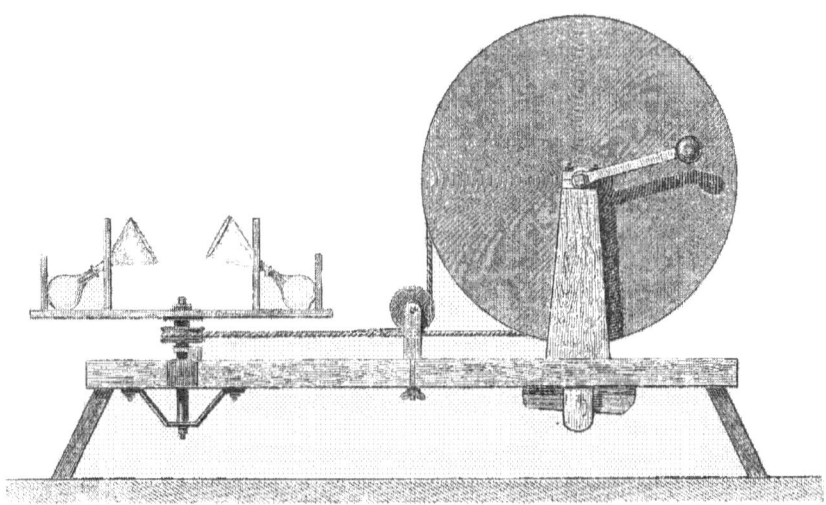

Fig. 210.

Centrifugalmaschine.

Schnurlauf. Seine Axe ist auf zwei hölzernen Ständern, die mit Keilen an die Tischplatte befestigt sind, gelagert, und trägt auf einem Ende eine mit einer Schraube befestigte Kurbel, deren hölzerner Griff sich leicht um einen Stift dreht, damit er in der Hand keine Drehung habe. Die Umsetzung der Bewegung aus der senkrechten in die wagerechte Ebene geschieht durch eine Leitrolle, die am Tische mit einer Flügelmutter befestigt ist. Sie steht um ihre halbe Dicke seitlich von der geraden Linie, die von dem Schnurlauf der Schwungscheibe auf den Wirtel geht, so dass die Schnur ohne Berührung der Rolle daran vorbei läuft. Die Spindel, welche die auszuschwingenden Gegenstände trägt, darf nicht zu kurz sein. Sie geht frei durch die Tischplatte, ruht unten mit einem Ansatz in einem eisernen Bügel, und oben mit ihrem eingedrehten Halse in einem Lager, welches an ein auf der Tischplatte befestigtes Holzklötzchen angeschraubt ist. Die beiden Wellen lassen sich leicht mit Olivenöl schmieren, was nicht ausser Acht zu lassen ist. Oben auf der Spindel sitzt mit einer Schraubenmutter angezogen ein horizontales Brettchen von dichtem Holze, worauf senkrecht vier kleinere Brettchen angebracht sind. Die beiden mittleren haben je ein schief gebohrtes Loch, worin sich die Trichter mit Klemmung einsetzen lassen. Die untere Seite der Trichter soll horizontal liegen, damit die Salze nicht zu leicht herausfallen. Es ist zweckmässig, zwei gleich schwere Trichter, welche gut in die

## Zwölftes Kapitel. Die Centrifugalmaschine.

Löcher passen, ausschliesslich bei der Centrifugalmaschine zu verwenden. Die äusseren Brettchen, worin man auch passende Oeffnungen anbringen kann, dienen dazu, die Gläschen zu stützen, welche zum Sammeln der Mutterlauge bestimmt sind. Wenn man Schwungscheibe und Schwingvorrichtung stabil auf die Tischplatte befestigt hat, so muss man der Schnur einen Schluss mit zwei angenähten Häkchen geben, um nach Bedürfniss die Spannung durch Auf- oder Zudrehen verändern zu können. Die Schnur nehme man nicht zu dünn, weil man sonst durch vermehrte Spannung zu viel Axenreibung der Spindel erzeugt. Am besten dient eine durch Drehen zu einer Schnur geformte Tuchkante, der man durch Bestreichen mit Kreide noch mehr Reibung ohne entsprechenden Axendruck geben kann. Die in Form der Ziffer 8 gebogenen Drahthäkchen werden halb in die Schnur eingenäht, und nur die Hälfte hervorragen gelassen. Eines dieser Häkchen ist so weit geöffnet, dass es in das andere eingehakt werden kann. Auch kann man durch Verschiebung der Leitrolle in einem Schlitze der Tischplatte die Spannung der Schnur reguliren.

Hat man nun eine Schale voll nadelförmiger Krystalle, die man ausschwingen will, so stellt man die beiden Trichter auf zwei Gläser, verstopft lose die Trichterröhre mit einem Pausch Baumwolle oder Schiesswolle und füllt die Trichter mit den Krystallen, aus denen schon die grösste Menge der Mutterlauge durch Schiefstellen der Schale abgeflossen ist. Man rüttelt die Krystalle zusammen, und wenn man befürchtet, dass sie bei der Schiefstellung herausfallen könnten, so drückt man ein starkes Schreibpapier darüber und befestigt es durch Falten auf der Oeffnung des Trichters. Da die Centrifugalkraft Alles nach aussen treibt, so haftet dies Papier sehr leicht fest genug für die kurze Zeit einer Operation. Man setzt nun die Trichter in die entsprechenden Oeffnungen der senkrechten Brettchen, indem man das Gläschen für die Mutterlauge mit der anderen Hand dagegen führt. Es wird von der Trichterröhre und von den äusseren Brettchen festgehalten. Man beginnt nun langsam zu drehen und steigert allmälig die Bewegung, wobei man die Mutterlauge deutlich in das kleine Gläschen spritzen hört. Ebenso lässt man die Schnelligkeit der Drehung allmälig wieder sich vermindern, und kann jetzt die Mutterlauge einmal ausgiessen, indem man den Trichter nach der Mitte herauszieht, und mit der anderen Hand das Sammelgläschen entleert. Nach nochmaligem Einsetzen und stärkerem Schwingen erkennt man, ob noch Mutterlauge heraustropft. Wenn dies nicht mehr der Fall ist, so entfernt man die meistens blendend weissen Krystalle und füllt beide Trichter von Neuem, bis die ganze Operation beendigt ist. Die Krystalle sind so trocken, dass sie Filtrirpapier kaum mehr befeuchten. Lässt man sie einige Stunden ausgebreitet stehen, so sind sie in der Regel vollkommen trocken zum Aufbewahren. Aus Krystallnadeln, die zwei Tage auf dem Trichter gestanden hatten, liessen sich noch grosse Mengen Mutterlauge herausschwingen. Es ist dies die beste Art sehr reine Stoffe mit wenig Lösungsoperationen herzustellen. Der Verlust an Zeit und Arbeit wird reichlich durch die Schönheit des Präparates und den Gewinn von Substanz ersetzt.

Was die Grösse der Maschine betrifft, so hängt dieselbe von dem Umfange der Arbeit ab. Für pharmaceutische Laboratorien würden Trichter von 4 Zoll ($105^{mm}$) Weite passend erscheinen, und es würden dann die zwei inneren Stützen 10 Zoll ($260^{mm}$) weit auseinander kommen. Die Schwungscheibe könnte dabei 19 Zoll ($500^{mm}$), und der Wirtel 2 Zoll ($50^{mm}$) Durchmesser haben. In der Zeichnung ist die Schwingvorrichtung der grösseren Deutlichkeit wegen verhältnissmässig grösser gehalten, als das Schwungrad. Bei raschem Drehen setzt man wohl den linken Fuss auf die Tischplatte des Apparates, was besonders nothwendig ist, wenn die Belastung der beiden Trichter ungleich ist, oder wenn man nur Stoff hat um einen zu füllen, wo man dann den anderen leer einsetzt. Im Grossen wird die Centrifugalmaschine zur Trennung des Syrups von den Zuckerkrystallen, zum Trocknen nasser Wäsche und dergl. Arbeiten verwendet, und in diesen immer für dieselbe Substanz bestimmten Apparaten wird die Mutterlauge in stillstehenden, cylinderförmigen Gefässen gesammelt. Im chemischen Laboratorium, wo die Stoffe mannigfaltig sind, und die benetzende Flüssigkeit oft sauer, kann man keine Metalle verwenden, und muss Alles aus Glas anfertigen. Wegen der Ungleichheit der zu behandelnden Mengen erscheint der überall vorhandene Glastrichter als das bequemste Geräth. Die Centrifugalmaschine gestattet demnach eine Art gewaltsamer Filtration, und ist deshalb dieser angeschlossen.

---

Dreizehntes Kapitel.

## Vom Coliren.

Coliren nennt man das Durchseihen einer Flüssigkeit durch ein Tuch. Das Tuch heisst Colatorium, der viereckige hölzerne Rahmen mit Nägeln, worauf es gespannt wird, heisst Tenakel. Man wendet das Coliren bei sehr grossen Mengen von Flüssigkeiten oder voluminösen Niederschlägen an.

Das Colatorium wird aus verschiedenem Materiale gefertigt. Im Allgemeinen wendet man dazu ein starkes gleichmässiges Leinen an, besonders wenn man noch das Auspressen des Niederschlags im Sinne hat.

Syrupe colirt man durch Wolle, Flanell oder ein passendes Beuteltuch, weil sie durch Leinen gar nicht, oder sehr langsam durchlaufen. Im Falle ein Niederschlag hartnäckig durch ein Colatorium durchläuft, bedeckt man dasselbe gleichmässig mit einfachem oder doppeltem Filtrirpapier.

## Dreizehntes Kapitel. Vom Coliren.

Das Colatorium wird auf ein Tenakel aufgespannt. Die Tenakel bestehen aus Eichen- oder Buchenholzlatten, die in Form eines Quadrates mit überragenden Enden mit einander verbunden sind. An der Verbindungsstelle sind die Latten gegenseitig in einander eingelassen, damit ihre Dicke nicht grösser als die der einfachen Latte sei. Durch die Verbindungspunkte sind die eisernen Stifte getrieben, welche zugleich zur Befestigung und zum Tragen des Colatoriums dienen; übrigens ist es gut, die Verbindungsstellen noch zu leimen, und durch zwei Nebenstifte aus Holz zu vereinigen. Die Tragespitzen müssen rund gefeilt oder gedreht sein, damit sie die Fäden des Tuches nicht zerschneiden, sondern nur seitwärts drängen. Obgleich es allgemein Regel ist, dass die Flüssigkeit weder das Tenakel, noch die Drahtspitzen berühren soll, so kann dies doch nicht immer vermieden werden, schon wegen der Capillarität des Zeuges.

Wegen der oft rauhen Behandlung der Tenakel wählt man als Tragestifte gewöhnlich eiserne. Gehärteter und wieder blau angelaufener Stahl ist vorzüglicher.

Man schneide an jedes Stück des runden Stahldrahtes ein Schraubengewinde von der Länge der ganzen Holzstärke. Schraubt man dieses Gewinde in ein vorgebohrtes Loch der zwei Latten, so vereinigt es dieselben auf eine sehr dauerhafte Art. Messingene Spitzen sind weniger dem Rosten und Zerfressen unterworfen, dagegen im Allgemeinen gegen äussere Gewalt zu schwach, und ist eine Verunreinigung mit Kupfer mehr als jene mit Eisen zu befürchten. Das Holz der Tenakel wird scharf getrocknet, und mit Leinölfirniss warm eingerieben, damit es keine wässerige Flüssigkeit aufsauge.

Beim Gebrauche wird nun das Colatorium mit seinen vier Zipfeln auf die vier Haken gesteckt und mit reinem Wasser angefeuchtet, sogar etwas Wasser hineingegossen, damit die aufzugiessende Flüssigkeit nicht direct auf das Tuch, sondern in das Wasser falle. Fliesst die Flüssigkeit in die untergestellten Gefässe anfangs trübe durch, so giesst man sie, wenn sich die weitesten Oeffnungen gestopft haben, wieder auf, und giebt zuletzt den ganzen Niederschlag auf. Sobald dies geschehen ist, fängt das Auswaschen an, wobei ein Umrühren mit einem Spatel sehr zweckdienlich ist. Zuletzt lässt man ganz ablaufen, und befördert dies durch leichte Schläge an das Tenakel, wodurch die bereits steife Masse noch einmal ganz weich wird und nochmals viel Wasser ablaufen lässt. Sobald dieser Handgriff nichts mehr fruchtet, nimmt man das Colatorium an seinen vier Zipfeln ab, bindet diese mit starkem Bindfaden fest zusammen, und hängt das Ganze an einem Nagel auf, wodurch noch mehr Flüssigkeit abläuft. Durch leichtes Pressen mit der Hand kann man dies befördern; zuletzt drückt man den fast kugelförmigen Klumpen etwas flach und hebt ihn in die Presse, welche man sehr behutsam anziehen muss, nachdem jedesmal das Ablaufen des Wassers vollständig aufgehört hat. Im Verhältniss, als die Masse trockener wird, lässt sie sich stärker pressen,

**274** Zweiter Abschnitt Besondere Arbeiten und Apparate.

ohne sich auszuquetschen oder das Tuch zu zersprengen. Den ausgepressten Kuchen hängt man an einem warmen Orte zum Trocknen auf, was wegen der Capillarität des Tuches sehr schnell geschieht. Zugleich ist der Niederschlag gegen jede Beschmutzung geschützt.

Nicht selten werden die Niederschläge, um sie in kleinen Massen zu erhalten, als steifer Brei mit einem Spatel auf Löschpapier aufgesetzt und getrocknet. Man nennt dies Trochisciren oder Aufsetzen. Vor dem pharmaceutischen Gebrauche müssen sie, wie auch die obigen harten Kuchen, nochmals zerrieben werden. Gewisse sehr hydratische Niederschläge, wie kohlensaures Zinkoxyd, Thonerde und ähnliche, werden, wenn sie möglichst ausgewaschen sind, nach obiger Weise gepresst und getrocknet, dann wieder mit destillirtem Wasser zerrieben, auf ein Filtrum oder Colatorium gebracht und nun noch einmal ausgewaschen. Durch das erste Trocknen verlieren sie die schlammige thonige Consistenz und nehmen eine mehr pulverige an, die dem völligen Durchdringen des Auswaschwassers wenige Hindernisse darbietet.

Fig. 211. Fig. 212.

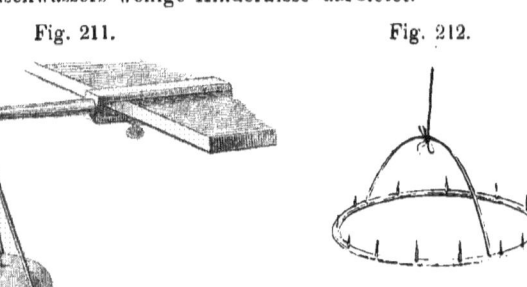

Spitzbeutel.

Niederschläge bringt man immer auf glatte Colatorien oder Spitzbeutel, um sie nicht zu sehr an den Wänden zu verbreiten, und zuviel davon beim Sammeln zu verlieren.

Die Spitzbeutel bestehen aus einem kegelförmig zusammengenäheten Tuche, in dessen Oeffnung ein metallener Ring eingenäht ist, Fig. 211. Sie werden vielfach gebraucht bei grossen Mengen von Niederschlägen, indem sie zugleich einen bequemen Presssack darstellen. So bringt man die ausgewaschenen Schwefelblumen, die Schwefelmilch, das kohlensaure Eisenoxydul und ähnliche Präparate direct in Spitzbeutel, da alle ihrer Natur nach gepresst werden müssen, um ein schnelles Trocknen zu bewirken. Man kann auch den Metallring am Umfange mit acht bis zehn kleinen Spitzen versehen, um die Spitzbeutel augenblicklich darin zu befestigen und sie nachher besser auswaschen zu können, Fig. 212. Diese Einrichtung ist viel

## Dreizehntes Kapitel. Vom Coliren. 275

reinlicher; auch kann beim Trocknen kein aufgelöstes Metall sich in das Tuch ziehen, woraus es wieder in die zunächst colirte Flüssigkeit übergehen könnte. Eine wesentliche Verbesserung des Spitzbeutels besteht darin, dass man seine Spitze im Innern mit einem Bindfaden in die Höhe zieht, und an einem übergelegten Stocke befestigt. Die filtrirende Fläche wird dadurch bedeutend vermehrt, und die unangenehme Höhe des Spitzbeutels durch dieses Einstülpen um die Hälfte vermindert.

Wenn es sich darum handelt, grosse Mengen Flüssigkeiten zu klären, und von kleineren Mengen trübe machender Stoffe zu befreien, so kann der Apotheker bei dem Zuckerraffinateur in die Lehre gehen, und von diesem eine zweckmässige Vorrichtung kennen lernen.

Das Taylor'sche Filter besteht aus einem weiten und sehr langen ganz cylindrischen, oben und unten offenen Sacke aus Leinen oder dichtem Baumwollenzeuge. Man fasst das untere Ende am Rande an, und legt den ganzen Umfang über den zwischengehaltenen Fingern der linken Hand in abwechselnde Falten, nach Art einer Krause, dann umfasst man sie von aussen und schnürt sie mit einer kunstgerechten Schlinge aus starkem Bindfaden fest zusammen.

Dadurch ist das untere Ende geschlossen. Das obere Ende fasst man in derselben Art, Falten bildend, zusammen, bringt das etwa $1\frac{1}{2}$ Zoll ($40^{mm}$) weite und 3 Zoll 10 Linien ($100^{mm}$) lange Ende eines blechernen Trichters hinein, und schnürt die Falten äusserlich um das Rohr des Trichters fest zusammen. Der untere Rand des Rohres ist etwas nach aussen aufgetrieben, damit sich das gefüllte und belastete Filter nicht abstreife, Fig. 213 (s. f. S.). Den zusammengefalteten, 1 Fuss bis 3 Fuss (315 bis $950^{mm}$) langen Sack bringt man nun zusammengedrückt in einen engen Schlauch von Baumwollenzeug und mit diesem in eine cylindrische blecherne Röhre von der ganzen Länge des Filters.

Der Trichter ist so weit, dass er mit seinem Rande auf dem oberen Rande der Röhre aufliegt und davon getragen wird. Die Röhre selbst trägt an seitlichen Häkchen einen halbkreisförmigen Henkel, mit welchem man den ganzen Apparat an einer passenden Stelle frei aufhängen kann. Die zu filtrirende Flüssigkeit wird nun oben in den Trichter gegossen. Selbst dickliche syrupartige Flüssigkeiten laufen durch dieses Filter mit bewundernswerther Klarheit und Schnelligkeit. Man kann dieses Resultat folgenden Umständen zuschreiben: erstens schützt die blecherne Röhre gegen Verdampfung und Verlust von Wärme; es bleibt also die Flüssigkeit viel länger warm und dünnflüssig; zweitens verhindert der Schlauch, dass der in der Mitte ganz freie Sack sich ausweite, und es wird dadurch selbst bei wenig Flüssigkeit eine hohe Säule erhalten, durch deren Druck die Filtration beschleunigt wird. Endlich bietet die sehr grosse Fläche filtrirender Stellen des Zeuges genügende Gelegenheit zum Durchgang. Der Hauptabsatz fester Körper häuft sich in der Spitze des Filters an und die Seitenflächen bleiben frei davon, während bei dem gewöhnlichen Seihetuche der Absatz die ganze durchlassende Filterfläche bedeckt und

276  Zweiter Abschnitt. Besondere Arbeiten und Apparate.

verstopft. Sollen mehrere Taylor'sche Filter vereinigt werden, so verschafft man sich ein flaches cylindrisches Gefäss, welches im Boden so

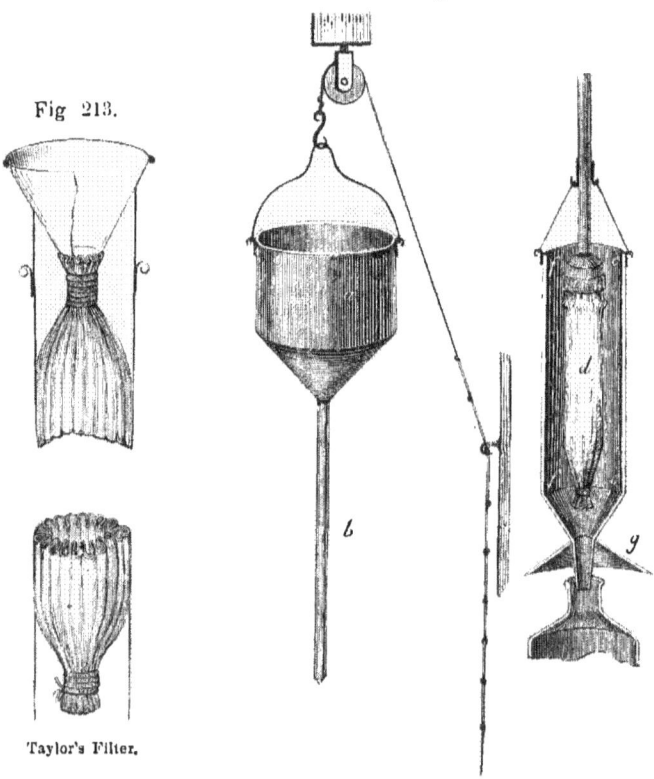

Fig. 213.

Fig. 214.

Taylor's Filter.

Hochdruckfilter.

viel Röhren hat, als man Filter anwenden will. Statt der blechernen Röhre wird jedem Filter ein enger Sack aus Leinenzeug übergezogen, und die an einem gemeinschaftlichen Aufgiessgefässe hängenden Filter in einem genügend weiten hölzernen Kasten oder Fass aufgehängt. Jedoch wird eine solche Ausdehnung der Operationen selten im pharmaceutischen Laboratorium vorkommen.

Das Taylor'sche Filter lässt sich im kleinen Massstabe ins pharmaceutische Laboratorium einführen, und zur Klärung von *Syrupus simplex*, Extractlaugen, Honiglösung und Salzen mit Vortheil anwenden. Besonders wirksam wird es, wenn man ihm einen höheren Druck giebt. Man bringt zu diesem Zwecke zwischen den Trichter und den Hals des Sackes eine etwa $3/4$ Zoll weite Blechröhre an, und giebt dieser eine den Localitäten entsprechende Höhe. Diese Anordnung ist in

Fig. 214 dargestellt. Der etwa 5 bis 6 Zoll weite Trichter $a$ läuft unten in die eben erwähnte 3 bis 4 Fuss lange Röhre $b$ aus. Diese endigt unten mit einem cylindrischen Ansatz von $1^{1}/_{2}$ bis 2 Zoll Durchmesser, dessen Rand nach aussen etwas ausgebogen ist. Um diesen Rand wird der Schlauch $d$ mit starkem Bindfaden angebunden. Er kann eine Länge von $1 - 1^{1}/_{2}$ Fuss haben. Seine Befestigung und seine Verschliessung am unteren Ende geschieht ganz wie bei dem Taylor'schen Filter. Der Schlauch ist ebenfalls mit einer Blechhülle $f$, die an Haken hängt, umgeben, um Abkühlung zu verhüten und stellenweises Spritzen unschädlich zu machen, und hat das Schutzdach $g$, um übergeschüttete Flüssigkeiten von der Flasche abzuhalten. Das Ganze hängt an einem über eine Rolle gehenden starken Bindfaden, womit man dem Ganzen leicht jede nöthige Höhe geben kann. Das Einfüllen geschieht von einer nebenstehenden Leiter, einer Treppe oder einem Schemel. Die Flüssigkeit, welche colirt werden soll, wird oben in den Trichter gegossen. Die ganze Fläche des Schlauches ist beständig von Flüssigkeit berührt; die Höhe der Flüssigkeitssäule übt einen starken Druck aus und befördert dadurch das Filtriren. Es kommt im Ganzen nur wenig Zeug mit der Flüssigkeit in Berührung und die ganze Menge derselben filtrirt fast unter gleichem Drucke, indem der Inhalt des Schlauches und der Röhre zu dem Inhalte des Trichters verhältnissmässig sehr klein ist. Man könnte die Vorrichtung eine Verbindung der Real'schen Presse mit dem Spitzbeutel nennen. Ich kann diese Hochdruckcolatorien aus vielfältiger Erfahrung empfehlen. Man kann leicht mehrere Schläuche, für besondere Substanzen ganz besondere haben.

Bei dieser Gelegenheit dürfte es passend sein, Einiges über Abschäumen und verschiedene Entfärbungs- und Klärungsmethoden beizufügen.

Das Abschäumen besteht darin, dass man den durch Kochen entstehenden Schaum mittelst eines durchlöcherten Löffels sanft von der Oberfläche abhebt. Diese Operation kommt nur bei eiweisshaltigen Flüssigkeiten pflanzlichen oder thierischen Ursprungs vor.

Es ist wesentlich, dass die Flüssigkeit rasch von dem Schaumlöffel abläuft. Dazu sind die gewöhnlichen aus durchgeschlagenem Bleche gearbeiteten wenig geeignet. Ich empfehle deshalb die mit feinem Drahtnetze (Fig. 215) bezogenen Schaumlöffel, welche beinahe eine Art von Colirung bewirken. Sie haben einen flachen, breiten, nach innen geneigten Rand

Fig. 215.

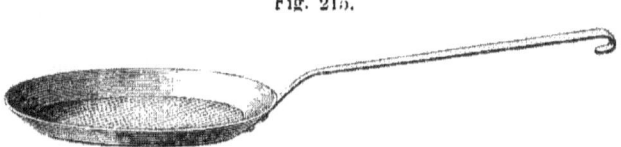

Schaumlöffel mit Drahtsieb.

von starkem Eisen, an dessen untersten Theil ein sehr dünnes Drahtnetz aus Messing oder Eisen gelöthet ist. Der Griff ist mit Nieten zugleich durch die beiden über einander liegenden Enden des Randes hindurch mit demselben verbunden, so dass durch 2 oder 3 Nieten beide Theile unter einander befestigt sind. Eisendrahtnetze sind schwer vor dem Rosten zu schützen und zerbrechen alsdann sehr leicht; Messingnetze sind dauerhafter gegen Oxydation, müssen aber wegen der grösseren Schädlichkeit des Metalls um so sorgfältiger davor geschützt und gereinigt werden.

In einigen Fällen kann man das Abschäumen ganz vermeiden; unter anderen beim Coaguliren des Pflanzeneiweisses in dem ausgepressten Safte der narkotischen Kräuter. Hier kann man ebenso zweckmässig die Flüssigkeit in einem Kolben der Coagulation im Wasserdampfbade aussetzen und nachher coliren. Das Schaumkochen geschieht insbesondere bei Syrupen, um sie klar zu kochen, weil nach physikalischen Gesetzen die Dampfbildung eher an eckigen, pulverigen, festen Körpern eintritt, als in der Mitte der Flüssigkeit oder auf dem glatten Boden. Die trübe machenden Körperchen veranlassen die Bildung einer Dampfblase, wodurch sie in die Höhe steigen und sich auf der Oberfläche ansammeln. Beim Klarkochen durch Schaumbildung ist zu bemerken, dass die Flüssigkeit nicht auf der ganzen Bodenfläche, sondern nur an einer kleinen Stelle in der Mitte kochen darf, damit der Schaum sich am Rande ansammeln könne, ohne wieder zerrissen und in die Flüssigkeit hineingemengt zu werden. Zu diesem Zwecke bringt man die Flüssigkeit in eine flache, halbkugelförmige Schale und lässt sie auf einem kleinen lebhaften Feuer kochen. Umrühren findet nicht statt. So verfährt man mit Syrupen aus Pflanzensäften, wie *Syrupus Rubi Idaei, -Mororum, -Ribium, -Cerasorum*. Bei der Reinigung des Honigs ist das Schaumkochen nicht nur überflüssig, sondern geradezu schädlich. Der Honig enthält nichts, was durch Wärme coagulirt, und dennoch kann man ihn durch anhaltendes Kochen ganz in Schaum verwandeln, der beim Kaltwerden grösstentheils wieder zerfliesst. Löst man den Honig in kaltem Wasser auf und filtrirt, so kann man ihn meist im Wasserbade, ohne dass er trübe wird, zur rechten Consistenz eindicken. Er enthält also kein Eiweiss, und hinterlässt auf dem Filter nur Wachs oder mechanisch beigemengte Unreinigkeiten.

Will man wirklich mit Eiweiss klären, was aber so viel als möglich zu vermeiden ist, so füge man erst etwas Wasser und dann die zu klärende Flüssigkeit in kleinen Mengen unter starkem Umrühren dem Eiweisse kalt hinzu, und bringe, ohne während des Erwärmens zu rühren, allmälig zum Kochen. Eine nähere Beschreibung der Reinigung des Honigs findet sich auf Seite 437 der 3. Auflage des Comment. z. Preuss. Pharm.

In Frankreich werden die meisten Syrupe filtrirt. Dies giebt eine grössere Klarheit, als irgend mit Eiweiss zu erzielen ist. Klärung mit Ochsenblut oder Leim kommt im pharmaceutischen Laboratorium nicht vor.

## Dreizehntes Kapitel. Vom Coliren.

Desmarest's Klärmethode besteht darin, einen Bogen Filtriroder Druckpapier mit Wasser bis zur Auflösung seiner Fasern zu schlagen, dieses Papierzeug mit der klärenden Flüssigkeit zu mischen und nach tüchtigem Umrühren auf ein flaches Colatorium zu bringen. Der Papierteig bildet eine lockere, sehr gut durchlassende Schichte auf dem Tuche. Die erste durchlaufende Portion giebt man mit der Vorsicht, die abgesetzte Schichte des Zeuges nicht wieder aufzurühren, nochmals auf. Man giesst deshalb gerade in die Mitte, wo die Flüssigkeit am höchsten steht.

Die Entfärbung von Flüssigkeiten hat in pharmaceutischem Sinne fast immer den Zweck, um aus denselben farblose Krystalle zu erhalten.

Der entfärbende Körper ist entweder Holzkohlenpulver, das im Allgemeinen eine sehr schwach entfärbende Kraft besitzt, oder gemahlene Knochenkohle, oder bei sauren Flüssigkeiten mit Salzsäure vorher ausgezogene Knochenkohle, und endlich, mit kohlensaurem Kali geglühte, und mit Wasser und Säuren ausgezogene Blutkohle.

Die gemahlene Knochenkohle kommt zwar zum Zwecke der Zuckerraffinerie im Handel vor; allein da auch eine sehr grosse Menge bereits gebrauchter Knochenkohlen unter dem Namen *Ebur ustum nigrum* zu anderen Zwecken, wie zur Bereitung der Stiefelwichse, im Handel umläuft, so muss man entweder seiner Quelle sehr sicher sein, oder sich dieselbe selbst bereiten.

Zu diesem Zwecke sammelt man die in jeder Haushaltung abfallenden Knochen, reinigt sie äusserlich von Fett und Sehnen, und bringt sie in einen blechernen Cylinder, den man aus einem abgängigen Stück eines Ofenrohres machen kann. Ein Ende verschliesst man mit einem festen Deckel, der mit Lehm verstrichen wird; auf das andere Ende setzt man eine unvollkommen schliessende Ofenklappe. Nachdem der Cylinder dicht mit Knochenstücken gefüllt ist, setzt man ihn verkehrt, d. h. mit der schlecht schliessenden Ofenklappe nach unten auf den Rost eines Windofens, und zündet ein schwaches Holzfeuer um den Cylinder an. Nachdem das Feuer eine Zeitlang gedauert hat, fangen die Knochen an, brennbare Gasarten auszugeben, welche am unteren Boden ins Feuer entweichen, sich dort entzünden und den Cylinder mit einem flammenden Mantel umgeben. Es wird dadurch viel Brennmaterial gespart. Man muss nun die Verkohlung bei gelindem aber lange dauerndem Feuer so lange fortsetzen, bis keine leuchtende Flammen sich mehr am unteren Rande des Gefässes zeigen, was bei der im Ganzen niedrigen Schichte des Brennmaterials leicht zu sehen ist. Flammenfeuer eignet sich deshalb auch am besten dazu, was noch obendrein den Vortheil einer grösseren Ersparung hat. Das Holz muss ziemlich zerkleinert und scharf getrocknet sein. Steinkohlen würden das Blech verbrennen, und deshalb ein gusseisernes oder irdenes Gefäss erfordern. Man kann den Cylinder, wenn der untere Deckel fest genug schliesst, herausheben, den Inhalt in einen Topf mit Deckel ausleeren und frisch füllen. Da der Ofen schon heiss ist, so geht die zweite und dritte Verkohlung schneller vor sich.

280 Zweiter Abschnitt. Besondere Arbeiten und Apparate.

Die abgestaubten erkalteten Kohlen werden nun gestossen oder gemahlen und durch mehrere Siebe getrennt. Das feinste Pulver ist zum Mitkochen in den Flüssigkeiten, das gröbere oder die sogenannte Körnerkohle dient zu Klärfiltern, in denen die Flüssigkeit mittelst einmaligen Durchlaufens durch eine mehr oder weniger hohe Schichte entfärbt werden soll.

Endlich wird die mit Kali geglühete Blutkohle in der Art bereitet, dass man auf zwei Pfund trockenes Ochsenblut ein Pfund gereinigte Pottasche nimmt, oder um das Eindampfen zu ersparen, den mit 6 Pfd. Wasser bereiteten Auszug von $1^1/_2$ Pfd. roher Pottasche mit dem Ochsenblut zusammen eintrocknet, und in bedeckten Gefässen, die auch aus Gusseisen bestehen können, bei nie zu hoch steigender Hitze vollkommen verkohlt. Die erkaltete Masse wird erst mit Wasser vollkommen erschöpft, dann mit zweifach verdünnter reiner Salzsäure vollkommen ausgewaschen und getrocknet.

Wenn diese Kohle gut bereitet ist, so gewährt sie bei feineren Arbeiten, wie die Darstellung der Alkaloide, eine ungemeine Hülfe und Abkürzung der Operationen. Für gewöhnliche pharmaceutische Zwecke ist sie entbehrlich. Horndrehspähne in Aetzkali aufgelöst, eingekocht und leicht geglüht, geben ebenfalls eine sehr gut entfärbende Kohle.

Die Darstellung einer gut entfärbenden Blutkohle ist eine mühsame, nicht immer gelingende Arbeit.

So wie in der Knochenkohle auch der phosphorsaure Kalk auf neutrale Flüssigkeiten eine gewisse entfärbende Kraft ausübt, eben so hat auch die Erde, welche in Braunkohle enthalten ist, einen Theil dieser entfärbenden Kraft. Gewisse Braunkohlen, durch gelinde Hitze verkohlt, geben eine sehr gut entfärbende Kohle. Meistens enthält aber die Braunkohle Schwefelkies, der durch das Glühen im Ofen in Schwefeleisen übergeht. Dasselbe muss natürlich vorher mit Salzsäure ausgezogen werden, weil es sonst saure Flüssigkeiten mit Eisensalzen unter Entwickelung von Schwefelwasserstoff verunreinigen würde.

---

Vierzehntes Kapitel.

**Krystallisation. Decken der Krystalle.**

Die Bildung von Krystallen wird bei vielen chemischen Präparaten zum Zwecke der Reindarstellung der Substanzen und zur Gewährleistung dieser Reinheit vorgenommen. Bei allen Stoffen, welche nicht isomorph sind, erreicht die Krystallisation vollkommen diesen Zweck, bei isomorphen aber nicht. So kann man z. B. phosphorsaure Salze durch Krystallisation von den schwefelsauren trennen, weil beide nicht isomorph sind; dagegen kann man nicht Zinkoxydsalze von Eisenoxydulsalzen trennen, weil beide isomorph sind. In den meisten Fällen findet die Reinigung durch Krystallisation dadurch statt, dass das eine Salz in weit grösserer Menge vorhanden ist, als das andere. Macht man eine gesättigte Lösung von dem unreinen Salze, so ist das dazu nöthige Wasser mehr wie hinreichend, um die kleinere Menge des verunreinigenden Salzes zu lösen. Es krystallisirt also das Hauptsalz beim Erkalten oder Verdampfen heraus und das verunreinigende Salz bleibt gelöst. Selten ist der Fall umgekehrt, dass das in der kleinsten Menge vorhandene Salz die Hauptsache ist, und das in der grössten Menge die Verunreinigung, wie z. B. bei den Varecmutterlaugen, wo das Jodsalz in der Mutterlauge bleibt. Hier wird aber auch das Hauptsalz nicht durch Krystallisation gewonnen, sondern durch einen anderen chemischen Process, Zersetzung mit Destillation, zu Gute gemacht. Dieser Fall kommt in der Pharmacie nicht vor.

Da aber auch von dem Hauptsalze eine gewisse Menge in der überstehenden Lauge gelöst bleibt, und zuletzt mit dem Nebensalze verunreinigt herauskrystallisirt, demnach nicht als rein und gewonnen angesehen werden kann, so ist jede Art von Krystallisation mit Verlust verbunden. Man nehme ein ganz reines Salz und krystallisire es um, so wird man immer einen wirklichen Abgang vom Gewicht bemerken, und einen Theil des Salzes in einem gefärbten unscheinbaren und deshalb unbrauchbaren Zustande erhalten. Es werden deshalb Krystallisationen so viel als möglich vermieden, und wenn dies nicht möglich ist, doch so viel als möglich vermindert.

Bei den einzelnen Salzen werden diejenigen Eigenschaften derselben erwähnt, welche ein besonderes Verfahren zur Erhaltung schöner und reiner Krystalle nothwendig machen. So werden einige Salze am leichtesten durch Erkalten heisser Lösungen krystallisirt, wie die Salpeterarten, das Glaubersalz; andere können nur durch Verdunstung gewonnen werden, wie Jodkalium, Chlorbaryum. Es kommt in der Pharmacie weniger darauf an, sehr grosse und schöne, als reine Krystalle zu erhalten. Beide Zwecke erfordern ein ganz verschiedenes Verfahren.

Die zu reinigenden Krystalle werden in Wasser gelöst und die Lösung filtrirt oder colirt. Die Menge des anzuwendenden Wassers hängt sehr von der Natur des Salzes ab. Man kennt die Lösungsverhältnisse aus der reinen Chemie. Die Lösung darf nun bei Salzen, die durch Erkalten krystallisiren, nicht so concentrirt sein, dass sie beim Sieden gesättigt ist; sonst krystallisirt sie unregelmässig, wenn sie in das kalte Auffangsgefäss fällt, und auf dem Filtrum, welches sie dadurch verstopfen würde; auch darf sie nicht so verdünnt sein, dass beim Erkalten nichts herauskrystallisirt, weil man dann eine ganz überflüssige Eindampfung zu machen hat. Sie muss also das Mittel zwischen beiden Extremen halten. Diese Verhältnisse werden bei den einzelnen Salzen beschrieben. Man hat also die Lösung nach gegebenen Verhältnissen zu machen. Dies geschieht je nach der Natur des Salzes in metallenen, porzellanenen oder gläsernen Gefässen. Kleinere Mengen löst man in Kolben, welche man dem

282 Zweiter Abschnitt. Besondere Arbeiten und Apparate.

Dampfe aussetzt, grössere in steinzeugenen hohen Gefässen, die man ebenfalls in den Dampfkessel hängt, oder auch in Porzellanschalen, die man auf freiem Feuer oder besser im Dampfbade erwärmt. Das Ausgiessen aus Kolben und Gefässen mit ausgebogenem Rande hat keine Schwierigkeit, dagegen erfordert das Ausgiessen aus flachen Schalen einige Worte. Es ist zu mühsam, jedesmal die ganze mit heisser Flüssigkeit gefüllte Schale zu heben. Man nimmt diese Flüssigkeit deshalb mit einem anderen Gefässe heraus. Dazu dienen bequem für grössere Mengen die porzellanenen Stielpfannen, die man in eine kleine Porzellanschale setzt. Man schöpft aus der vollen Schale, hält das flache Schälchen unter, und führt damit bis zum Filtrum, wo man ausgiesst. Bei kleineren Mengen bedient man sich einer gewöhnlichen Kaffee-Ober- und Untertasse. Der Henkel bietet den natürlichen Angriff dar. Gehen-

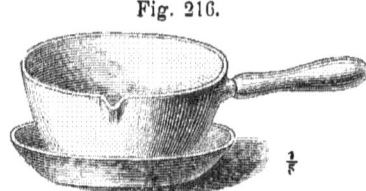

Fig. 216.

Zum Aufgiessen.

kelte Gläser, wie man sie beim Brunnentrinken gebraucht, sind ebenfalls brauchbar, doch muss man vor dem ersten Eintauchen im Dampfe etwas anwärmen. Ungehenkelte Bechergläser fasst man so an, dass man mit dem Zeige- und Mittelfinger in das Glas, mit dem Daumen aussen greift. Beim Filtriren einer heissen Lösung lasse man nie das Filtrum leer laufen, sondern halte es möglichst voll. Die filtrirende Fläche ist dadurch grösser und die Arbeit geht schneller von statten. Sobald die Flüssigkeit filtrirt ist, stelle man sie zur Krystallisation an eine Stelle, wo sie nicht bewegt und erschüttert wird, auch kein Staub hineinfallen kann. Man stelle sie auf einen Strohkranz, der auf dem Boden liegt, und bedecke sie mit einem Bogen Papier, welcher durch einige Holzstäbchen oder Glasstreifen getragen wird. Zum Bedecken von Schalen hat man eigene mit Filtrirpapier bespannte Rahmen, die aus zwei eng in einander schliessenden schmalen Reifen von Fichtenholz bestehen, und von den Siebmachern gemacht werden können (Fig. 217). Ueber den inneren legt man einen Bogen Papier ausgespannt, und drückt den äusseren Reif sanft darüber. Er klemmt das Papier fest und hält es in der Spannung. Diese Deckel verhindern nicht alle Verdunstung, schützen aber vollkommen gegen Staub. Man hat sie von 4 Zoll ($105^{mm}$) bis 16 Zoll ($420^{mm}$) Durchmesser. Die Höhe des Reifes beträgt $1/2$ Zoll ($13^{mm}$). Will man ein sehr langsames Erkalten bewirken, so bedecke man die ganze Schale auf dem Boden mit einem darüber gestürzten hölzernen Kasten, oder Siebboden, wodurch der

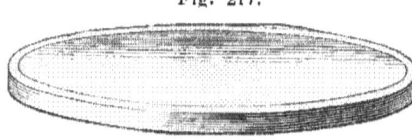

Fig. 217.

Papierdeckel.

Luftwechsel verhindert wird. Man lasse die Krystallisation immer über Nacht fortgehen, und wenn man keine Eile hat, auch noch einen Tag. Als Gefässe zum Krystallisiren wähle man nur Porzellanschalen. Aus gläsernen Gefässen, besonders solchen, welche einen flachen Boden haben, kann man die Krystallkuchen nicht ohne Gefahr für das Gefäss loslösen. Selbst in Porzellanschalen ist es zuweilen schwer. Salze, welche Krystallwasser enthalten, kann man auf einem lebhaften Feuer rasch abschmelzen, wobei man die Schale beständig neigt und wendet, bis der ganze Kuchen in einem Stücke sich löst. Mechanisch löst man die Kuchen, wenn man durch die Mitte einen Schnitt mit einem scharfen Instrumente durchtreibt. Man hüte sich, ein Messer oder einen Spatel zwischen das Salz und die Schale zu drängen, um das Salz loszusprengen, weil auch die Schale nachgeben kann, wenn sie der schwächere Theil ist. Die losgetrennten Krystallmassen zerdrückt man in die einzelnen Krystalle, und bringt sie auf einen Trichter, um abtröpfeln zu lassen. Nach dem vollständigen Ablaufen des Wassers breitet man die Krystalle auf ausgespanntem Filtrirpapier (Fig. 217) aus, und lässt sie an freier Luft, oder an einer mildwarmen Stelle des Trockenofens austrocknen. Die Mutterlauge wird wieder eingedampft, und in gleicher Art aufgearbeitet, bis die letzten Krystalle unrein oder gefärbt erscheinen. Man bewahrt den Rest der Mutterlaugen, wie beschrieben, zu einer neuen Operation auf, weil man durch Wiederholung derselben Operationen mit den letzten Antheilen des Salzes doch niemals zu Ende kommt, sondern immer wieder neue Mutterlaugen erhält.

Man nennt auch die ganze Reihe von Operationen, wodurch man ein rohes Salz in ein reines verwandelt, Umkrystallisiren. Dies kommt bei Salpeter, Glaubersalz, chlorsaurem Kali und anderen vor. Man zieht es jetzt häufig mit Recht vor, die Salze gleich aus dem Handel im gereinigten und brauchbaren Zustande zu beziehen. Bei den oben genannten drei Salzen findet dies schon statt, und bei anderen wird es sich noch so gestalten.

Die Verminderung dieser Operationen durch die Centrifugalmaschine ist im vorletzten Kapitel erläutert worden.

Viel wichtiger ist aber die Krystallisation, wenn man ein neugebildetes Salz aus einer unreinen Lauge scheiden will, oder wenn man von einem vorhandenen Salze die letzten Reste einer Verunreinigung entfernen will. Wollte man hier grosse Krystalle bilden, so würde man eine zu verdünnte Lösung nothwendig haben, und es würden die Krystalle zu viel fremde Salze und Farbestoffe in sich einschliessen. Es ist dann vortheilhaft, kleinere Krystalle zu erzeugen, und diese durch andere Operationen von der Mutterlauge zu befreien. Dies geschieht entweder durch Pressen oder durch Decken (Deplaciren). Bei spiessigen, dünnen, handförmigen Krystallen ist das Pressen angezeigt, wenn man keine Centrifugalmaschine besitzt. So z. B. beim salzsauren Morphium, welches vor dem Pressen ganz dunkel gefärbt, nachher fast weiss erscheint. Es ist auffallend, wie grosse Mengen Mutterlauge solche Krystalle einschliessen. Durch Decken würde man zuviel Salz wieder in Lösung bringen.

Feste körnige Salze, wie Salpeter, Natronweinstein, geben durch Pressen nichts ab; sie müssen also gedeckt werden. Es ist wunderbar, wie schnell man durch diese, im Ganzen so wenig bekannte Reinigungsmethode zu einem reinen Salze gelangt. Als Beispiel führe ich nur die Bereitung des Natronweinsteins aus rohem Weinstein an. Man erhält dabei eine fast braungefärbte Lauge, aus welcher sehr tief gefärbte Krystalle anschiessen. Diese werden zerschlagen und zerrieben auf ein trichterförmiges Gefäss, eine thönerne Zuckerhutform gebracht und mit einer runden Scheibe eines Filtrirpapiers, welches langsam filtrirt, so bedeckt, dass die Ränder noch an dem Trichter oder der Form in die Höhe stehen. Dann giesst man eine dünne Schichte Wasser darauf und lässt diese langsam durchlaufen. Je werthvoller das Salz ist, desto langsamer und desto weniger Wasser muss man durchlaufen lassen. In der Zuckerraffinerie, von welcher dies Verfahren herüber genommen ist, wird das Wasser in einem dünnen Thonbrei aufgegossen und dies lässt sich auch in der Pharmacie nachahmen; nur wird man den Thonbrei nicht direct auf das Salz, wie bei dem Zucker, sondern auf die Scheibe Filtrirpapier aufgiessen. Dasselbe erreicht man, wenn man eine Anzahl kreisförmiger Scheiben nassen Filtrirpapiers auf die grössere Scheibe legt. Das Wasser dringt langsam an alle Stellen und drängt die verunreinigende Lauge nach unten. Bei gläsernen Trichtern sieht man die Gränze ganz deutlich. Nachdem die ersten stark gefärbten Krystalle durch dieses Verfahren gereinigt sind, bringt man sie durch Umkrystallisiren in eine schönere ansehnlichere Krystallform nach der zuerst beschriebenen Methode.

Salpeter, chlorsaures Kali werden so von ihrer letzten Spur von Chlormetallen befreit, wozu sehr häufige Umkrystallisirungen kaum genügen würden. Wenn das Salz keine mechanischen Unreinigkeiten enthält, sondern aus klaren Lösungen durch Stören nur kleine Krystalle gebildet hat, so kann man diese nach dem Decken und Trocknen ohne Weiteres als rein verwenden; denn es wäre doch widersinnig, sie in grosse Krystalle zu verwandeln, und diese nachher im Mörser zu Pulver zu stossen. Diese Reinigung findet beim Salpeter, chlorsauren Kali, gereinigten Weinstein und dem salpetersauren Baryt, überhaupt aber bei allen nicht sehr löslichen Salzen statt. Aus einer Mutterlauge von *Tartarus natronatus*, welche die Farbe von Lakritzensaft hatte, wurden braune Krystalle erhalten, welche durch einmaliges Decken ganz weiss wurden. Dies Verfahren ist ganz besonders zur chemischen Fabrikation geeignet.

# Fünfzehntes Kapitel.

## Austrocknen ohne Wärme.

Manche Stoffe müssen ohne Anwendung von Wärme ausgetrocknet werden, wie Castoreum, Opium, Secale cornutum, Myrrha. Ferr. carbon., aromatische Körper zur Vorbereitung des Pulverns. Dies geschieht am besten in einem Chlorcalciumtopf. Man wählt dazu einen mit Ansatz versehenen breiten gusseisernen Topf mit möglichst gut schliessendem Deckel, welchen Schluss man noch durch Schleifen mit Sand und Wasser verbessern kann.

In diesem Topfe kocht man eine Lösung von Chlorcalcium ein, wie man sie von Salmiakgeistbereitung gewinnt, so dass das trockne Salz beinahe den engeren Theil des Kessels füllt. Im letzten Augenblicke des Trockenwerdens sticht man das Salz mit einem starken Spatel durch, um mehr Oberfläche zu bilden. Auf den horizontalen Absatz im Topfe legt man ein rundes starkes Drahtgewebe, welches alle der Trocknung auszusetzenden Gegenstände, Salze in Schalen, Niederschläge in Filtern, Stoffe in Papierkapseln tragen kann. Wenn das Chlorcalcium so viel Wasser aufgenommen hat, dass es durch Erwärmung schmilzt, so setzt man den Topf mit seinem Ansatz auf ein gutes Heerdfeuer und trocknet das Salz wieder aus.

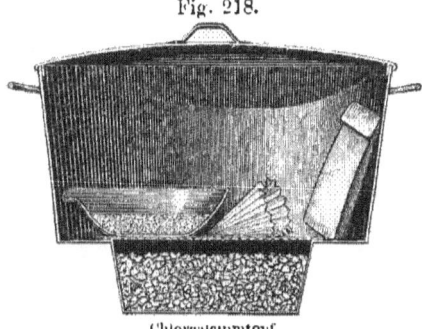
Fig. 218. Chlorcalciumtopf.

Noch bequemer ist ein Chlorcalciumschrank mit einer gutschliessenden Thür und mehreren durchlöcherten Querböden. Natürlich kann der Schrank nicht aus blossem Holze bestehen, wohl aber, wenn er innen stark mit dickem Stanniol ausgeklebt ist. Das Chlorcalcium befindet sich in gusseisernen Stielpfännchen, in denen man es austrocknen kann, ohne sie auszuleeren.

# Sechszehntes Kapitel.

## Gröbliche Zerkleinerung der Vegetabilien.

Sehr viele Vegetabilien werden durch Zerkleinerung zum Gebrauche vorbereitet. Sie dienen im zerkleinerten Zustande theils um daraus Decocte und Infusionen zu machen, theils auch, um sie in diesem Zustande

286   Zweiter Abschnitt. Besondere Arbeiten und Apparate.

als Species abzugeben, wo alsdann die fernere Bearbeitung im Hause des Patienten geschieht und den Pharmaceuten nicht mehr berührt.

Unter dem Namen Species versteht man eigentlich verschiedene Arten (*species*) von Pflanzen unter einander gemischt. Diese Mischung oder Mengung kann aber nicht anders gleichmässig geschehen, als wenn man den einzelnen Pflanzentheilen durch Zerkleinern gleiche Dimensionen giebt. Man hat nun später diese Zerkleinerung als das Wesentliche betrachtet, und alle verkleinerte Pflanzensubstanzen, selbst wenn sie einerlei Art sind, Species genannt.

Die Mittel zur Zerkleinerung richten sich nach der Natur der Pflanzensubstanzen und zugleich nach dem Zwecke. Sollen die Pflanzensubstanzen in der ersten Form bleiben, in welcher sie zerkleinert werden, so kommt es darauf an, den kleinen Stücken eine möglichst gleiche Grösse zu geben. Man erreicht dies meistens durch Schneiden mit dem Schneidemesser. Sind die Substanzen Blumen, Kräuter oder Blätter, so geschieht diese Zerkleinerung mit dem Wiege- oder Rollmesser.

Sollen grobe und feste Pflanzentheile, wie Hölzer, Rinden, Wurzeln, zerkleinert werden, um nachher noch eine fernere Bearbeitung durch Mahlen und Stossen zu erleiden, so kann die Zerkleinerung in dem Stampftroge geschehen.

### Der Stampftrog.

Die Zerkleinerung fester Wurzeln, Rinden und Hölzer im Stampftroge ist sehr rasch fördernd, aber sie liefert kein gleichmässig schönes Product. Die Stampftröge haben meistens sehr fehlerhafte Formen. Gewöhnlich sind sie zu breit und die Ränder nicht hoch genug, wodurch das Umherspringen der auffliegenden Theile nicht verhindert wird. Mit sehr gutem Erfolge ist dem Stampftroge (Fig. 219) die folgende Construction gegeben worden. Der Boden desselben ist nicht mit den Wänden verbunden, sondern besteht aus einer runden Hirnholzscheibe von 23 bis 24 Zoll (600$^{mm}$) Durchmesser und $2^{3}/_{4}$ bis 3 Zoll (75$^{mm}$) Höhe. Diese Scheibe ist entweder ein Abschnitt eines eben so dicken Eich- oder Lindenbaumes, oder sie ist aus mehreren an einander geleimten Stücken hergestellt. Das Stampfmesser dringt leichter zwischen die Fasern des Hirnholzes hinein, als quer durch die horizontal laufenden des Längenholzes, und es

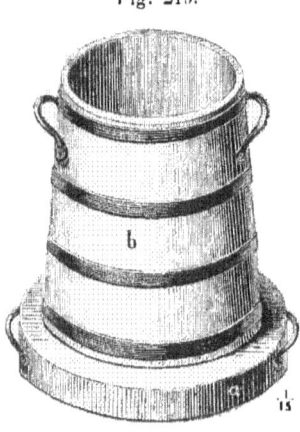

Fig. 219.

Stampftrog.

## Sechszehntes Kapitel. Gröbliche Zerkleinerung d. Vegetab.

schneidet im ersteren Falle schärfer ab. Die senkrechten Fasern werden auf die Seite gedrückt, und bieten für den zu durchschneidenden Körper eine Unterstützung, während das Messer eindringt und den Zusammenhang des Körpers aufhebt. Sobald das Messer wieder erhoben ist, schliessen sich die Einschnitte wieder, und die in ihrem Längenzusammenhange nicht berührte Faser bleibt unverändert und unverletzt zurück. Selbst das züheste Papier wird durch ein nicht hohes Fallenlassen des Stampfmessers vollkommen durchgeschnitten. Eine directe Folge davon ist die grössere Dauer und sichere Arbeit des Stampftroges. Wenn das Stossmesser die Faser von der Seite trifft, so muss es sie nothwendig durchschneiden. Kommen mehrere Schnitte neben einander, so lösen sich die kleinen losgetrennten Stückchen der Faser von den darunter liegenden leicht ab, und die mehr gebrauchten Stellen werden vertieft. Diese Erscheinung bemerkt man auch bei allen Schneidebrettern, wo der Schnitt des Messers senkrecht auf die Längenrichtung der Faser geht. Alle verlieren die gerade Fläche, werden unregelmässig abgenutzt, und weder das Schneide- noch das Stossmesser berührt bei seinem Gebrauche mit der ganzen Fläche das Brett, wodurch die Arbeit sehr verlangsamt wird. Bei hirnholzfaserigen Brettern findet dieses nicht statt; ausser der leichteren Arbeit gewähren sie eine grössere Dauer bei gleicher Brauchbarkeit.

Die Bodenscheibe des Stampftroges ist mit zwei eisernen Handgriffen versehen, und auf beiden Flächen eben gehobelt, damit man sie in jeder Lage gebrauchen kann. In Fig. 219 ist sie als $a$ sichtbar.

Auf der Scheibe steht die bewegliche Zarche oder Seitenwand. Sie ist aus leichtem und dünnem Tannenholze ohne Boden gearbeitet, da sie keine Gewalt auszuhalten hat, nach oben zu etwas konisch verengt, mit eisernen Reifen zusammengehalten, und mit eisernen Handhaben versehen. Die untere Randfläche ist eben gehobelt, um dicht auf der Stossscheibe aufsitzen zu können. Die Zarche ist in Fig. 219 als $b$ sichtbar.

Das Stossmesser ist wie das in der Landwirthschaft zum Zerkleinern der Rüben und Knollen gebräuchliche beschaffen, nur muss es etwas schwerer sein, und kann auch wohl aus besserem Stahle gearbeitet werden; doch sind die im Handel gangbaren Messer ganz brauchbar, wenn man die stärksten aussucht. Es ist in Fig. 220 in der einfachsten Form abgebildet. Andere Modificationen des Messers sind in Fig. 221 und 222 dargestellt. Fig. 221 zeigt das Messer Sförmig gekrümmt. Diese Form lässt sich weniger leicht, auf einem flachen Sandsteine sehr unvollkommen, schleifen. Fig. 222 zeigt zwei sich durchkreuzende, aus einem Stücke geschmiedete Klingen, um eine grössere wirkende Schneide darzubieten. Auch diese Form lässt sich weniger leicht auf einem flachen Steine, doch ganz gut mit einem Handsteine oder an einem laufenden Steine schleifen.

Jedes dieser Messer hat einen geschmiedeten Ansatz, damit es sich auf den Stiel aufsetze und denselben nicht sprenge. Der Stiel ist unten mit einem eisernen Ringe zusammengehalten. Er ist aus starkem Holze gearbeitet und so schwer, dass er beim Herunterfallen ein bedeutendes

288  Zweiter Abschnitt. Besondere Arbeiten und Apparate.

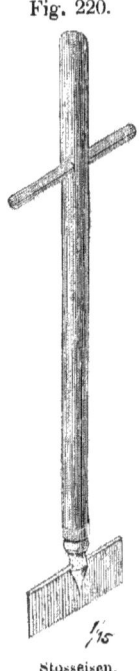

Fig. 220. Fig. 221. Fig. 222.

Stosseisen.

Moment annimmt. Oben hat er eine Querkrücke, an welcher man ihn mit beiden Händen anfassen kann. Diese Art der Führung hat einen Vorzug vor dem Anfassen des Stieles selbst. Es ist wesentlich, dass das Messer immer mit allen Theilen seiner Schneide auf das Stossbrett herunterfalle. Man erreicht dies durch eine vollkommen senkrechte Führung desselben. Fasst man die beiden Handhaben am Stiele mit halbgeöffneten Händen an, so hebt sich das Messer senkrecht in die Höhe, und fällt eben so herunter, weil der tief liegende Schwerpunkt des ganzen Systems um die Handhaben schaukeln und sich also senkrecht darunter stellen kann. Fasst man dagegen das Messer am Stiele selbst an, so muss man die Hände schliessen und die freie Beweglichkeit desselben geht verloren. Die Richtung des Messers, in welcher es die Stossscheibe trifft, hängt ganz allein von der Uebung ab, die man sich in der Führung desselben erworben hat. Bei Ungeübten fallen die Stösse schief, das Messer stösst mit der Ecke allein auf, verletzt die Scheibe stark und schneidet wenig Substanz durch.

Die Handgriffe müssen in einer passenden Höhe angebracht sein; am zweckmässigsten etwas unter der Höhe der Ellenbogen bei einem mittelgrossen Menschen. Dies beträgt ungefähr 36 Zoll (950$^{mm}$), von der schneidenden Schärfe an gerechnet.

Die Manipulation des Stampfens ist ganz leicht. Mit harten Wurzeln und Rinden bedeckt man die Stossscheibe, so weit sie in der Zarche $b$ frei ist, einige Zolle hoch, und führt nun auf den Boden umher eine Reihenfolge kräftiger Stösse, bis man eine bedeutende Anzahl Stücke von der rechten Grösse erzielt hat. Man hebt nun die Zarche ab, und schüttet den auf der ganz freien Scheibe liegenden Inhalt des Troges auf das daneben stehende Speciessieb. Die Scheibe muss zu diesem Zwecke im Umkreise einige Zoll grösser sein, als die Zarche, damit die von den umfassenden Wänden befreiten Species nicht sogleich über die Scheibe hinausfallen. Uebrigens ist es gut, ein grosses Leinentuch der gröberen Sorte immer vorher auf dem Boden auszubreiten, und Stampftrog und Speciessieb darauf zu stellen. Die unvermeidlich vorbeifallenden Stücke können ohne Schmutz leicht wieder gesammelt werden. Stampft man hinter einander zu lange, ohne abzuschlagen, so erzeugt man zu viele kleine Stücke und Staub. Trockene Kräuter, welche nicht entblättert

Sechszehntes Kapitel. Gröbliche Verkleinerung d. Vegetab. 289

werden können, wie *Hb. Jaceae*, *Hb. Millefolii*, werden fast bis zum Rande der Zarche eingefüllt und nun eingestampft. Man hört das Messer deutlich schneiden, wenn es die auf der weichen Unterlage des Krautes selbst liegenden Stengel und Blätter durchfährt. Die hohe Masse sinkt auf $^1/_4$ ihres Volumens zusammen, und man kann nach wenigen Minuten der Arbeit abschlagen.

Bei grossen Massen von Kräutern ist keine Arbeit so rasch fördernd.

Der Stampftrog wird sehr vielfach angewandt, und es ergiebt einiger Gebrauch desselben die übrigen passenden Anwendungen.

Gleichmässig geschnittene Species werden mit dem

Schneidemesser

dargestellt. Man hat zwei verschiedene Arten derselben. Bei der einen wirkt das Messer nach Art eines Keiles, indem die Klinge in die auf einer harten Unterlage liegende Substanz eindringt. Das Messer ist ein einarmiger Hebel, der sich in einer senkrechten Ebene um einen Stift oder in einer Angel bewegt. Der Stift selbst ist in einem Charniere angebracht, das sich um eine senkrechte Axe in horizontaler Richtung drehen lässt. Die Angel bewegt sich in einem nicht zu weiten Loche eines eisernen Bügels, der im Tisch befestigt ist. Diese Construction, die in Fig. 223 abgebildet ist, lässt in der leichtesten Art eine senkrechte und horizontale Bewegung des Messers zu. Man bemerkt leicht, wie der Drehpunkt der Angel, die Schneide und der Angriffspunkt der Kraft in

Fig. 223.

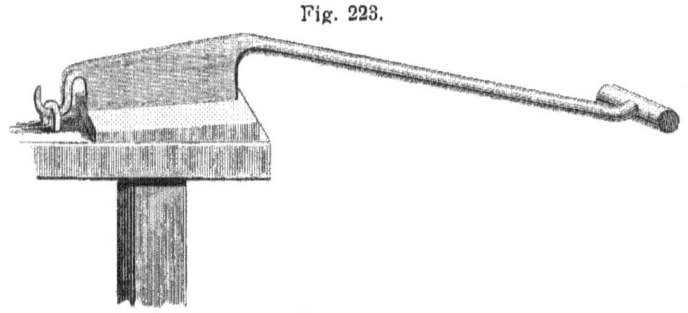

Wurzelmesser.

einer geraden Linie liegen. Dadurch ist das Messer auch bei Anwendung grosser Gewalt vor dem Umschlagen bewahrt. Es erscheint in der Zeichnung auf der Ecke eines starken Tisches befestigt. Zum Gebrauch hat man nur das Schneidebrett unterzulegen. Nach dem Gebrauch hebt man das Messer aus der Angel aus und bewahrt es an einer passenden Stelle. Die Unterlage ist ein bewegliches Brettchen oder flacher Holzklotz. Es gilt hier Alles, was wir über die Stossscheibe im Stampftroge gesagt haben. Der Schnitt darf nur auf die Köpfe der Holzfasern und nicht auf ihre Länge fallen, weil sonst der Klotz zu schnell abgenutzt wird und tiefe Einschnitte erhält. Die horizontale Beweglichkeit des Messers erlaubt, mehrere Schnitte hinter einander führen zu können, ohne nach jedem genöthigt zu sein, die Substanz vorzuschieben. Das Messer darf weder in seinem Charniere, noch das Charnier um seine Angel schlottern, weil man sich sonst zu leicht ein Stück eines Fingers abschneidet. Aus demselben Grunde führt man die Substanzen mit gekrümmten Fingern vor, indem die Knöchel des Mittelgliedes weiter als die Fingerspitzen vorragen. Erstere mögen dann am Messer streifen, ohne dass Gefahr für die Fingerspitzen vorhanden ist.

Das Anfertigen schöner und gleichmässiger Species hängt hierbei nur von der Uebung ab. Die Dicke des Schnittes, um welche man bei jedem Einsetzen zurückführt, wird mit den Augen ermessen. Es ist einleuchtend, dass ohne grosse Uebung eine ziemliche Ungleichheit der einzelnen Stücke entstehen muss. Hat man dicke Wurzeln nicht vorher gespalten, so müssen die oft sehr breiten, wenn auch gleich dicken Abschnitzel im Stampftroge oder im Mörser noch ferner zerkleinert werden.

Dieses Messer fordert bei der Arbeit einen grossen Kraftaufwand. Die Substanz liegt auf beiden Seiten auf der Unterlage auf; sie kann also nirgends ausweichen, und das Messer muss die ganze Reibung überwinden, die aus dem Zusammenhalte der noch nicht durchschnittenen Fasern entsteht. Wenn hingegen das Messer an einer scharfen stählernen Kante vorbeifährt, so können sich die schon halb durchschnittenen Theile abwärts beugen und der Klinge Raum geben. Die Reibung ist in diesem Falle viel geringer und der Kraftaufwand vermindert. Man hat deshalb in neuerer Zeit diese nach Art einer Scheere wirkenden Schneidemesser vielfach angewendet, und immer mehr vervollkommnet. Ich werde hier zwei Arten derselben, wie ich sie construirt und mit dem besten Erfolge in Gebrauch genommen habe, genauer beschreiben. Beide haben die Vorrichtung, eine gleiche Grösse der Abschnitzel zu bewirken, die erste durch eine unveränderliche, mit der Klinge bewegliche Anstossscheibe, die andere durch eine automatische Selbstvorschiebung der Substanz durch das Messer.

Die erste Art, mit fester Anstossscheibe, ist in Fig. 224 abgebildet. Das Messer bewegt sich nur in einer senkrechten Ebene in dem sehr fest schliessenden Charniere $a$. Die Schneide des Messers ist mit Schrauben an den Hebel befestigt und deshalb leicht ablösbar. Man erreicht damit den Zweck, das Messer leichter schleifen und im Falle einer schweren Verletzung erneuern zu können, ohne die übrigen noch brauchbaren Theile desselben, wie Charnier, Hebel und Griff, wegwerfen zu müssen. Auch hat man eine zweite Schneide im Vorrath, um dieselbe augenblicklich einsetzen zu können, während die stumpfe oder verletzte geschliffen oder reparirt wird.

Die Schneide wird am besten aus reinem Gussstahle gemacht, da sie im Ganzen so klein ist, dass das Gewicht und der Werth des Stahles

# Sechszehntes Kapitel. Gröbliche Verkleinerung d. Vegetab.

von keiner Bedeutung ist, während das Aufschweissen des Stahles auf Eisen ihm seine vorzüglichsten Eigenschaften nimmt. Die gut gehärtete

Fig. 224.

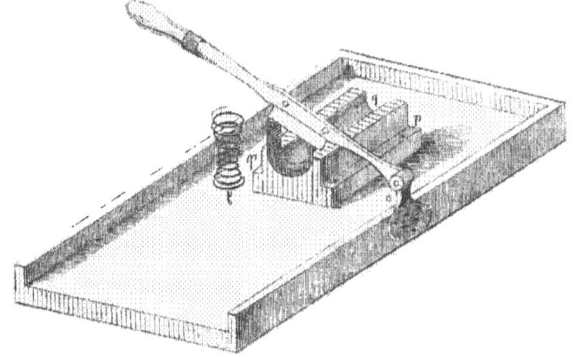

Gewöhnliches Schneidemesser.

Schneide wird ziemlich stark angelassen, weil sie sonst auf harten Hölzern und im strengen Winterfroste leicht Schaden nimmt und ausspringt.

Die Zuschärfung der Klinge muss einen gewissen Winkel haben. Ist der Winkel zu spitz, so wird die Schneide zu leicht stumpf oder springt aus; ist der Winkel zu stumpf, so schneidet sie harte Körper zu schwer. Ein viertel rechter Winkel ist eine passende Neigung der beiden Flächen.

Fig. 225.

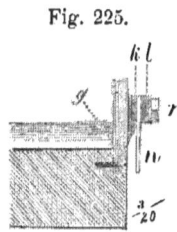

Querschnitt zu Fig. 224.

Zwischen die Hebelstange des Messers $l$ und die Klinge wird das Anstossblech $n$ mit den Schrauben $r$ festgeschraubt. Man sieht dies aus Fig. 225 von der Seite des Griffes her, in Fig. 226 von der flachen Seite und in Fig. 227 von oben.

Die Klinge $k$ hat gerade die Dicke, welche für Species am passendsten ist, nämlich $1^1/_2$ bis 2 Linien (3 bis 4$^{mm}$). Dicht hinter der Klinge tritt die Anstossplatte vor, deren Form aus Fig. 226 bei $n$ zu ersehen ist. Die Anstossplatte bewegt sich mit dem Messer auf und ab. Hebt man das Messer in die Höhe, so tritt der Theil $n$ vor die zu schneidende Substanz, und man kann diese nun nicht weiter schieben, als bis gegen die Platte $n$. Wird das Messer heruntergedrückt, so schneidet es den vorgeschobenen Theil ab, der nun durch die Lücke $o$ in Fig. 226 frei herausfallen kann.

Man hat auch an einigen Messern die Anstossplatte an den Schneideklotz befestigt. Sie folgt jetzt nicht mehr dem Messer, allein sie macht auch dem abgeschnittenen Theile der Wurzel oder Rinde keinen Platz. Das keilförmige Messer drängt das abgeschnittene Stück gegen die Platte; diese sperrt sich mit ihrer Elasticität dagegen, und trockene, spröde Sub-

292  Zweiter Abschnitt.  Besondere Arbeiten und Apparate.

stanzen werden ganz zerkrümelt, oder fliegen mit einer gewissen Gewalt vom Messer ab.  Die Platte $n$ hat die Dicke von 1 Linie ($2^{mm}$), und ist

Fig. 226.

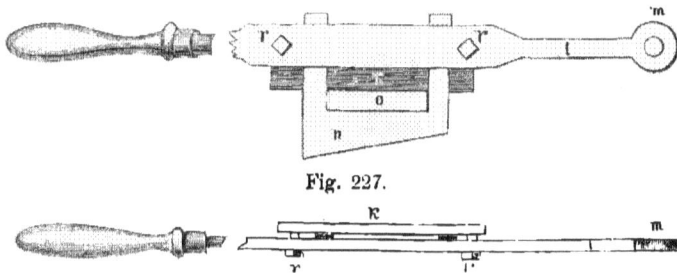

Fig. 227.

Schneidemesser mit Anstossscheibe.

aus weichem Eisenblech herausgeschlagen und glatt gefeilt.  In Fig. 224 ist diese Platte, um andere Theile nicht zu verdecken, weggelassen.

Der Schneideklotz ist ganz aus dieser Figur zu erkennen.  Er besteht aus Holz und ist mit vier Holzschrauben und Unterlegscheiben auf das Schneidebrett befestigt.  Die Holzschrauben sind auf den niedrigen und schmalen Schwellen $pp$ zu sehen.  Sie gehen durch etwas länglich gezogene Löcher, und es lässt sich der Holzklotz dadurch etwas in seiner Längenrichtung bewegen, und wenn er dicht gegen die Klinge anstösst,

Fig. 224.

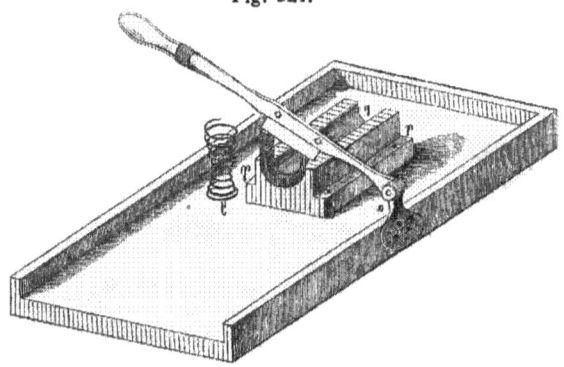

Gewöhnliches Schneidemesser.

durch Anziehen der Holzschrauben befestigen.  Vorn trägt der Schneideklotz ein stählernes Hufeisen, welches mit versenkten Holzschrauben an den Klotz befestigt wird.  Sein unterer gebogener Theil ist, wie aus Fig. 225 bei $g$ ersichtlich, zugeschärft.  Er bildet die zweite feststehende Schneide der Scheere.  Das ganze Hufeisen ist aus Gussstahl gearbeitet, stark gehärtet, und wegen seines stumpferen schneidenden Winkels schwächer als das Messer angelassen.  Mit der Oeffnung des Hufeisens correspondirt die halbcylindrische Rinne $q$ (Fig. 228), in welcher die Substanzen vorwärts geschoben werden. Die vordere schneidende Fläche der Klinge und des Hufeisens müssen auf einem flachen Sandsteine ganz eben und gerade geschliffen werden, damit sie dicht an einander vorbeigleiten können und keine Fasern unabgeschnitten zurücklassen. Man stellt den Schneideklotz erst so, dass man beim Herunterdrücken des Messers nicht zwischen Hufeisen und Klinge durchsehen kann, zuletzt treibt man den Klotz noch mit einigen leichten Hammerschlägen vorwärts, dass er die Klinge scharf an ihm streift, und nun prüft man das Messer durch Gebrauch.

Vor dem Schneideklotz erhält das Messer noch eine Führung durch einen senkrecht stehenden Bügel, wie Fig. 232, der aber in Fig. 224 ausgelassen ist. Noch weiter nach dem Griffe des Messers ist die Springfeder *y* angebracht, auf welche das Messer fällt. Dieselbe gewährt eine wesentliche Erleichterung beim Schneiden. Man kann nämlich niemals die Kraft des Armes so genau abmessen, dass sie eben nur zur Durchschneidung der Substanz hinreiche, sondern es wird immer ein gewisser Ueberschuss stattfinden müssen. Das Messer fährt deshalb mit diesem Ueberschusse durch, und stösst polternd gegen irgend eine unnachgiebige Unterlage. In dieser wird der Ueberschuss an Kraft vernichtet, indem er sich in Gestalt kleiner Schwingungen in Tisch und Fussbodenfläche fortpflanzt.

Die Springfeder hingegen nimmt diesen Ueberschuss durch Nachgiebigkeit in sich auf, vernichtet die Bewegung des Messers, indem sie ihm einen immer grösseren Widerstand entgegensetzt, hebt sie endlich ohne allen Stoss ganz auf, und giebt im folgenden Augenblicke den sonst verloren gehenden Ueberschuss von Kraft bei Hebung des Messers wieder zurück. Diese Feder hat aufs Vollkommenste den Erwartungen entsprochen, die ich aus Gründen der Mechanik an sie stellte. Das Schneiden geht viel rascher vor sich, ist nicht mit dem polternden Getöse verbunden und ermüdet weit weniger, weil keine Kraft verloren geht, und man das plötzliche Hemmen der Bewegung des Armes durch die entgegengesetzte Bewegung nicht nothwendig hat. Im Gegentheil ruht der Arm einen Augenblick aus, und wird sammt dem Messer sogleich wieder in die Höhe gehoben. Als Feder benutzt man eine der stärkeren Springfedern, wie sie in gepolsterten Sophas und Matratzen angewendet werden.

Da selbst bei dem eben beschriebenen Schneidemesser die Klinge nach rechts und links neben dem Abschnitt hervorragt, so wird sie in der Mitte allein abgenutzt, und schneidet sich hohl. Das Schleifen einer so verdorbenen Klinge ist deshalb mühsam, weil es immer noch eine sehr breite Stelle von hartem Stahl betrifft, und doch die Herstellung einer ganz ebenen Fläche erfordert. Ich habe deshalb die Klinge noch schmäler genommen, dass sie gar nicht über das Abschnitteisen hervorragt und sich auf ihrer ganzen vorderen Fläche gleichmässig abnutzen muss. In dieser Breite fand sich die Klinge im Handel vor, in der Gestalt von Hobeleisen, die in jedem Eisenladen zu haben sind. Sie sind äusserst wohlfeil, gut gearbeitet und bis

294  Zweiter Abschnitt. Besondere Arbeiten und Apparate.

auf das Scharfschleifen ganz fertig. Eine Klinge von 2¼ Zoll (60^{mm}) Breite ist für diejenige Menge Substanz, die von harten Stoffen auf einmal untergelegt werden kann, vollkommen ausreichend. Die sogenannten Doppelhobel haben zugleich in der Mitte einen Spalt, der zu ihrer Befestigung ganz geeignet ist. Es entstand daraus eine neue Form von Schneidemesser mit Hobelklingen, welche sehr wohlfeil, in den der Abnutzung unterworfenen Theilen leicht zu repariren ist, und mit leichter Mühe eine immer scharf schneidende Klinge haben kann. Die Anordnung des Ganzen ist wie bei dem vorher beschriebenen Messer, und wir haben deshalb hier nur die abweichenden Theile näher zu beleuchten.

Fig. 228.

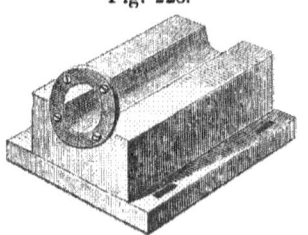

Schneideklotz mit ringförmigem Eisen.

Der rinnenförmig ausgehöhlte Schneideklotz (Fig. 228) sitzt in der Mitte des Schneidebrettes. Statt des hufeisenförmigen Schneideeisens ist ein ringförmiges angebracht. Diese Form hat den Vortheil, dass sie sich auf der Drehbank mit Leichtigkeit in grosser Genauigkeit herstellen lässt, dass sie sich auf einem ebenen Sandsteine leicht wieder gerade schleifen lässt, wenn sie an einer Seite abgenutzt wäre, und dass sie sich durch Umdrehen in vier verschiedenen Stellungen gebrauchen lässt. Aus diesem Grunde sind die vier darin angebrachten versenkten Schraubenlöcher mit grosser Genauigkeit eingetheilt, um in jeder Lage auf die zwei im Schneideklotz befindlichen Löcher zu passen. Es dürfte zweckmässig sein, diese ringförmige Schneide auch ohne grosse Abnutzung alle halbe Jahre einmal umzusetzen.

Das in der Mitte befindliche grosse Loch ist nach dem Schneidklotze zu etwas konisch erweitert. Es entsteht dadurch eine etwas schärfere als rechtwinklige Schneide, und die Substanzen lassen sich leicht in die weiter und zum Messer sich verengende Oeffnung einführen. Ein wesentlicher Vorzug dieser kreisförmigen Klinge ist der, dass man sich ohne sehr grosse Unvorsichtigkeit nicht leicht schneidet, indem die Hand an die oberen Theile des Ringes anstösst.

Das Messer ist in Fig. 229 abgebildet. Man sieht in der Mitte das Hobeleisen, welches durch eine Schraube, die von hinten mit einer Mutter angezogen wird, befestigt ist. Zugleich bemerkt man, wie der Drehpunkt der Angel, die Schneide der Klinge und der Handgriff in einer geraden Linie liegen. Diese Anordnung ist wegen der grösseren Länge der Schneide nöthig geworden. Ein Anstossblech ist zwischen Klinge und Messerkörper zwischengeklemmt und in der Zeichnung durch punktirte Linien angedeutet.

Ueber das Schneiden selbst ist im Ganzen wenig zu sagen, da jeder nur mit einiger Beobachtungsgabe ausgerüstete Mensch die einzelnen Modificationen bei den verschiedenen Stoffen leicht selbst herausfindet. Am

# Sechszehntes Kapitel. Gröbliche Verkleinerung d. Vegetab. 295

schönsten lassen sich dünne geradfaserige Wurzeln und Stengel, wie Sarsaparille, Quecken, Bittersüss, gespaltene Süssholzwurzel, gespaltene Calmus-,

Fig. 229.

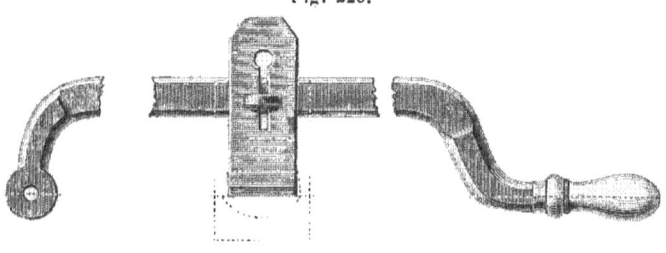

Schneidemesser mit Hobeleisen.

Althee-, Klettenwurzel und ähnliche schneiden. Man hat nur noch den Staub abzuschlagen, um sehr schöne Species zu erhalten. Um die Bildung von Staub zu verhindern, stellt man auch wohl die zu schneidenden Wurzeln einen Tag in den Keller, und trocknet die fertigen Species im Trockenofen wieder aus. Knorrige und nicht spaltbare Wurzeln müssen nach dem Schneiden noch gestampft werden, und alsdann die Species und der Staub durch zwei verschiedene Siebe getrennt werden. Beide fallen durch das richtige Speciessieb hindurch, der Staub fällt durch ein Pferdepulversieb allein durch und lässt die Species zurück. Ganz dicke Wurzeln, wie Rhabarber, werden in dünne Scheiben zerschnitten, und diese mit dem Rollmesser ferner verkleinert. Species, die nur zum Ausziehen durch Wasser in der Receptur bestimmt sind, werden noch feiner dargestellt, als man sie schneiden kann. Entweder stösst man sie im Mörser und schlägt durch grobe Pulversiebe ab, oder man mahlt sie auf einer Schrotmühle.

In dieser Art werden die Chinarinden, die Cascarille, selbst die bereits ungleich zerschnittene Altheewurzel, theils zur Infusion und Decoction, theils auch zur Bereitung von Extracten vorbereitet.

Das chinesische Schneidemesser, Fig. 230, theile ich als eine Curiosität

Fig. 230.

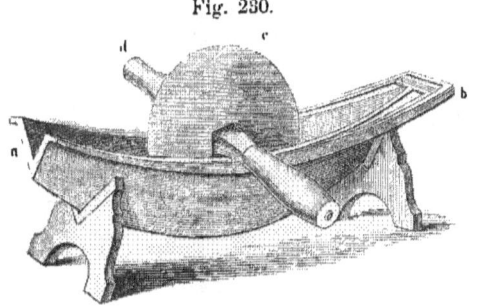

Chinesisches Schneidemesser.

296  Zweiter Abschnitt. Besondere Arbeiten und Apparate.

mit. Ein Rollmesser *c* mit einer Klinge, fassbar an den Griffen *d*, bewegt sich in der Mulde *ab* hin und her. Es ist mir aus Erfahrung nicht bekannt.

Fig. 230.

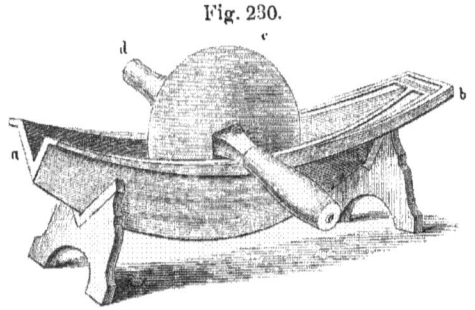

Chinesisches Schneidemesser.

Wir gehen nun zur Beschreibung der

automatisch fortschiebenden Schneidemaschine

über. Dieselbe ist in Figur 231 abgebildet. Das Messer ist an der Schneideplatte *m* mit einem Charnierbolzen befestigt. Es berührt dieselbe mit der ganzen Länge seiner Schneide, um niemals die Führung zu verlieren. Die Schneideplatte *m* ist mit Schraubenmuttern, die unter dem Bodenbrette versenkt liegen, an dieses befestigt. Der Fortschiebungsmechanismus ist auf einer eisernen Platte angebracht und diese mit Holzschrauben auf einen Klotz innerhalb des Schneidekastens befestigt. Sobald das Messer in die Höhe gehoben wird, stösst es gegen die untere Spitze der Schraube *a* und hebt dadurch den kleinen um den Punkt *c* sich drehenden Hebel *b* in die Höhe. An diesem hängt die Hakenstange *d*, welche unten mit einem kleinen Haken in das gezahnte

Fig. 231.

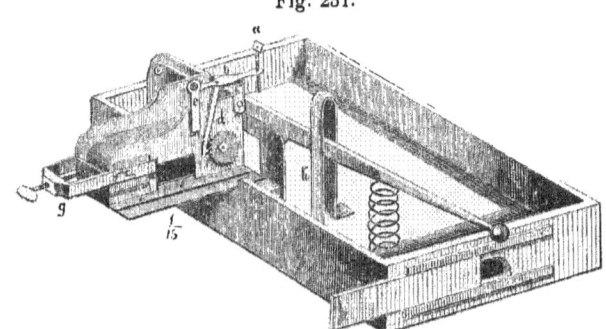

Schneidemesser mit Selbstfortschiebung.

Rad $c$ eingreift. Dieses Rad wird dadurch um die Breite eines oder zweier Zähne um seine Axe gedreht. Auf der Axe des Rades steckt aber innerhalb des Bewegungsmechanismus eine hölzerne Walze, welche sich mit dem gezahnten Rade herumdreht. Ueber diese Walze und eine andere gleich dicke, die sich um die Axe $f$ dreht, ist ein Gurt ohne Ende $n$ gespannt, auf dessen oberer Fläche die zu schneidende Substanz ruht. Der Gurt wird mit der Spannvorrichtung $g$ so fest gespannt, dass er durch Reibung von der Walze $c$ selbst herumgeführt wird, indem nun der ganze Gurt und auch die Walze $f$ dieser Bewegung folgt. Um eben so viel, als der Gurt weiter gedreht wird, schieben sich auch die auf ihm ruhenden Körper vorwärts. Die eben abgeschnittene Substanz fällt in den Kasten. Auch dieses Messer endigt seine Bewegung auf einer Springfeder aus den oben entwickelten Gründen. Während der Hebung des Messers steht anfangs der ganze Mechanismus still. Erst wenn es an den Enden der Wurzeln oder Rinden vorbeipassirt ist, stösst es an die Schraube $a$ und schiebt nun weiter. Dieses ist eine nothwendige Bedingung, weil die Substanz nicht eher bewegt werden darf, als bis das Messer Platz gemacht hat. Die Grösse des abzuschneidenden Stückes kann auf zwei Arten regulirt werden. Schraubt man die Schraube $a$ tief herunter, so berührt sie der Rücken des Messers eher, und der Hebel $b$ wird höher gehoben, das gezahnte Rad wird um ein grösseres Stück gedreht und die Substanz entsprechend weiter geschoben. Je höher man die Schraube $a$ hinaufschraubt, desto weniger wird die Substanz fortbewegt. Der Hebel $b$ endigt seine Bewegung abwärts, indem er auf eine kleine ihn unterstützende Krücke $h$ fällt. Diese ist ebenfalls verschiebbar und mittelst eines langen Schlitzes mit einer Stellschraube zu befestigen.

Je tiefer man diese Krücke $h$ stellt, desto tiefer sinkt auch die Stange $d$ herunter und fasst desto tiefer an dem Zahnrade an, was natürlich eine desto stärkere Drehung des gezahnten Rades bedingt. Mit diesen beiden Stellungen kann man jede beliebige Fortschiebung der Substanz innerhalb gewisser Grenzen bewirken. Die kleinste Bewegung entspricht der Wirkung eines Zahnes an dem Zahnrade, die grösste zweier oder dreier Zähne. Es dürfen deshalb die sägeförmig gefeilten Zähne auch nur sehr klein sein. Die Bewegung des Messers nach oben muss eine bestimmte Begränzung haben. Man erreicht dies durch einen eisernen Stift, welcher quer in mehrere im Bügel $k$ über einander angebrachte Löcher gesteckt wird. Das Messer muss jedesmal bis zum Anschlagen an diesen Stift, den man mit etwas Leder bewickelt, um das Prellen zu verhüten, gehoben werden. Ohne dies würde der Bewegungsmechanismus einmal höher, ein anderes Mal weniger hoch gehoben und man ungleich grosse Abschnitzel erhalten.

Das sicherste Mittel, eine gleich grosse Hebung des Messers ohne alles Anschlagen und ohne Feder zu erhalten, würde darin bestehen, das Ende des Messers mit der Kurbel eines Schwungrades zu verbinden. Es würde daraus allerdings eine etwas complicirtere Vorrichtung und ein eigener Schneidetisch statt eines Schneidemessers entstehen, allein ohne Zweifel würde derselbe auf die Qualität und Schnelligkeit der Arbeit von der besten Wirkung sein.

Die zu schneidende Substanz muss vorher der Länge nach gehörig zerkleinert sein, damit die einzelnen Stücke ferner keiner Bearbeitung bedürfen. Nur bei sehr knorrigen Substanzen muss man davon abstehen und erst die Querschnitte vornehmen, dann noch einmal die platten, dünnen Stücke durch das Wiegemesser, das Stampfmesser oder die Keule zerkleinern. Die langfaserigen Stoffe werden gleichmässig dünn auf dem beweglichen Gurte ausgebreitet und mit einem platten Holze, das mit einer Nase versehen ist, wenn man es angreift, auf den Gurt aufgedrückt. Dieses Holz wird natürlich sammt der Hand und den Species auf dem Gurte fortgeschoben. Sobald es ans Messer gelangt ist, hebt man es auf, führt es mit der linken Hand einige Zolle rückwärts und drückt es nun wieder auf. Nach 10 bis 12 Schnitten ist es wieder bis an das Messer vorgerückt, und wird in gleicher Weise wieder zurückgezogen. Ich habe mich vergeblich bemüht, dieses Aufdruckholz durch eine schwere, lastende, in einem senkrechten Schlitze auf- und absteigende Walze zu ersetzen. Ist die Walze dick, so kommt ihr Mittelpunkt zu weit von dem Messer hinweg, und die vor denselben hervorragenden Enden der Substanz sind zu lang und federnd und werden zuweilen vom Schneidemesser in die Höhe gehoben. Ist die Walze dünn, so hat sie zu wenig Gewicht, um die Substanzen zusammenzuhalten, und sie nimmt unten zu wenig Substanzen ein, weil diese zu leicht über die halbe Höhe der Walze reichen und nun nicht mehr unter dieselbe gerathen. Unregelmässig gebogene, ästige Wurzeln und Hölzer können auf keine Weise schnell und leicht unter das Messer geführt werden, welche Arten des Messers man auch anwende. Wer dieses Messer mit Nutzen gebrauchen soll, darf nicht linkisch sein; er muss aufpassen und über Ursache und Wirkung nachdenken können. Die verschiedenen Stellungen der Schrauben, die Spannung des Gurtes, die Grösse der Hebung fordern eine richtige Beurtheilung und etwas praktischen Verstand. Ein ganz roher Mensch, der, sobald ihm die Arbeit nicht mehr gelingt, sogleich ausruft: „Nun ist die Maschine entzwei oder nichts mehr nutz!" wird dabei nicht gut zurecht kommen, dagegen ein verständiger Arbeiter damit reichliche und schöne Arbeit liefern.

Man lasse die Klingen der Messer und der Unterlage niemals zu stumpf werden, denn man wird damit erst lange Zeit wenige und schlechte Arbeit liefern, ehe man sich zur vollständigen Reparatur entschliesst. Die senkrechten Seiten, wo Messer und Unterlage sich berühren, werden nur sehr wenig und mit einem flachen Sandsteine geschliffen, dagegen die schiefen, schmalen Schnittflächen auf dem laufenden Steine. Wenn der Stahl des Messers nicht verderben soll, so muss das Schleifen auf einem mit Wasser benetzten Steine geschehen. Man hüte sich deshalb, eine

### Sechszehntes Kapitel. Gröbliche Verkleinerung d. Vegetab. 299

gute Klinge einem herumziehenden Messerschleifer anzuvertrauen, indem sie durch zu starkes Schleifen auf einem trockenen Schleifstein „verbrennen", d. h. ihre Härtung an der Schneide verlieren würde. Es ist darum nicht unzweckmässig, wenn man das Schleifen selbst beaufsichtigt.

Mit diesen Messern werden nur starke holzige Substanzen geschnitten. Dünnere, krautartige Stoffe, Blätter und Blüthen werden mit anderen leichteren Messern verkleinert. Man hat hierzu zunächst

### das Wiegemesser.

Dasselbe besteht aus einer, zwei oder drei in einem flachen Kreise gebogenen Klingen mit zwei aufwärts gerichteten Handhaben (Fig. 232) Man setzt die gebogene Schneide auf die auf dem Schneidebrette ausgebreiteten Substanzen und übt abwechselnd mit der rechten und linken Hand einen starken Druck aus, wodurch das Messer eine nach Art der Wiege schaukelnde Bewegung erhält. Indem man die Richtung der Klinge abwechselnd um einen kleinen Winkel ändert, rückt man über alle Stellen des Schneidebrettes hin. In gleicher Art kehrt man mit der Klinge von dem entfernteren Ende des Schneidebrettes nach vorn wieder zurück.

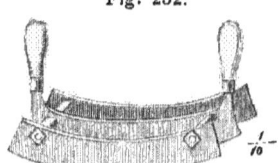

Fig. 232.

Wiegemesser.

Das Wiegemesser ist ein sehr unbequemes, ermüdendes Instrument. Mit einer Klinge fördert es die Arbeit sehr langsam, mit mehreren fordert es eine sehr grosse Kraftäusserung, weil die Anwendung der Kraft so unbequem ist. Mit gestrecktem Arme soll man am entferntesten Ende des Armes, wo der Hebelarm gegen die Kraft der drückenden Muskeln unvortheilhaft gross ist, einen starken Druck ausüben. Man kann sich mit der Last des Körpers nicht über das Messer hinbeugen, weil man mit dem gebogenen Ellenbogengelenke die schaukelnde Bewegung nicht ausführen kann. Um diese Kraftäusserung eines stetigen Druckes, die bei physiologischen Kräften eben so anstrengend ist, wie eine mit stetiger Kraftverzehrung durch Widerstand und Reibung verbundene, in eine todte, mechanische Kraft zu verwandeln, hat man das Wiegemesser mit einem schweren, angeschraubten Gewichte beschwert und dadurch einen Theil der Kraft erspart, indem nur noch die schaukelnde Bewegung mitzutheilen ist.

Die dreiklingigen Messer haben ferner den Nachtheil, dass sich ihre drei Klingen beim Nachschleifen sehr schwer in einer und derselben gebogenen Fläche halten. Denn da jedes Messer einzeln auf dem laufenden Steine aus freier Hand geschliffen wird, und man die Beibehaltung der richtigen Krümmung der Schneide nur nach Gefühl und Augenmass bestimmt, so wird meistens eine Klinge etwas mehr als die beiden anderen abgeschliffen, und steht nun mit diesen nicht

300  Zweiter Abschnitt. Besondere Arbeiten und Apparate.

gleichzeitig auf dem Schneidebrette. Es schneiden deshalb meistens nur zwei Klingen und eine schwebt in der Luft und schneidet entweder gar nicht, oder nur halb durch. Dies ist aber nicht an allen Stellen gleich; es können stellenweise alle drei einschneiden, an anderen Stellen aber nur die zwei äusseren, oder die vordere und hintere allein.

Bei der Schwierigkeit, einen regelmässigen Schliff zu bewirken, würde es ganz unzweckmässig sein, noch mehr als drei Klingen an einem Gestelle zu vereinigen. Um diese Uebelstände zu vermeiden, ist

das Rollmesser (Fig. 233)

construirt und mit Erfolg ausgeführt. Eine gerade stählerne oder eiserne Achse, die an beiden Enden mit Körnern (vertieften konischen Löchern zum Einspannen in der Drehbank) versehen ist, hat an beiden Seiten verjüngt abgedrehte Enden, auf denen mit sanfter Reibung die hölzernen Handhaben gleiten. Diese fasst man beim Gebrauche fest mit der Hand, und es dreht sich nun die Axe in den Heften, aber nicht die Hefte in der Hand. Dicht vor beiden Handgriffen sind auf jeder Seite Schraubengewinde auf den mittleren cylindrischen Theil der Axe geschnitten.

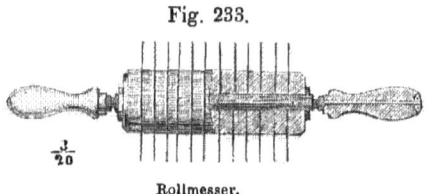

Fig. 233.

Rollmesser.

$\frac{1}{20}$

Man verschafft sich nun eine Anzahl kreisrunder, flacher Klingen aus Stahl. Dies macht allerdings die grösste Schwierigkeit, wenn nicht eine grössere Nachfrage nach diesen Messern die fabrikmässige Herstellung derselben, etwa im Bergischen, hervorruft, was unterdessen geschehen ist. Ich habe mir in Ermangelung derselben diese Klingen aus einem grossen Sägeblatte von 3 Zoll Breite heraushauen lassen. Ein solches Blatt, welches 3 Thaler kostete, gab 12 solcher kreisrunden Klingen. Für ein gutes Rollmesser sind sechs vollkommen ausreichend. Diese Sägeblätter sind noch weich genug, um sie mit Meissel und Feile bearbeiten zu können. In die Mitte wird ein rundes Loch von der Weite gebohrt, dass die beschriebene Axe ohne Spielraum durchgeht. Zwischen je zwei Klingen werden nun flache cylindrische Stücke von Holz, die vorher dazu vom Drechsler gedreht wurden, mit eben so weiten Löchern auf diese Axe aufgeschoben. Diese Holzstücke geben den Klingen die senkrechte Richtung auf die Axe und die richtige Entfernung von einander. Zwei Schraubenmuttern, die über die Schraube an der Axe greifen, klemmen diese Klingen fest gegen einander und befestigen sie an diese Achse selbst. Nun wird das Messer mit seinen Körnern, ohne die hölzernen Handgriffe, zwischen zwei Spitzen einer Drehbank aufgespannt und die Schneiden an die Klingen angedreht, theils mit Meisseln, theils mit Feilen, und zuletzt mit dem Schleifsteine. Diese Arbeit ist ungleich leichter als

## Sechszehntes Kapitel. Gröbliche Verkleinerung d. Vegetab.

das Schleifen der drei Wiegenmesserklingen, weil es auf der Drehbank geschieht. Legt man ein Lineal an einer Stelle über diese Klingen, so erkennt man jede, die sich noch nicht in der geraden Linie befindet. Was an einer Stelle der Fall ist, findet im ganzen Umkreise statt, und man bringt sie zuletzt mit verhältnissmässig leichter Mühe in eine gerade Linie. Bei der Dünne der Sägeblätter wird nur eine sehr schmale Facette daran gedreht und geschliffen. In der Zeichnung sind zwölf Klingen angegeben. Sie stehen aber für die angegebene Verkleinerung von $3/20$ etwas zu nahe an einander, und ich würde sechs vorziehen, indem sich nun weniger leicht Gegenstände zwischen den Klingen festklemmen.

Ganz in derselben Art, wie die Schneiden angedreht werden, müssen sie auch auf der Drehbank geschliffen werden. Dies geschieht mit einer sehr zarten Feile oder einem Sandsteine. Es ist das Werk weniger Minuten.

Beim Gebrauche bietet dieses Messer viele Vorzüge vor dem Wiegemesser dar. Zunächst kann man sich mit aller Kraft auf dieses Messer stützen, weil die Bewegung vorwärts und rückwärts, und nicht rechts und links geschieht. Man hält sich mit den Schultergelenken senkrecht darüber, übt nun den Druck durch Schwere aus und bewegt das Messer vorwärts und rückwärts. Alle Klingen schneiden wegen ihres regelmässigen Schliffes zugleich. Kein Theil der Klingen wird mehr als der andere abgenutzt, weil sie im Kreise herumlaufen und beim Aufsetzen einmal diese, ein andermal jene Stelle zuerst darankommt. Man kann ferner die Schnitte beliebig lang machen und über die dünn auf einem grossen Brette ausgebreiteten Species führen, weil die Schneide im Kreise herum wiederkehrt und also kein Ende hat. Als Unterlage zu diesem Messer bedient man sich der kreisrunden Scheibe, die unter dem Stosstroge (S. 286 Fig. 219) liegt. Sie bietet hier die Vortheile des Hirnholzes wieder dar. Man breitet zuerst ein grosses Leinen auf dem Arbeitstische aus, legt die Scheibe darauf, breitet die Substanz dünn darauf aus und zerschneidet sie mit kräftigen Zügen des Rollmessers. Durch schwaches Drehen der Richtung der Achse geht man der Quere nach von der Rechten zur Linken und wieder zurück. Mit dem Rollmesser werden nur zarte Pflanzenkörper, wie Blätter, Blumen und dünne, krautartige Stengel geschnitten. Alle Kräuter geben damit die schönsten Species, ferner die sogenannten *Summitates*, wie Rosmarin, Wermuth, Lavendel, Raute, Melisse, Schafgarbe, und besonders schön die Blumen, wie Rosen, Klatschrosen, Wollblumen. Die Arbeit mit dem Rollmesser ist wegen der vielen Klingen sehr fördernd. Von der Hirnholzscheibe streicht man die geschnittenen Substanzen auf das Speciessieb, indem man diese Scheibe über den Rand des Tisches hervorzieht und nun das Speciessieb darunterhält. Das nicht Durchgehende kommt abermals auf das Schneidebrett und wird mit einem Zusatze frischer Substanz derselben Operation von Neuem unterworfen. Die Substanzen können feucht und biegsam geschnitten, und nachher getrocknet werden.

302  Zweiter Abschnitt. Besondere Arbeiten und Apparate.

Die Herstellung eines einzelnen Rollmessers ist etwas theuer, wegen seiner exacten mechanischen Bearbeitung. Es kann aber bei grösserer Ausbreitung des Gebrauchs, besonders wenn sich eins der mit pharmaceutischen Requisiten handelnden Häuser der Sache annehmen wollte, bald fabrikmässig hergestellt und wohlfeiler geliefert werden. Mit 6 Klingen sind sie bereits in Solingen für 3 Thlr. geliefert worden.

## Siebenzehntes Kapitel.

## Vom Pulverisiren.

Das Pulverisiren ist eine der wichtigsten Arbeiten im pharmaceutischen Laboratorium. Es ist eine rein mechanische Arbeit, die fast immer von dem Stösser in einem besonderen Raume ausgeführt wird.

Das gewöhnlichste und wichtigste Instrument dazu ist der grosse Mörser nebst Keule.

Der Mörser (Fig. 234) besteht aus Gusseisen und wird nach Zeichnungen oder Modellen gegossen. Er hat einen sehr dicken Boden und dünne Seitenwände. Sein Boden ist aussen ganz flach, ohne hervorspringenden Ring, damit er nicht hohl stehe. Seitlich hat er zwei cylindrische Zapfen, wie die Schildzapfen an einer Kanone, an denen er angefasst und umgelegt wird. Der obere Rand ist meistens zu dünn von Substanz und erleidet häufig durch einen unvorhergesehenen Stoss eine Verletzung, wodurch ein Theil des Randes ausspringt. Er soll in einem etwas starken Wulst endigen und eine Einschnürung aussen haben, um den ledernen Sack darüber binden zu können.

Die Keule besteht meistens aus Schmiedeeisen, kann aber auch aus Gusseisen dargestellt werden. Eine kleinere Keule von Stabeisen wiegt 12 Pfund und eine grössere aus Gusseisen 27 Pfund. Es ist darauf zu sehen, dass sie einen flachen Fuss habe, der sich der Form des Bodens im Mörser ziemlich nähert. Kugelförmig runde Keulen treffen zu wenig Substanz und verletzen den Mörser.

Das Oehr der Keule kann in seiner Dicke ohne Hervorragung angebracht werden. Dies hat den Vortheil, dass das Loch in dem Ledersacke nicht weit zu sein braucht, und dadurch besser schliesst. In das Oehr der Keule passt ein Haken, der an einem Seile befestigt ist, welches seinerseits an die Schwungstange geht.

Der Mörser steht auf einem hölzernen Untersatze mit Rand in einer

Siebenzehntes Kapitel. Vom Pulverisiren. 303

passenden Höhe, so dass der Arbeiter die Keule bequem führen kann, ohne mit seinem Arme den Rand des Mörsers zu berühren. Die Keule fasst man auf einem Drittel ihrer Länge von oben an.

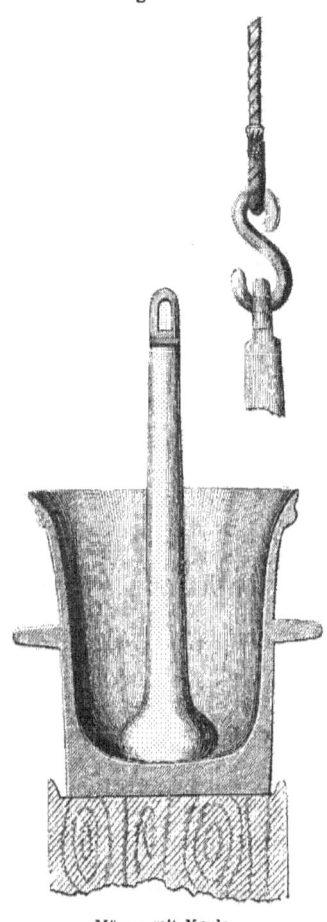

Fig. 234.

Mörser mit Keule.

Da das Heben der Keule viel mühsamer ist, als das Herunterziehen derselben, so hat man immer einen elastischen Körper angewendet, der beim Herunterziehen derselben gebeugt wird und durch sein Geradestrecken die Keule wieder in die Höhe zieht. Meistens bedient man sich dazu eines dünnen Fichtenstämmchens, welches an der Decke befestigt ist. Die Befestigung muss der Art sein, dass diese Schwungstange bei keiner noch so heftigen Bewegung an die Decke schlage. Sie wird in der folgenden Art an die Decke befestigt. Das dickere Ende wird durchbohrt, und durch das Loch geht eine starke, mit einem Holzgewinde versehene Schraube aus Eisen mit breitem oder ringförmigem Kopfe. Zwischen die Stange und die Decke legt man ein 2 bis 3 Zoll dickes, ebenfalls durchbohrtes Klötzchen von Holz. Etwa 18 Zoll bis 2 Fuss (470 bis 630$^{mm}$) von diesem Befestigungspunkte schraube man einen mit Holzschraubengewinde versehenen starken eisernen Ring, der so weit ist, dass die Schwungstange eben durch denselben hindurchgeht, in einen Balken der Decke. Für beide Befestigungen suche man solche Stellen der Decke aus, wo Balken liegen, indem eine Befestigung in Mörtel oder Mauerwerk den beständigen und heftigen Erschütterungen dieser Stange keine genügende Festigkeit darbietet. Man schraube nun diesen Ring fest in den Balken ein, so dass noch ein 2 bis 3 Zoll langes Stück seines Stieles aus der Decke hervorrage, schiebe das erwähnte Klötzchen zwischen die Decke und das Ende der Stange und schraube nun die durch beide gehende Schraube fest in die Decke ein, wodurch die Schwungstange befestigt ist. Mit der Zeit erhält sie immer eine Beugung nach unten und an dem Ringe einen

304  Zweiter Abschnitt. Besondere Arbeiten und Apparate.

Knick, weshalb es nicht unzweckmässig ist, die Stange in dem Ringe mit einer halbrunden Eisenschiene zu unterlegen.

An das freie Ende der Schwungstange wird die Keule mit einem starken Stricke befestigt. Zwischen Länge und Dicke der Schwungstange, sowie dem Gewichte der Keule muss ein passendes Verhältniss sein, welches am besten durch Erfahrung gefunden wird. Ist die Stange zu kurz, so macht sie zu kurze Bewegungen, und setzt der Keule am Ende ihrer Bahn, wo diese eben wirken soll, zu viel Widerstand entgegen. Die Stärke des Stosses wird dadurch gebrochen und der Nutzeffect vermindert. Ist die Stange zu lang und zu dünn, so hebt sie nicht kräftig genug und ermüdet den Arbeiter.

Wenn die Keule auf den Boden des Mörsers fällt und die zwischen ihr und diesem befindliche Substanz zermalmt, so übt sie diejenige Wirkung aus, die man davon verlangt. Alle Kraft, die dazu verwendet wird, kann als benutzt angesehen werden. Allein bei weitem nicht alle angewendete Kraft wird in dieser Art benutzt, ein grosser Theil geht auf andere Weise verloren.

Es ist eine bekannte Erfahrung, dass man mit einem schweren Hammer auf einem leichten Ambosse nicht schmieden kann. Die Kraft des Hammers pflanzt sich durch das Arbeitsstück auf die leicht bewegliche Masse des Ambosses fort, und dieser nimmt diejenige Kraft als Bewegung und Erschütterung auf, die als Nutzeffect an der Arbeit erscheinen sollte. Auf einem schweren Ambosse hat jeder Schlag eine grössere Wirkung, oder, wie der Schmied sagt, der Amboss zieht besser. Ganz dasselbe findet beim Stossen statt. Eine schwere Keule bringt einen leichten Mörser zum Hüpfen und Aufspringen, und alle Kraft, die sich an den Mörser und die Umgebung fortpflanzt, geht natürlich dem Arbeitseffecte verloren. Aus diesem Grunde nehme man den Mörser und seinen Untersatz so schwer und massiv, als es die nöthige Beweglichkeit des Mörsers und der Umfang des Untersatzes erlaubt.

Stoffe, die nicht stauben, welche ätherische Oele enthalten, wie Fenchelsamen, Anissamen, Cubeben und ähnliche, sowie solche, die nicht werthvoll sind und deren Staub wenig belästigt, werden im offenen Mörser gestossen, weil dabei das öftere Aufschütten auf das Sieb weniger Mühe macht. Man hüte sich, zu viel von den Substanzen in den Mörser zu thun, indem dadurch die Wirkung auf die kleinsten Theilchen sehr geschwächt wird. Eine Schicht auf dem Boden von $3/4$ bis 1 Zoll Höhe ist in den meisten Fällen das passendste Mass. Der Boden des Mörsers darf nicht zu weit sein und muss an den Rändern sanft in die Höhe steigen. Indem die seitlichen grösseren Stücke von der Keule auseinandergetrieben werden, steigen sie an der Seitenwand in die Höhe und rollen von dort in die Mitte des Mörsers, wo sie beim nächsten Schlage von der Keule getroffen werden. Nachdem das Stossen eine Zeit lang fortgesetzt ist, wird die Keule ausgehoben und der Inhalt des Mörsers durch Umkippen auf das Sieb geschüttet und durch die zwischen den Ballen der

## Siebenzehntes Kapitel. Vom Pulverisiren.

beiden Daumen hin- und herschüttelnde Bewegung abgeschlagen. Der Rest auf dem Siebe wird wieder in den Mörser gebracht, eine dem Abgange entsprechende Menge frischer Substanz zugegeben und die Operation wiederholt. Beim ersten Sieben gehen durch den Druck der schweren und dickeren Stücke immer einige Körnchen und Fasern durch, welche nicht in das feine Pulver gehören. Sie werden durch Abschlagen daraus entfernt. Zu diesem Zwecke bringt man kleinere Mengen des Pulvers wieder auf das Sieb und schlägt das feine Pulver durch leiseres und weniger anhaltendes Schütteln des Siebes davon ab. Das nun erhaltene Pulver wird als solches bewahrt, das zurückbleibende mit dem früheren Reste als Remanenz in einem etiquettirten Papiersacke in dem Vorrathskasten für die nächste Operation verwahrt. So unangenehm auch dieses Verfahren ist, weil es fast in jeden Kasten der Materialkammer einen solchen Remanenzsack bringt, so ist es doch bei Anwendung von Mörsern ganz unvermeidlich, indem das Aufstossen bis auf den letzten Rest eine ungemein mühsame und zeitraubende Arbeit ist.

Die Feinheit des Pulvers hängt natürlich von der Feinheit des Siebes ab, durch welches man es erhalten hat. Trockene, holzige Substanzen, wie China, Ipecacuanha, Rhabarber, Althee werden durch das feinste Seiden- oder Messingsieb geschlagen; ölige Pulver, wie von Fenchel, Anis, Sternanis, Cubeben und ähnliche, durch das feinste Haarsieb.

Viele Substanzen sind dem Verstauben ausgesetzt und veranlassen dadurch nicht nur einen beträchtlichen Verlust, sondern auch eine Beschmutzung aller Geräthe der Stosskammer und eine Belästigung des Stössers, die sich bis zur Entzündung einzelner Theile des Gesichts, der Augen, Nasenhöhle und des Gaumens steigern kann. Dem Verstauben sind besonders die Chinarinden ausgesetzt; einen höchst belästigenden Staub geben Ipecacuanha, Jalappa, Euphorbium und Canthariden. Die Menschlichkeit und das Interesse gebieten, den Stösser gegen dieses Uebel zu schützen. Sonst legte man wohl einen hölzernen Deckel auf den Mörser, durch dessen Loch in der Mitte die Keule frei hindurchging; allein dies Mittel hilft nur sehr wenig, indem bei jedem Schlage der Keule ein dem Volum des ein- und austretenden Theils der Keule gleiches Volum mit Staub geschwängerter Luft entweichen muss. Ungleich zweckmässiger bedient man sich zu diesem Zwecke eines kegelförmigen ledernen Sackes, dessen glatte Narbenseite nach innen gekehrt ist, und der in der Mitte ein mit einem kurzen Stücke eines ledernen Schlauches versehenes Loch hat, in welches die Keule eingebunden wird. Die untere Weite des ledernen Kegels ist so gross, dass sein mit einer Schnur durchzogener Rand über den Rand des Mörsers geht und sich hier festbinden lässt; seine Höhe ist so beträchtlich, dass die Keule ihre ganze Bewegung machen kann, ohne den Sack vollkommen zu spannen. Man bindet den Sack so an die Keule fest, dass, wenn diese auf dem Boden des Mörsers steht, der Sack möglichst tief die Keule umschliesse, ohne gespannt zu sein. Es bleibt der Keule alsdann der grösste Spielraum für den Hub. Vor dem Absieben lässt man immer einige Zeit das aufgestäubte Pulver im Mörser sich absetzen und bindet nun den Sack von dem Mörser los, indem man ihn an der Keule festgebunden lässt. Die übrigen Operationen sind wie früher. Dieser Sack schützt fast vollkommen gegen die Verstaubung beim Stossen. Beim Oeffnen der Trommeln an den Sieben, beim Ueberfüllen der gestossenen Substanzen kann zwar immer einiges Verstauben nicht vermieden werden; allein es ist doch ungleich weniger, als das während des Stossens selbst stattfindende.

Bei sehr reizenden Stoffen, wie Canthariden und Euphorbium, verbindet sich der Stösser das Gesicht, wenigstens Nase und Mund, mit einem Tuche, durch welches er athmet. Die Feuchtigkeit, die sich vom Athem bald in dem Tuche anhäuft, bewirkt um so mehr ein Zurückhalten des Staubes. Auch bedient man sich zum selben Zwecke eines lockeren Pferdeschwammes, den man in Wasser aufquellt und wieder ausdrückt. Mit zwei Schnüren wird er hinter dem Kopfe festgebunden, oder mit Schleifen, wie eine Maske, hinter den Ohren befestigt. Er leistet zu diesem Zwecke ganz gute Dienste.

Die feinsten Pulver werden durch Beuteln und Luftsiebung dargestellt.

Das Beuteln geschieht entweder in einem starken Zuckerglase, oder in einem eigens dazu construirten Beutelglase oder einer Blechbüchse. In den Hals des Zuckerglases wird das Pulver in einem aus flachem Zeuge gebildeten Beutel hineingehangen, die Ränder des Zeuges über den Rand des Glases in die Rinne festgebunden, und nun die Oeffnung des Beutels mit einem darüber gebundenen dichten Papierdeckel geschlossen. Durch hin- und herschüttelnde Bewegung schlägt der Beutel an die Wände des Glases an, und die feinsten Theile des Pulvers schlagen sich durch seine Poren ins Glas, an dessen Boden man sie nach dem Losbinden des Beutels findet. Man füllt nun den Rest des Pulvers aus, ersetzt es durch frisches und wiederholt dieselbe Operation.

Das Beuteln ist eine sehr langweilige Arbeit, welche wenig Product giebt, und da der Rest des Pulvers nothwendig wieder in den Mörser zurück muss, so ist es auch sehr aufhaltend und zeitraubend. In den Gläsern hängt der Beutel gewöhnlich zu nahe an den Wänden des Glases, so dass man ihm nicht einmal eine kräftige, lebhafte Schwingung geben kann. Von einigen Apparatenhandlungen sind solche Beutelgläser mit hölzernem abnehmbaren Boden und einem in der Mitte befindlichen gläsernen Trichter empfohlen und ausgeboten worden. Allein dieselben entsprechen ihrem Zwecke noch weit weniger, als die gewöhnlichen Zuckergläser, weil der Beutel durch den Trichter noch weit mehr in seiner Bewegung beschränkt ist.

Viel bequemer ist die blecherne Beutelbüchse (Fig. 235). Ein 6 Zoll (160$^{mm}$) weites cylindrisches Gefäss von Blech hat oben eine $2^{1}/_{2}$ bis 3 Zoll (65 bis 78$^{mm}$) weite Oeffnung mit kurzem cylindrischen Halse

## Siebenzehntes Kapitel. Vom Pulverisiren.

Die Schultern sind kegelförmig, damit man sie innen durch die Oeffnung mit der Fahne einer Feder treffen und reinigen könne. Man kann auch den oberen Aufsatz ganz getrennt darstellen und mit einem cylindrischen Rande auf die oben ganz offene weite Büchse setzen (Fig. 236).

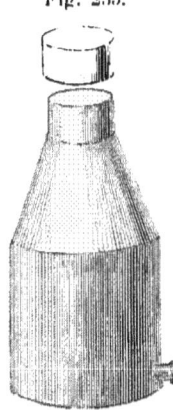

Beutelbüchse.

Der Beutel wird in das enge Loch oben eingehangen, aussen mit einer Schnur angebunden und innen mit einem Deckel verschlossen, der eine etwas konische Zarche hat und pressend jeden Beutel schliesst.

Lässt man den Deckel übergreifen, wie in Fig. 235, so kann er zugleich den umgeschlagenen Beutel festklemmen und verschliessen. Die Beutelbüchse wird mit beiden Händen gefasst, und durch Hin- und Herbewegen dem Beutel eine schwingende Bewegung gegeben, wodurch er an die Wände anschlägt und durch den Schlag das feinste Pulver durchlässt. Nicht unzweckmässig dürfte es sein, in den offenen Cylinder (Fig. 236) einen oben und unten offenen Drahtnetzcylinder einzustellen, gegen den der Sack anschlüge. Es würde alsdann dem herausdringenden Pulver durch die massive Wand nicht der Weg abgeschnitten, sondern die offenen Maschen würden dem hervorquellenden Staube einen freien Weg darbieten.

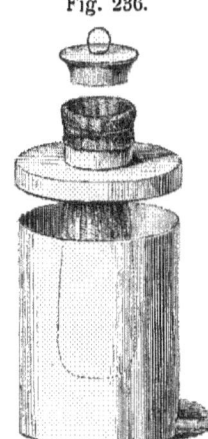

Beutelbüchse.

Nachdem man eine Zeit lang das Beuteln fortgesetzt hat, wird die Substanz erneuert und die Operation wiederholt. Das Beuteln ist nur eine andere Art zu sieben; es macht nicht fein, sondern es sondert nur das Feinste vom Gröberen. Die Romanenz muss jedenfalls wieder gestossen oder einer anderen Behandlung unterworfen werden, um sie ferner zu zerkleinern.

Die Beuteltücher bewahrt man in Papier eingeschlagen oder in Schachteln, mit dem Namen der Substanz beschrieben, auf, ohne sie einer besonderen Reinigung zu unterwerfen.

Man hat auch solche Beutelmaschinen versucht, wo das Beuteltuch über ein cylinderförmiges Gerüste gespannt wird und die gepulverte Substanz innerhalb dieses Cylinders durch Umdrehen desselben um seine horizontale Achse bewegt wird. Diese Maschinen sind sehr schlecht. Dreht man schnell, so schwingt sich die Substanz im Kreise herum, ohne durchzugehen; dreht man langsam, so ist der Effect gering, weil sie nur mit der geringen Kraft ihres Zurückfalles von sehr unbedeutender

308 Zweiter Abschnitt. Besondere Arbeiten und Apparate.

Höhe wirkt. Der Cylinder dreht sich natürlich in einem mit einem Deckel verschliessbaren Kasten. Seine Reinigung ist wegen der vielen Stäbe und des darin befindlichen Gewinkels ungemein schwierig. Ebenso bietet das Schliessen der Siebmäntel, wenn sie nicht auf die Köpfe der Cylinder absolut befestigt werden, grosse Schwierigkeiten dar; im letzten Falle würde das Wechseln ganz unmöglich sein. Bei solchen Vorwürfen können wir es uns wohl erlassen, davon nähere Beschreibung und Zeichnung zu geben. Jede Art von hin- und herschwingenden gespannten Beuteltüchern nähert sich den gewönlichen Sieben.

### Pulverisirtrommeln.

Wenig Günstiges kann ich von den älteren sogenannten Pulverisirmaschinen mit eisernen Kugeln sagen. Sie bestehen aus einem plattgedrückten Cylinder von dickem Eisenbleche, der um eine horizontale Axe gedreht wird. Die äussere Cylinderfläche ist mit aus- und einspringenden Winkeln versehen, um die zum Verkleinern nöthigen Kugeln auf eine etwas grössere Höhe zu heben. Die Kugeln aus Gusseisen oder aus Stabeisen, in einem Gesenke geschmiedet, von einem sehr kleinen Durchmesser, müssen in bedeutender Anzahl in die Maschine hineingegeben werden. Durch das Umdrehen des Cylinders um seine Axe heben sich die Kugeln etwas in die Höhe und fallen nun mit ihrem Gewichte nach der tiefsten Stelle des Cylinders zurück. Bei diesem Falle zerdrücken sie die bereits als grobes Pulver hineingegebenen Substanzen.

Das Einzige, was man zu Gunsten dieser Maschine sagen kann, ist dieses, dass sie keine oder sehr wenig Remanenz giebt. Alles Uebrige ist nachtheilig. Die kleinen Fehler sind, dass die Maschine ein ohrenzerreissendes Getöse verursacht, welches die ganze Nachbarschaft belästigt, dass sie sehr schwer zu reinigen ist, also leicht Reste einer früheren Operation in eine spätere hinüberträgt, und dass sie in der Anlage ziemlich kostspielig ist. Die grossen Fehler bestehen darin, dass die eisernen Kugeln und Wände sich ausnehmend schnell abnutzen, und dass der sämmtliche abgeriebene Eisenstaub in die Substanzen kommt und sie verunreinigt, wodurch Salze sehr bald eine Rostfarbe annehmen, während es bei den Pflanzenpulvern weniger auffällig wird. Die Abnutzung der Kugeln ist so stark, dass man bei einigermassen häufigem Gebrauche jedes Jahr einen bedeutenden Theil derselben erneuern muss.

Der Vorzug, wenig Remanenz zu geben, ist so gewichtig, dass ich mich bemühte, die Vortheile der Pulverisirmaschine ohne ihre Nachtheile zu retten. Das Abnutzen der Kugeln beruht wesentlich auf dem beständigen Rollen derselben, wodurch sie sich reibend und schleifend an einander bewegen. Nun ist es bekannt, dass man die härtesten Körper, selbst Diamant, in einem Mörser zu feines Pulver verwandeln kann, wenn man nur stösst, aber nicht reibt. Die Achatmörser

## Siebenzehntes Kapitel. Vom Pulverisiren.

der analytischen Chemiker werden beim Zerreiben von gleich harten Stoffen, wie Feuerstein, Achat, Chalcedon, merklich angegriffen, dagegen kann man dieselben Körper im eisernen Mörser stossen, ohne dass derselbe erheblich leidet. Der Grund dieses ungleichen Verhaltens liegt darin, dass beim Reiben die Moleküle des Pistills seitlich abgerissen, beim Stossen aber senkrecht gegen die eigene Cohäsionsfläche angedrückt werden. Es musste die Pulverisirmaschine wesentlich verbessert werden, wenn man die reibende Wirkung in eine fallende, stossende verwandelte. Dies geschah dadurch, dass man die Dimensionen der Trommel veränderte, aus der flachen breiten Trommel eine hohe und schmale machte, und dann die Trommel so bewegte, dass die Kugeln nicht mehr an der Cylinderfläche in der Richtung des Cylindermantels, sondern parallel mit der Axe des Cylinders sich bewegten. Als dieser Plan in Ausführung gebracht wurde, zeigten sich unerwartet eine Menge Vorzüge, an die man anfänglich nicht gedacht hatte. Die Trommeln waren sehr leicht zu öffnen und zu schliessen, vollkommen zu beleuchten und sehr gut zu reinigen, weil sie keine Hervorragungen mehr hatten, aus einer Blechtafel gemacht werden konnten, und die bewegende Axe nicht mehr durch die Trommel ging.

Fig. 237 (a. f. S.) zeigt zwei Trommeln mit ihrer Befestigung an die Axe und ihrem Schlusse. Die Anzahl der Trommeln muss des Gleichgewichts wegen immer paarig sein. Die mittlere horizontale Axe liegt in zwei Lagern auf einem aus zwei Böcken mit gespreizten Beinen bestehendem Gestelle, welches seiner Grösse wegen nicht beigezeichnet ist und trägt an einem Ende eine Kurbel. Die Höhe des Bockes bis an den Mittelpunkt der Axe muss für einen stehenden Mann bequem sein, etwa 31 bis 32 Zoll (810 bis 840$^{mm}$). Auf die Axe wird fest aufgeschoben und mit einem Splint befestigt ein hölzerner Klotz, welcher die beiden Trommeln aufnehmen soll, ausgeschnitten nach der Dicke der Trommeln. Seine Gestalt erhellet aus den beiden Projectionen in Fig. 237 und 238. Die letzte Zeichnung Fig. 238 stellt die Trommeln im Durchschnitt von Fig. 237 vor. Die Trommeln selbst werden aus einer Tafel starken Schwarzbleches mit einer Reihe Nieten, oder noch besser stumpf vor einander gestossen und mit einem Blechstreifen von aussen verlöthet angefertigt, damit die innere Seite ganz glatt sei. An jeder ist ein Boden festgemacht und der andere zum Oeffnen bestimmt. Die Böden sind etwas nach aussen gewölbt und mit einer Flantsche an die entsprechende Stelle des Cylindermantels genietet, die Zwischenräume innen und aussen mit Glaserkitt gedichtet. Der zu lösende Boden wird mit einer Schraube nebst Bügel, welcher um die Flantschen greift, an die Trommel befestigt, und der Zwischenraum mit einer ringförmigen Pappscheibe gedichtet. Wenn die beiden Flantschen eben gearbeitet sind, so dringt nicht die kleinste Spur Staub aus der Trommel.

Die zu pulvernden Stoffe werden grob geschroten in die Büchse eingegeben, dazu eine genügende Menge gusseiserner Kugeln von $^1/_2$ Zoll

310  Zweiter Abschnitt. Besondere Arbeiten und Apparate.

(13$^{mm}$) Durchmesser hinzugethan, der Deckel geschlossen und dann mit dem Drehen begonnen. Die Kugeln bleiben bei der Drehung der Trom-

Fig. 237.

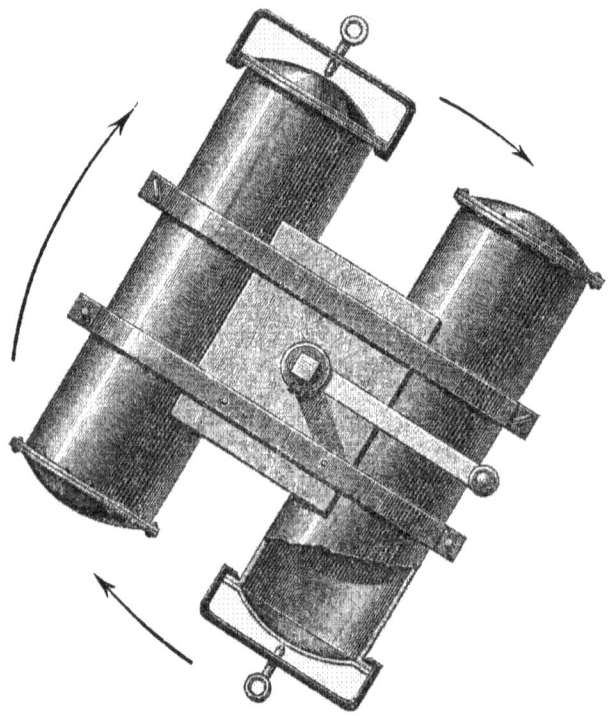

Pulverisirtrommel.

mel so lange an ihrer letzten Stellung liegen, bis sie alle mit einander an das entgegengesetzte Ende fallen, aber nicht rollen. Die Substanz ist zwischen ihnen vertheilt und wird beim Aufschlagen auf den Deckel zerkleinert. Das richtige Verhältniss zwischen Kugeln und Substanz findet man bald heraus, ebenso darf die ganze Menge von beiden ein gewisses Mass nicht weit überschreiten. Wenige Kugeln mit viel Substanz könnte man Tage lang drehen ohne einen entsprechenden Nutzen zu haben, und bei viel Kugeln und wenig Substanz würden die Kugeln auf das bloss liegende Eisen fallen. Der Aufschlag der Kugeln darf nicht prallend sein wie auf nacktes Eisen, aber auch nicht zu dumpf. Beim Herausnehmen der Stoffe bringt man das zu öffnende Ende einer Trommel nach oben, löst die Schraubzwinge und führt nun die ganze Vorrichtung so ein, dass sich alle Kugeln und das Pulver in ein untergehaltenes Sieb ausleeren. Auf

Siebenzehntes Kapitel. Vom Pulverisiren. 311

dieses hat man vorübergehend ein Drahtgittersieb aufgesetzt mit sehr weiten Maschen, welches nur die Kugeln zurückhalten soll. Nachdem man dies Sieb einigemal gerüttelt, entfernt man es sammt den Kugeln, und siebt dann das Pulver nach Aufsetzen des Siebdeckels ab. In gleicher Weise entleert man die zweite Trommel, die entweder dasselbe Pulver oder ein anderes enthält. Man kann so zwei verschiedene Pulver zugleich anfertigen. Wenn man bei grösserem Bedarf an Pulvern vier Trommeln auf dieselbe Axe anbringen will, so giebt man den zwei folgenden die senkrechte Richtung auf die ersten, also gleichlaufend mit der Kurbel $AB$ in Fig. 238, damit nicht alle Kugeln zugleich gehoben werden müssen.

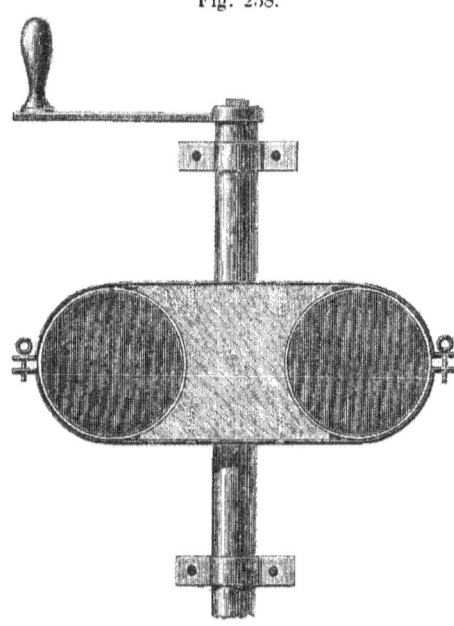

Fig. 238.

Pulverisirtrommel von oben.

Der Lärm, den diese Maschinen machen, ist viel unbedeutender als bei der älteren Form mit den rollenden Kugeln.

Luftsiebung.

Ein Verfahren, das Zerkleinern zugleich mit dem Trennen der zerkleinerten Substanzen von den gröberen zu vereinigen, ist vor längerer Zeit von einem Chocoladefabrikanten in Paris, Namens Auger, in Anwendung gebracht worden. Eine kurze Notiz ohne Zeichnung findet sich in Henry's und Guibourt's *Pharmacopée raisonnée*, Paris 1828, welches Werk, nebenbei gesagt, eines der gehaltreichsten über praktische Pharmacie ist, welche existiren. Wenige Werke eines so frühen Datums können sich heute noch rühmen, brauchbar zu sein. Das vorstehende enthält einen reichen Schatz eigener Erfahrungen der beiden Verfasser, die von späteren Schriftstellern wegen ihrer anscheinenden Unbedeutendheit vielfach übersehen worden sind. Bei der Lectüre der betreffenden Stelle (erster Theil S. 65) schien es mir gleich, als wenn sich dieser Gedanke in dem pharmaceutischen Laboratorium vortheilhaft zur Ausführung bringen liesse. Auger bedeckt seinen Mörser mit einem Deckel von dickem Schwarzbleche, der drei Löcher hat. Das mittlere grösste ist mit einem ledernen Sacke von konischer Form geschlossen, in welchem die Keule auf die gewöhnliche Weise eingebunden ist. Die beiden anderen dienen dazu, um mit zwei dicken Röhren von Blech versehen zu werden. Die eine dieser Röhren ist kurz und hat eine Klappe, die sich von aussen nach innen öffnet, die andere ist länger, mit einer nach aussen sich öffnenden Klappe versehen, schief aufsteigend und führt in einen Kasten aus Weissblech, in dem sich der Staub absetzt. So wie man die Keule hebt, so saugt der mit ihr zugleich bewegte lederne Sack Luft ein. Fährt die Keule herunter, so schliesst sich die Klappe im kurzen Rohr und die im langen öffnet sich. Die Luft mit dem darin schwebenden Staube fährt nun in den blechernen Kasten hinein (der wahrscheinlich mit Leinwand zugebunden ist). Die Luft führt also das feinste Pulver mit fort, und natürlich nur solches, welches darin schweben kann. Gröbere Stücke fallen in der schiefen Röhre zu Boden und rollen in den Mörser zurück. Auf diese Angaben hin habe ich die folgende Construction mit Erfolg versucht.

Um eine möglichst grosse Luftbewegung zu erhalten, habe ich die beiden Röhren mit den Ventilen seitlich an eine Zarche von Weissblech $a$ (Fig. 239) angebracht, welche mit einem sich erweiternden Rande $b$ auf dem Mörser schliessend aufsitzt. Diese Zarche ist ohne den Uebergriff 4 Zoll 2 Linien (110$^{mm}$) hoch, der Durchmesser derselben 14$^1/_2$ Zoll (380$^{mm}$). Seitlich hat die Zarche zwei kleine Röhrenansätze $d$ und $e$, in welchen die Ventile sitzen. Der Durchmesser dieser Ansätze und der dicht darübergreifenden Blaseröhren ist 3 Zoll 4 Linien (87$^{mm}$). Die Oeffnung der Ventile beträgt 2 Zoll 4 Linien (61$^{mm}$). Es ist demnach in die Röhre ein flacher Ring von $^1/_2$ Zoll (13$^{mm}$) Breite eingelöthet, gegen den das Ventil anschlägt. Die Ventile bestehen aus einer runden Scheibe von Weissblech, ganz eben geschlagen, von 2 Zoll 11 Linien (76$^{mm}$) Durchmesser. Die Ventile bewegen sich um ein leichtes Charnier aus Draht. Im Zustande der Ruhe hängen sie senkrecht. Zieht man die beiden Röhren $d$ und $e$ aus, so erscheinen die Ventile ganz frei in $d$ und $e$ und lassen sich mit einem Haarpinsel reinigen. Ein Ventil öffnet sich nach innen, das andere nach aussen. Den ledernen Deckel, der zugleich als Blasebalg wirkt, sieht man in $f$.

Die beiden Röhren $d$ und $e$ münden in einen seitlich stehenden hölzernen Kasten $g$, dessen obere Oeffnung mit dichtem Leinen geschlossen ist. Man kann dieses mit angenähten Messingringen in seitliche Stifte einhaken, oder den Rand, nach Art eines Fischernetzes, mit Bleikugeln beschweren und so nur überhängen. Das Innere des Kastens ist mit schwarzem Glanzpapier sorgfältig ausgekleidet. Ein grosser, runder Kasten von Blech würde natürlich eben so gute Dienste thun. Der ganze Aufsatz auf dem Mörser lässt sich sammt der Röhre leicht aus dem Kasten herausziehen, um an das Innere des Mörsers zu gelangen.

# Siebenzehntes Kapitel. Vom Pulverisiren. 313

Nur wenige Substanzen eignen sich gut zum Verstauben, besonders die ganz holzigen und trockenen, wie China, Gentiana.

Fig. 239.

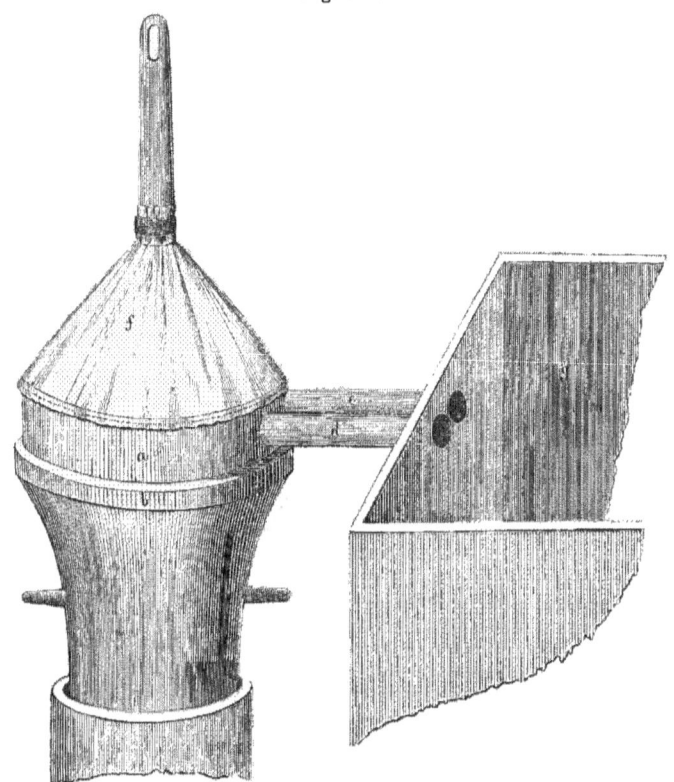

Mörser mit Luftsiebung.

Für die Chinarinden allein würde der Apparat die Mühe und Kosten der Herstellung lohnen, indem das mit der Verstaubungsmaschine erhaltene Pulver der feinste, unfühlbare Alkohol ist, den man darstellen kann. Für diejenigen Substanzen, welche nicht reichlich genug als Staub übergehen, um auf denselben seine Rechnung zu machen, dient die Maschine eben so gut, um das Verstauben zu verhüten, und man kann den blechernen Aufsatz mit seinem Ledertrichter statt des gewöhnlichen Ledersackes anwenden und statt des Kastens an der Röhre, welche die Luft herauslässt, einen leinenen Sack anbinden. Es wird sich alsdann wohl immer eine kleinere Menge feineren Pulvers in diesem Sacke finden, die grösste Menge aber im Mörser, und dieselbe wird durch Sieben abgeschieden. Die ganze Vertheurung der Construction besteht in der

314  Zweiter Abschnitt. Besondere Arbeiten und Apparate.

blechernen Zarche und dem hölzernen Kasten mit Deckel. Beim Gebrauche setzt man den Aufsatz auf den Mörser, nachdem man die scharf getrock-

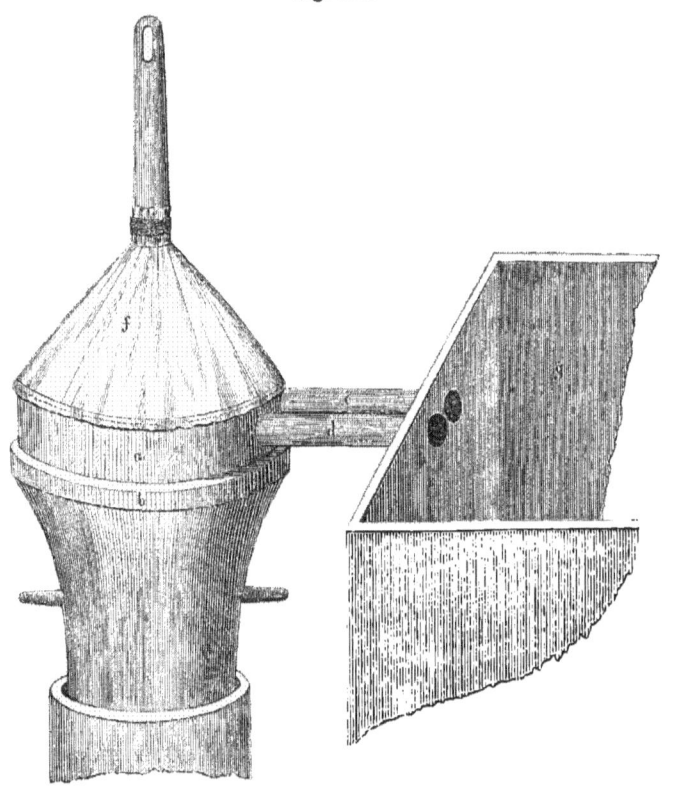

Fig. 239.

Mörser mit Luftsiebung.

nete Substanz eingegeben hat, befestigt durch Anschieben den Kasten an die Röhren und bewegt nun die Keule kräftig und ununterbrochen. Wird die Substanz im Mörser merkbar weniger, so giebt man eine neue Portion zu und setzt das Stossen fort. Das Pulver sammelt sich auf dem Boden des Kastens an und wird mit der Fahne einer Feder gesammelt.

Bei der gezeichneten Construction findet ein beständiges Kreisen derselben Luft in dem Kasten und dem Mörser statt. Der Deckel im Kasten schlägt immer auf und ab, je nachdem die Keule fällt oder steigt. Diese Construction hat den Zweck, bei feuchtem Wetter keinen zu grossen Luftwechsel in dem Mörser zu bewirken. Bei trocknerem Wetter kann man viel einfacher diejenige der beiden Röhren $d$ oder $e$, welche Luft saugt, ganz entfernen und bei jedem Heben der Keule frische

## Siebenzehntes Kapitel. Vom Pulverisiren.

Luft von aussen in den Mörser eindringen lassen. Beim Herabfallen der Keule wird diese Luft in den Kasten getrieben und entweicht durch die Poren des leinenen Deckels, wobei sie an demselben ihren Gehalt an Pulverstaub absetzt. Das Loch, worin die Röhre vorher mündete, wird mit Papier verklebt oder mit einem Deckel geschlossen, oder wenn man auf die Rückkehr in den Mörser verzichten will, überhaupt nur eine Oeffnung an den Kasten angebracht. In diesem Falle kehrt natürlich auch kein Pulver in den Mörser zurück.

Beim Oeffnen des Kastens und des Deckels findet man alle Ecken, die Röhren, die schief aufsteigenden Wände des Mörsers mit diesem feinsten aller Pulver belegt, wie man es niemals durch Sieben, Reiben oder Beuteln nur entfernt erlangen kann. Man sammelt diese Pulverquantitäten mit einem dicken Haarpinsel und vereinigt sie im Standgefässe, nachdem man sie einmal durch ein nicht zu feines Sieb geschlagen hat. Es bleiben alsdann Fasern, Haare in Gestalt eines lockeren Filzes zurück. Namentlich enthält die Chinarinde immer solche Haare, von den Suronen und von Flechten. Der im Mörser vorhandene Inhalt ist ebenfalls sehr fein pulverisirt und giebt beim Abschlagen auf dem Siebe ein ebenfalls brauchbares, sehr feines Pulver, welches freilich mit dem verstaubten nicht verglichen werden kann.

### Specielle Regeln.

Alle öligen Substanzen, wie Anis, Fenchel, Sternanis, Cuboben, stauben gar nicht, und können deshalb nicht mit Vortheil auf der Verstaubungsmaschine bearbeitet werden. Eine andere Schwierigkeit besteht darin, dass diese Pulver, sehr fein gestossen, klümpern und ausserordentlich schwierig durch das Sieb gehen. Es wäre deshalb vom grössten Nutzen, wenn man eine leicht zu beschaffende und leicht zu behandelnde Maschine hätte, welche ölige Körper in beliebigen, selbst kleineren Mengen, ohne zu sieben, in feines Pulver verwandelte.

Das am schwierigsten darzustellende Pulver der Apotheke ist jenes von Fenchelsamen. Wegen seines grossen Oelgehaltes ist es immer klümprig und anscheinend feucht, backt beim Stossen zusammen und geht dann durch kein Sieb. Gewöhnlich ist es auch das am wenigsten schöne Pulver, selbst in den besten Geschäften. Es giebt nur einen Weg, dasselbe sehr fein und locker darzustellen, und der ist, unter senkrecht laufenden Steinen von Marmor oder Granit nach Art der Oelmühlen. Allein die Anschaffung dieser Vorrichtung kann man dem Apotheker für die wenigen Stoffe, die ausschliesslich damit gepulvert werden können, nicht ansinnen, da gewöhnliche Menschenkraft nicht hinreicht, eine solche Maschine zu betreiben, und auch die zu pulvernden Mengen selten bedeutend genug sind, eine solche Mühle zu füllen. Man kann diese Maschine nicht beliebig verkleinern, da ein gewisser absoluter Druck nothwendig ist. Während sich die Steine im Kreise wälzen, drücken und reiben sie zu gleicher Zeit. Ausser Fenchel sind noch die Pulver von Anis, Sternanis, Phellandrium, Cubeben, sodann noch von Traganth und Gummi sehr schön auf einer solchen Mühle herzustellen. Gewöhnlich bedienen sich die Pulverisiranstalten derselben zu den genannten Zwecken. Ueberhaupt aber giebt es keine einzige Maschine, welche für alle Pulver ohne Ausnahme anwendbar ist.

Die einzeln zu pulvernden Körper erfordern je nach ihrer Beschaffenheit gewisse Vorbereitungen, um ein möglichst reines und schönes Pulver zu liefern. Im Allgemeinen ist Regel, alle zu pulvernden Körper nur im scharfgetrockneten Zustande und noch warm in den Mörser zu bringen, weil sie in diesem Zustande nicht nur leichter zerstossen werden, sondern auch, weil ihr Pulver dann leichter durch das Sieb geht.

Die dünneren Wurzeln, wie von Arnica, Asarum, Asclepias, Contrayerva, schwarzer Nieswurz, virginischer Polygala, Serpentaria, Valeriana, können erdige Theile enthalten, Sie werden deshalb im Mörser erst leise gestossen, dann der Sand und die Erde entweder mit einem Siebe entfernt oder die Wurzeln abgerafft, darauf dieselben in den Trockenschrank gebracht und nun ohne fernere Zerkleinerung unmittelbar in den Mörser. Man stellt das fernere Stossen im Allgemeinen ein, wenn die Substanz im Mörser langfaserig zu werden anfängt; denn der wirksame Bestandtheil der Wurzeln sitzt meistens nur in der äusseren spröden Rinde, während der innere holzige und faserige Theil viel weniger wirksam ist.

Andere Wurzeln werden im Mörser erst gröblich zerstossen, dann im Trockenschranke getrocknet und nun vollkommen gepulvert. Dahin gehören Arum, Bryonia, Columbo, Curcuma, weisse Nieswurz, Ingwer, Veilchenwurzel, Tormentilla, Zedoar. Farrenkrautwurzel wird quer geschnitten, dann die Spreublättchen abgeschlagen, darauf getrocknet und gestossen.

Andere Wurzeln werden erst in dünne Scheiben geschnitten, dann getrocknet und gestossen. Hierhin gehören Gentiana, Kalmus, Aristolochia, lange und runde, Bardana, Pyrethrum, Helenium, Galanga, Krapp, Ratanhia, Sarsaparilla.

Altheewurzel wird fein geschnitten, getrocknet und gestossen. Sie staubt sehr, doch ist sie so leicht zu stossen, dass man nicht leicht den Verstaubungsapparat anwendet, besonders da sie mehr ein Constituens bei Pillenmassen, als ein Heilmittel ist. Das Pulver wird immer noch einmal abgeschlagen.

Ueber das Pulvern der Ipecacuanha ist man sehr verschiedener Meinung. Einige wollen sie ganz und gar bis auf den letzten Rest aufgestossen haben, Andere nur den Rindentheil in Pulver verwandelt wissen. In diesem liegt vorzugsweise die brechenerregende Kraft, und es muss, je nachdem der holzige Kern mit ins Pulver übergeht, die Wirksamkeit desselben verschieden ausfallen. Das vollkommene Aufstossen der Fasern ist eine höchst mühsame Arbeit und eigentlich fast ganz unmöglich. Eine praktisch ausführbare Vorschrift ist die, von 16 Unzen

## Siebenzehntes Kapitel. Vom Pulverisiren.

trockener Wurzel 12 Unzen Pulver herzustellen. Auf diese Weise dürfte eine gleichmässige Wirksamkeit am leichtesten erzielt werden.

Die Jalappenwurzel wird erst grob zerstossen und alsdann im Trockenschranke scharf getrocknet. Der beim Stossen aufsteigende Staub ist im höchsten Grade belästigend und man muss sich sorgfältig dagegen schützen. Ipecacuanha und Jalappa werden um den Staub zu vermeiden am besten in der Pulverisirtrommel gepulvert und im bedeckten Siebe abgeschlagen.

Rhabarber lässt sich leicht stossen; sie staubt sehr stark. Die Wurzelstücke werden erst äusserlich mit einem Messer gereinigt, wenn sie schwarze Stellen haben, dann grob zerstossen, im Trockenofen scharf getrocknet und nun gestossen. Man schlägt sie durch das Florsieb ab.

Salep wird 24 Stunden in reichlichem reinen Brunnenwasser eingeweicht. Sie schwillt dadurch zu einem grossen Volum auf. Man giesst am folgenden Tage das Wasser ab, trocknet die Knollen mit einem reinen Tuche oberflächlich ab und knirscht sie in einem messingenen oder marmornen Mörser zu kleinen Stückchen. Auch die gerade nicht vertheilten Wurzeln werden durch diese Operation gebrochen, gespalten und zermalmt. Man breitet diese krümelige Masse auf Papier aus und trocknet sie an einer nicht zu warmen Stelle des Trockenschrankes, wobei sie allerdings leicht schimmelt. Dann stösst man sie im Mörser und siebt sie durch das feinste Haarsieb.

Alle Kräuter und Blumen müssen besonders vor dem Stossen scharf getrocknet werden. Dazu gehören Conium, Aconit, Belladonna, Digitalis, Hyoscyamus, Sabina, Salvia, Pfefferminze, Sennesblätter, Rosen, Wohlverleiblumen, Kamillenblumen und ähnliche.

Die narkotischen Kräuter werden im Sommer gleich nach ihrer Einsammlung und Trocknung pulverisirt. Man gebraucht gröbliches Pulver für Species und Pflaster, und feines zum innerlichen Gebrauche. Nach dem Stossen werden sie in Papiertuten noch einmal in den Trockenofen gelegt und alsdann warm in Gläser gefüllt, die mit Korkstopfen verschlossen sind. Sie behalten unbestimmt lange die schöne grüne Farbe und alle arzneilichen Kräfte.

Samen lassen sich selten fein stossen und sieben, wenn sie fette oder ätherische Oele enthalten. Man zerstösst sie im Mörser, trocknet sie in gelinder Wärme und nicht lange, bringt sie wieder in den Mörser und stösst sie von Neuem. Sollen sie noch feiner werden, so zerreibt man sie in kleinen Mengen unter starkem Drucke in einem Mörser aus Porzellan oder Marmor. So werden Muscatnüsse, Anis, Fenchel und Cubeben behandelt.

Von Traganth schlägt man die erste Portion ab und trennt sie, weil sie etwas grau von Farbe ist.

Aloe wird ebenfalls erst grob zerstossen und dazwischen noch einmal getrocknet, desgleichen Zucker, arabisches Gummi und Salze. Sie

318 Zweiter Abschnitt. Besondere Arbeiten und Apparate.

bedürfen wegen ihrer Löslichkeit im Wasser keiner so feinen Vertheilung als unlösliche Stoffe.

Salmiak kann man nur mit gewissen Vorsichtsmassregeln in metallenen Mörsern zu Pulver stossen. In bronzenen Mörsern gestossen nimmt der Salmiak leicht eine grünliche Farbe an, von eisernen eine gelbe, rostartige. In Marmormörsern, mit Pockholz gestossen, bleibt er schön weiss, doch ist diese Operation bei den harten, sublimirten Salmiakkuchen sehr schwierig auszuführen und wenig ergiebig. Man kann vollkommen weiss bleibendes Salmiakpulver in eisernen Mörsern darstellen. Zu diesem Zwecke erwärmt man den Mörser durch hineingeworfene brennende Holzkohlen sammt dem Pistill so weit, dass er sich für das Gefühl als eben noch anfassbar zu erkennen giebt. Die am Tage vorher mit Hämmern zerschlagenen Salmiakkuchen sind sammt den Sieben in den Trockenschrank gesetzt worden, aus dem man sie herausnimmt, wenn der Mörser eben warm geworden ist. Man schüttet nun die brennenden Kohlen aus, entfernt die Asche mit einem Staubbesen aus dem Mörser und beginnt augenblicklich mit dem Stossen, welches man ohne alle Unterbrechung möglichst rasch zu Ende bringt. Ist der Mörser auch nur hygroskopisch feucht, so wird das Pulver mit der Zeit gelblich. Ganz in derselben Art behandelt man Salpeter, nur dass hier das vorherige Zerknirschen der Krystalle und deren vollständiges Austrocknen wegen der Höhlungen in den Krystallen noch ungleich nothwendiger ist, als beim sublimirten Salmiak. Mit diesem Verfahren kann man blendend weisse Pulver im eisernen Mörser von Weinsteinsäure, Citronensäure, Seignettsalz, schwefelsaurem Kali, Alaun, Borax, doppelt kohlensaurem Natron, überhaupt von allen officinellen Salzen darstellen.

Die kohlensaure Magnesia wird nicht gestossen, sondern die würfelförmigen Stücke durch ein Haarsieb mit untergelegter Trommel durchgerieben.

Gummiharze werden im strengsten Winter gepulvert. Man vertheilt sie erst gröblich, trocknet sie an einer nicht zu heissen Stelle des Trockenofens, setzt sie dann über Nacht in einem bedeckten Gefässe im Freien der stärksten Kälte aus, wodurch sie spröde werden, und pulvert sie rasch in einem kalten Raume. Man füllt das Pulver in kleine Tuten und bewahrt dieselben in einem blechernen Gefässe. Sie backen immer wieder zu härteren Massen zusammen. Dies geschieht bei Ammoniak, Galbanum, Asafoetida, Sagapenum und Myrrhe. Letztere hält sich pulverförmig. Euphorbium, Gutti, Olibanum und Scammonium werden bloss zerrieben und in einem kleinen Siebchen abgeschlagen. Man schütze sich gegen den Staub.

Kampher wird mit starkem Weingeist besprizt, dann mit Kraft zerrieben und das Pulver eine Zeitlang zum Abdunsten des Weingeistes offen stehen gelassen, ehe man es einfüllt.

Eine ganz besondere Behandlung erfordern die mineralischen und

# Siebenzehntes Kapitel. Vom Pulverisiren.

viele chemische Producte der unorganischen Natur. Durch blosses Stossen und Sieben werden sie nicht fein genug erhalten.

## Das Präpariren,

oder Lävigiren, Porphyrisiren, besteht im Feinreiben unter starkem Drucke mit oder ohne Wasser. Man bediente sich früher dazu einer flachen Platte von Porphyr und eines Läufers aus derselben Substanz (Fig. 240). Allein diese Geräthe sind schwer in genügender Grösse und Güte zu erhalten, und die Arbeit darauf ist sehr zeitraubend. Man muss zum Porphyrisiren schon ziemlich feine Pulver anwenden, dieselben mit destillirtem Wasser befeuchten und mit dem Läufer zerreiben.

Hierbei muss man, um alle Punkte der Reibplatte zu berühren, ein gewisses System im Führen des Läufers beobachten. Man fasst diesen mit zwei Händen, indem man eine auf die andere legt und führt ihn in sich schneidenden, der Ziffer 8 ähnlichen, Linien (Fig. 240 a), dann stört man diese Züge, indem man dazwischen einmal in kleinen fortschreitenden Kreisen, Fig. 241, hindurchführt, und nun wieder auf die erste Art des Führens übergeht. Die zu weit weggeführten Partikelchen sammelt man mit einem hörnernen Spatel mit schiefem aber geradlinigem Abstrich.

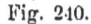
Fig. 240.

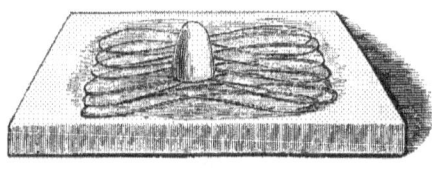

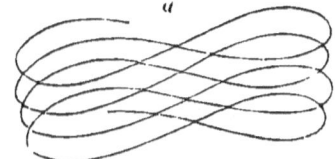
Fig. 241.

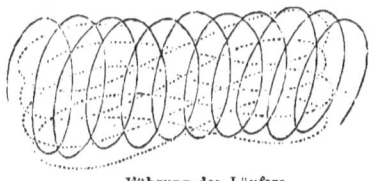
Führung des Läufers.

Man hat in neuerer Zeit sehr weite und flache Reibschalen aus festem Porzellan hergestellt, die sich zu dieser Arbeit gut eignen. Wenn dieselben einen breiten Ausguss haben, so kann man sie auch zum Schlämmen gebrauchen. Eine solche Reibschale ist in Fig. 242 (s. f. S.) dargestellt.

Der Boden ist fast flach oder ein Stück einer grossen Kugel, mit sanft aufsteigenden Rändern. Das Pistill ist möglichst breit, und schliesst sich ziemlich an die Form des Bodens an. Durch den Gebrauch wird es immer besser. Der Boden muss matt und nicht glasirt sein. Um die klei-

320　Zweiter Abschnitt. Besondere Arbeiten und Apparate.

nen Erhöhungen des Bodens und des Pistills abzuschleifen, sowie um diese Rauhigkeit des Bodens hervorzubringen, reibt man in einer neuen

Fig. 242.

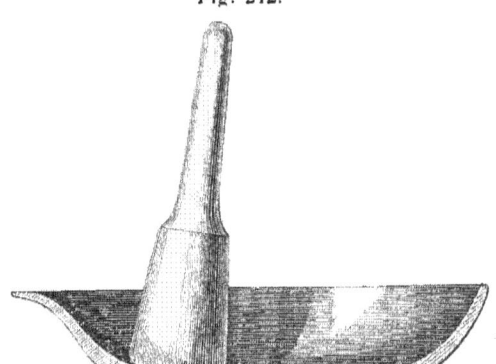

Präparirmörser.

Reibschale dieser Art eine Zeitlang recht scharfen Quarzsand oder grob gemahlenen Schmirgel, bis die ganze untere Fläche des Pistills angegriffen ist. Bei der Wahl einer solchen Schale sehe man sogleich darauf, dass sie einen regelmässig geformten Boden und keine Vertiefungen habe. In diesem letzteren Falle würde es sehr lange dauern, ehe sie durch Abnutzung diejenige Form angenommen haben würde, deren sie zur förderlichen Arbeit bedarf.

Eine sehr gebräuchliche Art von Lävigirmaschine ist in Fig. 243

Fig. 243.

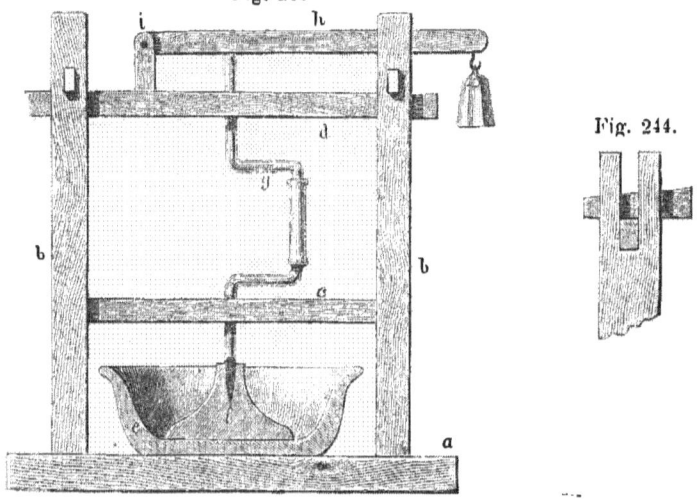

Fig. 244.

Lävigirmaschine.

## Siebenzehntes Kapitel. Vom Pulverisiren.

abgebildet. Das Verständniss derselben ist sehr leicht. Auf einem starken Brette sind zwei Ständer $bb$ unveränderlich befestigt und durch den Steg $c$ fest verbunden. Dieses Gerüste giebt der ganzen Vorrichtung die Festigkeit. Die Ständer $bb$ sind oben aufgeschlitzt (Fig. 244) und in den Schlitz passt der Steg $d$ mit seinen verjüngten Enden. Wenn dieser von oben eingesetzt ist, wird er durch das Antreiben der Keile befestigt. Der Mörser $e$, welcher einen ganz flachen Boden hat, steht flach auf dem Tischbrett und wird auch im Umdrehen durch irgend ein Hinderniss gehemmt. In demselben dreht sich den ganzen Boden ausfüllend, der Reiber $f$; dieser hat oben ein viereckiges Loch mit Eisen gefüttert, in welches das viereckige Ende der Kurbel $g$ passt. Diese geht mit zwei runden Stücken durch die Stege $c$ und $d$ und kann sich also nur um diese Axe drehen. Die Kurbel hat oben eine centrale Spitze, welche durch die Druckvorrichtung beliebig beschwert werden kann. Es ist dies eine auf der Hochkante stehende Latte $h$, welches sich um einen Stift $i$ drehen und an der anderen Seite mit einem beliebigen Gewichte beschwert werden kann. Dieselbe bewegt sich lose in dem Schlitze des Ständers $b$, den man in Fig. 244 sieht. Die Theile dieses Apparates lassen sich leicht auseinander nehmen. Man hängt erst das Gewicht ab, schlägt die Latte $h$ zurück, und hebt den Steg $d$ aus, nachdem vorher die Keile herausgenommen sind. Jetzt lässt sich die Kurbel $g$ herausziehen. Beim Gebrauche hat man dieses nicht nöthig, um den Mörser herausnehmen zu können. Man schlägt nur $h$ zurück, schiebt die Kurbel, bis sie an den Steg $d$ anstösst, in die Höhe, und kann nun den Mörser frei hinwegziehen und das Schlämmen vornehmen. Man hat Mörser mit einem verschliessbaren Loche seitwärts am Boden. Dies ist unpraktisch, denn am Boden fliessen auch grobe Theile ab. Das Schlämmen soll über den Rand geschehen, der deshalb eine gute Form haben muss, oder durch einen eigens geformten Ausguss. Die Pulver werden sehr fein und in verhältnissmässig kurzer Zeit. Auch dieser Mörser muss vorher mit scharfem Sande und Wasser gut abgerieben werden. Es ist meist nöthig, dass der Reiber am Boden Rinnen habe, in welchen sich gröbere Theile sammeln und lange erhalten können.

Das Präpariren geschieht nun in der folgenden Art. Man giebt eine kleine Menge der vorher im Mörser zu einem groben Pulver zerstossenen Substanz in die Reibschale, und bringt sie durch anhaltendes Reiben und gleichmässiges Vertheilen auf dem Boden in die Form des feinsten Pulvers. Wenn die Substanz vom Wasser keine Veränderung erleidet und zugleich staubt, oder auch ohne letzteres, so füge man so viel destillirtes Wasser hinzu, dass das Pulver damit einen zarten Schlamm bildet. Bei zu wenig Wasser ist die Masse klümprig, und haftet zu Kuchen zusammen; bei zu viel Wasser schwimmt das Pulver und kommt zu wenig unter das Pistill. Die Erfahrung lehrt sehr bald das rechte Maass. Das durch Verdunstung verloren gehende Wasser ersetzt man aus einer kleinen Mensur oder mit der Spritzflasche. Ist die vorhandene

322  Zweiter Abschnitt.  Besondere Arbeiten und Apparate.

Menge fein genug gerieben, so nimmt man sie mit einem dünnen hörnernen Abstrichmesser aus der Schale heraus auf einen Porzellanteller und wiederholt die Operation. Jede einzelne Portion muss ganz und gar fertig werden. Hat man nur eine Füllung des Mörsers, so lässt man das Pulver im Mörser wieder trocken werden, zerreibt es trocken zu Pulver, und füllt in die Standgefässe ein. Ist die Portion grösser, so lässt man nur die letzte Menge im Mörser, die übrigen auf Tellern trocknen und vereinigt zuletzt Alles im Mörser, um es trocken zu zerreiben.

## Schlämmen.

Die allerfeinsten Mineralpulver werden durch Schlämmen erhalten. Der durch langes Reiben erhaltene zarte Schlamm (woher der Namen der Operation) wird mit reinem Wasser verdünnt, aufgerührt, und nun die trübe Flüssigkeit mit den darin suspendirten feinsten Theilchen in ein zweites Gefäss oder auf ein Filter gegossen. Diese Operation ist das für die schweren Mineralpulver, was die Wegführung durch den Luftstrom, der hier nichts wirken würde, für die leichten Pflanzenpulver ist. Bei der Trübheit des abfliessenden Wassers kann man nicht sehen, ob auch von dem dickeren gröberen Bodensatze etwas mit abläuft. Dies ist besonders im Anfange der Fall, wo sehr viel aufgeschlämmtes Pulver vorhanden ist. Später wird das Wasser schon klarer, und man kann den darunter liegenden Bodensatz durchscheinen sehen. Man giesst einige Mal ab, und setzt nun das Reiben fort, bis sich wieder eine neue Menge des feinen Pulvers gebildet hat. Dann wiederholt man die Operation des Schlämmens und so fort, bis zu Ende. Das Product findet man entweder abgesetzt in einem flachen Porzellangefässe, in welches man den Schlamm abgegossen hat, oder auf dem Filter. Im ersteren Falle giesst man das Wasser ab, lässt das Pulver im Trockenschranke mit Papier bedeckt, vollkommen austrocknen und zerreibt es alsdann trocken zum Gebrauche. Die Filter schlägt man oben über dem Pulver zusammen, und stürzt die ganze kegelförmige Masse verkehrt auf einen mit Löschpapier bedeckten Teller aus. Die Capillarität des Papiers verbreitet das Wasser in seine ganze Masse, vermehrt dadurch die Berührung mit der Luft und beschleunigt das Austrocknen. Es ist sehr zu rathen, den Gebrauch der Filter ganz zu vermeiden, weil beim späteren Loslösen des erhärteten Pulverkuchens das Filter zerreisst, und beim Abreiben leicht Flöckchen von aufgelockertem Papierteige in das Pulver kommen. Bei der ersten Methode ist dies ganz vermieden. Um dies ebenfalls zu erreichen und ein schnelleres Austrocknen zu befördern, pflegt man auch den noch nassen Brei zu trochisciren oder aufzusetzen. Zu diesem Zwecke bringt man den noch weichen Brei in einen spitzen Trichter, der eine kurze und enge Spitze hat, und in ein mit einem Aufsatzstifte $a$ (Fig. 245) versehenes Brettchen $b$ fest eingesteckt ist. Man legt nun ganze Bogen von Filtrirpapier auf hölzerne Bretter, und setzt durch

Siebenzehntes Kapitel. Vom Pulverisiren. 323

leises Aufstossen auf den Stift $a$, indem man an der Handhabe $c$ anfasst, kleine kegelförmige Häufchen auf das Papier dicht neben einander ab.

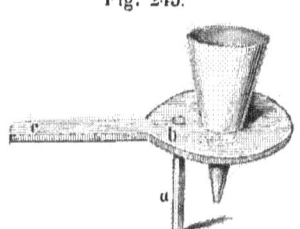

Fig. 245.

Trochiscirtrichter.

Die ganz gefüllten Bogen stellt man ruhig und gegen Staub geschützt in den Trockenschrank und lässt die Trochisken vollkommen austrocknen. Sie gehen vollständig von dem Papiere ab, und sehen, als solche aufbewahrt, sehr nett aus. Vor dem Gebrauche werden sie zu Pulver zerrieben. In dieser Art schlämmt man das weisse Zinkoxyd aus den durch Glühen erhaltenen Zinkblumen, die rothe und weisse Siegelerde, die Tutia, den Galmei, das Calomel, das Schwefelantimon, die Kreide, die präparirten Krebsaugen und Austerschalen, die Sepiaknochen, das Zinnoxyd, die Antimonsäure und ähnliche Körper.

Das rothe Quecksilberoxyd zerreibt man in kleinen Mengen unter starkem Drucke so lange, bis es eine hochgelbe Farbe angenommen hat. Den Quecksilbersublimat beträufelt man schwach mit Weingeist.

Bei dem gewöhnlichen Präpariren ist das Ermüdendste der Druck, den man auf das Pistill auszuüben hat. Ein mechanischer Druck ohne Ortsbewegung kann noch so lange dauern, ohne Kraft zu verzehren. Dagegen werden lebendige (physische) Kräfte auch durch einen ruhenden Druck verzehrt und erschöpft. Wollten wir mit der Hand einen Druck von 10 Pfunden ausüben, so würden wir nach sehr kurzer Zeit ermüden, und doch nicht mehr geleistet haben, als ein Zehnpfundgewicht in derselben Zeit, welches diesen Druck Jahrhunderte lang ohne Verzehrung von Kraft ausüben könnte. Die Mechanik verspricht demnach, uns von derjenigen Kraftäusserung zu entbinden, die sich als Druck äussert, und es bleibt uns nur die zur Bewegung nöthige zu leisten übrig. Man wendet zu diesem Zwecke am besten eine elastische Stange an, die wie bei der Stossvorrichtung an der Decke des Zimmers befestigt ist, nur mit dem Unterschiede, dass sie nicht hebt, sondern herunterdrückt. Man giebt dieser Stange die Form einer Latte. Ihre Längendimensionen ergeben sich aus der Zeichnung Fig. 246. Die Breite ist ungefähr $2^{1}/_{4}$ Zoll ($60^{mm}$).

Fig. 246.

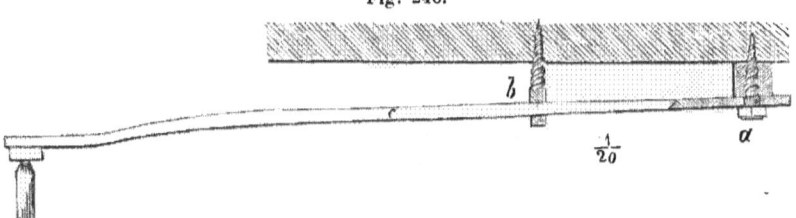

Druckstange der Reibmaschine.

21*

324 Zweiter Abschnitt. Besondere Arbeiten und Apparate.

Man sieht darin die eiserne Schraube *a* mit Holzschraubengewinde, welche mit Zwischenlegung eines hölzernen Klötzchens eine genügende

Fig. 246.

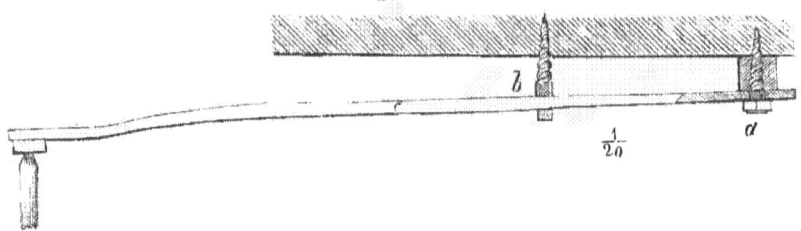

Druckstange der Reibmaschine.

Entfernung von der Decke bewirkt. In einiger Entfernung davon ist ein viereckiger Ring *b* von Eisen, durch den die Latte passend hindurchgeht, ebenfalls mit Holzschraubengewinde, in einem Balken der Decke befestigt. Die Latte *c* ist nach vorn etwas verjüngt. An ihrer Spitze trägt sie ein hölzernes Klötzchen mit kegelförmiger Vertiefung von unten, in welche sich die Spitze der Rührstange einsetzt.

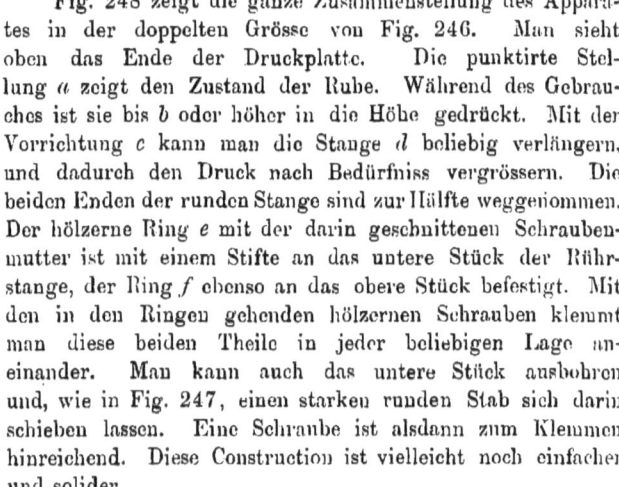

Fig. 247.

Durchschnitt der stellbaren Vorrichtung.

Fig. 248 zeigt die ganze Zusammenstellung des Apparates in der doppelten Grösse von Fig. 246. Man sieht oben das Ende der Druckplatte. Die punktirte Stellung *a* zeigt den Zustand der Ruhe. Während des Gebrauches ist sie bis *b* oder höher in die Höhe gedrückt. Mit der Vorrichtung *c* kann man die Stange *d* beliebig verlängern, und dadurch den Druck nach Bedürfniss vergrössern. Die beiden Enden der runden Stange sind zur Hälfte weggenommen. Der hölzerne Ring *e* mit der darin geschnittenen Schraubenmutter ist mit einem Stifte an das untere Stück der Rührstange, der Ring *f* ebenso an das obere Stück befestigt. Mit den in den Ringen gehenden hölzernen Schrauben klemmt man diese beiden Theile in jeder beliebigen Lage aneinander. Man kann auch das untere Stück ausbohren und, wie in Fig. 247, einen starken runden Stab sich darin schieben lassen. Eine Schraube ist alsdann zum Klemmen hinreichend. Diese Construction ist vielleicht noch einfacher und solider.

Das Pistill wird in einer entsprechenden Höhlung der Rührstange mit einer hölzernen Schraube festgeklemmt, Fig. 248.

Diese Vorrichtung ist von dem ausgedehntesten Nutzen. Man kann ebenso gut damit vermischen als zerreiben. Bei weicheren Stoffen giebt man geringeren Druck. So bei Kampher, Kreide, Mandelemulsion, Quecksilbersalbe; bei härteren Gegenständen giebt man stärkeren Druck. Man führt das Pistill an der Rührstange mit einer Hand, und kann sehr

# Siebenzehntes Kapitel. Vom Pulverisiren.

leicht mit der linken Hand abwechseln, weil die Stange ihre feste Führung hat. Bei freiem Pistill ist die linke Hand gewöhnlich von geringem Nutzen, da man mit derselben aus Mangel an Uebung weder den gehörigen Druck, noch die richtige Führung ausüben kann. Die Stange ist so lang, dass sie gerade einen Halbmesser zu der flachen Kugelfläche des Mörsers abgiebt. Es ist deshalb die Berührung des Pistills mit dem Boden an allen Stellen gleich vollständig. In der Zeichnung Fig. 248 ist ein marmorner Mörser mit Pistill aus Pockholz abgebildet. Kommt dasselbe an den Rand des Mörsers, so bewirkt es auch hier eine ausgedehnte Reibung, indem seine Abrundung genau an die Seitenwand des Mörsers anschliesst. Die geraden Seiten des Pistills haben fast die halbe Höhe des Mörsers. Die Substanzen werden dadurch vom Boden in die Höhe getrieben, zwischen Pistill und Mörserwand reichlich zerdrückt und fallen hinter dem Pistill wieder in den Mörser zurück. Die Emulsion zum Mandelsyrup wird in diesem Mörser gemacht. Sie ist ganz dicklich und syrupartig. Ebenso wird Quecksilbersalbe in einem ähnlichen Mörser in sehr kurzer Zeit dargestellt. Die Reibschale, Fig. 242, lässt sich ebenfalls mit Vortheil unter den Apparat setzen, und darin die härtesten Substanzen, wie sublimirtes Calomel, Galmei, Tutia, zum feinsten Pulver zerreiben. Um Quecksilberpflaster zu machen, wird die Tödtung des Quecksilbers in einer halbrunden eisernen Pfanne vorgenommen, und darin nachher das Pflaster fertig gemacht. Diese Pfanne wird auf einem Strohkranze unter

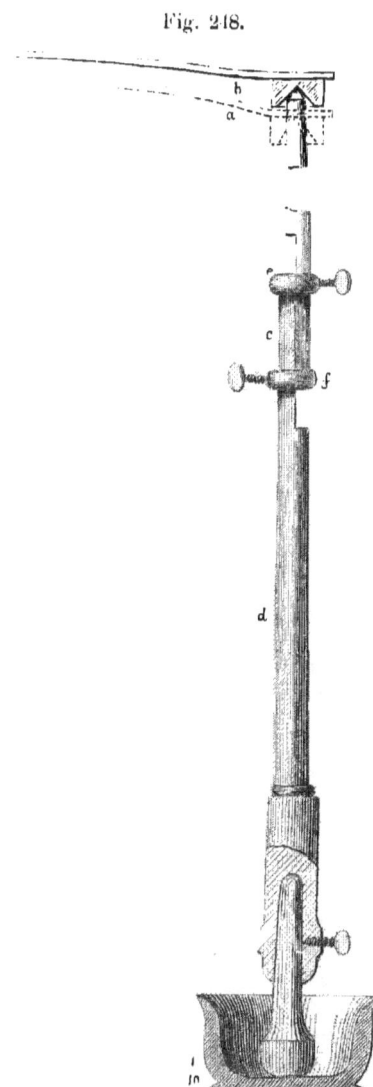

Reibmaschine mit Druck.

326 Zweiter Abschnitt. Besondere Arbeiten und Apparate.

dieselbe Vorrichtung gesetzt. Kurz, diese Reibmaschine ist von der ausgedehntesten Anwendung und fast das ganze Jahr über im Gebrauche. Sogar kleine Mengen feiner Pflanzenpulver kann man mit starkem Drucke darin aus gröblichem Pulver darstellen.

## Achtzehntes Kapitel.

### Handmühlen.

Die im vorigen Kapitel beschriebenen Werkzeuge und Verfahrungsarten reichen für alle mittlere und selbst grössere Geschäfte aus, und sind auch fast ausschliesslich angewendet. Der grösste Nachtheil bei jeder Anwendung des Mörsers besteht darin, dass man immer Remanenzen erhält, und dass bei nicht sehr guten Vorrichtungen von lockeren Stoffen durch Stauben viel verloren geht, und bei anderen der Staub den Arbeiter sehr belästigt. Dann ist das Umstürzen des Mörsers auf das Sieb, das Ausschütten des Rückstandes vom Sieb in den Mörser nothwendig mit Mühe und Verlusten verbunden, das Ende der Arbeit wird häufig durch Ermüdung des Stössers frühzeitig herbeigeführt, und ein dicker Sack mit Remanenz auf die Materialkammer gebracht. Es müssten also solche Vorrichtungen sehr wünschenswerth sein, wobei geringes Verstauben, reichliches Arbeitsproduct und keine Remanenz stattfindet. Unwillkürlich kommt man dabei auf den Gedanken von Handmühlen. Ich habe mich mit diesem Gegenstande lange beschäftigt und auf Alles geachtet, was die Gewerbstechnik etwa Brauchbares liefern würde. Im Folgenden theile ich meine darüber gemachten Erfahrungen mit.

Die einfachste Mühle ist eine Steinmühle, nach Art der Korn- und Senfmühlen in kleinerem Massstabe gearbeitet. Die Bewegung muss leicht mit der Hand geschehen können. Nicht jeder Stein eignet sich gut zu einer Mühle. Er muss porös sein und zugleich sehr hart. Der Sandstein ist porös, aber seine harten Körnchen hängen durch ein sehr weiches Cement zusammen. Die Quarzkörnchen desselben nutzen sich nicht ab, sondern sie lösen sich los. Aus diesem Grunde ist der Sandstein nicht zum Mahlen zu gebrauchen. In Deutschland ist der berühmteste Mühlstein die poröse Lava von Niedermendig und Mayen, in der Nähe des Laacher Sees. Diese Steine finden Absatz durch einen grossen Theil von Deutschland, Schweden, Norwegen und einen Theil von Russland. Sie bestehen aus einer porösen Masse ohne allen Cement und enthalten hohle Blasenräume, so dass sich durch Abnutzen immer wieder neue Höhlungen öffnen und schneidende Kanten entstehen. Diese

## Achtzehntes Kapitel. Handmühlen.

Steinart hat eine bedeutende Härte und eignet sich dadurch und durch ihre Porosität ganz besonders zu Mühlsteinen. Wegen ihrer letzten Eigenschaft kann sie mit der Bille gehauen werden. Derselbe Stein ohne die Poren und Blasen ist zu demselben Zwecke ganz unbrauchbar.

In Frankreich kommt ein berühmter Mühlstein bei La Ferté-sous-Jouarre und Bergerac im Departement der Dordogne vor. Dieser liefert die berühmten Burrsteine. Es ist ein poröser Quarz, welcher an dem Stahle Funken giebt.

Andere viel gebrauchte Mühlsteine werden im Niederwallseer Steinbruche, etwa 15 Meilen von Wien, gefördert. Bei Prag brechen die Dogeser Mühlsteine; in Sachsen werden die Liebethaler und Kronwinkler Steine geschätzt.

Die einfachste Steinmühle ist in Fig. 249 abgebildet. Auf einem

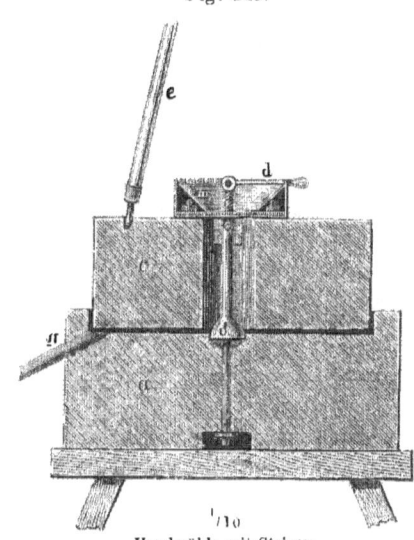

Fig. 249.

Handmühle mit Steinen.

starken niedrigen Tischchen liegt der Boden- oder Bettstein $a$. Derselbe ist rund und hat eine flache Vertiefung auf der oberen Fläche. Durch denselben ist ein Loch getrieben, in welchem am Boden mit einer Mutter die eiserne Stange $b$ befestigt ist. Sie hat an ihrer oberen Spitze einen stählernen Kopf mit kugelförmiger Versenkung, in welcher die Pinne des Läufers sich bewegt. Der Läufer $c$ ist ebenfalls rund und hat in der Mitte ein cylindrisches, etwa 3 Zoll ($80^{mm}$) weites Loch, in welchem die Stange $b$ steht und noch zum Durchfallen der Stoffe genügenden Raum lässt. Auf der oberen Fläche des Läufers ist ein starker eiserner Steg mit zwei Muttern an eingegypste Schrauben befestigt. In diesen Steg ist die Mutter für die Schraube der Pinne geschnitten. Letztere ist mit einer stumpfen gehärteten Stahlspitze versehen und läuft in dem Körner der runden Stange $b$. An ihrem Kopfe hat sie ein Charnier, um welches sich der eiserne Arm $d$ dreht. Ein in die obere Fläche des Steins eingegypster stehender eiserner Ring trägt auf seinem oberen Rande eine Menge Einschnitte, in welche der Arm $d$ zum Festhalten gelegt werden kann, und eine blecherne Kapsel deckt den Drehpunkt der Pinne, damit keine pulverförmigen Körper an die Reibungsstelle hingelangen können. Der Läufer wird mit einer

Stange $c$ in Bewegung gesetzt, welche sich senkrecht über der Mühle in einem eisernen Ringe drehen kann, und unten in ein Loch auf der oberen Fläche des Läufers eingreift.

Beim Gebrauche der Mühle wird der Läufer, nachdem Oel oder Knochenfett an die Drehstelle der Pinne gebracht ist, durch die Stange $c$ in rasche Bewegung gesetzt. Er kommt dadurch in eine ganz horizontale Rotation ungeachtet des einseitigen Gewichtes der Stange $c$, weshalb auch der Bodenstein $a$ ganz horizontal aufgestellt sein muss. Man wirft nun von der gröblich zerstossenen Substanz etwas in den inneren Raum des Läufers, wozu noch ein Blechtrichter $m$ angebracht ist, damit nichts auf dem Steine liegen bleibe. Die Substanz fällt zwischen die eiserne Stange $b$ und den Läufer, gelangt auf den Bodenstein und wird durch die kreisförmige Bewegung des Läufers im Kreise herum und allmälig nach aussen geführt, bis sie an dem Angusse $n$ ankommt, wo sie in ein untergesetztes Gefäss fällt. Will man feiner oder gröber mahlen, so hebt man den Griff $d$ aus seinem Einschnitt, dreht die Schraube etwas um ihre Axe und legt den Griff $d$ in einen anderen Einschnitt. Je höher man die Schraube herausschraubt, desto tiefer sinkt der Läufer, desto kleiner wird der Zwischenraum zwischen beiden Steinen, und desto feiner mahlt die Mühle. Auch hier kommt es auf Erfahrung und Gefühl an. Die Steine sollen nie trocken auf einander gehen, sondern es muss immer eine genügende Menge Substanz dazwischen laufen. Es giebt ein Maximum des Effectes bei einem Minimum von Kraftaufwand, und dieses zu finden ist Sache des Arbeitenden. Bei zu enger Stellung reiben sich die Steine ab, es giebt nur wenig Product und die Kraftanstrengung ist nicht auszuhalten. Bei zu lockerer Stellung laufen die Stoffe fast unzerkleinert durch und die Kraftanstrengung hat kein Resultat gehabt.

Man kann die bereits gemahlene Substanz noch einmal durch die etwas enger gestellte Mühle durchlaufen lassen und so ein fertiges Pulver ohne alle gröberen Theilchen erhalten. Auf dieser Mühle mahlen sich Salze, wie Weinstein, doppelt kohlensaures Natron, Weinsteinsäure, Salpeter, ganz leicht und rein und bedürfen keiner Absiebung.

Ein Unterschied gegen die gewöhnliche Kornmühle besteht darin, dass man bei der angegebenen sehr einfachen Art der Bewegung nicht ununterbrochen einlaufen lassen kann, sondern dass dies nur periodisch geschieht, weil die Stange $c$ an jeden Nachfüllapparat anschlagen würde. Es wäre ein Schritt weiter, ein beständiges Einlaufen und eine Drehbewegung mit Kurbel und Rad herzustellen; allein dies würde der Maschine ihre grosse Einfachheit und Wohlfeilheit rauben.

Wenn die Steine sich glatt gelaufen haben, können sie leicht mit einem Scharfhammer oder Bille (Fig. 250) wieder rauh gemacht werden. Die Hiebe führt man in der Richtung des Radius.

Ich habe mich nun nach anderen Maschinen umgesehen, welche ein leichteres Reinigen wie die Steine ermöglichten und dabei die mannig-

## Achtzehntes Kapitel. Handmühlen.

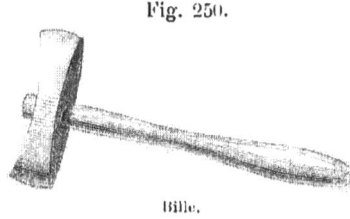
Fig. 250.
Bille.

faltigste Anwendung zuliessen. Die verschiedenen Mühlen mit Walzen, stehenden Steinen, gerippten Kegeln, welche zum Mahlen von Kaffee, Chocolade, Oelsamen, Farbhölzern verwendet werden, eignen sich nicht zum pharmaceutischen Gebrauche. Sie sind entweder viel zu gross und zu schwer zu bewegen, oder sie sind nur auf einen Stoff berechnet und lassen nicht die grosse Mannigfaltigkeit von Substanzen zu, welche in der Pharmacie vorkommen. Nur ein System schien mir davon eine günstige Ausnahme zu machen, nämlich jenes, worauf sich Herr Bogardus in Newyork im Jahre 1832 unter dem Namen von Universalmühlen ein Patent geben liess. Diese Mühle, welche auch die excentrische genannt wird, und seither fabrikmässig bearbeitet und in den Handel gebracht wurde, schien mir, obgleich sie bis dahin nur im Grossen mit Wasser-, Dampf- und Pferdekraft betrieben wurde, eine Anwendung im Kleinen zuzulassen. Nach der blossen Kenntniss des Princips construirte ich erst eine solche Mühle mit hölzernem Gestelle und eisernen Arbeitstheilen. Der Erfolg war sehr günstig, die Mühle arbeitete leicht die mannigfaltigsten Gegenstände, erlaubte als Schrotmühle grobes Pulver, und nachher auch den feinsten Staub damit zu erzeugen; sie liess sich leicht reinigen, und in 5 Minuten konnte man einen ganz neuen Stoff ohne die geringste Spur von Verunreinigung aufgeben; man konnte Althee auf Kohlenpulver und Arrowroot, auf Fenchel und Anis China folgen lassen, ohne dass die betreffenden Stoffe die geringste Spur von Farbe und Geruch annehmen. Nachdem die erste Probe in einem hölzernen Gestelle so günstige Resultate geliefert hatte, wurde dem Ganzen ein mehr maschinenartiges Ansehen gegeben, indem das ganze Gerüste aus Gusseisen und die übrigen Theile aus Stabeisen dargestellt wurden. Es entstand daraus die Mühle, wie sie in Fig. 251 (a. f. S.) abgebildet ist.

Dreht man an der am Schwungrad $a$ befindlichen Kurbel $b$; so läuft das grosse konische Rad $c$ mit herum, welches in den konischen Trieb $d$ eingreift. Dieser bewegt die an demselben befindliche Stange $e$, an welcher (verdeckt) der mit Einguss versehene obere Stein sitzt. Die zum Einlaufen grob gestossenen Species befinden sich in dem Kasten $f$, aus welchem sie durch eine Schützvorrichtung in beliebiger Menge herausgelassen werden. Indem sich der obere Stein mit dem darin befindlichen Eingusstrichter $h$ umdreht, schüttelt er mit 3 oder 4 am Rande hervorstehenden stumpfen Vorsprüngen.

Der eigentliche Mahlmechanismus ist in Fig. 252 abgebildet. Man sieht hier den unteren Theil der Mühle ohne das Triebwerk, welches durch Fig. 251 verständlich ist, im Durchschnitt abgebildet. Zwischen dem Fussgestell und dem oberen Gerüste ist der Theil $a\,a$ ein-

330  Zweiter Abschnitt. Besondere Arbeiten und Apparate.

geschaltet, und durch Schrauben mit dem Ganzen verbunden. An den äussersten Enden hat er die Platte $a$ und in der Mitte einen Ring, des-

Fig. 251.

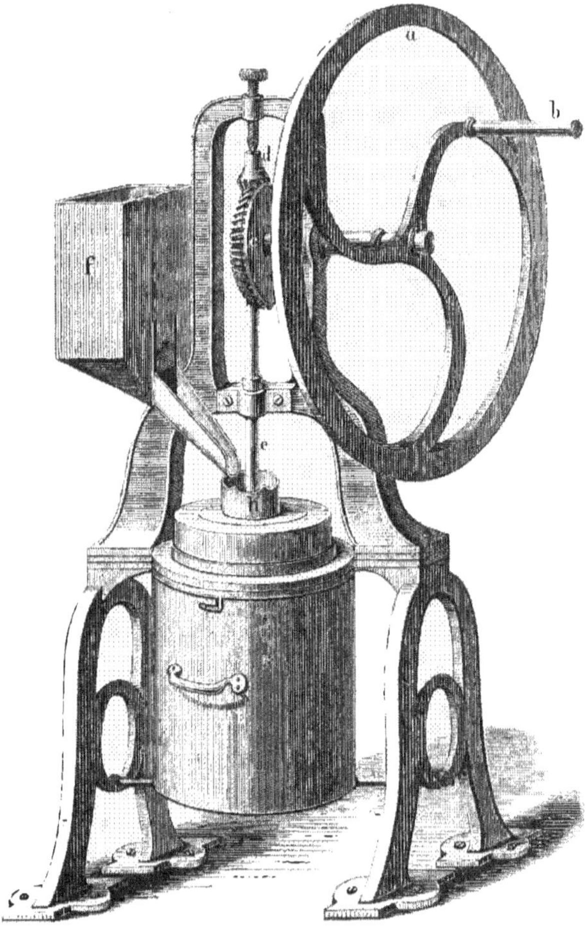

Bogardus- oder excentrische Mühle.[1]

sen Durchschnitt man bei $bb$ sieht. Auf den unteren Ansatz ist der Auffangskasten $A$ mit Bajonetschluss (Fig. 251) angehängt. Ueber den oberen Vorsprung ist ein aus zwei Hälften und durch Charnier verbundener Deckel übergesetzt, welcher das Wegfliegen des Pulvers verhindert, so dass es in den untergesetzten Kasten $A$ fällt. Quer durch die Mitte ist eine starke eiserne Stange $C$ angebracht, die von unten mit Schrauben befestigt ist. Diese hat in der Mitte eine Schraubenmutter, in

Achtzehntes Kapitel. Handmühlen. 331

welcher die Pivotschraube sich bewegt. Er kann durch eine Gegenmutter befestigt werden. Auf der stählernen Spitze dieser Schraube dreht sich die untere Mahlscheibe $d$. Sie besteht aus Gusseisen, hat auf der oberen Fläche eine Menge concentrischer Ringe eingegossen oder eingeschnitten und auf der unteren eine Vertiefung für die Spitze. Die obere Mahlscheibe ist wegen des Wechselns mit zwei Schrauben an die Scheibe $m$ befestigt, und diese mit drei Armen, welche zum Durchfallen der Substanzen Lücken lassen, an die eiserne Stange $e$ in Fig. 251.

Fig. 252.

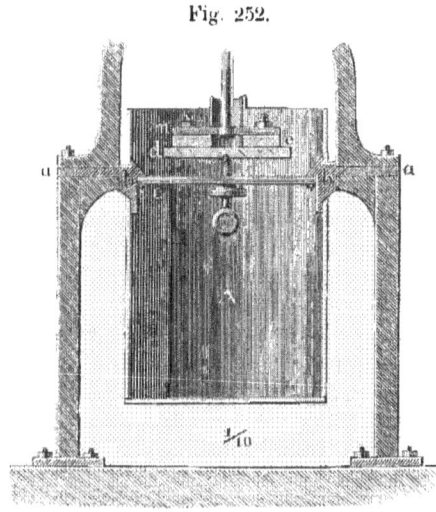

Bogardusmühle im Durchschnitt.

Wenn die beiden Scheiben $d$ und $e$ central über einander sässen, so würde die untere von der oberen mitgenommen werden, wenn man sie durch die Schraube näherte, allein ein anderer Effect würde nicht stattfinden, weil beide Scheiben ihre gegenseitige Lage zu einander nicht verändern würden. Nun aber ist die obere Scheibe etwas aus der Mitte gerückt, und die beiden Scheiben müssen, da sie sich um zwei verschiedene Mittelpunkte bewegen, über einander weggleiten und mahlen.

In Fig. 253 ist $a$ der Mittelpunkt des grossen Kreises und $b$ der des kleinen. Man sieht wie die concentrischen Ringe sich in unzähligen Punkten schneiden. Die Schnittpunkte rücken während des Drehens der Scheiben im Kreise herum weiter, und es findet also ein scheerenartiges Zerschneiden an sehr vielen Punkten statt. Die Scheiben müssen nothwendig Einschnitte haben, weil sie sonst nichts einnehmen würden. Der innere leere Kreis um $b$ ist die Oeffnung der oberen Mahlscheibe. Man sieht deutlich, wie die Kreise von der unteren Scheibe unter diesem freien Raum hingehen und die auf der unteren Scheibe liegenden Stoffe unter die obere Scheibe reissen müssen. Am Rande fliegen die Pulver tangential weg und fallen in den Sammel-

Fig. 253.

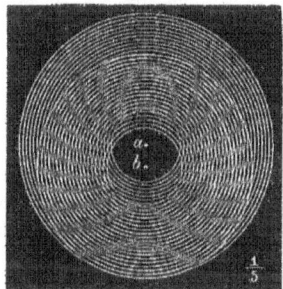

Lage der Mahlscheiben.

kasten. Man hat Mahlscheiben von verschieden feinem Schnitte; die gröberen dienen zum Schroten, die feineren zum Pulvermahlen. Man kann sowohl die obere als untere Scheibe leicht wechseln.

Alle Substanzen, welche gemahlen werden sollen, müssen vorher gut getrocknet und so weit zerkleinert werden, dass sie mindestens in die grösste Mahlscheibe einlaufen. Sie werden dann in den Kasten geschüttet und die Mühle in Bewegung gesetzt. Wenn die Schütze richtig gestellt ist, läuft eine genügende Menge Substanz ein. Die Scheiben werden nicht zu dicht gestellt, damit sie sich nicht aneinander reiben, sondern nur durch die zwischenliegende Substanz Reibung erhalten. Sobald man etwas gemahlen hat, untersucht man das Product, um zu sehen, ob es die richtige Feinheit hat, und stellt danach die Mahlscheiben weiter oder enger. Man erhält von vielen Substanzen sogleich ein Pulver, aus welchem man einen grossen Theil ganz feines Pulver absieben kann. Rhabarber, Zimmt, Cascarille, Leinkuchen und ähnliche Stoffe lassen sich leicht darauf pulvern. Dagegen Pulver von sehr harten Stoffen, wie Traganth, Salep, *Sem. Colchici, Nuc. vomicae* lassen sich nicht gut damit herstellen. *Pulv. rad. Liquiritiae* ist zwar auch viel darauf gemacht worden, allein es hat nicht die Lockerheit des auf der Stampfmühle dargestellten. Die Scheiben zerschneiden die Fasern der Länge nach, allein der Stampfer löst auch die einzelnen Fasern der Breite nach auf. Obschon die Mühle bei guter Behandlung grosse Dienste leistet, so kann ich sie doch nicht so allgemein empfehlen, als dies früher geschehen ist, weil sie zur Handhabung einen geschickten und umsichtigen Mann erfordert. In vielen Fällen liess man nur einlaufen, und glaubte, dass ebenso viel Pulver unten herauskommen müsse, wo sich dann die Mühle verstopfte, auseinander genommen werden musste, und zu allerlei Klagen Veranlassung gab. Oft wurde sie nach einigen solcher stürmischen Versuche ganz-ausser Dienst gesetzt. Aus diesem Grunde ziehe ich auch meine Mitwirkung zur Beschaffung solcher Mühlen, die in der vorigen Auflage angeboten war, zurück.

Die Reinigung der Mahlscheiben ist sehr leicht; sind die Stoffe trocken und nicht ölig, so reibt man die Mahlscheiben mit einer trockenen Bürste ab; die obere an der Mühle selbst, indem man umdreht und die Bürste unterhält; die untere, indem man sie herausnimmt und kreisförmig mit der Bürste darüber geht, wie man den oberen Theil eines Hutes zu bürsten pflegt.

Die Mahlscheiben bestehen aus gewöhnlichem Gusseisen. Die Tiefe der Rinnen nimmt nach der Mitte zu. Sie werden concentrisch oder spiralförmig gedreht.

Einige Versuche, die ich gemacht habe, statt der eisernen Mahlscheiben steinerne aus Mendiger Lava anzuwenden, haben nicht den gewünschten Erfolg gehabt. Die Steine sind zu dicht, reiben sich zu glatt und nehmen alsdann nicht mehr gut ein, so dass sich das Pulver in der Mitte anhäuft und nicht durchgeführt wird.

## Neunzehntes Kapitel.
## Ueberzogene Pillen. Pastillen. Capsulen.

Da die meisten Arzneistoffe sehr unangenehm schmecken, so hat man vielfach Mittel gesucht, dieselben zu umhüllen und gleichsam unbemerkt den Patienten beizubringen. Gerade in letzterer Zeit haben sich diese Bestrebungen vermehrt. Die Pillenform ist schon ein allgemein gebräuchliches Mittel, diesen Zweck zu erreichen, und man hat sie noch mit Gold- oder Silberfolie überzogen, um sie noch mehr zu bekleiden. Da diese Operationen zur Receptur gehören, so werden sie auch an dieser Stelle beschrieben werden. Eine andere Art, die Pillen zu bekleiden, besteht darin, sie mit einer Schicht von Gelatina zu überziehen. Es kann diese Arbeit sowohl in der Receptur als in der Defectur vorkommen, letzteres wenn man nämlich fertige Pillen, z. B. aus Rhabarber, die sehr Vielen widerlich sind, oder aus Cubeben, Coloquinten und anderen unangenehm schmeckenden Arzneistoffen zum Vorrath bereitet.

Das Ueberziehen der Pillen mit Gelatina geschieht in der folgenden Art.

Man bereite sich eine Gelatinalösung, die aus einem Theil Substanz und zwei Theilen Wasser oder zwei Theilen Substanz und fünf Theilen Wasser besteht. Die im Handel vorkommende Gelatina, welche eine gereinigte Leimsubstanz ist, aus Knochen und anderen farblosen Leim enthaltenden Substanzen bereitet, kann dazu verwendet werden. Man übergiesse die Gelatina mit der doppelten Menge Wasser in einem bedeckten, und zum Erwärmen im Wasserbad geeigneten Gefässe, nöthigenfalls in einer kleinen Porzellanschale, die man auf ein Gefäss mit kochendem Wasser setzt. Da die Lösung sehr consistent ist, so würde man bei directem Feuer ein Anbrennen zu gewärtigen haben. Die ganz mit Wasser durchdrungene Gelatina schmilzt im Wasserbade vollständig. Die Pillen werden wie gewöhnlich auf der Pillenmaschine, aber ohne alles Streupulver gemacht. Man hat nun eine Anzahl gerader feiner Drähte, welche an beiden Enden zugespitzt sind. Man kann dazu die schwarzen Damenhaarnadeln gebrauchen, wenn man sie gerade gestreckt hat. Mit einer solchen Nadel fasst man nun eine Pille, indem man gerade hinein sticht, und taucht sie alsdann in die wieder etwas gestandene Gelatina. Die Hauptkunst besteht darin, die richtige Consistenz derselben zu treffen, und das lässt sich mit Worten nicht ganz beschreiben. Ist die Lösung zu dünn, so rinnt sie an dem Draht hinab; ist sie zu dick, so bleibt zu viel an der Pille hängen. Durch stärkeres Erwärmen macht man sie dünner und durch Erkaltenlassen consistenter. Die getauchte Pille steckt man mit dem anderen Ende des Drahtes in ein mit Sand gefülltes Nadelkissen, allenfalls auch in ein mit Sand gefülltes flaches Gefäss, und fährt

334  Zweiter Abschnitt. Besondere Arbeiten und Apparate.

damit fort, bis alle Pillen eingetaucht und zum Trocknen (Fig. 254) aufgesteckt sind. Sie müssen wenigstens zwei Stunden trocknen. Beim Trocknen schrumpft die Gelatinamasse bedeutend zusammen und hinterlässt zuletzt eine glänzende harte Schicht, durch welche man die Farbe der Pille hindurchschimmern sieht. Man streicht die Pille von den einzelnen Nadeln in ein passendes Gefäss (Fig. 255) ab, worin man sie vollends austrocknen lässt. Es ereignet sich meistens, dass etwas Gelatinalösung an dem Drahte herabläuft, und beim Loslösen der Pille ein dünnes spitzes Röhrchen zurücklässt. Dies muss mit einer Scheere abgeschnitten werden, weil es im Munde leicht sticht oder im Schlunde leicht kratzt. Es ist nicht zu leugnen, dass das Gelatiniren der Pillen viel Handarbeit erfordert, und dass, wenn in einem frequenten Geschäfte viele dieser Operationen in einem Tage vorkämen, die Arbeitskräfte kaum ausreichen würden. Man hat auch die Pillen mit Gummi und Zucker überzogen. Zu diesem Zwecke bringt man etwas Gummischleim in ein halbkugeliges kleines Gefäss, etwa eine Porzellanschale, verbreitet den Schleim ganz dünn auf dem Boden und rollt die Pillen darin, bis sie vollständig mit Gummilösung befeuchtet sind. Nun wirft man sie in ein anderes halbkugeliges Gefäss, welches gröbliches aber gleichmässig gesiebtes Zuckerpulver enthält, und rollt sie auch hierin herum, bis sie sich mit einer Zuckerkruste bedeckt haben. Wenn die Gummilösung dick war und viel davon anhaftete, so wachsen die Pillen bedeutend, fast zum doppelten Durchmesser; man muss deshalb die Gummilösung sehr dünn nehmen, und auch davon nur wenige Tropfen auf dem Boden der Schale verbreiten. Die Ueberzuckerung ist eine sehr zweckmässige Verbesserung übelschmeckender Pillen. Ihre Ausführung macht wenig mehr Mühe, als die gewöhnliche Bestreuung der Pillen. Das Schmelzen des Zuckers dauert lange genug, um mit einem Löffel Wasser die Pillen ohne eine Spur des Geschmackes verschlucken zu können. Oder man bereitet sich durch langes Reiben ein höchst feines Pulver von 1 Traganth, 2 Amylum und 4 Zucker, nimmt davon 2 Theelöffel in eine runde Kapsel und wälzt darin die Pillen, welche nach dem Abtrocknen in einer Gelatinalösung (1 zu 5 Wasser) durch Umwälzen befeuchtet sind, etwa 3 Minuten lang im Kreise in derselben Richtung herum.

Beim Ueberziehen der Pillen mit Collodium ist die Hauptsache, dass die Pillen sehr fest und trocken sind, da Feuchtigkeit Flecken im Ueberzuge erzeugt. Man giebt erst in einem Mörser durch Schütteln mit sehr dünnem Collodium den ersten Ueberzug und wirft die Pillen schnell auf

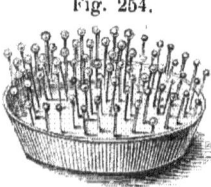
Fig. 254.

Gelatinaüberzug.

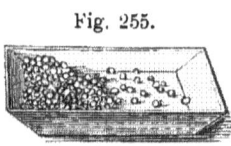
Fig. 255.
Gelatinapillen im Abstrichgefäss.

Neunzehntes Kapitel. Ueberzogene Pillen. Pastillen etc. 335

eine Blechkapsel, wo man sie bis zum vollständigen Abtrocknen liegen lässt. Dann giebt man einen zweiten Ueberzug mit stärkerem Collodium.

Eine andere Form der Verabreichung, worin Arzneimittel durch Zucker und Gummi verhüllt sind, ist die der Trochisken, Täfelchen, Pastillen oder Zeltchen. Je nach der äusseren Gestalt verdienen sie die verschiedenen Namen. In Fig. 256 stellt *a* die eigentliche Form

Fig. 256.

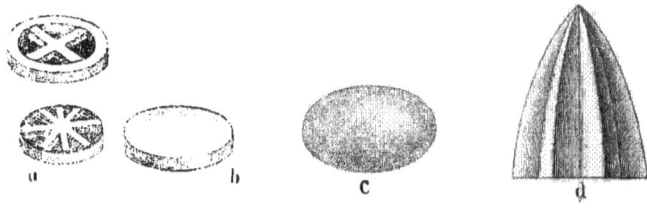

Trochiskenformen.

der Trochisken, Rädchen, *Trochisci* oder *Rotulae* vor, von der Aehnlichkeit mit den Speichen eines Rades, welche durch das Aufdrücken eines mehre Mal kreuzweise gekerbten Stopfens entsteht.

Wenn dieser Eindruck fehlt, so kommt ihnen der Name *Tabulae*, Täfelchen, *Tablettes* zu, Fig. 256 b.

Pastillen, Fig. 256 c, sind rundliche, halbkugelförmige oder plattgedrückte Massen, kleine Teigmassen (von *Pasta*), wie sich nämlich von selbst eine halbflüssige Teigmasse formt, wenn sie auf eine Fläche ausgegossen wird. Sie dienten bei den Alten vorzüglich zum Wohlgeruch*).

Zeltchen, Fig. 256 d, sind oben spitz auslaufende Massen aus einer mit Eiweissschaum bereiteten Zuckermasse, welche von ihrer Aehnlichkeit mit der Gestalt eines Zeltes ihren Namen haben. Da alle diese Formen denselben Zweck haben, und nur in dem ganz Unwesentlichen der Gestalt sich unterscheiden, so hat man vielfach diese Benennungen durch einander geworfen, und die Namen Trochisken, Tabletten, Pastillen in verschiedenen Pharmacopoeen denselben Bereitungsweisen und Substanzen gegeben. Wollte man etwas festhalten, so müsste man die durch Kochen und Aufsetzen bereiteten Massen wenigstens Pastillen nennen, da sie immer in dieser Gestalt erscheinen. Dagegen nennt z. B. die *Pharmacopoea Borussica ed. VI.* und *VII.* gerade diese rundlichen Körperchen *Rotulae Sacchari*, obgleich sie niemals die Radform besitzen.

Eine sehr bekannte Form von Zeltchen sind die sogenannten Santoninzeltchen, die zwar vielfach fabrikmässig bereitet werden, wobei man aber des richtigen Gehaltes nicht ganz sicher sein kann. Sie werden in folgender Weise dargestellt.

---

*) *Pastillos Rufillus olet, Gorgonius hircum.*     *Horat.*

336 Zweiter Abschnitt. Besondere Arbeiten und Apparate.

Das Eiweiss von 8 Eiern wird mit 20 Gran Traganth zu einem möglichst dicken Schaum geschlagen, darin ein inniges Gemenge von 100 Gran Santonin und 1 Unze Amylum eingerührt und das Ganze in einer Porcellanschale auf dem Apparat bis zur Annahme von Pastaconsistenz erhitzt. Aus dieser Masse werden mit dem Zeltchenapparat, Fig. 257, 200 Zeltchen gemacht. Derselbe ist ein Blechrohr von $1^{1}/_{2}$ bis 2 Zoll Durchmesser und einem sternförmig gekräuselten Mundstück; es wird mit der Masse gefüllt, der Stempel aufgesetzt und durch Drücken die Masse hervorgedrängt. Man hält die Röhre etwa $1/_2$ Zoll von dem Papiere, worauf man aufsetzt, entfernt, drückt die Masse heraus und indem man senkrecht nach oben die Röhre abzieht, bildet sich die Spitze des Zeltchens. Durch Uebung erhält man bald die Fertigkeit, annähernd die richtige Zahl von Zeltchen aus dieser Masse herzustellen.

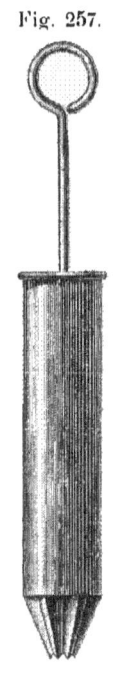

Fig. 257.

Santoninzeltchen-Apparat.

Die Trochisken (*Rotulae, Trochisci*) werden mit den einfachsten Apparaten so gemacht, dass man die mit Traganthschleim durchknetete Zuckermasse auf der Pillenmaschine abtheilt und anschneidet, wenn die Rolle zum Durchschneiden zu dick ist, dann in den Rinnen mit einem Messer durchschneidet, die einzelnen Stückchen zwischen den Fingern rund rollt und mit einem gekerbten Stopfen platt drückt. Die Masse quetscht sich rundum heraus, und der Eindruck des Stopfens erscheint als eine runde mit Radien versehene Vertiefung. Man hat zwei oder drei Kerben in dem Stopfen. Diese Trochisken haben einen unregelmässigen Rand, in welchem bei etwas trockener Masse häufig Kerben und Einschnitte entstehen. Um dies zu vermeiden, muss man das Ausdrücken aus einer geschlossenen Form vornehmen. Man lasse sich eine Blechröhre von dem Durchmesser der anzufertigenden Trochisken machen, und in dieselbe ein rund gedrechseltes Stück Holz aus Birnbaum oder Buchsbaum, welches sich noch eben leicht in der Röhre bewegen lässt. Dies versieht man mit einem passenden Griff aus starkem Draht, der oben herausragt (Fig. 258). Nachdem die Massen in runden Pillen von dem richtigen Gewichte vertheilt und die einzelnen Pillen conspergirt sind, setzt man die Röhre auf eine einzelne Pille, drückt erstere gerade auf die Unterlage, aus einigen Bogen Papier bestehend, und giebt mit der rechten Hand einen leichten Druck auf den Handgriff des Drückers. Man hebt nun das Ganze auf, stosst den Drücker unten hervor, wodurch das geformte Plätzchen meistens von selbst abfällt, sonst aber mit dem Finger abgestrichen wird.

Wenn der Drücker keine radförmigen Einschnitte hat, so entstehen

Neunzehntes Kapitel. Ueberzogene Pillen. Pastillen etc. 337

daraus die Täfelchen, *Tabulae, Tablettes*, in welcher Form unter Anderem die starken englischen Pfefferminztäfelchen dargestellt werden. Sie haben meistens einen Durchmesser von 9 Linien (20$^{mm}$). Der Drücker ist alsdann ganz glatt. Für die *Pastilli digestivi d'Arcet* kann man die einfache Inschrift „Vichy" verkehrt darauf schneiden oder schneiden lassen. Die Operation des Aufsetzens und Drückens mit zwei Händen ist etwas zeitraubend, und da auch der Druck ungleichförmig ausfällt, so ist es wünschenswerth, beide Uebelstände zu vermeiden. Zugleich kann man aber auch die Arbeit des Eintheilens auf der Pillenmaschine und das Rundformen in leichterer Art ausführen.

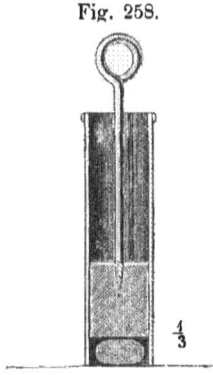

Fig. 258.

Trochiskenstecher.

Zu diesem Zwecke rollt man die geknetete Masse auf einem Brette mit seitlichen hervorragenden Leisten mit Hülfe eines Nudelrollers aus (Fig. 259). Das Rollbrett besteht aus einem gerade gehobelten Brette von Eichenholz von $^{3}/_{4}$—1 Zoll (20—27$^{mm}$) Dicke. Es hat an den Seiten zwei angeschraubte Leisten, die über eine Fläche des Brettes 1 Linie (2$^{mm}$), über die andere 1$^{1}/_{2}$ Linien (3$^{mm}$) hervorragen. Man kann die angeschraubten Leisten besser abrichten und erneuern, als angeleimte. Es können auf den zwei Seiten Täfelchen von 1 oder 1$^{1}/_{2}$ Linien (2 oder 3$^{mm}$) Dicke dargestellt werden. Auf dieses Brett legt man eine Portion des Teiges und rollt ihn aus, bis der Roller fest auf den Leisten hingleitet. Die Platte erhält so jedesmal und an allen Stellen dieselbe Dicke, welche für ein gleichmässiges Gewicht der Täfelchen unerlässlich ist. Auf dem Brette selbst werden die Täfelchen ausgestochen. Dazu dient der Ausstecher, Fig. 260. s. f. S. In der ersten Form *a* ist der Drücker, wie eben beschrieben wurde, mit einem Stiele versehen, der oben durchragt. Dieser Stiel wird durch die Spiralfeder

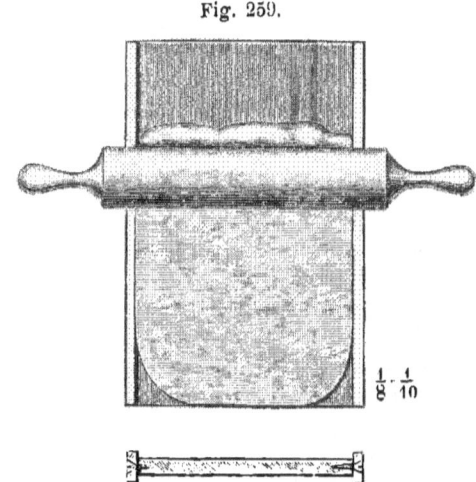

Fig. 259.

Ausrollen der Masse.

Mohr, pharmac. Technik. 22

338　Zweiter Abschnitt. Besondere Arbeiten und Apparate.

und den mit Bajonetschluss versehenen Deckel durchgeschoben und dann in den hölzernen Kolben *m* eingeschraubt. Man schiebt diesen ganzen Einsatz durch die Röhre und dreht den Bajonetschluss, wodurch dann der Deckel fest auf der Röhre sitzt und der hölzerne Kolben *m* durch die Feder unten hervorragt. Die Modification *b* unterscheidet sich dadurch, dass der hölzerne Kolben *n* keinen Stiel hat, sondern unmittelbar an der Drahtspirale hängt, welche oben durch einen Querstift *p* festgehalten wird. Man kann auch die später zu beschreibenden Korkbohrer zu diesem Zwecke verwenden, ohne sie ihrem anderen Zwecke für die Dauer zu entziehen.

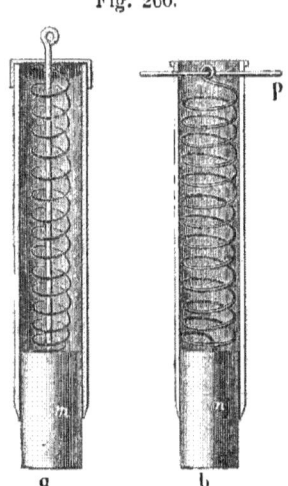

Fig. 260.

Trochiskendrücker mit constantem Druck.

Wenn der Teig ausgerollt ist, setzt man den Holzkolben *m* oder *n* auf denselben auf, und drückt die ganze Vorrichtung herunter, bis der Rand der Blechröhre auf dem Brette aufsitzt. Der Druck der Spirale ist immer genau derselbe, weil man nicht mehr drücken kann, wenn die Röhre durchgeschnitten hat und aufsitzt. Man kann diesen Druck beliebig verstärken oder schwächen, je nachdem man die Spirale weiter streckt, oder aus einem stärkeren Drahte herstellt. Wenn sie zu stark ist, so drückt sie den Teig dünn, ehe abgeschnitten wird. Mit der grössten Leichtigkeit findet man das rechte Mass. Wenn man auf den Holzstempel eine Schrift setzt, so drückt sich diese auf jedes ausgestochene Scheibchen aus. Mehrere gleich dicke Cylinder können abwechselnd in denselben Apparat eingesetzt werden, und mit den Inschriften *Mentha*, *Ipecac.*, *Vichy*, *Becch.* beschrieben oder ganz glatt sein. Damit Schriften sich gut ausdrücken, müssen die ausgerollten Teige etwas an der Luft abtrocknen, um auch ohne Streupulver an dem Stempel nicht zu haften.

Verzichtet man auf die Glätte der oberen Fläche und auf die Inschrift, so bedient man sich einer runden Blechröhre, die sich oben etwas erweitert, damit die ausgestochenen Stückchen oben herausfallen können, wenn man die Röhre umkehrt. In allen Fällen werden die runden Löcher dicht neben einander, und die zweite Reihe in die Zwischenräume hineingesetzt, um möglichst wenig Abschnitzel zu bekommen, weil diese bei mehrmaligem Umkneten doch eine graue Farbe annehmen.

Wenn man nur einige Unzen Teig zu bearbeiten hat, so bereitet man sich den Traganthschleim in einem Mörser aus Traganthpulver und Wasser; braucht man aber grössere Mengen Schleim, so ist es vortheil-

# Neunzehntes Kapitel. Ueberzogene Pillen. Pastillen etc.

haft, denselben aus ganzem Traganth zu machen, weil er dann neben der ersparten Arbeit des Pulverisirens, weit dicker und zäher ist. Man wählt das dickste und reinste Gummi, schneidet mit einem Federmesser die hervorragenden schwarzen Punkte ab, und bringt es mit der zwölffachen Menge Wasser in einen zu bedeckenden Topf und rührt während zweier Tage von Zeit zu Zeit um, wobei man eine gelinde Wärme anwenden kann. Man treibt nun den Schleim durch dichtes Leinen und presst zuletzt aus. In einem Marmormörser arbeitet man zuerst einen Theil des Zuckers mit den Arzneistoffen gemengt hinein. Wenn die Masse schon Consistenz angenommen hat, bringt man sie auf eine Marmorplatte oder ein reines Nudelbrett und arbeitet den übrigen Zucker hinein, wie man einen Kuchen in der Küche macht. Es folgt dann das Dünnrollen und Ausstechen, wie oben beschrieben wurde. Einige fügen dem Traganthschleim etwas Eiweiss oder arabisches Gummi zu, welches den Täfelchen eine grössere Transparenz giebt, welche man gern sieht. Noch mehr erreicht man dies, wenn man nur dicken Schleim von arabischem Gummi nimmt. Man rechnet 1 Drachme dicken Gummischleim auf 1 Unze Zucker.

Eine bequeme Einrichtung des Trochiskenstechers mit stellbarer Höhe des Stempels ist in Fig. 261 und Fig. 262 abgebildet. Fig. 262 zeigt ihren Durchschnitt, Fig. 263 von aussen gesehen. Am solidesten wird es aus Neusilber dargestellt. Die äussere dicke cylindrische Röhre, unten mit scharfer Kante versehen, giebt den Durchmesser der Scheibchen. Der Stempel $b$ mit der Inschrift kann gewechselt werden. Es ist an ihm eine runde Stange von Messing mit Schraube befestigt, wodurch die Stempel ausgewechselt werden können. Diese Stange ist in der Mitte mit einem Schlitze versehen, durch welchen der Griffhebel $c$ hindurchgeht. Oben stösst die Stange an eine versenkte Schraube $a$ im hölzernen Knopfe des Werkzeuges. Dieser Knopf muss breit und dick sein, da ein solcher die Hand weniger ermüdet, als ein kleinerer. Die Schraube $a$ darf wegen des Druckes der Hand nicht hervorragen. Sie wird mit

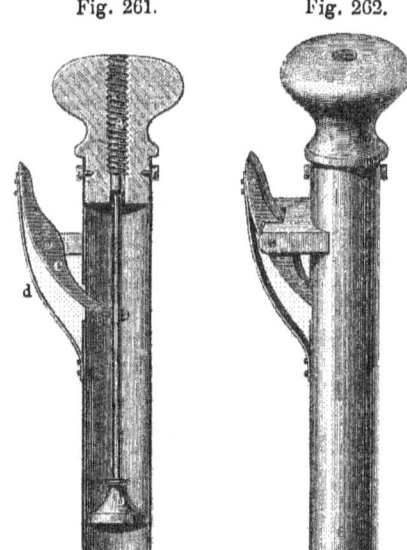

Fig. 261. Fig. 262.

Trochiskenstecher mit stellbarer Höhe.

340  Zweiter Abschnitt. Besondere Arbeiten und Apparate.

einem dünnen Schraubenzieher angezogen, und dient um die Höhe des Stempels beliebig zu stellen. Der hölzerne Knopf ist seitlich mit zwei Schräubchen an die Röhre befestigt. Der Griffhebel *c* bewegt sich zwischen zwei Stützen um einen Drahtstift. Nachdem man mit dem hölzernen Knopfe drückend die Röhre durch die Trochiskenmasse durchgedrückt und die Schrift auf der Pastille abgedruckt hat, zieht man den Stecher weg, in welchem jetzt die Pastille steckt. Nun drückt man den Griffhebel an die Röhre, wodurch der Stempel hinabbewegt wird, und nachdem er aus der Röhre hervorgetreten ist, die Pastille fallen lässt. Die Feder *d*, welche an Griffhebel und Röhre befestigt ist, streckt sich durch den Druck auf den Griffhebel, und nachdem dieser Druck aufhört, hebt sie den Stempel wieder in die Höhe bis zum Anstossen an die Schraube *a*. Der Stempel *b* wird stets centrisch in der Röhre bleiben, weil er unten durch die Röhre, oben mitten in dem hölzernen Knopfe geführt wird, und in der Mitte mit dem Schlitze auf dem Griffhebel hängt.

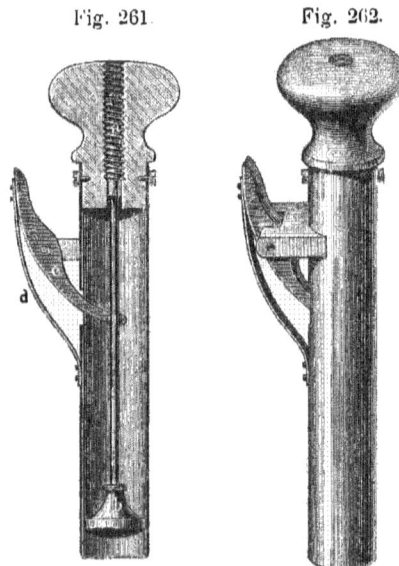

Fig. 261. Fig. 262.

Trochiskenstecher mit stellbarer Höhe.

Das gewöhnliche Gewicht der Pastillen bei *Vichy*, *Bilin*, *Citric. acid.* etc. ist 12 bis 16 Gran. Alle anzuwendenden Substanzen müssen von höchster Reinheit sein. Als Bindemittel benützt man Eiweiss, Traganth, Gummi arabic. oder Traganth und Gummi zusammen. Die Pastillen sollen möglichst locker sein und man nimmt gewöhnlich 1 Traganth auf 150 Substanz; bei dem Verhältniss 1 auf 100 werden sie schon zu hart.

Als Kern zu einer guten Pastillenmasse dienen folgende:

*R. Medicament. Substant.*
*Sacch. alb. p. 1000.*
*Traganth. p. 6.*
*Gummi arab. p. 15.*
*Aq. frig. dest. q. s.*

*R. Medicament. Substant.*
*Sacch. alb. p. 1000.*
*Traganth. p. 1.*
*Amyli p. 50.*
*Albuminis q. s.*

Die Stärke macht die Masse besonders plastisch und giebt den beiden Flächen ein glänzendes Ansehen. Man rollt die Masse auf dem Rollbrette mit stellbaren Leisten mittelst einer Walze aus, bestreut die Oberfläche mit Amylum-Pulver, reibt dasselbe mit der Hand darauf ein, fegt

Neunzehntes Kapitel. Ueberzogene Pillen. Pastillen etc.  341

mit einem Pinsel den Ueberschuss ab und stellt ungefähr eine halbe Stunde bei Seite, dass die Oberfläche etwas abtrockne, dann sticht man aus. Zum Conspergir- und Ausrollpulver nimmt man noch gewöhnlich bei sehr weissen Pastillen ein gut getrocknetes feines Weizenmehl oder Arrowroot, dem man wohl auch einen Zusatz von Talkpulver giebt.

Im Falle die medicamentöse Substanz durch Zucker zersetzt werden könnte, nimmt man von Oel befreite Cacao, auch mit Gewürzen versetzte Chocolade.  Als Kern dienen folgende Vorschriften:

R. Medicament. Subst.  
Cacao praep. pulv. p. 1000.  
Traganth. p. 5.  
Amyli p. 20.  
Aq. dest. q. s.

R. Medicament. Subst.  
Cacao praep. pulv.  
Sacch. albiss. $\overline{aa}$ p. 500.  
Traganth. p. 5.  
Amyli pulv. p. 20.  
Aq. dest. q. s.

In anderen Fällen, wo das Medicament davon nicht leidet, ist eine Erwärmung vorzuziehen. Die Pastille wird schöner und wohlschmeckender. Als Kern dient:

R. Medicament. Subst. p. x.  
Sacch. albiss. p. 100.  
mixtis adde.  
Cacao praep. pulv. p. 900.  
antea balneo vap. emollita.

R. Medicament. Subst. p. x.  
Sacch. albiss. p. 100.  
mixtis adde.  
Cacao praep. pulv. p. 600.  
Sacch. alb. p. 300.  
antea balneo vap. emollita.

Zur Bearbeitung solcher Massen belegt man das Rollbrett mit einer dazu passenden und vorn umgebogenen Blechtafel, welche gelinde erwärmt ist. Man streicht die warme plastische Masse gleichmässig aus, und glättet die Oberfläche durch Darüberfahren mit der Walze, dann sticht man aus, lässt aber die Pastillen ruhig auf ihrem Platze, so dass man eigentlich nur ihre Form abgränzt. Nach dem Erkalten springen die Pastillen bei der leisesten Biegung des Bleches ab. Die Abfälle werden in allen Fällen wieder in die Masse verarbeitet. Es gilt als Regel alle leicht zersetzbaren, sehr bittere und alkalische Substanzen mit Cacao zu Pastillen zu verarbeiten.

Mit Zucker werden bereitet Pastillen von *Acid. benzoic., Acid. citric., Acid. tannic., Balsam de Tolu, Calcaria phosphorica, Calomel, Chinin. sulf., - muriat., -ferro citric., -tannic., Coffein, Emetin, Rad. Ipecacuanh., Morph. acet., Kali bicarbon., Sulf. aurat., Sulf. dep., Sulf. praecip., Rad. Zingiber.*

Mit Cacaomasse werden bereitet Pastillen von *Aconitin, Atropin, Argent. nitric., Bismuth. nitric., Calcar. hypochloros., Carbo, Coccionella, Digitalin, Ergotin., Extr. Cannab., Ferr. carbon. sacch., Ferr. lact., Ferrum pulverat., Ferrum sulfuric, Kalium jodat., Magnes. ust., Opium, Rheum, Santonin, Tart. emet., Zinc. oxydat.* etc.

Die Darstellung der einfachen Zuckerplätzchen als Material zu der *Rotulae Menth. piper.* wird meist nicht in Apotheken, sondern von Conditoren

342  Zweiter Abschnitt. Besondere Arbeiten und Apparate.

und in Fabriken betrieben. Sie soll deshalb hier nur flüchtig beschrieben werden.

Man schlägt den feinen Zucker durch das gewöhnliche Zuckersieb ab, und bringt ihn dann auf ein Seidensieb und schlägt nochmals ab. Das Feinste bewahrt man zu einem anderen Zwecke auf, und das auf dem Siebe Bleibende nimmt man zum Kochen der Pastillen. Man hat einen kleinen halbkugeligen Grapen mit Ausguss nach der linken Hand. Darin bringt man eine Portion des granulirten Zuckers und setzt etwas Wasser zu, ungefähr $1/8$ von dem Gewichte des Zuckers; dies Gemenge bringt man auf einem lebhaften Feuer, etwa einer Spirituslampe mit doppeltem Zuge, ins Kochen, und rührt dann noch so viel Zucker ein, bis die Masse ihre richtige Consistenz hat, welches nur durch Anschauung erkannt und nicht mit Worten scharf bezeichnet werden kann. Man fasst nun den Grapen an seinem Stiel mit der linken Hand an und hält ihn so, dass der Ausguss vom Körper abgewendet ist, und lässt nun die flüssige Masse an einem Drahte hinab auf eine Marmorplatte, eine reine Eisen- oder Messingplatte fliessen. Jeder Tropfen bildet eine Halbkugel, die sogleich erstarrt, sich leicht von der Platte abstreichen lässt und dann vollends im Trockenschranke ausgetrocknet wird.

### Gallertkapseln.

Mehrere widerlich schmeckende Arzneien, wie Copaivabalsam, Cubebenextract und andere werden in hohlen Kapseln aus Gelatina verkauft und eingenommen. Dieselben werden meistens fabrikmässig dargestellt, und dies hat den Vortheil, dass diejenigen, welche ausschliesslich eine Arbeit verrichten, darin eine grosse Uebung erlangen, und die Präparate schöner und wohlfeiler liefern können, als wenn Jeder die Apparate anschaffen und die bei der Erlangung der Uebung unvermeidlichen Verluste haben sollte. Die Gallertkapseln sind kleine eiförmige Gefässe aus Gallerte, in welche eine Flüssigkeit durch eine feine Oeffnung eingebracht ist, welche letztere mit derselben Substanz der Kapsel verschlossen wird.

Bei Bereitung dieser Kapseln hat man eine Anzahl Formen aus polirtem Eisen oder gegossenem Zinn von der nebenstehenden Form (Fig. 263). Dieselben werden auf der Drehbank fertig gemacht und polirt. Sie haben eine ganz symmetrische Gestalt. Jede Form wird mit Klemmung auf das Ende eines 6 bis 8 Zoll (160 — 205$^{mm}$) langen Holzstäbchens eingesteckt, dessen anderes Ende lose in runde Löcher passt, die in ein Brett gebohrt sind, wie es Fig. 264 zeigt. Die Formen werden zuerst mit einem schwach mit Oel befeuchteten Lappen abgewischt und dann in eine gewärmte Gallertlösung getaucht, dass die Knöpfe

Fig. 263.

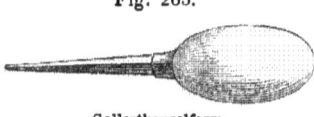

Gallertkapselform.

# Neunzehntes Kapitel. Ueberzogene Pillen. Pastillen etc.

damit vollkommen überzogen werden. Man zieht sie heraus, lässt den Ueberschuss abtröpfeln, und befestigt das Stäbchen in der beschriebenen Fig. 264.

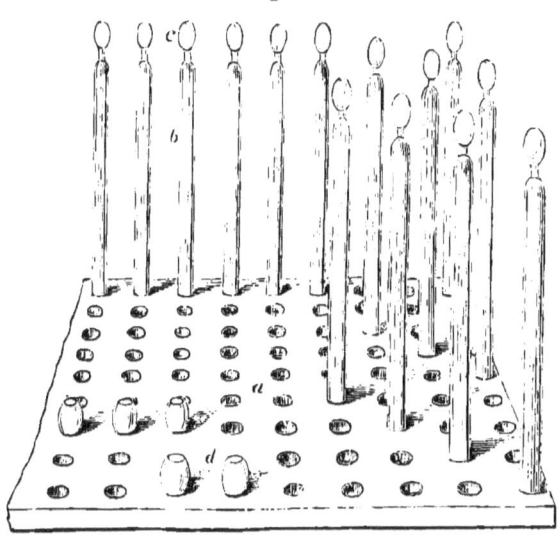

Darstellung der Gallertkapseln.

Art auf dem Brette. Man fährt damit fort, bis alle Formen überzogen sind, wo dann die ersten wohl so weit erkaltet sein werden, dass man mit dem Abziehen derselben anfangen kann. Mit einem Messer führt man an der Stelle, wo der Stiel den Knopf berührt, einen runden Schnitt um den Stiel herum, um die daran sitzende Gallerte von der Kapsel zu trennen; man fasst die Kapsel zwischen Daumen, Zeige- und Mittelfinger der rechten Hand und zieht sie mit einem sanften aber sicheren Zuge von der Form ab. Wenn die Gallertlösung die richtige Consistenz hatte, so wird sich die Oeffnung der Kapsel so weit ausdehnen, dass sie, ohne zu zerreissen, über den dicken Theil der Form weggleitet, und nachher ihre ursprüngliche Form wieder einnehmen. Die Gallertlösung wird elastischer, wenn sie eine Zeit lang geschmolzen gehalten wurde. Zusatz von etwas arabischem Gummi giebt ihr ebenfalls höhere Elasticität und grössere Löslichkeit im Magen. Die abgelösten Kapseln kommen auf eine Hürde und werden in einem warmen Zimmer vollständig ausgetrocknet.

Die nächste Operation besteht im Füllen derselben. Man stellt die trockenen Kapseln mit ihrer Oeffnung nach oben auf die Löcher des Brettes (Fig. 264).

Man hat die einzufüllende Substanz in einer Spritze von Zinn, welche nach Anleitung von Fig. 265 (a. f. S.) mit ihrem Stiele in einem Holzklotze

344 Zweiter Abschnitt. Besondere Arbeiten und Apparate.

befestigt werden kann. Der Klotz wird mit der Schraube $f$ auf einen Tisch befestigt. In dem Klotze ist ein langer Einschnitt, worin sich die

Fig. 265.

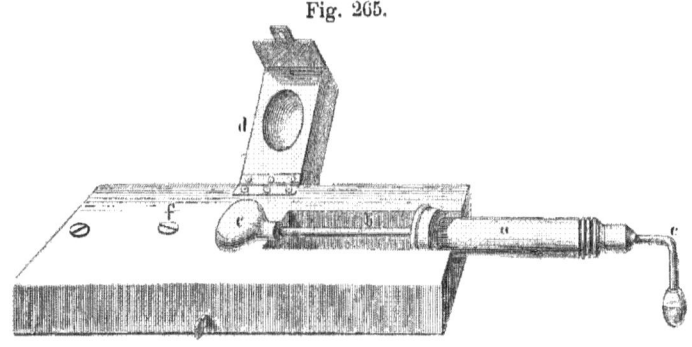

Kapselnspritze.

Spritze bewegen kann, und eine Vertiefung, welche die Hälfte des Stielknopfes $c$ aufnimmt. Ein mit Charnier versehener Deckel $d$, welcher die andere Hälfte des Stielknopfes aufnehmen kann, lässt sich nach Art der Vorlegeschlösser an einem Zapfen im Klotze festklemmen. Dadurch wird der ganze Stiel $b$ der Spritze unbeweglich. Die Spritze $a$ lässt sich durch einen leichten Druck mit der Hand vorwärts und rückwärts schieben. Das gebogene Rohr $e$ wird, wie bei Klystierspritzen, vorn auf den Cylinder der Spritze aufgeschraubt. Die Spritze wird von vorn, nach Abschraubung des Kopfes, mit Copaivabalsam gefüllt. Die Röhre $e$ ist von Glas, damit man den Balsam immer sehen könne, und endigt in eine sehr dünne Spitze. Man hält nun der Reihe nach jede leere Kapsel unter die Spitze der Ausflussröhre, lässt diese eindringen und giebt nun der Spitze einen leichten Druck rückwärts, wodurch der Balsam sich in die Kapsel ergiesst. Da es wichtig ist, dass der Rand der Kapsel nicht mit dem Balsam benetzt werde, so zieht man die Spritze, wenn die Kapsel gefüllt ist, wieder etwas vor. Es wird dadurch der letzte anhängende Tropfen in die Glasröhre hineingezogen, und man kann ohne Besorgniss die Kapsel wegziehen. Man stellt sie wieder aufrecht auf ihre Stelle und füllt alle in derselben Art. Die Kapseln sollen nur zu $3/4$ gefüllt werden, weil sie sonst leicht durch den Unterschied des atmosphärischen Luftdruckes und der Wärme leck werden und rinnen. Eine grössere Luftblase erträgt diese Wechsel durch ihre Elasticität. Es folgt nun noch der Verschluss der Kapseln. Ein kleiner Kameelhaarpinsel wird in die Gallertlösung, die zu diesem Zwecke immer etwas Gummi enthält, eingetaucht, und die Oeffnung jeder Kapsel mit einem Tropfen der dicklichen Substanz verschlossen. Wenn alle verschlossen und etwas angetrocknet sind, taucht man die Spitze jeder Kapsel in eine mit Wasser verdünnte kleine Menge derselben Gallertlösung und stellt

Neunzehntes Kapitel. Ueberzogene Pillen. Pastillen etc. 345

sie wieder, mit dem verschlossenen Ende nach oben, auf das Brett. Es wird durch diese letzte Operation eine Kappe gebildet, welche an der Kapsel und dem Schlusse zugleich haftet, und diesen letzteren um so sicherer befestigt. Endlich werden die fertigen und trockenen Kapseln mit einem ölbefeuchteten Tuche abgerieben, um ihnen eine reine glatte Oberfläche zu geben.

Iu England ist ein Patent auf membranöse Kapseln genommen worden, welche an die Stelle der Gallertkapseln treten sollen. Die vorbereitete dünne Membran wird feucht über eine Form gezogen, um ihr die Gestalt eines konischen Beutels zu geben. In diesen wird die Flüssigkeit gebracht, und der Hals mit einem dünnen Seidenfaden zugeschnürt; das Ganze dann mit einem dünnen Gallertüberzug versehen.

Diese Kapseln besitzen einige Vorzüge vor den Gallertkapseln. Im Verhältniss zu ihrer äusseren Grösse enthalten sie viel mehr Flüssigkeit als die oben beschriebenen, weil die Membran sehr dünn und doch sehr stark ist. Sie sind biegsam und zusammendrückbar, welches bei vielen Patienten eine grosse Empfehlung ist, die sich scheuen, einen harten starren Körper von der Grösse einer Kapsel zu verschlucken. Da sich die Membran nicht so leicht im Magensaft löst, so ergiesst sie ihren Inhalt nicht so früh in den Magen, und es entsteht weniger leicht ein unangenehmes Aufstossen.

Morsellen.

An vielen Orten werden noch in den Apotheken die Morsellen gemacht und als Neujahrsgaben verschenkt. Es ist dies noch ein Rest aus längst vergangenen Zeiten, wo die Pharmacie keine Taxe, keine Homöopathen, keine Ankäufe zu geschraubten Preisen kannte. Obgleich die Zeit zu solchen Schenkungen durch die Einführung einer nicht darauf berechneten verbindlichen Taxe vorüber ist, hat sich dennoch der Gebrauch hier und dort beibehalten. Wir sprechen hier nur von der Verfertigung der Morsellen.

Zunächst muss man eine Morsellenform haben. Dieselbe ist in Fig. 266 im Querschnitt, in Fig. 267, s. f. S., in der oberen Ansicht in $\frac{1}{4}$ der

Fig. 266.

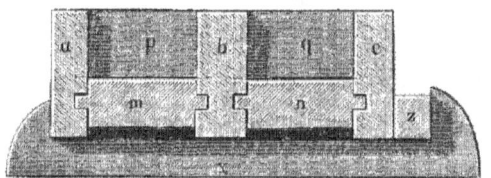

346    Zweiter Abschnitt. Besondere Arbeiten und Apparate.

wirklichen Grösse abgebildet. Die ganze Länge von der Form beträgt an 3 Fuss (950$^{mm}$). Sie ist ganz aus geradfaserigem Eichenholze gear-

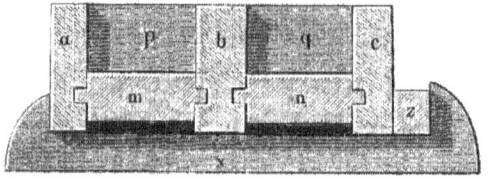

Fig. 266.

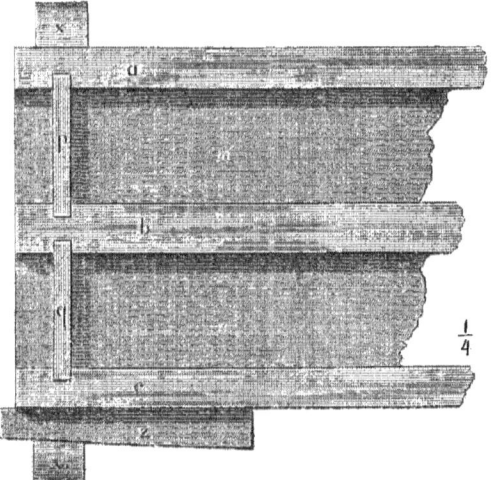

Fig. 267.

Morsellenform.

beitet. Drei Bretter $a$, $b$, $c$ in beiden Figuren, deren Querschnitt in Fig. 266 zu erkennen ist, haben eingehobelte Nuten in welche sich zwei Bodenbretter $n\ n$ einlegen. Zwei schmale Brettchen, $p$ und $q$, passen in senkrechte Falzen der Bretter $a$, $b$, $c$ und schliessen die Form an beiden Enden. Natürlich wiederholen sich die Brettchen $p$ und $q$ auch an dem anderen nicht gezeichneten Ende. Diese Theile so zusammengestellt, legen sich in die mit zwei Nasen versehenen Klammern $x$, deren ebenfalls zwei vorhanden sind. Durch den eingetriebenen Keil $z$ wird das Ganze zu einem soliden System geschlossen.

So wie diese Form mit zwei Rinnen dargestellt ist, kann man sie auch mit mehr Rinnen nach Bedürfniss anfertigen lassen. Bei der Anfertigung der Morsellen werden 16 Unzen Zucker mit 4 Unzen Wasser ohne Rühren zur Tafelconsistenz gekocht, dann das Gefäss vom Feuer entfernt und der Zucker gerührt, bis er an den Rändern trüb zu werden anfängt. Jetzt werden schnell die Morsellenspecies (*Species Imperatoris*) eingerührt, und das Ganze in die bereits frisch genässte Form ausgegossen und durch polterndes Schlagen der Form auf einen starken Tisch das glatte Ausbreiten des Morsellenteiges bewirkt. Man lässt etwas hart werden, löst die Form durch Wegschlagen der Keile *z*, und schneidet die langen Stücke noch warm in kleinere quadratische Stücke. Die zu 16 Unzen Zucker gehörigen Species sind $^1/_2$ Unze geschälter und klein geschnittener süsser Mandeln, gröbliches Pulver von Zimmt, Muscatnuss, Ingwer, Cardamomen, Galgantwurzel, von jedem 3 Drachmen und Nägelchen 1 Drachme. Andere nehmen Citronat, Pomeranzenschalen und dergleichen dazu.

## Zwanzigstes Kapitel.

## Vom Binden.

Auch das Binden mit Faden hat seine Kunst. In Folge eines schlechten Verbandes kann eine mühsam zusammengestellte Arbeit verderben. Eine von selbst sich auflockernde Schlinge macht es oft unmöglich, eine begonnene Arbeit zu vollenden. Die gewöhnliche Art, eine einfache oder doppelte Schlinge zu machen, können wir als bekannt voraussetzen, doch ist diese Art des Bindens sehr dem Lockerwerden unterworfen. Zu den verschiedenen Zwecken des Bindens bedient man sich verschiedener Methoden.

### Der Ueberbindknoten.

Beim Ueberbinden von Flaschen kann man sich einer schnelleren Methode bedienen, als dies gewöhnlich der Fall ist (Fig. 268 und 269).

Fig. 268. Fig. 269.

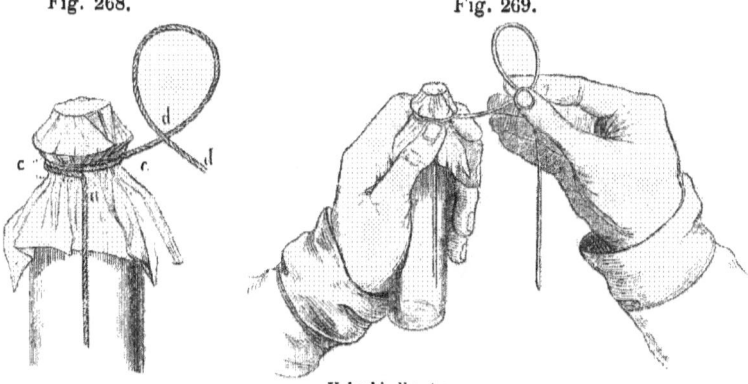

Ueberbindknoten.

348  Zweiter Abschnitt. Besondere Arbeiten und Apparate.

Nachdem man das Papier oder Leder übergezogen und in Falten gelegt hat, nimmt man das kurze Ende $a$ unter den Daumen der linken

Fig. 268.                                    Fig. 269.

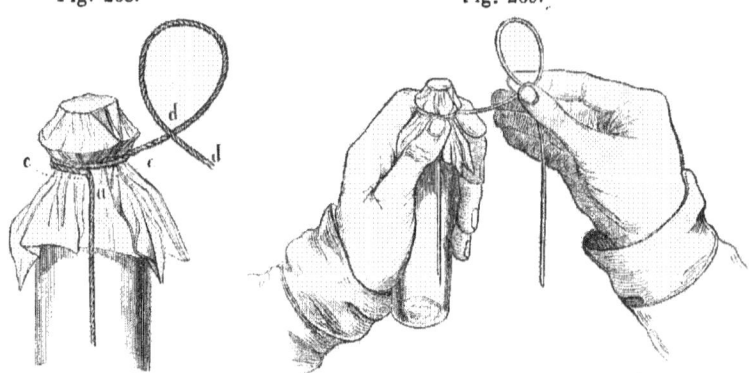

Ueberbindknoten.

Hand, schlingt den Faden einmal um den Hals, legt den Faden über das herabhängende Ende und schlingt noch einmal herum; dann fasst man den Faden in eine Schleife $b$, dass das freie Ende vorn ist, und legt nun diese Schlinge über den Hals der Flasche, wie es in Fig. 269 gezeichnet ist, nämlich den Theil der Schlinge, welcher in der Figur rechts ist, an der vorderen Seite der Flasche her, und zieht das freie Ende des Fadens nach der linken Hand zu, scharf an, gerade an der Stelle, wo $a$ herabhängt und darüber. Man schneidet die Enden kurz ab und sieht nun weder eine Schleife noch einen Knoten. Diese Verbindung ist besonders bequem, wenn man viele gefüllte Flaschen zugleich fertig zu machen hat. Sie kann bequem nur durch Aufschneiden gelöst werden, was auch nichts schadet, da die Käufer eine Flasche doch niemals wieder zubinden. Diese Operation kostet kaum halb so viel Zeit, als die gewöhnliche Art mit einfacher und doppelter Schleife oder Knoten.

Der Feuerwerksknoten.

Er dient dazu, um lange Gegenstände aneinander zu binden, um Kautschukröhren über Glasröhren, oder Blasen über die Verbindungsstellen der Retorte und Vorlage zu befestigen.

Fig. 270.

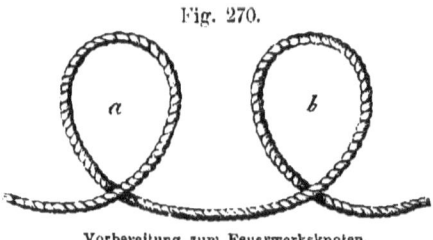

Vorbereitung zum Feuerwerksknoten.

Er ist beim Würgen der Raketen üblich und hat daher seinen Namen.

Er wird in der folgenden Art geschlungen. Man legt erst zwei runde Schlingen nach Fig. 270 neben-

## Zwanzigstes Kapitel. Vom Binden.

einander, und legt man dann die Schlinge $b$ vor die Schlinge $a$, so erhält der Knoten die Form von Fig. 271.

Diese doppelte Schlinge wirft man über die zu bindenden Gegenstände und zieht die beiden Enden an, wodurch sie die Gestalt von Fig. 272 erhält.

Fig. 271.  Fig. 272.

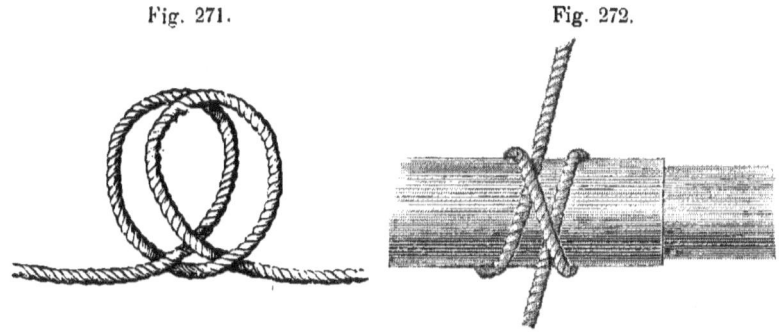

Feuerwerksknoten.

Man rückt die einzelnen Windungen dicht neben einander.

Dieser Knoten hält sehr fest, indem, je stärker man ihn anzieht, auch ein um so stärkerer Druck von dem quer überliegenden Bande ausgeübt wird, und er sich deshalb nicht ausziehen kann.

Um den Knoten zu lösen, zieht man eines der Enden dicht hinter der Stelle, wo es von dem schiefen Querbande gehalten wird, etwas zurück. Der Feuerwerksknoten hat vortreffliche Eigenschaften. Mit wenigen Umschlingungen giebt er ein sehr festes Band; er lässt sich jederzeit stärker anziehen, ohne dass er sich wieder löse, wie dies beim gemeinen Knoten der Fall ist, der, wenn er nicht schliesst, zerschnitten werden muss, um neu geschürzt zu werden. Er lässt sich leicht wieder ganz lösen.

Eine andere Art von Bindeknoten ist in Fig. 273, Fig. 274 und

Fig. 273.  Fig. 274.

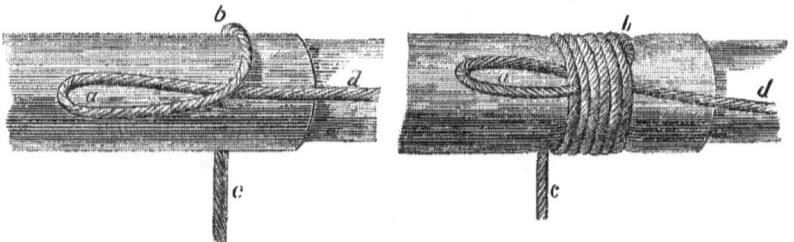

Bindeknoten.

Fig. 275 (s. f. S.) abgebildet, welche ebenfalls bei Kautschukröhren angewendet wird. Man legt das kurze Ende $d$ des Fadens parallel mit

350  Zweiter Abschnitt. Besondere Arbeiten und Apparate.

der Länge der Röhre, legt die Schleife wie sie in Fig. 273 gezeichnet ist, und hält sie mit dem Daumen der linken Hand; dann schlingt man das Ende c mehremal neben einander über diese Schleife von der Rechten zur Linken, und zieht das freie Ende c (Fig. 275) durch das hervorragende Oehr der Schleife a, zieht erst c stark an und dann das kurze Ende d scharf durch, wodurch c in seiner Lage festgeklemmt wird und nicht zurückweichen kann. Man schneidet die Enden nicht zu kurz ab.

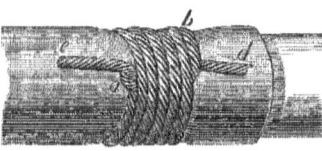

Fig. 275.

Bindeknoten.

### Der Bierknoten

entsteht in zwei Momenten. Erst legt man die nebenstehende Schlinge, Fig. 276; dann zieht man den mittleren Faden nach oben durch, Fig. 277, wirft die Schlinge über den Kork, und zieht an dem linken Ende, wo die Verschlingung ist, scharf an, Fig. 278.

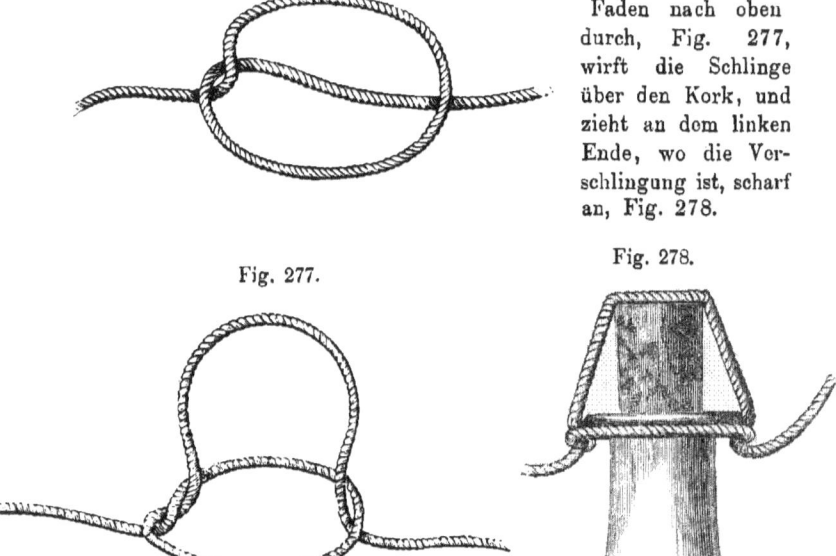

Fig. 276.

Fig. 277.

Fig. 278.

Bierknoten.

Die beiden freien Enden verbindet man oben über den Kork, und schneidet ab.

Zu versiegelnde Flaschen werden oben auf dem Korke gesiegelt.

## Zwanzigstes Kapitel. Vom Binden.

Der Knoten hält nicht so fest, als der folgende, welcher immer vorzuziehen ist.

### Der Champagnerknoten.

Zuerst schlägt man die einfache Schleife, Fig. 279. Nun schlage man das Ende *m* in den Winkel *o* hinter die Schleife

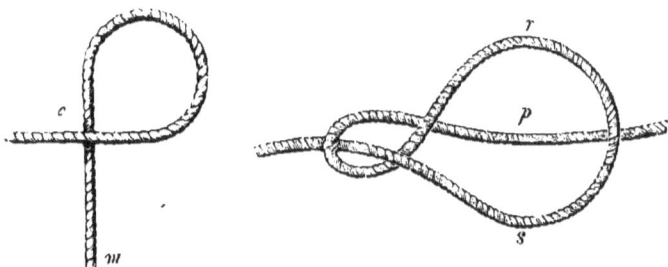

Vorbereitung zum Champagnerknoten.

Fig. 280, dann ziehe man das mittlere Stück *p* ganz vorn heraus, Fig. 281, so dass *p* auf die eine Hälfte des Halses, und *r* und *s* auf die andere

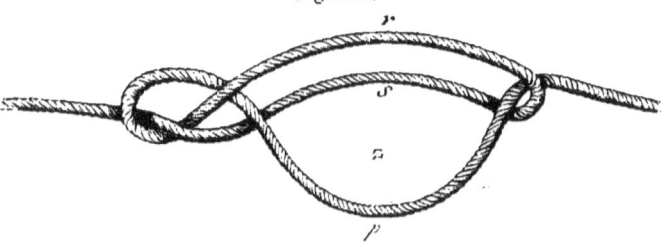

Fig. 281.

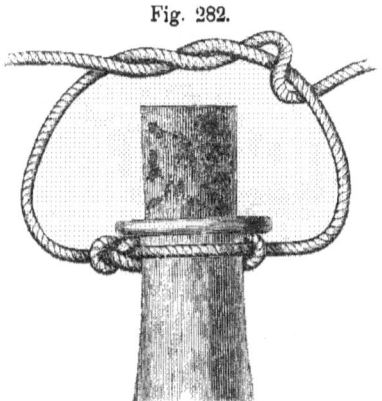

Champagnerknoten.

Hälfte zu liegen kommen. Durch die Oeffnung *z* stecke man die Flasche mit Pfropfen bis unter den Rand und ziehe nun an beiden Enden mit einer würgenden Bewegung an, so dass die beiden Enden des Randes gerade an entgegengesetzten Seiten ausgehen. Die Enden werden zweimal über dem Korke verschlungen und nun mit Gewalt in den Stopfen hineingeschnürt, Fig. 282.

Die doppelte Schlinge auf

352  Zweiter Abschnitt. Besondere Arbeiten und Apparate.

dem Korke giebt mehr Reibung als die einfache, so dass sie von selbst nicht nachgiebt. Dieser Knoten wird gebraucht, um die Korke auf Saturationen, *Limonade gazeuse*, Syrupen und flüchtigen Substanzen im Flaschenkeller festzubinden. Um den Knoten zu lösen, zieht man ein freies Ende des Fadens, wenn es noch daran ist, so stark rückwärts, dass die Schleifen vom Korke herunterfallen. Dadurch werden sie lose und lassen sich auflösen oder wegschieben.

Etwas einfacher, jedoch nicht ganz so fest, lässt sich der Champagnerknoten in den folgenden drei Momenten schlingen.

Fig. 283.

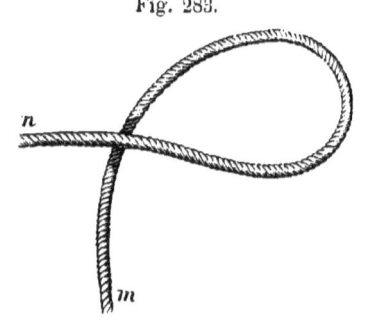

Fig. 284.

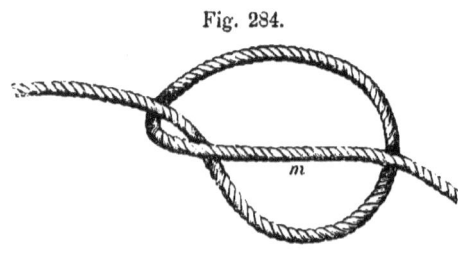

Fig. 285.

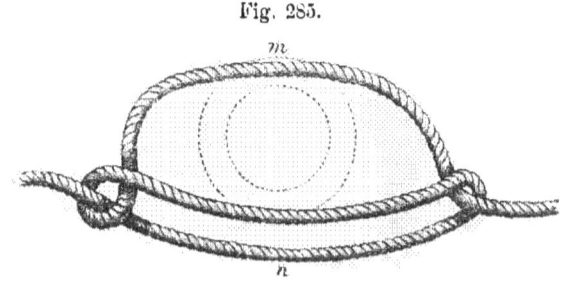

Champagnerknoten.

Man macht zuerst wieder die einfache Schlinge, Fig. 283; nun legt man das Ende *m*, statt, wie oben, von hinten, von vorn in die Schleife, wodurch sie die Form von Fig. 284 erhält. Dann schiebt man *m* durch die Schlinge durch und legt die beiden Seiten der Schlinge vorn zusammen, wie in Fig. 285.

Die punktirten Kreise deuten die Stelle an, wo die Flasche durchgeschoben wird. Die freien Enden *m* und *n* werden über dem Stopfen festgebunden, wie oben gezeigt wurde. Nach dieser Anleitung wird es Jedem gelingen, diese Knoten richtig zu machen.

## Einundzwanzigstes Kapitel.
### Instandhaltung und Prüfung von Wagen und Gewichten.

Die Wage und Gewichte sind in den Händen des Pharmaceuten die wichtigsten Instrumente. Ihre Anwendung ist immer das Letzte und meistens das Erste, was mit den rohen und zubereiteten Arzneikörpern vorgenommen wird. Sie vermitteln zwischen Arzt und Apotheker, und bedingen die Möglichkeit, dass der Arzt fremde Erfahrungen zu seinen eigenen machen und aus der eigenen Erfahrung bestimmte Thatsachen ableiten könne. Der Arzt muss sich deshalb auf die Güte der Wage und der Gewichte, sowie auf deren richtige Anwendung vollkommen verlassen können. Die Wage ist etwas Absolutes, überall Gleiches, die Gewichte sind conventionell.

Es ist nicht die Absicht, über die Theorie der Wage hier Genaueres mitzutheilen, da dies in die Lehrbücher der Physik gehört, sondern nur die daraus abgeleiteten praktischen Regeln, nach welchen man eine Wage prüfen und eine fehlerhafte verbessern könne, vorzutragen.

Eine Wage muss richtig und empfindlich sein.

Richtig ist eine Wage, wenn ihre beiden Hebelarme einander gleich sind; alsdann ist das Gewicht gleich der Last. Um dies zu prüfen, bringe man die leere Wage erst zum Einstehen, belaste sie dann auf beiden Schalen mit nicht zu kleinen Gewichten, vielmehr mit einer mittleren Belastung, und bringe sie wieder zum Einstehen. Man wechsele nun die Belastungen der Schalen, indem man die von der rechten Seite auf die linke, und umgekehrt, legt. Kommt die Wage wieder zum Einstehen, so ist sie richtig, was die Länge ihrer Arme betrifft; sinkt aber eine Seite herunter, so ist der Hebelarm an dieser Seite länger als an der anderen. Man muss deshalb den anderen etwas verlängern. Dies geschieht dadurch, dass man den Arm der Wage, welcher aufwärts schlug, auf eine feste Unterlage, etwa einen kleinen Amboss, Ofen oder umgestürzten eisernen Pillenmörser legt und mit einem glatten Hammer einige leichte Schläge darauf giebt. Man muss nun die Prüfung wiederholen; erst die leere, dann wieder die belastete Wage ins Gleichgewicht bringen und die Belastungen wechseln, bis beim Wechseln der Belastung vollständiges Einstehen stattfindet. So lange dies nicht eintritt, wird der kürzere Arm, welcher in die Höhe gestiegen ist, durch leichte Hammerschläge gedehnt. Es ist unglaublich, wie empfindlich diese Methode ist und wie man oft durch einen Schlag den kürzeren Arm zum längeren machen kann. Durch einige Uebung erhält man leicht ein rechtes Mass für die Stärke der Hammerschläge.

Hat man zwei ganz gleiche Gewichte, so kürzt man diese Arbeit bedeutend ab; denn alsdann braucht man nicht mehr die Belastungen auszugleichen und zu wechseln, sondern ganz einfach auf jede Schale eines der Gewichte zu legen. Die heruntersinkende Seite hat den längeren Arm, und den entgegengesetzten sucht man zu strecken. Nach jedem Strecken muss aber die leere Wage wieder ins Gleichgewicht gebracht werden, da sie durch das Strecken darin gestört wurde.

Diese Methode kann auf alle Wagen der grössten und kleinsten Art angewendet werden, und es müssen nur die Hammerschläge je nach der Stärke des Balkens und der Natur des Metalls verschieden abgemessen werden.

Bestehen die Schneiden aus kleinen Schrauben mit einem Schnitte für den Schraubenzieher, so dreht man dieselben auf dieser Seite sanft rechts oder links. Doch ist diese Methode nicht so empfindlich als die erst beschriebene.

Die Wage muss ferner empfindlich sein. Eine Wage ist empfindlich, wenn ein sehr kleines Gewicht sie zum deutlichen Ausschlagen bringt.

Der wievielste Theil von dem Gewichte des ganzen Balkens und der Belastung dieses Ausschlagegewicht ist, nennt man den Empfindlichkeitsquotienten. Die Wage ist um so empfindlicher, je kleiner dieser Bruch ist.

Die Empfindlichkeit bleibt nicht dieselbe bei leerer und schwerbelasteter Wage; im Allgemeinen nimmt die Empfindlichkeit mit der Belastung ab. Man prüft zuerst die Empfindlichkeit der leeren Wage. Nachdem die Wage ins Gleichgewicht gebracht ist, legt man auf eine Schale ein kleines Gewicht und lässt sie zur Ruhe kommen. Zeigt sie dieses Gewicht nicht an, so steigt man damit, indem man ein grösseres sanft mit einer Pincette auflegt. Man bestimmt dadurch das Minimum, welches zur Bewegung der Wage erforderlich ist. Ist man damit nicht zufrieden, so erforscht man die Ursachen der Unempfindlichkeit. Zunächst untersucht man die Schneiden und Lager der Wage, ob sie noch scharf, glatt und hart sind. Die beiden ersten Eigenschaften erkennt man sogleich beim Auseinandernehmen mit den Augen; ob die Schneiden und Pfannen hart sind, prüft man durch Ritzen mit einem guten Federmesser. Weder Schneiden noch Pfannen dürfen davon im Geringsten angegriffen werden.

Sind die Pfannen rostig, so reinigt man sie mit etwas Oel und einem durch die Oeffnungen der Scheere gesteckten Bleistifte, welcher mit Schmirgelpulver bestäubt ist; zuletzt polirt man sie mit einem neuen Bleistifte oder runden Holze und etwas Wiener Kalk oder rothem Eisenoxyd. Die Schneiden schleift man von der Seite mit einem Oelsteine. Sind sie weich und durch ein Federmesser ritzbar, so schlägt man sie aus dem Balken und härtet sie. Nehmen sie keine Härtung an, und bestehen also aus Eisen, so muss man sie wegwerfen und durch stählerne ersetzen, was Sache des Mechanikers ist.

# Einundzwanzigstes Kap. Instandhaltung u. Prüfung v. Wagen etc. 355

Sind die Schneiden hart und scharf, die Pfannen und Gehänge polirt, so kann die Unempfindlichkeit der Wage nicht an diesen Stellen liegen, sondern wird von dem Umstande bedingt sein, dass der Schwerpunkt des Balkens zu tief unter dem Drehpunkte liegt.

Diesem Uebelstande hilft man auf zweierlei Weise ab, entweder feilt man am untersten Theile des Balkens Substanz weg, oder man vermehrt das Gewicht der Zunge auf irgend eine Weise, bis der Balken die nöthige Empfindlichkeit erlangt hat.

Uebertreibt man diese Erhöhung der Empfindlichkeit, so kann die Wage leicht toll werden. d. h. sie kann rechts und links ausschlagen und liegen bleiben, je nachdem man sie nach dieser oder jener Seite anstösst.

Diesem Uebel hilft man auf die entgegengesetzte Weise ab, indem man also etwas von der Zunge abnimmt oder unten an den Balken anbringt, sei es nun durch Löthen oder Schrauben.

Endlich ist noch zu prüfen, ob die drei Schneiden ziemlich in einer geraden Linie liegen. Lässt die Form des Balkens es zu, so prüft man dies mit einem gespannten Faden, wo nicht, durch Wägungsversuche.

Wird durch vermehrte Belastung der Wage die Empfindlichkeit bedeutend vermindert, so liegen die seitlichen Aufhängepunkte zu tief gegen den mittleren. Man legt deshalb den Balken mit seiner unteren Kante auf einen Tisch und giebt einige leichte Hammerschläge auf die obere Kante und zwar auf die beiden Hälften des Balkens, um die seitlichen Aufhängepunkte in die Höhe zu treiben. Durch wiederholte Wägungsversuche findet man, ob man hierin genug gethan habe. Hat man zu viel darin gethan, so wird die Wage bei starker Belastung überschnappend. Ist sie dies geworden, oder von vornherein gewesen, so biegt man den Balken durch Hammerschläge auf dessen untere Seite abwärts, bis wiederholte Wägungsversuche zeigen, dass die Wage im belasteten Zustande nicht auffallend weniger empfindlich sei, als im unbelasteten.

Wenn man auch nicht Geschicklichkeit und Selbstvertrauen genug hat, um diese Regeln selbst in Anwendung zu bringen, so kann man doch mit Hülfe derselben einen Mechaniker instruiren oder beaufsichtigen, um den verlangten Zweck zu erreichen.

Der Gebrauch einer guten Wage wird durch Anwendung schlechter Gewichte ganz nutzlos. Die Gewichte müssen unter einander ein richtiges Verhältniss haben und einem conventionellen Landesgewichte gleich sein. Gute Gewichte machen, ist so mühsam und schwer, als fehlerhafte Wagen verbessern, besonders wenn man nur ein einziges richtiges Normalgewicht hat.

Besitzt man einen Gewichtssatz richtiger Normalgewichte, die man von einem zuverlässigen Mechaniker oder einem Aichungsamte erhält, so ist die Prüfung anderer Gewichte eine leichte Sache. Legt man das Normalgewicht mit dem zu prüfenden auf die beiden Schalen einer richtigen Wage, so zeigt der Augenschein, ob das fragliche Gewicht richtig.

zu leicht oder zu schwer sei. Im ersteren Falle bleibt es so, im letzteren wird es durch vorsichtiges Streichen über eine Schlichtfeile leichter gemacht, im mittleren Falle auf irgend eine Weise schwerer gemacht, entweder durch Anlöthen von etwas Zinn, Messing, oder durch Einbohren eines Loches, welches man mit Blei füllt und verklopft. Wird das Gewicht dadurch zu schwer, so justirt man es mit der Feile.

Vor Allem muss man sich vor dem Verfahren hüten, aus kleinen Gewichten durch Multiplication grössere machen zu wollen. Man würde die Fehler der kleineren Gewichte unvermeidlich multipliciren, und niemals ein grösseres Gewicht erhalten, welches einem gegebenen absoluten Gewichte gleich wäre.

Will man auf einer sehr empfindlichen Wage sich selbst einen Normalgewichtssatz machen, so kann dies nur durch Subdivision geschehen. Man verschaffe sich deshalb eine richtige Copie eines Pfundes, und gehe abwärts auf $1/2$, $1/4$, $1/8$ und $1/16$ Pfund, durch ein Verfahren, welches sehr zeitraubend ist und im Allgemeinen zu selten in Ausübung kommen dürfte, um es hier weitläufig zu beschreiben.

Die schärfste Probe eines Gewichtssatzes besteht darin, dass die Summe aller Unterabtheilungen eines Gewichtes zusammengenommen einem ganzen Gewichte, und die einzelnen Theile unter sich gleich seien. Hat man ein richtiges Pfund, so kann man es schon wagen, aufwärts bis zu 10 Pfunden fortschreitend seine Gewichte zu justiren.

Es ist zweckwidrig, zu viele einzelne Stücke jeder einzelnen Gewichtsgattung vorräthig zu haben. Im Laboratorium muss man einen Satz grösserer Gewichte bis zum Betrage von 30 Pfunden vorräthig haben, und zwar in folgender Vertheilung:

$$\begin{matrix} 10 \text{ Pfund} \\ 10 \text{ Pfund} \end{matrix} \; 5 \text{ Pfund} \; 2 \text{ Pfund} \; \begin{matrix} 1 \text{ Pfund} \\ 1 \text{ Pfund} \end{matrix},$$

und dann noch 1 Pfund in Unterabtheilungen. Bei dem jetzigen Provisorium des Apothekergewichts ist es nicht zweckmässig im Laboratorium andere Gewichte als die neuen Zollpfunde, oder halbe Kilogramme zu haben, weil der Apotheker im Laboratorium viele Sachen nach Gewicht kauft, Kräuter, Beeren, Honig, Wurzeln, Rinden etc. Durch zweierlei Pfundgewichtssätze würde sehr leicht Verwirrung und Irrthum entstehen und da alle Defectur nach der neuen Preuss. Pharmacopoe nur nach Gewichtstheilen und nicht mehr nach medicinischen Pfunden stattfindet, so bedarf man der alten Pfunde auch nicht mehr. Da in Preussen das Zollpfund in 30 Theile getheilt ist, welche Lothe heissen, so würde die Unterabtheilung des Pfundes in folgender Weise stattfinden können:

$$15 \text{ Loth}, \; 10 \text{ Loth}, \; 5 \text{ Loth}, \; 2 \text{ Loth} \; \begin{matrix} 1 \text{ Loth} \\ 1 \text{ Loth} \end{matrix}$$

womit man alle einzelnen Lothe bis zum Pfund zusammensetzen kann. Vom Loth an gehen die Gewichte nach Zehntheilung herunter und können mit einem Laufgewicht von 1 Loth Schwere auf einem in zehn Theile getheilten Balken abgewogen werden. Man kann aber auch die

Lothe als zehntel Pfunde schreiben und addiren, wo dann, da 30 Loth = 1 Pfund sind, 3 Loth = 0,1 Pfund sind.

Die Unterabtheilungen des Pfundes würden dann sein:

$$\frac{0{,}5\ \text{Pfund}}{15\ \text{Loth}} \quad \frac{0{,}2\ \text{Pfund}}{6\ \text{Loth}} \quad \frac{0{,}1\ \text{Pfund}}{3\ \text{Loth}} \quad \frac{}{3\ \text{Loth}}\ 2\ \text{Loth},\ 1\ \text{Loth},$$

welche zusammen 30 Loth ausmachen. Hat man nun ein Laufgewicht von 3 Loth, so kann man damit auf dem in 10 Theile eingetheilten Balken 10tel Pfunde auswägen. Es dürfte also am zweckmässigsten sein, wie es auch schon in andern Ländern des Zollvereins geschieht, alle Gewichte in Pfund und 2 Decimalen des Pfundes auszudrücken und sich dann um die Lothe weiter nicht zu bekümmern, und es würden die nach 3 Loth steigenden Gewichte mit den Decimalen des Pfundes 0,5, 0,2, 0,1 zu bezeichnen sein. Zur Verwandlung in Lothe hat man nur die erste Decimale mit 3 zu multipliciren, und ebenso erhält man die erste Decimale des Pfundes, wenn man die Lothe durch 3 dividirt.

Die Bezeichnung voller Gewichte mit Pfund und zwei Decimalen ist auch gesetzlich gestattet, weil sie im System enthalten ist, und es würde dann die unangenehme Bezeichnung mit Loth, Quent und Korn durch den allgemeinen Gebrauch ganz beseitigt werden. Nur im Detailgeschäft des Lebens, im Shop, würden die Lothe bleiben. Durch die neue Eintheilung würde auch Uebertragung in Gramme und Kilogramme sehr einfach sein. Da 2 Pfund gleich 1 Kilogramm sind, so würden die Pfunde durch 2 dividirt, Kilogramme und Gramme geben, und ebenso würden Kilogramme und Gramme mit 2 multiplicirt Pfunde mit Decimalen geben. Z. B. 67,46 Pfund sind gleich $\frac{67{,}46}{2} = 33{,}73$ Kilo

und 33,73 Kilo sind gleich $2 \times 33{,}73 = 67{,}46$ Pfund.

|  | bei Kilo | bei Pfund |
|---|---|---|
| Die Einheit der ersten Decimale ist | 100 Grm. | 50 Grm. |
| Die Einheit der zweiten Decimale ist | 10 „ | 5 „ |
| Die Einheit der dritten Decimale ist | 1 „ | 0,5 „ |

also das Verhältniss sehr einfach und leicht.

Die Gewichte der zweiten Decimale des Pfundes würden also

| für 0,05 Pfund | 0,02 Pfund | 0,01 Pfund |
|---|---|---|
| 25 Grm. | 10 Grm. | 5 Grm.<br>5 Grm. sein, |

und für die dritte Decimale 0,005 Pfund    0,002 Pfund    0,001 Pfund

                       2,5 Grm.        1 Grm.        0,5 Grm.
                                                                                    0,5 Grm.

und die Bezeichnung der obersten Linie in Pfunden tragen. — Das Laufgewicht für die zweite Decimale würde 3 Loth = 50 Grm. wiegen, für die dritte Decimale $^3/_{10}$ Loth = 5 Grm., und dann bliebe es dabei, dass gar keine Unzen in

358 Zweiter Abschnitt. Besondere Arbeiten und Apparate.

dem Laboratorium vorhanden wären, sondern nur in der Apotheke, so lange das Provisorium dauert.

In der Officin soll man an der Tarirwage einen Satz runder Gewichte in einem Etui haben, der von 16 Unzen anfangend bis auf 1 Drachme herabgeht. Dieser Satz besteht aus 9 Stücken, nämlich: 2 Stücke zu 1 Drachme, dann 1 Stück von 2 Drachmen, $^1/_2$ Unze, 1 Unze, 2 Unzen, 4 Unzen, 8 Unzen, 16 Unzen.

Er steht zwischen den Schalen der Tarirwage und ist immer zum Greifen bereit. Jedes Gewicht steht in einer entsprechenden Ooffnung. Dadurch controlirt sich die Vollständigkeit des Satzes mit einem Blicke, wenn alle Löcher gefüllt sind.

Es muss Regel sein, nie eins dieser Gewichte vom Receptirtische zu entfernen, oder nur in die Gewichtsschieblade zu werfen, sondern sie immer entweder im Gebrauche oder an ihrer Stelle zu haben.

Mit diesem Satz kann man bis zu 32 Unzen zusammensetzen. Der Gebrauch dieses Gewichtssatzes ist ungemein vielfach. Alle grösseren Gewichte pflegte man sonst aus einzelnen Unzenstücken zu bilden; dies ist sehr unsicher und zeitraubend. Man bedient sich dieser Gewichte beim grösseren Handverkauf, beim Ausfüllen des Gewichts der Mixturen, bei Abwägung grösserer Taren.

Neben diesen Gewichten hat man noch eine Anzahl sogenannter Medicinalgewichte in den bekannten Formen der umgekehrten abgestumpften Pyramiden für Unzen und Drachmen, der Bretzel für Scrupel, und der dünnen Bleche für Grane. Man vergleiche sie von Zeit zu Zeit mit einem Normalsatze auf einer guten Wage, denn der Stempel des Aichungsamtes schützt sie nicht gegen Abnutzung.

Die Erleichterung des Wägens im Laboratorium durch Laufgewichte ist durch Fig. 286 erläutert. Man theile den Balken auf beiden Seiten in 10 gleiche Theile ein, wozu das Verfahren später beschrieben werden

Fig. 286.

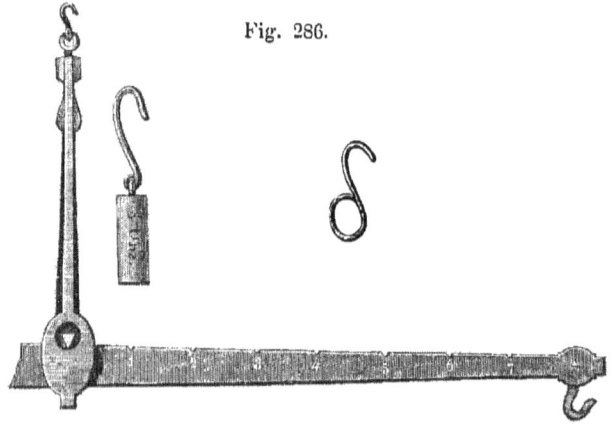

Wage mit eingefeiltem Balken.

wird. In der Zeichnung ist die 8-Theilung noch beibehalten, weil die Unzen noch existiren. Die beiden Laufgewichte würden für das Laboratorium die oben berechneten Gewichte von 50 und 5 Grm. haben, und das schwerere würde auf der Zahl, wo es hinge, diese selbe Zahl als erste Decimale, das leichtere die zweite Decimale bedeuten.

An Wagen hat man in einer Apotheke vielerlei Bedürfniss.

Im Laboratorium bedarf man zunächst einer schweren Balkenwage mit messingenen Schalen zum Defectiren. Der Balken hat eine Länge von 23 bis 27 Zoll (600 bis 700$^{mm}$), eine entsprechende Stärke, um für Belastungen von 30 Pfunden auf jeder Seite zu genügen. Von den messingenen Schalen ist eine weit und flach, 10 bis 11 Zoll (270 bis 290$^{mm}$) im Durchmesser und mit $2^{1}/_{4}$ Zoll (60$^{mm}$) hohem Rande; die andere ist etwa $7^{1}/_{2}$ Zoll (200$^{mm}$) weit und mit einem Rande von $5^{1}/_{2}$ bis 6 Zoll (150$^{mm}$) Höhe versehen. Jede Schale hängt an drei Schnüren, die sich mit ihren starken Haken aus den Schalen auslösen lassen, sowohl um die Schalen bequem reinigen als voluminöse Packete umschlingen zu können. Es ist äusserst bequem, einen eigenen Wagetisch zu besitzen, wo die Wage immer an einem in der Wand befestigten Galgen aufgehängt bleiben kann. Dort müssen dann auch die Gewichte in einer Schieblade verdeckt geborgen sein.

Eine kleinere Wage, von der Grösse einer Tarirwage, dient zum Abwägen kleinerer Mengen. Man wählt dazu eine Wage von geringerer Güte, mit eisernem Balken, oder eine abgedankte Tarirwage. Auch diese Wage soll, wo möglich, immer aufgehängt bleiben.

Für grössere Gewichtsmengen, wie sie im Laboratorium bei Ankäufen zuweilen vorkommen, bedient man sich einer Schnappwage oder Schnellwage. Die Schnellwage lässt gewöhnlich keine Controle ihrer Richtigkeit zu, wenn sie ohne alle Principien, durch blosse Empirie graduirt ist. Sie muss im unbelasteten Zustande im Gleichgewichte stehen und ihr Läufer muss ein bestimmtes absolutes Gewicht haben. Man kann jede fehlerhafte Wage dieser Art in eine gute und brauchbare verwandeln. Zu diesem Zwecke lasse man alle Theilstriche auf der langen Seite wegfeilen und mache die Schale so schwer, dass sie im leeren Zustande den Balken genau horizontal, oder die Zunge in der Scheere hält. Nun belaste man die Schale nach einander mit 1, 2, 3 bis 10 Pfunden, und schiebe ein einzelnes Pfund an einem dünnen seidenen Faden aufgehangen jedesmal auf dem Balken fort, so dass es den einzelnen Belastungen das Gleichgewicht hält. Die entsprechenden Stellen bemerke man mit einem Feilstriche auf dem Balken und bezeichne sie vorläufig mit 1, 2, 3 u. s. w. bis 10. Diese Entfernungen sind nun einfache durch die Zahl angezeigte Multipla des kleinen Armes der Schnellwage.

Nun mache man sich einen Läufer mit einem festen und offenen, innen scharfen Haken, der genau 10 Pfund wiegt, und theile mit einem Zirkel die Entfernung von einer Ziffer zur anderen in zehn gleiche Theile ein, so entspricht jeder Theil einem Zehntel des Läufers oder einem

360 Zweiter Abschnitt. Besondere Arbeiten und Apparate.

Pfunde. Die einzelnen Striche bezeichnet man mit eingehauenen Ziffern. Es kommt alsdann an die provisorische Ziffer 1 die Zahl 10, an die Ziffer 2 die Zahl 20, an die Ziffer 6 die Zahl 60 u. s. w. zu stehen, und beim Abwägen ist das Gewicht gleich der Anzahl Pfunde, welche die Stelle des Läufers beim Gleichgewichte anzeigt. Theile eines Pfundes schätzt man nach Augenmass, oder man stellt sie auf die Schale und bringt sie von dem Gewichte der ganzen Pfunde in Abzug, oder endlich man macht sich einen kleinen Läufer von $1/10$ Pfund = 3 Loth Gewicht, der zusammen mit dem grossen das Gleichgewicht bewirkt. Der grosse Läufer zeigt alsdann die Pfunde, der kleine die Zehntel Pfunde auf den grossen Abtheilungen, und die hundertstel Pfunde auf den Zwischenabtheilungen an.

Mit einer solchen Schnellwage kann man jede Last wägen, welche die Stärke der Wage zu tragen im Stande ist. Gesetzt, der zehnpfündige Läufer ziehe am Ende des Balkens die Last nicht, so hänge man mit einem Bindfaden noch 10 Pfund gewöhnliches Gewicht an den Läufer, und es werden alle Zahlen auf dem Laufbalken doppelt zu nehmen sein; hängt man 20 Pfund zum Läufer, so sind alle Zahlen dreifach zu nehmen. Diese Wage ist nun vollkommen zu controliren. Der Balken ist richtig, wenn er unbelastet horizontal steht; der Läufer ist richtig, wenn er das absolute Gewicht hat, was seine Zahl anzeigt; die Theilung ist richitg, wenn der richtige Läufer an einer bestimmten Stelle so vielen richtigen Pfunden das Gleichgewicht hält, als die Zahl dieser Stelle anzeigt.

Wenn der kurze Arm der Schnellwage eine Länge von 4 Zoll 7 Linien (120$^{mm}$) hat, und der lange 32 Zoll (840$^{mm}$), so wiegt der zehnpfündige Läufer am Ende aufgehangen direct $\frac{840}{120} \cdot 10 = 70$ Pfund auf. Hängt man noch 10 Pfund an, so werden 140 Pfund gewogen werden können; hängt man 20 Pfund an, so ist das Maximum der Last 210 Pfund, was die meisten in dem pharmaceutischen Laboratorium vorkommenden Lasten übertrifft. Nimmt man den kleinen Arm zu 3 Zoll 10 Linien (100$^{mm}$), den grossen zu $34\frac{1}{2}$ Zoll (900$^{mm}$), so wägt man mit dem 10-Pfund-Läufer 90 Pfund aus, mit dem 20-Pfund-Läufer 180 Pfund u. s. w. Diese Construction macht es ganz überflüssig, die Schnellwage zum Umschlagen mit einer sogenannten schweren und leichten Seite einzurichten.

Fig. 287 stellt die Schnellwage mit ihrem Läufer dar.

Fig. 288 zeigt das System der Eintheilung. Bei $h$ ist das Hypomochlion, bei $l$ die Last.

Die grossen Abtheilungen des langen Armes sind einzeln gleich dem kurzen Arme $lh$, die Unterabtheilungen sind die einzelnen Pfunde. Man theilt eine grosse Abtheilung in so viel gleiche Theile ein, als der Läufer ganze Pfunde enthält.

Die Decimalwage, Brückenwage oder Quintenzwage ist in

Einundzwanzigstes Kap. Instandhaltung u. Prüfung v. Wagen etc. 361

der Anschaffung ungleich theurer als die Schnellwage, fordert einen horizontalen Boden zum Aufstellen und lässt sich nicht leicht wegräumen.

Fig. 287.

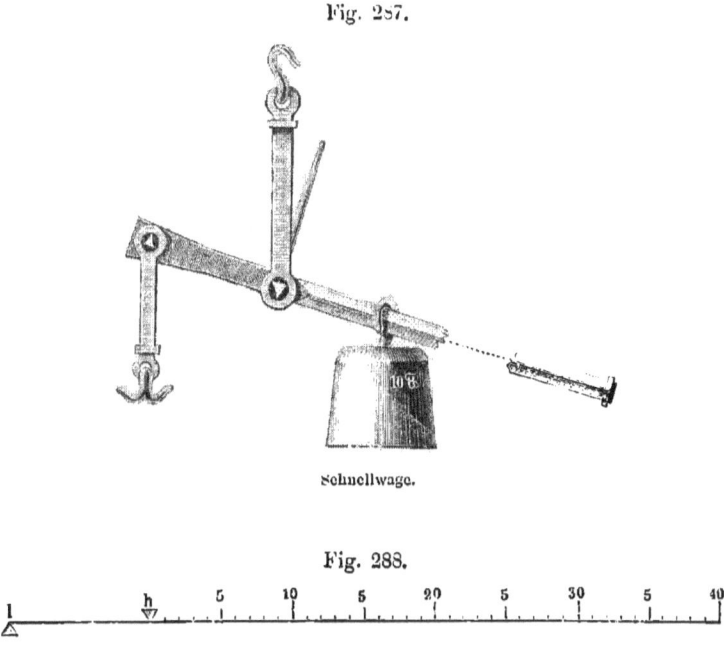

Schnellwage.

Fig. 288.

Eintheilung der Schnellwage.

Sie steht dadurch der Schnellwage nach, welche wohlfeiler ist, sich an jedem Haken aufhängen und leicht aus dem Wege räumen lässt.

Auf dem Kräuterboden bedarf man einer Handwage mit grossen und leichten Schalen, um die Ingredienzien zu Thee und Species abzuwägen. Auf der Materialkammer hat man eine grosse Wage, um die von den Droguisten kommenden Packete nachwiegen zu können, und eine kleinere, um einzelne Gegenstände zur Defectur abzuwägen.

In der Officin ist zunächst die Tarirwage zu betrachten. Sie wird von allen Wagen am häufigsten gebraucht und bedarf deswegen einer besonderen Betrachtung.

Eine gute Tarirwage muss vollkommen richtig, sehr empfindlich, dauerhaft und bequem sein.

Wie die Richtigkeit einer Wage geprüft wird, haben wir oben auseinandergesetzt.

Die Empfindlichkeit der Tarirwage soll so weit gehen, dass sie unbelastet $1/2$ Gran noch deutlich angiebt, mit einer Belastung von 4 Unzen auf jeder Schale noch 1 Gran, mit einer Belastung von 1 Pfund auf jeder Schale noch 2 bis 3 Gran.

362  Zweiter Abschnitt. Besondere Arbeiten und Apparate.

Wie diese Empfindlichkeit erzielt werde, ist oben ebenfalls auseinandergesetzt worden.

Die Dauerhaftigkeit einer Tarirwage hängt von der Güte der Schneiden, Pfannen und der Gehänge ab. Eine Tarirwage ist bei dem vielfachen und nicht immer sanften Gebrauche sehr der Abnutzung unterworfen. Diese Abnutzung wird sehr bald eintreten, wenn die Schneiden nicht hart und nicht lang genug sind. Die aus Gussstahl gearbeiteten Schneiden müssen glashart gehärtet sein und eine solche Dicke haben, dass sie bei der gleichzeitigen Sprödigkeit dennoch Stärke genug besitzen, eine Erschütterung oder einen Stoss auszuhalten. Die Schneiden müssen lang sein und weit auf den Pfannen aufliegen, damit sie gegen Abnutzung geschützt bleiben. Je kleiner die sich berührenden Stellen der Schneiden, Pfannen und Gehänge sind, desto stärker ist der Druck auf jeden einzelnen Punkt und entsprechend desto grösser die Abnutzung. Lange Schneiden, wenn sie nur gerade, scharf und hart sind, geben keine geringere Empfindlichkeit, als kurze, weil der Druck im Verhältniss der Länge auf jeden einzelnen Punkt abnimmt; dagegen sind sie ungemein besser gegen Abnutzung geschützt. Ich ziehe deshalb auch vor, die Gehänge nicht aus gebogenen Stahldrähten zu machen, welche die Schneiden nur in einem Punkte berühren und sich entweder selbst einschneiden oder die Schneiden plattdrücken, sondern auf durchgehenden Schneiden breite Gehänge mit Stahlpfannen aufruhen zu lassen.

Solche Wagen zeigen nach einem zwölf- bis fünfzehnjährigen Gebrauche noch nicht die geringste Abnutzung. Die mittlere Axe soll auf jeder Seite wenigstens 3 Linien ($6^{mm}$) lang auf den Pfannen aufruhen, die Seitenschneiden auf jeder Seite 2 Linien ($4^{mm}$), oder das Gehänge auf der ganzen oberen Kante der Schneide aufliegen. Giebt man dem Balken die gewöhnliche Form einer massiven Stange, so wird seine Stärke und Widerstandsfähigkeit nur durch die Masse des Metalls erlangt, dadurch aber die Empfindlichkeit der Wage etwas gekränkt. Es ist deshalb bei Weitem vorzuziehen, dem Balken eine durchbrochene rhombische Form zu geben, wodurch er bei gleicher Stärke eine grössere Leichtigkeit und Empfindlichkeit erlangt.

Die mittlere Schneide läuft in dem leeren Raume des Rhombus frei durch und wird auf ihrer ganzen Länge von einem flach hohlgeschliffenen Achate oder einer ähnlichen stählernen Pfanne getragen. Die drei Axen sind an ihren Enden schief abgestossen, so dass nur der in der Schneide selbst liegende Punkt die stählernen Stosspfannen berühren kann. Da dieser sich nur um sich selbst wenig dreht, so kann er an den Stosspfannen keine merkbare Reibung verursachen. Die Axen sollen auf ihren Lagern zwischen den Stosspfannen nur einen Spielraum von $1/4$ Linie ($1/2^{mm}$) haben. Die mittlere achatne Pfanne wird von hinten an einem auf dem Tische fest stehenden Ständer getragen. Die seitlichen Gehänge sind mit ausgehöhlten halbcylindrischen Pfannen, die auf den Schneiden liegen, versehen. Alle drei Schneiden sind im Querschnitte gleichseitige

Dreiecke mit ganz flachen Seiten. Die Winkel der Kanten haben also
60 Grad. Es ist vorzuziehen, die Schneiden durchlaufend gleich zu machen, weil man alsdann die ganze Schneide zuletzt auf Glas schleifen
kann. Gewöhnlich sind die Körper der Schneiden in der Mitte vierkan-
tig und nur an den Enden dreikantig, mit einer Schneide in der Mitte
zugefeilt. Diese Form der Schneide erlaubt nicht, sie auf einer Ebene
zu schleifen, was die grösste Vollendung giebt.

Die rhombische durchbrochene Form des Balkens gewährt grössere
Stärke als die massive. Der Grund dieses Verhaltens ist einleuchtend.
Es müsste nämlich der obere Theil des Balkens auseinandergerissen, der
untere aber gestaucht werden, wenn der Balken sich biegen sollte. Aus
diesem Gesichtspunkte lässt sich eine noch günstigere Form des Balkens
construiren, die ich schon mit dem grössten Erfolge ausgeführt und in
Gebrauch gezogen habe.

Der Wagebalken besteht aus einer aus Messing gegossenen und hart

Fig. 289.

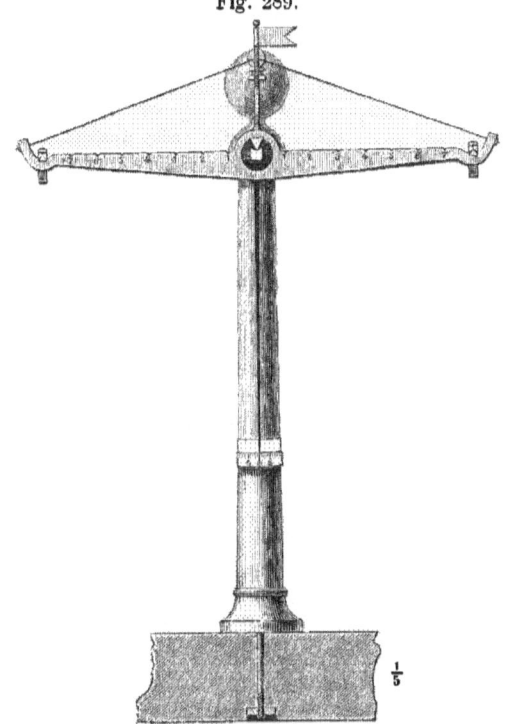

Tarirwage.

geschlagenen Stange, überall von gleicher Dicke von oben gesehen (Fig. 289).
Von der Seite zeigt er eine kleine Anschwellung in der Mitte, um für die

364  Zweiter Abschnitt. Besondere Arbeiten und Apparate.

durchgehende Schneide Raum zu gewinnen. Die obere Linie des Balkens, worin die drei Schneiden und die Eintheilungskerben liegen, ist ganz gerade. Alle drei Schneiden sind ihrer ganzen Länge nach dreikantig und in schwalbenschwanzartige Einschnitte gedrängt eingesetzt. Da sie zum Putzen und Schleifen nicht herausgenommen werden müssen, so sind sie sehr fest eingetrieben. Alle Schneiden tragen auf ihrer ganzen Länge. In der Mitte des Balkens ist ein runder Ausschnitt, durch welchen das an dem festen Ständer (Fig. 291) befindliche Lager hindurchragt. Die Schneiden bewegen sich in stählernen Pfannen, welche aus zwei in einem stumpfen Winkel sich schneidenden geraden Flächen und nicht aus einem Theile eines Cylinders bestehen. Diese Pfannen berühren die Schneiden immer mit derselben Stelle. Die Wage, sowie die Schalen können nicht verschoben werden und legen sich bei einer Erschütterung augenblicklich wieder in die normale Lage.

Der Balken ist mit zwei Strebedrähten versehen, welche ihm eine grosse Stärke geben. Diese Drähte bestehen aus Gussstahl oder englischer Claviersaite und ertragen einen ungeheuren Zug, ehe sie zerreissen oder sich verlängern. An dem Balken sind sie so angebracht, dass dieser durch die Last nicht nach unten gebeugt werden kann, ohne die Drähte zu zerreissen oder zu strecken. An der kleinen, nach oben gehenden Zunge ist eine Schraube angebracht, mit welcher eine Mutter sich bewegt, welche die Drähte spannt und die Aufhängungspunkte der Endschneiden beliebig erhöhen und senken kann. Auf dem obersten Punkte dieser Zunge ist ein kleines Fähnchen von Messing, welches mit harter Reibung um seinen Stift geht. Es hat den Zweck, durch Drehen nach rechts oder links die kleinen Ungleichheiten des Balkens auszugleichen. Von selbst bewegt es sich niemals, und da es nicht im Wege ist, kann es auch nicht leicht von aussen eine Störung erhalten.

Die Construction einer Endschneide ist in Fig. 290 abgebildet.

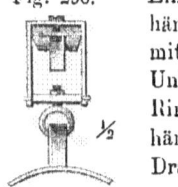

Fig. 290.

Gehänge.

Ein messingener Bügel umschliesst drei Seiten des Gehänges; in dem oberen Theile ist die stählerne Pfanne mit einem Schräubchen oder durch Kitten befestigt. Unten öffnet sich das Gehänge federnd und nimmt den Ring für die Schale auf. Damit diese sich nicht drehe, hängt sie mit einem flachen Bande und nicht mit einem Drahte in dem Ringe.

Die Aufstellung der Wage in ihrem sehr einfachen und starken Gestelle sieht man in Fig. 291. Eine hohle cylindrische Säule aus starkem Messingblech, absichtlich wenig verziert, um sie leicht reinigen zu können, steht auf dem Wagetischchen. Oben wird sie durch eine schwere hartgeschlagene Platte von Messing $a$ geschlossen, welche Platte auf einer Verlängerung die stählerne Pfanne für die Mittelschneide trägt. Eine eiserne Stange, welche unten mit einem eingelassenen Viereck in der Tischplatte sitzt und durch die ganze Säule hindurchgeht, trägt oben eine Schraube, auf welche eine in einem kugelförmigen messin-

Einundzwanzigstes Kap. Instandhaltung u. Prüfung v. Wagen etc. 365

genen Knopfe befindliche Mutter passt. Zieht man diese scharf an, so wird die Säule ganz vertikal und sammt dem Träger der Pfannen sehr stabil an den Tisch befestigt. Ein Gradbogen an der Säule dient zum Ablesen des Wägenden. Diese Einrichtung ist viel bequemer, wie das Ablesen einer oben befindlichen Zunge; denn wenn man tarirt, hat man nothwendig seine Augen auf das Gefäss gerichtet und ist jetzt mit dem Blicke sehr weit von der oberen Zunge entfernt. Dagegen ist die herabreichende Zunge so nahe, dass man ihre Bewegung sehen kann, ohne sie absichtlich zu fixiren, sowie uns ja Gegenstände sichtbar sind, die noch etwas aus unserer Gesichtslinie abliegen.

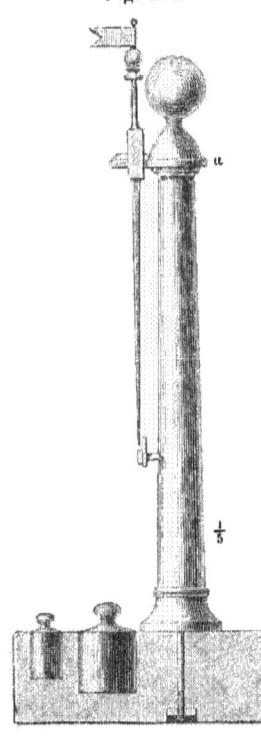

Fig. 291.

Tarirwage von der Seite.

Die grösseren Gewichte sieht man unten in dem Tische in passende Oeffnungen eingesetzt. Daneben befinden sich die Schiebladen für die kleineren Gewichte.

Die ganze Construction ist so einfach und solid und so leicht in gutem Stande zu halten und zu repariren, dass sie wohl nichts zu wünschen übrig lässt. Man könnte allenfalls noch den Balken stärker nehmen und alsdann die Strebedrähte mit Allem, was daran hängt, weglassen, im Uebrigen aber die Construction beibehalten. Es würde die Wage noch sehr brauchbar, sogar wohlfeiler und leichter rein zu halten sein. Es kann dies Jedem überlassen werden. Um jedoch das Urtheil über die Construction zu unterstützen, will ich einige Details über die Anwendung der Strebedrähte mittheilen.

Es ist zweckmässig, diese Drähte schon im Zustande der Nichtbelastung der Wage in Spannung zu setzen. Dieses erreicht man dadurch sehr leicht, dass man den Balken für sich etwas an den Seiten nach unten biegt und ihn nun durch Anziehen der Muttern gerade streckt. Durch dieses Verfahren kann der Balken nicht nur mit der grössten Leichtigkeit gerade gestreckt, sondern auch aufwärts gebogen, ja sogar zerbrochen werden. Zugleich benutzt man dieses Aufwärtsziehen des Balkens, die drei Schneiden in eine gerade Linie zu bringen, was durch die bei starker und schwacher Belastung veränderte Empfindlichkeit, wie oben beschrieben wurde, erkannt wird. Eine Wage, deren ganzer Balken nur drei Pfund an Eisen wog, trug vier Centner Belastung ohne allen Schaden. Leer zeigte die Wage eine Belastung von 5 Gran an, was sich leicht hätte auf 1 Gran bringen lassen; bei 50 Pfunden Belastung zeigte sie

366  Zweiter Abschnitt. Besondere Arbeiten und Apparate.

noch $^1/_2$ Quentchen an, bei 1 Centner Belastung 1 Quentchen, bei 2 Centner 2 Quentchen und bei 4 Centner Belastung noch sehr deutlich $^1/_2$ Unze. Mehr Belastung fassten die Schalen nicht, indem die Gewichte schon hoch über einander lagen. Die ungeheure Last schaukelte ganz ruhig an dem leichten Gerüste von 3 Pfund Eisen. Eine andere Wage, die ich, um die Sache auf die Spitze zu treiben, aus Holz bauen liess, und wo der Querschnitt der hölzernen Latten ungefähr 2 Quadratzoll betrug, aber mit eisernen Strebedrähten von $^1/_4$ Zoll Dicke versehen, war mit 14 Centnern belastet, als der Haken an der Decke abbrach und der Versuch dadurch unterbrochen wurde.

Eine zu feinen Versuchen bestimmte, nach demselben Principe construirte Wage zeigte folgende Verhältnisse und Ergebnisse.

Der gussstählerne Balken von Schneide zu Schneide ist 25 Zoll 7 Linien (670$^{mm}$) lang, 5 Linien (11$^{mm}$) hoch und 3$^3/_4$ Linien (7$^1/_2^{mm}$) dick. Die Zunge ist ein runder Stahldraht von 2$^1/_2$ Linie (5$^{mm}$) Dicke und 8$^1/_2$ Zoll (220$^{mm}$) Länge. Die Schneide in der Mitte ist 3 Zoll 10 Linien (102$^{mm}$) lang und ruht auf jeder Seite 6 Linien (12$^{mm}$) lang auf Carneol; die Schneiden an der Seite sind 1 Zoll 5 Linien (36$^{mm}$) lang. Die 14 Zoll 2 Linien (370$^{mm}$) langen Strebedrähte aus Gussstahl sind 1$^1/_2$ Linie (3$^{mm}$) dick. Der ganze Wagebalken wiegt 1$^1/_2$ Pfund. Diese Wage zog, mit einem Kilogramme auf jeder Schale belastet, noch deutlich ein Milligramm; sie wurde auch mit zehn Kilogrammen belastet und zeigte nach Entfernung dieses Gewichtes weder eine Verletzung der Schneiden, noch eine Abnahme der Empfindlichkeit. Ich würde kein Bedenken tragen, diese Wage in einem stärkeren Gehänge, was sie ihrer Bestimmung nach nicht hat, mit einem Centner zu belasten.

Diese Resultate sprechen deutlich genug für die Vorzüglichkeit dieser Construction, besonders bei einer Wage, die in sich alle guten Eigenschaften vereinigen soll, nämlich grosse Empfindlichkeit, Dauerhaftigkeit und bedeutende Tragkraft.

Gäbe man dem Balken einer Tarirwage eine Länge von 12 Zoll (315$^{mm}$), 2$^1/_2$ Linie (5$^{mm}$) Dicke, der mittleren Schneide 1$^1/_2$ Zoll (40$^{mm}$), den seitlichen 10 Linien (20$^{mm}$) Länge, so würde man bei guter Arbeit eine Wage erhalten, die eben so leicht $^1/_2$ Gran anzeigte, als sie auch 20 Pfund zu tragen im Stande wäre. Man würde auf derselben ebensowohl 5 Gran *Extr. Hyoscyami* abtariren, als man eine Pferdelatwerge von 3 bis 4 Pfunden zusammenwöge.

Natürlich müsste der Ständer diejenige Stärke haben, um diese Belastung tragen zu können. Allein gerade dies würde Gelegenheit geben, einige Fläche in Metall und dadurch einigen Luxus zu entwickeln, und würde diese Säule, in Form einer antiken aufgeführt, oben sehr passend mit dem Zeichen der Apotheke, in passender, geschmackvoller Ausführung geschlossen werden können. Wegen des leichteren Reinhaltens sind in obiger Zeichnung nur sehr einfache Formen angenommen worden.

Wir haben nun noch etwas über die Bequemlichkeit der Tarirwage

# Einundzwanzigstes Kap. Instandhaltung u. Prüfung v. Wagen etc.

im Gebrauche zu sagen. Meistens hangen die Tarirwagen mit ihrer Scheere frei schwebend an einem sogenannten Galgen, und es kann sich der Ring der Scheere in dem Haken des Galgens drehen. Diese Einrichtung ist sehr schlecht. Bei jeder Bewegung des Balkens kommt die ganze Wage leicht ins Drehen, und man muss nun entweder den Balken festhalten oder mit dem Gefässe, woraus man eingiesst, dem auf der Schale stehenden Glase nachlaufen. Rechnet man dazu, dass auch die Schale ins Drehen kommen kann, und dass man gleichzeitig diesen beiden Bewegungen nachzugeben hat, so wird das Bedürfniss einer zweckmässigen Befestigung der Tarirwage keines Beweises mehr bedürfen. Will man an der vorhandenen Tarirwage keine grosse Veränderungen machen, so kann man ihr dennoch dies unangenehme Schwanken und Drehen benehmen, wenn man statt eines Aufhängehakens aus rundem Drahte denselben aus einem bandförmigen Bleche macht. Dieses flache Band trägt statt mit der Mitte, mit seinen beiden Kanten, und es kann sich der Balken nicht mehr um seine Aufhängung in der Scheere drehen.

Noch besser ist es, die Scheere senkrecht hängend absolut fest in dem Galgen zu befestigen, oder, wie oben angenommen wurde, die mittlere Pfanne der Wage auf einem festen Ständer unbeweglich anzubringen. Dadurch ist zugleich das Drehen und das seitliche Schaukeln der Wage verhindert.

Die Schalen sind ganz flach, 5 Zoll (130$^{mm}$) im Durchmesser und von einem 2 Linien (4$^{mm}$) hohen Rande umgeben. Dieselben hängen entweder an einer Stange oder an zweien. Ich ziehe die letztere Befestigungsweise vor, weil sie eine grössere Stärke und Gleichmässigkeit des Schwebens giebt. Bei einer Tragstange muss dieselbe sehr stark sein, weil sie sonst unten im Winkel verbogen zu werden Gefahr läuft; der Schwerpunkt der Schale liegt ganz aus der Mitte und die leere Schale steht vorn höher als hinten. Stellt man ein leeres Glas darauf, so steht es schief und wendet seine Oeffnung nach hinten, vom Wägenden abgekehrt. Legt man eine schwere Last auf die Schale, so neigt sich dieselbe vorn herunter. Tarirt man ein 12- oder 16-Unzen-Glas, so steht die Schale ziemlich horizontal, wenn das Glas ganz vorn steht, indem es nun der Stange das Gleichgewicht hält. So wie aber die Flasche anfängt sich zu füllen, so neigt sich die Schale vorn herunter und das Glas droht von der Schale zu fallen; man muss deshalb die Tarirung unterbrechen und das Glas zurückschieben. Hängt die Schale in einem hufeisenförmigen Bügel aus Messingdraht, so brauchen beide Arme nicht so stark und schwer zu sein, als früher der eine, weil beide zusammen wirken.

Die Schale hängt leer oder noch so schwer in der Mitte belastet immer gerade. Die Bügel sind unten ausgeblattet und mit einem kleinen Winkel unter den Boden der Schale angelöthet. Die Schalen dürfen nicht im Kreise herumschwanken können, weil sonst leicht einer der Drähte der Hand im Wege stehen dürfte. Dies wird wie oben vermieden, wenn man die Aufhängeringe und Haken bandförmig platt formt.

368  Zweiter Abschnitt. Besondere Arbeiten und Apparate.

Die beiden Tragedrähte der Schale müssen vorn links und hinten rechts stehen, so dass man mit der rechten Hand, die sich von vorn und rechts der Wage nähert, gerade zwischen die Drähte fährt. In dieser Lage hindern beide Drähte so wenig wie sonst nur einer.

Zum Tariren bediente man sich sonst trockner Bohnen. Dieselben sind jedoch jetzt fast überall abgeschafft und durch Schrote ersetzt.

Man wendet zum Tariren zwei dünne Schälchen von Nussbaumholz, die sich in einander setzen lassen, an. Sie haben die nebenstehende Form (Fig. 292). Das grössere hat am oberen Rande 3 Zoll 10 Linien (100$^{mm}$) Durchmesser, am Boden 3 Zoll (78$^{mm}$) und wiegt nahe 2 Unzen; das kleinere hat am Rande 3 Zoll (78$^{mm}$), am Boden 2 Zoll 8 Linien (70$^{mm}$) Durchmesser und wiegt zwischen 2 und 3 Drachmen; es ist sehr dünn ausgedreht. 4 bis 5 Unzen Schrot, wovon 18 bis 20 Körner 1 Drachme wiegen, dienen dazu, die Tara zu vollenden. Vielfach werden jetzt böhmische Granate zum Tariren verwendet. Sie rollen nicht herab, wie runde Schrote, beschmutzen die Hände nicht mit Metallstaub, und lassen schärfere Austarirungen zu, weil die einzelnen Körner leichter sind. Sie sind sehr wohlfeil.

Fig. 292.
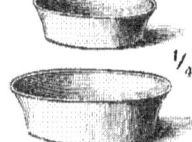
Tarirbecher.

Abwechselnd nach Bedürfniss steht die leichte oder die schwere Schale auf der Wage. Man kann also vom kleinsten Glase, was mehr wie 2 Drachmen wiegt, bis zu 6 und 8 Unzen Tara geben. Der etwas ausgebogene Rand dieser Schälchen erlaubt ihren Inhalt schnell in einander auszuleeren. Sollte das leichte Schälchen noch zu schwer sein, so legt man ein beliebiges Gewicht zum Gefässe, so dass man noch etwas zur Tara aufgeben muss. Durch diese Einrichtung kommt auch der Schrot nur sehr wenig mit der Hand in Berührung.

Von Receptirwagen bedarf man je nach der Natur des Geschäftes und dessen Umfange eine ungleiche Anzahl. Es ist auch hier vorzuziehen, wenige aber gute Wagen statt vieler und mittelmässiger oder schlechter zu haben. Oft hängen in grossen Geschäften die Ständer voller Wagen und höchstens drei oder vier von denselben werden gebraucht.

Eine grosse Receptirwage mit 9 Zoll (230$^{mm}$) langem messingenem Balken und 5 Zoll (130$^{mm}$) weiten hörnernen Schalen, mit einer Empfindlichkeit, dass sie leer 1 Gran stark angiebt, dient zu Gewichten bis zu 8 Unzen, oder bei lockeren Substanzen, Magnesia, Blumen und Kräutern zu geringeren Gewichten und grösseren Massen.

Eine etwas kleinere mit 7 Zoll (180$^{mm}$) langem Balken und 4½ Zoll (120$^{mm}$) weiten hörnernen Schalen dient zu 2 bis 3 Unzen Gewicht.

Ferner hat man Drachmen- und Granwagen.

Eine zu Drachmen bestimmte Wage mit 6¼ Zoll (160$^{mm}$) langem Balken und 3½ Zoll (90$^{mm}$) weiten Schalen dient zu den meisten Fällen

Einundzwanzigstes Kap. Instandhaltung u. Prüfung v. Wagen etc. 369
der Receptur. Pillenmassen und Pulver werden grösstentheils ganz darauf zusammengewogen. Die Empfindlichkeit muss gross genug sein, um $1/2$ Gran anzugeben. Man kann auf dieser Wage, wenn man sie gerade in der Hand hat, abwärts bis zu 10 Gran wägen. Es ist zweckmässig, diese Wage sowie die folgende *in duplo* zu haben.

Die Granwage mit $4^{1}/_{2}$ Zoll ($118^{mm}$) langem Balken, ganz leichten Schalen, einer Empfindlichkeit für $1/5$ Gran, dient bis zu Belastungen von 40 Granen höchstens. Die kleinen Grangewichte hat man in beschriebenen Schächtelchen, weil sie sich sonst unter den anderen zu leicht verlieren.

Eine ungemein bequeme Einrichtung ist die Granwage mit beweglichem Laufgewichte. Auf einem ganz flachen Balken von $5^{3}/_{4}$ Zoll ($150^{mm}$) Länge bewegt sich ein Läufer, der durch seine Form nicht abfallen und verloren gehen kann, so dass er je nach der an dem Balken durch Ziffern bezeichneten Stelle bis zu 5 Gran Gewicht bedeuten kann. Der Läufer hat Reibung genug, um die ihm angewiesene Stelle trotz Schwanken und Schaukeln zu behaupten. Er bedeckt eben die Ziffer, welche er vorstellt. Steht er an 0, so muss die leere Wage im Gleichgewichte stehen. Auf der vorderen Fläche des Balkens sind Zehntel-Grane, auf der hinteren Drittel- und Viertel-Grane getheilt. Uebrigens sollte der Arzt möglichst selten Bruchtheile eines Grans verordnen, oder, richtiger gesagt, den Apotheker in die Lage versetzen, sie abzuwägen, da er durch Vertheilung Mittel genug besitzt, jede beliebige Dosis dem Kranken zu reichen. Der Arzt kann in seinem eigenen Interesse sich sicherer darauf verlassen, dass ganze Grane richtiger sind, als halbe und viertel. Eine Wage, die für sich nicht ganz im Gleichgewichte steht, wird 10 Gran mit einem relativ kleineren Fehler, als 1 Gran abzuwägen gestatten.

Würde man sich eine solche Wage bis zu den grösseren Gewichten von 2 Drachmen einrichten, so würden vielerlei Wagen und Gewichte in der Officin erspart werden können. Streng genommen brauchte sie nur eine Schale zu haben.

Eine Handverkaufswage grösserer Art bedarf nicht der Genauigkeit und Empfindlichkeit der Tarirwage. Sie steht nicht selten auf einem eigenen Handverkaufstische. Man hat in der neueren Zeit die sogenannten Tafelwagen, bei welchen die Schalen über den zwei parallelen Balken angebracht sind, angewendet. Sie sind zu diesem Zwecke ganz brauchbar, obgleich sie wegen ihrer geringeren Empfindlichkeit, die bei der grösseren Masse und der mehr als doppelt so grossen Reibung niemals jener der einfachen Wage gleich sein kann, zu Tarirwagen nicht angewendet werden können.

Mohr, pharmac. Technik 24

## Zweiundzwanzigstes Kapitel.

### Bestimmung des specifischen Gewichtes.

Die Bestimmung des specifischen Gewichtes findet in der Pharmacie nur bei Flüssigkeiten statt, bei festen Körpern höchstens aus wissenschaftlichem Interesse. In der Physik werden die nöthigen Hülfsmittel dazu an die Hand gegeben. Wir fragen hier nur, welche zu praktischen Zwecken für den Pharmaceuten anwendbar seien.

Um mit dem Seltneren anzufangen, haben wir zunächst die Bestimmung des specifischen Gewichtes fester Körper zu betrachten. Der Pharmaceut hat hier nur mit festen Stoffen ohne bestimmte Form und Grösse zu thun und kann die Grösse der Stücke nach Belieben vermindern.

Die einfachste Methode, dies zu erreichen, ist folgende: Man verschaffe sich ein Glas mit weitem Halse und sehr gut passendem Glasstöpsel. Derselbe muss stark konisch sein, damit er durch Drücken nicht weiter hineingehe und einen bestimmten Sitz habe. Entspricht der Stopfen dieser Bedingung nicht, so muss man denselben noch mit Sand und Schmirgel nachschleifen, oder ganz entfernen und eine Glasplatte auf das Glas vollkommen schliessend zurichten, Fig. 293 und 294.

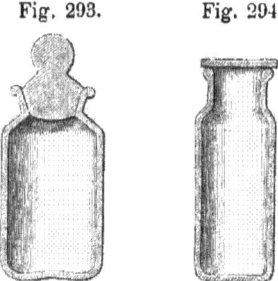

Fig. 293.    Fig. 294.

Zum specif. Gewicht.

Der Körper, dessen specifisches Gewicht bestimmt werden soll, muss ganz in diese Flasche hineinpassen, was natürlich vorher zu versuchen ist. Er kann aus vielen einzelnen Stücken bestehen, ja sogar ein Pulver sein.

Wir wollen annehmen, der Körper sei massiv, in Wasser unlöslich und liesse sich leicht ohne Verlust kleiner Theilchen anfassen und bewegen.

Man fülle nun das Glas gänzlich mit destillirtem Wasser von einer bestimmten Temperatur (14 Grad R.), stelle dasselbe auf die Schale einer guten, empfindlichen Wage, lege den Körper daneben auf dieselbe Schale und bringe die Wage ins Gleichgewicht, indem man die andere Schale mit gleichgültigen Stoffen, am bequemsten Schrot, belastet.

Nachdem das Gleichgewicht eingetreten ist, nimmt man den Körper von der Schale weg und ersetzt seine Stelle durch genaue Gewichte. Man erhält dadurch das absolute Gewicht des Körpers in der Luft gewogen.

Nun öffne man das Glas, werfe den Körper in dasselbe hinein, ver-

## Zweiundzwanzigstes Kap. Bestimmung des specif. Gewichtes. 371

treibe alle noch haftenden Luftblasen durch Umschütteln oder mit der Fahne einer Feder, fülle das Glas randvoll mit Wasser an und setze den Glasstopfen oder die Platte satt auf das Glas, so dass, wie früher, keine Spur von Luft darin bleibe. Von aussen trockne man wieder sauber ab. Stellt man nun das Glas auf die Schale, so hat es so viel an Gewicht verloren, als das Wasser wiegt, welches von dem Körper aus dem Glase verdrängt wurde. Dividirt man mit dieser Zahl in das Gewicht des Körpers in der Luft, so ist der Quotient das verlangte specifische Gewicht.

Diese Methode lässt sich mit jeder Wage ohne besondere Vorbereitung ausführen, während die Einrichtung der hydrostatischen Wage die Beschaffung einer besonderen Schale mit Haken und das Aufhängen an einem Faden erfordert, was bei obiger Methode überflüssig ist. Die hydrostatische Wage erlaubt mineralogische Stufen jeder Grösse, die man nicht gern zerkleinern möchte, abzuwägen; dagegen erlaubt sie nicht, ohne besondere Vorrichtungen, bröckelige Stücke oder gar Pulver zu verwenden. Wenn sich während des Wägens mit der hydrostatischen Wage kleine Stücke loslösen, so ist der Versuch augenblicklich unterbrochen, und es muss wieder getrocknet und von Neuem angefangen werden, wodurch eine grosse Störung eintritt, die bei der vorher beschriebenen Methode nicht stattfinden kann.

Hat man das specifische Gewicht von Körpern zu bestimmen, die im Wasser löslich sind, so wähle man eine andere Flüssigkeit, worin sie nicht löslich sind, wie etwa starken Alkohol oder ein ätherisches Oel.

Man bestimme nun das specifische Gewicht des Körpers, gerade als wenn man Wasser angewendet hätte, multiplicire aber das gefundene Resultat mit dem specifischen Gewichte der Flüssigkeit; das Product ist nun das specifische Gewicht des Körpers auf Wasser bezogen.

Diese Arbeiten kommen selten vor, und, wie gesagt, fast immer nur von wissenschaftlicher Neugierde angeregt.

Die fast täglich vorkommenden Arbeiten dieser Art betreffen nur Flüssigkeiten. Sie sind gewöhnlich das Ende der Arbeiten bei der Darstellung einer jeden Flüssigkeit.

Die Bestimmung des specifischen Gewichtes einer Flüssigkeit kann mit sehr verschiedenen Hülfsmitteln geschehen; entweder bestimmt man das absolute Gewicht eines gegebenen Volums, dessen Inhalt an reinem Wasser man aus einem anderen Versuche kennt, oder man ersieht das specifische Gewicht an dem verschiedenen Eintauchen eines festen Körpers von gleichbleibendem absoluten Gewichte und Volum.

Hat man keine andere Vorrichtung, als eine Wage und richtige Gewichte, so verfährt man am einfachsten, wie folgt: Man wähle ein kleines Arzneiglas mit langem und engem Halse, gutem Ausguss, ebenem geraden Boden und dünnen Seitenwänden. Auf eine Stelle des Halses, wo er am engsten ist, mache man einen zarten horizontalen Strich (Fig. 295 s. f. S.) mit einer Feile oder einem Feuersteine oder einem Diamant-

372  Zweiter Abschnitt. Besondere Arbeiten und Apparate.

splitter, auch wohl mit Oelfarbe oder einem bis zu einer bestimmten Höhe aufgeklebten Papierstreifen.

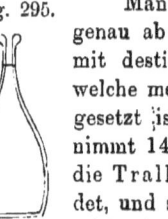

Fig. 295. Man wäge das Glas im vollkommen trocknen Zustande genau ab und bemerke dessen Gewicht. Nun fülle man es mit destillirtem Wasser von einer bestimmten Temperatur, welche meistens durch die Pharmacopoeen conventionell festgesetzt ist. Die preussische Pharmacopoe (sechste Auflage) nimmt $14^0$ R. $= 17,5^0$ C. an, die 7. Aufl. hat $12^0$ R. $= 15^0$ C., die Tralles'sche Weingeisttabelle ist auf $15^4/_9^0$ R. gegründet, und so verschieden anders. Man bestimmt nun das Gewicht der gefüllten Flasche und erhält nach Abzug des Gewichts der leeren Flasche das Gewicht des Wassers allein.

Spec. Gewichtsflasche.

Ebenso bestimmt man das Gewicht einer jeden anderen Flüssigkeit, indem man das Gewicht der leeren Flasche von dem der damit gefüllten abzieht. Man dividirt nun mit dem Gewichte des Wassers in das der Flüssigkeit, und der Quotient ist das verlangte specifische Gewicht. Um dieser Divisionen überhoben zu sein, hat man zwei verschiedene Mittel.

Entweder macht man die Division für die neun ersten Zahlen ein- für allemal und heftet dieses Täfelchen an eine bestimmte Stelle an, oder legt es zu dem Abwägegläschen. Hierdurch wird jede Division in eine blosse Addition verwandelt. Gesetzt, das Gläschen fasse bei der Normaltemperatur 250 Gran reines Wasser, so wird das Täfelchen folgende Form haben:

$$1 : 250 = 0,004$$
$$2 : 250 = 0,008$$
$$3 : 250 = 0,012$$
$$4 : 250 = 0,016$$

u. s. w.

$$\text{bis } 9 : 250 = 0,036.$$

Hätte eine andere Flüssigkeit, welche das Gläschen bis an den Strich füllt, das Gewicht von 349 gezeigt, so wäre diese Zahl mit 250 zu dividiren. Dies geschieht nun mit dem Täfelchen durch die Addition.

$$\begin{array}{r} 300 : 250 = 1,200 \\ 40 : 250 = 0,160 \\ 9 : 250 = 0,036 \\ \hline 349 : 250 = 1,396 \end{array}$$

Will man auch diese kleine Rechnung vermeiden, so muss man das Glas so gross wählen, dass sein Inhalt an Wasser durch 1 mit einer beliebigen Anzahl Nullen ausgedrückt wird; alsdann geben die Gewichtseinheiten der anderen Flüssigkeit, wie sie die Wage gegeben, unmittelbar das specifische Gewicht an.

In Deutschland ist es üblich, sogenannte 1000-Gran-Gläschen zu gebrauchen.

## Zweiundzwanzigstes Kap. Bestimmung des specif. Gewichtes. 373

Gegen diese Einrichtung ist nur einzuwenden, dass man sich dabei zum Auswägen des gewöhnlichen Medicinalgewichtes bedient, welches meistens sehr fehlerhaft ist, durch seine Eintheilung sich nicht leicht controliren lässt und ebenfalls sehr unbequem im Addiren ist, so dass man meistens bei den vielen aufgelegten Stücken dennoch eine schriftliche Addition, die in sich schon mehrere Multiplicationen enthält, ausführen muss. Das 1000-Gran-Gläschen bietet in dieser Form gar keine Vorzüge vor einem mit obigen Täfelchen versehenen Glase von beliebigem Inhalte dar.

Um hier wirklich ein zuverlässiges und bequemes Instrument zu erhalten, müsste man sich einen eigenen Gewichtssatz anfertigen lassen, dessen Unterabtheilungen 1000; 500; 200; 100, 100; 50; 20; 10, 10; 5; 2; 1, 1; 0,5; 0,2; 0,1 und 0,1 Gran wären. Da man aber einen solchen Gewichtssatz nicht leicht bekommt, so ist es am zweckmässigsten, sich einen Satz in Grammen, die immer nach diesem Principe getheilt sind, zu verschaffen, indem dieser Gewichtssatz zu allen feinen Gewichtsbestimmungen und quantitativen Untersuchungen, die doch dem Apotheker dann und wann sich darbieten, gebraucht werden.

Um nun ein passendes Glas zu finden, was gerade 10 oder 100 Gramme Wasser enthält, wäge man sich 13,5 mal so viel Quecksilber ab und giesse dasselbe nach einander in die verschiedenen zur Auswahl passenden Gläschen, bis man eins findet, in welchem die Oberfläche des Quecksilbers an einer passenden Stelle des engen Halses steht. Die Länge des Halses bietet einen so weiten Spielraum dar, dass es nicht schwer fallen dürfte, auf einem Glasspeicher einige Exemplare der rechten Art zu finden. Es werden jetzt behufs der Titrirapparate kugelige Gläschen geblasen, welche bis in den langen, sehr dünnen Hals die 100 Gramm Wasser fassen. Ein solches, noch ohne die Marke, kann man sich mit Hülfe guter Gewichte und einer guten Wage in folgender Art zu einem 100-Gramm-Gläschen zurecht machen. Das vollständig gereinigte und getrocknete leere Gläschen setze man nebst 100 Gramm Gewicht auf die rechte Seite der Wage und bringe durch Tara Gleichgewicht hervor. Nun nehme man die 100 Gramm von der Wage und fülle das Gläschen mit destillirtem Wasser von 14° R. an, bis wieder Gleichgewicht entsteht, was zuletzt durch Eintauchen von dünnen Glasröhren erreicht wird. Man mache jetzt an das Gläschen eine Marke mit einem gummirten Papierstreifen, auf welchem vorher ein feiner Strich gezogen war. Dieses Streifchen ist nur schmal und wird der Länge nach an den Hals geklebt, so dass der kleine Strich genau den untersten Punkt des Flüssigkeits-Meniscus tangirt. Nun hebe man auch das Glas von der Wage, und setze ein leeres, mit Glasstöpsel versehenes Gläschen auf, welches man mit Scherben und Rauschgoldschnitzel so lange beschwert, bis wieder Gleichgewicht eintritt. Dieses Tarirgläschen ist nun so schwer, wie das mit 100 Gramm Wasser gefüllte Gläschen. Um den Glasstopfen auf das Tarirglas unveränderlich fest zu setzen, erhitzt man den Hals dessel-

374 Zweiter Abschnitt. Besondere Arbeiten und Apparate.

ben ein wenig über einer Flamme und setzt dann den kalten Glasstopfen ein. Indem sich der erhitzte Hals etwas zusammenzieht, klemmt er den Stopfen so fest, dass dieser sich nicht ohne eine noch stärkere rasche Erwärmung des Halses wieder herausnehmen lässt. Die beiden Gläschen gehören zusammen und bieten das leichteste Mittel, das specif. Gewicht einer Flüssigkeit mit grosser Genauigkeit zu bestimmen. Füllt man das 100-Gramm-Gläschen mit einer Flüssigkeit von $14^0$ R. genau bis an die Marke an, so ist es entweder schwerer oder leichter als die Tara. Ist es leichter, so hat man Gewicht zu dem 100-Gramm-Gläschen zu legen, bis Gleichgewicht eintritt, und dies zugelegte Gewicht wird von 100 Gramm abgezogen, um das specifische Gewicht zu erhalten. Ist es schwerer, so wird das Gewicht zum Tarirgläschen gelegt, und dann zu 100 Gramm addirt. Will man das specifische Gewicht auf Wasser als Einheit beziehen, so hat man das Komma um 2 Stellen nach links zu rücken. Gesetzt, man hätte einen Weingeist gewogen und hätte noch 16,732 Grm. zu dem 100-Gramm-Gläschen legen müssen, so ist

$$\begin{array}{r} 100 \\ -\ 16{,}732 \\ \hline =\ 83{,}268 \end{array}$$

also das gesuchte specifische Gewicht 0,83268; hätte man dasselbe Gewicht zu dem Tarirgläschen legen müssen, so wäre

$$\begin{array}{r} 100 \\ +\ 16{,}732 \\ \hline =\ 116{,}732 \end{array}$$

also das gesuchte specifische Gewicht 1,16732.

Wenn man auf seiner Wage Milligramme auswägen kann, so erhält man das specifische Gewicht mit 5 Decimalen, von denen die letzte nicht constant ist, die vierte aber auch nur bei sehr grosser Genauigkeit im Wägen und im Einhalten der Temperatur.

Diese Bestimmungen des specifischen Gewichtes sind die schärfsten und genauesten, und dienen der bequemeren Art durch Aräometer oder Senkspindeln als Grundlage.

Die Aräometer sind gläserne, mit Scalen versehene Körper, welche in der zu prüfenden Flüssigkeit schwimmen, und durch den Grad des Eintauchens, der an einer Scala abgelesen wird, die Dichtigkeit der Flüssigkeit bezeichnen. Am besten sind diese Aräometer nach specifischem Gewichte graduirt, und um sie nicht zu lang oder zu unempfindlich zu machen, vertheilt man den Umfang aller pharmaceutischen specifischen Gewichte auf drei Spindeln. Jede ist ungefähr $7''\ 8'''$ ($200^{mm}$) lang, der Hals $4'''$ (8 bis $9^{mm}$) dick und $4''\ 7'''$ ($120^{mm}$) lang, die Birne $9\frac{1}{2}''' - 1''$ (22 bis $25^{mm}$) dick (Fig. 296). Die erste Spindel geht von 0,700 bis 1,000; die zweite von 1,000 bis 1,400; die dritte von 1,400 bis 1,95 oder 2,000. Mit einem dazu gehörigen Thermometer liegen alle drei Spin-

Zweiundzwanzigstes Kap. Bestimmung des specif. Gewichtes. 375

deln in einem Etui. Bei zwei Spindeln enthält die eine die specifischen Gewichte über 1, die andere unter 1. Das Thermometer macht den Apparat etwas theurer, und es kann auch durch eine Thermometerröhre, an der die Normaltemperatur durch einen Strich bemerkt ist, ersetzt werden. Die Anwendung dieser Spindeln bedarf keiner Erläuterung. Die Oberfläche der Flüssigkeit zeigt unmittelbar an der Scala in der Röhre das specifische Gewicht an. Man liest am besten unter der Oberfläche ab, weil hier keine schädliche Lichtbrechung stattfindet.

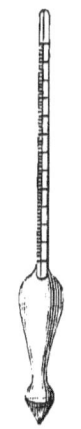

Fig. 296.

Aräometerspindel.

Um diese Aräometer zu prüfen, lässt man sie in Flüssigkeiten eintauchen, deren specifisches Gewicht man durch Abwägen nach der obigen Methode scharf bestimmt hat, und sieht zu, ob ihre Angaben mit jenen der Wägung übereinstimmen. Findet dies nicht statt, so kann man sie nur zurückschicken oder verwerfen, indem sich an der eingeschmolzenen Scala nichts ändern lässt.

Das specifische Gewicht ist entweder ein officinelles, ohne alle Beziehung zur Zusammensetzung, wie bei Tincturen, oder es ist ein relatives zur Zusammensetzung, wie bei Weingeist, Säuren, und man erhält den eigentlichen Gehalt der Flüssigkeit durch Aufsuchung des specifischen Gewichtes in einer Tabelle, die für diesen Körper speciell ausgearbeitet ist.

Man kann deshalb diese Aräometer für alle Flüssigkeiten gebrauchen, für welche man Tabellen besitzt, um ihren wahren Gehalt zu finden.

Schreibt man statt des specifischen Gewichtes unmittelbar den Procentgehalt auf die Scala der Spindel, so hat man ein Instrument, das nur für diese eine Flüssigkeit zu gebrauchen ist. In der Pharmacie kommt nur das Alkoholometer von dieser Art vor, und auch dieses wird durch die Spindeln entbehrlich.

Das Alkoholometer hat ziemlich die Form einer der obigen Spindeln, nur ist es länger, um genauere Angaben zu geben, und die birnförmige Anschwellung ist in Röhrenform verwandelt. Man muss sehr sorgfältig die richtige Temperatur beachten, indem die blosse Differenz der mittleren Luftwärme Schwankungen von 3 und 4 Procent veranlassen kann. Um nicht genöthigt zu sein, den Spiritus auf die Normaltemperatur zu bringen, ist jetzt meist ein Thermometer in dem Instrumente angebracht, dessen Grade über oder unter 0 in Procenten von dem beobachteten Alkohol abgezogen oder dazu addirt werden. Für 0 giebt das Alkoholometer die richtige Stärke bei der Normaltemperatur an; steht es über 0, so ist die Flüssigkeit zu warm, zu leicht, und das Instrument giebt zu viele Procente, sie müssen also abgezogen werden; unter 0 müssen sie zugefügt werden.

Wenn diese Instrumente richtig sind, so bieten sie für Alkohol jede nur mögliche Bequemlichkeit dar, Fig. 297 (s. f. S.).

Die Spindeln geben nicht die Genauigkeit der Wägungsmethode,

376  Zweiter Abschnitt. Besondere Arbeiten und Apparate.

doch genügen sie für viele praktische Zwecke, da auch die Vorschriften der Pharmacopoeen eine gewisse Toleranz, innerhalb welcher sich das specifische Gewicht bewegen darf, zulassen.

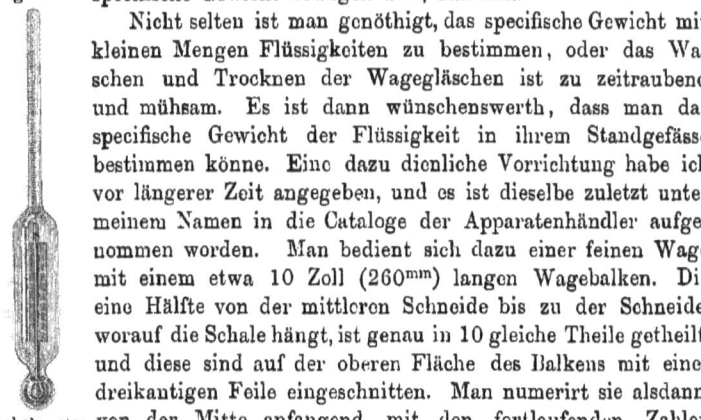

Fig. 297. Alkoholometer.

Nicht selten ist man genöthigt, das specifische Gewicht mit kleinen Mengen Flüssigkeiten zu bestimmen, oder das Waschen und Trocknen der Wagegläschen ist zu zeitraubend und mühsam. Es ist dann wünschenswerth, dass man das specifische Gewicht der Flüssigkeit in ihrem Standgefässe bestimmen könne. Eine dazu dienliche Vorrichtung habe ich vor längerer Zeit angegeben, und es ist dieselbe zuletzt unter meinem Namen in die Cataloge der Apparatenhändler aufgenommen worden. Man bedient sich dazu einer feinen Wage mit einem etwa 10 Zoll (260$^{mm}$) langen Wagebalken. Die eine Hälfte von der mittleren Schneide bis zu der Schneide, worauf die Schale hängt, ist genau in 10 gleiche Theile getheilt, und diese sind auf der oberen Fläche des Balkens mit einer dreikantigen Feile eingeschnitten. Man numerirt sie alsdann, von der Mitte anfangend, mit den fortlaufenden Zahlen 1 bis 9. Diese Eintheilung muss mit grosser Genauigkeit geschehen. Die Ziffern lässt man eingraviren, um die Richtigkeit des Balkens nicht zu stören. Ist aber der Balken noch nicht genau regulirt, so kann man auch die Zahlen mit stählernen Punzen einschlagen, und nachher den Balken reguliren. Man zieht sich nun eine kleine Glasröhre, von der wirklichen Grösse der Fig. 299, in eine lange Spitze aus, füllt so viel Quecksilber oder feine Schrote hinein, dass sie in einer Flüssigkeit vom specifischen Gewicht 2 untersinkt, schmilzt die Spitze zu und biegt sie zu einem Oehr um. In dieses Oehr schlingt man einen feinen Platindraht von 5 Zoll (130$^{mm}$) Länge, an dessen Ende man ein leichtes Messingringelchen befestigt. Mit diesem Ringe wird der Glaskörper, Fig. 299, an den Haken des in 10 Theile getheilten Armes der Wage, die an einem passenden Stative hängt, eingehangen. An den anderen Arm der Wage hängt man eine leichte Schale, und in einem kleinen Döschen so viel Gegengewicht, dass der ganze Apparat im Zustande des Nichtgebrauches genau im Gleichgewichte steht. Nun stellt man ein klares Champagnerglas, mit destillirtem Wasser von der richtigen Temperatur gefüllt, unter; oder auch eine mit Ausguss versehene gerade Glasröhre im blechernen Fusse, Fig. 300.

Man nimmt alsdann ein Stück Messingdraht, in einem stumpfen Winkel gebogen, und hängt dies an den Haken, woran der Glaskörper aufgehangen ist. Mit Hülfe der Kneifzange und zuletzt der Feile macht man dieses Drahtstück genau so schwer, dass das durch das Einsenken des Glaskörpers in das destillirte Wasser gestörte Gleichgewicht wieder hergestellt werde. Wie begreiflich ist, hat der genau abnormirte Messingdraht genau das absolute Gewicht von dem durch den Glaskörper verdrängten Wasser. Der Messingdraht wird in einem etwas spitzeren Win-

Zweiundzwanzigstes Kap. Bestimmung des specif. Gewichtes. 377

kel, als er vorher war, gebogen, und oben in der Biegung mit einem glatten Hammer platt und scharf geschlagen, damit er sich scharf in die

Fig. 299. Fig. 298. Fig. 300.

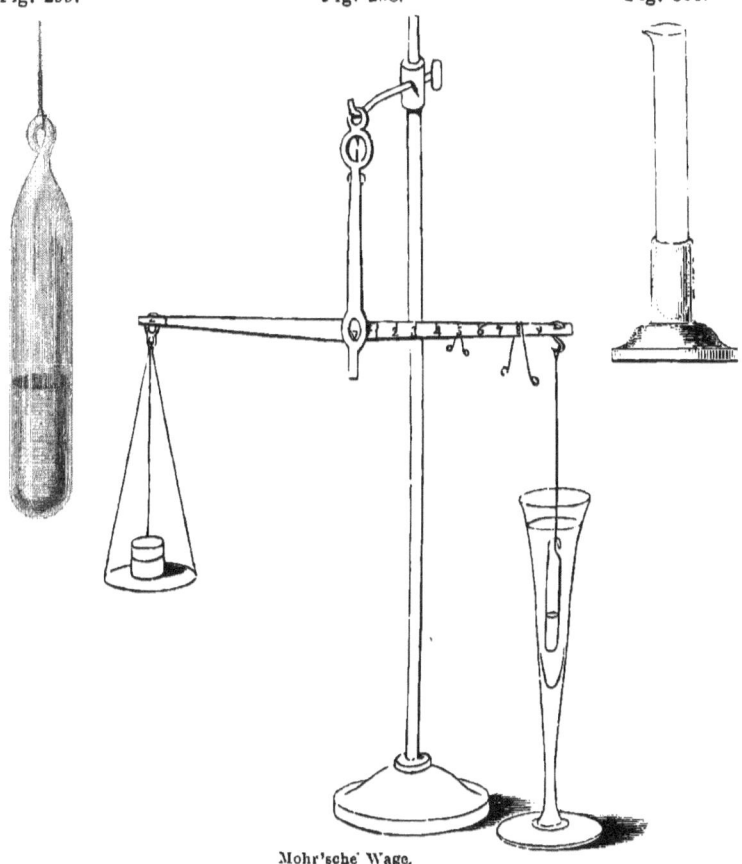

Mohr'sche Wage.

Einschnitte des Wagebalkens einlegt. Von diesem Drahte macht man sich auf einer anderen scharfen Wage oder auch durch dieselbe Manipulation eine genaue Copie. Endlich verschafft man sich einen ebenso gebogenen Draht, der genau $^1/_{10}$ von dem vorigen wiegt. Zu diesem Zwecke wägt man den ersten Draht genau in Grammen und Milligrammen aus, dividirt dies Gewicht durch 10, und macht sich einen Draht, der genau so schwer ist, als dieser zehnte Theil besagt. Mit diesen drei Drähten kann man nun alle specifischen Gewichte bis zu 2,000 bestimmen, und da die concentrirte Schwefelsäure von 1,85 specifischem Gewicht die schwerste Flüssigkeit in der Officin ist, so reichen sie für alle nur denkbaren Fälle aus.

378    Zweiter Abschnitt.  Besondere Arbeiten und Apparate.

Der Gebrauch dieser Wage ist folgender.  Man füllt das Champagnerglas oder das Senkgläschen, Fig. 300, bis zu einem bestimmten, mit

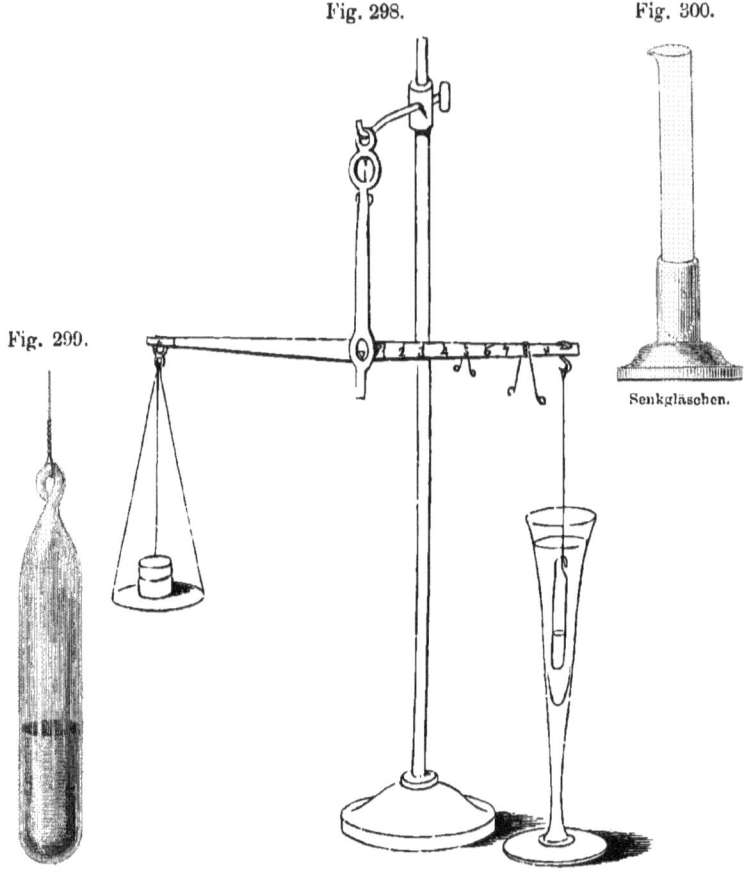

Fig. 298.    Fig. 300.

Fig. 299.

Senkgläschen.

Mohr'sche Wage.

dem Diamantsplitter markirten Striche an, lässt das Gläschen eintauchen und schiebt den dicken Draht so lange auf den Balken mit einer Pincette fort, bis das Gleichgewicht eingetreten ist. Wenn das specifische Gewicht kleiner als 1 ist, so findet man auf dem Balken eine Stelle, die dieser Bedingung entspricht. Gesetzt aber, diese Stelle läge zwischen zwei Zahlen, so müsste man die Entfernung auf Augenmass abschätzen. In diesem Falle hängt man den schweren Draht auf die zunächst kleinere Zahl, und stellt nun den kleinen fehlenden Rest des Gleichgewichts mit dem kleinen Drahte her. Trifft dieser Punkt zwischen zwei Zahlen, so schätzt man diese Entfernung nach Augenmass auf Zehntel. Die Zahl,

Zweiundzwanzigstes Kap. Bestimmung des specif. Gewichtes. 379

wo der grosse Draht hängt, ist die erste Decimalstelle, die, wo der kleine Draht hängt, die zweite, und wenn dieser zwischen zwei Zahlen hängt, so ist die nächste Zahl nach der Mitte der Wage die zweite Decimale, und die in Zehnteln geschätzte Entfernung von dieser Zahl an die dritte Decimalstelle. In Fig. 298 zeigen die beiden Drähte das specifische Gewicht 0,850 an. Für die gewöhnlichen Bedürfnisse reicht diese Genauigkeit aus. Man kann jedoch noch einen Schritt weiter gehen und die letzte Schätzung auf Augenmass in eine genaue Wägung verwandeln, wenn man noch ein Drahthäkchen hinzufügt, welches $^1/_{10}$ von dem vorangegangenen wägt. Man hat alsdann dreierlei Häkchen: zwei Stück von der Einheit, von welchen jedes so viel wiegt, als das von dem Senkkörper verdrängte Wasser; eins, welches $^1/_{10}$, und eins, welches $^1/_{100}$ davon wiegt. Bei dem Gebrauche dieses letzten Häkchens wird das vorangehende immer auf eine ganze Zahl gehängt, und das Fehlende durch das Hundertstelhäkchen ausgeglichen. Dieses giebt dann die dritte Decimalstelle. Sollte aber die Wage empfindlich genug sein, auch eine Verschiebung des kleinsten Häkchens zwischen zwei Zahlen anzugeben, so schätzt man diese Entfernung nach Zehnteln, und diese stellen alsdann die vierte Decimale dar. Das Einheitshäkchen ist an beiden Enden aufgebogen, das Zehntelhäkchen nur an einem Ende, das Hundertstelhäkchen an keinem. Wenn zwei Häkchen auf eine Zahl zu hängen kommen, so hängt das kleinere an dem grösseren.

In Fig. 301 zeigen die nebenstehenden Zahlen die specifischen Gewichte an, die auf dem Wagebalken bei der jedesmaligen Lage der Drähte sich ergaben. Wenn das specifische Gewicht grösser als 1 und kleiner als 2 ist, so hängt einer der schweren Drähte auf der Zahl 10, d. h. an dem Haken der Schneide, woran der Glas-

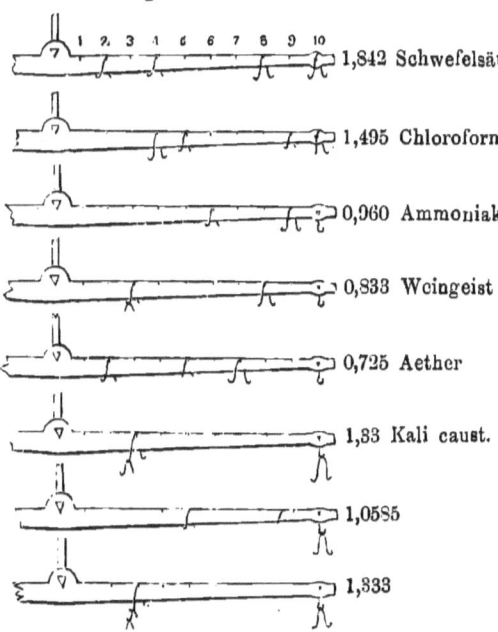

Fig. 301.

1,842 Schwefelsäure
1,495 Chloroform
0,960 Ammoniak
0,833 Weingeist
0,725 Aether
1,83 Kali caust.
1,0585
1,333

Specifische Gewichte.

körper hängt. Der zweite dicke Draht giebt, wie oben, die erste Decimale an, der nächst kleinere die zweite, und der kleinste giebt die dritte und vierte Decimale an. Wegen der Dünne des zum Aufhängen des Gläschens dienenden Platindrahtes ist diese Bestimmungsmethode ungemein scharf. Sie geht bei mittleren Wagen ganz leicht auf die dritte, bei guten auf die vierte Decimalstelle.

Diese Wägungen gehen rasch vor sich, und werden ohne alle Berechnung direct abgelesen. In einem unten schwach zulaufenden Champagnerglase bedarf man nur 6 Drachmen Wasser, um den Senkkörper frei spielen zu lassen. Ein gleich grosses Volum jeder anderen Flüssigkeit genügt natürlich auch.

Ein besonderer Vorzug dieses Apparates besteht darin, dass man das specifische Gewicht bestimmen kann, ohne die Flüssigkeit aus ihrem Gefässe herauszunehmen, wenn dessen Hals so weit ist, dass der Glaskörper, Fig. 298, hinein geht, und die Höhe der Flüssigkeit so gross, dass der Glaskörper frei spielen kann. Man setzt in diesem Falle das offene Standgefäss unter die Wage, und senkt die Wage soweit an ihrem Stative herunter, dass der Glaskörper bei horizontaler Lage des Balkens ganz in der Flüssigkeit schwebt. Diese Untersuchungsmethode ist namentlich bei Apothekenrevisionen sehr bequem, wo man eine Menge verschiedenartiger Flüssigkeiten mit ihrem specifischen Gewichte zu untersuchen hat. Den Glaskörper kann man leicht in reines Wasser eintauchen und mit einem Tuche abtrocknen, was bei hohlen Gefässen viel mehr Mühe macht. Beim Gebrauche von Aräometern wird man fast immer den Glascylinder im wasserbenetzten Zustande in solchen Fällen anwenden müssen.

Diese grosse Erleichterung der Bestimmung des specifischen Gewichtes erkauft man jedoch nur dann nicht auf Kosten der Genauigkeit, wenn die Wage sehr empfindlich ist, die Eintheilung des Balkens ganz richtig, und die Gewichte ganz genau sind. Ohne diese Bedingungen wäre die Abkürzung der Wägung kein Gewinn, sondern durch die entbehrte Genauigkeit und Sicherheit ein offenbarer Schaden. Allein wir besitzen Mittel, alle diese Bedingungen zu erfüllen, und an jeder Wage zu prüfen.

Die Empfindlichkeit der Wage ist Sache des Mechanikers. Die bekannten Mittel sind mehr wie hinreichend, eine so grosse Empfindlichkeit zu erzielen, als die Unveränderlichkeit des Objectes es gebietet. Wenn ein Glaskörper an verschiedenen Tagen gewogen in hygroskopischer Feuchtigkeit um mehrere Milligramme differirt, so ist es überflüssig, zehntel Milligramme auszuwägen. Ein solcher Unterschied findet aber wirklich statt, und zwar bei allen Arten von Gewichtsbestimmungen von Körpern, deren Beschaffenheit von der Natur des Gewichtes selbst abweicht. Damit die Empfindlichkeit der Wage durch das Aufhängen der Gewichte nicht gestört werde, ist es nothwendig, dass die obere Kante des Balkens genau in der geraden Linie liege, worin sich die drei Schneiden der Wage befinden. Dies muss bei der ersten Construction der Wage selbst im Auge gehalten werden.

Zweiundzwanzigstes Kap. Bestimmung des specif. Gewichtes. 381

Der zweite zu beachtende Punkt ist die richtige Eintheilung des Balkens. Es war dies einer der gegründetsten Einwürfe gegen meine Wage, dass die gewöhnliche Eintheilung des Balkens unmöglich die Genauigkeit guter Gewichte haben könne. Von der gewöhnlichen Art, den Balken einzutheilen, ist dies ganz richtig, jedoch nicht von der von mir verbesserten Art der Eintheilung, wobei jeder Theilstrich dieselbe Genauigkeit erhält, als die Endschneide selbst hat. Um den Balken mit absoluter Richtigkeit zu theilen, habe ich folgendes Verfahren angewendet.

Es wird vorausgesetzt, dass man einen unter sich richtigen Satz Grammengewichte bis zu 50 Grammen habe. So genau diese Gewichte sind, eben so genau wird die Theilung des Balkens, und da man sich dieser Gewichte zu den genauesten Wägungen bedient, so wird man sich mit gleicher Sicherheit des getheilten Balkens bedienen können. Man mache sich nun ein 50-Grammen-Gewicht, mit einem stählernen Haken, welcher innen eine scharfe Schneide hat, womit er auf dem Balken hängt. Dann theile man den Balken mit möglichster Genauigkeit in zehn gleiche Theile ein, so wie man dies bis jetzt zu thun pflegte. Man steche die Entfernung von Schneide zu Schneide mit einem Zirkel ab, trage sie auf eine auf Papier gezogene Linie, theile sie ein, übertrage diese Theilung auf den Balken und reisse sie auf der oberen Kante leicht ein. Darauf lasse man die Zahlen an die Marken einschlagen, und wenn nun an der Substanz des Balkens keine Veränderung mehr stattfindet, nehme man die Correction der vorläufigen Eintheilung vor. Man lege jetzt ein 5-Grammen-Gewicht auf die Schale derjenigen Seite, wo die Eintheilung hinkommen soll, und bringe zum Einspielen; man nehme das 5-Grammen-Gewicht leise weg und hänge das 50-Grammen-Gewicht auf den Einschnitt bei der Ziffer 1. Dieser wird nun schwerlich an seiner richtigen Stelle sein; ist er zu weit aus der Mitte entfernt, so schlägt die Wage an dieser Seite herunter; ist er zu nahe an der Mitte, so schlägt die Wage nach links herunter. Man sieht also auf den ersten Schlag, nach welcher Seite hin der erste Strich fehlerhaft ist. Man nehme nun eine sehr zarte, fein gehauene, vierkantige Schweizerfeile, deren eine Seite keinen Hieb hat, und setze die Feile so in den Schnitt, dass nach der Seite, wohin der Schnitt verschoben werden soll, die gehauene Seite der Feile, nach der anderen aber die nicht gehauene Seite zu liegen komme, und führe mit der Feile einen zarten Strich. Es ist klar, dass durch dieses Verfahren der Schnitt, indem er etwas tiefer geht, zugleich auch etwas seitwärts gehen muss. Man macht nun eine Probe, indem man das 50-Grammen-Gewicht wieder aufhängt. Man sieht sogleich, ob man genug oder zu viel weggenommen habe. Wenn die Wage einsteht, so ist der Schnitt corrigirt; hat man den Schnitt noch nicht genug hinüber gebracht, so zeigt sie den Fehler im früheren Sinne, nur etwas schwächer; hat man zu viel weggenommen, so ist der Fehler im entgegengesetzten Sinne eingetreten. Man legt nun die Feile um und macht einen leichten

Strich, probirt wieder, bis die Wage einsteht. Es ist aber jetzt nothwendig, dass man die ursprüngliche Belastung der Schale mit 5 Grm. wieder herstelle, um zu sehen, ob durch das Feilen der Balken selbst nicht alterirt worden sei. Wenn diese noch richtig ist, nimmt man das Gewicht weg, und hängt wieder die 50 Grm. auf 1. Haben beide Belastungen hinter einander die Wage in derselben Art afficirt, so ist der Strich 1 richtig, d. h. er ist so genau $1/10$ von der Länge des Balkens, als das 5-Grammen-Gewicht $1/10$ von dem 50-Grammen-Gewicht ist. Man belastet jetzt die Schale mit 10 Grm., stellt Gleichgewicht her und hängt, nachdem man die 10 Grm. entfernt hat, die 50 Grm. auf den Strich 2. Man sieht sogleich, wohin der Fehler geht und corrigirt ihn in derselben Art. Man geht weiter und belastet die Schale der Reihe nach mit 15, 20, 25, 30, 35, 40 und 45 Grammen, und hängt das Gewicht, nachdem man Gleichgewicht hergestellt und diese Belastungen wieder entfernt hat, auf die Striche 3, 4, 5 bis 9, und corrigirt jeden einzelnen Strich. Eine so eingetheilte Wage kann jetzt der rigorösesten Probe unterworfen werden. Man hänge den Glaskörper an, und eines der Häkchen, welche die Einheit darstellen, an den Haken des Glaskörpers und stelle Gleichgewicht her. Nun nehme man das andere Häkchen, welches dem ersten so gleich ist, als es mit Hülfe der vorhandenen Wage gemacht werden kann, hänge dieses auf 1 und das erste auf 9, so muss das Gleichgewicht nicht gestört werden; eben so wenn man die beiden Häkchen auf 2 und 8, auf 3 und 7, auf 4 und 6 oder beide auf 5 hängt. In jedem Falle muss die Wage im Gleichgewicht bleiben.

Die Schnitte müssen eine gewisse Tiefe haben, um immer die Hängegewichte an derselben Stelle aufzunehmen. Ich gebe den Schnitten rechte Winkel, und den Häkchen sehr spitze Winkel (Fig. 302).

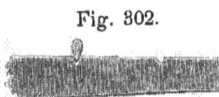

Fig. 302.
Gestalt der Einschnitte und Häkchen.

Wenn die Schnitte corrigirt sind, werden sie mit einem scharfkantigen, rechtwinkligen harten Stahl unter Druck und Reibung polirt und dann noch einmal controlirt. Sind die Schnitte richtig, aber noch nicht tief genug, so vertieft man sie, indem man eine Feile mit zwei gehauenen Seiten aufsetzt und streicht. Dann wird noch einmal polirt, und zum Schluss wieder geprüft. Diese Arbeiten sind etwas zeitraubend, allein sie gewähren eine grosse Beruhigung, dass man die absolute Richtigkeit in der Wage selbst hat. Die vorstehenden Anweisungen sind auch mehr für den Mechaniker als den Apotheker. Indem ersterer sich eine Uebung darin verschafft, kann er diese Wagen leicht mit grosser Genauigkeit herstellen.

Eine fernere Verbesserung dieser Wagen besteht darin, dass man den Glaskörper mit einem Thermometer versieht. Man kann immer ohne Weiteres die Temperatur der Flüssigkeit ablesen und sich dann der sehr nützlichen Tafel von Schacht und Link (Archiv d. Pharm. Bd. 67, S. 165) und jetzt in der Pharmacopoe bedienen. Zu meinen Untersu-

Zweiundzwanzigstes Kap. Bestimmung des specif. Gewichtes. 383

chungen habe ich mir einen solchen Glaskörper mit Thermometer von der Grösse der Abbildung (Fig. 303) anfertigen lassen. Die Thermometerkugel ist zugleich Ballast. Der ganze Glaskörper wiegt 36,61 Grm. und das bei $14^0$ R. verdrängte Wasser wiegt 18,85 Grm. Man kann also das höchste specifische Gewicht von $\frac{36,61}{18,85} = 1,94$ damit bestimmen, was aber noch das höchste vorkommende Gewicht der Schwefelsäure um etwas übersteigt. Das kleinste Häkchen, welches die dritte Decimale unmittelbar angiebt, wiegt noch 18,85, fast 19 Milligramme, ist also noch vollkommen greifbar.

Fig. 303.

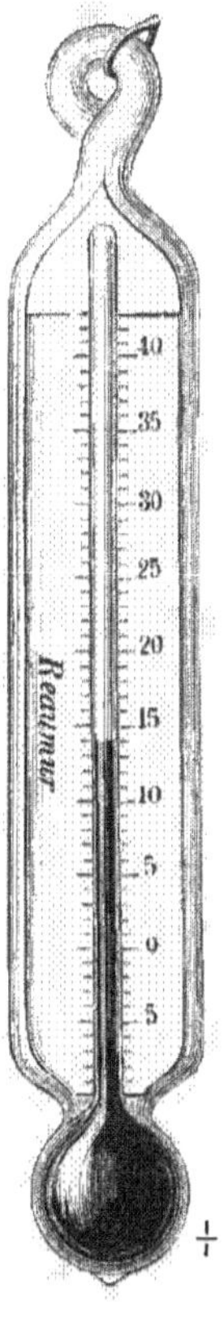

Senkkörper mit Thermometer.

Die Empfindlichkeit des Instrumentes ist so gross, dass, wenn Gleichgewicht hergestellt ist, das Anfassen des Glases, worin die Flüssigkeit sich befindet, nach wenigen Augenblicken ein Senken des Glaskörpers hervorbringt. Die Zunge der Wage ist ein wirkliches Thermometer, welches grosse Empfindlichkeit besitzt.

Vergleichen wir dieses Instrument mit den Nicholson'schen Senkspindeln, welche mit Gewicht belastet werden, so stellt sich Folgendes heraus.

Die Senkspindeln sind in dem Verhältniss weniger empfindlich, als der gläserne Hals der Spindel unter allen Umständen viel dicker sein muss, als der Platindraht, woran unser Glaskörper hängt. Macht man diesen Hals der Empfindlichkeit wegen sehr dünn, so nimmt die ohnehin grosse Zerbrechlichkeit des Instrumentes so sehr zu, dass man nur mit der grössten Angst damit arbeitet. Im Etui selbst kann das Instrument durch unrichtiges Liegen und etwas Druck leicht zerbrechen. Unser Glaskörper ist ganz abgerundet, hat keine dünnen Stellen und ist überhaupt viel kürzer, was er wegen der Dünnheit des Platindrahtes unbeschadet der Empfindlichkeit sein kann.

Die Senkspindel fordert viel mehr Flüssigkeit, weil sie schwimmt und sich leicht an das Glas anlegt. Der hängende Glaskörper bleibt von selbst in der Verticale $n$, und wenn das Gefäss nur 1 Linie ($2^{mm}$) an jeder Seite weiter ist, als der Glaskörper, so reicht dies vollkommen aus.

Die Senkspindel erfordert einen vollkommenen Gewichtssatz, der nur auf das eine Exemplar passt, und mit dessen Zerbrechen werthlos wird. Das Letztere findet zwar auch bei unserem Apparate statt, allein derselbe ist an sich weit weniger zerbrechlich, und dann sind drei Gewichte, von denen jedes $1/_{10}$ vom anderen ist, leichter herzustellen, als ein Satz, der mindestens 16 Stücke enthält, und dessen kleinste Ge-

384 Zweiter Abschnitt. Besondere Arbeiten und Apparate.

wichtseinheit durch ein besonderes Stück und nicht durch die Stelle, wo es hängt, dargestellt ist.

Das Auflegen der Gewichte auf den kleinen beweglichen Teller ist auch darum so misslich, weil jedes herabfallende Gewicht in die Flüssigkeit fällt, und, auch ohne zu fallen, gerade in ihren Dämpfen sich befindet. Eine Wage kann man arretiren, wenn man etwas auflegen will, die Senkspindel schwimmt aber immer beweglich. Das zu tiefe Einsinken der Spindel ist misslich, weil der Hals derselben, möglicher Weise sogar der Boden der Schale benetzt wird. Bei dem Platindraht ist dies ohne alle Bedeutung.

Endlich ist sehr wichtig, dass das Ablesen an der Spindel so schwierig ist, weil man eine Flüssigkeit an Glas abliest; bei der Wage wird aber eine feste Spitze auf einem Gradbogen abgelesen. Alle diese Verhältnisse zusammengenommen haben diesem Instrumente einen entschiedenen Vorrang vor den Spindeln, mit und ohne Gewichte, gegeben und die mit Gewichten gänzlich verdrängt.

Ein anderer Apparat, um mit kleinen Mengen Flüssigkeit die specifischen Gewichte zu bestimmen, ist in Fig. 304 abgebildet. In eine dicke Kugel aus Kautschuk werden mittelst eines dichten Korkes zwei gleich weite, cylindrische Glasröhren, die oben ein wenig gekröpft sind, eingesetzt. Jede derselben taucht mit ihrem offenen Ende in ein kleines Gläschen. Eines derselben enthält destillirtes Wasser, das andere die Flüssigkeit, deren specifisches Gewicht ermittelt werden soll. Wenn beide Röhren mit gleich grossen Theilungen versehen sind, so kann man bei jeder beliebigen Höhe der Flüssigkeiten das specifische Gewicht bestimmen. Man drückt erst mit der Hand etwas Luft aus der Kugel heraus, und lässt nun die Kugel sich durch ihre Elasticität wieder ausdehnen. Sie saugt nun beide Flüssigkeiten in die Röhren, aber zu ungleichen Höhen, wenn die specifischen Gewichte derselben verschieden sind. Die leichtere Flüssigkeit wird höher steigen, die schwerere tiefer stehen. Wasser wird z. B. $13\frac{1}{2}$mal so hoch als Quecksilber stehen, oder mit anderen Worten, die specifischen Gewichte verhalten sich umgekehrt wie die senkrechten Höhen der Flüssigkeitssäulen, mit einem beliebigen, für beide gleichen, Masse gemessen. Die Messung fängt an dem Niveau der Flüssigkeit im Gläschen an, und geht bis zur Höhe der Flüssigkeit in der Röhre. Hat man beide Höhen gemessen und in Zahlen ausgedrückt, so wird die senkrechte Höhe der Wassersäule durch die senkrechte Höhe der anderen Flüssigkeit dividirt, und der Quotient ist das specifische Gewicht der anderen Flüssigkeit.

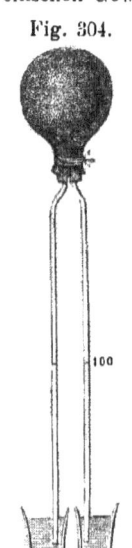

Fig. 304.

Specif. Gewicht.

Dieses Verfahren ist etwas unbequem, weil jeder Versuch eine Berechnung erfordert. Man kann dies vermeiden, wenn man einer der bei-

Zweiundzwanzigstes Kap. Bestimmung des specif. Gewichtes. 385

den Röhren eine Theilung in 200 beliebige ganz gleiche Längeneinheiten giebt. An der zweiten Röhre bezeichnet man nur den Punkt, wo 100 hinkommt, und den Anfang der Scala. Drückt man nun viel Luft aus, und lässt die zu prüfende Flüssigkeit allmälig in der nicht getheilten Röhre bis zu der Zahl 100 steigen, so zeigt die Höhe des destillirten Wassers direct das specifische Gewicht ohne weitere Berechnung an. Schwefelsäurehydrat wird also das Wasser bis 185 heben, Aether bis 72,5, starker Weingeist bis 83,3, Salpetersäure bis 140 u. s. w. Da es ziemlich schwierig ist, durch den Druck der Hand die Flüssigkeitssäulen auf einer bestimmten Höhe zu erhalten, so könnte man sich leicht eine Klemmvorrichtung mit Schrauben für die Kautschukkugel construiren, um diese Bewegungen mit grösserer Sicherheit ausführen zu können. Auch liesse sich dieser Zweck durch eine kleine Pumpe oder durch ausfliessendes Wasser sehr leicht erreichen. Diese letztere Art ist in Fig. 305 dargestellt. Ein Gestell wird durch vier dünne Stäbe und Füsse getragen. Die beiden Glasröhren $a$ und $b$, von denen $a$ auf 200 graduirt ist, $b$ aber nur die 100 bezeichnet hat, bewegen sich leicht durch Korke, welche in dem oberen Boden $m$ stecken. In dem unteren Boden $n$ stecken Schrauben mit Tellerchen, auf welchen die Gläschen stehen, worin sich die Flüssigkeiten befinden. Die Glasröhren stehen oben durch Kautschukröhren mit einer kleinen Flasche in Verbindung, welche mit Wasser gefüllt ist, und in einem am Boden befindlichen Tubulus eine weit herabgehende, mit Hahn schliessbare Fallröhre $f$ trägt. Der Vorgang ist nun schon einleuchtend. Oeffnet man den Hahn an der Röhre $f$, so fliesst Wasser aus; die Luft in der Flasche wird dadurch verdünnt, und die Flüssigkeiten steigen in $a$ und $b$ in die Höhe. Man kann mit grosser Schärfe den Ausfluss reguliren und die Flüssigkeitssäulen in $a$ und $b$ an jedem Punkte durch Schliessen des Hahns anhalten. Man füllt also in das Becherchen der Röhre $b$ die zu prüfende Flüssigkeit, und in $a$ ist ein- für allemal destillirtes Wasser. Man lässt nun Wasser aus $f$ auslaufen, bis die Flüssigkeit in $b$ bis an

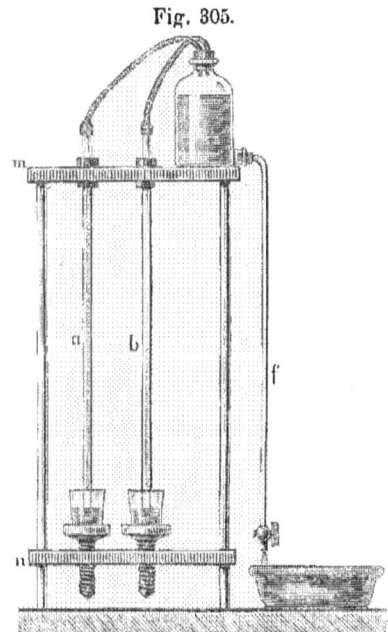

Fig. 305.

Zum specif. Gewicht.

386  Zweiter Abschnitt. Besondere Arbeiten und Apparate.

den Punkt 100 gestiegen ist; jetzt schliesst man $f$, und liest die Höhe des destillirten Wassers in $a$ ab. Da sich die beiden Flüssigkeiten ungleich hoch heben, so leeren sich auch die Becherchen ungleich aus. Man schraubt die Tellerchen, bis die beiden Niveaux gleich sind, dann rückt man die Röhren in den Stopfen, bis die 0-Punkte der Scalen an den Niveaux stehen, und jetzt lässt man allenfalls noch einmal Wasser auslaufen, um bei dem Striche auf $b$ einzustellen. Will man die Becher entfernen, so zieht man die Glasröhren in den Korken in die Höhe, und öffnet den Pfropf der Flasche. Im Ganzen ist diese Methode doch nicht sehr empfehlenswerth. Die Genauigkeit ist nicht sehr gross, weil man Wasser an Glas ablesen muss, und weil jeder der 200 Theile nicht gross sein kann, wenn das Instrument keine unverhältnissmässige Höhe bekommen soll. Man kann höchstens einen halben Theil, aber keine Decimalen eines Theiles mit Sicherheit ablesen. Das Reinigen der Röhre $b$ ist misslich und jeder Versuch macht neue Ajustirungen und Nachhülfen nothwendig.

Ein auf dasselbe Princip gegründeter Apparat ist von Hugo Schiff (Annal. der Chem. und Pharm. 121, S. 82) angegeben, welcher die kleinste Menge Flüssigkeit erfordert, aber alle anderen eben gerügten Unannehmlichkeiten hat.

---

Dreiundzwanzigstes Kapitel.

Glassprengen.

Das Glassprengen kommt häufiger vor, als alle anderen Arbeiten mit Glas, wodurch dessen Form verändert wird. Man wendet es an, um die Hälse der Retorten und Kolben so zu verkürzen, dass sie in einander passen, um aus zerbrochenen Glaskolben Schalen herauszusprengen, um die Ränder beschädigter Gläser so weit abzunehmen, dass dieselben zu anderen Zwecken noch brauchbar sind, um die Böden von gerissenen Flaschen abzulösen, wodurch diese zu Abtropftrichtern können umgeformt werden, und noch in vielen einzelnen Fällen, die hier nicht aufgezählt zu werden brauchen.

Das Absprengen der Hälse an Kolben und Retorten ist zunächst zu betrachten. Man bedient sich dabei gewöhnlich des Sprengeisens, Fig. 306. Es ist aus einer circa 4''' (9$^{mm}$) dicken runden Eisenstange geformt, an welcher hinten und vorn offene Ringe von ungleichem Durchmesser angeschmiedet sind. Der Gebrauch des Sprengeisens ist folgender. Man bringt dasjenige Ende, welches sich an der abzusprengenden Stelle des Halses am besten anlegt, zur Rothglühhitze, hält es einige

Dreiundzwanzigstes Kapitel. Glassprengen. 387

Augenblicke ruhig an die Stelle hin, um dieselbe heftig zu erhitzen, und lässt nun einige Tropfen kalten Wassers unmittelbar darauf fallen. Ge-

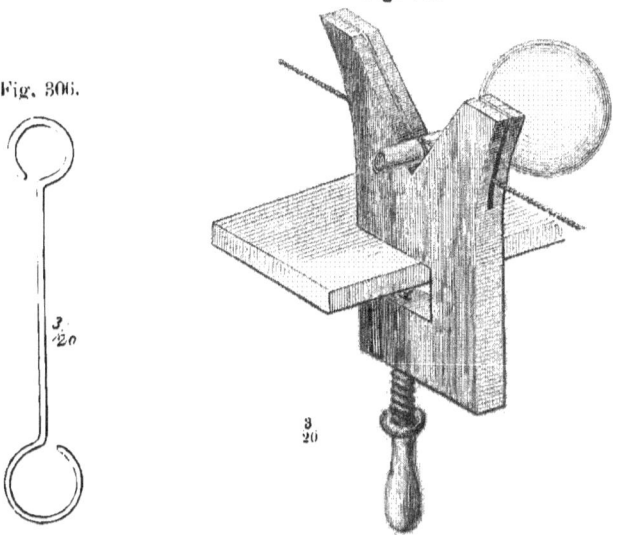

Fig. 306.

Fig. 307.

Sprengeisen.    Sprengvorrichtung mit Faden.

wöhnlich springt das Stück mit einem leichten Knalle und mit gerader Trennungsfläche rund um ab. Weniger sicher tritt dieses ein, wenn der Sprengring zu weit ist und durch Bewegen an allen Stellen des Umfanges angehalten werden muss. In diesem Falle ist die Erhitzung niemals so gleichförmig und demgemäss auch der Riss unregelmässiger.

Hat man mehrere Retorten und Kolben abzusprengen, so geschieht dies mit dem Sprengringe am schnellsten, da derselbe leicht wieder erhitzt werden kann. Bei dickerem Glase ist es zugleich die sicherste Methode.

Das Umschlingen und Anzünden eines mit Terpentinöl befeuchteten Fadens ist sehr unsicher und bewirkt meistens Risse in den abgesprengten Theilen. Das Gleiche gilt vom Schwefelfaden, der durch die geringere Hitze seiner Flamme schwächer wirkt und durch das schwefligsaure Gas seine Anwendung sehr unangenehm macht.

Ungleich besser wirkt die örtliche Erhitzung der abzusprengenden Stelle durch einen einfach darum geschlungenen Faden, der mit starker Spannung rasch hin- und hergezogen wird. Aus freier Hand ausgeführt, bedarf diese Operation der Hülfeleistung noch zweier Personen, und dennoch verschiebt sich der Faden sehr leicht von der Stelle und das Sprengen gelingt nicht, wegen nicht genügender Erhitzung. Um mit noch einer Person auszureichen und des Erfolges sicherer zu sein, bedient man sich der kleinen, in Fig. 307 abgebildeten Vorrichtung aus Holz. Das Verständniss ist ohne nähere Bezeichnung der Theile nicht zu ver-

25*

fehlen. In den von oben ausgeschnittenen offenen Winkel legt man den Hals des Kolbens, nachdem man den Faden herumgeschlungen und die beiden Enden desselben durch den senkrechten Sägeschnitt durchgeführt hat. Eine Person fasst mit der linken Hand den Kolben und hält ihn in seinem Lager fest, mit der rechten fasst sie das eine Ende des Fadens. Die andere Person fasst das andere Ende und beide ziehen nun abwechselnd mit Spannung und raschen Zügen hin und her, bis der Hals genügend erhitzt ist und durch einen darauf gespritzten kalten Wassertropfen mit einem Risse abspringt.

Man muss jede Berührung der Stelle und des Fadens mit Fett vermeiden, weil dies die Reibung und dadurch auch die Erhitzung verhindert.

Alle anderen Formen von Glas, die nicht cylindrisch oder konisch sind, lassen sich durch diese beiden Methoden nicht sprengen. Man muss sich dazu eines anderen Verfahrens bedienen. Das zweckmässigste ist entschieden jenes mit der Sprengkohle. Dieselbe wird aus einer Masse wie die Rauchkerzen gearbeitet und in der Form von bleistiftdicken Stängelchen ausgerollt. Die von Gahn herrührende Vorschrift ist folgende: $2^{1}/_{2}$ Loth arabisches Gummi werden in 4 Loth Wasser, 1 Loth Traganthgummi in 7 Loth Wasser, $^{1}/_{2}$ Loth Storax Calamita in $1^{2}/_{3}$ Loth starkem Spiritus, $^{1}/_{2}$ Loth Benzoe in $^{4}/_{5}$ Loth Spiritus gelöst. Diese Lösungen werden mit einander gemischt und sehr innig eingerührt; dann werden 6 bis 7 Loth fein gepulverte Holzkohlen zugesetzt und das Gemenge in einem eisernen Mörser zu einem gleichmässigen zusammenhängenden Teige gestossen, aus welchem nach Art der Pillenmassen die dünnen Stängelchen geformt und getrocknet werden. Diese Vorschrift ist etwas sehr ins Kleine ausgearbeitet und umständlich. Ganz eben so gute Sprengkohlen erhält man nach dem viel einfacheren Verfahren, wenn man Traganthpulver mit der genügenden Menge Wasser zu einem elastischen Schleime anmacht, damit aber mindestens eine halbe Stunde lang zögert, weil das Traganthgummi mit der Zeit noch viel Wasser einsaugt. Zu dem Traganthschleime füge man Benzoepulver, die Hälfte vom trockenen Traganthpulver, vorher mit etwas Weingeist eingerührt und gelöst, und beide zusammen verdicke man zu einer plastischen Masse durch Einstampfen von Kohlenpulver.

Vor dem Ausrollen soll die Masse gut geknetet und möglichst weich sein, denn ohne dies erhält sie beim Ausrollen Querrisse, in denen die Sprengkohle beim Gebrauche jedesmal abbricht. Zuweilen entstehen auch im Innern der Stäbchen der Länge nach hohle Kanäle, die den Gebrauch derselben sehr unangenehm machen, da sie nicht mehr zu einer Spitze brennen.

Man kann die Sprengkohlen auch nach Art der Maccaroni in Form bringen, wenn man in den Cylinder einer Klystierspritze ein kurzes Ende einer Glasröhre von dem Lumen der Dicke der Stäbchen befestigt, die plastische Masse in den Cylinder einfüllt und durch starken Druck vorn

# Dreiundzwanzigstes Kapitel. Glassprengen.

herauspresst. Die gleichsam genudelten Stängelchen werden von einer zweiten Person mit untergehaltenem Brettchen aufgefangen. Man gebraucht indessen diese Stängelchen zu selten, um zu solchen Vorbereitungen seine Zuflucht zu nehmen, doch könnten Handlungen von chemischen Apparaten davon Gebrauch machen.

Andere Sprengpistille rollt man aus einem mit Bleizuckerlösung (1 : 8 Wasser) getränkten Fliesspapier mit einem Brettchen aus (Archiv der Pharm. 65, 24).

Die Anwendung der Sprengkohlen ist folgende. Hat die zu sprengende Stelle schon einen Riss, so fängt man am Ende dieses Risses an und leitet ihn an die gewünschte Stelle. Man zeichnet sich deshalb die Linie des zu sprengenden Risses mit Kreide oder Tinte auf das Glas vor, und geht auf dem kürzesten Wege von dem schon vorhandenen Risse im Rande unter einem halben rechten Winkel in die vorgezeichnete Linie über. Die Sprengkohle muss zuvor zu einer Spitze zugebrannt sein. Sobald man in die Linie eingerückt ist, wendet man die Sprengkohle so, dass sie nun in der vorgezeichneten Linie sich befindet, und indem man dem sich verlängernden Risse immer langsam und regelmässig vorschreitet, kann man ihn beliebig fortleiten. Ist kein Riss vorhanden, so macht man an den Rand des Gefässes einen Feilstrich schief ins Glas hinein, und hält die brennende Sprengkohle an, wodurch sich sogleich ein Riss bildet, der sich beliebig fortleiten lässt, Fig. 308. Es ist unter allen Umständen sicherer, vom Rande an einzusprengen, als einen Riss mitten im Glase nach zwei Seiten hin zu erzeugen. In

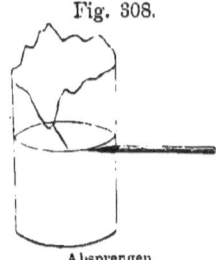

Fig. 308.

Absprengen.

diesem Falle muss man den Feilstrich etwas tiefer und länger machen. Sobald derselbe den kleinsten Riss zeigt, ist die Operation leicht zu Ende zu führen und gelungen. Wenn er aber zuweilen, selbst bei heftigem Erhitzen, gar nicht einspringen will, so ist Gefahr da, dass er plötzlich zu weit springe und die vorgeschriebene Bahn verlasse. Schlecht gekühltes Glas, oval gedrückte Glasröhren lassen sich gar nicht absprengen, sondern springen immer seitlich aus oder die Röhren der ganzen Länge nach, wie oft man auch den Riss in eine vorgeschriebene Bahn zurückzuleiten versuche. Wenn der Riss rundum geführt ist, so springt er niemals in seinen Ausgangspunkt zurück, da die Nähe der in drei Richtungen laufenden Risse dem dazwischen liegenden Glasstückchen jede Ausdehnung gestattet. Man muss das abgesprengte Stück abreissen, und das hervorragende spitze Stückchen durch eine mit Terpentinöl befeuchtete Feile wegnehmen. Bei gut gekühltem, gleich dickem Glase kann man so gerade und schön absprengen, als wenn es mit einem Diamant geschnitten wäre. Mit 1 Zoll (26$^{mm}$) Sprengkohle habe ich schon in dünnem Glase 40 Zoll (1045$^{mm}$) Länge gesprengt. Das

Sprengen über Kanten ist immer misslich und unsicher, zuweilen jedoch gelingt es.

Um den Riss parallel mit der Bodenfläche des Gefässes zu führen, stelle man das Gefäss auf einen Tisch, mache daneben ein Gestell aus Holzklötzen, Schachteln oder Büchern, so dass die darauf liegende und mit ihrer Spitze hervorragende Sprengkohle auf der Linie des Risses sich befinde. Man hält nun die Sprengkohle fest und dreht das Glas auf dem Tische um, wodurch ein ganz gerader, mit der Bodenfläche paralleler, in sich genau zurückkehrender Riss entstehen muss. Niemals darf man die Sprengkohle andrücken, weil der brennende Theil, in welchem schon das Traganthgummi zerstört ist, von dem kalten Theile sich sehr leicht loslöst. Man hat alsdann ein neues Anzünden und Spitzbrennen, wobei der Riss erkaltet, und leicht beim Fortsetzen der Operation eine Marke behält. Bei sehr werthvollen Gläsern halte man deshalb eine zweite angezündete Sprengkohle bereit.

In vielen Fällen muss der Rand glatt geschliffen werden. Dies geschieht auf einem groben Sandsteine mit gleichmässigem Quarzsande und Wasser. Man führt das Gefäss in kleinen Kreisen auf allen Stellen der Platte herum, indem man es zuweilen ein wenig um seine Axe dreht. Ist das Glas sehr dünn, so darf man es nur um seine Axe drehen und nicht seitlich bewegen, weil zu leicht kleine Stücke von innen nach aussen ausgerissen werden. Der Angriff des Sandes darf deshalb nur in derjenigen Richtung stattfinden, in der das Glas durch die hinter ihm liegenden Glastheilchen Stützpunkte findet, also in der Richtung der Wand selbst.

---

Vierundzwanzigstes Kapitel.

## Vom guten Schlusse der Glasstopfen.

Nicht selten sind die Glasstopfen der Flaschen undicht. Die sicherste Art, die Güte des Schlusses an einem Stopfen zu prüfen, besteht darin, denselben leicht auf die Flasche zu setzen und mit der Spitze des Mittelfingers auf den Griff des Stopfens zu fassen, und nun in mehreren Richtungen seitlich leicht hin und her zu ziehen. Schaukelt der Stopfen in seinem Lager, so ist er undicht, selbst wenn man durch Schütteln keine Flüssigkeit heraustreiben kann. Flüchtige Stoffe können aus einer solchen Flasche allmälig verdunsten und oxydirbare sich in der Flasche verändern. Der Grund, warum sich selbst durch sehr schmale Kanäle ein immerwährender Wechsel der Luft einstellt, liegt theils in der Diffusion der Gase, wonach Gasarten verschiedener chemischer Natur an den Berührungsstellen selbst durch Membrane und thönerne Gefässe allmälig hindurchdringen, theils auch in dem wechselnden Barometerstande und den

Vierundzwanzigstes Kap. Vom guten Schlusse der Glasstopfen. 391

durch die Tageszeiten bedingten stetigen Veränderungen der Temperatur. Da diese Veränderungen der Ausdehnung durch Erhöhung der Temperatur und Sinken des Barometers immer sehr langsam vor sich gehen, so genügt selbst eine sehr kleine Oeffnung, das Gleichgewicht der inneren Spannung mit der äusseren herzustellen, und es treten dadurch immer neue Mengen Luft in die Flaschen, während die älteren wieder austreten. Wird ein Theil der atmosphärichen Luft resorbirt, wie der Sauerstoff von den ätherischen Oelen, so liegt darin ein Grund mehr, dass neue Mengen Luft eintreten. Man kann deshalb nicht Sorgfalt genug auf den guten Schluss einer Flasche verwenden, die solche leicht veränderlichen Stoffe enthält. In den meisten Fällen erhält man diese Flaschen von den Glashütten oder aus Glashandlungen. Entsprechen sie aber nicht den obigen Anforderungen, so muss man selbst nachhelfen können. Das Nachschleifen eines Stopfens, der in seinem Lager wackelt, geschieht mit Quarzsand und Wasser. Es ist ganz überflüssig, den schwer zu pulvernden Schmirgel anzuwenden. Man vermenge Sand und Wasser zu einem dünnen Brei, tauche den Stopfen hinein und setze ihn nun in den Hals der Flasche, indem man diese mit der vollen linken Hand am Boden anfasst. Man dreht nun mit der rechten Hand, die den Griff des Stopfens anfasst, und mit der linken zugleich in entgegengesetzter Richtung, indem man bei jeder Drehung den Stopfen mit der rechten Hand etwas aus dem Halse der Flasche herauszieht und wieder einsetzt. Ohne dieses vertheilt sich der Sand nicht gleichmässig auf der ganzen Fläche des Stopfens und es bilden sich ringförmige Vertiefungen. Hat man auf diese Weise den Sand zu einem feinen Schmante vermahlen, so nehme man neuen auf den Stopfen und wiederhole das Schleifen.

Um zu sehen, ob der Stopfen gut passe, schlemme man allen Sand mit reichlichem Wasser von Hals und Stopfen weg, trockne ab und setze den Stopfen ein, indem man mit der Fingerspitze hin- und herschiebend versucht, ob der Stopfen noch wackle. Im Falle dies noch stattfindet, muss das Schleifen fortgesetzt werden; sitzt hingegen der Stopfen in allen Lagen ganz fest, so giebt man dem Schliff ein feineres, zarteres Korn, indem man mit etwas feinem Schmirgel und Oel in derselben Art einige Zeit schleift. Man passt auf diese Weise ebensowohl die schlechtschliessenden Stopfen auf vorhandene Flaschen ein, als man auch auf Flaschen, die ursprünglich gar keinen Glasstopfen hatten, solche aufschleift. Zu diesem Zwecke sammelt man die Glasstopfen aller zerbrochenen Flaschen in einer eigenen Schieblade auf. Bei der Auswahl der Stopfen auf irgend eine Flasche hat man besonders darauf zu sehen, dass die Kegelfläche des Stopfens und des Halses sich schon möglichst ähnlich seien, und dass der Stopfen noch etwas mit seinem Körper aus der Flasche hervorrage. Stopfen, die sich dem Halse der neuen Flasche nicht gut anlegen, werden auch durch Schleifen niemals zu einem guten Schlusse gebracht. Ist der Hals geneigter als der Stopfen, Fig. 309 (s. f. S.), so schliesst dieser nur an seinem untersten Rande, er schleift sich alsdann rundlich unten ab,

392 Zweiter Abschnitt. Besondere Arbeiten und Apparate.

und in die Flasche schleift sich ein Ansatz oder Lager, worauf der Stopfen keinen Schluss hat. Je mehr man schleift, desto dünner wird der Stopfen unten, und er erhält niemals wieder gerade Seitenwände.

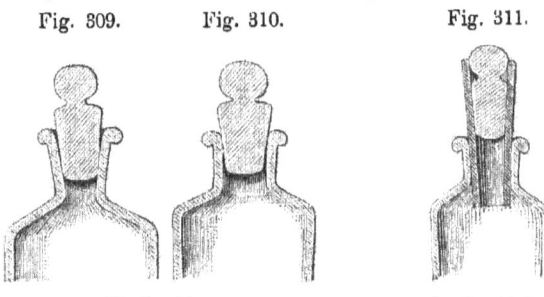

Fig. 309.     Fig. 310.     Fig. 311.

Stopfenschluss.     Stopfenschleifen.

Ist dagegen der Stopfen konischer als der Hals, Fig. 310, so findet der Angriff nur am oberen Ende des Halses statt, und es schleift sich eine Rinne in den Stopfen, die jeden Schluss ganz unmöglich macht. Wollte man in einem solchen Falle dennoch einen bestimmten Stopfen in eine Flasche einschleifen, so müsste man Stopfen und Hals erst in einem kupfernen Konus schleifen. Ein solcher Konus wird aus Kupferblech von 1 Linie (1 bis 2$^{mm}$) Dicke zusammengelegt und hart gelöthet. Er wird auf ein hölzernes Futter einer Drehbank gespannt und rundlaufend gemacht. Mit der äusseren Wand des Konus schleift man den Hals der Flasche, in dem Konus den Stopfen, Fig. 311. Das Kupfer hat vor jedem Metalle den Vorzug, dass es als ein sehr zähes Metall die Sand- und Schmirgelkörner in seine Oberfläche aufnimmt, und damit schleift, ohne selbst bedeutend angegriffen zu werden. Es behält dadurch seine Gestalt länger und erlaubt, dem Stopfen und der Flasche die Neigung der eigenen Form durch Schleifen zu geben. Schleift man Glas auf Glas, so nutzen sich beide gleichmässig ab; keines nimmt die Form des anderen an, sondern beide nehmen durch die gleichmässige Abnutzung eine Mittelgestalt an, die zu den übrigen noch nicht geschliffenen Theilen nicht passt.

Man muss mehrere dieser kupfernen Koni haben, an denen die Seiten gleiche Neigung besitzen, damit dickere oder dünnere Stopfen hineinpassen. Die äussere Fläche eignet sich schon eher für Flaschen von ungleicher Halsweite, weil kein Hinderniss vorhanden ist, jede Stelle des Konus mit dem Halse der Flasche zu erreichen, während der Stopfen wegen seines dickeren Handgriffes nicht tief in den Konus hineintreten kann. Selten indessen steht einem Apotheker eine Drehbank zu Gebote, obgleich sie ein nützliches und angenehmes Werkzeug ist, welches die Freude, allerlei brauchbare Dinge selbst darzustellen, mit dem diätetischen Nutzen einer gesunden Körperbewegung vereinigen lässt. Sollte Jemand einen Luxus oder eine nicht absolut nöthige Ausgabe machen

## Vierundzwanzigstes Kap. Vom guten Schlusse der Glasstopfen. 393

wollen, so rathe ich, wenn der Platz es erlaubt und die Neigung nicht geradezu dagegen ist, eine Drehbank zu wählen.

Bei Anschaffung und Auswahl von Flaschen hat man vorzüglich auf ihren guten Schluss zu sehen, besonders wenn sie zu Standgefässen in der Officin bestimmt sind. Man kennt die sogenannten Pariser Flaschen; sie haben einen sehr langen und sorgfältig geschliffenen Stopfen und schliessen vortrefflich, und dennoch gehören sie zu den unzweckmässigsten Flaschen, die man haben kann. Sie haben erstlich sehr dünne Hälse, wodurch sie leicht zerbrechen, wenn man den festsitzenden Stopfen durch Hitze öffnen will; die Schultern sind zu gerade, zuweilen am Rande sogar höher als an der Stelle, wo der Hals aufsitzt, weshalb man nicht alle Flüssigkeit ausgiessen kann; die Stopfen sind zu lang und zu wenig konisch, d. h. die Seiten derselben haben nicht Neigung genug zu einander. Aus den beiden letzteren Eigenschaften entstehen die, oft den Verlust der ganzen Flasche nach sich ziehenden Klemmungen des Stopfens im Halse. Dadurch, dass die Seiten des Stopfens einander fast parallel stehen, stellt dieser einen ungemein spitzen Keil vor, der sich leicht in eine passende Oeffnung hineindrücken und festklemmen lässt. Die bedeutende Länge dieser Stopfen von 14 bis 18 Linien (30 bis 40$^{mm}$) macht die adhärirende Fläche sehr gross. Setzt sich nun irgend ein harziger oder salziger Körper in dem Zwischenraum fest, so wächst mit der Zeit die Adhäsion zu einer solchen Grösse, dass sie stärker ist, als der Zusammenhalt des Halses mit der Flasche oder des Griffes mit dem Stopfen. Wendet man demnach Gewalt an, so bricht entweder der Griff des Stopfens oder, was noch schlimmer ist, der Hals ab. Im ersteren Falle muss man den Hals abschlagen, um die Flüssigkeit zu erhalten, denn die verstopfte Flasche ist als solche schon verloren; bricht hingegen bei der grossen Gewalt der Hals ab, so kann man sich gefährlich an den Splittern verletzen oder mit dem Inhalte der Flasche beschädigen, beides auch zugleich. Fast alle meine schönen Pariser Flaschen haben ein trauriges Ende genommen, und wo es am besten ging, hat der Hals einen Längenriss bekommen. Ich verwerfe demnach diese mit so vieler Sorgfalt gearbeiteten Flaschen gänzlich. Einige Messungen, die ich gemacht habe, zeigen den Fehler in Zahlen. Ein Glasstopfen einer solchen Pariser Flasche hatte oben einen Durchmesser von $9^{1}/_{2}$ Linie (20,8$^{mm}$), unten $8^{1}/_{2}$ Linie (18,8$^{mm}$), also 1 Linie (2$^{mm}$) Verjüngung. Ein anderer hatte oben 11,3 Linien (24,2$^{mm}$), unten 10,3 Linien (22,2$^{mm}$) Dicke. Beide hatten also nur 1 Linie (2$^{mm}$) Verjüngung auf eine Länge von 14 Linien (30$^{mm}$). Dagegen ein sehr gut schliessender Stopfen von Gebrüder Schrader in Gernheim bei Preuss. Minden hatte oben $13^{1}/_{2}$ Linie (29$^{mm}$), unten $10^{1}/_{2}$ Linie (22,7$^{mm}$) Dicke, also 3 Linien (6,3$^{mm}$) Verjüngung ebenfalls auf 14 Linien (30$^{mm}$) Länge. Denkt man sich diese Stopfen verlängert, bis sie in eine Spitze auslaufen, so würde letztere 5 Zoll $3^{1}/_{2}$ Linie (138$^{mm}$) lang sein, wo hingegen der erste Pariser Stopfen 11 Zoll 11 Linien (312$^{mm}$), der zweite

394  Zweiter Abschnitt. Besondere Arbeiten und Apparate.

nahe 14 Zoll (363$^{mm}$) lang sein würde. Die Neigung der Pariser Stopfen ist erfahrungsmässig zu gering, die letztere aber sehr gut. Bei Standgefässen in der Apotheke würde ich eine noch grössere Verjüngung vorschlagen, weil die Stopfen hier nur ruhig zu sitzen und sich nicht zu klemmen brauchen, da die Flaschen nicht umgelegt werden. Man kommt dadurch nicht in die Lage, solche Stopfen mit grosser Gefahr losmachen zu müssen, was namentlich bei harzigen Tincturen (besonders bei *Tinctura Myrrhae, Ratanhiae* und ähnlichen) sehr leicht eintritt. Drückt man diese Stopfen noch so stark in den Hals hinein, so kann man sie dennoch leicht mit geringer Kraft wieder lösen, während man die Pariser Stopfen sehr leicht so fest klemmen kann, dass sie ohne Anwendung von Wärme nicht mehr gelöst werden können. Bei Flaschen, welche fettige Substanzen enthalten, kann man die Stöpsel gar nicht festklemmen, sondern sie sitzen immer beweglich und dennoch dicht schliessend auf ihrem Halse.

Von dem guten Schlusse der Flaschen aus der Fabrik der Gebrüder Schrader habe ich mich durch auffallende Beispiele überzeugt; in einem 18 Unzen fassenden Glase habe ich über zwei Jahre wasserleere Schwefelsäure aufbewahrt, ohne dass sie in dieser Zeit im Geringsten Feuchtigkeit angezogen hätte; ein andermal habe ich 18 Monate lang eine Lösung von Jodwasserstoffsäure darin gehalten, ohne dass sie nur einen Stich ins Gelbliche angenommen hätte. Beide Stopfen waren ganz beweglich und nur ganz dünn mit Talg bestrichen. Dreht man den mit Talg eben nur angeriebenen Stopfen in dem Halse der Flasche einigemal fest herum, so erscheint dieser ganz durchsichtig und einer massiven Glasstange ähnlich. Eben so sehen die Hälse aller solcher Flaschen in der Officin aus, in denen ein fettes Oel, Syrupe oder Gummischleim aufbewahrt werden.

Schwefelwasserstoffwasser hält sich als Reagens in angebrochenen Flaschen über ein halbes Jahr lang; eben so Schwefelammonium, ohne gelb zu werden.

Durch diese Flaschen habe ich zuerst erfahren, wie ein Stopfen sein könne und müsse.

---

Fünfundzwanzigstes Kapitel.

## Ueber das Oeffnen der Flaschen.

Nicht selten haften Stopfen durch die in dem Schlusse festgesetzten verschiedenen Stoffe so fest, dass man sie mit der einfachen Kraft der Hand nicht losmachen kann. Würde man an einen solchen Stopfen eine

Zange oder Hebel bringen, um ihn mit Gewalt zu lösen, so liefe man Gefahr, den Griff vom Stopfen abzubrechen. Man muss deshalb aus der Dicke der Verbindungsstelle beider ungefähr beurtheilen, wie stark man drehen dürfe, ohne Gefahr zu laufen, den erwähnten Schaden anzurichten. Geht der Stopfen in dieser Art nicht los, so muss man andere Mittel anwenden. Das wirksamste ist hierbei unstreitig das rasche Erwärmen des Halses in einer kleinen Weingeistflamme. Die Wirkung beruht darauf, dass der Hals der Flasche, der zuerst erwärmt wird, sich auch zuerst ausdehnt, wodurch sein Lumen sich vergrössern muss. Der Stopfen aber, der sich noch nicht ausdehnt, wird seine Dimensionen behalten und sich in der erweiterten Oeffnung drehen lassen. Man hat deshalb dahin zu sehen, dass die Erwärmung des Halses möglichst rasch geschehe, damit die Wärme nicht Zeit habe, auch in den Stopfen überzugehen und diesen ebenfalls auszudehnen. Zu diesem Zwecke halte man den Hals der horizontal gehaltenen Flasche unmittelbar in die volle Flamme einer kleinen Weingeistlampe mit einfachem Dochte, und drehe sie rasch in dieser Lage um ihre Achse, um alle Stellen gleichförmig zu erwärmen. Nach einigen Secunden versucht man mit einer kraftvollen Drehung, ob sich der Stopfen gelöst habe, was in den meisten Fällen stattfindet. Gelingt es nicht zum ersten Male, so führe man den Hals schnell wieder in die Flamme und versuche nach einigen Augenblicken wieder zu drehen, oder man schlage mit einem hölzernen Messerstiele von unten an den Griff des Stopfens. Löst sich der Stopfen, so lasse man ihn so lange von der Flasche, bis der Hals wieder vollkommen erkaltet ist; ohne dies könnte er durch Zusammenziehung des Halses sich noch einmal klemmen. Ist der Inhalt der Flasche brennbar, so gebrauche man die kleine Vorsicht, ein Gefäss mit Wasser bei der Hand zu haben; man kann nämlich nicht wissen, durch welchen Zufall die Flasche zerbrechen und ihr Inhalt in Flammen gerathen möchte. Wäre der Inhalt Aether, so ist die Operation sehr gefährlich, man dürfte sie nur im Freien versuchen, die Flasche selbst in einem nassen Tuche fassen, und reichliches Wasser in offenen Gefässen daneben stehen haben. In diesem Falle wäre, statt der Spirituslampe, wohl besser kochend heisses Wasser, was man aus einer Mensur oder sonstigem Gefässe mit dünnem Ausguss über den Hals der Flasche giessen würde. In allen anderen Fällen ziehe ich die Spirituslampe vor, schon weil sie besser anzuwenden ist. Den Hals durch Reiben mit einem mehrmal umschlungenen Bindfaden zu erhitzen, ist minder bequem, erfordert die Hülfe zweier Menschen, und die Wirkung dehnt sich auch in der Breite nicht so vollständig aus, wie die einer Flamme oder des heissen Wassers.

Wenn die eben beschriebene Art, die in den meisten Fällen mit Erfolg begleitet ist, nicht anschlägt, so kann man noch die folgende Methode versuchen. Man nehme einen starken Bindfaden oder Strick von 3 bis 4 Fuss Länge und mache in denselben einen doppelten Knoten $b$ mit Schleife $a$ (Fig. 312 a. f. S.). Dann lege man den Knoten an den

396 Zweiter Abschnitt. Besondere Arbeiten und Apparate.

Stopfen und binde auf der anderen Seite ebenfalls mit einem doppelten Knoten $c$, dass beide Knoten gerade entgegengesetzt sind, Fig. 313. Man ziehe

Fig. 312.

Fig. 314.

Fig. 313.

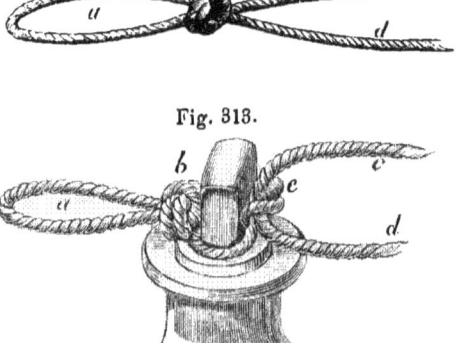

Herausziehen eines Glasstopfens.

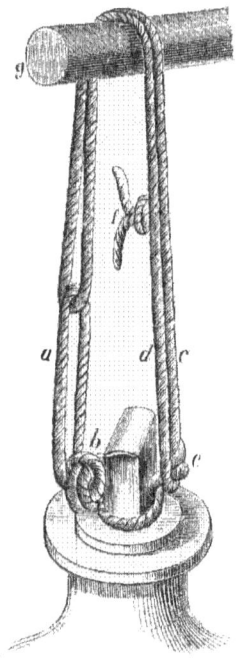

jetzt das freie Ende $d$ durch die links gelassene Schleife $a$, und verknüpfe sie mit dem anderen freien Ende durch einen Knoten $f$ Fig. 314. Die hierdurch gebildete weite Schlinge lege man über einen starken Querbalken, der einen kräftigen Ruck aushalten kann. Durch einen Gehülfen lässt man die Schlinge auf dem Querbalken festhalten, damit sie nicht abrutsche, und selbst umwickele man die Flasche mit einem Tuche und fasse sie mit beiden Händen. Nachdem man die Bindfaden so gelegt hat, dass sie auf beiden Seiten gleich gespannt sind, hebe man die Flasche einige Zoll in die Höhe und ziehe sie, beide Hände um das umgewickelte Tuch, senkrecht mit einem Ruck herab. Dieses wird mehrmals wiederholt, die Flasche etwas höher gehoben und etwas kräftiger angezogen, bis endlich der Stopfen sich löst. Es ist wesentlich, ganz senkrecht zu ziehen, damit keine seitliche Reibung entstehe. Wenn man zugleich den Hals der Flasche in der Spiritusflamme erhitzt und dann die Züge allmälig verstärkt, so wird, wenn der Stopfen überhaupt lösbar ist, derselbe sich lösen. Sollte aber die Adhäsion grösser sein als die Cohäsion des Stopfens selbst, so hat man die Gewissheit, wenn der Stopfen abbricht, dass er nicht zu lösen war, in welchem Falle es auch gleichgültig ist, ob die Flasche zerbricht oder nicht.

## Sechsundzwanzigstes Kapitel.

### Bohren in Glas.

Das Bohren des Glases kommt im Ganzen sehr selten vor, indessen ist es doch nützlich, wenn man sich in vorkommenden Fällen helfen kann. Meistens dient es dazu, aus vorhandenen Gläsern Apparate darzustellen, wenn man sie nicht in der gewünschten Form aus den Glashütten beziehen kann.

Runde Löcher von derjenigen Weite, um Korke hineinstecken zu können, etwa bis 9 Linien ($20^{mm}$), werden mit kupfernen Cylindern gebohrt. Dieselben haben eine Länge von circa 2 Zoll 8 Linien ($70^{mm}$) und diejenige Weite, welche man dem Loche geben will. Die Dicke des Metalles beträgt $^1/_2$ bis 1 Linie (1 bis $2^{mm}$). Sie haben eine Längenfuge, die mit hartem Lothe gelöthet ist. Diese Cylinder werden auf ein hölzernes Futter der Drehbank befestigt und rund laufend aufgeschlagen und gerichtet. Man schneidet nun aus dickem Pappendeckel ein rundes Scheibchen so gross aus, dass es sich in der inneren Oeffnung des Cylinders leicht drehen lässt, ohne sich zu klemmen oder zu schlottern. Dieses Scheibchen leimt man mit starkem Tischlerleim in die Mitte der Stelle, wo das Loch gebohrt werden soll. Es dient dazu, um dem sich drehenden Cylinder Leitung zu geben, damit das Glas sich nicht seitwärts schieben lasse, und damit man beim Wegnehmen und Wiederansetzen das Glas immer wieder mit derselben Stelle vor den Bohrcylinder bringe.

Nun mache man sich auf die Drehbank ein Gestell von der Höhe, dass das darauf stehende Glas genau mit dem Pappscheibchen in den Cylinder passe, da es fast unmöglich und jedenfalls sehr mühsam ist, das Glas mit freier Hand immer dagegen zu halten. Nach diesem wird ein steifes Gemenge aus irgend einem fetten Oele und grobem gleichförmigen Schmirgel gemacht. Die Wahl des Schmirgels ist sehr wesentlich, indem der gewöhnlich im Handel als gemahlener vorkommende häufig sehr unrein und mit weicheren Stoffen vermengt ist. In diesem Falle stelle man sich ein grobes Pulver aus ganzem Schmirgel dar, der mit Leichtigkeit jedes Glas ritzt. Von dem Gemenge aus Oel und Schmirgel wird mit einem Holzspane oder einer Federspule etwas an den Rand des Cylinders gebracht, das Glas angehalten und die Drehbank in Gang gesetzt.

Der Kupfercylinder gräbt sich bald unter einem gellenden Geräusche eine rinnenförmige Grube, so dass er nachher auch ohne das Pappscheibchen seine Stelle nicht mehr verliert. Während des Drehens ziehe man das Glas sanft weg und drücke es wieder an, bringe den Schmirgel-

398 Zweiter Abschnitt. Besondere Arbeiten und Apparate.

brei in die Rinne, und gebe nach Bedürfniss eine neue Menge auf, bis endlich das Glas an einer Stelle durchgeschliffen ist. Von nun an muss man mit besonderer Vorsicht verfahren, damit beim Durchbrechen des Cylinders in die Oeffnung das Glas nicht zu weit darüber geschoben und zertrümmert werde. Man muss deshalb in der rechten Hand immer das Gefühl genau beobachten und den Druck sehr genau abmessen, weil endlich immer das ausgeschliffene Glasscheibchen abgebrochen wird. Sollte dies geschehen sein, so steht oft noch ein vorragender Rand des Glases, welcher das Durchgehen des Cylinders hemmt. Derselbe wird nun in gleicher Art weggeschliffen.

In dieser Art können in dicke Flaschen nahe am Boden Löcher eingeschliffen werden, um sie mit Hähnen oder Röhren zu versehen. Tubuli werden selten in Retorten eingeschliffen, weil dieselben an der betreffenden Stelle zu dünn im Glase sind, um nachher mit Kork einen Schluss geben zu können. Engere Löcher bis zu 2 Linien ($4^{mm}$) werden auf eine einfachere Weise gebohrt. Man nehme einen runden Draht aus dem besten Gussstahle und feile ihn an einer Seite mit drei Facetten in eine stumpfe Spitze zu. Am anderen Ende mache man eine konische Spitze, um in irgend einer eingeschlagenen Vertiefung zu laufen. Die dreikantige Spitze härte man nun glashart, indem man sie, mit Seife bestrichen, in einem Holzkohlenfeuer zur Kirschrothglühhitze bringt und in sehr kaltem Wasser plötzlich ablöscht. Das andere Ende kann weniger stark gehärtet sein. Einfacher ist es, wenn der Draht nicht lang ist, ihn ganz zu härten. Hierbei muss jedoch der Draht sehr gleichmässig erhitzt werden, wenn er nach dem Härten nicht krumm sein soll. Auf den Draht schiebe man nun eine kleine hölzerne Rolle mit harter Reibung fest auf, Fig. 315.

Fig. 315.

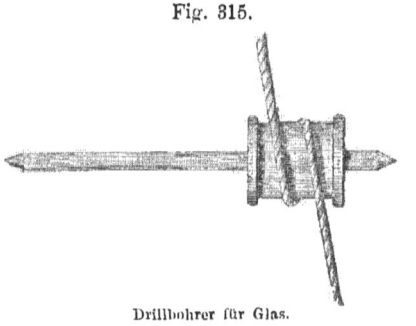

Drillbohrer für Glas.

Die Stelle, wo das Loch angebohrt werden soll, muss man vorher mit einem harten Stichel oder dem Bohrer selbst aus freier Hand etwas anbohren. Nun schlägt man die Saite eines Fiedelbogens über die Rolle, stemmt die runde Spitze gegen ein Holz oder irgend eine Vertiefung in Metall, setzt die dreieckige Spitze in die vorgebohrte Grube und bohrt, nachdem man die Spitze reichlich mit Terpentinöl benetzt hat, durch Bewegen des Fiedelbogens das Loch durch. Es ist wesentlich, den Bohrer und das Loch immer reichlich mit dem genannten Oele befeuchtet zu halten, weil ohne dies der Bohrer bald stumpf werden würde. Die Wirkung des Terpentinöls ist ganz specifisch, besonders wenn es an der Luft etwas verharzt oder durch Auflösen von Harz oder Kampfer etwas verdickt ist. Das Glas wird mit bewunderungswürdiger Geschwindigkeit als feiner Bohrschmant abgerieben, während der Bohrer fast unangegriffen bleibt. Sobald die äusserste Spitze durchgedrungen ist, muss man auch hier vorsichtig zu Werke gehen und den Bogen sehr lose spannen. Wenn der Bohrer plötzlich durchdränge, so würde die runde Spitze aus ihrer Grube fallen, der Bogen den Bohrer herunterreissen und das Glas unvermeidlich sprengen. Es ist deshalb am gerathensten, das letzte Durchbohren mit freier Hand auszuführen.

Natürlich lässt sich auch dieser Bohrer in eine Drehbank einspannen, umgekehrt aber auch ohne Fiedelbogen und Rolle von Anfang an in freier Hand zwischen den Fingern drehen. Diese Operationen kommen zu selten vor und können zu leicht umgangen werden, als dass es die Mühe lohnte, vollkommenere Bohrvorrichtungen zu beschreiben.

In allen Fällen, wo von Glas Stücke abgetrennt werden sollen, ist es vortheilhaft, die Werkzeuge mit Terpentinöl zu benetzen. Mit einer Feile kann man dadurch scharfe gesprengte Kanten abrunden, hervorragende Randstücke abfeilen, sogar mit Uhrfedersägen Schnitte einsägen und Schraubengewinde einschneiden.

## Siebenundzwanzigstes Kapitel.
## Luftdichte Verbindungen.

Luftdichte Verbindungen müssen überall bewerkstelligt werden, wo Gase und Dämpfe aus einem Gefässe ins andere geleitet werden, um hier absorbirt oder verdichtet zu werden. Gefässe werden theils unmittelbar an einander befestigt, meistens aber die Verbindung durch Röhren bewerkstelligt. Wie Retorten luftdicht mit Kolben zu verbinden seien, ist an einer anderen Stelle gezeigt worden; wir haben deshalb hier von der Verbindung mittelst Röhren zu handeln.

### Die Röhren.

Die Röhren sind entweder von Glas oder von Blei.

Gläserne Röhren sind die reinlichsten, aber auch die zerbrechlichsten. Sie werden von den Glashütten bezogen, und man hat bei der Auswahl nur auf gewisse Eigenschaften zu sehen. Die Glasröhren müssen aus einem leichtflüssigen Glase gezogen sein, damit sie sich über einer guten Weingeistlampe mit doppeltem Zuge biegen lassen; sie müssen gerade, möglichst gleich weit an allen Stellen, gleich dick von Glas

400 Zweiter Abschnitt. Besondere Arbeiten und Apparate.

in der ganzen Rundung, vollkommen rund sein und keine Kiesstückchen enthalten. Von besonderer Wichtigkeit sind die absoluten Dimensionen derselben und das Verhältniss der Stärke der Wände zum Lumen.

In den meisten Fällen passen solche Röhren am besten, die, wenn man sie durch einen gewöhnlichen Bouteillenkorkstopfen durchbohrt, noch rundum genug Korksubstanz übrig lassen, um die Verbindung durch kräftiges Eindrücken des Stopfens ohne Gefahr für die Röhre bewerkstelligen zu können.

Nimmt man die mittlere Dicke eines gewöhnlichen Stopfens zu 9 Linien ($20^{mm}$) an seinem dünnen Ende, so ist eine Röhre von 5 Linien ($10^{mm}$) äusserem Durchmesser und $^3/_4$ Linien ($1^1/_2{}^{mm}$) Wandstärke sehr brauchbar (Fig. 316). Sie besitzt Festigkeit genug, kleine Verschiebungen des Apparates, ohne zu zerbrechen, auszuhalten, und eine genügende lichte Weite, um kräftige Gasströme ohne Widerstand fortzuleiten.

Dünnere Röhren von 4 Linien ($8^{mm}$) äusserem Durchmesser und $^1/_2$ Linie ($1^{mm}$) Wanddicke dienen zu kleineren Apparaten (Fig. 317).

Fig. 316. Fig. 317. Fig. 318.

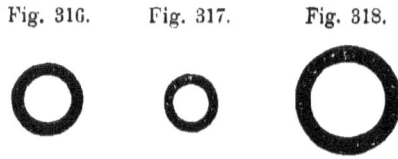

Glasröhrenquerschnitte.

Weitere Röhren von 7 Linien ($15^{mm}$) äusserem Durchmesser und 1 Linie ($2^{mm}$) Wandstärke (Fig. 318) sind zu Destillationen von Aether, *Spir. nitrico-* und *muriatio-aethereus* sehr geeignet, und endlich ganz weite Röhren von 14 Linien ($30^{mm}$) lichter Weite und ebenfalls 1 Linie ($2^{mm}$) Wanddicke dienen als Kühlröhren in eigenen Apparaten.

Die am meisten gebrauchten Röhren werden unter dem Namen Barometerröhren bezogen. Zu gewissen Apparaten, wie Spritzflaschen, kleinen Entwickelungsröhren, braucht man engere und dünnere Röhren, zu Probirgläsern, worin erhitzt wird, gebraucht man die weiteren von 7 bis 8 Linien (15 bis $18^{mm}$) äusserem Durchmesser, aber dünnerer Wandung.

Von besonderem Nutzen in Laboratorien sind die in neuerer Zeit in so grosser Vollendung dargestellten Bleiröhren von kleineren Dimensionen. Sie werden aus festem Blei über einen stählernen Dorn gepresst und können bis zu mehreren hundert Fuss aus einem Stücke erhalten werden. Die Sorte von 4 bis $4^1/_2$ Linien (8 bis $9^{mm}$) äusserem Durchmesser und $^3/_4$ bis 1 Linie ($1^1/_2$ bis $2^{mm}$) Wandstärke eignet sich vortrefflich zu allen Gasleitungen, und es sind hier ihre Biegsamkeit, ihre Unzerbrechlichkeit im Vergleiche zu Glas ganz unschätzbare Eigenschaften.

Man kann durch Bleiröhren Chlorgas, Ammoniakgas, Schwefelwasserstoffgas, kohlensaures Gas, schwefligsaures und salzsaures Gas, kurz jede in pharmaceutischen Laboratorien vorkommende Gasart leiten, und hat nur darauf zu sehen, dass das letzte Ende der Röhre nicht in die Flüssigkeit tauche, oder sich nicht senke, aus welchem Tropfen

# Siebenundzwanzigstes Kapitel. Luftdichte Verbindungen.

in die Arbeitsflüssigkeit herabrinnen könnten. Dieser letzte Theil der Röhre muss deshalb durch Glas ersetzt werden. Zu Kühlröhren eignen sie sich dagegen nicht, weil sie die Flüssigkeit in den meisten Fällen mit ihrer eigenen Substanz verunreinigen würden.

Röhren werden mit einander am besten durch Kautschukröhren verbunden. Werden durch die Röhren heisse Dämpfe geleitet, so kann man dazu keine künstlichen Kautschukröhren mit einer Schnittfuge gebrauchen, sondern muss dazu die ganzen Hälse der Kautschukflaschen oder solche aus vulkanisirtem Kautschuk verwenden. Die künstlichen werden auf folgende Weise dargestellt.

Gummielasticumplatten von besonderer Schönheit und einer Länge von 5 bis 6 Fuss werden im Handel bezogen, und man möchte selten in die Lage kommen, sich dieselben aus ganzen Beuteln darstellen zu müssen.

Man schneide ein Stückchen von einer solchen Platte in derjenigen Breite ab, dass, wenn man es um die zu verbindende Röhre legt, noch aufrecht stehende Ränder übrig bleiben.

Die Platte wird auf dem Dampfapparate erwärmt, um sie weich und auf den frischen Rändern klebend zu machen. Wenn man sie nun um die Glas- oder Bleiröhre gelegt und die hervorragenden Ränder derselben zusammengedrückt hat, so schneidet man (Fig. 319) mit einer erwärmten und scharfen Scheere dicht auf der Röhre in der Richtung ihrer Länge die beiden Ränder mit einem Schnitte durch, wodurch sie unmittelbar an einander haften. In der Zeichnung ist, um Raum zu ersparen, die Scheere absichtlich verkleinert, die Röhre aber in natürlicher Grösse dargestellt.

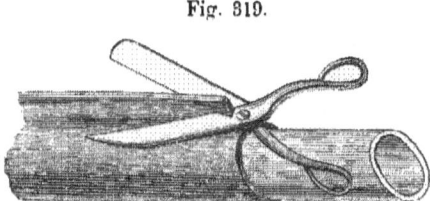

Fig. 319.

Kautschukröhren.

Durch einen zwischen die Gummi- und Glasröhre gelassenen Wassertropfen lässt sie sich leicht abziehen. Diese Röhren dürfen mit keinen fetten und flüchtigen Oelen, sowie auch mit keinem Aether in Berührung kommen. Uebrigens wird die eben beschriebene Methode, Kautschukröhren anzufertigen, nur noch in sehr seltenen Fällen zur Anwendung kommen, da jetzt im Handel die vulkanisirten Röhren in jeder Form vorkommen.

Die Verbindung beider Röhren durch eine übergeschobene Kautschukröhre geschieht nun ganz leicht. Man stecke beide Röhren in dieselbe hinein, nähere sie bis auf 2 bis 3 Linien (4 oder 6$^{mm}$) und binde nun die Kautschukröhre mit Bindfaden fest, aber ohne bis auf die Glasröhren durchzuschnüren. Zum Verbinden bedient man sich des Feuerwerksknotens (Fig. 320 s. f. S.), dessen kunstgerechte Schürzung schon früher

402    Zweiter Abschnitt. Besondere Arbeiten und Apparate.

beschrieben ist. Eine andere Verbindungsart ist ebenfalls oben, S. 348, Fig. 273 und 274, gezeichnet und beschrieben worden.

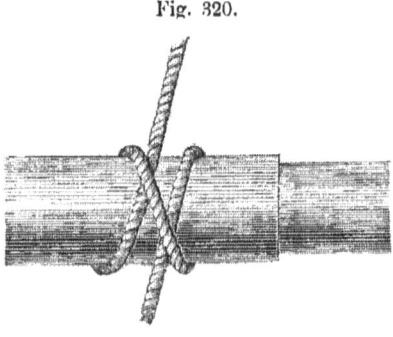

Fig. 320.

Kautschukbinder.

Eine vortreffliche Bereicherung des chemischen und pharmaceutischen Laboratoriums ist demselben durch die künstlichen vulkanisirten Kautschukröhren erwachsen. Die Substanz besteht aus einem innig mit Schwefel verbundenen Kautschuk. Es ist dies eine der merkwürdigsten Erfindungen. Wer hätte vermuthen können, dass sich Schwefel mit diesem Körper verbinde, und dass er dessen Eigenschaften so sonderbar verändern würde. Der gewöhnliche Kautschuk ist in der Kälte unbiegsam steif, in der Wärme sehr dehnbar. Gespannt zieht er sich nicht auf sein früheres Mass zusammen, und endlich verliert er mit der Zeit seine Consistenz und Elasticität, wird schmierig und weich und ist nicht mehr zu gebrauchen. Röhren nach obiger Methode aus gewöhnlichem Kautschuk dargestellt und an Glasröhren gebunden, sind meist nach einem Jahre ganz zerstört. Sie kleben an der Glasröhre fest und schnüren sich unter dem Bindfaden durch, so dass sie bei dem schwächsten Zuge abreissen. Ganz anders verhält sich der geschwefelte Stoff. Er ist absolut elastisch, zieht sich immer auf sein früheres Mass nach dem Aufhören der Gewalt zurück und verliert niemals seine Cohäsion. In der Kälte bleibt er weich und biegsam, und in der Hitze wird er nicht so sehr erweicht. Diese Röhren lassen sich so stark erweitern, dass sie ohne Band luftdicht schliessen. Man erhält sie in allen Stärken und schneidet sich die kleinen Stücke aus den 6 bis 10 Fuss langen Röhren ab. Sie leiten Wasserdämpfe ohne zu erweichen, und wenn sie eine Zwischenlage von Hanfgewebe haben, kann man zweiatmosphärischen Dampf hindurchleiten, selbst eine Dampfmaschine durch sie betreiben. Man kann alle Gase durch dieselben leiten. Leider zeigen viele die Eigenschaft, mit der Zeit steif und spröde zu werden, so dass sie beim Ziehen zahlreiche Querrisse zeigen, oder sogar bei einem starken Buge abbrechen. Die alten Kautschukröhren, nach obiger Beschreibung dargestellt, dürften wohl bald zu den Seltenheiten gehören.

## Korkbohrer.

Röhren werden mit den Hälsen von Flaschen, Retorten, Kolben mittelst durchbohrter Korke verbunden. Die Korke müssen von der besten

## Siebenundzwanzigstes Kapitel. Luftdichte Verbindungen. 403

Art sein, und nach der Durchbohrung noch 2 bis 3 Linien (4 bis 6$^{mm}$) dicke Wände behalten.

Die Oeffnung hat man sonst in die Korke mit glühenden Eisen gebrannt. Hierdurch wird der Kork sehr angegriffen und verletzt, auch verlaufen sich die Löcher leicht seitlich und werden oval. Ungleich besser werden die Oeffnungen mit runden Feilen von etwas grobem Hiebe, die im Handel unter dem Namen Rattenschwänze zu haben sind, eingefeilt. Man sticht erst von beiden Seiten mit einer dünnen Feile in den Mittelpunkt des Stopfens bis etwa in die Mitte seiner Länge. Hier begegnen sich die beiden Stiche und der zuerst gemachte lenkt die Feile in die Mitte des Korkes zurück, wenn sie davon abgewichen wäre. Man bohrt nun immer dickere Feilen hinein und erweitert das Loch durch Feilen. Es ist darauf zu achten, dass die Löcher nicht nach der Mitte enger werden und sich an den Enden erweitern, welches bei Ungeübteren leicht eintritt; auch dürfen sie nicht oval werden, was sich meistens ereignet, wenn man weite Löcher mit zu dünnen Feilen darstellt. Durch einen besonderen Handgriff schützt man sich gegen diesen Umstand. Sobald die Feile leicht durchgeht, und das Loch noch erweitert werden soll, legt man den Stopfen an den Rand eines Tisches und steckt die Feile durch. Man wälzt nun den Stopfen mit der linken Hand, indem man sie flach darauf legt, über den Tisch und bewegt die Feile mit der rechten Hand in langen Zügen durch das Loch. Durch diese beiden, sich unter einem rechten Winkel kreuzenden Bewegungen erhält man mit geringer Uebung vollkommen runde und cylindrische Löcher. Die runden Feilen brechen leicht an der Spitze und auch in der Mitte durch. Man erhitze sie deshalb vor dem Gebrauche bis zum Blauanlaufen, Spitze und Angel fast bis zum Glühen, um ihnen die zu grosse Sprödigkeit zu benehmen. Der Verlust an Härte ist dabei nicht in Anschlag zu bringen, da man nur mit Korksubstanz zu thun hat.

Mit der geringsten Mühe und in der grössten Vollendung bohrt man die Korke mit den von mir angegebenen Korkbohrern*). Dieselben bestehen wesentlich aus einem Cylinder von Weissblech von 5$^{3}/_{4}$ Zoll (150$^{mm}$) Länge und derjenigen Weite, die das fertige Loch haben soll. Das Weissblech ist flach auf einander gelöthet, damit keine Rippe entsteht, und auf das untere Heft der Röhre ist gedrängt ein hölzernes Heft aufgeschoben, mit welchem man die Röhre führt (Fig. 321 a. f. S.). In einem guten Laboratorium braucht man einen Einsatz solcher Bohrer, von denen jeder folgende ohne das Heft eben in den vorhergehenden hineinpasst. Die dünnste Röhre hat 3 Linien (6$^{mm}$) äusseren Durchmesser, indem engere Löcher besser mit runden Feilen durchgestossen werden. Der vordere Rand des Blechcylinders ist von innen mit einer runden, von aussen mit einer flachen Feile feineren Hiebes zugeschärft.

Ausserdem besitzt man noch eine Leere von Blech, worin die äusseren

---

*) Annalen der Pharmacie. Bd. 21. S. 92.

404  Zweiter Abschnitt. Besondere Arbeiten und Apparate.

Durchmesser, der einzelnen Bohrer eingeschnitten sind. Die Oeffnungen sind mit denselben Zahlen, wie die entsprechenden Bohrer, bezeichnet (Fig. 322).

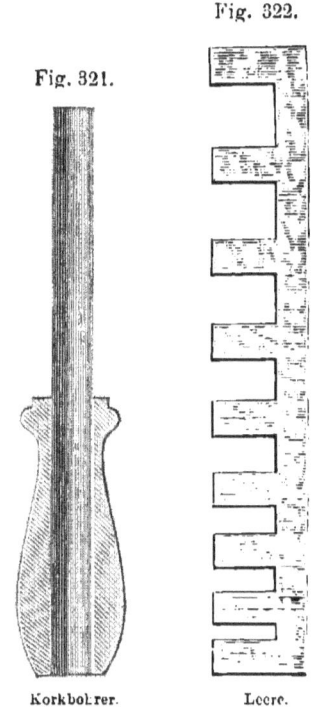

Fig. 321.    Fig. 322.

Korkbohrer.    Leere.

Der Gebrauch dieser Bohrer ist sehr einfach. Nachdem man erst den Stopfen ausgesucht hat, der auf die Flasche passt, sucht man den entsprechenden Bohrer aus, indem man die Glas- oder Bleiröhre in die Leere einlegt und diejenige Nummer wählt, in die sie, ohne zu schlottern, hineinpasst. Man fasst nun den Stopfen mit der linken Hand, setzt den innen und aussen mit einem Tropfen Oel befeuchteten Bohrer auf die Mitte des spitzeren Endes des Korkes auf und bohrt denselben mit sanfter Drehung hinein. Wenn der Kork recht dicht und die Röhre nicht zu enge ist, so erhält man gewöhnlich mit einem einzigen Stiche das herausgestochene Stück in der Gestalt eines reinen Cylinders. Ist hingegen der Kork unganz oder die Röhre sehr enge, so bricht das innere Stück von dem Korke ab. Man fühlt dies sehr leicht an einer eigenthümlichen mahlenden Bewegung in der Hand. Man zieht nun den Korkbohrer heraus, stösst von hinten mit einem Hölzchen oder Drahte das abgebrochene Stück vorn heraus und setzt von Neuem ein. Ohne die Entfernung der Stücken würde das Loch nicht schön werden und sehr schwer zu bohren sein, weil die losen Stücke sich mit dem Bohrer umdrehen und nicht zurückweichen. Die Glasröhre passt nun ohne weitere Bearbeitung des Loches luftdicht in dasselbe hinein und giebt auch eine luftdichte Verbindung mit dem Halse der Flasche ab. Um die Löcher central zu bohren, muss man den Kork selbst in der linken Hand zuweilen umgehen lassen.

Man macht auch die Korkbohrer aus hart gezogenem Messingblech, ohne hölzernen Handgriff. Diese Röhren passen alle in einander, sind also nur um Blechdicke von einander verschieden (Fig. 323). Sie sind am Handende verstärkt und mit einem durchgehenden Loche versehen, durch welches ein eiserner Stab $d$ gesteckt wird, um einen kräftigeren Angriff zu haben. Die Schneide ist bei $b$, die Röhre selbst $a$, und bei $c$ ist die Verstärkung und das Loch. $e$ und $d$ zeigen, wie das Instrument beim Bohren selbst gehalten wird. $c$ stellt einen Kork vor. Den ganzen

# Siebenundzwanzigstes Kapitel. Luftdichte Verbindungen. 405

Satz bewahrt man in einem Futterale *f*, indem der Stab *d* gerade in der engsten innersten Röhre steckt. Dieser Stab dient auch zum Herausstossen der Korkstücke aus den Röhren.

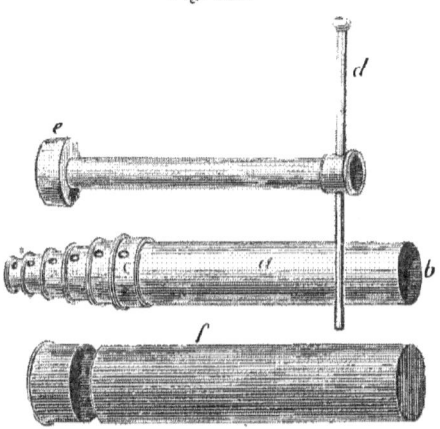

Korkbohrer von Messing.

Während des Nichtgebrauches lasse man die Stopfen nicht in den Flaschenhälsen sitzen, weil sie Einschnürungen bekommen, die alle Elasticität verlieren und jedes fernere Eindringen und Festklemmen des Stopfens verhindern.

Wenn die Flaschenhälse sehr weit sind, so findet man nicht leicht einen Stopfen, der ein so dichtes Gefüge hätte, dass er keine Luft durch seine Substanz durchliesse, selbst wenn die eingesetzten Röhren luftdicht schlössen. Einen so dicken Kork kann man auch nicht so fest einsetzen, dass sich die Poren verschlössen, weil der Hals der Flasche oder des Kolbens durch diese Gewalt unvermeidlich zerspringen würde. In diesem Falle bewirkt man die Verbindung auf verschiedene Weise.

Man setzt die Röhre mit einem minder dichten Korke ein und überzieht den ganzen Kork mit einem Lutum aus Kreide und Leinöl, oder Leinsamenmehl und Wasser, oder Mandelkleie und Wasser, und überbindet dasselbe mit einer feuchten Blase (Fig. 324 a. f. S).

Gehen mehrere Röhren durch den Kork, so ist das Verbinden sehr schwierig und fast unmöglich. In diesem Falle bindet man um den Hals des Kolbens eine Papiertüte mit Bindfaden fest und giesst nun in dieselbe bis zum Bedecken des ganzen Korkes einen frisch angemachten Brei aus gebranntem Gyps und Wasser, und lässt bis zum völligen Festwerden desselben Alles unberührt stehen (Fig. 325 a. f. S.).

Auch kann man durch einen mit einem Halse versehenen Kautschukbeutel weite Gefässe mit engen Röhren luftdicht verbinden. Man schneide

406   Zweiter Abschnitt.  Besondere Arbeiten und Apparate.

aus dem Beutel den Boden heraus, streife das offene Ende desselben über den Kolben und verbinde es dicht. Ingleichen befestige man die Glasröhre durch einen Verband mit dem engen Halse des Beutels (Fig. 326 und 327). Kautschuk muss vorher immer erwärmt werden, ehe man

Fig. 324.   Fig. 325.   Fig. 326.   Fig. 327.

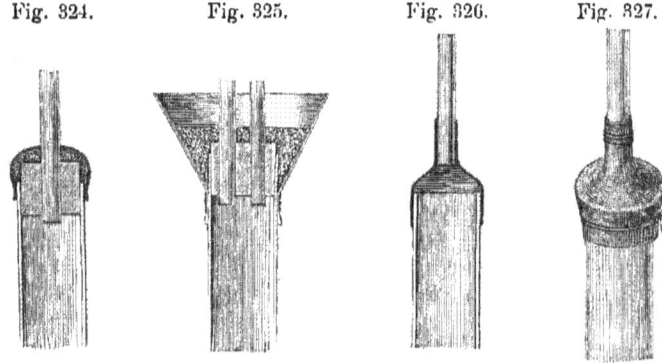

Luftdichte Verbindungen.

damit verbindet, indem er im kalten Zustande nicht dicht anschliesst oder beim nachherigen Erwärmen sich besser schmiegt, wodurch die Bänder locker werden und von den Gefässen abgehen.

Mitunter kommen auch beständige Verbindungen von Glasröhren mit Apparaten vor, welchen man eine grössere Solidität als jenen aus Kork und Kautschuk geben möchte. Hierhin gehören die Wasserstandzeiger am Apparate, am Wasserback, die Verbindung der Bleiröhren mit dem Ammoniakapparate, und ähnliche. Ich will einige von diesen Constructionen hier zur Auswahl mittheilen.

Wenn die berührenden Flüssigkeiten kalt sind, so kann man die Glasröhre in eine blecherne Röhre mit Siegellack einkitten.

Fig. 328 stellt die Wasserstandsröhre am Kaltwasserback vor. Ein

Fig. 328.   Fig. 329.

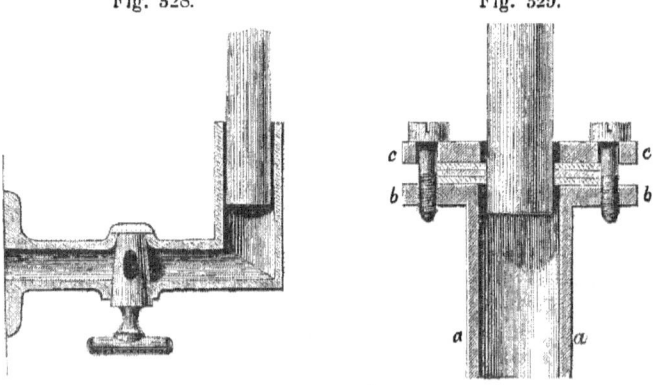

Luftdichte Verbindungen.

## Siebenundzwanzigstes Kapitel. Luftdichte Verbindungen.

Hahn ist mit einer aufrechten messingenen Röhre versehen, in welche die Glasröhre eingekittet ist. Der Hahn ist nur aus Vorsicht angebracht, um im Falle des Zerbrechens der Röhre den Back noch gebrauchen zu können. Man kann ihn auch weglassen.

Eine andere Art, Glasröhren mit Metallfassungen ohne Kitt für Wasser und Wasserdämpfe jeder Temperatur und Spannung zu verbinden, ist in Fig. 329 dargestellt. Die Glasröhre geht locker in die Röhre $a$ hinein; diese ist mit der Flantsche $bb$ versehen. Auf diese Flantsche werden drei Pappringe gelegt, deren innere Oeffnungen mit dem Korkbohrer ausgeschnitten sind und nur gedrängt über die Glasröhre gehen. Eine dicke Metallscheibe von der Grösse der Flantsche wird darauf gelegt und dieselbe mit drei oder vier Metallschrauben angeschraubt. In der Scheibe $c$ sind weite Löcher ohne Gewinde, durch welche der Hals der Schraube geht, in der Flantsche $b$ sind die Muttergewinde für die Schrauben eingeschnitten. Durch gleichmässiges Anziehen der Schrauben legen sich die aus gewalzter dünner Pappe geschnittenen Ringe luft- und wasserdicht an die Glasröhre an.

An einem Dampfkessel war eine solche Verbindung zehn Jahre lang im Gebrauche, ohne in dieser Zeit einer Reparatur bedurft zu haben. Sie hatte einer Spannung von 60 bis 70 Pfunden auf den Quadratzoll zu widerstehen. Die Glasröhre ist sehr gut gegen das Zerdrücken geschützt, indem die Pappringe durch die Schrauben genau in der Mitte gehalten werden, wodurch jedes Anstossen der Glasröhre an die Metallwände vermieden ist. Man nennt diese Verbindungsart mit **Zwischenlegscheiben**.

Weniger geschützt gegen das Zerbrechen ist die Verbindung mit der **Stopfbüchse** (Fig. 330 a. f. S.), ganz in der Art, wie die Kolbenstangen aus den Dampfcylindern der Dampfmaschinen heraustreten; nur dass eine gläserne Röhre geringeren Druck verträgt, als die eiserne Kolbenstange. Der Zwischenraum zwischen der Hülse und der Stopfbüchsschraube ist mit dünn gewundenen Wergzöpfen ausgefüllt. Die Glasröhre muss lose im Metall gehen und so viel als möglich in der Mitte des ganzen Systems sein, damit sie durch das Zuschrauben nirgendwo die Metallwände berühre, wodurch sie unvermeidlich zerbrechen würde. Die Centrirung ist aber durch die lockeren Wergzöpfe bei Weitem nicht so garantirt, als in der vorigen Construction. Es ist deshalb auch sehr gefährlich, die Schraube anzuziehen, wenn der Kessel schon gefüllt ist oder im Dampfe steht, ausser wenn er mit Abschlusshähnen versehen ist. Die Schraube ist oben sechseckig und wird mit einem Schlüssel angezogen.

Eine dritte Art der Verbindung ist in Fig. 331 dargestellt. Man nennt sie die mit der **Ueberwurfschraube**. Sie besteht aus drei Theilen und den Unterlegscheiben. Der Theil $a$ trägt aussen eine männliche Schraube. Er ist an dem Hauptapparate befestigt; der zweite Theil $b$ ist beweglich und wird über die zu verbindende Röhre geschoben. Zwischen ihren Flächen liegen die engausgeschnittenen, die Röhre fest

408  Zweiter Abschnitt. Besondere Arbeiten und Apparate.

umschliessenden Pappscheiben. Die Ueberwurfschraube $c$ greift einer-

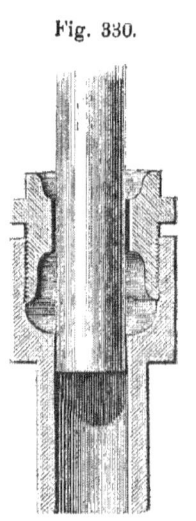

Fig. 330.

Mit Stopfbüchse.

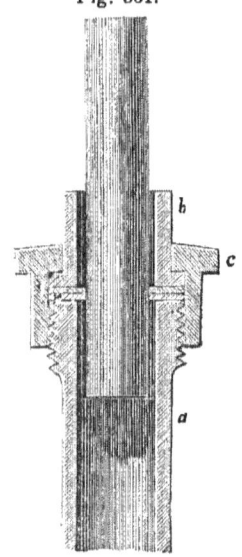

Fig. 331.

Mit Ueberwurfschraube.

seits in die Schraube von $a$, andererseits fasst sie den Rand von $b$. Sie kann an einem sechsseitigen Theile mit einem Schlüssel geführt werden.

In allen diesen Fällen dürfen Glas und Metall sich gar nicht berühren, und es muss das Anziehen und Dichten der Verbindung ohne Bewegung der zu verbindenden Theile geschehen können.

Hat man Metall mit Metall zu verbinden, so lassen sich mit geringen Modificationen aus den vorliegenden Beispielen Constructionen ableiten.

Im letzten Falle (Fig. 331) denke man $b$ als das Ende der zu verbindenden Metallröhre, so kann man unmittelbar $b$ auf $a$ rein geschliffen aufsetzen oder eine ganz dünne Scheibe aus Glanzpappe zwischenlegen. Dies wird ohne Weiteres eine leicht lösbare Verbindung abgeben.

Ebenso werden häufig die beiden Röhrenenden mit ihren Flantschen und zwischengelegter Pappscheibe auf einandergelegt und durch Schrauben angezogen. Durch die Pappscheiben sind an denjenigen Stellen, wo die Schrauben durchgehen, Löcher gestochen (Fig. 332). Dies ist die **Flantschenverbindung**.

Um die Pappscheiben zu vermeiden, welche leicht beim Auseinandernehmen verloren gehen, hat man den **konischen Schluss mit Ueberwurfschraube** eingeführt. Die Röhre endigt in einem Konus, durch dessen Mitte die Oeffnung hindurchläuft. Das Ende der anderen Röhre hat einen Hohlkonus, in welchen der erstere luftdicht eingeschliffen ist.

Achtundzwanzigstes Kapitel. Arbeiten mit Glasröhren. 409

Eine Ueberwurfschraube vereinigt beide und hält sie in dichtem Schlusse (Fig. 333).

Fig. 332.

Fig. 333.

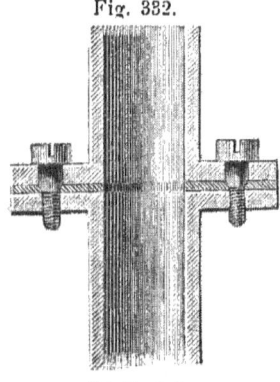
Mit Flantsche.

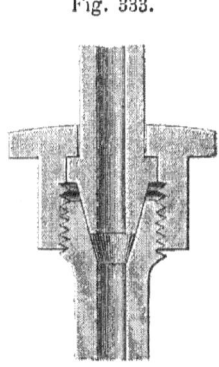
Mit konischem Schluss.

Bestreicht man die Koni mit etwas Fett, so giebt diese Verbindungsart sehr leicht einen luftdichten Schluss und wird deshalb auch vielfach bei Luftpumpen und anderen pneumatischen Instrumenten angewendet.

## Achtundzwanzigstes Kapitel.
## Arbeiten mit Glasröhren.

Glasröhren werden zu vielen Arbeiten des pharmaceutischen Laboratoriums verbraucht, insbesondere dienen sie zur Leitung von Gasen und Dämpfen.

Die Wahl der Glasröhren ist von grosser Bedeutung, sowohl was ihre Form, als was ihre Substanz betrifft.

Der Form nach müssen die Glasröhren ganz rund sein. Ovale springen jedesmal beim Erhitzen. Sie sollen möglichst von gleichem Kaliber durch ihre ganze Länge und gerade sein. Endlich müssen sie ein richtiges Verhältniss der Glasdicke zum Lumen haben. Sehr weite Röhren von dünnem Glase lassen sich nicht ohne Einknicken biegen, sehr dicke mit geringer Oeffnung fordern viel Hitze zum Biegen. Im Kapitel über luftdichte Verbindungen sind die passendsten Querschnitte solcher Röhren, Fig. 316, 317 und 318, abgebildet.

Was die Substanz der Röhren betrifft, so sind sie meistens aus weissem Glase gemacht. Röhren aus grünem Glase sind zum Blasen viel zu schwerflüssig. Bei einer sehr hohen Temperatur werden sie plötzlich ganz dünnflüssig, so dass man eigentlich nur eine zu kurze Zeit hat, um sie auszublasen.

Schwer schmelzbare Glasröhren werden zu pharmaceutischen Arbeiten nicht gebraucht; wir können deshalb jene aus böhmischem Glase ganz ausser Acht lassen. Leicht schmelzbares Glas eignet sich vorzüglich zu unserem Zwecke, wo die Röhren sich bei niedriger Temperatur sollen bearbeiten lassen, um in der Kälte gebraucht zu werden.

Die besten Röhren zu diesen Zwecken, die mir bekannt geworden sind, sind die Pariser und Thüringer. Erstere sind in Bündeln von gleicher Länge und Dicke sortirt, alle ganz gerade und sehr wohlfeil. An Ort und Stelle kostet das Pfund (halbe Kilogramm) einen Franken oder 8 Sgr. Ihre Eigenschaften sind vortrefflich. Sie lassen sich in der Weingeistflamme mit doppeltem Zuge in alle Formen biegen, sind kalt sehr stark und Widerstand leistend, sterben niemals ab und lassen sich vor der Blaselampe in sehr grosse Formen ausblasen. Die schlimmste Eigenschaft der Glasröhren ist das allmälige Absterben. Dies ist offenbar einer Molecularbewegung im kalten Zustande zuzuschreiben. Röhren, die sich kalt schmelzen liessen, ohne trübe zu werden, konnten nach einigen Jahren nicht mehr heiss gemacht werden, ohne ganz weiss zu beschlagen und im geschmolzenen Zustande kleine spiessige Krystalle schwer schmelzbarer Silicate zu zeigen. Daraus gemachte Gegenstände sind alsdann sehr schwach.

Gebogene Röhren dieser Art brechen beim kleinsten Anstosse im Buge, und blasen kann man aus solchem Glase durchaus nichts. Es lohnt nicht der Mühe, einzelne Orte zu bezeichnen, wo solches Glas fabricirt wurde, indem auch diese schlechteren Glashütten nach und nach ihre Glassätze verbessern und besseres Glas liefern. Die Pariser Röhren enthalten etwas Bleioxyd und nehmen deshalb beim Blasen in einer kohlenhaltigen Flamme eine bräunliche Farbe an. Beim Biegen in der Spiritusflamme zeigen sie diese Erscheinung niemals. Alle Glasröhren verlieren beim öfteren Einschmelzen in der Flamme der Blaselampe Theile des Alkalis, woher die Färbung der Flamme, und werden schwerer schmelzbar; man muss deshalb suchen, Alles, was geblasen werden soll, wo möglich in der ersten oder zweiten Hitze fertig zu machen.

Wir gehen nun zu den einzelnen Arbeiten mit den Glasröhren über.

### Abschneiden der Glasröhren.

Man macht mit einer guten englischen, dreikantigen Feile einen Feilstrich auf die Glasröhre, jedoch nur an einer Stelle und nicht rundum, fasst die Röhre mit beiden Händen an, indem man die Nägel der beiden Daumen gerade dem Feilstriche gegenüber anlegt, und bricht nun die Röhre durch einen sanften, allmälig stärker werdenden Druck der Hände über den Nägeln der Daumen entzwei. Noch regelmässiger wird der Bruch, wenn man die beiden Stücke der Röhre gerade auseinander zieht.

## Achtundzwanzigstes Kapitel. Arbeiten mit Glasröhren.

Bei guten Röhren von nicht zu grosser Weite und Glasdicke ist der Bruch immer ganz gerade. Ist die Röhre sehr weit und die Wand dünn, so geht dies Verfahren nicht an, indem die Röhre gewöhnlich in viele Stücke und Splitter bricht, wobei man noch die Hände verletzen kann. In diesem Falle macht man den Feilstrich ebenfalls und sprengt mit der Sprengkohle ab. Dasselbe gilt von Röhren mit kleinem Lumen und bedeutender Wandstärke. Hier macht man den Feilstrich etwas tiefer. Sollte die Feile allmälig stumpf geworden sein, so schleift man eine der drei Facetten auf einem rund laufenden Sandsteine ganz flach ab. Diese Arbeit kann der Scheerenschleifer nach Anleitung und unter Aufsicht leicht ausführen. Man hat darauf zu sehen, dass der Stein nass gehalten werde, damit nicht der Stahl durch Erhitzung seine Härtung verliere. Durch das Abschleifen einer Fläche der Feile treten neue schneidende Zähne in zwei Kanten der Feile ein. Die dritte, der abgeschliffenen Seite entgegenstehende Kante bleibt wie sie war. Nachdem die beiden neuen Schneiden wieder abgenutzt sind, schleift man die bereits angeschliffene Seite der Feile weiter ab und kann so die ganze Substanz der Feile allmälig benutzen. Ich habe diese Feilen immer dauerhafter gefunden, als die aus flachem Stahlbleche gemachten Glasmesser, die hier und da gebraucht werden. Man hat ausserdem den Vortheil, diese Feilen zu geringen Preisen in jedem guten Eisenladen zu finden, während die Stahlmesser zu einem sechs- bis siebenmal höheren Preise nur von wenigen Orten zu beziehen sind.

### Abrunden der Enden.

Sowohl der Stärke als der Zierlichkeit wegen pflegt man die abgeschnittenen Enden der Glasröhren abzurunden. Bei ganz geradem Bruche wärmt man dies Ende der Röhre in einer einfachen Spiritusflamme stark an und bläst dann mit dem Löthrohre die Flamme der Spirituslampe über den Rand der Röhre, indem man diese in der linken Hand allmälig umdreht. Die scharfen Ränder runden sich sanft ab. Sollen die Röhren mit Stopfen versehen werden, so ist dies unentbehrlich. Weite Röhren und solche von dickem Glase, bei denen dies gefährlich werden könnte, rundet man mit einer halbrunden Feile ab; die äussere Kante mit der flachen, die innere mit der halbrunden Seite. Sind die Ränder nicht ganz eben, so schleift man sie auch wohl auf einem Sandsteine mit Quarzsand und Wasser gerade.

### Biegen der Röhren.

Die häufigste Arbeit mit Glasröhren ist das Biegen derselben. Dabei ist zu beachten, dass der Bug möglichst rund, ohne Einknickung der Glaswand, ausgeführt werde. Der eingeknickte Bug hat den Nachtheil, dass das Lumen der Röhre dadurch bedeutend verengt und die Stärke

412 Zweiter Abschnitt. Besondere Arbeiten und Apparate.

geschwächt wird. Bei dem kleinsten Stosse brechen diese Röhren im Buge, und wenn dies während der Operation geschieht, so kann es neben dem Verluste oft die unangenehmsten Folgen haben, indem nun brennbare oder giftige Gasarten ins Laboratorium ausströmen.

Das Biegen guter und leicht schmelzbarer Glasröhren kann am besten über der Spirituslampe mit doppeltem Luftzuge (Fig. 334) geschehen.

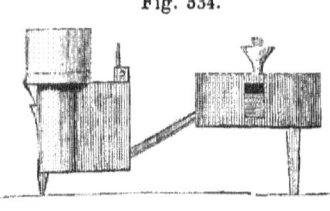

Fig. 334.

Spirituslampe.

Nachdem die Lampe angezündet ist, hält man die Stelle der Röhre, wo dieselbe gebogen werden soll, unter beständigem Hin- und Herbewegen und Umdrehen in die Flamme. Ist die Röhre dick im Glase, so hält man dieselbe erst einige Zoll über der Flamme in den heissen Luftstrom und giebt auch der Flamme noch nicht ihre ganze Stärke. Allmälig nähert man sie der Flamme und macht diese grösser. Die vorgewärmte Stelle muss etwa 3 Zoll (78$^{mm}$) lang genommen werden. Sobald diese ganze Stelle stark warm geworden ist, hält man die Röhre mit dem einen Ende der vorgewärmten Stelle in den heissesten Theil der Flamme, wobei man die Röhre bloss umdreht, aber nicht mehr hin- und herschiebt. Wenn sie hier so weich geworden ist, dass sie sich biegen lässt, so biegt man die Röhre ein wenig und rückt sogleich die neben dem Buge liegende Stelle, nach der Mitte der vorgewärmten, in die Flamme, lässt diese ebenfalls unter fortwährendem Drehen heiss werden und giebt nun wieder eine gleich schwache Biegung. Es ist im Allgemeinen sicherer, die Biegung nicht in der Flamme selbst, sondern ausserhalb derselben vorzunehmen. In dieser Art rückt man immer weiter, so dass der ganze Bug auf eine längere Strecke vertheilt wird, bis die Enden der Röhren die richtige Neigung angenommen haben. Gewöhnlich ist dies ein rechter Winkel. Einen richtig geformten Bug zeigt Fig. 335, und einen schlechten Bug, wie er

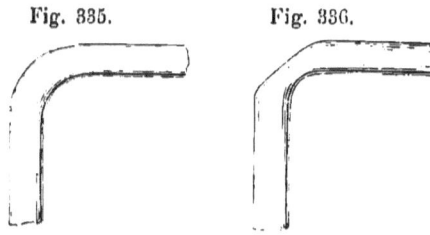

Fig. 335. Fig. 336.

Buge der Glasröhren.

Anfängern gewöhnlich geräth, Fig. 336. Das Biegen über der Spirituslampe giebt im Allgemeinen den schönsten Bug, weil das Glas nicht so heiss wird, dass man leicht und rasch daran biegen kann. Weite Röhren von dünnen Glaswänden sind sehr schwer schön zu biegen. Man muss alsdann den Bogen noch weiter nehmen, und dennoch misslingt es meistens. Diese Röhren werden noch besser vor der Blaselampe gebogen, indem man ein Ende mit einem Korke verschliesst und während des Bie-

## Achtundzwanzigstes Kapitel. Arbeiten mit Glasröhren.

gens am anderen sanft hineinbläst. Es ist sogar sicherer, die innere Seite des Buges kropfartig etwas aufzublasen. Ungeübten begegnet es meistens, dass der Bug nicht in einer Ebene liegt, sondern dass die Röhre im Buge eine andere Richtung annimmt. Dies wird durch genaues Beobachten der bereits angenommenen Richtung des Buges vermieden. Je weiter der Bug bereits fortgeschritten ist, desto schwieriger ist das beständige Drehen und Wenden der beiden Schenkel, weil nun die eine Hand, wenn die andere dreht, grosse Räume durchlaufen muss. Hierbei werden die Röhren häufig verdreht. Eine Biegung, die sich anfangs sehr gut anliess, wird häufig beim letzten Viertel derselben verdorben. Es gehört ein zartes Gefühl in der Hand und eine gespannte Aufmerksamkeit des Auges dazu, alle die kleinen Bewegungen richtig auszuführen. Man versuche niemals, die Röhre mit Gewalt zu biegen, ehe sie weich geworden ist, sie würde unvermeidlich springen; auch lasse man sie nicht zu heiss werden, wobei sie sich verengen würde.

### Zuschmelzen von Glasröhren.

Alle übrigen Arbeiten mit Glasröhren, ausser dem Biegen, können nicht mehr mit der Spirituslampe ohne Gebläse ausgeführt werden. Sie fordern eine bedeutend grössere Hitze, um dem Glase diejenige Beweglichkeit der Moleküle zu geben, die zu diesen Arbeiten nöthig ist.

Man bedient sich zu diesen Zwecken einer eigens construirten Lampe, der sogenannten Glasbläserlampe.

Dieselbe steht auf einem kleinen Tische, der zu diesen Arbeiten bestimmt ist, Fig. 337. Sie wird aus Weissblech gearbeitet und hat einen

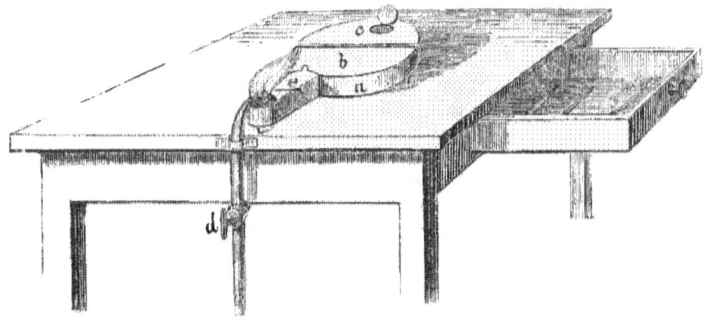

Glasblasetisch und Lampe.

flachen cylindrischen Oelbehälter, in dem zugleich die grösste Länge des Dochtes liegt. Der obere Deckel hat in der Mitte ein Charnier, um welches der vordere Theil b sich aufschlagen lässt; der hintere Theil c ist befestigt und hat ein rundes Loch mit Deckel, um Oel ein-

414    Zweiter Abschnitt. Besondere Arbeiten und Apparate.

giessen zu können. Vorn hat die Lampe einen länglichen Ansatz, an dessen Ende die beiden Dochtzöpfe hervorragen und angezündet werden

Fig. 337.

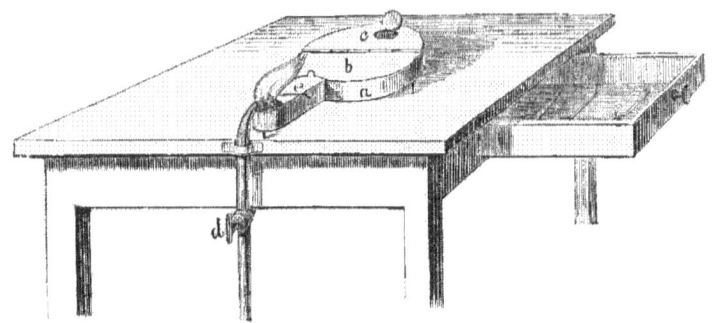

Glasblasetisch und Lampe.

können. Der übrige Raum dieses Ansatzes wird mit einem länglichen Bleche $c$ geschlossen, das sich unter einem Drahte oder in einer Rinne schieben lässt. Der Tisch ist schmal, um lange Röhren nach Bedürfniss seitlich abbiegen zu können. Eine seitliche Schieblade enthält die nöthigen Utensilien, eine dreikantige Feile, ein längliches rundes Eisen, um Glasröhrenränder auszuweiten und Ausgüsse zu formen, eine Zange zum Herausziehen des Dochtes, eine Scheere, um den Docht zu schneiden.

Die Blaseröhre, welche vom Blasebalge herkommt, steigt vorn am Tische in die Höhe, und ist mit einem messingenen Bande an den Tisch festgeschraubt. Ganz nahe unter diesem Bande hat sie einen Hahn $d$, um die Stärke des Luftstroms beliebig reguliren zu können. Die Spitze der Blaseröhre geht mit sanfter Krümmung und Verengung bis an die beiden Dochte. Sie ist aus hart gelöthetem Kupfer oder Messing gearbeitet und hat eine Oeffnung von $\frac{1}{2}$ Linie (1$^{mm}$).

Der Luftstrom wird von einem kleinen Blasebalge hervorgebracht, der unter dem Tische steht und mit dem Fusse getreten wird. Derselbe ist in Fig. 338 theils im Durchschnitte, theils in der Ansicht dargestellt. Er braucht zu diesen Arbeiten nicht gross zu sein, da die Quantität der durch die enge Oeffnung ausströmenden Luft ebenfalls nicht gross ist. Meistens wird der Blasebalg viel zu gross gemacht; dies hat den Nachtheil, dass er ungemein belastet werden muss, um den nöthigen Druck hervorzubringen, und bei dieser grossen Belastung geht viel Luft durch allerlei Undichtigkeiten und die Ventile selbst verloren. Bei kleineren Dimensionen kann man viel sorgfältiger alle Undichtheiten verstopfen und mit geringerem Gewichte den nöthigen Druck erzeugen. Es ist zweckmässig, den Druck so stark zu geben, als man ihn zum Blasen fast niemals gebraucht, und durch den Hahn $d$ in voriger Figur das Ueber-

Achtundzwanzigstes Kapitel. Arbeiten mit Glasröhren. 415

mass zu beschränken. Wenn der obere Balg 10 Zoll (262$^{mm}$) im Viereck hat und 6 Zoll (156$^{mm}$) aufsteigt, so ist er genügend gross.

Fig. 338.

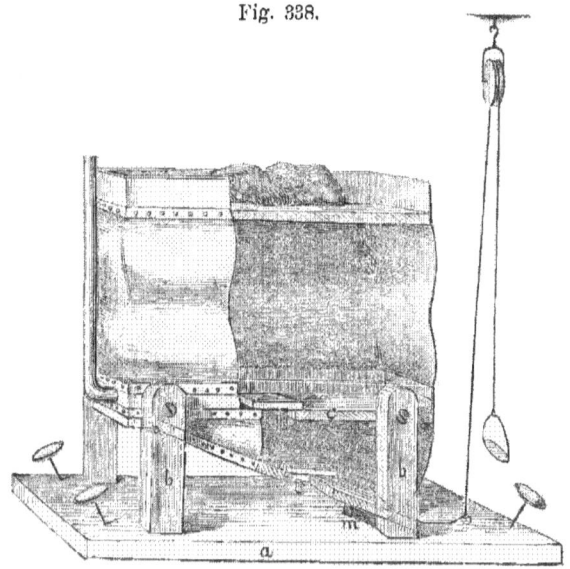

Kleiner Blasebalg zum Glasblasen.

Der Blasebalg ist in der folgenden Art construirt. Auf einem viereckigen Brettchen *a*, welches mit Nagelbohrern an den Boden angeschraubt wird, stehen vier Ständer *b b*. Durch diese gehen die eisernen Schrauben, welche den festen Zwischenboden *c* tragen. In diesem Boden ist das Ventil *d*, welches die Luft aus dem unteren Balg in den oberen treten lässt, aber nicht umgekehrt.

Der untere oder der Schöpfbalg hat ebenfalls ein Ventil *e*. Sein beweglicher Boden dreht sich um Charniere und hat ungefähr 4$^1/_2$ Zoll (150$^{mm}$) Hub. Vorn hat er eine eiserne Stange mit Haken, um die Schnur daran zu befestigen, womit er gezogen wird. Diese Schnur geht über eine Rolle, die an dem Tische hängt, und endigt unten in einen Steigbügel, in den man die Spitze des Fusses setzt, oder eine Latte legt, die mit dem Fusse bewegt wird. Ein unten am Blasebalge hängendes Gewicht *m* zieht diesen herunter und den Steigbügel und die Tretlatte in die Höhe, wodurch es denn auch die Möglichkeit eines schnelleren Tretens bewirkt. Der obere Balg oder das Luftreservoir, welcher die einzelnen Stösse des unteren ausgleicht und unbemerklich macht, hebt sich horizontal in die Höhe und ist oben stark beschwert. Er muss das drei- bis vierfache Volum des unteren haben, wenn er wirklich die einzelnen Stösse ganz verschwinden machen soll. Wenn er kleiner ist, so bemerkt man bei jedem Tritte ein starkes Zucken der Flamme, was dem

410 Zweiter Abschnitt. Besondere Arbeiten und Apparate.

Effecte derselben sehr nachtheilig ist. Wenn er sehr hoch ist, im Verhältniss zur Breite, so schlägt er leicht um oder sinkt seitlich und nicht gerade zusammen. In diesem Falle kann man ihm an senkrechten Drähten oder dünnen Eisenstäben mit angeschraubten runden Oesen Leitung geben. Dieser kleine Blasebalg genügt zu allen Arbeiten des Glasbläsers.

Die Lampe wird mit zwei dicken baumwollenen Dochtzöpfen versehen, die nach Art einer dreitheiligen Flechte leicht in einander geschlungen sind, um ihr Losgehen zu verhindern. Sie liegen getrennt in dem Oelbehälter $a$ (Fig. 337) und die Enden ragen getrennt an der Spitze

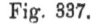

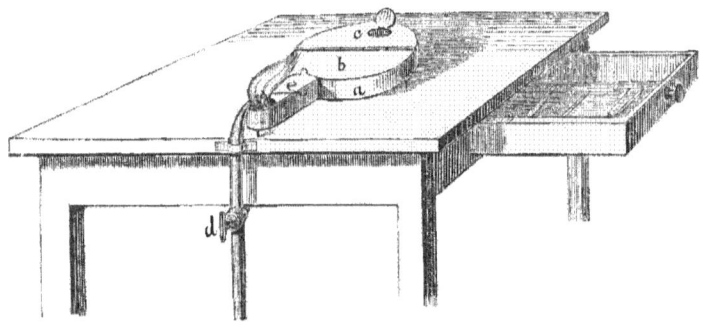

Glasbläsetisch und Lampe.

der Lampe hervor. Die Lampe wird mit gewöhnlichem Rüböl gefüllt. Das Blaserohr wird gerade in den Zwischenraum der beiden Dochte gerichtet, und die Dochtenden etwas darüber zusammengebogen. Die richtige Regulirung der Flamme, auf der allein die Möglichkeit einer guten und förderlichen Arbeit beruht, ist die erste Kunst des Glasbläsers. Eine stark leuchtende, russende, still brennende Flamme hat keine intensive Hitze, sie beschlägt das Glas mit dickem Russ und bringt es nicht zum Schmelzen. Ebenso ist eine blaue, rauschende, an der Spitze breite, auseinander flackernde Flamme unbrauchbar. Eine gute Flamme hat ein etwas gelbliches durchscheinendes Ansehen, und lässt ein schwaches, gleichförmiges, knatterndes Geräusch vernehmen, sie setzt keinen Russ an das Glas ab und bringt dasselbe schnell zur leuchtenden Hitze. Diese richtige Form der Flamme wird oft durch eine ganz leichte Bewegung der Lampe vorwärts oder rückwärts, durch ein Drücken auf den Docht, durch Nähern und Entfernen der Dochtenden bewirkt. Alle diese kleinen Veränderungen lassen sich nicht lehren und beschreiben, sondern man muss sie durch Erfahrung kennen lernen, was übrigens nicht so schwierig ist.

Sobald Lampe und Flamme in Ordnung sind, fängt man an zu arbeiten.

Die Oellampe ist der unangenehmste Theil bei der Glasbläserei.

## Achtundzwanzigstes Kapitel. Arbeiten mit Glasröhren.

Statt des Oeles kann man sich eines mit Petroleum gesättigten starken Weingeistes oder Holzgeistes bedienen, und statt der Blechlampe einer gewöhnlichen gläsernen Spirituslampe mit weitem Halse. Der Holzgeist, welcher wohlfeiler als Weingeist ist, löst auch weit mehr Petroleum und giebt dann eine sehr starke Hitze. Jedenfalls muss der Blasebalg angewendet werden, und die Flamme wird ganz horizontal geleitet. Den runden Docht von einem Durchmesser von 7 Linien (15$^{mm}$) erhält man, indem man Längenfäden in einen hohlen Docht einer kleinen Argand'-schen Lampe einzieht, damit sie sich am obern Ende nicht ausbreiten und eine zu breite Flamme geben.

In Orten, wo Leuchtgas zu haben ist, wird man natürlich zu allen diesen Arbeiten ein Gasgebläse anwenden.

Das Biegen der Röhren geschieht nach denselben Grundsätzen, wie oben bei der Weingeistflamme beschrieben worden ist.

Da die Gebläseflamme viel heisser ist, als die einfache Weingeist-flamme, so muss man die Röhren auch vorsichtiger erwärmen. Man dreht erst den Hahn am Blaserohre ganz zu und lässt die zu behandelnde Stelle der Glasröhre schwarz mit Russ beschlagen und in der freien Flamme erwärmen. Dann öffnet man allmälig den Halm, lässt wenig Luft in die Flamme treten und bewegt nun die Röhre in der Spitze der Flamme hin und her. Nach und nach giebt man die volle Stärke des Luftstroms. Der Russ brennt dabei ab, und die Röhre erhält nach ihrer Dicke früher oder später die gehörige Biegsamkeit. Immer aber muss man eine etwas breitere Stelle der Röhre, als die Flamme ist, erweichen, ehe man den ersten Bug giebt. Dann rückt man damit weiter, wie oben gezeigt wurde.

### Ausziehen von Glasröhren.

Man wärmt die auszuziehende Stelle vor und lässt sie dann unter beständigem Umdrehen stark heiss werden. Will man die auszuziehende Stelle verschliessen, so ziehe man in der Hitze rasch aus; soll aber die verengte Röhre noch eine dünne Oeffnung und starke Wände behalten, so ziehe man während des Erkaltens aus. Soll die ausgezogene Stelle eine schöne regelmässige Form haben, so muss das Ausziehen in einer Hitze geschehen. So verschafft man sich die dünnen Spitzen der Spritzflasche, Pipetten aus Glasröhren, ausgezogene Hälse an Medicinflaschen, um darin Flüssigkeit einzuschmelzen. Soll die Oeffnung sehr eng werden, die Wände aber noch eine merkbare Dicke behalten, so muss man die auszuziehende Stelle durch starkes Erhitzen und gelindes Zusammen-drücken etwas aufstauchen, damit sich mehr Glas an dieser Stelle an-häufe.

418 Zweiter Abschnitt. Besondere Arbeiten und Apparate.

### Zuschmelzen von Glasröhren.

Die zuzuschmelzende Stelle wird erst ausgezogen. Bei dünnen Röhren schmilzt man, nachdem sie am Ende heiss gemacht sind, eine andere dünne Röhre an, dann erweicht man die Stelle, wo die Röhre abgeschmolzen werden soll, in der heissesten Flamme und zieht rasch ab. Die letzte Spitze bricht man ab, und rundet das Ende in dem heissesten Theile der Flamme unter beständigem Umdrehen vollkommen ab. Durch noch längeres Erhitzen kann es knopfförmig auflaufen. In dieser Art macht man die Rührstäbe aus dünnen Glasröhren.

Weite Glasröhren werden zugeschmolzen, um ihr Inneres zu benutzen. Sie müssen einen gleichförmigen, kugelrunden, knopffreien Boden erhalten. Man zieht rasch aus, erhitzt scharf das hervorragende Schwänzchen der Röhre, schmilzt eine abgängige Thermometerröhre an den erweichten Knopf an und zieht ihn aus. So bringt man das Glasknöpfchen weg, welches sich aus dem Einschmelzen des ausgezogenen Endes gebildet hat. Man lässt nun die Flamme gegen den Boden der Röhre spielen, lässt diesen ein wenig einsinken und bläst dann unter Umdrehen der Röhre sanft hinein. Ohne Umdrehen würde sich die Röhre einseitig ausblasen, weil der untere Theil, vom kalten Luftstrome getroffen, schneller erkaltet und fest wird. Hat sich das Knöpfchen nicht ganz vertheilt, so lässt man den Boden noch einmal in der Flamme einschwinden und bläst zum zweiten Male auf. Man verschafft sich in dieser Art die Probirgläschen aus Glasröhren. Man gewinnt immer zwei, wenn man die ganze Glasröhre in doppelt so lange Stücke zerschneidet und diese in der Mitte auszieht.

Soll die Glasröhre unten zur Kugel erweitert werden, so lässt man die Flamme, nachdem die Röhre zugeschmolzen ist, nicht nur auf den Boden, sondern auch etwas auf die Seitenwände wirken und bläst dann schwach in die Röhre. Leicht schmelzbares Glas erweitert sich noch, wenn es kaum mehr sichtbar glüht, schwer schmelzbares aber nur noch leuchtend. Sehr heiss und rasch geblasene Kugeln werden meist unregelmässig und dünn von Wänden. Ungleich schöner gelingen sie bei geringerer Hitze und langsamem Blasen.

Der Rand dieser Probirgläschen wird schwach angeschmolzen und mit einem Ausgusse versehen. Man trifft eine Stelle des Randes stark mit der Flamme und drückt nun ohne Weiteres mit einem runden mit Oel benetzten Eisen den Ausguss heraus. Dreht man die Röhre in der linken Hand um, so kann man auch den ganzen Rand ausbiegen, um an jeder Stelle ausgiessen zu können.

In dieser Art macht man sich kleine Trichter an gerade Röhren, die zum Eingiessen der Säuren bei Entwickelungsapparaten bestimmt sind. Auch bläst man wohl zu diesem Zwecke eine starke Kugel an und sprengt diese durch starkes Blasen ab, nachdem man durch die Flamme die äusserste Hälfte der Kugel erweicht hat. Man muss dabei behende sein, damit das Glas noch seine vollkommene Weichheit behalte.

Glasröhren aus verschiedenen Hütten und Schmelzungen versuche man nicht zusammenzulöthen. Wegen eines ungleichen Ausdehnungscoefficienten reissen diese Stellen nach dem Erkalten meistens ab. Ueberhaupt ist es zweckmässig, die mit der Flamme behandelten, besonders die gelötheten Stellen noch heiss mit Russ beschlagen zu lassen, oder sie in heissen Sand zu legen, um ein langsames Abkühlen zu bewirken, ohne welches diese Stellen leicht abspringen.

Ich würde die Gränzen dieses Werkes überschreiten, wenn ich die künstlicheren Apparate aus Glasröhren, wie Kugelröhren, Kaliapparate, Trockenröhren und ähnliche hier beschreiben wollte. Sie gehören mehr in das chemische und analytische Laboratorium, als in das pharmaceutische.

Neunundzwanzigstes Kapitel.

## Ueberziehen gläserner und porzellanener Gefässe mit Kupfer.

Auf der Industrieausstellung zu Paris im Sommer 1844 waren gläserne und Porzellangefässe aller Art ausgestellt, die mit einem sehr gleichmässig dicken Ueberzuge von Kupfer umgeben waren. Die Schönheit des Ueberzuges liess nichts zu wünschen übrig. Es wurde gerühmt und war auch einleuchtend, dass diese Gefässe einer rascheren Hitze, ohne zu springen, insbesondere gut der Weingeistflamme ausgesetzt werden könnten. Man fand hier Kolben, Retorten, Abdampfschalen, Kaffee- und Theekannen mit einem fest anschliessenden Kupferüberzuge. Es war ersichtlich, dass diese Kupferschichte nur auf galvanoplastischem Wege aufgetragen sein konnte; um indessen doch eine Andeutung darüber zu erhalten, kaufte ich einen gläsernen Kolben, der bis an den Hals mit Kupfer überzogen war, mit Auslassung dreier Kreise in der oberen Hälfte, um in den Kolben hineinsehen zu können, ferner eine Porzellanabdampfschale, deren untere Fläche bis auf 1 Zoll vom Rande verkupfert war. Innerhalb des Kolbens konnte man die anliegende Kupferfläche durch das Glas sehen. Sie schien weisslich von Farbe und mit geraden Strichen versehen zu sein, gerade als wenn viereckige Stanniolblätter aufgetragen wären. Der Kupferüberzug der Porzellanschale liess sich ganz loslösen, was die Form der Schale erlaubte. An diesem konnte man nun die innere Fläche des Kupfers ganz frei, ohne vorliegendes Glas sehen. Allein hier liess sich auch keine Andeutung über die Natur der ursprünglichen metallischen Unterlage entnehmen; das rothe Kupfer war ohne alle Striche, ohne den Glanz des falschen Blattgoldes, ganz rein an dem Porzellan anliegend. Da ich aus dieser Untersuchung keinen bestimmten Schluss über die Natur der metallischen Unterlage erhielt, so beschloss ich, auf eigener Bahn diesen Gegenstand zu verfolgen.

Einen gläsernen Setzkolben überstrich ich ganz dünn mit Copalfirniss, und als dieser ein wenig getrocknet war, belegte ich diese Stellen mit falschem Blattgolde, welches in Nürnberg und Fürth in grossen Mengen gemacht wird und sehr wohlfeil im Handel zu haben ist. Das Blattgold haftet auf den nicht ganz trockenen Stellen mit Hartnäckigkeit. Es ist schwierig, diesen Beleg schön und glatt zu machen, weil die ebenen Metallblättchen viele Falten schlagen, wenn sie über eine gewölbte Fläche aufgezogen werden. Es entstehen dadurch immer Rippen und auch wohl Blasen, die man auf dieselbe Weise mit Firniss bestreicht und dann mit Blattgold belegt. Den überzogenen Gegenstand setzt man nun in grellem Sonnenscheine oder dem Trockenofen zum Trocknen des Firnisses hin. Das Blattgold hat Risse und Poren genug, um dieses zu gestatten. Nun füllt man das Gefäss mit Wasser und Schrot und verstopft es, damit es in der Kupfervitriollösung untersinke. Die Ueberziehung mit Kupfer geschieht nach dem bekannten galvanoplastischen Verfahren. Man wählt ein steinzeugenes weites Gefäss, worin der zu überziehende Gegenstand untergetaucht werden kann, füllt es mit concentrirter Lösung von Kupfervitriol an, setzt eine poröse Thonzelle, mit verdünnter Schwefelsäure gefüllt, hinein, und verbindet den von der in der Zelle befindlichen Zinkstange abgehenden Draht mit der metallischen Oberfläche des zu überziehenden Gefässes. Das Ende dieses Drahtes, mit Ausnahme der Spitze, schmilzt man mit Siegellack in eine Glasröhre ein, damit es sich nicht selbst mit Kupfer dick belege und dadurch die Flüssigkeit unnützer Weise erschöpfe, sowie auch den Strom von dem zu überziehenden Gefässe ableite. Dieses wird öfter umgelegt, um alle Stellen gleich dick zu überziehen. Das Kupfer legt sich immer auf der Stelle am stärksten an, die dem Thoncylinder am nächsten ist.

In Ermangelung einer porösen Thonzelle kann man auch ein Glas mit abgesprengtem Boden anwenden, an dem man den Boden durch eine darüber gespannte und dicht verbundene Thierblase ersetzt hat. Es muss dann frei schweben. In die Kupferlösung hängt man das Ende eines leinenen Beutels, der Krystalle von Kupfervitriol enthält. Die Flüssigkeit bleibt dadurch immer gesättigt. Nach drei bis vier Tagen ist die Kupferschichte dick genug.

Fig. 339 stellt die ganze Zusammenstellung des Apparates im Durchschnitte dar. Eine kleine Retorte ist zur Ueberkupferung eingelegt.

Nachdem dieser Versuch gut gelungen war, obgleich die Oberfläche des Kupfers nicht ganz die Glätte und Reinheit der Pariser Ge-

Ueberziehen gläserner u. porzellanener Gefässe mit Kupfer. 421

fässe hatte, wurden fernere Versuche mit der Auftragung der metallischen Unterlage gemacht.

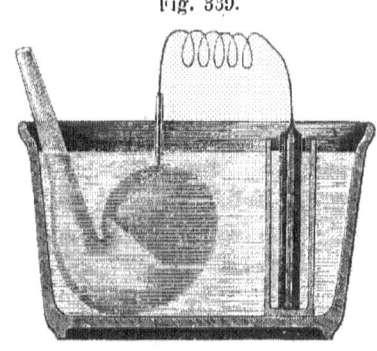

Fig. 339.

Galvanischer Kupferüberzug.

Die mit Copalfirniss bestrichenen Gefässe wurden mit metallischem Kupfer, welches durch Reduction mit Wasserstoffgas aus Kupferoxyd bereitet war, bestreut und vollkommen damit überzogen. Nach vollständigem Trocknen wurde das Gefäss der Verkupferung ausgesetzt und auch so ein gutes Resultat erhalten.

In gleicher Weise wurde Messingfeile angewendet; die Ueberkupferung war viel rauher, aber auch noch brauchbar.

Endlich wurde gewöhnliche Bronze verwendet, und dadurch das beste Resultat auf dem leichtesten Wege erhalten. Die mit Copalfirniss dünn bestrichenen, etwas angetrockneten Gefässe wurden mit einem weichen Haarpinsel, der in Bronze eingetaucht war, überpudert und zuletzt vollkommen glatt gestrichen. Der Ueberzug ist goldfarbig glänzend. Im durchscheinenden Lichte sieht man zwar viele Lücken und helle Punkte, aber diese hindern nicht, dass sich der Kupferüberzug vollkommen deckend absetze, nachdem der Firniss vorher ganz getrocknet war. Der Kupferüberzug war sehr glatt und dicht, liess sich mit Bimsstein, Sandstein, Sandlappen scheuern und abputzen, und nahm die schönste Politur des Kupfers an.

Man kann sich zu demselben Zwecke einer getrennten elektrischen Zelle in der folgenden Art bedienen (Fig. 340 a. f. S.). Nachdem man das Gefäss, welches im vorliegenden Falle einen mit drei ausgesparten runden Fenstern versehenen Kolben $a$ vorstellt, mit Bronze überzogen hat, bindet man um die höchste Stelle $b$ des Halses, die noch bronzirt ist, einen doppelten Kupferdraht, dreht ihn auf beiden Seiten zusammen, biegt die geschlungenen Drahtenden aufwärts und vereinigt sie oben zu einem Henkel. Man füllt den Kolben mit Wasser und so viel Schrot, dass er in der gesättigten Salzlösung untersinkt; dann hängt man ihn mit dem Bügel an einem Holz $c$ auf, welches über den Rand des kupfernen oder steinernen Gefässes $xx$ gelegt wird, worin die Ueberkupferung geschieht. Die Flüssigkeit besteht aus zwei Theilen einer gesättigten Kupfervitriollösung und einem Theile einer ebenfalls gesättigten Glaubersalzlösung, wozu man noch nachträglich so viel krystallisirten Kupfervitriol hinzugesetzt hat, als sie zu lösen vermochte. Eine breite, cylindrisch gebogene Kupferplatte $ff$ hängt in dieser Flüssigkeit und umgiebt den gläsernen Kolben. Ein Kupferdraht $d$ verbindet diese Platte mit dem positiven Pol, d. h. mit dem Kupfer des elektrischen Elementes. Ein

422 Zweiter Abschnitt. Besondere Arbeiten und Apparate.

anderer Kupferdraht $e$ verbindet den Hals des Kolbens mit dem negativen Pol, d. h. dem Zink des Elementes. Dieses selbst besteht aus einem

Fig. 340.

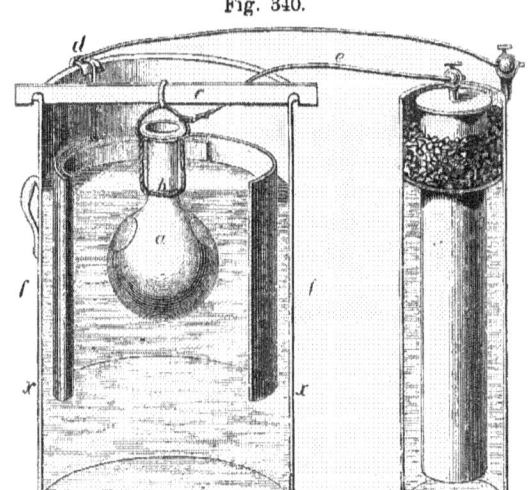

Ueberkupferung mit besonderer Zelle.

Glase, welches die Kupfervitriollösung enthält. Im innersten Raume ist eine Zinkstange mit dem Draht $e$ verbunden. Diese steht in verdünnter Schwefelsäure oder in einer Kochsalzlösung, dann kommt eine poröse Thonzelle, ausserhalb derselben die Kupfervitriollösung, in welcher die Kupferplatte $g$ hängt. In zwei Tagen ist ein genügender Ueberzug gebildet.

In so überzogenen Gefässen kann man über der Weingeistlampe mit starker Flamme, über lebhaftem Holzkohlenfeuer die meisten Flüssigkeiten zum Kochen erhitzen, destilliren, auflösen. Auch gegen mechanische Verletzung sind diese Gefässe widerstandsfähiger, obgleich man nicht zu sehr darauf rechnen soll, da der Ueberzug doch niemals sehr dick ist. Die Kosten dieses Verfahrens sind im Ganzen gering und das Gelingen ist keinem Zweifel unterworfen. Bei Abdampfschalen ist es minder gut anzuwenden, weil bei diesen der Kupferüberzug sich nicht durch Umschliessung und Uebergreifen festhalten kann, sondern sich leicht als Calotte ablöst. Man muss dann die ursprüngliche Lage des Ueberzugs wieder aufsuchen, wenn derselbe wieder dicht anschliessen soll. Im anderen Falle ist eine Luftschichte dazwischen und der Zutritt der Wärme eher gehindert als befördert.

Sehr schwer siedende Flüssigkeiten, wie Schwefelsäure, kann man nicht in solchen Gefässen behandeln. Die Hitze ist so gross, dass das Kupfer verbrennt und sich in Schichten loslöst. Für solche Fälle bedient man sich mit Lehm beschlagener Retorten, deren Anfertigung auf Seite 212 angegeben ist.

Die Mühe des Ueberziehens mit Kupfer ist bei alledem zu gross, um solche Gefässe zum gewöhnlichen Gebrauche des Laboratoriums herzugeben. Ich habe für diesen Zweck einen sehr fest haftenden Ueberzug angewandt, welcher, wenn er nicht unmittelbar auf die brennenden Kohlen zu stehen kommt, sehr lange aushält und die Retorten sowohl gegen mechanische Gewalt als gegen die schädliche Wirkung des Feuers schützt. Zu diesem Zwecke mache man einen steifen Teig aus gleichviel Ziegelmehl und Bleiglätte mit Leinölfirniss, trage denselben mit einem gewöhnlichen Pinsel gleichförmig und ziemlich dick auf, und bestreue ihn dann mit Hülfe eines Siebes mit weissem Sande, so lange dieser daran haftet. Der Ueberzug trocknet in einigen Tagen zu einer steinharten Masse und haftet sehr fest an den Kolben, Retorten, Porzellanschalen, selbst wenn er nicht übergreift.

---

Dreissigstes Kapitel.

## Vom Austrocknen der Gefässe.

Zur Aufnahme vieler Substanzen, besonders der Oele, dürfen nur vollkommen trockne Gefässe angewendet werden. Um die eben mit Wasser gereinigten Flaschen wieder sogleich anwenden zu können, bedarf es einiger Handgriffe, weil durch das blosse Hinstellen der offenen Flaschen die Austrocknung erst nach vielen Wochen erfolgen würde. Um Flaschen schnell auszutrocknen, muss der Rest des darin befindlichen Wassers durch Wärme verflüchtigt und durch Luftwechsel entfernt werden. Bei gewöhnlicher Temperatur nimmt die Luft so wenig Wasser auf, dass der Luftwechsel allein nur sehr langsam wirken würde. Flaschen erwärmt man in einem gut geheizten Trockenofen oder über den Dämpfen des Apparates, indem man sie darin um und um wendet, theils um alle Seiten gleichmässig zu erwärmen, theils um das Springen der Flaschen zu verhindern. Sobald die Flasche vollkommen warm ist, steckt man die Düse eines eben gut ausgeblasenen Blasebalgs hinein, und bläst Luft in die Flasche. Dichte Wolken von Wasserdampf treten aus dem Halse der Flasche heraus. Sollte die erste Operation noch nicht genügen, so wiederholt man dieselbe, indem man vorzugsweise die von innen beschlagenen Stellen erwärmt, bis endlich jede Spur von Feuchtigkeit verschwunden ist. Durch blosses Erwärmen scheinen die Flaschen oft ganz trocken zu werden, indem jeder Beschlag im Inneren verschwindet. Dies ist aber meistens nur eine Täuschung, da beim Abkühlen der Flasche sich der Beschlag von Neuem zeigt. In diesem Falle war das Wasser nur verdampft, aber nicht entfernt.

Gewöhnliche Handblasebälge erhalten meistens vom Blasen in Kohle Spuren von Asche, die beim starken Ausblasen in die Flasche fliegen, an den feuchten Stellen festhaften und nun ein neues Auswaschen mit Wasser nothwendig machen. Statt des Blasebalgs bedient man sich auch wohl einer Glasröhre, die bis auf den Boden der Flasche reicht und den Hals der Flasche nicht ganz füllt. Aus dieser Glasröhre saugt man Luft mit dem Munde aus; die feuchte Luft der Flasche gelangt in die Lungen und trockne Luft von aussen dringt in die Flasche ein.

Bei sehr dringlicher Arbeit spült man die Flasche mit einigen Drachmen Weingeist nach und bläst die Weingeistdämpfe mit dem Blasebalge aus. Das Ansaugen mit dem Munde ist hier nicht räthlich, weil die warmen Weingeistdämpfe in die Lunge gelangen würden.

Offene Gefässe, wie Abdampfschalen, Kessel, Mörser, trocknet man, frisch gewaschen, schnell in der Art aus, dass man heisses Wasser aus dem Apparate hineinlaufen und einige Minuten darin verweilen lässt, wonach man es ausgiesst und das anhaftende Wasser mit einem reinen Handtuche schnell abwischt. Die noch haftende dünne Schichte von Feuchtigkeit verfliegt durch die eigene Wärme des Gefässes. Dünne Gefässe kann man auch auf dem Apparate den Wasserdämpfen einige Augenblicke von Aussen aussetzen. Wenn dagegen der Apparat besetzt ist, und sehr dicke Gefässe schnell trockenwarm gemacht werden sollen, so bedient man sich der eben beschriebenen Methode. Sind die Gefässe sehr kalt, so muss man wohl auch das zuerst eingegossene heisse Wasser einige Male entfernen und erneuern.

Gerade, an beiden Enden offene Glasröhren trocknet man sehr leicht aus, indem man sie von aussen in einer Spiritusflamme oder im Kohlenfeuer der ganzen Länge nach erwärmt, und nun senkrecht oder doch nur wenig geneigt hält. Es entsteht in der Glasröhre durch die Wärme der Wände ein Luftzug, der von unten an die Glasröhre austrocknet und die Feuchtigkeit oben hinaustreibt. An einer Seite geschlossene Glasröhren, wie die Reactionsröhrchen, trocknet man in der Art, dass man eine, an beiden Enden offene engere Glasröhre hineinsteckt, die zu trocknende Röhre, von oben anfangend, mit einer Spiritusflamme erwärmt und nun Luft ansaugt. Im Verhältniss, als die Röhre oben trocknet, hält man die Spiritusflamme an tiefere Stellen, zuletzt bis an den Boden.

## Einunddreissigstes Kapitel.

### Von den Pipetten.

Die Pipette oder Saugröhre dient dazu, kleinere Mengen einer Flüssigkeit aus einem Gefässe zu ziehen, ohne das Gefäss zu bewegen oder umzukippen, ebenso verlorene und verschüttete Substanzen von Tisch und Boden aufzusaugen, um sie noch durch eine fernere Operation zum Theil wieder zu gut zu machen. So können verschüttete weingeistige Flüssigkeiten wieder destillirt werden; aus silber-, quecksilber-, jodhaltigen Flüssigkeiten kann man diese Körper wieder gewinnen.

Eine Pipette besteht meist aus einer, mit einer ausgeblasenen Kugel versehenen Glasröhre, die sich oben in die etwas seitlich gebogene Saugröhre endigt (Fig. 341 s. f. S.). Man darf die Kugel nicht unmittelbar aus der Glasröhre ausblasen, sondern muss ein Stück einer weiteren Röhre zwischen eine engere einschmelzen und nun das weitere Stück zur Kugel ausblasen.

Aber auch ohne eine Kugel daran zu blasen, kann man aus einer weiten und engen Röhre die Pipette in der folgenden Form darstellen, indem man die engere Saugröhre an ein längeres Stück der weiteren Röhre anschmilzt und die weitere in eine Saugspitze auszieht, (Fig. 342 s. f. S.). Man wird jedoch dieses Instrument nicht leicht anfertigen können, wenn man nicht weite und enge Glasröhren aus demselben Glashafen besitzt, weil ohne eine ganz gleiche Zusammenziehung des Glases beim Erkalten die vereinigten Stellen von einander abreissen. Ausserdem hat nicht Jeder die Geschicklichkeit, Glas aneinander zu löthen.

Um diese beiden Klippen zu umgehen, kann man folgende Construction (Fig. 343 s. f. S.) in Ausführung bringen, die sogar mehrere Vorzüge vor den ganz geblasenen hat.

Eine weite Glasröhre von 7 bis 9 Linien (15 bis 20$^{mm}$) lichtem Durchmesser und 7 bis 7$\frac{1}{2}$ Zoll (180 bis 200$^{mm}$) Länge wird an einem Ende in eine Saugspitze ausgezogen, am anderen Ende die scharfen Ränder durch Anschmelzen abgerundet. Eine andere Glasröhre von 3 Linien (6$^{mm}$) Dicke und 1 Linie (2$^{mm}$) Oeffnung, 6 bis 7$\frac{1}{2}$ Zoll (150 bis 200$^{mm}$) Länge wird in der Mitte in einen stumpfen Winkel gebogen und mit einem Korke in die weite Röhre luftdicht befestigt, Fig. 343. Die Saugröhre ragt etwas durch den Kork hindurch, damit auch bei dem höchsten Ansaugen die Flüssigkeit den Kork nicht benetze, sondern durch eine sich fangende Luftschichte davon abgehalten werde. Es ist gut, das untere Ende des Korkes mit weissem Wachse heiss zu tränken, wodurch

426    Zweiter Abschnitt. Besondere Arbeiten und Apparate.

er um so weniger zum Einsaugen von Flüssigkeiten geneigt ist. Diese Pipetten lassen sich auseinander nehmen, und die weite Röhre mit der

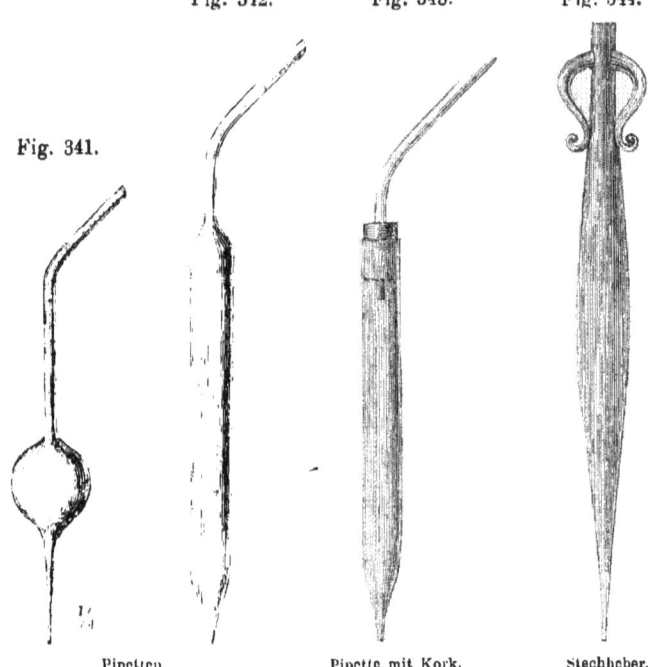

Fig. 341.   Fig. 342.   Fig. 343.   Fig. 344.

Pipetten.    Pipette mit Kork.    Stechheber.

Fahne einer Feder reinigen, was bei der ganz geblasenen nicht möglich ist, wodurch diese zuweilen, ehe sie zerbrechen, ganz unbrauchbar werden.

Eine bekannte Form der Pipette ist der sogenannte Stechheber, Fig. 344. Wenn derselbe aus Glas gearbeitet ist, so lässt er sich auch im chemischen Laboratorium gebrauchen. Er dient zum Probeziehen aus Fässern, welche Operation selten vorkommt und auch mit jeder anderen Pipette ausgeführt werden kann.

Um grössere Mengen einer Flüssigkeit anzusaugen und mit grosser Sicherheit aus einem Gefässe in ein anderes zu transportiren, dient die Saugflasche. Ihre Construction ist ohne Weiteres aus Fig. 345 ersichtlich. Saugt man an der kleinen aufwärts gerichteten Röhre und hält das abwärts gerichtete Ende der langen Röhre in die Flüssigkeit, so steigt diese in die Flasche, und man kann die ganze Flasche vollsaugen. Bläst man nachher wieder in die kleine Röhre, so ergiesst sich die Flüssigkeit wieder durch die Heberröhre an den neuen Ort seiner Bestimmung. Die Saugflasche ist eine zu verschiedenen Zwecken sehr bequeme Einrichtung. Wenn sich eine Flüssigkeit in einem Gefässe befindet, die einen Bodensatz hat und filtrirt werden soll, so kann man die klare Flüssigkeit, ohne

# Einunddreissigstes Kapitel. Von den Pipetten. 427

das Sediment aufzurühren und ohne einen Tropfen zu verlieren, auf das Filter bringen, und die Zeit des Filtrirens bedeutend abkürzen, weil der Niederschlag erst zuletzt, nachdem die klare Flüssigkeit durchgelaufen ist, auf das Filter gelangt. Ingleichen, wenn eine Flüssigkeit filtrirt werden soll, die sich in einem flachen, mit keinem Ausgusse versehenen Gefässe oder in einem zu vollen Gefässe, oder in einer auf dem Apparate stehenden Schale befindet, die sich ihrer Wärme wegen nicht anfassen und heben lässt, in allen diesen Fällen dient die Saugflasche zur bequemen Ueberfüllung der Flüssigkeit in ein anderes Gefäss oder auf das Filter. Alle diese Vorrichtungen leiden etwas durch den Umstand, dass sie mit dem Munde angesaugt und bis zum Ausgiessen mit der Zunge geschlossen gehalten werden müssen, wobei natürlich die Bewegung des Körpers sehr gehindert ist, und nach Umständen unangenehme und schädliche Dämpfe in den Mund gelangen.

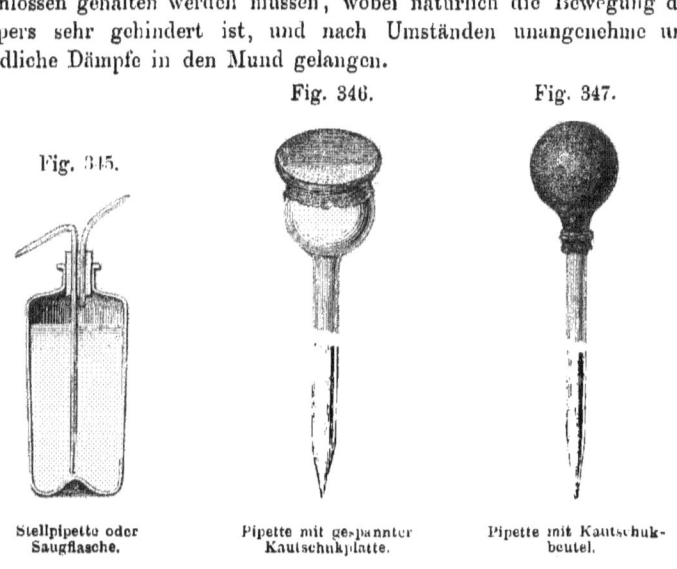

Fig. 345.  
Stellpipette oder Saugflasche.

Fig. 346.  
Pipette mit gespannter Kautschukplatte.

Fig. 347.  
Pipette mit Kautschukbeutel.

Man hat deshalb auch Pipetten mit mechanischer Aspiration construirt. Wenn man eine Glasröhre in eine weite Becherform ausbläst, und über den ausgebogenen Rand eine etwas erwärmte Kautschukplatte luftdicht aufbindet, so wird durch den Druck des Fingers diese elastische Platte ein- und ein Theil Luft aus der Pipette herausgedrückt, Fig. 346. Taucht man nun die Saugspitze in eine Flüssigkeit und hebt den Finger auf, so nimmt die Platte ihre natürliche Gestalt wieder an und saugt etwas Flüssigkeit auf, die man durch abermaliges Drücken auf die Platte wieder herauspressen kann. Jedoch lassen sich nur kleine Mengen Flüssigkeit mit dieser Vorrichtung heben.

Zu demselben Zwecke bindet man einen Kautschukbeutel an eine Glasröhre, die in eine Saugspitze ausläuft, Fig. 347. Wenn die Wände des Beutels Stärke genug besitzen, so nehmen sie zusammengepresst

428  Zweiter Abschnitt. Besondere Arbeiten und Apparate.

ihre Kugelform wieder an und saugen eine grössere Menge Flüssigkeit an. Diese Einrichtung ist weniger reinlich, weil die Flüssigkeit leicht mit den Wänden des Kautschukbeutels in Berührung kommt, die man nicht sehen und reinigen kann, auch capillarisch zwischen dem Halse der Flasche und der Röhre hängen bleibt.

Zweiunddreissigstes Kapitel.

## Schilde und Aufschriften.

Leserliche, schöne Schilder sind eine Zierde für eine Apotheke, und eine Annehmlichkeit auf der Materialkammer, dem Kräuterboden und im Keller.

Der in alle Stände eingedrungene Luxus ist auch an den Apotheken nicht vorübergegangen. Während man sonst nur aufgeklebte Schilder in den Apotheken fand, werden in allen neu eingerichteten auf Glas und Porzellan jetzt nur eingebrannte Schilder und Aufschriften gefunden.

Auf dem Porzellan bedarf es bei eingebrannter Schrift keines eigentlichen Schildes, sondern die schwarze Schrift wird unmittelbar auf das Gefäss angebracht. Zur Verzierung umgiebt man dieselbe mit einem goldenen Reifen. Auf Glas hingegen muss ein wirkliches Schild aufgesetzt werden, gegen welches die Schrift absticht. Man macht diese Schilde allgemein weiss, mit schwarzer oder goldener Einfassung, und die Schrift immer schwarz. Als Schrift wählt man sehr zweckmässig die kleine lateinische Druckschrift. Sie ist am lesbarsten, weil das Auge am meisten an dieselbe gewöhnt ist. Ich hatte mich früher für die Lapidarschrift ausgesprochen, nach genauer Prüfung aber meine Ansicht geändert. Die Lapidarschrift hat allerdings die Eigenschaft, dass alle Buchstaben gleich gross sind, allein gerade die Gestalt der hervorragenden grossen Buchstaben bei Anwendung der kleinen Schrift erleichtert dem Auge bedeutend das Lesen, wie man auch aus der Stellung der Zeiger an der Uhr die Zeit erkennt, ohne dass man die Ziffern deutlich lesen kann. Bei der Auswahl der Schrift empfehle ich auch die gerade stehende Druckschrift, und nicht etwa die liegende, cursive, zu wählen, weil man beim Lesen ebenfalls mehr an die gerade Schrift gewöhnt ist, und weil sie symmetrischer auf dem gerade stehenden Gefässe erscheint. Eine gute Schrift muss in der möglichst grössten Entfernung gelesen werden können, ohne darum unverhältnissmässig gross zu sein. Dies wird besonders durch

## Zweiunddreissigstes Kapitel. Schilde und Aufschriften. 429

den Umstand bewirkt, dass die dünnen oder Haarstriche nicht zu fein sind, sondern mit einigem Körper auftreten. Sind diese Striche sehr fein, so werden sie in einiger Entfernung unsichtbar, und es erscheinen die Grundstriche wie schwarze Flecken, die ohne alle Verbindung stehen. In der Lapidarschrift sieht H aus wie zwei I, D wie zwei Striche, von denen der eine etwas kleiner ist, von N sieht man nur den Mittelstrich, wodurch es dem V oder A, die auch leicht verwechselt werden, sehr ähnlich ist. In der kleinen Schrift können in einiger Entfernung m, n und u nicht unterschieden werden, ebenso t und l. Man sieht nicht deutlich, zu welchem Buchstaben ein einzelner Strich gehört. Alles dieses wird vermieden, wenn man den Haarstrichen etwas Stärke giebt. Bei den Grundstrichen muss ebenfalls ein schönes Verhältniss zwischen Höhe und Breite herrschen. Ein solches ist, wo die Breite $^1/_5$ der Höhe ist. Die dreieckigen Enden der Haarstriche an E, F, L, T, sowie die spitzen Enden an c, e, t dürfen nicht in eine scharfe, sondern nur in eine stumpfe Spitze endigen. Ersteres ist geschmacklos. Man kann diese Andeutungen dem Fabrikanten machen, von dem man die Standgefässe bezieht.

Die Etiquetten auf die Kräuterschiebladen werden am elegantesten aus emaillirten Schildern gemacht. Sie sind ausserdem sehr reinlich und lassen sich abwaschen. Auch Goldschrift auf schwarzem Schilde ist elegant und hält sich gut. Es putzt ausserordentlich, wenn noch polirte messingene Knöpfe dazu kommen.

Die Aufschriften auf den Vorrathsgefässen werden selten eingebrannt, sondern entweder aufgeklebt oder auf vorher angelegte Schilder mit Oelfarbe geschrieben.

Zu den aufgeklebten Schildern wählt man ein licht gefärbtes Papier, da Weiss jeden Schmutz zu auffallend zeigt. Schwarze Schrift auf lebhaftem Gelb ist noch sehr leserlich und putzt auch.

Bei Schildern auf Glasgefässen ist es unschön, wenn man von hinten durch das Glas die weisse Farbe des Papiers sieht. Man klebt deshalb zuerst je zwei Bogen des gefärbten Papiers mit ihren ungefärbten Seiten mit Kleister aufeinander und lässt sie in einer lithographischen Druckerei mit schwarzer Randeinfassung von ovaler Form auf einer Seite versehen, oder man nimmt sogleich ein in der Masse gefärbtes Naturalpapier. Die ovalen Schilder werden mit der Scheere ausgeschnitten. Die Schrift wird in liegender lateinischer Cursivschrift mit einer stumpfen Feder mit Dinte aufgetragen. Dieselbe lässt sich am schnellsten schreiben, ist sehr leserlich und sieht kräftig und gleichmässig aus. Man halte auch hier im Sinne, die Haarstriche nicht zu dünn zu ziehen. Die Linien, zwischen welchen geschrieben wird, können vom Lithographen schwach angedeutet sein. Dies erspart Mühe und bewirkt eine Gleichmässigkeit der Schrift. Mit einiger Uebung kann man in einigen Tagen eine ganze Materialkammer vorschreiben. Besonders em-

430  Zweiter Abschnitt. Besondere Arbeiten und Apparate.

pfehlenswerth sind diese Papierschilder, weil alle Veränderungen und Zukömmlinge in wenigen Minuten mit einem den übrigen ganz gleichen Schilde versehen werden können. Das macht bei Oelschildern grosse Arbeit. Da ist die Oelfarbe eingetrocknet, der Pinsel verhärtet, die Schilder müssen trocknen, die Schrift ebenfalls, und dann kommen noch die zwei Anstriche, um Glanz zu geben und zu schützen, welche Operationen alle sehr zeitraubend sind. Ich rathe demnach, den ganzen Kräuterboden und die Materialkammer mit gleich grossen Schildern dieser Art zu versehen, so lange sie auf den Gefässen Platz haben. Für die kleineren Gefässe dient ein kleineres Kaliber.

Das grosse Kaliber hat ein Oval von 4 Zoll (105$^{mm}$) im grossen und 3$^1/_2$ Zoll (90$^{mm}$) im kleinen Durchmesser; die Schrift hat eine senkrechte Höhe von 6 Linien (12$^{mm}$). Das kleine Kaliber hat 2$^1/_2$ Zoll (65$^{mm}$) im grossen und 2$^1/_4$ Zoll (60$^{mm}$) im kleinen Durchmesser; die Schrifthöhe beträgt 3$^1/_2$ Linie (7$^{mm}$). Der Zwischenraum der beiden Schriftzeilen ist etwas grösser als die Schrifthöhe selbst.

Für die giftigen Substanzen sind ganz gleiche Schilder aus grell rothem Papiere, die sich von selbst der Aufmerksamkeit aufdrängen, anzurathen.

Die Oelschilder passen besser für den Flaschenkeller, weil die papiernen darin nicht gut halten. Ist der Keller sehr feucht, so dass die Gefässe mit Wassertropfen beschlagen, so gehen fast alle Schilder schnell darin zu Grunde. Die Oelschilder lösen sich oft in einem Stücke von der Flasche los. Ist aber der Keller nicht so sehr feucht, so eignen sich die Oelschilder ganz gut in demselben. Sie werden in den meisten Orten von gewissen Handwerkern ausgeführt; da aber auch viele Gehülfen hierin Geschicklichkeit haben und sich dieser Arbeit gern unterziehen, so hat ein Principal keinen Grund, ein solches Anerbieten abzulehnen. Es kann deshalb auch eine Anleitung zu dieser Arbeit hier nicht am unrechten Orte sein.

Zunächst muss man eine ausgeschnittene Schablone haben, um die Schilder in gleicher Grösse und Höhe anzulegen. Ich ziehe die ovale Form jeder anderen, namentlich der herzförmigen unbedingt vor, weil sich erstere leichter geometrisch in grosser Vollendung darstellen lässt, die herzförmige aber fast nur aus freier Hand gezogen werden kann, und durch Abweichungen von dem gesetzmässigen Verlaufe der Curve und durch Mangel an Symmetrie das Auge leicht beleidigt. Auch macht das Umziehen mit Randlinien bei den herzförmigen mehr Mühe.

Die ovale Schablone wird aus dickem und hartem Papiere dargestellt. Man legt ein Blatt desselben auf ein tannenes Brett und schlägt zwei Drahtstifte in einer Entfernung von circa 2 Zoll 2 Linien (55$^{mm}$) durch das Papier ins Holz. Man bindet nun einen feinen Faden durch einen Knoten zu einem Ringe, welcher, gerade gezogen, etwa 10 bis 12 Linien (20 bis 25$^{mm}$) kleiner ist, als der grosse Durchmesser der Ellipse.

Zweiunddreissigstes Kapitel. Aufschriften und Schilder. 431

Diesen Fadenring legt man um die beiden Stifte, spannt ihn mit einem
Bleistifte, und führt nun den senkrecht aufs Papier gehaltenen Bleistift so um die beiden Stifte herum, dass die Fäden immer gespannt bleiben, Fig. 348. Aus anderweitig bekannten Gründen ist die beschriebene Figur eine Ellipse und zwar von einer Schönheit und Regelmässigkeit gegen die alle anderen Constructionen aus grossen und kleinen Kreisen zurücktreten müssen. Durch einiges Tasten erlangt man bald die gewünschten Dimensionen der Ellipse. Bringt man die Stifte weiter aus einander, so wird die Ellipse flacher, umgekehrt nähert sie sich dem Kreise. Ist sie zu gross, so verkürzt man den Faden, soll sie grösser werden, so verlängert man ihn.

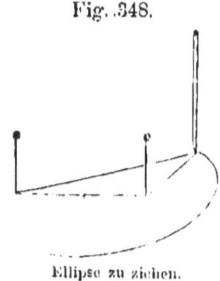

Fig. 348.

Ellipse zu ziehen.

Die gezogene Ellipse wird nun mit einem Federmesser ausgeschnitten und das Papier parallel mit dem grossen Durchmesser in einer solchen Entfernung gerade abgeschnitten, dass, wenn man die Schablone auf den Tisch vor die darauf stehende Flasche hält, das Schild an die richtige Stelle kommt.

Man hält nun die Schablone vor die Flasche und giebt den ersten Anstrich in die offene Stelle mit einem kurzen steifen Pinsel, der nur sehr wenig Farbe enthält. Wenn dieser Grund vollkommen getrocknet ist, so deckt man denselben das zweite Mal mit derselben Farbe aus freier Hand, indem man erst die Ränder umzieht, dann das innere Feld ausfüllt. Die Farbe besteht aus Bleiglätte, gekochtem Leinöl und feinem Chromgelb, beide aufs Beste mit einander abgerieben, so dass keine Knötchen darin bleiben. Nun kommt die Schrift auf das Schild, nachdem man zuerst Linien mit Bleistift gezogen. Auch zu diesem Zwecke bedient man sich einer Schablone aus dickem Papiere, wo die Stellen der Linien gerade eingeschnitten, um aber Raum für Bleistift zu gewinnen, schmale Lücken mit flachem Bogenschnitte ausgeschnitten sind. Die Schrift wird mit schwarzer Farbe, die aus geglühtem Kienruss und Leinölfirniss besteht, mit Hülfe eines feinen Pinsels aufgetragen. Die Kunst, rasch und schön zu schreiben, lässt sich nur durch Uebung lernen. Auch hier ist die lateinische Cursivschrift als die leichteste und am meisten fördernde zu empfehlen.

Wenn die Schrift trocken ist, so erhält das Schild erst einen dünnen Ueberzug von einem weingeistigen Harzfirniss, wozu man Sandarac und Olibanum nehmen kann. Wollte man einen mit Terpentinöl gefertigten Copalfirniss direct auftragen, so würde man die Schrift wieder auflösen und über das Schild verbreiten, wodurch Alles verdorben würde. Erst nach dem Trocknen des Harzfirnisses kann man den Copalfirniss auftragen.

## 432   Zweiter Abschnitt. Besondere Arbeiten und Apparate.

Kleinere Schilder von vorübergehender Dauer an Gefässen, die nach der Entleerung nicht wieder gefüllt werden, schreibt man auf weisses Papier, dessen Rückseite mit Gummilösung angestrichen ist. Man befeuchtet diese Seite mit der Zunge, worauf sich das Schild leicht aufkleben lässt. Auf Blech halten diese Schilde nicht. Dasselbe muss deshalb erst mit Oelfarbe angestrichen werden.

Für Reagentiengläschen schlägt man sich kleine Kreise mit dem Fontanellpflaster-Ausschlagringe aus farbigem Papiere aus, beschreibt sie mit der Feder und klebt sie mit Stärkekleister auf. Sie bedürfen keiner Umfassung. Gedruckte Schilde werden käuflich angeboten. Man hat darin viel Ueberflüssiges und Manches fehlt. Ersatz bei ungleichem Verbrauche ist ganz unmöglich.

Die Signaturen erhält man lithographirt aus der Anstalt in halben Bogen. Sie müssen erst einzeln abgeschnitten und dann der Rand umgefalzt werden. Das Abschneiden mit der Scheere ist eine langweilige und mühsame Arbeit. Man bedient sich daher zu diesem Zwecke des Signaturenreissers, wie man ihn auf Eisenbahnbüreaus zum Abreissen der Billets benutzt. Er besteht aus einem Stück Weissblech, welches, um ihm mehr Stärke zu geben in einen stumpfen Winkel gebogen ist. Die Ränder sind gerade und scharf gefeilt.

Fig. 349.

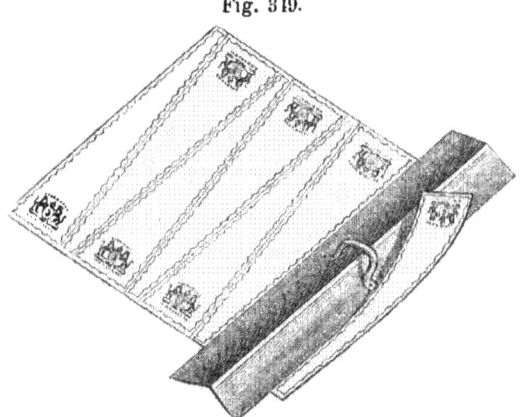

Der Signaturenreisser.

Man setzt eine scharfe Kante dieses Bleches auf die Trennungslinie zweier Signaturen (Fig. 349) und reisst nach oben ziehend jede einzelne Signatur mit einem raschen Zuge ab. Die Trennung ist zwar nicht ganz so scharf, wie mit der Scheere geschnitten, allein da die Seiten doch umgefalzt werden, so hat dies keine Bedeutung. Der obere Rand der Signaturen muss aber, weil er sichtbar bleibt mit einer Scheere geschnitten werden, und zwar am besten nach beendetem Falzen.

# Dreiunddreissigtes Kapitel.
## Vom Gebrauche des Hebers.

Die Anwendung des Hebers findet im pharmaceutischen Laboratorium mit grossem Vortheil statt. Sie erspart in vielen Fällen eine Filtration oder Colirung, indem sie gestattet, klare Flüssigkeiten von trüben Bodensätzen ohne Bewegung des Gefässes und Aufrühren des Niederschlages zu trennen. Ferner lassen sich durch dieselbe am leichtesten die mineralischen Säuren aus den grossen Korbflaschen ohne Gefahr in kleinere Gefässe umfüllen.

Die Wirkung des Hebers ergiebt sich aus der nebenstehenden Zeichnung, Fig. 350. Man habe zwei mit Wasser ungleich hoch gefüllte Gläser $c$ und $d$ auf derselben Ebene stehend. Setzt man einen mit Wasser gefüllten gläsernen Heber mit seinen beiden Schenkeln in diese beiden Gläser, so finden folgende Verhältnisse statt. Das in jedem Schenkel bis zur Höhe der Oberfläche befindliche Wasser ist ohne alle Wirkung, denn es wird von der Flüssigkeit in demselben Glase getragen und würde in einer oben offenen Röhre ebenso hoch stehen. Das im Heber von der Linie $g$, als der höchsten Oberfläche, aufwärts in dem Heber befindliche Wasser ist ebenfalls im Gleichgewicht, weil die senkrechte Höhe $fg$ beider Schenkel $b$ und $a$ gleich ist. Nur das in dem Schenkel $b$ abwärts von $g$ bis zur Oberfläche $h$ befindliche Wasser hat kein Gegengewicht, es muss also sinken. Da aber keine Luft in den

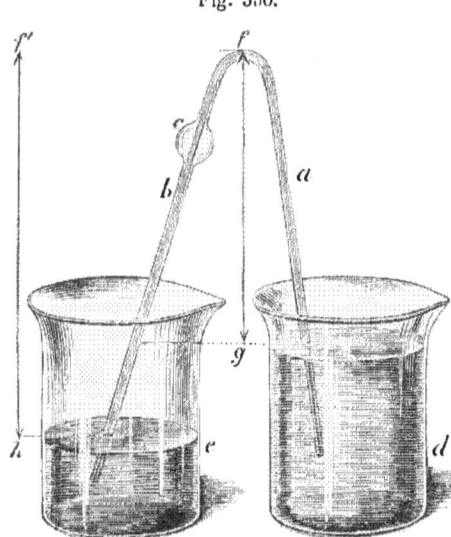

Fig. 350.

Theorie des Hebers.

Heber eindringen kann, so treibt der auf die Oberfläche in dem Gefässe $d$ wirkende Luftdruck das Wasser in die Höhe und über den Gipfel $f$ des Hebers, vorausgesetzt, dass er bei Wasser nicht über 30 bis 32 Fuss hoch sei. Damit sinkt das Niveau $g$ und jenes von $h$ steigt. Es wird also der Unterschied zwischen $g$ und $h$ immer kleiner, und endlich, wenn gar kein Unterschied mehr stattfindet, wenn also $h$ gleich $g$ geworden ist, ist auch keine ziehende Kraft mehr vorhanden, das Fliessen hört auf und der Heber bleibt gefüllt. Der Heber ist also eine über den Rand der Gefässe gehende Verbindungsröhre, und seine Wirkung besteht immer darin, dass sich die Oberfläche beider Flüssigkeiten gleich stellt, wenn dies überhaupt möglich ist. Stellt man aber ein Gefäss bedeutend tiefer als das andere, so kann dies nicht stattfinden, und die Wirkung des Hebers ist nur eine Folge dieses Bestrebens, die Oberflächen gleich zu stellen. Man sieht zugleich, dass das Ausfliessen des Hebers immer unter der Oberfläche der auszuziehenden Flüssigkeit stattfinden muss.

Je nach der Natur der zu hebenden Flüssigkeit können die Heber aus Metall (Weissblech), oder sie müssen aus Glas bestehen.

Den Weingeist füllt man mittelst eines Hebers aus dem Fasse in kleinere Flaschen und Krüge um, weil er im Fasse Farbe annimmt und auch verdunstet. Der dazu taugliche Heber kann aus Weissblech bestehen. Das Ansaugen verrichten die Küfer mit dem Munde, indem sie eben nicht sehr unglücklich sind, wenn auch ein Schluck Weingeist in den Mund gelangt. Ausser der Unreinlichkeit dieses Verfahrens und dem Umstande, dass es ohne Uebung selten den Heber zum vollen Laufen bringt, ist auch das unvermeidliche Gelangen des starken, 90procentigen Spiritus in den Mund eine höchst unangenehme Sache, die bei einem zufälligen Verschlucken in die Luftröhre den heftigsten Krampfhusten veranlassen kann. Man kann deshalb den gemeinen, an beiden Enden offenen Heber mit zwei Hähnen versehen, die ein bequemes, ruhiges Ansaugen und ein beliebiges Wechseln der Untersatzgefässe gestatten.

Das etwa 9 Linien (20$^{mm}$) im Durchmesser weite Blechrohr (Fig. 351) hat am längern Schenkel einen Hahn von Messing, dessen Oeffnung in der Lilie etwas kleiner ist als der Querschnitt des ganzen Rohres. Dieses endigt in eine etwas verjüngte Ausflussöffnung von 7 bis 8 Linien (14 bis 16$^{mm}$) Durchmesser, welche parallel mit dem kürzeren Schenkel läuft. Beide Schenkel stossen unter einem Winkel, der von einem halben rechten nicht viel abweicht, an einander und werden durch ein quer spannendes Rohr in einiger Entfernung vom Ende in ihrer Lage gehalten Wenn der kürzere Schenkel senkrecht steht, so ist der Hahn des längeren Schenkels noch handbreit unter der Horizontallinie des unteren Endes des kürzeren Schenkels, damit das ganze Fass auslaufen könne. Der kürzere Schenkel reicht oben noch etwas über den längeren hinaus und trägt hier nach vorn, über dem längern Schenkel, einen kleinen Saugehahn, dessen Lilie etwa nur 1 bis 1$^1/_2$ Linien (2 bis 3$^{mm}$) Oeffnung hat

# Dreiunddreissigstes Kapitel. Vom Gebrauche des Hebers. 435

An das freie Ende dieses kleinen Hahns bindet man mit einer Kautschukröhre ein fusslanges Stück Glasrohr.

Fig. 351.

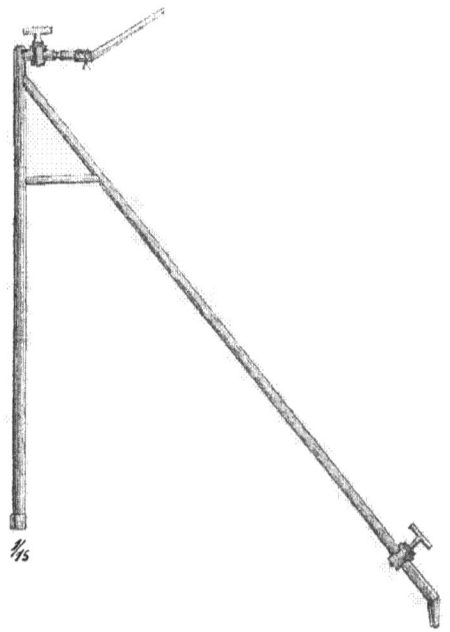

Spiritusheber aus Blech.

Will man nun mit diesem Heber ein Fass Spiritus in Krüge umfüllen, so ist nothwendig, dass das Fass um die Höhe der Auffanggefässe mit seinem Boden höher liege als der Boden des Kellers, oder es muss im letzteren eine entsprechende Vertiefung angebracht sein.

Man versäume nicht, zur Vorsicht einen Eimer Wasser mit in den Keller zu nehmen und sich für unvorhergesehene Fälle bequem zur Hand zu stellen. Nachdem man den Heber in das Spundloch senkrecht eingesetzt hat, fange man an, mit dem Munde an dem Glasrohre des oberen kleinen Hahns die Luft auszusaugen, während der grosse Hahn geschlossen ist. Im Verhältniss als man die Luft aussaugt, steigt die Flüssigkeit ins kurze Rohr, fliesst oben im Buge ins lange Rohr über, welches ganz gefüllt wird, und steigt endlich in die obere Spitze und den kleinen Hahn. Sobald man den Weingeist in dem Glasrohre erscheinen sieht, schliesst man den kleinen Hahn durch Umdrehen ab, und der Heber ist, als ganz gefüllt, zum Ablaufen bereit. Es gelangt auf diese Weise niemals Weingeist in den Mund, weil die Oeffnung des oberen Hahns zu klein ist, um rasch eine Flüssigkeit durchzulassen.

436　Zweiter Abschnitt. Besondere Arbeiten und Apparate.

Oeffnet man nun durch Drehen den unteren Hahn, so läuft die im Fasse enthaltene Flüssigkeit frei in untergesetzte Gefässe ab. Am Tone des Laufens erkennt man, ob das Gefäss bald voll sei, und mässigt durch halbes Schliessen des Hahns die Schnelligkeit des Abflusses. Die Vorsicht empfiehlt, die Krüge in eine irdene Schüssel zu stellen, um etwa überlaufende Flüssigkeit nicht ganz zu verlieren.

Sobald ein Krug voll ist, dreht man den Hahn ganz zu, und kann nun in Ruhe die Gefässe wechseln. Hat man keine genügende Anzahl kleiner Krüge, so füllt man eine Korbflasche, von denen sich fast in jeder Apotheke einige leer vorfinden, voll, aus der man, wenn die kleinen Krüge leer sind, dieselben mit Hülfe desselben Hebers wieder füllt.

Am kurzen Schenkel des Hebers löthet man äusserlich einen etwa $2^{1}/_{2}$ bis 3 Linien (5 bis $6^{mm}$) hervorragenden dicken Messingdraht an, damit das Rohr niemals fest auf den Boden aufsitze, sondern immer einen Zwischenraum zum Eindringen der Flüssigkeit lasse. Der lange oder schiefe Schenkel hat bis zum Hahn eine Länge von 44 Zoll ($1150^{mm}$), der kurze oder senkrechte Schenkel ist $31^{3}/_{4}$ Zoll ($830^{mm}$) lang. Denkt man sich den Hahn mit dem anderen Ende des Hebers durch eine Linie verbunden, so entsteht dadurch ein beinahe rechtwinkliges gleichschenkliges Dreieck.

Der blecherne Heber lässt sich natürlich nur für indifferente Stoffe anwenden, also vorzugsweise für Spiritus und wässerige Flüssigkeiten. Viel wichtiger ist aber die Anwendung eines solchen Hebers, dessen Substanz die Berührung mit den stärksten Säuren, Alkalien und Schwefelalkalien gestattet. Als das wohlfeilste und geeignetste Material bieten sich hier starke Glasröhren, und in der That gewährt die Anwendung gläserner Heber im pharmaceutischen Laboratorium die grössten Vortheile. Man kann sich dieselben sehr leicht in der folgenden Form darstellen (Fig. 352).

Zuerst sprenge man an einer Kölnisch-Wasser-Flasche den Boden ab. Dies geht sehr leicht, wenn man mit einer scharfen Feile quer einen starken Feilstrich anbringt und darauf das brennende Ende einer Sprengkohle hält. Nach kurzem Anblasen wird der Boden entweder ganz auf einmal abspringen oder ein bedeutender Querriss entstehen, den man durch Fortführen der Kohle rundum verbreitet. Das (vielleicht etwas schiefe) abgesprengte Ende der Flasche schleife man mit Sand auf einem groben Sandsteine ab und breche die scharfen Ränder mit einer runden Feile, damit sie den Kork nicht schneiden.

Nun biege man vor der Glasbläserlampe oder in der Flamme der doppelzügigen Spiritonlampe eine möglichst lange Glasröhre von passender Wandstärke und Oeffnung mit einem stumpfen Bogen ohne Einknickung in einen Winkel von 45 Grad oder einen halben rechten. Man erhält diesen Winkel am leichtesten, wenn man einen Bogen Papier in einer Ecke so faltet, dass sich die beiden zusammenstossenden Papierränder genau

# Dreiunddreissigstes Kapitel. Vom Gebrauche des Hebers.  437

decken. Die Stelle des Buges wählt man so, dass der eine Schenkel drei Viertel der Länge des andern hat. Eine scharfe Biegung ist immer in der Mitte verengert, oder am äusseren Bogen durch zu starke Ausdeh-

Fig. 352.

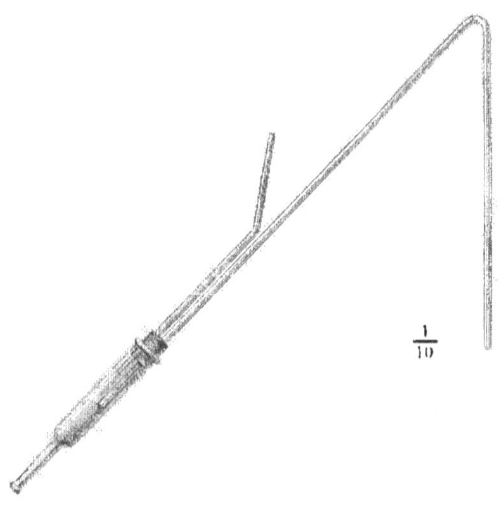

Glasheber für Säuren und Alkalien.

nung geschwächt und plattgedrückt. Man erreicht einen gleichmässig starken Bug bekanntlich dadurch, dass man an jeder einzelnen heissen Stelle nur wenig biegt und die nächst angränzende Stelle in die Flamme bringt, so dass man den ganzen Bug auf eine längere Strecke vertheilt. Das Glasrohr kann 51 Zoll ($1^1/_3$ Meter) Länge, $4^2/_3$ Linien ($10^{mm}$) äusseren Durchmesser und $1/_2$ bis $3/_4$ Linien (1 bis $1^1/_2{}^{mm}$) starke Wandung haben. Ein engeres Rohr, mit einem stumpfen Winkel nach aussen gebogen, dient zum Ansaugen. Man suche nun einen gesunden Kork, der gut in das Bodenende der Kölnisch-Wasser-Flasche passt, und setze die beiden Röhren durch entsprechende Löcher, die man mit dem Korkbohrer macht, in den Kork ein, endlich stecke man den Kork gedrängt in das weite Ende der Flasche, und der Heber ist zum Gebrauche fertig. Mit diesem Heber lassen sich alle Flüssigkeiten ohne Ausnahme mit Leichtigkeit aus einem Gefässe ins andere überziehen, ohne dass die Flüssigkeiten verunreinigt werden, oder Gefahr wäre, etwas davon in den Mund zu bekommen.

Um den Heber zu gebrauchen, stecke man den kurzen Schenkel in die abzuziehende Flüssigkeit, verschliesse mit dem Finger die Halsöffnung der Kölnisch-Wasser-Flasche und sauge kräftig die Luft aus, bis die Flüs-

438 Zweiter Abschnitt. Besondere Arbeiten und Apparate.

sigkeit in diese Flasche hineinläuft. Nun ziehe man Finger und Mund ab und lasse die Flüssigkeit in den Trichter auf dem bereits untergestellten Gefässe hineinlaufen. Die Epidermis der Finger ist so hart, dass sie während der kurzen Zeit der Berührung selbst von Schwefelsäure und Aetzkali nicht angegriffen wird. In einer aus Vorsicht immer zur Hand gestellten mit Wasser gefüllten Schale spült man den Finger sogleich wieder ab. Es ist anzurathen, dass man diese kleine Vorsorge niemals unterlasse, weil man nicht wissen kann, ob nicht durch einen Zufall ein Tropfen der scharfen Flüssigkeit ins Auge spritzen oder auf die Kleider fallen kann. In beiden Fällen kann man durch reichliches Uebersprengen von Wasser ein Auge oder ein Kleid retten.

Die beiden Röhren ragen im Innern der Kölnisch-Wasser-Flasche aus dem Korke heraus. Dadurch wird verhindert, dass, wenn man auch die Flüssigkeit in der kleinen Flasche zu hoch steigen liesse, sie dennoch nicht den Kork berühren kann, sondern eher in die Saugröhre steigen würde.

Will man das Gefäss wechseln, so kann man es entweder seitlich mit dem Rande des Trichters unter den Strahl schieben, oder man unterbricht den Strahl einige Augenblicke, indem man mit dem Finger die Ausflussöffnung schliesst.

Eine in Heberform gebogene einfache Glasröhre (Fig. 353), kann man ohne Gefahr mit einer Hülfsröhre ansaugen. Diese hat unten ein Stück einer vulcanisirten Kautschukröhre, welches auf das umgebogene Ende des Hebers gesteckt wird. Saugt man an dieser, so füllt sich die Heberröhre an. Da die Flüssigkeit in der Glasröhre sichtbar ist, so hört man auf zu saugen, sobald sie übergestiegen ist. Aber auch bei unvorsichtigem Ansaugen wird die Flüssigkeit in der Kugel der Hülfsröhre nur langsam steigen, wodurch man Zeit gewinnt, den Mund abzuziehen. In der Saugröhre würde die Flüssigkeit genau so hoch steigen, als sie in dem Gefässe steht,

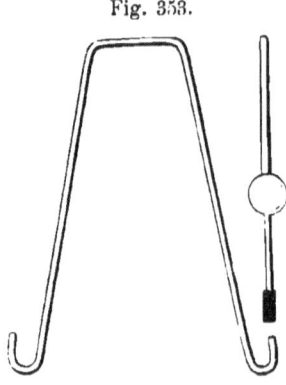

Fig. 353.

Heber mit Hülfsröhre angesaugt.

woraus abgelassen wird. Sobald man die Hülfsröhre abzieht, fliesst die Flüssigkeit mit einem aufwärtsgehenden Strahle ab. Man könnte auch die Hülfsröhre mit dem Kautschukröhrchen umbiegen und den Ausflussschenkel des Hebers gerade lassen. Dagegen ist es immer zweckmässig, den Einflussschenkel des Hebers nach oben umzubiegen, damit keine Strömung von unten den Niederschlag zu früh aufstört.

Die Anwendung dieses Hebers ist sehr mannigfaltig. Zuerst dient er, um Schwefelsäure, Salzsäure, Salpetersäure aus den Korbflaschen in

Dreiunddreissigstes Kapitel. Vom Gebrauche des Hebers. 439

grössere Krüge umzufüllen. Im Laboratorium dient er, um die Lösungen von Aetzkali, Schwefelkalium, Schwefelcalcium, Schlippe'schem Salze, kohlensaurem Kali und Natron von abgesetzten Niederschlägen zu trennen. Diese Flüssigkeiten lässt man in den gusseisernen Kesseln, in denen sie gekocht worden sind, klar absetzen und zieht sie mit dem Heber in grössere Flaschen über. Man erspart dadurch die mühsame, zeitraubende Operation des Colirens, wodurch ausserdem das Aetzkali mit Farbestoff und Kohlensäure bedeutend verunreinigt wird. Es ist deshalb auch bei allen Präparaten, die sich dazu eignen, in der *Pharm. universalis* und im Commentar zur Preuss. Pharmacopoe das Abziehen mit Hebern empfohlen.

Es giebt noch mehrere Methoden, die Heber zum Laufen zu bringen, durch Vollgiessen mit Hähnen, durch Kautschukbeutel, durch Umkehren einer biegsamen Röhre; aber in Sicherheit, Einfachheit und Bequemlichkeit kann sich keine mit den vorbeschriebenen vergleichen, weshalb ich kein Bedenken trage, dieselben vorzugsweise zu empfehlen.

Für den besondern Fall des Ausleerens einer Korbflasche bedient man sich wohl der Construction von Fig. 354.

Fig. 354.

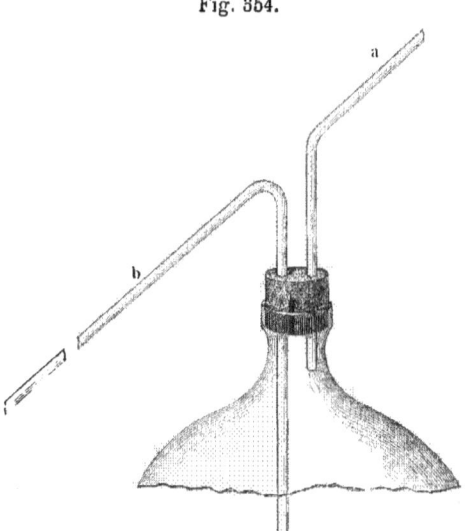

Anblasen des Hebers.

Ein dicker, ziemlich stark kegelförmig geschnittener Kork ist mit zwei Löchern durchbohrt, durch deren eines die heberförmig gebogene Röhre *b* geht, die in der Flasche bis auf den Boden derselben reicht und ausserhalb noch etwas weiter hinabgeht; durch das andere Loch geht die Blaseröhre *a*. Setzt man den Kork, der wegen seiner kegelförmigen

440　Zweiter Abschnitt. Besondere Arbeiten und Apparate.

Gestalt auf ziemlich verschiedene Hälse passt, mit Druck auf die Mündung der Korbflasche, so dass er luftdicht schliesst, und bläst einige

Fig. 354.

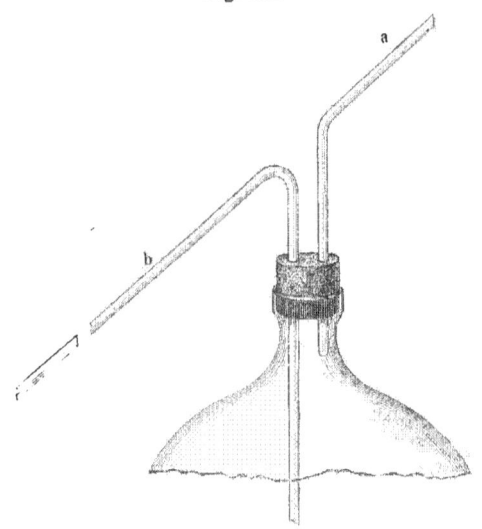

Anblasen des Hebers.

starke Stösse in die Flasche, so steigt die Flüssigkeit in die Heberröhre $b$, ergiesst sich über ihr Knie und fliesst im langen Schenkel herunter. Sobald der Heber einmal im Fliessen ist, bedarf es keines ferneren Blasens zum Auslaufen des ganzen Inhalts der Flasche.

Die Construction dieses Hebers ist weder einfacher noch leichter, als die des eben beschriebenen mit der Kölnisch-Wasser-Flasche, und der Heber selbst bietet geringere Brauchbarkeit dar. Er lässt sich überhaupt nur auf Flaschen gebrauchen, auf deren Hals sein Kork luftdicht schliessen kann. Sobald der Schluss nicht ganz vollkommen ist, quält man sich vergebens, die Flüssigkeit zum Uebersteigen zu bringen; noch schwieriger ist dies, wenn der Ballon nicht mehr ganz voll ist, wodurch man um so höher aufzublasen hat, und wenn die Flüssigkeit ein grosses specifisches Gewicht hat, wie bei Schwefelsäure, wo schon eine kräftige Lunge dazu gehört, den Heber ins Laufen zu bringen.

Aus diesen Gründen bleibt der Heber von der Construction der Fig. 352 immer vorzuziehen.

## Vierunddreissigstes Kapitel.
## Von den Kitten.

Kitte werden zu zweierlei Zwecken angewendet: um vorhandene oder während der Operation entstehende Undichtheiten und Risse zu verstopfen, oder um Gegenstände dauernd mit einander zu verbinden. In Betreff des ersten Falles ist im Allgemeinen festzuhalten, dass jede Anwendung von Kitten unangenehm, unreinlich und unsicher, und deshalb so viel wie möglich zu vermeiden ist. Jede neue Korkverbindung muss von vornherein ohne alle Kitte luftdicht schliessen. Die Gewohnheit, jeden Kork, ohne Unterschied, mit Kitt zu beschmieren und mit Blase zu verbinden, rührt noch aus der Zeit her, wo man die Löcher in die Korke mit glühenden Eisenstangen brannte, und dabei liess sich allerdings der Gebrauch der Kitte entschuldigen. Nur bei sehr dicken und schlechten Korken oder bei solchen, wo die Fasern falsch, d. h. parallel mit der Axe des Korkes laufen, muss man sich von vornhein dieses Verdichtungsmittels bedienen.

Die Kitte dürfen im Allgemeinen mit Flüssigkeiten nicht in Berührung kommen und dürfen sich deshalb nur an denjenigen Stellen befinden, wo nur Gase oder Dämpfe hingelangen können.

Wenn, während eine Operation im Gange ist, Undichtheiten entstehen, welche meistens an dem Geruche der hervordringenden Gase oder Dämpfe erkannt werden, so verschmiert man diese Stellen mit Kitt. Als den am schnellsten extemporirten Kitt nimmt man meistens das Mehl der Leinsamenkuchen mit wenig Wasser zu einem dicken Brei oder Teige angemacht. Die zu bestreichende Stelle feuchte man erst mit Wasser an und drücke den Kitt mit Kraft in die geöffneten Fugen hinein. Hilft dies allein nicht, so verbinde man die Stelle mit nasser Blase. Die Blase erweiche man in lauwarmem, aber nicht heissem Wasser, wodurch Leimbildung eintreten würde. In gleicher Art bedient man sich auch der Mandelkuchen mit Stärkekleister und Wasser zum Brei angeknetet.

Für saure Dämpfe wendet man den fetten Kitt an, den man aus weissem Bolus oder gemahlener Pfeifenerde und Leinöl im Mörser bereitet. Für ammoniakalische Dämpfe kann man Kreide statt des Bolus mit Leinöl anstossen und sich dadurch den sogenannten Glaserkitt bereiten. Dieser Kitt lässt sich, in Blase eingeschlossen, im Keller eine Zeit lang weich erhalten.

Eiserne Flintenläufe kittet man in gusseiserne Retorten mit gebranntem Gypse, den man mit Wasser zu einem dicklichen Brei anrührt und augenblicklich gebraucht, da er in sehr kurzer Zeit ganz hart wird.

442 Zweiter Abschnitt. Besondere Arbeiten und Apparate.

In chemischen Fabriken bereitet man sich einen Kitt aus wasserhaltigem Gypse, wie er bei der Bereitung der Phosphorsäure oder Weinsäure abfällt, dem man $^1/_{10}$ Roggenmehl zusetzt und dann mit Wasser zu einem Teige anstösst. Ein ähnlicher Kitt wird aus gemeinem Pfeifenthon mit einer concentrirten Lösung von Glaubersalz bereitet. Auch wird ein Kitt aus gebranntem Kalke mit $^4/_{10}$ Glaubersalz und der nöthigen Wassermenge gebraucht.

Ein guter und bald erhärtender Kitt zu wasserdichtem Schlusse besteht aus gleichviel gebranntem Gyps und Terpentin mit dicker Gummilösung zu einem Brei angemacht. Er muss schnell verwendet werden.

Der Käse- oder Eiweisskitt wird nicht zum Verdichten von Rissen, sondern zum Vereinigen zerbrochener Gefässe aus Porzellan oder Glas angewendet. Davon hat man selten viel Nutzen, denn die so vereinigten Gegenstände sind zum Gebrauche im chemischen oder pharmaceutischen Laboratorium nicht mehr tauglich.

Zur beständigen Vereinigung einzelner Theile eines Apparates bedient man sich häufig der Kitte. Glas wird an Messing oder andere Metalle mit Siegellack gekittet. Beide Theile müssen getrennt so stark erhitzt werden, dass Siegellack darauf schmilzt. Sie werden nun reichlich damit bestrichen, noch einmal über Feuer gehalten und vereinigt. Während des Erkaltens dürfen die einzelnen Theile so wenig wie das Ganze berührt oder bewegt werden. Das Siegellack wird cohärenter, wenn man ihm feine Pulver in nicht zu grosser Quantität beimengt. Man nimmt dazu feingepulverte und gesiebte Ziegel.

Einen sehr starken Kitt bereitet man sich durch Schmelzen von Schellack mit $^1/_6$ venetianischen oder gemeinen Terpentins. Zur grösseren Härte setzt man etwas gepulvertes *Glacies Mariae* zu.

Messingene oder sonst metallene Theile kittet man an andere der Art durch Bleiglätte- oder Mennigkitt. Bleiglätte, Bleiweiss oder Mennig werden mit Leinöl zu einem Brei oder Teige angerieben, tüchtig gestossen und auf die mit Oel bestrichenen Theile applicirt. Das Erhärten geschieht erst nach einem Tage. Dieser Kitt hält ziemlich viel Wärme aus.

Holz darf man nie an Glas kitten, weil das Holz durch Zusammenziehen das Glas zerbricht.

Glas an Glas kittet man mit dem obigen Schellackkitt.

Eisen an Eisen kittet man mit einem Gemenge aus Eisenfeile, Schwefel und Salmiak, die man mit Wasser zu einem Brei anrührt und sogleich aufträgt. Dieser Kitt wird eisenfest und verträgt sogar Hitze; doch findet er in der Pharmacie sehr selten Anwendung. Unterdessen kann es doch vorkommen, so wie ich mich dessen schon bedient habe, um einen grossen gusseisernen Mörser, auf dessen Rand die Keule gefallen war, vollkommen wieder herzustellen.

# Fünfunddreissigstes Kapitel.
## Vom Giessen.

### 1. Zinkkolben.

Die Zinkkolben für die Wasserstoffzündmaschinen werden in vielen Orten in den Apotheken verlangt. Die Darstellung derselben im Laboratorium hat keine Schwierigkeiten, da alle Mittel dazu vorhanden sind.

Das wohlfeilste Material bieten die Zinkschnitzel dar, welche als Abfälle bei den Klempnern reichlich zu haben sind. Sie kosten ungefähr nur ein Drittel vom Preise des massiven Zinkes. Sie werden in einem hessischen Tiegel eingeschmolzen und nun in Formen gegossen. Die Formen macht man ganz roh aus sehr trockenem dünnen Pappdeckel oder dickem Packpapier, das man mehrmal über einander zu einem hohlen Cylinder wickelt und mit Bindfaden zuschnürt. In diesem Zustande wird es in Formsand gestellt und in die Mitte ein rund geschnittenes Stückchen Holz, das die Oeffnung für den Draht abgeben soll, in den Sand hineingestellt. Man giesst das Zink in nicht zu heissem Zustande hinein, damit es das Papier nicht verbrenne.

Ein solches Giessen ist sehr mühsam und giebt sehr ungleiche Cylinder, in denen das Loch häufig ganz schief steht.

Sowohl um schneller zu giessen, als auch nettere, gleichere Cylinder zu liefern, kann man eine gusseiserne Form von der folgenden Einrichtung machen lassen (Fig. 355).

Ein dicker Block von Gusseisen, von Cylinderform, von $3\frac{1}{2}$ Zoll (90$^{mm}$) Durchmesser, $2\frac{1}{4}$ Zoll (60$^{mm}$) Höhe, hat in der Mitte ein nach innen enger werdendes eingedrehtes Loch von $1\frac{1}{2}$ Zoll (36$^{mm}$) Tiefe. Es ist oben 1 Zoll 5 Linien (35$^{mm}$) weit und unten 1 Zoll 2 Linien (30$^{mm}$), also um 3 Linien (6$^{mm}$) verjüngt. In der Mitte ist ein engeres Loch durchgebohrt, in das ein zugespitzter eiserner Stab von unten durchgestossen und mit einem Hammerschlage befestigt wird. Dieser Stab ist 4 Zoll (105$^{mm}$) lang, am dicken Ende 5 Linien (10$^{mm}$), am dünnen 3 Linien (6$^{mm}$) stark. Es ragt oben und unten heraus. Oben, um ihn mit einem Hammerschlage lösen, und unten, um

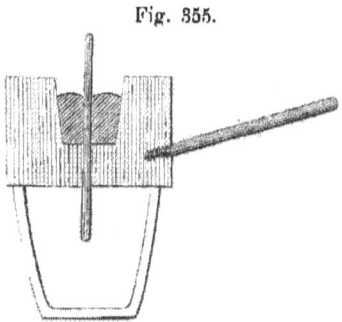

Fig. 355.

Zinkkolbenform.

444 Zweiter Abschnitt. Besondere Arbeiten und Apparate.

es durch Hammerschläge befestigen und nach einem etwaigen Nachfeilen und Schleifen noch weiter hineintreiben zu können. Diese Form steht auf drei eisernen Füssen, oder, wie in der Zeichnung, auf einem leeren Tiegel und hat einen langen eisernen Griff. Da das Zink leicht an den inneren Stab anschmilzt, so bestreicht man denselben mit einem wässerigen Brei von Röthel.

Nachdem man 3 bis 4 Pfund Zink eingeschmolzen hat, fängt man an zu giessen. Man giesst die Kolben von einer solchen Höhe, dass das Stück zwischen 4 und 6 Unzen wiegt. So wie man bemerkt, dass das Zink erstarrt ist, was wegen der absichtlich so grossen Eisenmasse schnell geschieht, so schlägt man mit einem leichten Hammer den Kernstab unten durch, dreht nun an dem Handgriffe die Form um und schlägt sie gegen den Boden, wo alsdann der Zinkkolben ganz leicht herausfällt. Nun setzt man den Kernstab wieder mit einer Zange ein und macht einen zweiten Guss. Wird die Form zu heiss, so kühlt man sie durch Eintauchen in Wasser ab; ebenso muss der Kernstab von Zink gereinigt werden, wenn solches daran angeschmolzen ist. Man kann in einigen Stunden 30 bis 40 Zinkkolben darstellen, die alle ganz regelmässig sind.

## 2. In Stangenform.

Der Höllenstein oder geschmolzenes salpetersaures Silberoxyd wird in Formen von Messing, Bronze, Serpentin und Gusseisen gegossen. Wenn er keine freie Säure enthält, so kann er ohne Schaden in all diesen Substanzen ausgegossen werden und das Herausnehmen ganzer Stängelchen gelingt immer, wenn die Form eine gute Gestalt hat. Bekanntlich be-

Fig. 356.

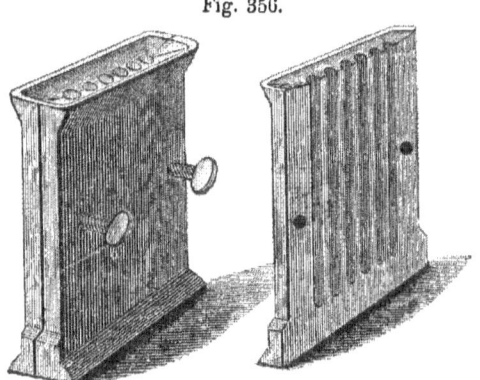

Höllensteinform.

steht die Form aus zwei Theilen, deren jeder die Hälfte der hohlen Cylinderformen enthält. Wenn die Stängelchen regelmässig ausfallen sollen,

Fünfunddreissigstes Kapitel. Vom Giessen. 445

und sich unzerbrochen aus den Formen sollen lösen lassen, müssen die cylinderförmigen Rinnen ganz gerade, überall gleich weit, und genau zur Hälfte vertheilt auf jedem Theile der Form sein. Dies ist bei der jetzigen Art, die Formen herzustellen, sehr schwierig, indem die Rinnen erst vorgerissen und dann gebohrt werden. Wenn der Bohrer im Geringsten seitwärts geht, so wird eine Rinne tiefer wie die andere, und beide zusammen können eine krumme Form annehmen. Es lassen sich dann die starren Stängelchen nicht unzerbrochen aus denselben entfernen. Die gewöhnliche Gestalt der Höllensteinform ist in Fig. 356 abgebildet. Die Form hat einen breiten Fuss, damit sie von selbst steht. Die Rinnen gehen unten nicht durch. Zwei mit flachen Köpfen versehene Schrauben geben den beiden Hälften die richtige Stellung und drücken sie aneinander. Diese Gestalt hat den Nachtheil, dass man die Stängelchen, wenn sie in einer Hälfte der Form festsitzen bleiben, nicht wohl herausschieben kann, weil sie nur mit der Hälfte ihrer Dicke und mit einem rundlichen Ende aus der Form hervorragen. Viel genauer lassen sich die Höllensteinformen durch Hobeln statt durch Bohren darstellen, und zwar kann man in einer Operation zugleich 3 bis 4 Höllensteinformen anfertigen. Das aus Bronze oder Eisen gegossene lange Stück, woraus 6 bis 8 halbe Höllensteinformen gearbeitet werden sollen, wird erst auf einer flachen Seite glatt abgehobelt, und dann mit dieser glatten Seite auf die Hobelmaschine aufgespannt. Es wird dann die zweite Fläche der langen Platte und die schmalen Seiten abgehobelt und ohne die Aufspannung zu ändern, auch die Rinnen. Es versteht sich, dass unter Hobeln des Metalls nichts anderes verstanden wird, als die Bearbeitung mit der Hobelmaschine, wo das Werkstück auf einer geraden Bahn durch Maschinenkraft gegen den feststehenden und erst nach jedem Zuge etwas weiter bewegten Meissel bewegt wird. Alle Schnitte des Meissels sind dadurch nothwendig parallel und der Querschnitt des Werkstücks ist an jeder Stelle derselbe. Die Meissel zum Abhobeln und Glätten der Seiten haben die gewöhnliche Form; dagegen der letzte Meissel, womit die Rinnen eingehobelt werden, hat an der Spitze die Rundung einer halben Rinne. Er kann an der Hobelmaschine durch eine Schraube tiefer geführt werden, wodurch man die Tiefe des Einschnittes erzielt. Die Rinne wird natürlich nicht mit einem Schnitte, sondern mit 6 bis 8 Schnitten eingehobelt, wobei man dem letzten einige Tropfen Wasser giebt, was einen glätteren Schnitt bewirkt. Die Tiefe der Rinne muss von dem Verfertiger zuletzt beurtheilt werden, und dies geschieht am besten durch ein Stück Spiegelglas, welches man flach auf die Rinne legt, so dass es über den Rand derselben ragt. Von unten gesehen erscheint die Rinne verdoppelt, und man kann leicht beurtheilen, ob der Querschnitt ein Kreis ist, oder noch eine flachgedrückte Linse vorstellt, in welchem Falle noch ein Schnitt gegeben wird, bis das gespiegelte Bild einen vollständigen Kreis herstellt.

Es werden so 8 und mehr Rinnen von ganz gleicher Dicke, absolut parallel unter einander und mit den schmalen Seiten der Form, und

446  Zweiter Abschnitt. Besondere Arbeiten und Apparate.

überall gleich tief erhalten. Man erkennt die Art der Verfertigung dieser Formen aus Fig. 357. Der Meissel $a$ ist an einem starken

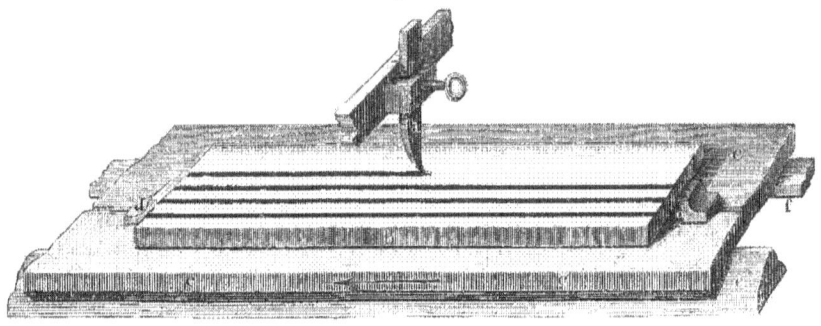

Fig. 357.

Hobeln der Höllensteinform.

eisernen Gerüste befestigt, welches mit der Hobelbank im Zusammenhange steht. Er lässt sich mit einer Schraubenbewegung um jede beliebige Grösse senken, und mit einer anderen quer über die Bahn bewegen. Wenn das Werkstück rückwärts geht, hebt sich der Meissel in die Höhe, damit er nicht abgeschliffen werde. Man sieht wie bereits drei Rinnen geschnitten sind, und die vierte halb. $b$ ist die zu bearbeitende Metallplatte, $cc$ die schwere mitgleitende gusseiserne Tischplatte, worauf das Werkstück mit den stellbaren Knaggen $d$ befestigt ist, und $ef$ sind die ruhenden Schienen der Hobelmaschine, worauf $c$ gleitet. Bei $f$ liegt die Tischplatte flach auf, und kann nicht nach unten weichen, bei $e$ gleitet sie über eine Hochkante, und kann auch nicht nach den Seiten weichen.

Wenn alle Rinnen fertig sind, wird die metallene Platte abgespannt, der Länge nach in gleiche Theile von der Höhe einer Höllensteinform ($3\frac{1}{2}$ Zoll $= 90^{mm}$) eingetheilt und dann wieder quer auf die Hobelbank eingespannt und durch jeden der ungeraden Theilpunkte ein trennender Schnitt geführt, wodurch die Platte in eine paare Anzahl gleich grosser Stücke zerfällt. Man erhält so 8 oder 10 Stücke von ganz gleicher Gestalt, an welcher nun das Rechts und Links nicht zu verwechseln ist, damit jede Rinne über das gleiche Stück von ihr selbst zu liegen kommt. Jedes dieser Stücke bildet mit jedem anderen eine absolut richtige Höllensteinform. An derselben ist nur noch an einer Seite ein Einguss einzufeilen und eine Klemmvorrichtung darüber anzubringen. Fig. 358 zeigt die Höllensteinform geöffnet mit ihrem Einguss, und Fig. 359 beide Theile zusammengelegt von oben gesehen. Von unten sieht man die Enden der 8 Rinnen, indem sie alle bis ans Ende durchlaufen. Dadurch sind zwei Zwecke zugleich erreicht worden. Die Höllensteinstängelchen lassen sich von unten mit grosser Leichtigkeit herausschieben, und diese Beschaffenheit erlaubt die Formen durch Hobeln darstellen zu können.

# Fünfunddreissigstes Kapitel. Vom Giessen.

Als Klemmvorrichtung wendet man einen in sich geschlossenen quadratischen Bügel an, welcher der Breite nach die Form ganz dicht um-

Fig. 358.

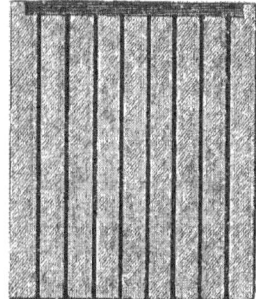

Gehobelte Höllensteinform von innen.

Fig. 359.

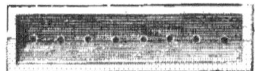

Gehobelte Höllensteinform von oben.

fasst, der Dicke nach aber für die Bewegung der Klemmschraube Raum lässt. Bei der grossen Genauigkeit, womit die beiden schmalen Seiten der Form parallel sind, reicht dieses Mittel zur Richtigstellung der beiden Hälften der Form vollkommen aus; ja ich habe schon gelungene Güsse gemacht, wobei ich die Form nur mit der linken Hand zusammendrückte. Dreht man die Klemmschraube $\frac{1}{2}$ Umgang rückwärts, so lässt sich die Klemme von der Form abnehmen, und die beiden Hälften derselben sind lösbar. Es müssen beim Giessen die unteren Oeffnungen der Rinnen geschlossen werden. Dies geschieht einfach dadurch, dass man die Form auf ein Stück geschliffenes Spiegelglas, auf eine polirte Marmorplatte oder auf ein abgehobeltes Stück Gusseisen stellt. Dieser Schluss ist vollkommen genügend, und es fliesst auch nicht die kleinste Menge des Salzes unter die Form. Vor dem Giessen wird die Form erwärmt, dass man sie nicht in der Hand halten kann, sondern mit Handschuhen oder Tüchern handhaben muss. Ohne dies werden die Stängelchen zu spröde und zerbrechen leicht. Thut man mehrere Güsse hinter einander, so halten diese die Form in der richtigen Wärme und die folgenden langsamer erstarrenden Stängelchen sind von stärkerer und besserer Beschaffenheit als die zuerst gegossenen. Im Falle man Höllensteinformen aus Gusseisen hergestellt hat, ist noch der Ueberzug zu erwähnen, welcher die Berührung von Eisen und Höllenstein verhindert. Dieser besteht aus hart gebranntem und verkohltem Asphalt. Man mache sich eine Lösung von Asphalt in Terpentinöl mit Hülfe der Wärme. Nun lege man die Höllensteinform auf ein Kohlenfeuer und lasse sie bis dicht unter die braune Glühhitze warm werden; dann nehme man sie mit einer Zange heraus und bestreiche sie mit Hülfe eines Wergbausches mit der Asphaltlösung, welche man tüchtig darauf einreibt. Ein dünner Anstrich von Asphalt sieht braun aus; wenn aber die Platte heiss genug ist, so brennt sich die dünnste Schicht zu einem undurchsichtigen Schwarz, welches durch Reiben mit

448 Zweiter Abschnitt. Besondere Arbeiten und Apparate.

dem befeuchteten Bausch die schönste Politur annimmt. Ist hingegen die Platte zu heiss, so wird der Ueberzug grau und glanzlos. Sollte dies eingetreten sein, so reibt man die Platte während des Erkaltens mit der Asphaltlösung ein, bis sie einen bleibenden sehr schön schwarzen Glanz annimmt. Dieser Ueberzug haftet so fest, dass er mit keinem Instrument entfernt werden kann. Er ist ganz indifferent gegen eine bis fast zum Glühen gehende Hitze, sowie gegen alle chemische Agentien. Man kann ihn, wenn er abgenutzt ist, mit leichter Mühe erneuern.

Die Höllensteinstängelchen lösen sich mit der grössten Leichtigkeit und blendend weiss von ihm los, und behalten nichts, was ihre Form mit der Zeit beeinträchtigte. Bei der ersten Probe wurde nahe 1 Pfund Höllenstein in einer Folge ausgegossen; nachher wurde die Form etwa $^3/_4$ Jahr hingelegt, und fand sich darnach weder eine Spur von Rost noch ein Aufheben und Loskommen des Ueberzugs an derselben.

Ich sehe also nicht ein, warum man eine Höllensteinform aus einer anderen Substanz als derjenigen machen soll, welche neben der grössten Wohlfeilheit auch die grösste Stärke und Unverletzlichkeit besitzt. Das Speciellere über das Giessen des Höllensteins im Commentar zur preussischen Pharmacopoe.

Das Aetzkali, *Lapis causticus Chirurgorum*, wird in derselben Form gegossen, ebenso der Augenstein, aus schwefelsaurem Kupferoxyd und Alaun bestehend.

### 3. Metallregulus.

In den älteren Zeiten, wo man sich mehrere Metalle in den chemischen und pharmaceutischen Laboratorien selbst bereiten musste, die man jetzt wohlfeiler und eben so rein kauft, spielte der Giessbuckel eine bedeutende Rolle. Er ist ein konisches Gefäss, sonst aus Bronze, jetzt aus Gusseisen gegossen, von bedeutender Metallmasse, um grössere Mengen schnell abzukühlen. Fig. 360 stellt dasselbe dar. Ein Stiel für einen hölzernen Griff ist in der Mitte horizontal angebracht, damit man den Inhalt nach dem Erstarren ausschütten und einen zweiten Guss machen kann. Dieser Stiel wird zweckmässig aus Stabeisen gemacht und in der Form mit eingegossen, oder nachher von aussen durch Schrauben an den Giessbuckel befestigt. Man kann auch die geschmolzenen Schwefelsalze (Schlippe'sches Salz), Schwefeleisen, Chlorcalcium und ähnliche Dinge deren Schmelzung zuweilen vorkommt, in den Giessbuckel ausgiessen, da man sie sonst auf den steinernen Fussboden mit grossem Verluste ausgiessen muss.

### 4. Sal prunellae oder getröpfelter Salpeter.

Eine irdene Pfeife (Fig. 361) mit aufrecht stehendem Rohre wird unten angebohrt. Man taucht sie in den geschmolzenen Salpeter und

Sechsunddreissigstes Kapitel. Von den Sieben. 419

lässt sie darin warm werden; dann führt man sie gefüllt über eine nahe

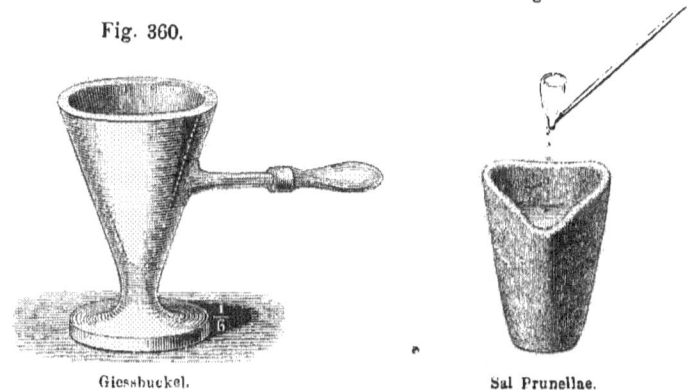

Fig. 360. Giessbuckel.

Fig. 361. Sal Prunellae.

Metall- oder Marmorplatte. Die herabfallenden Tropfen erstarren darauf augenblicklich zu halbkugeligen kleinen Massen.

## Sechsunddreissigstes Kapitel.

### Von den Sieben.

Siebe sind bekanntlich mechanische Werkzeuge, deren man sich zum Trennen fester Körper von ungleicher Grösse bedient. Zu den verschiedenen Bedürfnissen des pharmaceutischen Laboratoriums bedarf man Siebe von sehr verschiedener Feinheit und Substanz. Man unterscheidet im Allgemeinen die Pulversiebe oder feinen Siebe von den Speciessieben oder groben Sieben.

Das Blatt der Pulversiebe besteht entweder aus Seide (Florsiebe) oder Pferdehaar (Haarsiebe) oder Messingdraht (Drahtsiebe). Letztere sind die dauerhaftesten und eben so fein als die besten Florsiebe, welche dadurch bald ganz verdrängt werden dürften. Ebenso kann man auch viele jetzt übliche Haarsiebe durch gröbere Messingsiebe ersetzen.

Die Speciessiebe werden aus dünnem Eisendrahte gewebt oder geflochten.

Die feinsten Pulversiebe haben ein seidenes Blatt, die etwas gröberen ein pferdehaarenes.

Ein vollständiges Pulversieb besteht aus drei Theilen: 1) dem Boden, 2) dem Siebe, 3) dem Deckel.

450 Zweiter Abschnitt. Besondere Arbeiten und Apparate.

Boden und Deckel sind mit Schaffellen oder Pergament bespannt und führen auch den gemeinschaftlichen Namen Trommeln.

Jeder dieser drei Theile besteht wieder aus vier einzelnen Stücken: 1) der Zarche oder dem Reifen, worüber das Fell gespannt ist, 2) dem Felle selbst, 3) dem dünnen Ringe, um den das Fell geschlagen ist, und 4) dem Schutzringe, welcher unten über das Fell hervorragt, um es vor Verletzungen zu schützen und es auf die Zarche scharf anzuspannen. Das Fell wird vor dem Aufspannen ganz nass gemacht, über die Zarche gelegt und ein schmaler, etwa 6 Linien (12$^{mm}$) breiter Ring aus Fichtenholz über das Fell und die Zarche gepresst (Fig. 362). Der noch hervorragende Theil des Felles wird über den Ring zurückgelegt und mit einem eigenen hakenförmigen Eisen mit hölzernem Griffe (Fig. 363) zwi-

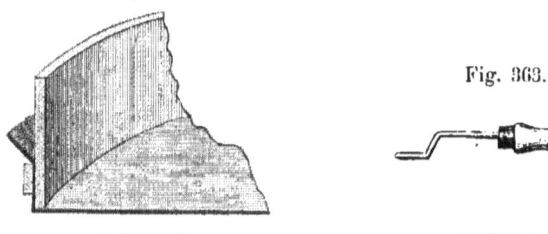

Fig. 362.        Fig. 363.

Siebmacherei.        Stecheisen.

schen den Ring und den schon geklemmten Theil des Felles eingestochen und befestigt, so dass dieser Ring ganz mit dem Felle überzogen ist. Nun wird der Schutzring (oben Nr. 4) über das Fell geschoben, mit Hammerschlägen angetrieben, bis das Fell die gehörige Spannung hat, und in diesem Zustande Zarche, Fell und Schutzring mit eisernen Stiften mit einander verbunden (Fig. 364).

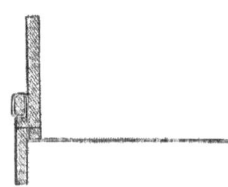

Fig. 364.

Zarche im Durchschnitt.

In dem mittleren Theile wird statt des Felles das eigentliche Sieb oder das Blatt befestigt. Der hervorragende Theil des Blattes wird mit dünnen Schienen aus Haselholz über einen umgelegten Draht befestigt, oder, wie es die Siebmacher nennen, genäht. Ebenso werden die Enden der Zarchen und Ringe mit Haselholzriemen genäht.

Die Siebmacherei wird meistens von herumziehenden Leuten ausgeübt, weil der Verbrauch an einem Orte selten genügende Beschäftigung gewährt. Die Werkzeuge dieser Leute lassen sich in einer Hand zusammenfassen; sie bestehen aus einem guten Messer, einer Klammer, um die Enden der Ringe festzuhalten, dem oben beschriebenen Einstecheisen und einer geraden, spitzen Ahle, um Löcher für die Haften zu stechen. Ihre Werkbank sind die beiden Kniee.

## Sechsunddreissigstes Kapitel. Von den Sieben.

Die feinsten Pulver werden durch die Flor- oder Seidensiebe und Messingsiebe erhalten. Die Seidensiebe sind aus natürlicher, ungefärbter Seide gewebt. Sie sind deshalb weiss oder lichtgelb von Farbe und haben auf das Quadratcentimeter 900 bis 1200 Maschen. Zettel und Einschuss sind einander gleich, doch ist die Anzahl der Fäden in beiden selten einander gleich. Man stellt damit die feinsten Pulver dar, wie von *Ipecacuanha, Cinnamomum, China, Rheum*. Nur trockne, staubige, nicht ölige Pulver lassen sich durch diese Siebe darstellen. Ihr Durchmesser ist $14\frac{1}{2}$ bis $15\frac{1}{2}$ Zoll (380 bis 400$^{mm}$). Die Messingsiebe sind aus rundem Messingdraht ganz gleichmässig gewebt. Sie besitzen eine Stärke, Dauerhaftigkeit und Reinlichkeit, welche mit keinen anderen Sieben zu erreichen ist. Ausser Salzen, die ohnehin nicht durch die feinsten Siebe gehen, können alle pflanzlichen Stoffe dadurch gesiebt werden.

Darnach kommen die Haarsiebe. Sie sind aus einfarbigem, natürlichem Pferdehaar oder mit quadratischer Zeichnung aus mehrfarbigem und gefärbtem Haare dargestellt. Die einfarbigen sind entschieden vorzuziehen, weil darin eine gleiche Stärke des Haares stattfindet. Sie dienen zu allen feinen Pulvern, welche nicht durch das Florsieb und feinste Messingdrahtsieb gehen. Sie haben 340 bis 400 Maschen auf das Quadratcentimeter. Indessen sind die Maschen nicht in dem Verhältnisse weiter, als es deren weniger sind, weil das Pferdehaar dicker ist, als der Seidenfaden.

Es giebt zweierlei Haarsiebe. Bei den einen besteht der Zettel aus einem einfachen Haar, dagegen der Einschuss wegen des schnelleren Webens aus zwei Haaren. Die Maschen sind etwas länglich. Diese sind die feinsten Haarsiebe. Sind Zettel und Einschuss einfache Haare, so werden die Löcher quadratisch und weiter. So hat z. B. ein Pulversieb mit doppeltem Einschuss 340 Maschen, ein solches mit einfachem Einschuss nur 232 Maschen auf das Quadratcentimeter. Die feineren Siebe bis zu 400 Maschen dienen zu narcotischen Kräutern, *Sem. Cinae, Caryophylli*, Cubeben- und ähnlichen Pulvern. Ein eigenes Sieb dient ausschliesslich zu farblosen Stoffen und schwerlöslichen Salzen, wie *Gummi arabicum, Arrow-root, Kali sulphuricum, Natrum bicarbonicum, Cremor tartari*.

Das weitere Sieb mit 232 Maschen ist das Zuckersieb, wegen des vielen Gebrauches ausschliesslich dazu bestimmt.

Ein ganz gleiches dient zu leicht löslichen Salzen, wie Salpeter, Salmiak, *Tartarus natronatus, Acidum tartaricum* und *citricum*.

Nun kommen einige weitere Haarsiebe zu 100 und 80 Maschen auf das Quadratcentimeter. Die letzteren können auch schon durch Drahtsiebe ersetzt werden. Ein Haarsieb zu 81 Maschen ist zum zweiten Stossen der Mandeln beim Pressen geeignet; es hat engere Maschen als ein Drahtsieb von derselben Maschenzahl, da der Draht dünner ist, als die mehrfachen Haare. Ein solches Drahtsieb dient zum ersten Stossen der Mandeln beim Pressen, zu Species für Aufschläge, und gröblichen Pul-

452 Zweiter Abschnitt. Besondere Arbeiten und Apparate.

vern zu Auszügen, Infusionen und Decocten, wie China, Rhabarber, Cascarille, Gentiana etc.

Von nun an fangen die Speciessiebe an.

Ein feines Speciessieb mit 25 Maschen auf das Quadratcentimeter, etwa $18\frac{1}{2}$ Zoll ($480^{mm}$) weit, macht den Anfang. Alle diese Siebe haben keine Deckel, einige wohl auch keinen Boden, indem man die Stoffe auf untergelegtem Papiere auffängt, wie z. B. Schwefelleber, welche beim Auswaschen das Leder stark angreift oder durchfrisst.

Das Mittelspeciessieb für Wurzeln, Blumen und Blätter zu Theo hat 2 bis 3 Linien (4 bis $6^{mm}$), ein anderes 3 bis 4 Linien (6 bis $8^{mm}$) weite Maschen.

Endlich ein grobes Speciessieb, dessen einzelne Maschen nahe ein Quadratcentimeter gross sind, macht den Schluss. Gröbere Siebe dienen nicht mehr direct zu Zwecken der Pharmacie, sondern sind im Laboratorium zuweilen von Nutzen, wie z. B. Kohlensiebe, wo man theils den Mulm von den ganzen Kohlen, theils auch die kleinen nussgrossen Stücke von den übergrossen noch zu zerkleinernden trennt.

Holz- oder Spansiebe, in denen das Blatt aus gespaltenen Holzfasern besteht, dienen zum Auflegen und Trocknen von Blumen, deren man kleinere Mengen hat. Man trägt auch wohl im Sommer Kräuter damit auf und von den Speicher. Diese Siebe sind sehr wenig haltbar.

Von der Behandlung der Siebe.

Da die Siebe so nützliche und werthvolle Werkzeuge sind, so ist die zweckmässige Behandlung derselben sowohl im Interesse der Reinlichkeit als der Oekonomie unerlässlich.

Jedes Sieb soll gleich nach dem Gebrauche gereinigt werden. Nur diejenigen Siebe, die ausschliesslich für eine Substanz bestimmt sind, können davon ausgenommen werden.

Das Reinigen der Siebe geschieht mit Bürsten. Man bedient sich zweier Arten derselben, einer Trockenbürste und einer Waschbürste. Speciessiebe werden mit der Trockenbürste gereinigt; die noch haftenden Blätter und Blumen durchgestossen und alsdann die Ecken gehörig ausgeputzt. Zu diesem Zwecke muss die Bürste über die Kanten hervorragende Borsten haben (Fig. 365).

Zur Waschbürste dient eine platte, runde, mit Stiel versehene und aus den steifsten Borsten gearbeitete Bürste (Fig. 366).

Alle löslichen Substanzen müssen ausgewaschen werden, sowie auch stark riechende mit lauwarmem Wasser. Die Felle dürfen nicht mit heissem Wasser gewaschen, auch nicht zu rasch und zu stark getrocknet werden, weil sie sich sonst in Leim verwandeln und nachher schlaff werden.

Damit die einzelnen zusammengehörenden Theile eines Siebes nicht verwechselt werden, und nachher kein mühsames Zusammenpassen nöthig werde, muss man sie entweder mit Buchstaben oder mit Zahlen bezeich-

# Sechsunddreissigstes Kapitel. Von den Sieben. 453

nen. Die folgende Bezeichnung kann als dem Zwecke entsprechend empfohlen werden.

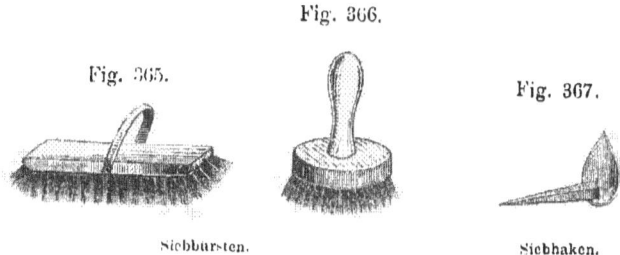

Fig. 365. Fig. 366. Fig. 367.

Siebbürsten.      Siebhaken.

Nachdem die Theile so in einander gesteckt sind, wie sie am besten passen, so schreibt man mit schwarzer oder rother Oelfarbe senkrecht unter einander denselben Buchstaben, z. B. A; den Deckel bezeichnet man mit einem Striche, das Sieb mit zwei, den Boden mit drei Strichen. Wenn das Sieb horizontal steht, so stehen die Buchstaben AI, AII, AIII gerade und unter einander. Auf der unteren Fläche des Bodens malt man den Buchstaben A allein in grossen Zügen auf.

Man sieht an der Anzahl der Striche jeder Trommel sogleich an, ob sie ein Deckel oder Boden ist, und zu welchem Siebe sie gehört. So werden alle Siebe bezeichnet und aufgehangen. Es ist sehr zweckmässig, wenn man die Siebe in einer eigenen Kammer, in der nicht gearbeitet wird, aufhängt. Meistens hängen sie jedoch in der Stosskammer, wo sie von dem herumfliegenden Staube beschmutzt werden, ohne in Gebrauch zu kommen. Im Laboratorium dürfen sie unter keiner Bedingung hängen, weil hier Feuchtigkeit, saure Dämpfe, Kohlenstaub, kurz Alles zu ihrem Verderben gleichmässig beiträgt.

Die Siebe mit Schnüren an Nägeln aufzuhängen, ist sehr unbequem, in grösserer Höhe ganz unthunlich. Sie mit dem Rande auf die Kanten des Nagels aufzuhängen, ist bequemer, aber gefährlich, da bei einer etwas raschen Bewegung der Nagel leicht durch die Trommel stossen kann, auf welche Weise viele Siebe zerstört werden.

Man kann die Siebe deshalb an plattköpfigen Haken (Fig. 367), die oben ganz scharf sind, aufhangen. Sie sind vorn breit genug, um nicht leicht durch das Fell zu stossen, und oben so scharf, dass sie in das tannene Holz der Ränder eingreifen und niemals ein Sieb fallen lassen. Jedes Sieb wird so aufgehangen, dass der Boden mit dem darauf geschriebenen Buchstaben aussen ist, wodurch man es mit einem Blicke finden kann. Die Siebe hebt man mit einer nach Fig. 368 oder 369 (a. f. S.) geformten, an einem 3 bis 4 Fuss langen Stiele befindlichen eisernen Spitze ab. Diese ist etwas nach vorn gebogen, damit man nicht ins Leder stechen könne. Der Querarm in Fig. 369 oder die herzförmige Ausbreitung in Fig. 368 verhindert, dass das Sieb auf der Spitze her-

454 Zweiter Abschnitt. Besondere Arbeiten und Apparate.

umtrille. Bei einer zweizackigen Gabel kann das Sieb auf jeder Spitze nach einer Seite herumschwingen.

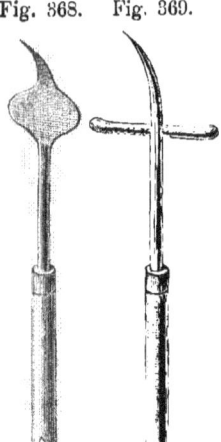

Fig. 368. Fig. 369.

Siebabheber.

Ein Verzeichniss aller Siebe nach Buchstaben und Beschaffenheit hängt in der Stosskammer und dient dem Stösser zur bequemen Uebersicht und dem Principale zur Controle, z. B.:
A) Feinstes Florsieb mit Boden und Deckel.
China, Ipecacuanha, Zimmt etc.
I) Haarsieb mit Boden ohne Deckel.
Ausschliesslich Zucker.
K) Salzsieb ohne Deckel.
Salmiak, Salpeter, *Tartarus natronatus* etc.
O) Dratsieb, eisern, ohne Deckel, feines Speciessieb.
Kataplasma,
u. s. w.

Die Stoffe, wozu jedes einzelne Sieb gebraucht wird, schreibe man auf die rechte Seite des halben Bogens, wodurch man sie leichter auffinden kann.

Durch eine kleine Lücke kann ein Sieb, wenn es nicht reparirt wird, ganz unbrauchbar werden. Man erkennt diese Fehler im durchscheinenden Lichte mit grosser Schärfe. Reisst ein Faden oder Haar im Blatte, so entsteht hier eine weite Masche, welche gröbere Körner durchgehen lässt. Man verstopft diese Masche ganz, indem man sie mit einer feinen Nadel und gezwirnter Seide ganz vernäht, so dass sie gar nichts mehr durchlässt. Das Sieb hat dadurch an seiner Grösse fast nichts verloren. Ebenso vernäht man kleinere Risse. Ist der Riss grösser, so muss man ein Stück dichter Seide aufnähen, und zwar auf der Seite, wo die Substanzen aufgeschüttet werden, damit sich nichts zwischen Flicken und Sieb aufhalten kann.

Speciessiebe flickt man mit dünnem, ausgeglühtem Eisendraht und einer passenden Zange und Kneifzange.

Zerrissene Felle werden meistens mit Papier oder Leder verklebt. Man kann sie nun nicht mehr waschen. Am besten leimt man Stücke Leder mit Tischlerleim auf, dem man ein Viertel von dem darin enthaltenen trockenen Leime mit Bleiglätte gekochtes Leinöl zugesetzt hat. Hierdurch wird der Leim weniger gegen das Wasser empfindlich, und man kann eine rasche Waschung bequem mit so geflickten Sieben vornehmen. Auch diese Flicken müssen innen aufgeleimt werden.

## Siebenunddreissigstes Kapitel.
## Von den Arzneigläsern.

Die Arzneigläser werden vorzugsweise in drei verschiedenen Formen auf den Glashütten angefertigt.

Die älteste Form, welche einen Cylinder darstellt, wird auf den Hütten Raupenform, und die Gläser selbst Raupen genannt. Fig. 370.

Eine andere Form hat einen kugelförmigen oder ellipsoidischen Bauch, der sanft in einen langen Hals ausläuft. Sie heissen Karaffen. Fig. 371.

Eine dritte Form hat den Bauch der ersten und den Hals der zweiten. Sie werden als bouteillenförmig bezeichnet. Fig. 372.

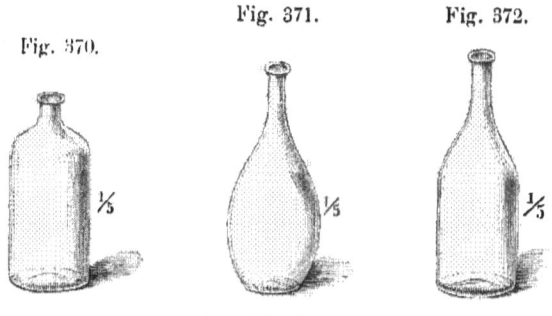

Arzneigläserformen.

Was die Schönheit der Form angeht, so wird der Patient bei einem Gefässe, das meistens sehr bittere, unangenehme Dinge einschliesst, nicht viel darauf sehen. Alle drei Formen mögen gleiche Rechte haben, von jedem Menschen so ungern gesehen zu werden als möglich. Dagegen lassen sich über die Zweckmässigkeit der einen und anderen Form einige Worte sagen.

Die Raupenform hat folgende Vorzüge. Sie ist die stärkste und kleinste, sie lässt sich am leichtesten auf den Inhalt abschätzen, am besten einwickeln und für längeren Transport verpacken. Die beiden anderen Formen stehen gegen diese Vorzüge in entschiedenem Nachtheile.

Die kugelförmigen Gläser lassen sich nicht gut in Schiebladen legen, sie stellen sich halb aufrecht und klemmen sich sehr häufig beim Aufziehen der Lade, in welchem Falle sie vielfach ihren Untergang finden. Wenn zwei Gläser in einer Schieblade an einander rollen, so trifft der ganze Stoss auf einen einzigen Punkt, der noch ausserdem der dünnste am ganzen Glase ist, weil er an der weitesten Stelle ist. Dieses Ereigniss hat fast immer den Bruch eines Glases zur Folge. Wenn ein Glas umfällt oder sonst wo einen Stoss erhält, so ist die leidende Stelle immer ein Punkt und also minder Widerstand leistend. Jedermann weiss, dass man von zwei Baumnüssen in der Hand eine zerdrücken kann, aber nicht eine allein. Der Grund ist einleuchtend derselbe wie oben, sowie denn auch die Nuss immer in der Mitte, wo sich beide berühren, und nie an der Handseite zerbricht.

Die kugelförmigen Gläser lassen sich schlecht in Papier einwickeln, und noch schlechter in Pappfutterale verpacken. Sie eignen sich deshalb nicht zur Versendung, also nicht auf dem Lande. Auch kann man keine Etiquetten und Signaturen aufkleben. Ich kenne keinen Vorzug derselben vor den cylindrischen Gläsern.

Die bouteillenförmigen Gläser sind an den Schultern ungemein schwach, weil der lange Hals ganz aus dem oberen Theile des Cylinders herausgezogen wird. Bei dieser Gläserform ereignet sich deshalb auch der meiste Bruch auf dem Glasboden und beim Spülen. Ihre Schwäche am Halse macht, dass sie bei gleichem Gewichte und Inhalt von einer kräftigen Saturation viel leichter gesprengt werden, als die erste Form. Sie lassen sich schwerer in Papier verpacken und sind für die käuflichen Pappfutterale meistens zu hoch, oder man muss viel leeren Raum mit verpacken. Die senkrechte Höhe eines 8 Unzen-Glases für die drei Formen in der angenommenen Ordnung beträgt 5 Zoll 2 Linien ($133^{mm}$), 5 Zoll 10 Linien ($153^{mm}$) und 6 Zoll 4 Linien ($165^{mm}$). Auch von dieser Form kenne ich keinen Vorzug, wenn es nicht der wäre, dass sie sich leichter mit der Fahne einer Feder überall im Inneren reinigen lässt.

Bei Anschaffung von Glas spielt der Preis gewöhnlich die erste Rolle. Die meisten Hütten verkaufen Arzneigläser per Hüttenhundert zu 26 Stroh. Im Stroh sind bei den gangbarsten Glassorten vier Gläser, so dass nach diesem Calcül vier Procent auf den Bruch gerechnet werden. Man hat bei der Beurtheilung der Gläser vorzugsweise auf folgende Punkte zu sehen:

1) Das Glas muss stark sein. Dies ergiebt sich durch das Gefühl aus dem Gewichte, oder durch einen unsanften Stoss auf den Tisch; bei einem zerbrochenen Glase aus der sichtbaren Stärke der Bruchstücke.

2) Es muss gut geformt sein. Der Boden soll nicht weiter auslaufen als der Körper des Glases; der Hals muss in der Mitte sitzen, die Oeffnung rund und horizontal sein, es darf keinen Glasknopf im Boden oder Steinchen in den Wänden haben.

3) Die Oeffnung des Glases darf nicht zu weit sein, weil dies zu dicke und theure Stopfen erfordert; der Rand soll nicht zu weit ausladen, was das Ueberbinden der Tecturen, sowie das gerade Ausgiessen erschwert. Wenn der Rand $1^1/_2$ Linien ($3^{mm}$) über den Hals des Glases hervorragt, so lässt sich sehr gut ausgiessen. Die lichte Weite des Halses

soll bei 4 bis 10 Unzen-Gläsern zwischen 6 bis 7 Linien (12 bis 15$^{mm}$) betragen; sie ist bei den kleineren Gläsern nicht im Verhältniss kleiner, sondern darf in keinem Falle unter 5 Linien (10$^{mm}$) gehen, weil sonst das Eingiessen und Tariren erschwert wird. Die möglichste Gleichheit der Halsweite für alle Gläser macht eine geringere Auswahl in Stopfen nöthig, indem die gangbarste Sorte für die meisten Gläser passt.

Der Rand des Glases muss ganz flach ausgehen, und sich weder trichterförmig erweitern, was sehr lange Stopfen erfordert, noch wie ein Kragen sich nach aussen senken, was ein schlechtes Ausgiessen bedingt.

Die Farbe des Glases ist entweder grün oder weiss (eigentlich farblos). Das grüne Glas hat man in letzterer Zeit aus reineren Materialien gemacht, und dadurch eine lichtere Nuance hervorgebracht, weshalb man ihm auch jetzt den etwas feiner klingenden Namen Halbweiss gegeben hat.

Für Flüssigkeiten, welche Silbersolution oder Chlorwasser enthalten, werden zweckmässig undurchsichtige Gläser angewendet. Der Arzt verschreibt gewöhnlich *Dispensetur vitro charta nigra obducto*. In diesem Falle folgt man der Vorschrift wörtlich, indem man das Glas mit glattem schwarzen Glanzpapiere überzieht. Man schneidet vom Papier ein Stück ab, welches das Glas überragend umhüllen kann, und unten und oben um den halben Durchmesser länger ist als der cylinderförmige Theil des Glases. Diese Stellen schneidet man mit einer Scheere vielfach bis an das Glas ein, bestreicht das Papier mit Kleister und legt es sauber an. Man drückt die Falten glatt, indem man erst ein anderes Hülfspapier auflegt. Natürlich eignen sich nur cylindrische Gläser zum Ueberziehen, indem die kugelförmigen durch ihre Gestalt zu viele Hindernisse darbieten.

Statt mit Papier kann man sich einige Gläser in Vorrath mit schwarzer Oelfarbe überstreichen und trocknen lassen. Ganz besonders eignet sich der Asphaltlack zu diesem Zwecke. Er ist beim ersten Anstrich vollkommen undurchsichtig, trocknet in einer Viertelstunde und glänzt sehr schön.

Endlich hat man auch aus schwarzer Masse geblasene s. g. Hyalithgläser, die man von verschiedenen Glashütten beziehen kann.

Achtundreissigstes Kapitel.

Wachspapier.

Zur Darstellung des Wachspapieres wendet man vortheilhaft ein sehr feines Seidenpapier an. Es verschluckt wenig Wachs, sieht sehr

458 Zweiter Abschnitt. Besondere Arbeiten und Apparate.

elegant und zierlich aus und schmiegt sich sehr gut um die einzuwickelnden Objecte. Man hat solches Papier von 20 Zoll (520$^{mm}$) Länge und 17$^1/_2$ Zoll (460$^{mm}$) Breite. Das Buch davon wiegt 5$^1/_2$ Unze und in Wachspapier verwandelt 7 Unzen und 1 bis 2 Drachmen. Das Wachspapier soll dem Namen nach eigentlich mit Wachs bereitet werden, allein es wird auch nicht selten, des geringeren Preises wegen, mit Stearin, Schweineschmalz und Oel bereitet. Das Stearinpapier steht dem Wachspapiere nicht im geringsten nach, weder an Schönheit noch an Brauchbarkeit. Gut bereitetes Oelpapier sieht ebenfalls sehr gut aus und klebt wenig an Pflastern. Die Bereitung dieser drei Papiersorten geschieht in derselben Art.

Man erwärme eine ziemlich dicke gusseiserne Platte durch ein gelindes Kohlenfeuer auf dem allgemeinen Windofen (Fig. 116), indem man dieselbe auf seine obere Oeffnung legt, wenn der Ofen in einem Kamine Abzug hat, oder indem man die Platte auf die drei hervorragenden Enden des Dreifusses auflegt, wenn er keinen Abzug hat. Ueber die Platte lege man zuerst einen Bogen eines stärkeren Papiers als Unterlage, von dem man die Enden um die Platte schlägt, um demselben grösseren Halt zu geben. Man legt nun einen einzelnen Bogen des Seidenpapiers auf den Unterlagebogen, bestreicht die Mitte mit einem starken Stücke Wachs oder Stearin, wovon ein Theil abschmilzt, und vertheilt durch kräftiges Streichen mit einem weichen Bausche das geschmolzene Fett bis an den Rand des Papiers, indem man die Randstellen allmälig, in der Runde drehend, der mittleren und wärmeren Stelle der Platte nähert. Die vollkommene und gleichmässige Vertheilung des Wachses auf dem Papiere erfordert die Anwendung von vieler Kraft, so dass die Darstellung von drei bis vier Buch guten Wachspapiers eine ziemlich anstrengende und ermüdende Arbeit ist.

Der weiche Bausch saugt viel Fett ein, wenn man ihn nicht auf eine besondere Weise vorbereitet. Man rolle weiches Maculatur oder Druckpapier zu einem lockeren Cylinder von 3 Zoll 9 Linien (100$^{mm}$) Länge und 1 Zoll 2 Linien (30$^{mm}$) Durchmesser, darüber eine oder zwei Lagen ganzen Stanniol und zuletzt doppeltes Leinen, welches auf der Länge des Cylinders mit Stecknadeln oder einigen groben Reihestichen zusammengehalten wird. Der Stanniol verhindert das Eindringen von Wachs in den inneren Körper des Bausches, und es werden auf diese Weise nur wenige Quentchen Wachs nutzlos verloren.

Als Unterlageplatte ist nur Eisen zu gebrauchen, indem Kupfer und Messing sich zum Theil auflösen und das Papier blau färben. Insbesondere findet dies beim Stearin statt, welches beide Metalle stark angreift und eine starke blaue Färbung des Papiers bedingt.

Die Hitze verbreitet sich am gleichförmigsten in einer dicken Platte, und ist deshalb eine gusseiserne wegen ihrer Unveränderlichkeit der Form, Geradheit und Wohlfeilheit jeder anderen vorzuziehen. Man muss

Neununddreissigstes Kapitel. Das Waschen der Hände. 459

eine möglichst glatte und schön gegossene auswählen, und die obere Fläche mit einem Ziegelsteine, Sand und Wasser tüchtig abscheuern. Das nach jeder Operation haften bleibende Wachs schützt sie bis zur nächsten vor Rost.

---

Neununddreissigstes Kapitel.

## Das Waschen der Hände.

Es möchte nicht unzweckmässig sein, nach dem Vorgange von Berzelius auch einige Worte über das Waschen der Hände mitzutheilen, da die Arbeiten im pharmaceutischen Laboratorium umfangreicher sind als im analytischen, und der Gebrauch der reinlichen Spirituslampe gegen Steinkohlen- und Holzfeuer zurücktreten muss.

Manche chemisch färbende Stoffe werden nach ihrer Natur mit chemischen Mitteln entfernt. So z. B. wird Berlinerblau mit wenigen Tropfen Aetzkali weggenommen, Indigo mit etwas Chlorwasser, Silberflecken mit Cyankaliumlösung.

Ausser diesen zufälligen Verunreinigungen sind die regelmässigen durch Kohlenstaub, Russ und gewöhnlichen Schmutz von unbekannter Beschaffenheit. Viel wird durch Waschen mit Seife weggenommen, jedoch nicht die in die Poren der Haut eingedrungenen Theilchen von Kohle und Russ. Um diese zu entfernen, muss man die trockenen Hände erst mit etwas Oel einreiben, dann etwas Mandelkleie oder Sägemehl tüchtig damit verreiben, und zuletzt mit Seife und lauwarmem Wasser das Ganze abwaschen. Dass man die Hände nun noch einmal mit reinem Wasser abspüle, ist eine praktische Anwendung des Auswaschungsprincips und einleuchtend. Sehr gute Dienste leistet auch dabei eine sogenannte Nagelbürste, mit der man die Striche nach der Richtung der Hautlinien quer über die Finger zu führen hat.

Die Anwendung des Oeles zum Waschen ist zu umständlich und für den täglichen Gebrauch auch zu theuer, abgesehen von dem Umstande, dass man leicht Oelflecken in die Kleider bringt. Es wird das Oel vortrefflich durch die Sand- oder Bimssteinseife ersetzt, und zwei Operationen in eine zusammengezogen. Die Sand- oder Bimssteinseife ist ein Gemenge von Sand und Seife, die in Stücke geformt ist, und nach Art der gewöhnlichen Seife gebraucht wird. Man bereitet sich dieselbe leicht selbst, wenn man zerschnittene Seife im Wasserbade mit der möglich kleinsten Menge Regenwasser zu einem dünnen Brei zergehen läst, darin die Hälfte ihres Gewichtes eines feingesiebten Sandes oder Bimssteinpulvers einmengt und durchknetet, dann das Gemenge in Stücke oder Kugeln formt, und diese hart werden lässt. Der hartnäckigste Schmutz

460  Zweiter Abschnitt. Besondere Arbeiten und Apparate.

weicht dieser gleichzeitigen Anwendung von Pulver und Seife, welchem Gemenge man auch noch etwas rohe Soda zufügen kann. Nicht unzweckmässig bedient man sich eines Bausches Pferdehaare, den man mit Seife bestreicht. Er nimmt den hartnäckigsten Schmutz mit grosser Leichtigkeit weg.

Bei vielen Arbeiten würde der tägliche Gebrauch von Seife immer noch eine nicht unbedeutende Ausgabe ausmachen. In diesem Falle, also besonders in chemischen Fabriken, kann man sich Kugeln aus Pfeifenthon, Sand und Soda anfertigen, welche, in die Form von Seifenstücken gebracht, gerade wie diese gebraucht werden. Sie halten nach dem Trocknen sehr fest zusammen, und lassen, mit Wasser auf der Hand gerieben, einen Theil losgehen. Durch die gleichzeitig lösende und kratzende Eigenschaft der Soda und des Sandes wird der Schmutz weggenommen. Die wenigste Vorbereitung mit der grössten Anwendbarkeit vereinigt eine kalt gesättigte Lösung von rohem kohlensaurem Natron, welche in einem immer offenen Glase nahe am Spülsteine ihren Platz hat. Etwa ein Theelöffel voll in die linke hohle Hand gegossen, und dann über beide Hände durch Reiben verbreitet, nimmt fast allen Schmutz auf, der sich dann durch Abspülen mit reinem Wasser entfernen lässt.

Dritter Abschnitt.

# RECEPTIRKUNST
UND
# GESCHÄFTSFÜHRUNG.

## Die Receptirkunst.

### Erstes Kapitel.

#### Allgemeines.

Die Receptur oder die kunstgerechte Anfertigung der von dem Arzte verschriebenen Recepte ist der eigentliche ostensible Zweck der Pharmacie; alles Uebrige ist nur Vorbereitung dazu.

Wer die Receptirkunst ausübt, heisst Receptarius. Ein guter Receptarius muss in sich verschiedene Eigenschaften vereinigen, um seinem Berufe im ganzen Umfange zu genügen.

Mit körperlicher Kraft und Beweglichkeit muss er eine beständig rege Aufmerksamkeit, ein vollkommenes Selbstbewusstsein, schnelle Ueberlegung und Entschlussnahme vereinigen. Unverdrossen bei Tag und Nacht, muss er sich daran gewöhnen, seine Bequemlichkeit und Erholung dem Dienste anderer Menschen hintanzusetzen.

Die Receptirkunst wird allgemein von Hand zu Hand gelernt. Es kann deshalb auch hier nicht die Absicht sein, eine so ins Einzelne gehende Anleitung zu geben, dass sie die unmittelbare Unterweisung überflüssig machte. Im Gegentheil sollen nur diejenigen Erfahrungen und Handgriffe gelehrt werden, die sich erst durch eine längere Ausübung der Kunst ergeben haben, und die geeignet sind, einem schon geübten Receptarius eine gewisse Vollendung und Rundung seiner praktischen Kenntnisse

462 Dritter Abschnitt. Receptirkunst und Geschäftsführung.

zu geben. Man wird sich überzeugen, wie man bei den einfachsten Dingen etwas Vernünftiges denken und überlegen könne, und aus einzelnen Beispielen Veranlassung nehmen, Sinn und Verstand auf Alles, was in den Bereich der Beschäftigung kommt, anzuwenden.

Die Receptur wird unmittelbar hinter dem Receptirtische, von dessen zweckmässiger Einrichtung an einem anderen Orte gesprochen worden ist, ausgeübt, entweder im Angesichte des vor dem Receptirtische stehenden Publikums, oder dem Publikum unsichtbar hinter einem eigenen Verschlage. Diese letztere Methode ist besonders im nördlichen Deutschland in Aufnahme. Es lässt sich indessen ebensoviel dagegen als dafür anführen. Für den Receptarius ist das heimliche Verfahren ungleich angenehmer und setzt ihn den neugierigen Blicken der Kunden weniger aus. Hier sieht es Niemand, wenn er ein verschüttetes Pulver vom Tische mit einer Federfahne wieder sammelt, wenn er einen Fisch aus dem Arzneiglase herausholt, wenn die Division der Pulver nicht zutrifft, wenn rebellische Pillenmassen nicht in Formen gehen wollen und mit etwas Gummischleim umgestossen werden müssen, wenn etwas an der Colatur fehlt, oder das Decoct überläuft oder sonst sich etwas ereignet. Alle diese Dinge sind nicht geeignet, dem Publikum grosse Achtung oder Vertrauen zum Geschäfte zu verschaffen. Auf der anderen Seite hat sich ein tüchtiger Receptarius daran zu gewöhnen, seine Arbeiten so einzurichten, dass ihm solche Störungen nicht vorkommen, und in der gespannteren Aufmerksamkeit, dies im Angesicht der Kunden zu vermeiden, liegt ein wesentlicher Vortheil des freien und offenen Receptirens.

Der abgeschlossene Receptirtisch erregt unwillkürlich in den Kunden den Verdacht, dass hinter ihm etwas verborgen gehalten werde, wovon der Apotheker nicht wünschen könne, dass er, der Kunde, davon Kenntniss und Einsicht nehme. Die vollkommene Freiheit von jeder Beaufsichtigung zieht ein Nachgeben und Hängenlassen nach sich, welches zuletzt in die grösste Schlauderei und Sudelköcherei ausarten kann. Alsdann sieht man wohl, besonders auf dem Lande, wie der Receptarius in Pantoffel und Schlafrock fungirt, was einen widerlichen Eindruck macht. Der Receptarius erscheine Morgens vollkommen reinlich, wenn auch nicht kostbar gekleidet, so dass er jedem Eintretenden entgegenkommen könne. Im Angesicht der Kunden und beim Receptiren beobachte er immer die grösste Reinlichkeit und thue nichts, was Ekel oder Widerwillen erregen könnte.

Man frage sich nur immer, was man im Kreise gebildeter Menschen thun dürfe und was nicht, so wird dies in allen Fällen ein Haltpunkt sein, um nicht über die Linie des Schicklichen hinauszugehen. Wenn Jemand an einem Tische mit seinem Messer, das er eben im Munde hatte, Brot schneiden wollte, wenn er die Vorlegegabel ablecken wollte, wenn er mit dem Finger ins Salzfass griffe, oder aus der Flasche tränke, so würde er in gleicher Lage sein mit einem Receptarius, der die Syrupstöpfe ableckte, aus einer Mensur mit der Fingerspitze etwas hervorholte, eine

### Erstes Kapitel. Allgemeines.

Kapsel aufbliese, oder einen Stopfen weich kauen wollte. Diese Art des mündlichen Verfahrens ist nicht zu empfehlen. Das Gefühl der Reinlichkeit und das Wohlgefallen daran ist ein höherer Culturzustand, man muss sich denselben anzugewöhnen suchen, alsdann wird man die unzähligen kleinen Fälle von selbst errathen, worin man dagegen fehlen kann. Um nur Eins anzuführen, so macht es einen unangenehmen Eindruck, wenn die Arzneiflasche äusserlich nicht vollkommen rein ist. Sie behält leicht von dem Tariren, Hineingiessen, Anfassen beim Tectiren einen dünnen Ueberzug, der den natürlichen reinen Glanz des Glases beschmutzt. Man gewöhne sich, jedes Glas noch einmal in reines Wasser zu tauchen und mit einem Handtuche abzureiben, wodurch der natürliche Glanz des Glases wieder hergestellt wird. Wir fassen ein gerechtes Vorurtheil gegen eine Köchin, die uns nicht ganz reine Teller vorstellt, wir verschmähen den Kaffee zu trinken, wenn auch der Schmutz nur unter dem Henkel der Tasse steckt.

Ehe man etwas in ein Glas eingiesst, muss man schon den passenden Stopfen gewählt haben, weil man ihn noch wechseln kann, ohne ihn zu beschmutzen. Man drücke den Kork mit der Korkzange (Fig. 373) weich. Dieselbe hat entweder die Gestalt einer gewöhnlichen Zange oder die

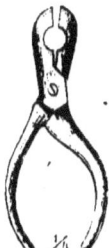

Fig. 373.
Korkzange.

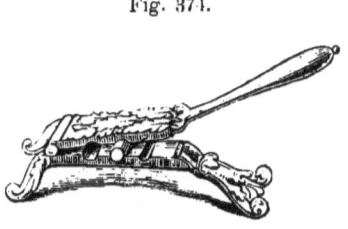

Fig. 374.
Korkquetsche.

eines auf einem kleinen Gestell mit Charnier befestigten Hebels (Fig. 374). Beide leisten den Dienst in ähnlicher Art. Sehr zweckmässig hat man jetzt Receptirscheeren, welche zwischen den Fingerlöchern und dem Charnier halbcylindrisch ausgearbeitet sind um dazwischen einen Kork weichpressen zu können. Es ist damit ein Zeitgewinn verbunden, dass man das Instrument nicht zu wechseln hat. Nachdem der Kork aufgesetzt ist, wird verbunden, tectirt. Man wendet dazu meistens glänzendes farbiges Papier an, weil es die Berührung der Hand, ohne beschmutzt zu werden, gestattet. Einige nehmen ein anderes weisses Papier

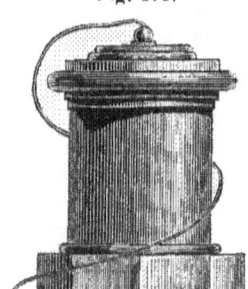

Fig. 375.
Bindfadenbüchse.

464 Dritter Abschnitt. Receptirkunst und Geschäftsführung.

(Unterbindepapier) darunter, Andere nicht. Es kann füglich wegbleiben. Die Tectur lässt sich leicht in regelmässig liegende Falten und zwar ohne grossen Verlust von Zeit legen, während es der fertigen Arznei ein gefälliges Ansehen von Sorgfalt giebt. Beim Zubinden haben viele Gehülfen die Gewohnheit, ein langes Ende Bindfaden mit abzuschneiden. Wenn dieser Schaden auch nicht sehr gross, so ist er doch ganz überflüssig, und man kann sich leicht so einrichten, dass gar nichts vom Bindfaden mit abgeschnitten wird. Der Bindfaden ist entweder nach Fig. 12 S. 22 in einem Gefache der Schieblade, welche das Zubehör zu den in Gläsern zu verabreichenden Arzneien enthält, oder in einer auf dem Tische stehenden beweglichen Büchse (Fig. 375 s. v. S.). Diese letztere kann man an alle Stellen des Tisches mitnehmen.

Reinlichkeitsmittel.

Die in der Officin immer vorhandenen Mittel, die Reinlichkeit handhaben zu können, verdienen eine besondere Erwähnung. Zunächst ist hier, wie überall, das Wasser zu nennen. In der Officin muss ein Gefäss mit Wasser vorhanden sein, aus dem man durch einen Hahn dasselbe abfliessen lassen kann (vergl. S. 23, Fig. 14). Dieses Gefäss muss aber bedeckt sein, und es darf niemals etwas in dieses Wasser eingetaucht oder darin gewaschen werden, sondern es muss vollkommen rein bleiben. Die Mündung des Hahns ist so eng, dass man daraus Wasser in ein gewöhnliches Arzneiglas einlaufen lassen kann. Der Hahn ist mit einem langen Hebel an der Seite versehen, an dem man denselben viel leichter drehen kann, als wenn man seine Lilie erst fassen müsste. Ueber die Form dieses Gefässes lässt sich nicht leicht etwas Allgemeines sagen, als dass man es so gross machen sollte, als die Räumlichkeit es erlaubt. Man kann es aus Zink machen und grün lackiren lassen, wodurch es wohlfeil und gefällig wird. Es wird an Ort und Stelle aus einer Giesskanne gefüllt und nicht vom Platze entfernt, als um es zu reinigen. Das Untersetzgefäss muss wenigstens denselben Inhalt haben, als das Wassergefäss, damit es beim völligen Auslaufen des ersteren nicht überlaufe. Es muss so tief unter dem Hahn stehen, dass man das grösste Arzneiglas noch darunter halten könne. Von Form ist es flach, mit 4 bis 5 Zoll (100 bis 130$^{mm}$) hohen Wänden. Es wird am besten aus mit Blei ausgelegtem Holze gemacht. Steht das ganze Gefäss frei und offen, so dass es dem Publikum sichtbar ist, so würde es unangenehm sein, wenn die schmutzige Flüssigkeit den Blicken blossstände; in diesem Falle wird sie mit einem nach der Mitte sich einsenkenden mit einem weiten Loche versehenen Deckel bedeckt. Der beste Platz für das Wassergefäss ist vorn oder seitlich am Receptirtische, und zwar verdeckt vor dem Publikum. Da um dies Gefäss immer gespritzt wird, so richte man die Umgebung so ein, dass sie tüchtiges Abwaschen vertrage. An diesem Gefässe wird Alles gewaschen, was dazu reinen, frischen Wassers bedarf, also insbeson-

# Erstes Kapitel. Allgemeines.

dere die Mensuren, nachdem die Arznei ausgegossen ist, sodann die Hände beim Wechseln von einer Arbeit zur anderen, nach Pillenmachen, vor dem Tische. Ein Platz für ein Stück Seife kann daneben angebracht sein.

Ein anderes Requisit ist ein grosser Pferdeschwamm mit Schnur, der an einer passenden Stelle an einem Nagel hängt. Er dient dazu, um von dem Receptirtische allerlei Stoffe hinweg zu waschen, die im Wasser löslich sind. Der Schwamm wird unter dem Strahle des fliessenden Wassers genässt und wieder ausgewaschen. Man hüte sich, Oele, Fette, Thran oder Salben daran zu bringen; diese würden den Schwamm für lange Zeit ganz unbrauchbar machen.

Zwei Handtücher von ungleicher Feinheit müssen immer vorhanden sein. Man bewahrt sie am besten in einer Schieblade des Receptirtisches auf, da man sie nicht leicht aufhängen kann, ohne sie den Blicken blosszustellen, was im Allgemeinen nicht zu empfehlen ist. Der richtige Gebrauch des Handtuches ist eine den meisten Pharmaceuten ganz unbekannte Sache.

Das Handtuch dient nur dazu, von den verschiedenen Gegenständen reines Wasser abzuwischen, aber nicht um Schmutz aufzunehmen und denselben auf den nächstkommenden Gegenstand zu übertragen. Wenn man zuweilen sieht, wie alles auf dem Receptirtische Verschüttete durcheinander mit dem Handtuche abgewischt wird, so muss man sich über den Unverstand der Leute wundern, die noch nicht die Erfahrung gemacht haben, dass sie sich selbst durch ein so unsinniges Verfahren Schwierigkeiten bereiten, indem sie den vorigen Schmutz auf die nächsten Objecte übertragen und bald von einem solchen Handtuche jeden Dienst entbehren müssen. In allen Fällen muss Staub und Pulver mit einem kleinen Handstauber vom Tische entfernt, verschüttete Syrupe, Mixturen, Extracte erst mit einem Schwamm abgewaschen und zuletzt das Wasser mit dem Handtuche weggenommen werden. Oele, Fette, Salben müssen mit Löschpapier oder etwas Sägemehl ganz und gar entfernt werden, und darf dazu das Handtuch unter keiner Bedingung gebraucht werden. Ebenso dürfen starkriechende Dinge niemals damit in Berührung kommen.

Ausser der wöchentlichen Reinigung der Gefässe durch den Stösser ist es oft nothwendig, von Repositorien und Gefässen den Staub zu entfernen, der durch das Gehen und Arbeiten aufgetrieben wird. Dazu dient am besten ein langer Federquast, der sich bei einer eigenen zuckenden Bewegung sanft um die Flaschen herumschmiegt und den Staub verjagt, ohne dass man die Gefässe von der Stelle hebt.

Wir gehen nun zu den Arbeiten der Receptur selbst über.

## Zweites Kapitel.

## Mixturen.

Die einfachste und häufigste Form flüssiger Arzneien sind die Mixturen. Sie bestehen in Auflösungen von Extracten, Salzen in destillirten Wässern unter Zusatz von Syrupen, Tincturen, spirituösen oder ätherischen Destillaten. Es muss als eine fehlerhafte Form der Verordnung angesehen werden, wenn der Arzt specifisch schwere und unlösliche Stoffe in Mixturen verschreibt; indessen muss dieser Fall auch berücksichtigt werden.

Die einfachste Form einer Mixtur würde darin bestehen, dass nur flüssige Körper gemischt würden. Es könnte alsdann nur in der Reihenfolge der Ingredienzien eine Verschiedenheit oder Wahl stattfinden. Der Receptarius ist nicht an die Reihenfolge auf dem Recepte gebunden, wenn dies nicht mit klaren Worten ausgedrückt ist, sondern es ist ihm diese Anordnung ganz überlassen. Die einzelnen flüssigen Körper werden in ein Glas tarirt und zwar anfangend mit den kleinsten Gewichten und zu den grösseren fortschreitend, weil bei der kleineren Belastung der Schale die Wage eine grössere Empfindlichkeit besitzt, die auch bei den wirksameren Körpern von besonderer Wichtigkeit ist.

Die Unzen und Drachmen auf dem Recepte bedeuten in Deutschland Gewicht und nicht Maass, was nur bei reinen und destillirten Wässern gleichbedeutend ist.

In England werden alle flüssigen Arzneien nach Maass verschrieben und deshalb auch mit *fluiduncia* und *fluidrachma* bezeichnet. Man bedient sich zum Messen eigener Gläser, die wie die Champagnergläser in eine sehr enge Spitze auslaufen, damit auch die kleineren Maasse mit entsprechender Schärfe abgemessen werden können. Natürlich darf diese Methode nur dort in Ausübung gebracht werden, wo sie conventionell zwischen dem Arzte und Apotheker feststeht. Alsdann bietet die Maassmethode sehr grosse Bequemlichkeit und Schnelligkeit dar.

Die Messgläser kann man sich sehr schön aus ganz glatten Champagnergläsern machen. Zunächst muss man an dieselben Ausgüsse anschmelzen. Dies geschieht vor der Glasbläserlampe. Man erwärmt im Umdrehen allmälig den ganzen Rand des Glases, dann erhitzt man eine Seite bis zum Erweichen, und indem man das Glas in der linken Hand hält, drückt man mit einem runden Eisen den Rand auswärts in eine unten fast unter einem rechten Winkel vom Glase auslaufende Schnauze. Dasselbe thut man an der entgegengesetzten Seite, damit man nach Gewohnheit und Bedürfniss das Glas in der rechten oder linken Hand hal-

## Zweites Kapitel. Mixturen.

ten könne, während die Zeichen vorn sind. Dreht man das Glas bis zum völligen Auslaufen der Flüssigkeit um, so hängt der untere Rand des Ausgusses senkrecht, was die beste Lage zum Ablaufen ist. Nun tarirt man sorgfältig erst $\frac{1}{2}$ Drachme Wasser hinein, dann der Reihe nach immer eine Drachme mehr, und macht mit einem gefassten Diamantsplitter einen horizontalen Strich, während das Glas auf einem ebenen Tische steht; zuletzt schreibt man das Gewicht neben den Strich. Es ist zu bemerken, dass man bei höheren Gewichten nicht immer einzelne Drachmen zulegen darf, sondern dieselben bald wieder in ganze Unzenstücke verwandeln muss, weil sich sonst die Unrichtigkeiten der einzelnen Drachmenstücke addiren.

In Fig. 376 sieht man, wie auf der linken Seite der Theilung die Drachmen, auf der rechten die Unzen verzeichnet sind.

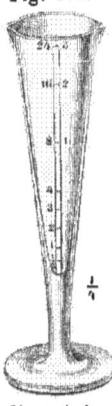

Fig. 376.

Mensurirglas.

Diese Messgläser werden beim Gebrauche in der linken Hand dem Auge gegenüber gehalten, dann aus dem Gefässe in der rechten Hand bis an den entsprechenden Strich gefüllt, und nun das Abgemessene in das auf dem Receptirtische stehende Arzneiglas eingegossen. Dieses Verfahren ist sehr fördernd und im Grunde eben so genau als die Tarirmethode, wo es ebenfalls fast immer kleine Ueberschüsse giebt. Nach jedem Recepte wird das Glas ausgeschwenkt und verkehrt zum Ablaufen hingestellt. Kehren wir indessen zu der in Deutschland und überhaupt auf dem Continente mehr üblichen Methode des Wägens zurück.

Bei blossen Mischungen flüssiger Körper hat man also nur darauf zu sehen, dass die Genauigkeit des Abwägens im Verhältnisse, als die Dosis kleiner ist, selbst grösser sei. Sind Tropfen zu zählen vorgeschrieben, so geht dieses jeder anderen Arbeit vor, weil es am leichtesten Zufälligkeiten ausgesetzt ist. Ereignet sich etwas Unerwartetes, dass etwa die Tropfen zu rasch fliessen und nicht gezählt werden können, oder dass zu viele einlaufen, so kann man den Fehler leicht verbessern, weil die Tropfen noch unvermischt sind. Man giesse sie ins Standgefäss zurück, schwenke das Glas mit Wasser aus und wiederhole das Tröpfeln mit mehr Sorgfalt. Standgefässe mit breiten Rändern eignen sich schlecht zum Tröpfeln; am besten sind die Ränder schmal, oben flach geschliffen. Beim Tröpfeln sieht man Viele oft sehr linkische Bewegungen machen. Einige halten das Standgefäss frei in der rechten Hand ohne alle Unterstützung, wobei die Hand oft ins Zittern und Schwanken geräth und die Arbeit misslingen macht. Eine ganz einfache Manipulation schützt hier möglichst gegen solche unangenehmen Ereignisse.

Man nehme mit Daumen und Zeigefinger der linken Hand den Stopfen der Flasche ab, die man in der rechten Hand hält, und benetze damit unten eine Stelle bis an den äussersten Rand des Halses der Flasche, wo die Tropfen abfallen sollen. Die Arzneiflasche stehe nahe an dem Rande des Receptirtisches. Man lege nun die Wurzel der linken Hand auf den Rand des Receptirtisches und stütze den Mittelfinger der linken Hand gegen die Maus der rechten Hand. Man gewinnt dadurch einen vollkommen festen Stützpunkt für die rechte Hand und kann das Tröpfeln mit der grössten Sicherheit ausführen.

Es kann auch zuweilen bequem sein, das Arzneiglas in der Hand und gegen das Licht zu halten. In diesem Falle fasst man den Hals des Arzneiglases zwischen Daumen und Mittelfinger der linken Hand, legt die Spitze des linken Zeigefingers auf die obere Kante des Standgefässes und neigt nun die rechte Hand aufwärts gegen diesen Ruhepunkt, bis die Tropfen richtig fliessen. Nur wenn man seiner Hand ganz sicher ist, darf man das freie Tröpfeln mit nicht geschlossenen Händen in Ausübung bringen. Niemals aber tröpfle man in das bereits volle Glas; denn es würde ein Fehler im Tröpfeln entweder den Verlust der Zeit oder der Mixtur nach sich ziehen, oder den Receptarius in die Lage setzen, eine wissentlich ungenaue Befolgung der Vorschrift des Arztes zu verdecken.

Nach dem Tröpfeln werden *Spiritus Nitri dulcis, Aether, Aqua Laurocerasi, Tincturae, Syrupi* oder ähnliche Stoffe hineintarirt, zuletzt das Wasser oder das Vehikel der Arzneistoffe. Sind kleinere Mengen Extracte in granweiser Dosis einzumischen, so werden sie auf einem Blättchen Papier abgewogen, indem man ein gleich grosses Stück Papier vom selben Stücke zum Gewichte legt. Grössere Mengen des Extractes von 1 bis 4 Drachmen tarirt man auf dem Spatel selbst ab, weshalb auch die Spatel flache und keine runde Mittelstücke haben sollen, weil sie sonst umrollen und das Extract abfliessen lassen. Die Auflösung geschieht in einem Mörser, und nur wenn man warmes Wasser oder warme Decocte anwenden kann, vom Spatel selbst in der Mensur. Gebraucht man einen Mörser, so wird er allmälig mit dem Reste des Wassers ausgespült. Salze löst man in der Mensur im Wasser oder Decocte auf, besonders wenn sie in gepulvertem Zustande vorhanden sind, was eine grosse Erleichterung ist. Gewisse Salze müssen warm aufgelöst werden, wie Glaubersalz, Seignettesalz und *Natrum phosphoricum*. Dagegen *Kali sulphuricum* und *Cremor tartari* werfe man gepulvert ins Glas. Was sich lösen kann, löst sich durch Schütteln auf. Löst man letztere heiss ganz auf, so krystallisirt meistens ein gröberes Salz heraus, als das gepulverte war.

Manna muss heiss gelöst und colirt werden.

Unlösliche pulverförmige Körper müssen mit einigen Tropfen Wasser möglichst fein abgerieben werden. Man nehme nicht zu viel Wasser, weil sonst die Pulver nicht mehr unter das Pistill kommen. Auf diese Weise wird *Calomel, Sulphur auratum, Kermes, Magisterium Bismuthi, Creta alba, Conchae* und ähnliche Pulver, auch wenn sie vorher geschlämmt waren, nochmal abgerieben und mit Wasser verbunden.

Alle klaren Mixturen, welche keine Niederschläge enthalten können und dürfen, lasse man einige Minuten ruhig in der Mensur stehen, und giesse sie dann mit sanfter Neigung in das Arzneiglas ein. Zufällige Unreinigkeiten aus den gestossenen Salzen, Extracten und dem destillirten Wasser werden sich am Boden abgesetzt haben und können in der Mensur zurückgelassen werden.

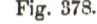

## Drittes Kapitel.
## Decocte und Infusionen.

Die Decocte sollen dem Wortlaute nach durch wirkliches Kochen, die Infusionen durch Aufguss von heissem Wasser bereitet werden.

Das Abkochen geschieht am besten in kupfernen, innen verzinnten Pfannen (Fig. 377) von cylinderförmiger Gestalt, mit flachem Boden und einem angenieteten eisernen Stiele versehen. Hölzerne Stiele in metallenen Hülsen schrumpfen ein und werden leicht lose. Es ist zweckmässig, diese Pfannen aus starkem Metalle arbeiten zu lassen, weil sie durch Stösse leicht verbogen und unscheinbar werden. Einen Ausguss daran auszutreiben, ist nicht rathsam, da derselbe durch das Austreiben dünner an Metall und durch seine hervorragende Stelle allen Verletzungen am meisten ausgesetzt ist; auch schliesst der Deckel an dieser Stelle minder gut. Sollte jedoch ein Ausguss angebracht werden, so ist seine Stelle linker Hand an der Pfanne, wenn man dieselbe mit der rechten Hand an dem Stiele gefasst hat. Er muss wenigstens 1 Zoll 2 Linien (30$^{mm}$) breit sein.

Aus Oekonomie kann man auch die Decoctenpfanne aus gewöhnlichem Weissblech machen lassen. Dabei ist zu bemerken, dass man den Boden an seinem Umfange in die Höhe treiben lässt (Fig. 378). Dies hat den Vortheil, dass innen rundliche Ecken entstehen, die sich leicht reinhalten lassen, dass die Löthfuge nicht an der tiefsten Stelle ist, dass

Fig. 377.          Fig. 378.

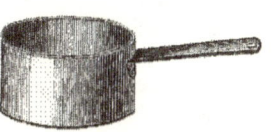 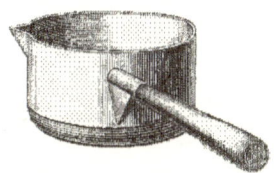

Decoctenpfanne.      Decoctenpfanne aus Weissblech.

sich also kein Schmutz hineinsetzt, und ferner, dass die Löthfuge nicht so sehr dem Feuer der Spirituslampe oder der heissen Herdplatte ausgesetzt ist.

470 Dritter Abschnitt. Receptirkunst und Geschäftsführung.

Bei Blech kann man auch einen durch Umbiegen verstärkten Ausguss anbringen. Diese Pfännchen sind sehr dauerhaft.

Das Kochen kann auf freiem Feuer eines kleinen Ofens, auf der Herdplatte und auf einer Spirituslampe oder Gasflamme geschehen. Die beiden ersten Arten von Feuer wird man nicht leicht eigens zu diesem Zwecke anzünden, und sich deshalb der Weingeist- oder Gasflamme in den meisten Fällen bedienen.

In Geschäften, welche sich eines täglich geheizten Dampfapparates erfreuen, werden Decocte und Infusa nur darauf gemacht. Der Receptarius wägt die Species in ein Schiffchen ab und legt einen Zettel bei, worauf die Hauptsubstanz des Infusums, der Namen des Patienten und die Grösse der Colatur angegeben ist. Das Ganze übergiebt er dem Defectarius, um die Arbeit auszuführen. Dieser macht den Aufguss, klemmt das Zettelchen zwischen Büchse und Deckel, um Verwechselungen zu vermeiden, colirt nach der richtigen Zeit und bringt die Colatur nebst dem Zettelchen in die Officin. Im Falle kein Defectarius vorhanden ist, besorgt der Receptarius diese Arbeiten allein. Durch die in Preussen ergangene Verordnung, dass alle Infusa und Decocte nur im Dampfapparate bereitet werden sollen, ist der Besitz eines solchen kein Gegenstand des Luxus und der Bequemlichkeit allein, sondern vielmehr ein Bedürfniss geworden. Es werden aber immer noch viele Geschäfte sein, welchen die Ausgabe eines Dampfapparates zu hoch ist, und deren Betrieb nicht ausgedehnt genug ist, um diese Ausgabe zu verlohnen. Dieselben werden sich mit folgendem viel einfacheren und wohlfeileren Apparate vollkommen helfen können.

Man nehme einen grossen gusseisernen Grapen von beistehender Form (Fig. 379) im Durchschnitt und lasse denselben mit einem gutschliessenden Deckel von Weissblech oder Messing versehen, in welchen drei kreisrunde Oeffnungen zur Aufnahme der Infundirgefässe eingeschnitten sind. Die vierte kleinere Oeffnung dient dazu, um ein Dampfrohr hineinzustecken, welches mit einem Kühlfasse in Verbindung gesetzt werden kann, sowohl um den Wasserdampf nicht im Laboratorium zu verbreiten, als auch um das destillirte Wasser zu gewinnen. Dieser Grapen wird mit seinem hervorspringenden Rande auf den Universalwindofen (Fig. 116, S. 188) eingesetzt und durch ein kleines Feuer geheizt. Man sorge dafür, dass der engere untere Theil immer mit Wasser gefüllt bleibe. Die Infundirbüchsen hängen im vollen Dampfbade.

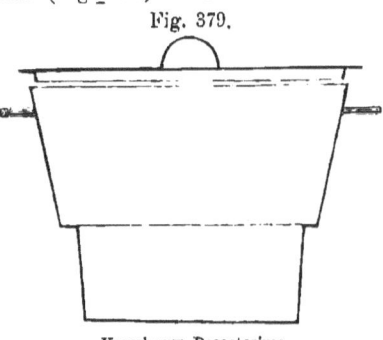

Fig. 379.

Kessel zum Decoctorium.

Drittes Kapitel. Decocte und Infusionen.

Fig. 380 stellt die ganze Anordnung des Apparates vor. Man sieht den gusseisernen Grapen $A$ mit seinem Deckel und den drei Infundir-

Fig. 380.

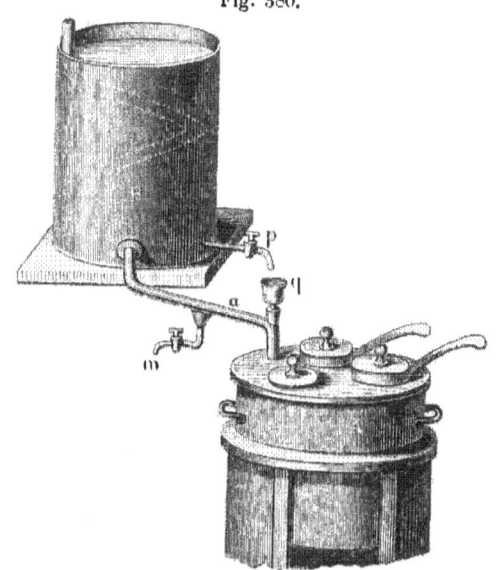

Decoctorium.

büchsenlöchern. Das aufsteigende Rohr $a$ führt den überflüssigen Dampf in ein seitlich darüber stehendes Gefäss $B$, worin eine kleine Kühlröhre angebracht ist. Es enthält einige Eimer Wasser. Will man destillirtes Wasser gewinnen, so öffnet man den Hahn $m$ so weit, dass nur das zurückfliessende Wasser, aber kein Dampf entweicht; auch kann dies durch eine kleine Biegung des Hahnes nach oben vermieden werden. Will man in den Kessel warmes Wasser nachfliessen lassen, so öffnet man den Hahn $p$. Der Trichter $q$ reicht mit seiner dünnen Röhre durch den Anfang des Dampfrohres bis nahe an den Boden des Kessels, wie bei dem grossen Dampfapparate. Die Aufstellung des Kühlfasses über dem Decoctorium hat für diesen besonderen Zweck mehrere Vortheile. Man kann nach Belieben das durch den verloren gegangenen Dampf vorgewärmte Wasser in den Kessel hineinlassen; das meiste condensirte Wasser läuft von selbst heiss in den Kessel zurück, und der Wasserstand wird nach längerem Kochen weit weniger gesunken sein, als wenn man ohne Kühlapparat arbeitet. In jedem Falle ist die durch das Wasser in $B$ bewirkte Abkühlung bedeutender, als wenn man das Rohr $a$ geradezu hinauf gehen liesse.

Will man aber auf das destillirte Wasser ganz verzichten, um das Kühlgefäss zu entbehren, so leite man den Dampf durch ein hohes und

472 Dritter Abschnitt. Receptirkunst und Geschäftsführung.

nicht zu enges Rohr ab. Es wird sich der meiste Dampf durch Luftkühlung verdichten und in den Kessel zurückrinnen.

Fig. 380.

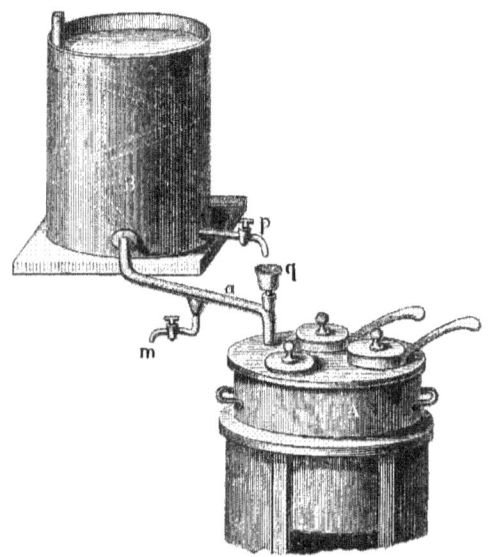

Decoctorium.

Wenn man dem Kessel $A$ etwas grosse Dimensionen giebt, und wenn sich eine Giesserei dazu verstände, denselben mit ausgedrehtem Rande und genau passendem Deckel herzustellen, so könnte ein solcher Apparat sehr wohlfeil den Dampfapparat für kleinere Geschäfte ganz ersetzen. Setzt man Abdampfschalen für sich oder mit Ringen auf den Kessel, so hat man ein Dampfbad, um Extracte einzudampfen.

Auf den drei kleinen Oeffnungen kann man auch noch andere Arbeiten der Defectur, wie kleinere Abdampfungen in Porzellanschalen, kleinere Destillationen aus Retörtchen, Auflösungen, Schmelzungen, Digestionen und ähnliche Arbeiten verrichten.

Bei allen Einrichtungen der Herde und bei einem täglichen Betriebe des Beindorff'schen Apparates kann ein durch Weingeistflamme zu heizender Infundirapparat für die nächtliche Receptur und für kleinere Geschäfte nicht entbehrt werden. Man hat dazu verschiedene Apparate in Vorschlag und Anwendung gebracht, die sich durch grössere oder geringere Zweckmässigkeit von einander unterscheiden.

Als Weingeistlampe dient am besten eine mit doppeltem Zuge und hohlem cylindrischen Dochte. In derselben verbrennt der Weingeist am vollständigsten, mit einer niedrigen, stellbaren, sehr heissen Flamme, ohne Russbildung. Lampen mit vollem Dochte erzeugen bei gross ge-

Drittes Kapitel. Decocte und Infusionen. 473

stochter Flamme Russ an dem Boden der Gefässe und verbreiten einen unangenehmen Geruch nach Aldehyd und nicht ganz verbrannten Stoffen. Aus diesem Grunde giebt auch die cylindrische hohle Flamme die grösste Wärmemenge aus einem gegebenen Gewichte Weingeist. Es lässt sich an dieser Lampe die Höhe der Flamme während des Brennens leichter reguliren, als bei den vollen Dochten, die sich in einer Hülse durch blosse Reibung tragen. Dagegen lässt sich der Weingeist in jenen Lampen nicht so gut gegen Verdunstung schützen, als in denen mit einfachem Dochte, so dass nach längerem Nichtgebrauche der Weingeist entweder ganz verschwunden oder wenigstens theilweise verwässert ist.

Bei täglichem Gebrauche ist unbedenklich die Lampe mit doppeltem Zuge vorzuziehen; für den nächtlichen Gebrauch allein lässt sich eine mit einfachem Dochte und kleineren Dimensionen empfehlen.

Die Weingeistlampe mit doppeltem Zuge (Fig. 381) lässt sich am leichtesten und wohlfeilsten mit getrenntem Weingeistbehälter darstellen. Sie unterscheidet sich dadurch von der sogenannten Berzelius'-schen Weingeistlampe, an welcher der Weingeistbehälter die Flamme concentrisch umgiebt. Behufs chemischer Zwecke, wo die Lampe in mancherlei Lagen gebracht werden muss, ist letztere Einrichtung vorzuziehen; zum pharmaceutischen Zwecke hat sie jedoch keinen besonderen Nutzen, im Gegentheil eignet sich die eben zu beschreibende Lampe besser, unter den Infundirapparat gesetzt und während des Brennens ohne Gefahr nachgefüllt zu werden. Das innere Rohr der Lampe, durch welches der Zug geht, hat einen Durchmesser von 8 bis 9 Linien (17 bis 20$^{mm}$), das äussere von 1 Zoll 2 Linien (30$^{mm}$), der leere ringförmige Zwischenraum, in dem sich der Docht bewegt, ist demnach circa 2$^{1}/_{2}$ bis 3 Linien (5 bis 6$^{mm}$) weit, die Höhe des doppelten Zuges ist 3 Zoll 3 Linien (85$^{mm}$), von denen 4$^{1}/_{2}$ Linien (10$^{mm}$) oben ganz frei sind und von dem passenden Deckel geschlossen werden; damit die gezahnte Stange, womit der Docht bewegt wird, nicht zu nahe an die Flamme komme, ist der flache Raum, der an den Dochtraum anstösst, an 2 Zoll (52$^{mm}$) breit und 6 bis 7 Linien (12 bis 15$^{mm}$) weit. Der Weingeistbehälter ist 2 Zoll 8 Linien (70$^{mm}$) weit von dem Brenner der Lampe entfernt und durch eine gebogene Röhre damit verbunden; er hat 4$^{1}/_{2}$ Zoll (120$^{mm}$) Durchmesser, 1 Zoll 8 Linien (44$^{mm}$) Höhe und ist auf zwei Füssen so hoch gestellt, dass seine oberste Fläche 4$^{1}/_{2}$ bis 5 Linien (9 bis 10$^{mm}$) tief unter dem herausragenden Theile des Dochtes bleibt. Vorn hat der Weingeistbehälter ein gläsernes Fensterchen, dessen Fugen mit Leinöl und Kreide gedichtet sind, und gerade darüber, an der vorderen Seite, ist der etwa 5 Linien (10$^{mm}$) weite Einguss, durch welchen man das zuweilen trübe werdende Fensterchen mit

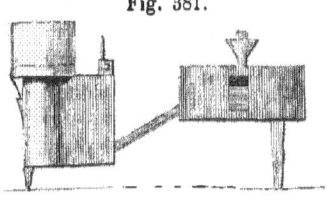

Fig. 381.

Spirituslampe.

474  Dritter Abschnitt. Receptirkunst und Geschäftsführung.

einer Feder putzen kann. Die Lampe steht beim Gebrauche so wie sie gezeichnet ist, mit der Flamme zur linken Hand, weil sie in dieser Lage zum Bewegen des Dochtes und zum Eingiessen von Weingeist mit der rechten Hand am bequemsten steht. Mit dieser Lampe können nun Infusionen und Decocte in gleicher Weise leicht gemacht werden.

Man bedarf dazu nur noch eines Stativs, um die Gefässe zu tragen, Fig. 382. Dasselbe besteht aus Schwarzblech und ist äusserlich mit schwarzem Lack angestrichen. Es hat die Form eines Cylinders, der mit seinem unteren Rande auf dem Tische aufsteht, und hat an einer Seite einen Ausschnitt, der weit genug ist, um die Weingeistlampe mit ihrem Brenner hineinzuschieben. Das äussere Wassergefäss hängt in einem runden Loche des Deckels, um welches herum eine kreisförmige Reihe von Löchern sich befindet, durch welche die Verbrennungsproducte abziehen. In demselben sitzt mit einem passenden Ringe das eigentliche Infundirgefäss aus Zinn. Das Wasserbadgefäss besteht aus Rothkupfer oder Messing; darin befinden sich 4 bis 5 Unzen destillirten Wassers, welche durch die Spiritusflamme zum Kochen gelangen und das Infundirgefäss von aussen erwärmen. Decocte können unmittelbar in einem dem äusseren ähnlichen, mit Handgriffen versehenen Gefässe dargestellt werden.

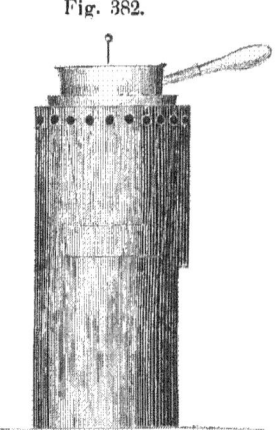
Infundirgefäss.

Die eben beschriebene Vorrichtung zur Bereitung von Decocten und Infusionen ist sehr wohlfeil, weil Lampe und Stativ aus Blech von gewöhnlichen Blecharbeitern angefertigt werden können. Eine etwas theurere aber auch solidere und sehr bequeme Construction ist in Fig. 383 abgebildet. Eine bewegliche Berzelius'sche Spirituslampe $A$ bildet das Gestell. Sie hat drei Füsse, $a$, $a$, $a$, welche sich nach oben bis über das Zugrohr fortsetzen, und dort nach innen hervorspringende Ansätze haben. Auf diesen steht ein breites Gefäss unmittelbar und ein kleines vermittelst eines aufgelegten nach innen strahlenförmig zusammenlaufenden Ringes von Messing. Das kleinste Pflasterpfännchen kann darauf gesetzt werden. Die im Griffe der Lampe verschiebbare und mit einer Schraube stellbare Stütze $b$ ist oben gabelförmig erweitert, und dient zum Unterstützen der Stiele, damit die Gefässe nicht umschlagen. Auf der Lampe steht das Wasserbadgefäss $B$, welches etwa 1 Zoll (27$^{mm}$) hoch mit Wasser gefüllt ist. Es hat einen hölzernen Griff, um es heiss anfassen zu können. Dieses Gefäss ist aus Messing oder Rothkupfer gearbeitet, und hat einen rundlich nach oben aufgetriebenen, in der Mitte ganz flachen Boden, um es auch auf die heisse Herdplatte setzen zu können. Oben

Drittes Kapitel. Decocte und Infusionen. 475

ist es mit einem konischen Messingring versehen, wie er auf den kleinsten Löchern des Dampfapparates angebracht ist. Dadurch passen die Infundirbüchsen des Apparates eng schliessend auf dieses Gefäss. Wenn

Fig. 383.

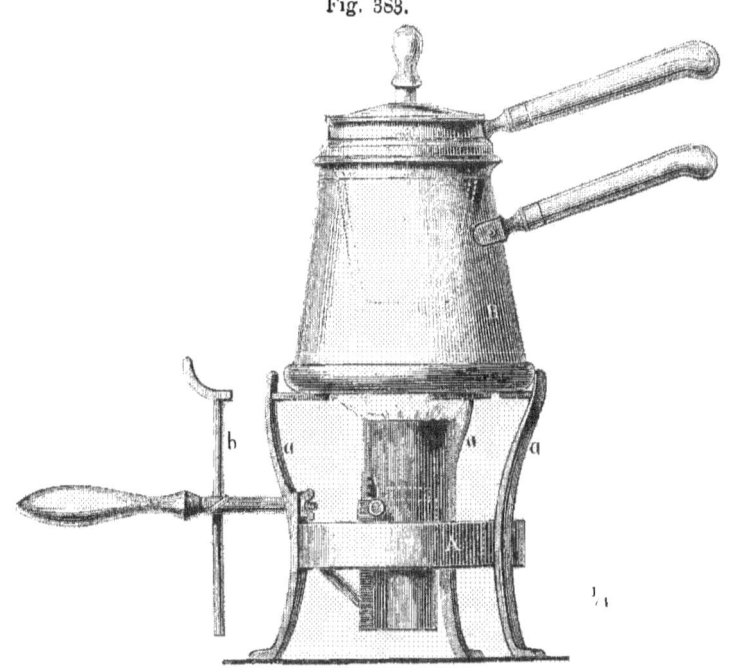

Tischinfundirapparat.

man eine Infusion bereitet, so kommen die Species und das Wasser in die Infundirbüchse, und gemeines Wasser in das äussere Gefäss. So lange das Wasser in der Infundirbüchse nicht heiss ist, entweichen keine Dämpfe; sobald dieses aber eintritt, entweichen Wasserdämpfe zwischen Infundirbüchse und Wassergefäss mit einem eigenen Geräusch. Man verkürzt jetzt die Flamme, bis fast keine Dämpfe mehr entweichen, wodurch Verlust an Wärme möglichst vermieden wird und nicht zu viel Wasserdämpfe ins Zimmer kommen.

Bei der Erhitzung im Wasserbade hat das im Bade erwärmte Wasser niemals die Temperatur des kochenden, sondern bleibt immer einige Grade darunter, je nach der Natur des Gefässes oft 4 bis 5 Grad. Bei 27″ 8‴ Barometerstand zeigte der Dampf im Kessel des Apparates 79,8° R., in der geschlossenen Infundirbüchse constant 78° R., also beinahe 2° R. darunter.

In Städten, welche Gasbeleuchtung haben, bedient man sich auch des Gases zur Erhitzung von Wasser. Die Gasflamme darf jedoch nicht

476 Dritter Abschnitt. Receptirkunst und Geschäftsführung.

unmittelbar, noch als Leuchtflamme, den kalten Boden des Gefässes treffen, in welcher Gestalt sie Russ absetzen und übelriechende Stoffe verbreiten würde. Sie muss vielmehr erst mit einer genügenden Menge atmosphärischer Luft gemengt sein, und dann oberhalb eines Drahtgewebes angezündet werden. Eine sehr einfache bewegliche Vorrichtung zu diesem Zweck kann, wie Fig. 384, aus lackirtem Blech hergestellt werden. Sie hat einen breiten Fuss zum festen Stand und einen hohlen cylindrischen Körper. In sein Inneres geht ein gut schliessender Hahn, der von aussen mit einem Griff gedreht werden kann. Die Oeffnung des Hahns ist nach oben gerichtet. Seine Fortsetzung nach aussen kann mit einer vulcanisirten Kautschukröhre in Verbindung gesetzt werden. Einige Zoll über der Oeffnung des Hahns ist ein enges eisernes Drahtnetz ausgespannt. Unten hat der Cylinder eine Anzahl Löcher, um Luft hinein zu lassen, und oben ist sein Rand mit halb geöffneten Löchern durchbrochen, damit die entweichende Luft möglichst lange an dem Kochgefässe bleibe. Wenn man den Hahn öffnet, kann man das Gas oberhalb des Drahtgewebes anzünden, wo es mit einer blauen, sehr wenig leuchtenden Flamme brennt.

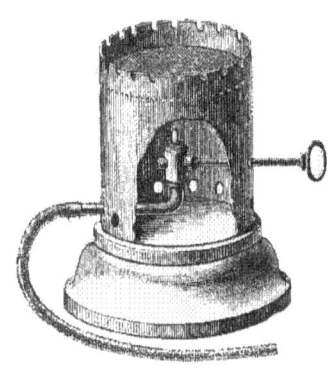

Fig. 384.

Gasbrenner.

Wenn es die Umstände erlauben, zum Arbeiten mit der Flamme einen kleinen Tisch seitlich neben dem Receptirtische zu benutzen, so ist es vorzuziehen, die Gasleitung aus der Wand selbst mit soliden Röhren, die sich in Hähnen bewegen lassen, abzuleiten. Diese Röhre lässt sich, wenn sie nicht gebraucht wird, an die Wand schlagen; sie ragt 8 bis 10 Zoll (210 bis 260$^{mm}$) über den Tisch hinein und hat einen Hahn möglichst nahe am Ausfluss des Gases. Die Röhre selbst soll keine Last tragen; sie erhält deshalb abwärts einen Fuss, der mit einer hohen Rolle nach Art der Möbelrollen versehen ist, welche über den Tisch gleitet. Nach oben hat die Röhre einen Blechcylinder mit Drahtnetz, wie in der vorangehenden Beschreibung. Ueber den Verbrauch des Gases im Vergleich zu Weingeist werde ich unten noch Einiges sagen.

Mit der eben erwähnten Vorrichtung kann in der Tisch- und Nachtreceptur Wasser siedend heiss gemacht werden; die Infusion wird damit in zweierlei Art gemacht. Entweder setzt man, wie bereits erwähnt, eine mit den Species und Wasser beschickte Infundirbüchse den Dämpfen des siedenden Wassers aus, oder man giesst das siedende Wasser auf die Species selbst, eigentliches Infusum, von *infundere*, aufgiessen. Bei ge-

## Drittes Kapitel. Decocte und Infusionen.

höriger Vorsicht geben beide Methoden ein gleich brauchbares Product. Verordnungen in einzelnen Staaten haben die Zeit festgesetzt, wie lange ein Infusum und wie lange ein Decoct den Wasserdämpfen ausgesetzt bleiben solle. Es giebt keine Verordnungen, welche factisch weniger gehalten werden. Die Zeit einer Viertel- oder halben Stunde wird in der Wirklichkeit immer nach dem Gefühl und nicht nach der Uhr abgemessen. Hat man auch den Anfang der Arbeit bemerkt, so erinnert doch nichts an das Ablaufen einer bestimmten Zeit. Mögen auch die Medicinalpersonen und Kreisphysiker davon denken und träumen, was sie wollen, ein solches genaues Einhalten der Zeit ist unmöglich, weil der Receptarius und Defectarius während der Digestion eines Infusums andere Arbeiten in Händen haben, die ihre Aufmerksamkeit in Anspruch nehmen und von dem Infusum ableiten. Ein oder zwei Mal geschieht es wohl bei scharfer Aufsicht des Principals, aber bei Weitem nicht immer. Glücklicher Weise ist damit kein Schaden verbunden. Der Dampfapparat und eine gut gedeckte Büchse schützen vollkommen gegen jedes Verderben. Mag auch das Infusum etwas länger als eine Viertel-Stunde und das Decoct als eine halbe Stunde im Dampfe sitzen, sie werden darum nicht schlechter werden. Zudem bestehen noch gar keine Erfahrungen und Versuche, welche beweisen, dass die angegebenen Zeiträume gerade bei allen Substanzen die richtigen seien, und dass ein Ueberschreiten derselben den Arzneien Schaden bringe.

Früher wurden die Infusionen nur durch wirkliches Aufgiessen von heissem Wasser dargestellt, selbst bei Gebrauch des Apparates findet dies noch statt; einige Gehülfen setzen mit heissem Wasser, andere mit kaltem an, und zuletzt müssen beide Infusa gleich gut werden. Beim Eingiessen von heissem Wasser in eine kalte Infundirbüchse wird das Wasser stark abgekühlt, besonders wenn die Büchse schwer vom Metall ist. Spült man aber die kalte Büchse mit heissem Wasser aus, und giesst nun das frische heisse Wasser auf die Substanz, so erhält man sehr gute Infusa. Ich habe den Versuch gemacht, die alte Infundirmethode durch Anwendung eines Gefässes, welches die rasche Abkühlung verhindert, zu verbessern. Der Warmhalter ist in Fig. 385 (a. f. S.) abgebildet. Er besteht aus einem doppelwandigen Gefässe $aa$, welches die heisse Infundirbüchse mit Deckel in sich aufnimmt. Die äussere Wand besteht aus polirtem Messing, die innere aus Weissblech. Nahe an der Mündung ist ein Ring von Weissblech an die innere Wand angelöthet, auf welchem ein ausgeschnittener Ring von Pappdeckel liegt. Auf diesen kommt die Infundirbüchse mit ihrem weitesten Durchmesser zu hängen. Es wird dadurch der unter der Büchse befindliche Luftraum ganz abgeschlossen. Er erwärmt sich durch die Wärme der Büchse, kann aber seine Wärme nur an die innere Wand des Gefässes abgeben. Diese ist wieder durch die Luftschichte $au$ von der äusseren getrennt; es hat also die Wärme zwei getrennte ruhende Luftschichten zu durchdringen, ehe sie in das Freie gelangt. Den leeren Zwischenraum des Warmhalters kann man zweck-

478　Dritter Abschnitt. Receptirkunst und Geschäftsführung.

mässig mit feingesiebter sehr trockner Holzasche vor dem Verlöthen anfüllen.

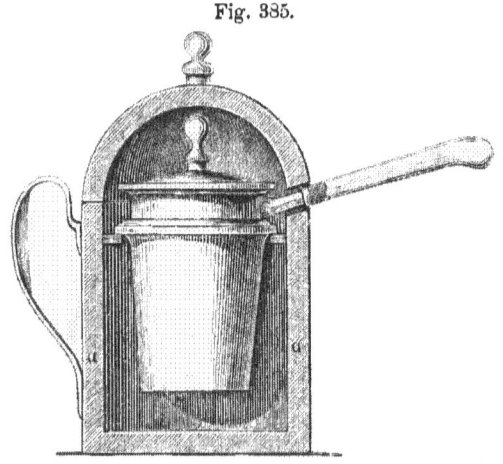

Fig. 385.

Warmhalter.

Der Deckel der Infundirbüchse ist ebenfalls mit einem halbkugelförmigen doppelwandigen Deckel bedeckt, welcher nach denselben Grundsätzen die Wärme zurückhält. Ein Infusum wird damit in der folgenden Art bereitet. Man bringt Wasser in der Pfanne (Fig. 378) auf der Berzelius'schen Spirituslampe zum Kochen, schwenkt damit die Infundirbüchse, welche innen Unzenreife hat, aus, schüttet die Species hinein und giesst die erforderliche Menge kochendes Wasser auf; dann setzt man die Büchse wohl bedeckt in den Warmhalter. Erst nach längerer Zeit spürt man aussen Wärme; eigentlich warm wird aber die äussere Wand niemals.

Noch leichter bringt man das nöthige Wasser in der Infundirbüchse selber zum Kochen, wirft dann die Species hinein, und setzt sogleich in den Warmhalter ein. Nach einer Viertel-Stunde bis 20 Minuten ist das Infusum vollkommen gut. Ich möchte diese Methode weniger ernst empfehlen, weil das Kochen in Zinngefässen auf freiem Feuer immer eine missliche Sache ist. Mit zwei Apparaten dieser Art kann man ohne grossen Verbrauch von Weingeist eine bedeutende Menge von Infusionen bereiten. Es wird nämlich zum einmaligen Erhitzen einer gegebenen Menge Wasser bis zum Sieden viel weniger Wärme verbraucht, als wenn man eine doppelt so grosse Menge während der ganzen Zeit der Digestion durch die Flamme heiss halten muss. Die mit einem Warmhalter angestellten Versuche ergeben, dass sich die Flüssigkeit darin gegen eine freistehende Infundirbüchse immer um 8 bis 9° R. wärmer zeigte.

Es ist nun noch Einiges über die Beschaffenheit der Infundirgefässe selbst zu sagen. Die zu den Dampfapparaten gehörigen bestehen ohne Ausnahme aus Zinn, sind höher als breit, und wegen des Einsetzens in

# Drittes Kapitel. Decocte und Infusionen.

Ringe nach unten konisch zulaufend. Im Allgemeinen sind dieselben zu hoch und unten zu spitz, und sehr dem Umfallen ausgesetzt. Ausser dem lassen sie sich durch diese Verhältnisse nicht gut bis auf den Boden reinigen. Bei den meisten Apparaten sind sie zu gross, indem sie 14 bis 16 Unzen fassen, während die meisten magistralen Infusionen sich unter 8, selbst 6 Unzen bewegen. 10unzige Infundirbüchsen sind im Gebrauch sehr bequem befunden worden. Von der kleinsten Sorte soll man auch die meisten haben, indem man für Infusionen über 12 Unzen in den grössten Geschäften mit einem Stück ausreicht. So sollen auch alle Infundirbüchsen, mit Ausnahme der einen grossen, oben denselben Durchmesser haben, um in dieselbe Oeffnung zu passen. Die eben erwähnten 10unzigen Infundirbüchsen haben noch mit 10 Unzen Wasser gefüllt einen leeren Raum von $1/2$ Zoll ($13^{mm}$) Höhe; sie sind oben 2 Zoll 11 Linien ($77^{mm}$) weit, und haben eine senkrechte Höhe im Lichten von $3\frac{1}{4}$ Zoll ($85^{mm}$). Sie nähern sich mehr den Kochpfännchen, stehen allein sicher auf der Lampe, und eignen sich besonders zu dem Verfahren, das Wasser in der Büchse zum Kochen zu bringen und dann die Species hineinzuschütten.

Von gleicher Form kann man sich auch Gefässe aus Weissblech anfertigen lassen. Sie sind ziemlich dauerhaft, sehr wohlfeil und in den meisten Fällen ohne Anstand zu gebrauchen. Nur bei freien Säuren kann man sie nicht gebrauchen, in welchem Falle auch die rein zinnernen zu vermeiden und solche von Porzellan anzuwenden sind. Die gewöhnlichen zinnernen Büchsen haben noch einen Fehler der Form. Die Deckel, welche die Büchse schliessen, sind nicht geeignet, die Oeffnung im Apparat fest zu verschliessen, weil sie nur mit einem schmalen horizontalen, leicht der Verbiegung ausgesetzten Rande darauf ruhen. Dies rührt daher, dass die Büchse sich oben nicht so stark erweitert, als das Loch, worin sie sitzt, gross ist. Es hat dies den Uebelstand im Gefolge, dass man zweierlei Deckel bei dem Apparate haben muss, wenn man die Oeffnung ohne Büchse gut schliessen will, oder dass man die Oeffnung mit dem gewöhnlichen Deckel nur schlecht schliesst. Rufen wir uns nämlich die Form des Schlussringes ins Gedächtniss zurück, so soll der Schluss allein bei $b$ sein. Die Büchsendeckel aber schliessen nur schlecht bei $a$, weil die Ränder des Deckels durch Stösse und Fallen leicht Einbiegungen und Vorsprünge bekommen, die das Aufsitzen der anderen Theile verhindern. Die von mir empfohlene Form des Schlussringes mit der Reibungscurve (S. 106, Fig. 64) erlaubt, der Büchse sehr leicht eine solche Gestalt zu geben, dass der Deckel der Büchse mit vollkommenem Schlusse auch das Loch, worin die Büchse sitzt, verschliesst. Dies ist in Fig. 387 (a. f. S.) geschehen. Die Büchse erweitert sich oberhalb des Dampfkessels

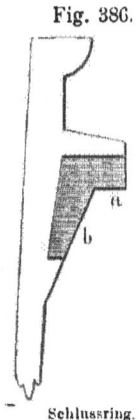

Fig. 386.

Schlussring.

480  Dritter Abschnitt. Receptirkunst und Geschäftsführung.

mit sanfter Biegung, bis sie wieder dieselbe Curve innen haben kann, welche der Schlussring aussen hat. Die punktirten Linien zeigen, wie beide Schlussflächen innen und aussen an der Büchse senkrecht übereinander sind. Bei der mitgetheilten Construction schliesst der Deckel der Büchse die Oeffnung des Apparates ebenso genau, wie die Büchse selbst, und es dürften wohl in Zukunft die Infundirbüchsen zweckmässig nach diesem Muster hergestellt werden.

In England, wo gewisse magistrale Infusa täglich im Vorrath dar-

Fig. 387.                                   Fig. 388.

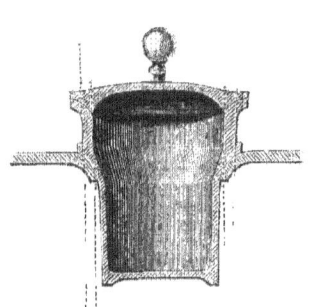 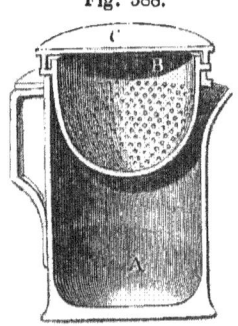

Verbesserte Form der Infundirbüchse mit einerlei Deckel.    Englische Infundirbüchse.

gestellt und wie fertige Arzneikörper verabreicht werden, hat man porzellanene Büchsen eingeführt, in welchen die Species in einem porzellanenen Perforat hängen, Fig. 388. Hebt man das Perforat heraus, so ist das Infusum sogleich colirt. Ich habe dieserhalb Versuche nach Art der bei uns üblichen Infusionen angestellt, aber gefunden, dass dies bei der grossen Mannigfaltigkeit der Substanzen bei uns ganz unausführbar ist; denn man kann die Grösse der Gefässe und der Hängesiebe nicht so vielfach verändern, dass in allen Fällen die Species ganz eingetaucht sind, und dennoch im obersten Theile der Flüssigkeit hängen.

Die Decocta und Infusa müssen nun colirt werden. Man bedient sich dazu eines dünnen wollenen Zeuges, des sogenannten Beuteltuches oder des Flanells. Die Colatorien, Seihetücher, werden daraus in viereckiger Form von einer die Dimensionen des Zeuges theilenden Grösse zwischen 10 und $13^1/_2$ Zoll (260 bis 350$^{mm}$) geschnitten, gesäumt und mit einer Schleife zum Aufhängen versehen. Gewöhnlich werden die Colatorien in die Mensur eingelegt, etwas hinabgedrückt und nun das Infusum oder Decoct aufgegossen. Dieses Verfahren ist sehr unreinlich und giebt zu Verlusten Veranlassung. Die überhangenden Zipfel wirken capillarisch und leiten einen Theil der Flüssigkeit über den Rand ab. Die in der Mensur enthaltende Luft kann bei raschem Aufgiessen nicht entweichen, die Flüssigkeit läuft langsam durch und steigt um so mehr über den Rand. Sehr gut bedient man sich zu diesem Zwecke zinnerner Colirschälchen (Fig. 389). Sie haben den Handgriff

Drittes Kapitel. Decocte und Infusionen.

vorn und den Ausguss links. Wenn man sie mit der rechten Hand anfasst, sind sie sehr bequem zum Eingiessen in die links stehende Mensur. Das Colatorium legt sich bequem in dieselben ein; beim Herausheben desselben bieten sie genügende Fläche, um das Danebentropfen zu verhüten.

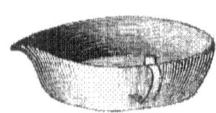

Fig. 389.

Colirschälchen.

Nachdem die colirte Flüssigkeit ausgepresst ist und einen Augenblick gestanden hat, giesst man sie in die nebenstehende Mensur, wobei etwa abgesetzte Substanzen in der Schale zurückbleiben. Sie wird gleich nach dem Gebrauche mit Wasser ausgespült, damit der Rest von Flüssigkeit nicht auftrockne, und umgekehrt hingestellt.

Beindorff hat eine besondere Decoctenpresse eingeführt. Sie eignet sich besonders zum Gebrauche im Laboratorium, da sie in der Apotheke zu viel Raum einnimmt. Sie ist in Fig. 390 im Ganzen und in Fig. 391, 392 und 393 im Detail gezeichnet.

Man ersieht leicht aus der Zeichnung, wie der mit Griff versehene

Fig 390. Fig. 391, 392, 393.

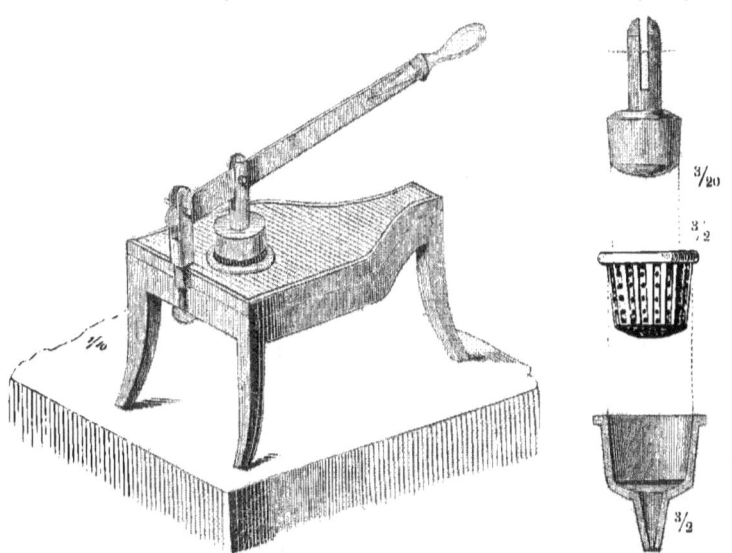

Beindorff's Decoctenpresse.

Hebel zum Zusammenpressen der mit ihren Zipfeln eingelegten Colatorien dient. Der Hebel dreht sich um einen runden Stift. Ein untergestelltes Gefäss nimmt die Flüssigkeit auf.

Fig. 391 stellt den Presskörper vor; in dem Schnitte ist der Hebel mit einer durchgesteckten Pinne befestigt.

Mohr, pharmac. Technik.

Fig. 392 ist das durchlöcherte Einsatzgefäss, worin das Colatorium liegt. Fig. 393 ist das Umfassungsgefäss, worin Fig. 392 liegt. Fig. 392 lässt sich leicht aus 393 ausheben. Nach jedem Gebrauche muss auch diese Decoctenpresse sogleich ausgespült werden, damit nichts antrockne.

Die Decoctenpresse nimmt nur einen Theil der Uebelstände des Colatoriums weg, nämlich die Berührung des nassen Tuches mit den Händen. Die Colatorien sind aber selbst der grösste Uebelstand, sie mögen behandelt werden, wie man immer will. Sie nehmen eine braune höchst widerliche Farbe, ein runzliches Ansehen an, welches jeden Menschen zurückschreckt, etwas zu geniessen, was damit in Berührung gekommen ist. Da dieselben poröse Körper sind, so setzen sich Gerüche, wie von Angelica, Calmus, Arnicawurzel, darin sehr fest und der Geruch einer Arznei kann leicht in die folgende gelangen. Alle Vorschläge, die Colatorien getrennt zu halten und zu waschen, sind praktisch unausführbar gewesen; man kann sie nicht dauerhaft bezeichnen, und bei dem Waschen kommen sie immer durcheinander. Die Colatorien sind als solche unverbesserlich, sie müssen geradezu entfernt werden. Ich habe zu diesem Zwecke schon früher[*]) die metallenen Colirseiher, wie in den Kaffeemaschinen, empfohlen und die Verbesserung derselben im Auge behalten, und theile hier meine desfallsigen Erfahrungen mit. Nach mehreren Formen, welche den Seihern gegeben wurden, haben sie die einfachste Gestalt eines abgestutzten Kegels erhalten. Die blechernen Seiher hatten einige Nachtheile. Die offenen Stellen waren im Ganzen zu klein gegen die geschlossenen, das Eisen war an den durchbrochenen Stellen blossgelegt und es trat bald ein Rosten ein, wodurch immer mehr Eisen frei zu liegen kam. Es wurde deshalb ein anderes Material gesucht und dasselbe in dem feinsten Messingdrahtgewebe gefunden[**]), welches jetzt die Florsiebe ersetzt.

Es hat auf das Centimeter 36 Drähte, also 1296 Maschen auf den Quadratcentimeter. Dieselben sind feiner als bei dem feinsten Beuteltuch. Eine vorläufige Anwendung dieses Gewebes zeigte, dass dasselbe nicht im Geringsten der Oxydation unterworfen ist, und dass es, nass oder trocken zur Seite gestellt, vollkommen glänzend bleibt. Diese Erfahrung hat sich durch einen mehrere Jahre anhaltenden ausgedehnten Gebrauch, sowie durch die Zeugnisse der Collegen, welchen ich diese Seiher empfohlen habe, bestätigt. Ich muss also den ersten und Haupteinwand, welcher von vorsorglichen Gemüthern immer erhoben wird, nämlich das Grünspanziehen des Messings, als nicht bestehend zurückweisen. Auch habe ich colirte Infusa auf Metallgehalt geprüft niemals aber die leiseste Spur davon gefunden. Dies geht auch schon

---

*) Archiv der Pharm. 52, 16.
**) Ist bei Heckel und Comp. in Worms zu haben.

Drittes Kapitel. Decocte und Infusionen. 483

aus der Dauerhaftigkeit der Siebe hervor. Nach mehrjährigem Gebrauche sind sie noch so stark wie anfangs, und es müsste doch ein Abgang von Metall allmälig eine Schwächung des Gewebes nach sich ziehen. An der Löthstelle brechen wohl zuweilen einige Fäden ab, aber nur durch die mechanische Gewalt des Reinigens, wobei sie hier einer schwachen Biegung ausgesetzt sind. Silberne Gewebe sind viel schwächer und laufen von gebildetem Schwefelsilber schwarz an. Man kann, wenn man es für nöthig hält, das Messinggewebe vorher oder nachher galvanisch vergolden, was sehr dauerhaft fest sitzt.

Die Seiher bestehen aus einer konischen Seitenwand von Zinn oder Weissblech, und dem Siebe, welches auf einen nach innen umgelegten Rand mit Zinn angelöthet ist. Man setzt dieselben, wie in Fig. 394 er-

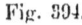
Fig. 394.

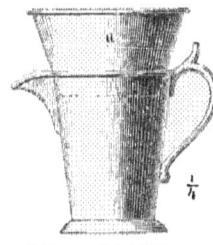
Seiher auf der Mensur.

scheint, unmittelbar auf die Mensur und giesst das fertige Infusum darauf. Es läuft sehr schnell und klar durch: ein Auspressen ist in den meisten Fällen ganz überflüssig, da kein Colatorium auszupressen ist, welches mehr verschluckt als die Species selbst. Der Durchmesser des Siebes beträgt bei meinen Seihern 2 Zoll ($54^{mm}$). Sie haben keine Henkel und Griffe, weshalb sie sich dutzendweise in einander setzen lassen und wenig Raum einnehmen. Man fasst sie bequem am oberen Rande an. Die gebrauchten werden mit den Species weggesetzt. Auch kann man sie vorkommenden Falles mit Wasser leicht reinigen, welches man auf das umgekehrte Sieb fliessen lässt. Es reisst dann alle daran haftenden Stoffe nach der offenen Seite weg, und der Seiher kann in einer Minute ganz rein zu einer neuen Arbeit gebraucht werden. Mit einem Dutzend Seiher kann das grösste Geschäft vollkommen ausreichen. Selbst Samenemulsionen gehen leicht hindurch, wenn man nur mit einem Spatel etwas auf das Sieb stösst, dass es durch eine schwingende Bewegung die Substanzen etwas in die Höhe schnellt, wodurch die Flüssigkeit wieder zum Abrinnen kommt. Für Samenemulsionen kann man auch ein grösseres Sieb von 3 Zoll ($80^{mm}$) Durchmesser und höheren Wänden gebrauchen. Ein solcher Seiher ist auch im Laboratorium sehr anwendbar, indem man destillirte Wässer, fertig gekochte Syrupe, Zittmann'sches Decoct und Extractflüssigkeiten sehr vortheilhaft dadurch klar machen kann. Ein Sieb fürs Laboratorium vorzugsweise kann einen Durchmesser von 6 Zoll ($157-160^{mm}$) und ebenso hohe Wände erhalten. Man setzt es, wenn in eine Flasche colirt werden soll, unmittelbar auf einen auf der Flasche stehenden Trichter. Wenn die Siebe etwas verstopft sind, und weniger leicht durchlassen, befeuchtet man sie mit einigen Tropfen Aetzkaliflüssigkeit, lässt sie weichen und reibt sie unter einem Wasserstrahl mit einer Bürste aus, wodurch sie wieder vollständig brauchbar werden.

Sehr nützliche Anwendung in der Pharmacie gestatten gewisse im

484  Dritter Abschnitt. Receptirkunst und Geschäftsführung.

Handel vorkommende Kaffeemaschinen aus Porzellan, welche in der Berliner Porzellanmanufactur u. anderen gemacht werden. Eine solche ist in Fig. 395 im Durchschnitt in $^1/_4$ der natürlichen Grösse dargestellt. Das Verständniss ist von selbst klar. Das Sieb gehört zum oberen Theile. Die Löcher dieses Siebes sind jedoch zu weit, und würden sich auch zu schnell verstopfen, wenn man sie nicht dagegen schützte, indem man das Sieb mit einer rund ausgeschnittenen Scheibe eines dicken, filzigen aus Wolle gemachten Papieres bedeckt, welches unter dem Namen Kaffeepapier vorkommt. Diese Scheibe wird nach einer Schablone aus Blech geschnitten, welcher man die Grösse des Siebbodens gegeben hat. Ein Bogen Papier giebt 20 Filter, 5 in der langen und 4 in der breiten Richtung. Man legt den Bogen richtig zusammen, die Schablone darauf, drückt eine kleinere Blechscheibe darunter, und schneidet mit einer Scheere über den Rand ab.

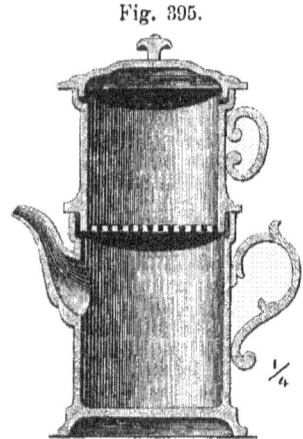

Fig. 395.

Kaffeemaschine als Seiher.

Die Scheiben liegen etwas geklemmt auf dem Siebe, wodurch das Aufheben derselben verhindert wird. Ein zu diesem Zwecke den Kaffeemaschinen beigegebenes Scheibchen von Porzellan, sowie ein Aufgusssieb, welches oben hängt, ist für unseren Zweck ganz entbehrlich. Das Coliren durch diese Seiher ist ein wirkliches Filtriren. Die Flüssigkeiten sind ganz klar, und die Arbeit geht mit überraschender Schnelligkeit. Dazu trägt die Dicke des Papiers wesentlich bei. Es hält die Substanzen von dem eigentlichen Siebboden so weit entfernt, dass das Filtriren durch die Substanz des Papiers vor sich gehen kann. Je dünner man das Papier nimmt, desto schlechter filtrirt es, weil die Stoffe sehr nahe auf die Löcher zu liegen kommen, welche selbst nicht Fläche genug darbieten, um viel durchlassen zu können. Die Löcher im Siebe sind also eigentlich nur die Abflussstellen für das bereits ins Papier Hineinfiltrirte, und die obere Fläche des Papiers filtrirt. Es versteht sich, dass man zu jedem Infusum eine neue Papierscheibe verwenden muss, was bei der Wohlfeilheit des Papieres und der Leichtigkeit des Ausschneidens nicht viel zu bedeuten hat.

Man hat diese Maschinen in verschiedener Grösse. Saure Flüssigkeiten, welche die Berührung von Metallen nicht gestatten, können unbedenklich in denselben colirt werden.

### Drittes Kapitel. Decocte und Infusionen.

Ueber den Verbrauch an Brennmaterial bei dem Tischinfundirapparat habe ich einige Versuche angestellt, deren Resultate hier folgen mögen. 8 Unzen Wasser von mittlerer Stubentemperatur (12° R.) erforderten im Mittel aus 4 Versuchen, in einer flachen Pfanne von Weissblech, um zum vollständigen Kochen erhitzt zu werden, die Verbrennung von 535 preuss. Cubikzoll des Steinkohlengases, womit die Stadt Coblenz beleuchtet wird. Das Cubikmeter $= 32{,}3$ preuss. Cubikfuss kostet hier 4 Sgr., also 1 Cubikfuss kostet $1^{1}/_{2}$ Pfennig und obige 535 Cubikzoll kosten 0,47 Pfennig, in runder Zahl $^{1}/_{2}$ Pfennig. Da der Gaspreis an andern Orten viel niedriger steht, so wird sich auch der Verbrauch dort auf nahe $^{1}/_{4}$ Pfennig stellen.

Um 1000 Theile Wasser von 9,5° R. bis zum Sieden zu erhitzen, wurden 34,4 Theile Holzgeist verbrannt, also in runder Zahl $3^{1}/_{2}$ Proc.

In niederer Temperatur verbraucht man 7,23 Theile Holzgeist, um 1000 Theile Wasser um 20° R. zu erwärmen. In höheren Temperaturen verbrennt man mehr, theils weil die Dampfbildung mehr Wärme wegführt, theils weil die Uebertragung der Wärme um so langsamer geht, je kleiner der Unterschied der Temperatur des erhitzten und zu erhitzenden Körpers ist. Nach der letztgenannten Zahl würde man 1000 Theile Wasser mit 25,37 Theilen Holzgeist von 10° auf 80° erhitzen, während der Versuch 34,4 Theile ergeben hat.

Eine grosse oder kleine Flamme macht in der Consumtion von Brennmaterial keinen Unterschied, wohl aber einen bedeutenden in der Zeit. Als die Erwärmung in $4^{1}/_{2}$ Minuten geschah, verbrannten 7,1 Gramme Holzgeist; als sie in 7 Minuten geschah, waren 7 Gramme verbrannt, also annähernd gleiche Mengen.

Die Wirkung des *Spir. vini rectiss.* von 0,833 stellte sich der des Holzgeistes fast ganz gleich. Um 1000 Thle. Wasser um 20° R. zu erwärmen, verbrannten im Mittel aus 3 Versuchen 7,15 Thle. Weingeist. Zum Erhitzen von Wasser bis zum Siedepunkt werden also auch beinahe $3^{1}/_{2}$ Proc. des Wassergewichtes an Weingeist verbrannt.

Um 1000 Thle. Wasser von Zimmertemperatur zum Sieden zu erhitzen und bei gemässigter Flamme $^{1}/_{4}$ Stunde siedend heiss zu erhalten, verbrannten 58,2 Thle. Weingeist, oder nahezu 6 Proc.

Man ersieht hieraus, dass die eigentliche Infusion, wobei das Wasser nur einmal zum Kochen erhitzt wird, gegen die, wobei es im Wasserbade $^{1}/_{4}$ Stunde lang warm gehalten wird, im Verhältniss von $3^{1}/_{2}$ zu 6 weniger Weingeist, Holzgeist oder Gas erfordert; der Unterschied wird noch bedeutender, wenn man $^{1}/_{2}$ Stunde lang warm hält.

Die Berechnung des Verbrauches dem Preise nach lässt sich bei dem sehr wechselnden Preise des Weingeistes nicht bestimmt angeben. Unter Anwendung obiger Zahlen ergiebt sich Folgendes:

Wenn man zu einem einfachen Infusum $3^{1}/_{2}$ Proc. des Wassers an Weingeist oder Holzgeist verbrennt, so würden, um 8 Unzen Wasser

486  Dritter Abschnitt. Receptirkunst und Geschäftsführung.

zum Sieden zu erhitzen $\frac{3\frac{1}{2} \cdot 64}{100} = 2{,}24$ Drachmen Weingeist verbrennen.

Ein Quart gereinigter Weingeist von 0,833 specif. Gew. wurde lange Zeit von den Crefelder, Kölner und Uerdinger Fabriken zu 7 Sgr. = 84 Pf. angeboten. Ein Quart wiegt $31\frac{1}{2}$ Unzen = 252 Drachmen; es kosten demnach die $2\frac{1}{4}$ Drachmen $^{19}/_{25}$, also ungefähr $^{3}/_{4}$ Pfennig; Holzgeist steht immer wohlfeiler als der Weingeist, und sein Preis würde sich noch mehr dem des Steinkohlengases nähern, welches in anderen Städten auch wohlfeiler ist als 4 Sgr. für das Cubikmeter.

---

Viertes Kapitel.

## Emulsionen.

Emulsionen sind innige Gemenge von Oelen, Gummi und Wasser im engeren Sinne; dann alle trüben Gemenge, worin organische Stoffe, wie Harze, Balsame, Gummiharze, mit Wasser vertheilt sind.

Wir unterscheiden zunächst reine Samenemulsionen.

Sie werden durch das Zerstossen und Zerreiben gewisser Oel und Pflanzeneiweiss enthaltender Samen erhalten. Von diesen sind die wichtigsten der weisse Mohnsamen und die süssen Mandeln. Der weisse Mohnsamen wird in den grossen messingenen Mörser der Officine geschüttet, mit etwas Wasser befeuchtet und durch heftiges Stossen zerquetscht. Man setzt allmälig mehr Wasser hinzu, indem man jedesmal wieder stark stösst. Von dem Fleisse bei dem Zerreiben und Stossen hängt die Güte der Emulsion ab, welche, wenn sie gut ist, eine dickliche Consistenz haben und undurchsichtig weiss sein muss. Ist sie bläulich von Farbe und durchscheinend, so hat man die Arme geschont. In gleicher Weise werden seltener Emulsionen aus *Sem. Latucae,* - *Hyoscyami* und - *Cannabis* gemacht. Die Emulsion wird durch ein weisses Colatorium ohne Auspressen gegossen; die ganze Colatur muss von selbst ablaufen.

Die Emulsionscolatorien müssen entweder neu sein und vorher von der Schlichte durch Auswaschen befreit, oder als Emulsionscolatorien besonders bezeichnet und aufgehoben werden. Sie können auch durch Metallsiebe ersetzt werden.

Die Emulsionen aus Mandeln werden in ähnlicher Art gemacht. Erst müssen die Mandeln geschält werden, weil die Schale der Mandeln einen herben Geschmack und Trübung der reinen Weise veranlassen kann. Das Entschälen geschieht gewöhnlich durch Abbrühen mit siedend heis-

## Viertes Kapitel. Emulsionen.

sem Wasser. Hierdurch wird aber viel Emulsin coagulirt, und es ist besser, Wasser von 50 bis 60° R. anzuwenden, womit man dieselben etwas länger stehen lässt. Die Emulsion zum *Syrupus emulsivus* bereitet man aus kalt geschälten Mandeln, die man über Nacht in kaltem Wasser hat stehen lassen. Die geschälten Mandeln bringe man in den grossen messingenen Mörser, schlage das Handtuch um die Keule und über den Rand des Mörsers und zerstosse die Mandeln erst langsam, weil sie zu gewaltsam wegspritzen, dann aber rascher im Verhältnisse, als sie einen feinen Teig bilden. Wird der Teig zu fest und sieht man Oeltropfen erscheinen, so setze man etwas Wasser hinzu und fahre mit Stossen und Wasserzusatz fort. Eine sehr concentrirte Emulsion, wie zum *Syrupus emulsivus* erforderlich ist, kann man in hohen Stossmörsern nicht darstellen, man muss zu diesem Zwecke den zerstossenen Brei in einen flachen Serpentin- oder Porzellanmörser bringen und mit einem Pistill von hohen Seiten und breiter Fläche, wie in Fig. 242, S. 320, vollkommen zerreiben. Erst hierdurch erhält man die dickliche, buttermilchähnliche oder sogenannte sämische Consistenz. Durch keinen Fleiss kann man sie übrigens so zerreiben, dass sie ganz in Emulsion übergehen und durch das Colatorium laufen; eine grosse Menge Faser bleibt immer darauf zurück. Diese Emulsionen werden sowohl durch Kochen als Säuren zersetzt und coagulirt, weshalb diese beiden Fälle zu vermeiden sind.

Die Oelemulsionen werden aus fetten Oelen und Gummi gemacht. Hauptsächlich wird *Ol. Amygdalarum dulcium* und *Gummi arabicum* genommen. Von Oelen wird wohl noch *Oleum Papaveris*, -*Olivarum*, -*Ricini*, zu Klystieren *Oleum Hyoscyami coctum* genommen, und von Gummi noch das Traganthgummi. Die Oelemulsion gilt gewöhnlich für die schwierigste Arbeit des Receptarius, obgleich sie bei guter Anleitung in der Lehre so leicht ist, wie jede andere Arbeit der Receptur.

Die Verhältnisse sind entweder auf dem Recepte angegeben, oder es wird dem Apotheker die Quantität des Gummis, als eines indifferenten Stoffes, überlassen. Zu einer Unze Mandelöl bedarf man 3 bis 4 Drachmen arabisches Gummi, für 1 Unze Ricinusöl nur 2 Drachmen; ja man kann sogar mit 4 Scrupel zurecht kommen. Das Oel messe man in einem mit Diamant geritzten graduirten Opodeldocglase, welches immer hinter dem Standgefässe steht und nur für ein Oel gilt. Es ist dies eine grosse Bequemlichkeit, da man das Oel nicht in das Arzneiglas hineintariren darf. Die allgemeine Regel ist, dass zur Bildung einer Emulsion das Gummi die Hälfte des Oeles, und das Wasser die Hälfte des Gewichtes beider betrage. Es sind also auf 1 Unze Oel 4 Drachmen Gummi und 6 Drachmen Wasser zu nehmen. Bei diesem Verhältniss tritt das sogenannte Knacken der Emulsion stärker auf, als bei irgend einem anderen, und es ist dieser Ton ein sicheres Zeichen des Gelingens der Arbeit.

Die einfachste und schnellste Methode, die Emulsion darzustellen, besteht darin, die drei Stoffe in der richtigen Menge in den Mörser zu bringen und bis zum vollständigen Durchdringen zu reiben. Viel lang-

488 Dritter Abschnitt. Receptirkunst und Geschäftsführung.

samer geht die Arbeit, wenn man erst das Gummi mit dem Wasser verrührt und nun das Oel in kleinen Portionen beimengt.

Um aber mit Ricinusöl eine milchweisse Emulsion zu erhalten, beobachtet man das letztere Verfahren. Man verreibt 2 Drachmen Gummi mit dem 1½fachen Gew. oder 3 Drachmen Wasser zu einer dicken Mucilago, und lässt das Oel unter beständigem Agitiren in einem feinen Strahle zulaufen. Man erhält so eine ganz milchweisse dickliche Emulsion.

Die Mucilago der preussischen Pharmacopoe enthält auf einen Theil Gummi drei Theile Wasser. Dieser Schleim ist zu dünn zur Anfertigung einer guten Emulsion. Dass die Emulsion gelinge, erkennt man ausser an dem knackenden Ton an dem Umstande, dass der Mörser beständig mit derselben benetzt und milchartig beschmiert bleibt; wenn sich hingegen Oeltropfen auf der Oberfläche zeigen und die Masse vom Mörser ablaufend denselben bloss wie mit Wasser benetzt zurücklässt, so ist die Emulsion im Durchgehen. Man hilft ihr zuweilen mit etwas Gummizusatz nach, doch darf dies bei einem geschickten Receptarius nicht vorkommen. Im Ganzen ist es schwer, eine verunglückte Emulsion wieder zu retten, ohne dass sie Neigung behalte, bald wieder aus einander zu gehen. Es scheidet sich in derselben alles Oel nach oben ab, und eine fast klare Flüssigkeit steht darunter. Die Consistenz des Oels ist zu gross, als dass es durch blosses Schütteln ohne Hülfe des Mörsers innig könnte vertheilt werden, weshalb auch die Versuche, gute Emulsionen im Glase zu machen, zu keinem Ziele führten. Erst wenn die Emulsion fertig gebildet ist, setze man die übrigen Ingredienzien der Arznei zu. Starke Salzmengen befördern die Neigung der Emulsion, sich zu trennen. Man hält immer etwas Wasser zurück, um den Mörser nachzuspülen. Wenn die Emulsion gebildet ist, so vereinigt sich das übrige Wasser durch blosses Schütteln damit.

*Balsamum Copaivae* wird wie ein fettes Oel behandelt; den peruanischen Balsam setzt man dem Gummischleime in sehr kleinen Mengen zu.

Die Darstellung eines guten Schleimes aus Traganthgummi fordert einige Aufmerksamkeit. Man setzt erst dem gepulverten Gummi etwas Wasser zu und rührt um; das Wasser wird unter Aufquellen des Gummis verschluckt, ohne dass dieses sich löst. Man setze zur rechten Zeit eine neue Menge Wasser hinzu, rühre um, lasse dem Wasser Zeit einzudringen und wiederhole dies einigemal.

Ein vollkommener Traganthschleim kann nicht ohne Verlauf einer gewissen Zeit hergestellt werden. Anwendung lauwarmen Wassers beschleunigt dies etwas. Aus 1 Scrupel Traganthpulver stellt man 1 Unze Schleim von der rechten Consistenz dar, so wie er zu *Looch album* angewendet wird. Eine gute Vorschrift dazu ohne besondere Emulsion ist folgende: Rec. Gummi Tragacanth. Scrup. unum, Olei Amygdal. dulc. Unc. unam, Syr. emulsiv. Unc. duas, Aquae commun. Unc. tres, Aq. Flor. Naphae Drach. duas; m. l. a.

## Viertes Kapitel. Emulsionen.

Gummiharz- und Harzemulsion werden aus *Gummi Ammoniacum, Asa foetida* oder *Terebinthina veneta* gemacht.

*Ammoniacum* und *Asa foetida* werden gestossen angewandt und in einem Mörser erst trocken zerrieben, dann einige Tropfen Wasser mit einem Löffel zugesetzt und beides zusammen zu einem zarten Schmante zerrieben. Man hüte sich, das Wasser aus einer Mensur zuzugiessen oder so viel beizufügen, dass das Harz schwimmen kann. Es gelangt dann nicht mehr unter das Pistill, und man erhält keine zarte Milch. Wenn Alles zerrieben ist, so füge man etwas mehr Wasser hinzu, dann dessen so viel, dass man die Milch ins Glas giessen kann. Es wird sich nun zeigen, ob noch einige Körnchen im Mörser unzerrieben liegen bleiben, weshalb man auch langsam ausgiesst. Sind es bloss Unreinigkeiten des Harzes, so lässt man sie zurück, im anderen Falle werden sie von Neuem zerrieben. Mit Gummischleim-kann man keine so gute Milch als mit reinem Wasser darstellen, weil derselbe dem Pistill zu viel Consistenz entgegenstellt. Auch kann man die feinen Pulver der Gummata mit etwas Oel anstossen und dann mit Wasser zum feinsten Brei zerreiben und nachher verdünnen.

*Terebinthina veneta* vereinigt sich mit zähem Schleime leicht zur Emulsion, schwieriger hingegen das *Oleum Terebinthinae*. Dieses wird leicht durch ein Eidotter subigirt, in welchem das fette Eieröl sich mit dem Terpentinöl verbindet; doch sondert es sich nachher ab. Kampheremulsion macht man, indem man den Kampfer mit etwas Mandelöl abreibt und nun die Emulsion wie gewöhnlich bereitet. Phosphor wird in Gummischleim auf dem Apparate geschmolzen und dann leicht vertheilt.

*Resina Jalappae* lässt sich mit *Gummi arabicum* nicht zur Emulsion machen, sondern am besten, indem man es mit einigen mit dem Messer geschälten süssen Mandeln zerstösst und unter allmäligem Zusatze von Wasser aufschlämmt. Man hat Pistill und Mörser zu untersuchen, ob nicht das erweichte Harz daran klebe.

*Lycopodium* wird erst trocken unter starkem Drucke zerknirscht, bis es die flüssig-körnige Beschaffenheit verloren hat und fast klümperig aussieht. Es wird nun vom Wasser benetzt und aufgeschlämmt.

Feste Fette, wie Wachs und Wallrath, werden häufig zu Handwaschungen oder dem sogenannten *Cold cream* der Engländer in Emulsionen verlangt. Gewöhnlich werden sie erst mit einem fetten Oele zusammengeschmolzen. Man giesse sie nun in einen erwärmten Mörser, in dem sie nicht erstarren, und füge das Wasser ebenfalls so warm allmälig hinzu, dass sich von der am schwersten schmelzbaren Masse nichts ausscheidet. Unter allmäligem Erkalten entsteht die Emulsion, die aber nicht zu sehr mit Wasser verdünnt werden darf, wenn sie sich nicht trennen soll.

Eine grosse Erleichterung der Arbeit und bessere Haltbarkeit des Gemenges gewährt ein kleiner Zusatz von Borax zum Wasser. Die Emulsion entsteht fast ohne Rühren, ja man kann sie durch Schütteln in einem Glase erzielen. Ausserdem ist zu Handwaschungen der Zusatz von Borax sehr vortheilhaft, da er eine eigenthümliche reinigende Kraft besitzt, wie ein alkalisches Salz. Ein Scrupel Borax ist genug für 4 Unzen einer solchen Emulsion.

Hier sind noch die Oelgallerten (solidificirte Fette, condensirte Fette) zu erwähnen. Man versteht darunter Oele und Fette, denen die kleinstmögliche Menge Wallrath zugeschmolzen ist, um sie in Oblate nehmen zu können.

Zu 1 Unze *Ol. Ricini* gehören 4 Scrupel Wallrath. In ähnlicher Weise wird *Bals. Copaivae*, Lebertbran und andere behandelt.

Medicinische Seifen, welche bestimmte Mengen eines Medicamentes enthalten, können auf die Weise zweckmässig angefertigt werden, dass man den Seifenkorpus in dünne Scheiben geschnitten mit den dazu nöthigen Medicamenten wiederholt durch Holzwalzen ausrollt und so eine innige Mengung bewirkt.

Zu 1 Unze Seife nimmt man, je nach der Art des Medicamentes, 1 Drachme Borax, Bromkalium, Jodkalium, Campher, Chlorkalk, Schwefelcalcium, Tannin u. a.

---

Fünftes Kapitel.

Saturationen.

Die gewöhnliche Art, Saturationen in der Apotheke darzustellen, ist so weit von dem eigentlichen Heilzwecke des Arztes entfernt, dass in den meisten Fällen, statt eines nervenbelebenden, erquickenden Brausetrankes, ein fades, durchpeitschtes und mit Lackmuspapieren und Pistillen abgequältes Liquidum dem Kranken gereicht wird. Meistens tragen Arzt und Apotheker gleichviel zum Verfehlen des Zweckes bei; der erstere dadurch, dass er auf das Recept setzt: *saturetur exacte*, der letztere dadurch, dass er dies ausführt. Es kommt nämlich auf eine genaue Sättigung viel weniger an, als darauf, dass eine möglichst grosse Menge freier Kohlensäure in dem Liquidum gebunden sei. Wäre Ersteres der Fall, so würde der Arzt viel sicherer *Kali aceticum* oder *citratum* oder *Natrum tartaricum* statt *Pulvis aërophorus* verschreiben. Nicht selten werden aber auch noch Arzneimittel hinzugesetzt, welche die Neutralität vollkommen aufheben, wie *Syrupus Acetositatis Citri*, *Elixir acidum Halleri* und ähnliche. Man sieht also, dass eine vollkommene Neutralität zu erreichen niemals bei einer Saturation Zweck sein kann; ich füge noch hinzu, dass dies gar nicht möglich ist. Die freie, in der Flüssigkeit gelöste Kohlensäure zeigt immer eine deutliche saure Reaction; wollte man

Fünftes Kapitel. Saturationen.

diese durch einen Ueberschuss des Alkalis wegnehmen, so könnte man sicher sein, dass nun kein neutrales Salz mehr in der Flüssigkeit wäre; erst durch Vertreibung der freien Kohlensäure mittelst Erhitzens tritt die wahre Reaction des Salzes ein; die Vertreibung der Kohlensäure ist aber dem Zwecke der Saturation geradezu entgegen, sowie Alles, was denselben Effect hat, wie starkes Rühren, Schütteln, Filtriren.

Aus diesen Gründen ist zur Bereitung der Saturationen ein neues Verfahren eingeführt worden, und hat sich als so vortrefflich bewährt, dass nun viele Aerzte, welche die Saturationen aus Erfahrung als unwirksame Mittel längst bei Seite gelegt hatten, dieselben mit eben so viel Erfolg als Vorliebe wieder hervorziehen.

Die Grundsätze, welche dabei befolgt werden, sind folgende:

1) Jede Saturation muss unmittelbar ohne weitere Prüfung mit Reagenzpapieren, ohne Hülfe eines Mörsers oder Filters, im Glase selbst fertig gemacht und die dabei entwickelte Kohlensäure von der Flüssigkeit gänzlich oder doch grösstentheils verschluckt werden.

2) Die relativen Mengen von Säuren und Alkalien, die sich gerade zersetzen, müssen aus vorläufigen Versuchen bekannt sein.

3) Es ist besser, wenn etwas doppelt kohlensaures Alkali unzersetzt bleibt, als wenn die Säuren vorherrschen; denn da die Saturationen vorzugsweise bei Magensäure und verstimmter Magennervenfunction gegeben werden, so entspricht das zweifach kohlensaure Alkali dem doppelten Zwecke, die Säuren abzustumpfen und Kohlensäure zu entwickeln, sowie es denn auch schon allein mit Erfolg gegeben worden ist.

Nach diesen Grundsätzen ist nun folgende Bereitungsart der Saturationen allmälig ausgebildet worden.

Zuerst wird das Alkali (*Kali*, *Natrum* oder *Ammonium carbonicum*) in klarer Auflösung von bestimmter Stärke in das Glas tarirt. Sind noch andere Flüssigkeiten, *Tinct. Opii* oder ähnliche starke Arzneikörper, nach Tropfenzahl verschrieben, so gehen dieselben noch vor.

Bekanntlich enthält der officinelle *Liquor Kali carbonici* $1/3$ *Kali carbonicum*, der *Liquor Ammonii carbonici* $1/6$ *Ammonium carbonicum*; man tarirt also vom ersteren das dreifache, vom letzteren das sechsfache Gewicht in das Glas ab. *Natrum carbonicum crystallisatum* wird in reinen Krystallen abgewogen und in der ganzen Menge des Wassers gelöst. Nun werden die übrigen Ingredienzien, unter anderen auch der Syrup ins Glas tarirt, Salze im Wasser gelöst und das Wasser ins Glas gegeben und Alles durch Schütteln innig gemengt. Es fehlt nur noch die Säure, die in den meisten Fällen *Acetum vini* ist. Das Glas wird zuerst wohl verstopft in ein Gefäss mit frisch gepumptem Wasser fünf Minuten lang hineingestellt, damit es möglichst abkühle. Man tarirt oder mensurirt nun die Säure ab und nimmt das Glas wieder aus dem Wasser. Nachdem der Stopfen weggenommen ist, giesst man den Essig langsam an dem Glase herunter, so dass er sich möglichst wenig mit der Flüssigkeit vermische, und setzt augenblicklich den Stopfen wieder fest auf, den

492 Dritter Abschnitt. Receptirkunst und Geschäftsführung.

man mit einem Champagnerknoten, dessen Anfertigung oben gelehrt worden ist, befestigt.

Man lässt nun das Glas eine Zeit lang ruhig stehen und bewegt es allmälig leise im Kreise herumdrehend, damit sich die beiden Flüssigkeiten vermischen. Auf diese Weise kann man eine solche Menge Kohlensäure ganz gefahrlos an das Wasser binden, die bei stürmischem Schütteln die Flasche zersprengt haben würde. Immer aber muss das Glas zu den stärksten gehören, die man von der Glashütte erhalten kann. Es werden jetzt von den Glashütten eigene Gläser unter der Benennung „Doppeltglas" angefertigt, von denen man für gleichen Preis $1/4$ an Zahl weniger erhält, als von gewöhnlichem Glase. In Ermangelung solcher Gläser bedient man sich auch steinerner Krügelchen, die noch stärker sind, oder kleiner Schoppenflaschen.

Beim Oeffnen des Glases hat man nur den Bindfaden durchzuschneiden und seitlich etwas an den Kork zu drücken, wodurch dieser mit lebhaftem Knalle aus der Flasche an die Decke fliegt. Die Flüssigkeit geräth in ein leichtes Aufwallen, wobei ein zarter Nebel, wie aus dem Halse einer Champagnerflasche, aufsteigt. Im silbernen Löffel perlt die Flüssigkeit sehr stark und bedeckt den ganzen Boden mit erbsengrossen Gasblasen. Man muss die Leute, welche die Arznei abholen, darauf vorbereiten und belehren, dass sie die Arznei nicht schütteln sollen, wohl aber in kaltes Wasser stellen. Auch wird in manchen Apotheken im Sommer häufig das Glas in Löschpapier eingeschlagen und damit in kaltes Wasser getaucht abgegeben.

Ueber diese Bereitungsart der Saturationen ist von Herrn Dr. du Menil[*]) eine Discussion erhoben worden, worin er mit ganz und gar unhaltbaren Gründen die Zwecklosigkeit dieser Methode, ja die Zwecklosigkeit der Saturationen überhaupt beweisen will. Es hiesse die offenbarsten Thatsachen läugnen, so etwas behaupten zu wollen. Seit dieser Zeit hat die praktische Medicin den Saturationen eine noch weit grössere Bedeutung geschenkt und die Anwendung hat sich vervielfacht. Ich halte es deshalb auch im Lehrbuche für ganz überflüssig, noch einmal auf abgethane[**]) Sachen zurückzukommen. Für diejenigen, welche an Autoritäten hangen, führe ich noch an, dass Riverius selbst in seinen Schriften von dieser Potio sagt „haustus effervescens sumatur", und das wäre doch wohl deutlich genug für Jemand, der wissen möchte, wie der ursprüngliche Erfinder die Sache genommen habe.

Einige Specialitäten, welche bei Saturationen vorkommen können, und die auch dem Arzte zu wissen nützlich sind, mögen hier ihren Platz finden.

Ist zu viel Substanz und zu wenig Wasser verschrieben, so kann nicht alle Kohlensäure gebunden bleiben und man muss einen Theil entweichen lassen. 1 Drachme *Kali carbonicum* giebt 6 Unzen einer

---
*) Archiv der Pharm. 51, — 29. **) Archiv der Pharm. 53, 44.

## Fünftes Kapitel. Saturationen.

ganz gesättigten Flüssigkeit. Es darf nicht die geringste Menge Kohlensäure entweichen. Von *Ammonium carbonicum* genügen 2 Scrupel für 6 Unzen Flüssigkeit. Von allen destillirten Wässern eignet sich *Aqua Menthae piperitae* am besten zu Saturationen; es nimmt die Kohlensäure selbst leichter als reines Wasser auf; vielleicht weil es keine atmosphärische Luft enthält. Als Beispiele, wie Saturationen richtig zu verordnen sind, können folgende dienen:

*Rec. Tinctur. Opii croc. Gutt. decem,*
*Syrupi simpl. Unc. semis,*
*Liquoris Kali carbonici Dr. tres.*
*Aquae Menthae piper. Unc. tres;*
*hoc ordine in vitro mixtis adde*
*Aceti crudi Unc. duas.*
*Vitrum extemplo obturatum sensim agitetur.*

oder: *Rec. Tincturae (cujusvis) Dr. semis,*
*Aquae Laurocerasi Scrup. duos,*
*Syrupi simpl.,*
*Liquoris Ammon. carbon. an Unc. semis,*
*Aquae Melissae Unc. tres,*
*Aceti crudi Unc. unam.*
*Hoc ordine caute in vitro forti misce, carens ne gas avolet.*

In dieser Formel ist absichtlich etwas *Ammonium carbonicum* im Ueberschuss, um zugleich diaphoretisch zu wirken.

### Potio Riverii.

*Rec. Liquoris Kali carbonici Dr. tres,*
*Aquae communis Unc. quatuor,*
*in vitro mixtis adjice*
*Acidi citrici pulv. Scrup. duos*
*antea in Aquae communis Uncia una solutos.*

Die Bestimmung derjenigen Mengen von Säuren und Alkalien, welche sich wechselseitig genau zersetzen, wäre eine blosse Berechnung, wenn alle Substanzen in chemisch reinem Zustande, und mit dem richtigen Wassergehalte in der Officine vorhanden sein könnten. Es ist aber unmöglich, dass die Stoffe absolut chemisch rein sind, weil sie zu dem Zwecke, wozu sie gebraucht werden, auch nicht chemisch rein zu sein brauchen, besonders aber weil der Wassergehalt der zerfliesslichen Salze mit der Zeit wächst, wenn die Gefässe öfter geöffnet worden sind. Man kann deshalb nicht erwarten, dass bei den *ex tempore* vorzunehmenden Saturationen eine vollkommene Neutralisation stattfinde. Glücklicher Weise ist dies aber auch nicht nöthig, ja sogar eine vollständige Sättigung gegen den Zweck der Arznei; denn in diesem Falle bleibt nur so viel Kohlensäure gelöst, als die salz- und syruphaltige Flüssigkeit gelöst halten kann, und dies ist in jedem Falle weniger als in reinem Wasser.

Um diesem Uebelstande zu entgehen, hat Gräger*) vorgeschlagen, nur die Hälfte der bisher angewendeten Menge Säure zuzusetzen, in welchem Falle die ganze Menge der Kohlensäure in der Saturation bleibt. Ich habe diesen Vorschlag einer Prüfung unterzogen, da er Vieles für sich zu haben scheint, und schiesslich meine frühere Methode danach etwas abgeändert.

Wenn man nur die Hälfte der zur Sättigung nöthigen Menge Säure zufügt, so entsteht bei tüchtigem Umschwenken des Glases während der Mischung doppelt kohlensaures und pflanzensaures Alkali, und es theilt sich das Alkali unter diesen beiden Säuren zu gleichen Theilen. Ist aber bei der Vermischung nicht tüchtig umgeschwenkt worden, so waltet zeitweise die Säure in einzelnen Schichten des Gemisches vor, es entweicht etwas Kohlensäure, und in anderen Schichten bleibt eine Portion einfach kohlensaures Alkali übrig. Die Arznei erhält dadurch einen laugenhaften, sehr widerlichen Geschmack. Verfährt man aber ganz richtig beim Mischen, so hat man nur doppelt kohlensaures Alkali, und es ist kein Grund vorhanden, warum man nicht dieses geradezu verordnete. Allein auch das doppelt kohlensaure Kali und Natron hat einen noch sehr merkbaren laugenhaften Geschmack, der nur durch eine gewisse Menge ganz freier Kohlensäure verdeckt wird. Ich zog es demnach vor, einen grösseren Theil des Alkalis zu sättigen, als Gräger vorschlägt, jedoch einen kleineren, als ich früher in meinen Tabellen angegeben habe. Diese Modification verdanke ich dem Vorschlage des genannten Gelehrten.

Wenn man 1 Drachme *Kali carbon. c Tartaro* in 2 Unzen Wasser löst, und die zur vollständigen Sättigung nöthige Menge Weinsteinsäure (55 Gran) ebenfalls in 2 Unzen Wasser löst, und letztere unter Umschütteln allmälig ganz zusetzt, so findet ein sehr starkes Aufbrausen statt; man muss mehrmals Kohlensäure entweichen lassen, und zuletzt hat man nur etwas gelöste Kohlensäure, aber keine Spur doppelt kohlensauren Alkalis mehr übrig. Der Geschmack ist angenehm, allein die Flüssigkeit steht nach dem Oeffnen des Glases schnell ab.

Wenn man statt 55 Gran nur $3/4$ dieser Menge, also 41 Gran, oder der Kürze halber 2 Scrupel Weinsteinsäure nimmt, so lässt sich fast die ganze Menge der Säure ohne Aufbrausen zusetzen; nur gegen Ende findet ein leichtes Aufbrausen statt, welches man durch schnelles Aufsetzen des Stopfens ohne Gefahr hemmen kann. Beim Oeffnen des Glases findet kein Ueberlaufen und Spritzen statt, sondern nur ein leichter Knall, und die ganze Flüssigkeit entwickelt Perlen von Kohlensäure. Der Geschmack ist angenehm und gar nicht laugenhaft.

Wenn man endlich nach Gräger nur $27 1/2$ Gran Weinsteinsäure zusetzt, so treten die oben beschriebenen Erscheinungen ein. Durchaus kein Aufbrausen und deutlich laugenhafter unangenehmer Geschmack. Es lag sonach das günstigste Verhältniss in der Mitte, und ich habe die

---
*) Archiv der Pharm. 55, 159.

Fünftes Kapitel. Saturationen. 495

Tabelle deshalb so eingerichtet, dass die Säure überall ³/₄ des Alkalis sättigt. Um aber diese Quantität kennen zu lernen, muss man diejenige ermitteln, welche das Alkali vollkommen sättigt. Statt der früher angewendeten Analysen habe ich es vorgezogen, directe Sättigungsversuche nach den Regeln der Alkalimetrie anzustellen, um aus diesen auf dem einfachsten Wege die nöthigen Data abzuleiten. Die Stoffe wurden so genommen, wie sie gewöhnlich vorräthig sind, und denselben weder eine grössere Reinheit noch grössere Trockenheit gegeben, als sie bei der gewöhnlichen Darstellungsart erhalten. Die Thatsachen, worauf die Sättigungstabelle gegründet ist, sind folgende:

10 Grm. *Kali carbon. e Tartaro*, staubig trocken mit Lackmustinctur versetzt, forderten zur vollständigen Sättigung 9,27 Grm. *Acidum tartaricum*.

Eine Drachme oder 60 Gran erfordern demnach zur Sättigung 55,62 Gran *Acid. tartar.*, und zur officinellen Saturation würden ³/₄ dieser Zahl oder in runder Zahl 40 Gran anzuwenden sein.

10 Grm. desselben *Kali carbon. e Tartaro* erforderten 9,33 Grm. *Acidum citricum*. Um zu sehen, ob diese Säure frei von Weinsteinsäure sei, wurde zu dem neutralen Salze noch eben so viel Citronensäure zugesetzt. Es entstand aber selbst nach langer Zeit und Schütteln keine Spur eines Niederschlages. Die Säure war also ganz rein. 60 Grm. *Kali carbon*. haben also 55,98 oder 56 Gran zur Sättigung nöthig, und zur officinellen Saturation würden 42 Gran zu nehmen sein.

10 Grm. *Natrum carbon. cryst.* erforderten 4,98 Grm. *Acidum tartaricum*; dies macht auf 60 Gran 30 Gran, und zur officinellen Saturation 22 Gran.

10 Grm. *Natrum carbon. cryst.* erforderten 5 Grm. *Acid. citricum*; auf 60 Gran also 30 Gran, und zur Saturation 22 bis 23 Gran.

10 Grm. *Natrum bicarbon.* erforderten 9,19 Grm. *Acidum tartaricum*; also auf 1 Drachme kommen 55 Gran, und zur officinellen Saturation in runder Zahl 40 Gran.

10 Grm. frisch gepresster und filtrirter *Succus Citri* erforderten 10,5 Cubikcentimeter Probeammoniak (1 Atom oder 17 Grm. in 1 Litre) zur Sättigung; von zwei anderen Citronen 9 und 9,1 CC. desselben Ammoniaks, also durchschnittlich 10 CC.

10 Grm. krystallisirte Citronensäure erforderten 143 CC. desselben Ammoniaks zur Sättigung. Demnach enthält der frische Citronensaft $\frac{10 \cdot 100}{143} = 7\%$ krystallisirte Citronensäure. Nun gebraucht man, um 1 Drachme *Kali carbon.* officinell in Saturation zu verwandeln, 42 Grm. *Acidum citricum*, also an *Succus* $\frac{42}{7} \cdot 100 = 600$ Gran oder 10 Drachmen.

Der Citronensaft war in der ersten Auflage dieses Werkes nach

496 Dritter Abschnitt. Receptirkunst und Geschäftsführung.
einer ganz falschen Angabe der fünften Ausgabe der preussischen Pharmacopoe in Stärke gleich dem destillirten Essig angenommen, nämlich dass 3 Unzen des Saftes für 1 Drachme *Kali carbon.* erforderlich seien. Der Saft ist jedoch nicht so schwach an Säure.

Die Stärke des *Acetum crudum* steht durch eine Vorschrift der Pharmacopoe fest, nämlich dass 6 Theile desselben gerade 1 Theil *Liq. Kali carbon.* sättigen. Von einem solchen Essig wären zu einer guten Saturation $13^1/_2$ Drachmen zu nehmen. Stellen wir nun diese Resultate tabellarisch zusammen.

Zur Bereitung einer guten Saturation, unter Voraussetzung, dass $^3/_4$ des Alkalis gesättigt werden, sollen zu den einzelnen

1 Drachme *Kali carbonicum e Tartaro*
    40 Gran *Acidum tartaricum*,
    42 Gran *Acidum citricum*,
    $13^1/_2$ Drachmen *Acetum crudum*,
    10 Drachmen *Succus Citri*,
1 Drachme *Natrum bicarbonicum*
    41 Gran *Acidum tartaricum*,
    43 Gran *Acidum citricum*,
    $13^1/_2$ Drachmen *Acetum crudum*,
    10 Drachmen *Succus Citri*,
1 Drachme *Natrum carbonicum cryst.*
    22 Gran *Acidum tartaricum*,
    23 Gran *Acidum citricum*,
    7 Drachmen *Acetum crudum*,
    $5^1/_2$ Drachmen *Succus Citri*,
1 Drachme *Ammonium carbonicum*
    60 Gran *Acidum tartaricum*,
    63 Gran *Acidum citricum*,
    20 Drachmen *Acetum crudum*,
    15 Drachmen *Succus Citri*,

Bei Saturationen wird immer das Alkali verschrieben und die Säure nach Bedürfniss genommen. Wäre aber die Säure auf dem Recepte in Gewicht angegeben, dagegen das Alkali nach Bedürfniss zu nehmen, so kann man das Verhältniss leicht aus der obigen Tabelle durch eine Proportion berechnen. So würde z. B. 1 Drachme *Acidum tartaricum* 90 Gran *Kali carbonicum e Tartaro*, 60 Gran *Ammon carbon.*, 164 Gran *Natrum carbon. cryst.* erfordern; 1 Drachme *Acidum citricum* würde 86 Gran *Kali carbon.* 157 Gran *Natrum carbon. cryst.*; ferner 1 Unze *Acetum crudum* würde 36 Gran *Kali carbon.*, 1 Unze *Succus Citri* 48 Gran *Kali carbon.* erfordern. In keinem Falle darf man aber das Alkali der Säure zufügen, sondern immer die Säure dem Alkali; aus welchem Grunde man die Menge des Alkalis im Voraus wissen muss. Jedoch sehr selten wird diese fehlerhafte Art des Verschreibens vorkommen, weshalb die Berechnung einer zweiten Tabelle für die Säure als Einheit ganz überflüssig ist.

## Fünftes Kapitel. Saturationen.

Wenn man die Bedeutung der Saturation richtig erkennt, als einer zugleich von Kohlensäure begleiteten Form der Arznei, so wird man am zweckmässigsten doppelt kohlensaure Alkalien dazu verwenden. Und hier eignet sich kein Salz besser, als das doppelt kohlensaure Natron, weil es in gleicher Gewichtsmenge die meiste Kohlensäure enthält und die am mildesten schmeckenden Salze giebt. Die alte Form des Riveri'schen Trankes rührt aus der Zeit her, wo die Kalisalze bekannter und zugänglicher waren als die Natronsalze. Jetzt, wo das letztere Verhältniss umgekehrt eingetreten ist, besonders aber innere Gründe für das Natron sprechen, würde es zweckmässig sein, die Formeln der Saturationen zu vereinfachen, und vorzugsweise das doppelt kohlensaure Natron und das zweidrittel kohlensaure Ammoniak anzuwenden. In den meisten Fällen ist die Gegenwart des neugebildeten Salzes Nebensache, und es handelt sich nur um die Kohlensäure. Wir wollen deshalb die kleinstmögliche Menge des Salzes suchen, welches zur Sättigung einer gewissen Menge Flüssigkeit eben hinreicht, da der Arzt, wenn er grössere Mengen Salz haben will, dieselben ja direct zufügen kann. Wenn aber der Kohlensäure erfahrungsmässig eine so grosse Bedeutung zugeschrieben werden muss, so ist es eine unangenehme Wahrnehmung, dass bei der bestbereiteten Saturation nur die erste herausgenommene Portion wirklich ganz gut ist, die späteren aber nach Oeffnung des Glases bedeutend fader und schwächer sind. Wir wollen deshalb unsere Aufmerksamkeit zugleich auf Herstellung eines leicht zu beschaffenden Gefässes richten, welches erlaubt, die ganze Menge der Flüssigkeit aus dem Gefässe herauszunehmen, ohne dasselbe eigentlich zu öffnen. Um dies zu erreichen, muss das Gas durch seinen eigenen Druck die Flüssigkeit aus dem Gefässe entleeren. Fig. 396 (a. f. S.) zeigt ein starkes Arzneiglas von 4 bis 6 Unzen Inhalt, durch dessen Stopfen luftdicht eine Glasröhre mit Hahn geht. Die Röhre reicht fast bis an den Boden des Glases. Der Stopfen ist mit einem Champagnerknoten festgebunden. Die Entleerungsröhre mit Hahn könnte auch aus Zinn gemacht sein. Sobald man den Hahn dreht, schiesst die Flüssigkeit mit grosser Gewalt aus der Röhre aus.

Eine andere Form ist in Fig. 397 (s. f. S.) dargestellt. Eine zinnerne Röhre mit Kautschukventil geht durch den Kork. Dieser wird durch Bindfaden oder eine Schraubenvorrichtung auf das Glas befestigt. Die Construction des Auslassventils ist in Fig. 398 (s. f. S.) dargestellt. Das Ventil ist im oberen Theile der Röhre enthalten. Unter der Ausflussröhre $a$ ist eine Verengerung der Röhre, gegen welche das Ventil, das mit Scheibchen von vulkanisirtem Kautschuk gefüllt ist, andrückt. Der metallene Stiel des Ventils ragt oben heraus und wird durch eine starke Spiralfeder mit Kraft in die Höhe gezogen. Damit oben keine Flüssigkeit entweiche, ist der Theil der Röhre oberhalb $a$ mit einem durchbohrten Korke oder Kautschukscheibchen gefüllt und mit einem losen Blättchen $c$ bedeckt. Die innere Spannung des Gases drückt das Ventil noch um so stärker gegen seinen Schlussring. Drückt man mit

498 Dritter Abschnitt. Receptirkunst und Geschäftsführung.

dem Daumen den angeschraubten Knopf *d* des Ventils nieder, so entsteht eine Spalte zwischen dem Ventil und dem inneren Rande der Röhre, und

Fig. 398.        Fig. 396.        Fig. 397.

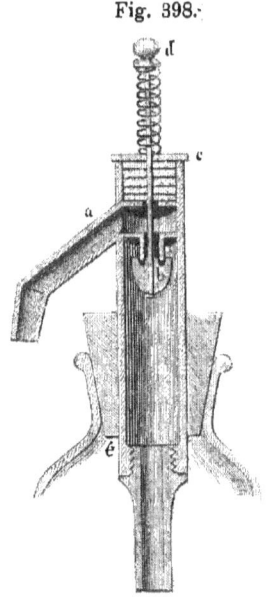
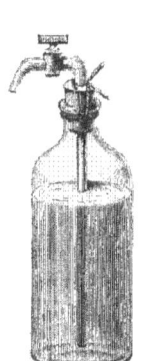
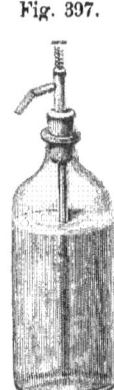

Details des Ventils.     Saturationsglas mit Hahn.   Saturationsglas mit Ventil.

die Flüssigkeit wird mit grosser Gewalt ausgetrieben. Man hält ein kleines Gläschen oder einen Löffel unter, um die Flüssigkeit aufzufangen. Hört man mit dem Drucke auf, so schliesst sich das Ventil, der Ausfluss hört auf, und der Rest der Flüssigkeit bleibt mit Gas gesättigt.

Innerhalb des Glases, worin die Arznei ist, bei *c*, kann die Röhre verengt, und dieser engere Theil durch eine Schraube an den weiteren befestigt werden. Es hat dies den Vortheil, beim Einsetzen des Ventils leichter die kleine Oeffnung finden zu können. Sollte sich etwas in das Ventil gesetzt haben, so kann man es leicht reinigen. Nachdem man die ganze Röhre mit Kork abgenommen hat, schraubt man das Knöpfchen *d* ab, indem man den dünnen Stiel zwischen den Spiralen des Drahtes mit einer kleinen Zange festhält. Das Ventil fällt nun unten heraus, die Spirale und das Blättchen *c* bleiben lose in der Hand. Man spült das Ventil ab, setzt es von unten bei *e* wieder ein, schiebt die Kautschukscheibchen zwischen *a* und *c* über den Stift, setzt das Scheibchen und die Spirale über, fasst den dünnen Ventilstiel mit einem Zängelchen und schraubt endlich den Knopf *d* wieder auf.

Viel einfacher wird die ganze Vorrichtung, wenn man sie umkehrt, und die Flüssigkeit unten ausfliessen lässt. Der Ausflusshahn kann durch einen Kork und Champagnerknoten befestigt oder durch einen anderen passenden Kautschukverschluss ersetzt sein. Das Glas wird in einem passenden Gestelle aus grün lackirtem Blech abgegeben.

## Fünftes Kapitel. Saturationen.

Man sieht das Glas allein in Fig. 399. In der blechernen Büchse Fig. 400 ist auf passender Höhe ein Lager angebracht, worauf die Arzneiflasche mit ihren Schultern verkehrt ruht. Der Hahn geht durch einen seitlichen Spalt, welcher zugleich erlaubt, zu sehen, wie viel Flüssigkeit noch in der Flasche ist. Die Büchse ist oben durch einen Deckel mit Bajonetschluss geschlossen und schützt so gegen die Wirkungen einer möglichen Zersprengung des Glases.

Ich habe nun noch die gewerbliche Behandlung dieses Gegenstandes und die Bereitung dieser Saturationen zu besprechen. Die Officin besitzt je nach der Ausdehnung ihrer Geschäfte einen bis sechs oder sieben solcher Apparate zu Saturationen von 4 und 6 Unzen. Den soliden Kundschaften werden die Arzneien mit dem Apparate verabreicht, letzterer aber wieder zurückgenommen und auf dem Recepte nur ein weisses Glas neben den Stoffen und der Arbeitstaxe für die Saturation berechnet. Da die Arzneigläser den Patienten immer ganz werthlos sind und meistens von den Dienstboten gebraucht oder verkauft werden, so hat hier der Patient und der Apotheker gleichzeitig Nutzen; der Patient, indem er seine Arznei bis auf den letzten Tropfen in höchster Güte besitzt, und der Apotheker, indem bei einigermassen lebhaftem Betrieb die ersparten weissen Gläser die Zinsen der höheren Anlage für die Apparate reichlich decken. Aus diesem Grunde müssen die Apparate solid gearbeitet sein, und insbesondere sehr starke Gläser enthalten. Dies ist um so leichter auszuführen, als dieselben Gläser immer im Gebrauch bleiben. Die Saturation wird sehr gleichmässig bereitet erscheinen, da man sich trockener Salze zu ihrer Darstellung bedienen kann, welche sich in bestimmten Mengen leicht abwiegen lassen.

Bei der Praxis auf das Land und bei solchen Kunden, die man nicht als zuverlässig kennt, muss es bei der gewöhnlichen Verabreichung in einfach verkorkten Flaschen bleiben.

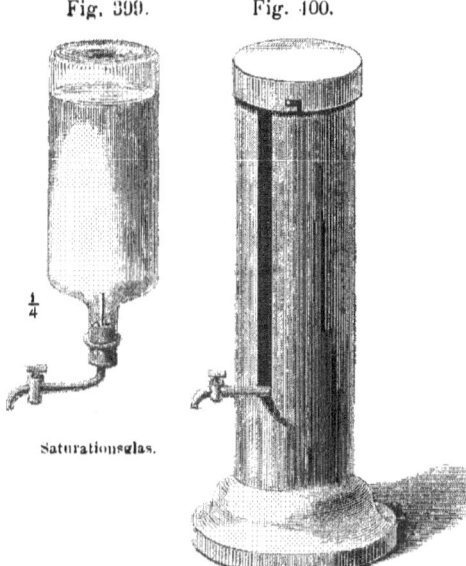

Fig. 399. Saturationsglas.

Fig. 400. Saturationsglas im Gestell.

Es ist anzunehmen, dass eine Saturation niemals einen Niederschlag oder ein beigemengtes Pulver enthalte, sondern eine ganz klare Flüssigkeit vorstelle. Das Entgegengesetzte muss als ein ganz fehlerhaftes Verfahren bezeichnet werden. Auch werden sich die Herren Aerzte dazu leicht verstehen, die Saturationen in bestimmten Mengen von 4, 6 oder 8 Unzen zu verschreiben, damit man dafür bestimmte Grössen der Apparate haben könne. Ich habe nun mit dem Apparat Fig. 396 und 397 Versuche darüber angestellt. Das Glas fasste 5 Unzen Wasser und es wurden 4 Unzen hineingebracht, so dass leerer Raum für 1 Unze vorhanden war. Bei Anwendung von $1/2$ Drachme doppelt kohlensaurem Natron und 1 Scrupel Weinsteinsäure wurde die Flüssigkeit nicht ganz herausgetrieben. Wurden dagegen 2 Scrupel doppelt kohlensaures Natron und $1/2$ Drachme Weinsteinsäure genommen, so wurde der letzte Tropfen mit grossem Geräusche ausgetrieben. Man kann also festhalten, dass für eine flüssige Arznei von 4 Unzen Volum die letztgenannten Mengen genügen. Enthält die Arznei viel Syrup, spirituöse Tincturen oder Salze, so wird auch wohl die erstgenannte Menge ausreichen.

Für eine Arznei von 6 Unzen Volum genügen 1 Drachme doppelt kohlensaures Natron und 2 Scrupel Weinsteinsäure, um den letzten Tropfen mit Geräusch zu entleeren. Wenn demnach der Arzt eine Arznei im kohlensauren Zustande verordnen will, und derselbe nicht einen besonderen Werth auf die zu bildenden Salze legt, ebenso aber auch die sehr kleine Menge von gebildetem weinsteinsauren Natron nicht fürchtet, so verordnet er seine Arznei ohne Rücksicht auf das Gewicht der Substanzen zur Saturation, und fügt nur unten hinzu: *saturetur acido carbonico ope natri bicarbonici;* wo alsdann der Apotheker nach vorheriger Genehmigung des Arztes die Kohlensäureentwickelung und Bindung in der Arznei selbst vornimmt, und diese mit dem Apparate verabreicht. Der Arzt hat bei Verschreibung der Saturation nur die allgemeinen Regeln, die auch bei den gewöhnlichen Saturationen gelten, zu beachten, nämlich dass er keine freien Säuren, keine ammoniakalischen oder alkalischen Stoffe, keine Pulver, keine gefärbten Pflanzensyrupe und nicht zu viel Syrup zusetze. Mit Beachtung dieser Umstände ist er in seiner Verordnung ganz frei, ja viel freier als sonst, denn er kann Infusionen und Decocte saturiren lassen, und braucht nicht wie sonst, auf das Gewicht des zuzusetzenden Essigs Rücksicht zu nehmen. Der Apotheker hat die Verordnung in der folgenden Art auszuführen. Er bereitet die ganze Arznei nach dem Recepte und bringt sie in das Saturationsglas, stellt dieses in frisches Brunnenwasser, um es vollständig abzukühlen, dann füllt er, wenn die Arznei 6 Unzen Flüssigkeit beträgt, eine Drachme trockenes gepulvertes doppelt kohlensaures Natron in die Flasche und lässt es zu Boden sinken, darauf bringt er zwei Scrupel Weinsteinsäure in ganzen Krystallen in die Flasche, verstopft und verbindet die Flasche dicht und legt sie auf die Seite in eine Schüssel mit kaltem Wasser. Die Flüssigkeit bildet dann die grösste Oberfläche zur Ab-

## Fünftes Kapitel. Saturationen.

sorption. Man sieht im Innern die Gasentwickelung vor sich gehen. So lange sie thätig ist, lässt man ruhig liegen, indem die Absorption eine gewisse Zeit erfordert. Nach einiger Zeit bewegt man die Flasche leise, um die auf dem Boden liegenden Pulver und Krystalle zu bewegen, bis sich Alles gelöst hat. Er setzt dann die Flasche in das lackirte Gestell und hält sie kühl bis zum Abgeben.

Ein wesentlicher Einwand, der gemacht werden wird, besteht darin, dass die luftdichte Befestigung des Korkes eine schwierige Sache ist und die Geschicklichkeit und Sorgfalt der meisten Receptarien bei Weitem übersteigt, und dass die Korke durch den Gebrauch weich werden und ihre Erneuerung Mühe macht. Ich gebe dies zu und habe den Apparat so einfach construirt, um seine Anschaffungskosten nicht so sehr zu erhöhen. Allein dem Uebelstande lässt sich vollständig abhelfen. Die Gaskrüge haben gezeigt, wie man mit grosser Solidität einen vollkommen luftdichten Schluss mit Kautschuk selbst für ganz ungeübte Hände darstellen könne. Es bleibt also noch übrig, den Saturationsgläsern diese höhere Vollendung zu geben, und endlich auch die Saturation mit reinem kohlensaurem Gase, ohne ein Salz hinzuzubringen, zu bereiten.

Den Schluss der Flasche habe ich bis jetzt schon in sehr solider Weise in der folgenden Art (Fig. 401) bewirkt.

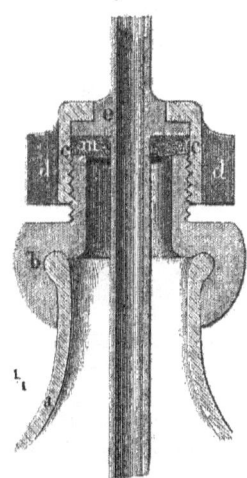

Ueber den Hals der Flasche $a$ wird ein Kopf von Zinn $b$ gegossen, und oben ein Schraubengewinde daran gedreht. Eine Ueberwurfschraube $cc$ mit Flügeln $dd$ zum Drehen presst die Röhre mit ihrem Ansatz $e$ auf die Kautschukscheibe $m$, welche dadurch den Schluss gegen die hohe Kante der unteren zinnernen Schraube giebt. Wenn man nun statt des Drehhahns, der sehr leicht rinnt, ein Ventil oder den unten zu beschreibenden Druckhahn anwendet, so kann diese Flasche als fertig betrachtet werden.

Dies führt uns zur Beschreibung der Gaskrüge, welche, in Frankreich und Belgien erfunden, eine grosse Verbreitung in Deutschland gefunden haben. Würde man diese Krüge in etwas kleinerer Gestalt darstellen, so würden sie sich ohne Weiteres eignen, Arzneien von 8 bis 10 Unzen Volum mit kohlensaurem Gase zu sättigen, und in jeder Hand eine gleich gute Arznei zu liefern.

Der Gaskrug dient dazu, kohlensaures Wasser und künstliche Mineralwässer sich selbst zu bereiten. Es findet in demselben die Gasentwickelung und Gasverschluckung in einem Gefässe, aber in verschiedenen Räumen statt. Die erste Idee zu dieser Operation rührt von Chaussenot in Paris her. Die Beschreibung findet sich im *Bulletin de la Société d'encouragement*, und ist daraus in Dingler's polytechn. Journal Bd. 64, S. 353 und in die Annalen der Pharmacie Bd. 23, S. 343 übergegangen. Der Apparat hat mannigfaltige Veränderungen in Substanz und Form erlitten, und wird jetzt in einer wirklich sehr guten Beschaffenheit in den Handel gebracht. Das kohlensaure Wasser, von den Engländern Sodawasser genannt, obgleich keine Spur Soda darin ist, hat sich zum Rang eines täglichen Bedürfnisses erhoben, und ist in Verbindung mit Arzneistoffen eines der wirksamsten Arzneimittel geworden. Die Entwickelung der Kohlensäure geschieht noch, wie anfangs, aus doppelt kohlensaurem Natron und Weinsteinsäure.

Dieser Apparat, Fig. 402, ist eine starke, aus Steingut geformte Flasche, deren Inneres, wie dies Fig. 403 im Durchschnitt zeigt, durch

Fig. 402.           Fig. 403.

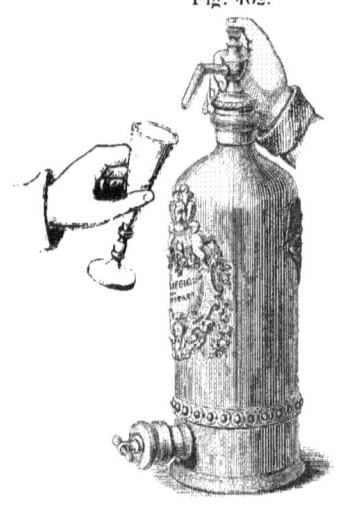
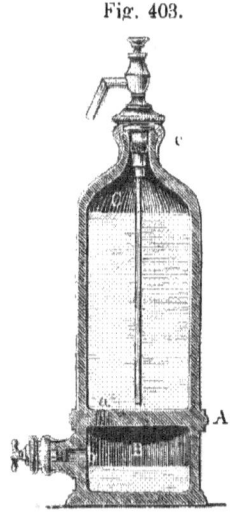

G Liebig's Gaskrug.      Derselbe im Durchschnitt.

den Zwischenboden $A$ in zwei Abtheilungen $B$ und $C$ getheilt ist, wovon die obere $C$ etwa $1\frac{1}{4}$ bis $2\frac{1}{2}$ preuss. Mass Flüssigkeit fasst, ohne ganz davon erfüllt zu sein, die untere $B$ aber nur etwa $\frac{1}{4}$ bis $\frac{1}{2}$ Pfd. Wasser aufnimmt.

Der untere Raum $B$ ist der Kohlensäuregenerator; er wird gefüllt durch die Oeffnung $b$, und diese dann verschlossen durch den Zinnpfropfen, Fig. 404. — Dieser Stopfen ist ein solider Körper von Zinn, $A$, der mittelst einer Bajonetschloss-Einrichtung im Halse der Oeffnung $b$ befestigt wird. In den Körper des Stopfens $A$ ist eine Falz vertieft, in der Weise, wie dieses die Zeichnung angiebt, worin ein Ring von vulkanisirtem Kautschuk $G$ liegt. Ueber diesem Kautschukringe befindet sich ein

Fünftes Kapitel. Saturationen. 503

zinnerner Reif $B$, von der in der Zeichnung angegebenen Form, der sich auf dem vierseitigen Theile $A$ des Zinnkörpers rück- und vorwärts bewegen, aber nicht drehen kann. Derselbe dient eines Theils zum Befestigen der ganzen Vorrichtung in den Oeffnungen des Apparates, anderen Theils als feste Widerlage, gegen welche sich beim Drehen der Schraubenmutter $C$ der Kautschukring $G$ presst, indem durch dieses Drehen der Schraubenmutter, die auf einem in den oberen Theil des Körpers $A$ eingeschnittenen Gewinde geht, ein Anziehen des ganzen Körpers $A$ und zunächst des Gummiringes $G$, gegen den in dem Bajonetschloss feststeckenden Reifen $B$ veranlasst wird; dadurch wird das Gummi fest gegen die Wände des Halses gepresst und der hermetische Verschluss bewerkstelligt. — Der Boden $A$, Fig. 403, welcher den inneren Flaschenraum $C$ von $B$ trennt, ist bei $a$, wie dies in der Zeichnung durch die schwarzen Linien angedeutet ist, durch einige ganz feine Haarröhrchen-Oeffnungen durchbrochen, welche der in $B$ entwickelten Kohlensäure als Ausweg dienen. Der über $A$ befindliche Raum $C$ ist zur Aufnahme der Flüssigkeit bestimmt, die darin mit Kohlensäure gesättigt werden soll. — Dieses Gas dringt durch die kleinen Oeffnungen bei $a$, und nimmt seinen Weg durch die ganze Höhe der in $C$ befindlichen Flüssigkeit, während andererseits von der Flüssigkeit in $C$ nichts durch diese Röhrchen nach $B$ fliesst, eines Theils wegen der Enge der Röhren, anderen Theils wegen des in $B$ herrschenden grösseren Druckes, so dass also in $C$ eine Flüssigkeit mit Kohlensäure imprägnirt werden kann, ohne mit den Ingredienzien zur Kohlensäureentwickelung sich zu vermischen. — Der eigentliche Hals der Flasche $c$ wird nun durch eine Vorrichtung geschlossen, die ebenfalls aus Zinn besteht, und bestimmt ist, die mit Kohlensäure imprägnirte Flüssigkeit aus $C$ ausfliessen zu lassen. Diese Vorrichtung zeigt Fig. 403 bei dem vollständig hergerichteten Apparate, Fig. 405 (s. f. S.), etwa in wirklicher Grösse und im Durchschnitt. Der Theil $A$ ist ganz analog dem vorher beschriebenen Zinnpfropfen, Fig. 404, und wird auch auf die nämliche Weise in den Hals der Flasche eingesetzt und luftdicht befestigt. Der Unterschied zwischen diesem und jenem besteht darin, dass dieser (Fig. 405) nach oben in den urnenartig geformten Theil ausgeht, während jener mit einer Handhabe zum Umdrehen versehen ist; dieser seiner ganzen Länge nach eine Durchbohrung hat, während sie jenem fehlt. Diese Durchbohrung bildet im Innern des Zinnkörpers drei weitere Räume $a$, $e$ und $k$, die durch zwei engere mit einander verbunden sind. Unten an den Hohlraum $a$ ist das

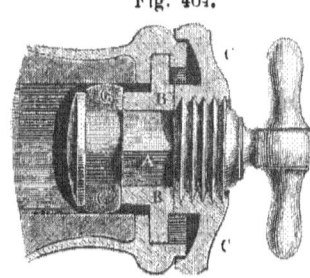

Fig. 404.

Schluss der unteren Oeffnung.

504 Dritter Abschnitt. Receptirkunst und Geschäftsführung.

zinnerne Rohr $F$, Fig. 405, geschraubt, das fast bis auf den durchlöcherten Boden $A$, Fig. 403, der Flasche reicht. Auf dem Ende, mit dem dieses Rohr in den Hohlraum $a$ des Stopfens hineinragt, ruht eine starke Spiralfeder, die gegen das Ventil $V$, und dieses gegen den kleinen, röhrenförmigen Fortsatz des in die Urne $c$ führenden Canals drückt. Dieses Ventil ist ein kleiner Zinnkörper mit einem Stiele, ebenfalls von Zinn; der letztere geht durch den Canal in die Urne und wird unten, wo sich das eigentliche Ventil $V$ gegen den in die Urne führenden Canal presst, von einem kleinen Kautschukringe umschlossen, der gegen den kleinen, röhrenförmigen Ansatz des Canals gedrückt wird, und dadurch einen luftdichten Verschluss bewirkt. Auf das obere Ende des Ventilstieles drückt von oben ein an dem Knopfe $K$ befestigtes Stäbchen von Zinn (Fig. 405), welches durch eine Lage von Gummischeibchen auf dem Boden von $k$ hindurchgeht.

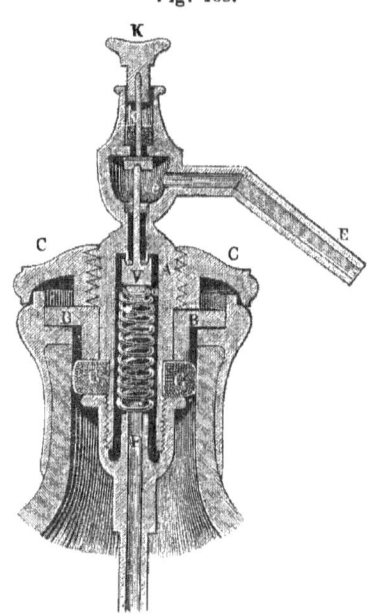

Fig. 405.

Schluss des Kopfes mit Auslassventil.

Das von dem inneren Raume der Urne ausgehende, im Winkel gebogene Rohr $E$ ist zum Ausfliessen bestimmt. Drückt man nun auf den Knopf $K$, so wird man auch das Ventil $V$ abwärts bewegen, und dadurch den zur Urne und dem Ausflussrohre $E$ führenden Canal öffnen.

Soll dieser Apparat beschickt werden, so nimmt man den oberen Verschluss ab und füllt den oberen Raum $C$ der Flasche ganz mit Wasser, oder einer entsprechenden Salzlösung oder Wein, je nachdem man das moussirende Getränk beabsichtigt, an. — Gesetzt, es sei Wasser, so giesst man nun oben so viel wieder ab, als in dem unteren Raume $B$ zur Entwickelung von Kohlensäure erforderlich ist, was sich nach der Grösse des Apparates richtet, und setzt dann den Verschluss mit dem Rohre luftdicht auf. — Die aus $C$ entnommene Portion Wasser giesst man nun in $B$, nachdem man vorher die Flasche geneigt hat, und schüttet dazu doppelt kohlensaures Natron und Weinsteinsäure, ungefähr in dem Verhältnisse von 4 zu 3, wovon man aber zweckmässig eins, am besten die Weinsteinsäure, in Form kleiner Krystalle verwendet, damit nicht bei Anwendung gepulverter Substanzen die Lösung zu rasch und dadurch eine zu stürmische Entwickelung der Kohlensäure erfolge. Darauf ver-

## Fünftes Kapitel. Saturationen. 505

schliesst man durch den Zinnstopfen rasch die Oeffnung und überlässt den Apparat etliche Stunden sich selbst. Die sofort beginnende Kohlensäure-Entwickelung geht in dem Masse fort, als sich die Substanzen im Wasser lösen. Die entwickelte Kohlensäure steigt durch die Haarröhrchen des Bodens $A$ nach $C$, wird hier von der Flüssigkeit absorbirt, welche Absorption man noch durch oftmaliges Bewegen der Flasche begünstigen kann; das nicht absorbirte Gas steigt durch die Flüssigkeit hindurch und sammelt sich oberhalb derselben in $C$, so dass von dieser Kohlensäure ein Druck auf die Oberfläche der darunter befindlichen Flüssigkeit ausgeübt wird, der sie zwingt, durch das bis auf den Boden $A$ reichende Rohr bis zu dem Ventile $V$ in die Höhe zu steigen. Wird nun durch einen Druck auf den Knopf $K$ die durch das Ventil vermittelte Verschliessung des zu der kleinen Urne führenden Canales aufgehoben, so presst sich die moussirende Flüssigkeit durch den Canal in die Urne und strömt aus dieser durch das Ausflussrohr $E$ in das untergehaltene Gefäss. — Will man mit diesem Apparate ein Getränk erzeugen, das seine Kohlensäure nicht schon beim Ausströmen wieder entweichen lässt, so ist es erforderlich, den Apparat nach seiner Beschickung wenigstens noch 24 Stunden an einem kühlen Orte, am besten in Eis, stehen zu lassen, ehe man das Präparat verbraucht. Ferner ist noch darauf aufmerksam zu machen, dass man vor der Beschickung des Apparates sich ja genau überzeugen muss, ob die kleinen Röhrchen im Boden auch nicht verstopft sind, was namentlich, wenn der Apparat längere Zeit nicht gebraucht wurde, der Fall sein kann. Sind diese Röhrchen verstopft, so bleibt der entwickelten Kohlensäure kein Ausweg, und sie bricht sich gewaltsam durch ein nicht gefahrloses Zertrümmern des Apparates Bahn. Man beugt einem solchen Zersprengtwerden am besten dadurch vor, dass man nach und vor jedesmaligem Gebrauch die Flasche sorgfältig mit lauwarmem Wasser ausspült und sich genau überzeugt, ob, wenn beide Oeffnungen der Flasche offen sind, und man Wasser in den oberen Theil derselben gebracht hat, dieses in den unteren Raum tröpfelt.

Es ist sehr zweckmässig, gleich nach dem Füllen und der ersten stürmischen Gasentwickelung durch Drehen der oberen Schraube $C$ in Fig. 405 die atmosphärische Luft entweichen zu lassen. Es wird dadurch der innere Druck vermindert, und die Absorption durch Entfernung eines permanenten Gases erleichtert. Die Füllung für einen der grossen Krüge beträgt 1 Unze Pulver von *Natrum bicarbonicum* und 7 Drachmen *Acidum tartaricum* in ganzen Krystallen.

Solche Krüge würden sich dann auch zur Darstellung brausender Arzneien eignen, jedoch müssten sie in kleineren Dimensionen dargestellt werden. Ein Gaskrug fasst nach Ausleerung des Glases Wasser zur Herstellung des leeren Raumes noch 1772 Grm. = $60^{1}/_{2}$ Unzen. Dies ginge nun weit über das pharmaceutische Bedürfniss, und man müsste die Gaskrüge zum pharmaceutischen Gebrauche ungefähr auf 20 Unzen nutzbaren Inhalt reduciren. Dagegen müsste der Arzt dem Zwecke entgegen kommen, seine Arznei mit einer grösseren Menge kohlensaurem Wasser verdünnen und in grösseren Mengen einnehmen lassen. Bei Saturationen wird meistens verordnet, zwei Esslöffel voll auf einmal zu nehmen. Statt dessen würde der Arzt ein kleines Trinkglas voll zu nehmen auf die Signatur setzen, und darin mit mehr kohlensaurem Wasser eine ganz gleiche Menge anderer Arzneikörper beibringen. Derselbe Apparat wird auch angewendet, um brausende Limonade darzustellen. Man kann die Ingredienzien ebensowohl in den Krug bringen und mit einer schwächeren Füllung von 7 Drachmen *Natrum bicarbonicum* und 6 Drachmen *Acidum tartaricum* sättigen, oder reines Wasser sättigen und dies in einen mit Citronensäure sauer gemachten klaren Zuckersyrup fliessen lassen. Ein ebenso erquickendes Getränk entsteht, wenn man in ein Glas $1/6$ des Volums Himbeersyrup und $5/6$ brausendes Wasser fliessen lässt.

Kohlensaure Arzneien habe ich öfter in kleineren Gasapparaten auf Verordnungen gefertigt, und von dem Arzte immer den günstigsten Erfolg vernommen. Die Verordnungen hatten ungefähr folgende Gestalt:

*Rec. Tinct. opii croc. Gutt. decem,*
*Aquae Laurocerasi Drach. unam,*
*Syrupi simpl. Unc. duas,*
*Aq. Menth. pip. Unc. quatuor,*
*Aq. dest. q. s., ut fiant Unc. viginti,*
*saturentur l. a. acido carbonico ex Natro bicarbon.*

D. S. Alle zwei Stunden ein kleines Trinkglas voll zu nehmen;

oder: *Rec. Tinct. Castor. canad. Dr. duas,*
*Infusi Rad. Valerianae Unc. octo,*
*Syrupi simpl. Unc. duas,*
*Spir. sulph. aeth. Dr. unam.*
*Aq. dest. q. s., ut fiant Unc. viginti acido carbonico l. a. saturatae.*

D. S. Alle Stunden vier Esslöffel voll aus einem Glase zu nehmen.

### Gasflasche.

Eine andere Form von Apparaten, um Wasser mit Kohlensäure zu sättigen, ist in Fig. 406 dargestellt. Sie nähert sich mehr der ursprünglichen Form des Erfinders. Diese Flaschen werden sehr solid angefertigt. Sie bestehen wesentlich aus Glas, und nur der cylindrische Hals zwischen den beiden Glaskugeln ist aus Zinn gearbeitet. Dieser Hals besteht aus zwei Theilen, welche bei *m* mit Schraube und Kautschukring luftdicht verbunden sind. Der obere Theil des Halses, über *m*, ist an den gläsernen Hals der grossen, der untere Theil an den der kleinen Glaskugel festgekittet. Beide Glaskugeln sind mit einem weitmaschigen

## Fünftes Kapitel. Gasflasche.

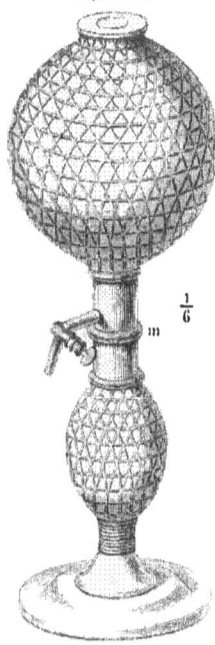

Gasflasche.
Fig. 407.

Gewebe von spanischem Rohr beflochten. Der an der oberen Kugel befestigte Theil des Halses ist in der Mitte, in der Zeichnung unsichtbar, durch einen zinnernen Pfropf geschlossen, welcher 6 bis 8 feine Löcher hat. In dem oberen Theil des Halses ist auch der Hahn angebracht, aus welchem das Wasser ausfliesst. Die Füllung geschieht in der folgenden Art. Man schraubt die grosse Kugel vom Fusse ab, wendet sie um, nimmt den Pfropf heraus und füllt sie bis auf nahe ein Glas voll mit reinem Brunnenwasser; dann setzt man den Pfropf auf und stellt diesen Theil zur Seite. Jetzt füllt man in die untere Kugel die Ingredienzien, für grosse Flaschen 1 Unze Weinsteinsäure und 10 Drachmen doppelt kohlensaures Natron. Man schraubt jetzt die grosse Kugel in richtiger Haltung fest auf die kleinere, und neigt den ganzen Apparat zur Seite, bis sich die kleinere Kugel aus der grösseren fast zu $3/4$ mit Flüssigkeit gefüllt hat. Man lässt die Flasche über Nacht aufrecht stehen. Das Ausfliessen geschieht durch einen eigens geformten Hahn, welcher durch Druck schliesst. In Fig. 407 und 408 ist er in wirklicher Grösse abgebildet.

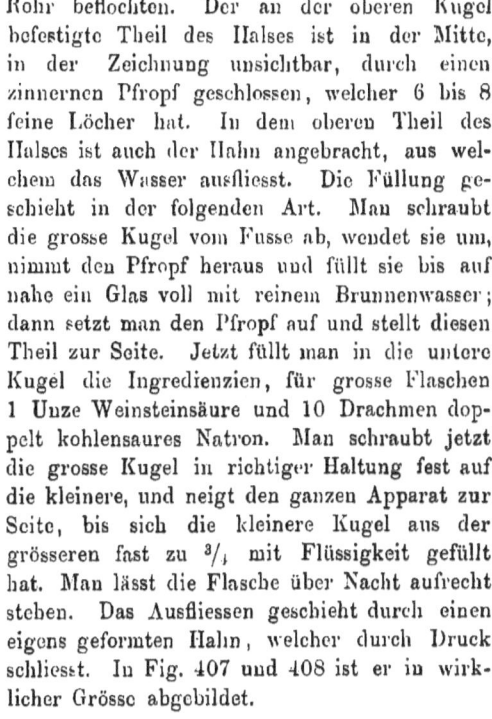

Fig. 408.

Druckhahn der Gasflasche.

508   Dritter Abschnitt. Receptirkunst und Geschäftsführung.

Mit der Röhre $a$ sitzt er an dem untersten Theile des Halses der grossen Kugel. An dieser Röhre sitzt senkrecht eine andere Röhre $b$, Fig. 407.

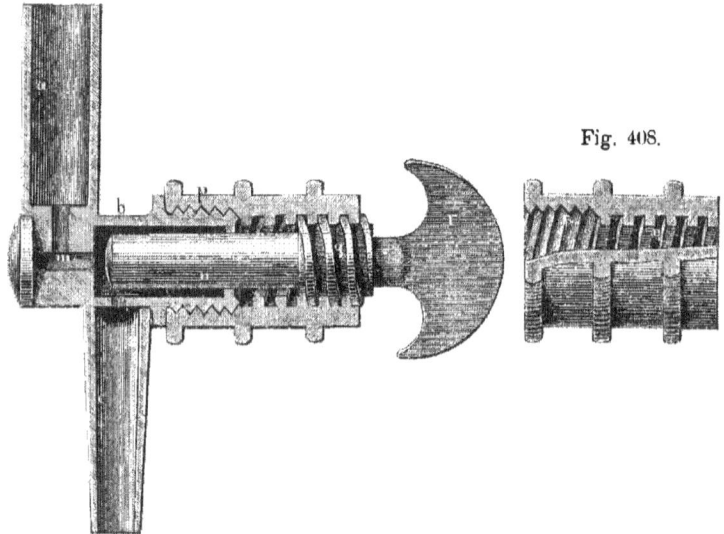

Fig. 408.

Druckhahn der Gasflasche.

welche, um die Röhrendicke von $a$ verschoben, weiter nach vorn eine zweite Ausflussröhre $c$ hat. So lange der Kanal $m$ frei ist, kann das gepresste Wasser ausfliessen. Wenn aber der Bolzen $n$ mit seinem stumpfen Ende auf den Kanal $m$ angedrückt wird, so hört der Ausfluss auf. Dieses geschieht vermittelst des Stückes Fig. 408, welches in Fig. 407 sich an der richtigen Stelle befindet. Dieses Stück besitzt zwei Mutterschrauben. Das scharfe Gewinde $p$ schraubt sich auf das mit demselben Buchstaben bezeichnete Gewinde $p$ in Fig. 407 und giebt dem Stücke Fig. 408 einen festen Halt. In dem Muttergewinde $q$ bewegt sich die gleichbezeichnete Schraube des Bolzens $n$ von Fig. 407. Dreht man diesen Bolzen an seinem Griff $r$, so bewegt er sich vorwärts und rückwärts und muss den Canal $m$ schliessen und öffnen. Im Zustande der Ruhe ist derselbe geschlossen. Will man Wasser ausfliessen lassen, so dreht man den Griff $r$ in dem Sinne, wie man eine richtige Schraube aufdreht. Der Kanal $m$ wird geöffnet und das Wasser fliesst aus. Zum Schliessen schraubt man den Bolzen wieder hinein. Dieser Schluss ist sehr sicher, weil man ihn beliebig festdrücken kann, was bei einem Ventil nicht möglich ist. Der Kanal $m$ ist mit einem durchbohrten Lederscheibchen umgeben, damit der Bolzen $n$ auf einen weichen Körper drücke.

Die Gasflasche hat vor dem Kruge den Vorzug der Durchsichtigkeit. Man kann ihren Inhalt an Wasser immer beurtheilen, während bei dem undurchsichtigen Gaskruge das Ausblasen immer unerwartet kommt und eine unangenehme Täuschung bewirkt, besonders störend, wenn man einen Freund mit Sodawasser bewirthen will. Dies kann bei der durchsichtigen Flasche nicht vorkommen. Die Flaschen sind sehr langsam in dem Verglühofen abgekühlt und dadurch ohne alle innere Spannung und sehr stark.

## Sechstes Kapitel.

### Pillen.

Pillen sind eine Arzneiform, welche sich vorzüglich dazu eignet, unangenehm schmeckende und riechende Körper auf eine leichte Weise dem Kranken beizubringen. Ausserdem gestatten sie eine sehr genaue Dosirung stark wirkender Körper und sind meistens sehr haltbar. Ihre Anfertigung ist übrigens für den Pharmaceuten die anstrengendste der Receptur und erfordert Uebung, Kraft und Gewandtheit, sowie Erfahrung in der vorherigen Beurtheilung derjenigen Mengen, die der eigenen Discretion überlassen sind. Um aber die obigen Vortheile wirklich zu erreichen, bedarf es bei dem Arzte guter Kenntnisse der physikalischen Beschaffenheit der Arzneistoffe und ihres Verhaltens bei gegenseitiger Berührung, sowie gewisser durch Erfahrung ermittelter Zahlenverhältnisse. In Ermangelung dieser Kenntnisse behelfen sich die Aerzte meistens mit dem sehr viel sagenden Ausdrucke *fiant lege artis pilulae*; denn fast täglich ist es der Einsicht des Receptarius anheimgegeben, die Masse so zu beschaffen, dass sie sich zu Pillen formen lasse. Bei so weiten Gränzen läuft der Arzt Gefahr, dass Stoffe in grosser Menge zu Hülfe genommen werden, von denen er nichts weiss und die möglicher Weise gegen seine Absicht sind. Die Grösse der Pillen kann zu bedeutend werden und der Apotheker gefährdet, dass bei einer Repetition der Pillen ungleiche Dimensionen oder ungleiche Zahl derselben erlangt werden. Diese Uebelstände werden vermieden, wenn der Arzt gewisse aus der Erfahrung abgeleitete Zahlenverhältnisse beobachtet und sich von der Beschaffenheit der zu verordnenden Arzneikörper eine deutliche Anschauung verschafft. Er hat dabei im Sinne zu halten, dass die Stoffe, welche die beste Pillenmasse geben, Pflanzenextracte und Pflanzenpulver sind, dass dagegen Salze, mineralische Pulver, fette und ätherische Oele nur mit Hülfe einer gewissen Menge der erstgenannten Stoffe zu Pillen verarbeitet werden können.

Es giebt im Allgemeinen drei verschiedene Arten, die Pillen zu verschreiben: entweder bestimmt der Arzt das Gewicht der einzelnen

Pille, oder er bestimmt die Anzahl der Pillen, die aus der ganzen Masse gemacht werden sollen, oder er formulirt die Stoffe für eine einzelne Gabe der Pillen oder den Verbrauch eines Tages, etwa fünf bis acht, und bestimmt, wie oft diese Dosis gegeben werden solle.

Die erste Methode ist unsicher, weil bei der dem Arzte unbekannten Menge des Constituens die Masse möglicher Weise sehr wachsen kann und die begrenzte Dosis der wirksamen Arzneistoffe dadurch relativ zurücktritt. Es ist demnach immer besser, wenn der Arzt die Anzahl der Pillen feststellt, da es nicht darauf ankommen kann, ob die einzelne Pille etwas grösser oder kleiner sei. In Deutschland berechnet man meistens die Pillen auf das Gewicht von 2 und 3 Gran; die Engländer verschreiben auch 5- oder 6gränige Pillen.

Zur Bereitung der Pillen dienen Mörser und Pillenmaschine. Die Mörser bestehen aus Bronze, Gusseisen oder Porzellan, letztere bei Verarbeitung saurer Körper oder löslicher Metallsalze, auf welche die Substanz des Mörsers wirken könnte. Die Pillenmörser sollen eine passende Form haben. Ihr Boden hat die Gestalt einer hohlen Halbkugel, der Rand endet breit und sehr flach aus, damit man mit dem Pistill durch seitliches Neigen desselben einen möglichst langen Theil des Bodens und der Seitenwände bestreichen könne. Ein sehr bequemer Mörser zeigt bei einer senkrechten Tiefe von $2^{1}/_{2}$ Zoll ($65^{mm}$) eine Breite des oberen Randes von $4^{1}/_{2}$ Zoll ($125^{mm}$). Ein kleinerer zeigt bei einer senkrechten Tiefe von $1^{3}/_{4}$ Zoll ($46^{mm}$) eine Weite von $3^{3}/_{4}$ Zoll ($96^{mm}$). Das zum grössten Mörser gehörige Pistill hat $6^{3}/_{4}$ Zoll ($175^{mm}$) Länge und die beiden Köpfe eine Dicke von 1 Zoll 4 Linien ($35^{mm}$). Kein Pistill soll unter $4^{1}/_{2}$ bis 5 Zoll (120 bis $130^{mm}$) lang sein. Bei den Pistillen ist zu bemerken, dass sie in der Mitte keine zur Verzierung dienende ringförmige Hervorragung haben, sondern ganz glatt sein müssen, weil man mit diesem Ringe immer auf den Rand des Mörsers aufstösst und in der Bewegung gehindert wird. Ebenso sollen sich die Köpfe nicht plötzlich, sondern nur allmälig in den Stiel verlieren, damit man die übergetretene Masse mit dem Spatel leichter abstreichen könne, was weniger gut geht, wenn Kopf und Stiel einen Winkel mit einander machen.

Sehr bequem sind die Pistille, welche am Handende nach Fig. 409, mit einer Querkrücke versehen sind. Das Kneten der Pillen besteht nicht nur in einer drückenden, sondern zugleich in einer drehenden Bewegung. Um diese mit gewöhnlichen Pistillen hervorzubringen, muss man sie sehr fest fassen. Die kleine Krücke dagegen giebt einen Hebelarm, womit man diese Bewegung sehr leicht hervorbringt. Der Abstrich bei $a$ macht eine gerade Linie.

Die Pistille aus Porzellan haben gewöhnlich nur einen Knopf, und man würde bei harten Pillenmassen das Innere der Hand mit dem spitzen Stiele beschädigen. Um dies zu vermeiden, versieht man diese Pistille mit einem hölzernen Knopfe nach Art der Petschaftstiele, den man mit Siegellack fest auf den Stiel kittet.

## Sechstes Kapitel. Pillen.

Hier möchte es nicht unzweckmässig sein, etwas über die Form der Spatel zu sagen, was die Verfertiger solcher Instrumente beachten könnten. Die meisten Spatel sind mit zwei Ausblattungen versehen, von welchen die eine als Handgriff dient. Dagegen wäre nichts zu sagen, wenn dieser Handgriff bequem wäre. Allein da die Spatel durch den Gebrauch immer dünner werden, so schleifen sich die Blätter immer schärfer zu, und man verletzt sich bei starkem Angriff die innere Handfläche. Ohnehin ist die zweite Ausblattung ganz überflüssig, denn sie kann doch nicht gebraucht werden, ehe die andere gereinigt ist, in welchem Falle man diese selbst gebrauchen kann. Der Receptirspatel ist sehr von dem des Laboratoriums zu unterscheiden. Mit Ausnahme einiger Spatel für grössere Latwergen können alle anderen Spatel dieselbe Grösse haben, nämlich eine solche, dass sie auf beiden Seiten der Schale der Tarirwage vorragen, und dass sie in Mensuren nicht umschlagen. Eine solche passende Grösse ist 8 Zoll (210$^{mm}$). Statt der zweiten Ausblattung empfehle ich dieselben nach Fig. 410 mit einer nach innen etwas gekrümmten Querkrücke, oder nach Fig. 411 mit einem ringförmigen Oehr zu versehen. Beide Spatel lassen sich auch bequem aufhängen. Der Stiel der Spatel ist länglich viereckig, im Querschnitt mit abgerundeten Kanten, damit er auf der Tarirschale liegend nicht umschlage und die Extracte ablaufen lasse.

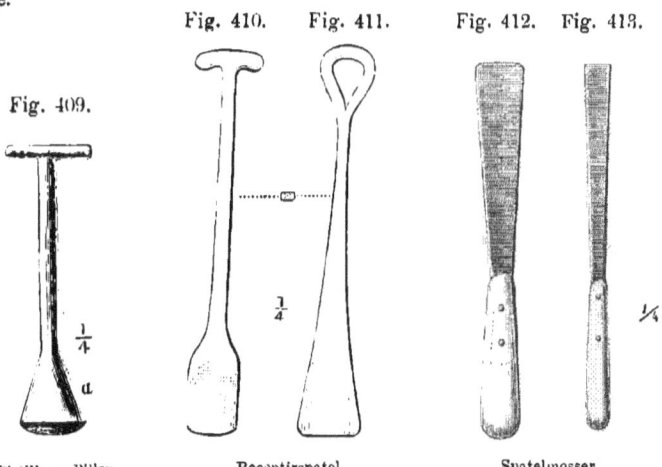

Fig. 409.   Fig. 410.   Fig. 411.   Fig. 412.   Fig. 413.

Pistill zu Pillen.   Receptirspatel.   Spatelmesser.

Eine sehr bequeme Form des Spatels ist diejenige, welche ich Spatelmesser nenne. Es besteht aus einer nach vorn immer breiter und dünner werdenden, eisernen Klinge, die in einem hölzernen, oben abgerundeten Stiele mit durchgehenden Nieten befestigt ist. Fig. 412 und 413 stellen dieselbe in $\frac{1}{4}$ der natürlichen Grösse dar. Die schmäleren Spatelmesser sind ebenso lang, nur haben sie schmälere Klingen und dünnere Handgriffe. Die Klingen sind so lang, dass beim Eintauchen in eine

512 Dritter Abschnitt. Receptirkunst und Geschäftsführung.

Mensur der Griff nicht in die Flüssigkeit kommt. Für die grossen Mensuren kann man einige Stücke haben, die 1 bis 1½ Zoll (27 bis 40$^{mm}$) länger sind, als die gezeichneten. Die Spatelmesser sind sehr bequem im Gebrauche. Sie schlagen auf der Wage niemals um, haben einen sicheren Angriff, was beim Herausstechen von harten Pillenmassen von Werth ist, lassen sich leicht reinigen, und fassen mehr Extract als ein gewöhnlicher Spatel, wegen der langen Klinge. Ebenso eignen sich die schmalen zum Herausstechen sehr kleiner Extractmengen, weil sie dabei noch eine bedeutende Stärke haben, wie dies bei einem gewöhnlichen Spatel mit dünnem Stiele nicht der Fall sein kann. Die auf gewöhnliche Art mit geraden Angeln in den Stielen befestigten Klingen werden durch den Gebrauch locker.

Die Pillenmaschine ist ein bekanntes Werkzeug. Die Schneiden derselben bestehen aus Eisen, Messing, Horn, Guajak oder Buchsbaum. Sie enthalten alle 30 parallele halbcylindrische hohle Rinnen, deren je zwei in eine scharfe Schneide auslaufen. Für das zu erwartende officinelle Grammgewicht würden sie wohl passend 25 Rinnen erhalten. Gleiche Rinnen hat auch das Rollbrett auf einer Seite. Die Schneiden sind gewöhnlich auf der Maschine befestigt, doch hat man auch solche, deren Schneide lose ist und durch Einlegen in entsprechenden Vertiefungen ihre feste Lage erhält. Diese beweglichen Schneiden haben gewöhnlich zwei ungleiche Schneidensysteme auf den zwei Seiten, eines zu 2gränigen, das andere zu 4gränigen Pillen. Ebenso ist der in der Hand zu führende Theil mit zwei entsprechenden Schneidensystemen versehen und besteht dann ganz aus Eisen. Ein besonderes ganz flaches Brettchen dient zum Ausrollen der Pillenmassen.

Beim Kaufen und Auswählen der Pillenmaschinen hat man darauf zu sehen, dass Unterlage und Abschneider genau auf einander passen, dass hierbei alle einzelnen Rinnen gegen durchscheinendes Licht mit rundem Lumen erscheinen, und dass beim Umdrehen des Abschneiders von rechts auf links dies ebenfalls stattfindet. Es ist wenigstens eine Bequemlichkeit, dass man den Abschneider sogleich gebrauchen könne, ohne erst die rechte Lage zu suchen. Ist dies aber nicht der Fall, so sucht man einmal die beste Lage und bezeichnet nun an dem Griffe des Abschneiders durch ein eingeschnittenes L und R, was links oder rechts bleiben solle.

Die Maschinen werden zu gewissen Zwecken und Substanzen mit Unterschied gebraucht. Die messingenen und eisernen dienen zu allen, nicht saure oder metallische Salze enthaltenden Pillenmassen; zu diesen werden die hölzernen oder hörnernen gebraucht. Zu Sublimatpillen dient eine eigene hölzerne oder hörnerne Maschine, die mit dem Namen dieses Körpers bezeichnet ist. Desgleichen eine messingene oder eiserne zu Kreosotpillen, wo diese überhaupt vorkommen. Die Maschinen werden meistens trocken gereinigt, zuweilen auch durch Abwaschen mit warmem Wasser, wobei man sich jedoch eilen muss, damit das Holz des Brettes

## Sechstes Kapitel. Pillen.

sich nicht werfe. Eine kleine Bürste unterstützt diese Arbeit wesentlich. Jede Maschine liegt mit ihrem Abschneider immer zusammen in einem eigenen Schränkchen des Receptirtisches auf einem besonderen Boden, und hängt vorn mit ihrem Ansatzbrette herunter. Hier können sie sämmtlich auch gezeichnet sein, damit man beim Suchen im Schranke sogleich die rechte erkenne und finde. Es ist sehr nachtheilig, dieselben in eine Schieblade auf einander zu legen, weil sie hier von einander leicht verletzt und beschädigt werden, besonders die hölzernen Rinnen.

Eine zweckmässige Einrichtung ist die von dem englischen Uebersetzer dieses Werkes, Hrn. Redwood in London, angegebene, Fig. 414.

Fig. 414.

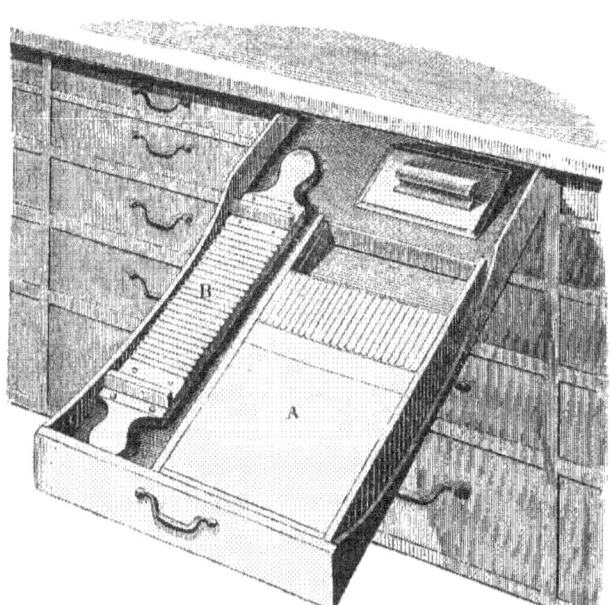

Pillenmaschinenlade.

Die Pillenmaschine liegt in einer starken, sehr flachen Schieblade in der obersten Reihe an dem Receptirtisch, fest eingeklemmt. Die rechte Seite der Lade ist hohl ausgeschnitten, damit das Rollbrett vorbei kann. Beim Gebrauche zieht man diese Schieblade aus und benutzt die Maschine in der Lade. Wenn nach dem Gebrauche die Schieblade wieder eingeschoben ist, ist die Maschine vollkommen gegen Verletzung und Beschmutzung geschützt und immer zur Hand.

Wenn die Pillen abgeschnitten sind, müssen sie aus dem hinter dem Schneidebrette befindlichen vertieften Raume herausgenommen, und auf die vordere grosse Rollfläche gelegt werden. Dies geschieht gewöhnlich dadurch, dass man die Maschine mit der rechten Hand umdreht und

514 Dritter Abschnitt. Receptirkunst und Geschäftsführung.

die Pillen in die linke Hand schüttet. Dabei ereignet es sich leicht, dass die eiserne bloss eingelegte Rinnenform herausfällt, und dass man im Bestreben, diese zu fangen, die Pillen verschüttet und Verwirrung anrichtet. Ich habe deshalb den hinter der Rinnenform befindlichen tiefen Theil ganz von der Maschine getrennt und in Gestalt eines schmalen offenen Kästchens aus Weissblech lose an die Pillenmaschine angestellt. Fig. 415 zeigt dies deutlich. $A$ ist die Pillenmaschine mit umlegbarer

Fig. 415.

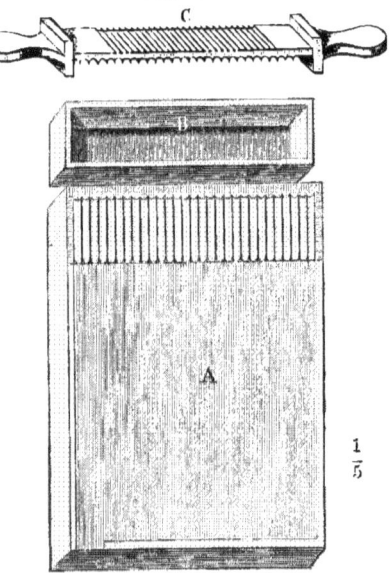

Pillenmaschine mit getrenntem Vorlegekästchen.

Rinnenform, $B$ ist das getrennte Vorlegekästchen, $C$ der Abschneider mit den 2 verschiedenen Rinnensystemen. Man rückt das Kästchen $B$ dicht an die Maschine, und es fallen nun die geschnittenen Pillen oder noch Pillenstränge hinein. Man kann sie aus dem Kästchen in die Hand schütten, ohne die Maschine zu bewegen, und die Pillenstränge einzeln oder zusammen fertig machen.

Ein drittes wesentliches Zubehör der Pillenmaschine ist der Fertigmacher, eine so einfache, bequeme und zeitersparende Vorrichtung, dass sie in keiner Apotheke fehlen sollte. Der Fertigmacher (Fig. 416 im Durchschnitt) ist ein flaches, gedrechseltes Scheibchen mit einem um die halbe Höhe einer Pille hervorragenden Rande am Umfange und einem in der Mitte darauf sitzenden Knopfe zum Anfassen. Das ganze Stück wird vom Drechsler aus gutem

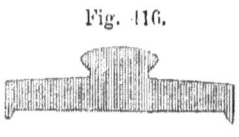

Fig. 416.

Fertigmacher.

## Sechstes Kapitel. Pillen.

Birnbaumholze gefertigt, die Fasern des Holzes laufen senkrecht auf die kreisrunde Fläche aus. Man hat mehrere solcher Scheibchen von ungleicher Randhöhe für verschiedene Durchmesser der Pillen. Der Durchmesser der Scheibe betrage 3 Zoll (78$^{mm}$), der hervorragende Rand 2 Linien (4$^{mm}$), die Dicke der Scheibe $^2/_3$ Zoll (20$^{mm}$), den Knopf lasse man flach und breit machen, so dass man ihn bequem mit der Hand fassen kann. Die mit der Maschine geschnittenen Pillenstränge löse man durch zartes Zerreiben in der linken flachen Hand mit den Fingern der rechten Hand in Pillen auf und gebe zwei bis drei dieser Stränge auf einmal auf das Brett $A$, schütte etwas Lycopodium oder sonstiges Bestreuungsmittel darauf, sammle alle Pillen unter dem Rollscheibchen, und fange nun an sanft im Kreise herumzuführen mit immer mehr steigendem Drucke und grösserer Geschwindigkeit. Zu dem Drucke der beiden Holzflächen addirt sich noch die Reibung, welche die einzelnen Pillen auf einander ausüben, und welche zur Abglättung der einzelnen Theile beiträgt. Man fühlt sogleich, ob zwei Pillen an einander gebacken sind, welches man durch Trennen und vorläufiges Runddrehen zwischen den Fingern wieder verbessert. Zu dem Vortheile des Zeitgewinnes kommt noch die Vermeidung des für das Publikum wenig einladenden Drehens der Pillen zwischen den Fingern, und dass man seine Hände nicht beschmutzt.

Der eigentlichen Formation der Pillen geht das Anstossen der Masse voran, eine Arbeit, die nicht selten zu den schwierigsten und anstrengendsten der Receptur gehört, und bei welcher sich ein guter Receptarius bewähren kann. Einige Tropfen Alkohol, Wasser und Syrup, ein kleiner Zusatz von Traganth, Altheepulver oder eines anderen indifferenten Pflanzenpulvers geben oft einer nicht zu bearbeitenden Masse Consistenz. Man tröpfle aber die Flüssigkeit nicht aus einer Flasche oder Mensur, wobei leicht unversehens so viel ausläuft, dass die Masse schmierig wird, sondern man nehme die Flüssigkeit in einen kleinen Löffel und gebe sie nun in den Mörser.

Alle Pillen bestehen aus trockenen und feuchten Substanzen. Zu den ersten gehören Harze, Gummata, Pulver, Alkaloide, Salze; zu den letzteren gehören ätherische Oele, Balsame, besonders aber Extracte. In der Kenntniss des Verhältnisses, in welchem die trockenen mit den feuchten Bestandtheilen bildsame Massen geben, in der richtigen Wahl der Zusammenstellung besteht die Kunst der Pillenordination.

Harze und Gummata allein, *Aloë*, *Resina Jalappae*, *Ammoniacum*, *Galbanum* und *Asa foetida* werden mit einigen Tropfen schwachen Alkohols (20 Tropfen auf eine halbe Unze) gut formbare Massen geben, ebenso mit $^1/_3$ ihres Gewichtes an Extract. Pulver, die kein Wasser aufsaugen, wie Calomel, Aethiops, Schwefel, verdicken die Masse fast gar nicht. Pflanzenpulver, wie *Rad. Rhei, Rad. Althaeae, Cort. Chinae, Hb. Digitalis* und ähnliche, fordern $^3/_4$ ihres Gewichtes an Extract.

Im Allgemeinen darf man annehmen, dass ein Pulver desto mehr verdickt, je leichter und lockerer es ist. Salze bedürfen sehr wenig feuchten Extractes, um Pillenconsistenz zu erlangen. Besser als Extract ist für Salze der Traganth, nur darf man ihn nicht zu sparsam zusetzen. ½ Unze Salmiak mit 1 Drachme Traganth gemengt wird mit wenigen Tropfen Wasser eine ganz gute Masse geben.

Wollte man hier der speciellen Vorschrift des Arztes genau nachkommen, so würde man, wenn das Recept auf *Mucilago Gummi Tragacanth q. s.* lautet, nur einige Grane des Pulvers in die Masse zu bringen haben, die dann nicht auszurollen wäre. *Gummi arabicum* und Zucker sind schlechte Bindungsmittel, das Pulver der Althoewurzel ist vorzuziehen.

Die trockenen Bestandtheile mische man sorgfältig mit Beobachtung des unter „Pulver" (S. 521) Gesagten, setze dann die feuchten Substanzen zu und bearbeite durch Kneten die Masse so lange, bis sie sich vollkommen gleichartig und bildsam zeigt. In den meisten Fällen ist ein weises *quantum satis* des Bindemittels verordnet. Anfängern ereignet es sich häufig, dass sie zu viel davon zusetzen, was sich erst nach längerer Bearbeitung zeigt, indem eine anfänglich trocken erscheinende Masse durch blosses Kneten feucht wird. Hat man zu viel Bindemittel zugesetzt, so sucht man den Fehler durch die entgegengesetzten Substanzen gut zu machen. Man erhält aber alsdann zu viel Masse, die zum Theil nicht brauchbar ist. Namentlich geschieht dieser Fehler leicht bei Verordnungen, die Seife enthalten und die durch ein Extract zur Consistenz zu bringen sind. Man darf deshalb erst dann neues Bindemittel hinzusetzen, wenn nach längerem Kneten die Masse sich zu trocken zeigt.

Die fertige Masse wird nun gewogen, wodurch man nach Abzug der fest bestimmten Mengen das *q. s.* erfährt, welches man sogleich auf dem Recepte bemerkt, sowohl weil es zur Taxirung nöthig, als auch bei der Repetition von Nutzen ist. Nicht selten ereignet es sich, dass Mittel, welche die Masse consistent machen sollen, das Gegentheil bewirken. Ist dies ein Extract, so nehme man statt dessen das Pulver desselben Körpers und umgekehrt, sonst aber einen indifferenten Stoff. Ist die Zahl der Pillen auf dem Recepte bemerkt, so fange man an auszurollen, dividire die ganze Zahl durch 30, wodurch man erfährt, wie viele einzelne Stränge man machen muss. Man theilt durch Aufdrücken der ganzen cylindrischen Rolle auf die Schneiden dieselben in 30 oder 20 Theile ein, oder in eine solche Anzahl, die sich durch die Anzahl der Stränge genau dividiren lässt, schneidet die einzelnen Theile ab und formt sie zu Pillen aus. Gesetzt, man solle 120 Pillen machen, so giebt dies vier Stränge. Man giebt nun der ganzen Masse nur die Länge von 20 oder 28 Rinnen und schneidet jedesmal 5 oder 7 Rinnenabdrücke ab, weil die Zahl 30 sich nicht gerade durch 4 dividiren lässt. Der Arzt soll nie eine grössere Anzahl Pillen verordnen, die sich nicht durch 30 aufgehend dividiren lässt, was er auch unter allen Umständen leicht kann. Kleinere Zahlen als 30 lassen sich leicht alle auf dem Brette eintheilen und ausrollen. Ist die Masse sehr bedeutend, so theilt man sie erst in zwei oder

## Sechstes Kapitel. Pillen.

vier Theile, und kann dies mit grösserer Sicherheit auf der Wage ausführen, weil eine dicke cylindrische Rolle an den Enden niemals scharf abschneidet. Das Bestreuungsmittel ist auf dem Recepte gewöhnlich bezeichnet; im Falle es dies nicht wäre, wird allgemein das Lycopodium genommen. Es ist unnütz, zu viel Lycopodium aufzustreuen, weil dadurch die Pillen ein minder schönes Ansehen erhalten. Vanille wird wohl im Ganzen selten zum Bestreuen genommen; sie lässt sich auch als ein sehr fetter Körper nicht gut fein abreiben und bleibt immer klümperig und ballend. Man muss sie, um dies zu vermeiden, mit etwas Stärkemehl oder Milchzucker abreiben.

Früher wurden die Pillen häufiger versilbert und vergoldet, als dies heut zu Tage geschieht. Es gehört dazu einige Uebung, um diese Arbeit gut auszuführen. Die zu versilbernden oder zu vergoldenden Pillen dürfen keinen *Sulphur auratum* oder *Hepar sulphuris* enthalten, weil diese Stoffe das Metall schwefeln. Auch dürfen sie nicht mit Pulver bestreut werden.

Der Hauptpunkt, welcher hierbei der Beurtheilung des Receptarius überlassen bleibt, ist der richtige Feuchtigkeitszustand. Sind die Pillen zu feucht, so ersäuft das Metallblatt; sind sie zu trocken, so haftet es nicht an. Im ersteren Falle muss man die Pillen durch Ausstellen an der Luft etwas abtrocknen lassen, im letzteren etwas anhauchen. Es giebt leider kein anderes Mittel, der äusseren Oberfläche eine schwache, gleichverbreitete Feuchtigkeit wiederzugeben.

Die Pillen werden in eine kugelförmige Dose, deren Deckel eine ganz gleiche Höhlung mit dem Boden hat, gelegt und ein Silberblatt oder Goldblatt darüber gebreitet, dann der Deckel aufgesetzt und durch Schwingen im Kreise das Metallblatt an die Pillen befestigt. Man legt darauf noch ein Blatt auf und so fort, bis die erforderliche Dicke des Ueberzuges erlangt ist.

Bei einer richtigen Beurtheilung des Feuchtigkeitszustandes reicht man mit der geringsten Zahl der Blätter aus. Gut überzogene Pillen lassen keinen Geruch wahrnehmen, selbst wenn sie *Asa foetida*, Kampher, Kreosot und ähnliche stark riechende Stoffe enthalten. Solcherlei Pillen sollen, wenn sie nicht versilbert oder vergoldet sind, niemals in Schachteln, sondern in Gläsern verabreicht werden. Die Ueberziehung der Pillen mit Gelatina und Zucker ist schon oben (S. 333) beschrieben worden.

Enthalten Pillenmassen die Bestandtheile der Griffith'schen Mixtur, nämlich Eisenvitriol und kohlensaures Kali, so blähen sie sich durch Kohlensäureentwickelung zum doppelten und dreifachen Volumen auf und zerfallen endlich in Stücke. Um dies zu vermeiden, muss man die beiden obengenannten Stoffe zuerst allein verreiben und durch Zusatz einiger Tropfen Wasser und Erwärmung abbrausen lassen. Ueber die Copaivabalsampillen ist viel geschrieben worden, und vielerlei Mittel sind in Vorschlag gekommen, um diesen Stoff in Pillen zu bringen. *Magnesia usta, Terebinthina cocta, Gummi arabicum* sind abwechselnd empfohlen

518 Dritter Abschnitt. Receptirkunst und Geschäftsführung.

worden. Unterdessen hat sich das weisse Wachs den Vorrang erhalten, indem es in der kleinsten Menge den Balsam zu einer mit Pulver knetbaren Masse verdickt. Entweder schmilzt man das Wachs mit dem Balsam zusammen, wozu man Feuer und ein besonderes Gefäss gebraucht, oder, wenn es im Mörser selbst geschieht, durch das Erkaltenlassen Zeit verliert; oder man schabt das Wachs mit einem Messer unmittelbar von der Scheibe herunter, in welcher Form es sich unmittelbar ohne alle Erwärmung zum Binden des Balsams eignet. Da das Wachs ein sehr indifferenter Körper ist, ja sogar gewisse Aehnlichkeit mit Balsamen und Harzen hat, so mag es dem Apotheker frei stehen, eine sonst unmögliche Vorschrift mit Hülfe desselben in die Ordnung zu bringen. Als Pulver werden diesen Pillenmassen meistens Cubeben zugesetzt.

Die *Pilulae italicae* werden für die Dauer ausgezeichnet erhalten, ohne kleine Risse zu bekommen, wenn man Aloë und *Ferrum sulphuricum calcin.* mischt, mit Alkohol zum Brei anstösst, die Masse in gelinder Wärme austrocknet, von Neuem pulvert und dann Pillen daraus anfertigt, denen der Fertigmacher den letzten Schliff giebt.

Blancard's Eisenjodürpillen, welche eine Darstellung von Eisenjodür erfordern, das mit Honig eingedampft und mit Althäa und Süssholzpulver zur Pillenmasse gebracht werden soll, lassen sich sehr gut in folgender Art bereiten: *R. Jodi gran.* 64, *Aq. dest. Dr.* 1 *in mortario ferreo aut porcellan. ingestis adde Ferri pulv. Gran.* 32, *leni calore agita donec color fuscus evanuerit: adde Sacch. albi Dr.* 1, *Pulv. Rad. Alth.* — *Liquir.* āā *Scrup.* 4, *m. f. l. a. pil.* 100, *consperge ferro pulv., et Tinct. Bals. Tolutan. irroratae siccentur.*

Siebentes Kapitel.

Salben.

Zusammengesetzte Salben werden auf Verordnung des Arztes mannigfaltig dargestellt; nicht selten wird dem Apotheker dabei Unmögliches zugemuthet, nämlich Stoffe mit einander zu vereinigen, die sich gar nicht verbinden lassen. Alle Salben, die aus blosser Vereinigung fetter und öliger Substanzen entstehen, lassen sich ohne Weiteres im Mörser durch Zerdrücken vereinigen. Sind einige Substanzen zu hart, wie Wachs und Talg, so werden dieselben durch Schmelzen oder Warmstellen erweicht. Man kann die Mörser sehr bequem zu diesem Zwecke erwärmen, wenn man aus dem Apparate heisses Wasser hineingiesst, dies einige Minuten darin stehen lässt, rasch ausgiesst und nun den Mörser mit einem Handtuche schnell austrocknet.

## Siebentes Kapitel. Salben.

Die Salben werden durch mannigfaltige Zusätze wirksam gemacht. Erstlich können feste pulverförmige Körper zugesetzt werden. Wirkliche Pulver, wie Zinkoxyd, Calomel, Quecksilberoxyd, Bleiweiss, werden für sich erst noch einmal fein abgerieben, ehe man das Schmalz zusetzt. Am feinsten lassen sie sich mit einigen Tropfen Wasser zerreiben. Beim nachherigen Zusammenreiben mit Fett tritt das Wasser wieder aus oder verbindet sich, wenn es wenig ist, emulsionartig mit dem Gemenge. Nach einem ganz gleichen Verfahren reiben die Anstreicher das Bleiweiss erst mit Wasser ab und setzen nachher den Leinölfirniss hinzu, wobei das Wasser vom Bleiweiss wieder abgeht und sich ausscheidet. Der Grund dieses Verfahrens liegt darin, dass das Wasser als ein viel dünnerer Körper die festen Körper nicht so sehr gegen das Zerdrücken schützt als das Oel. Mit Schweineschmalz und Fetten gleicher Consistenz lassen sich pulverförmige Körper gar nicht mehr feinreiben.

Salze werden ebenfalls entweder ganz in Wasser aufgelöst oder mit Wasser fein abgerieben.

Jodkalium löst sich in einer so kleinen Menge Wasser auf, dass sich die ganze Flüssigkeit ins Fett vertheilen lässt.

Brechweinstein wird mit etwas Wasser abgerieben.

Nichts ist für den Kranken unangenehmer, als wenn sandartige Körnchen sich in einer Salbe befinden, die nach dem Schmelzen des Fettes ganz frei werden und die Haut kratzen. In der Sorgfalt, womit diese Salben gemacht werden, erkennt man einen aufmerksamen Receptarius.

Auch werden Alkaloide nicht selten in Salben verordnet, wie Chinin, Morphium und Veratrin. Diese Körper werden mit einigen Tropfen Oel abgerieben und alsdann das Fett hinzugefügt. Extracte werden in wenigen Tropfen Wasser zu einer Art Mellago vertheilt und alsdann das Fett zugesetzt, welches die ganze Masse aufnimmt. Opiumextract muss ebenfalls erst in Wasser vertheilt und gelöst werden. Kampher wird mit Oel abgerieben und untergearbeitet.

Am schwierigsten lassen sich wässerige oder spirituöse Flüssigkeiten unterarbeiten. Nicht selten werden solche Mengen Kantharidentinctur, Opiumtinctur vorgeschrieben, dass man sie gar nicht unterbringen kann, oder dass sie sich bald wieder trennen. Das gelinde Erwärmen des Mörsers ist hier sehr nützlich. In diesem Falle ist der Apotheker nicht zu tadeln, wenn er ein nicht homogenes Gemenge liefert. Auch graue Quecksilbersalbe und Opodeldoc lassen sich nicht verbinden, obgleich diese Mischung häufig vorkommt. Viel Hülfe lässt sich zuweilen durch einen ganz unbedeutenden Zusatz von Borax erlangen, welcher die Vereinigung von Fett und Wasser sehr vermittelt. Der Borax übt selbst fast keine Wirkung auf die Haut aus. Natürlich darf man ihn aber dennoch nicht zusetzen, wenn irgend die Möglichkeit einer Zersetzung vorhanden ist, also nicht bei Bleizucker, Alkaloidsalzen, Opiumextract und ähnlichen Dingen, sondern nur bei Fetten und wässerigen Substanzen indifferenter Natur oder solchen Salzen, die mit Borax keine Zersetzung eingehen können.

Jod wird mit einigen Granen Jodkalium und Wasser abgerieben oder mit etwas Salmiak.

---

Achtes Kapitel.

P u l v e r.

Die Bereitung der Pulver gehört zu den einfachsten Arbeiten des Receptarius. Mit etwas Urtheil und Beobachtungsgabe wird er leicht die Eigenthümlichkeiten jeder Mischung errathen. Es handelt sich darum, die innigste Mischung der Bestandtheile mit der kleinsten Mühe und in der kürzesten Zeit zu erreichen. Alle betreffenden Körper werden schon als Pulver vorräthig gehalten und in einer gewissen Reihenfolge mit einander gemischt. Sind die Pulver in Leichtigkeit und Feinheit sich ähnlich, so können sie in beliebiger Ordnung mit einander gemischt werden. Solcherlei Pulver sind Zucker, Weinstein, *Kali sulphuricum*, *Tartarus natronatus*, *Acidum tartaricum*, *Natrum bicarbonicum* und ähnliche Körper. Man nehme den Mörser nicht zu klein, weil man sonst zu leise rühren muss, um nichts zu verstreuen. Die Pulvermörser sollen keinen kugelförmig-concaven Boden haben. Dies setzt voraus, dass das Pistill die Länge des Radius der Kugelfläche habe, und dass beim Rühren das obere Ende des Pistills in dem Mittelpunkte der Kugel bleibe. So kann man aber nicht rühren. Im Gegentheil wird das Pistill in der Oberfläche eines abgekürzten Kegels sich bewegen, und dies setzt voraus, dass die Bodenfläche ein Stück einer sehr flachen Kugel sei, die am Rande rascher aufsteigt. Rührt man aber mit dieser Bewegung in einer kleinen Kugel herum, so wird das Pistill mit einer Kante auf dem Boden des Mörsers hingleiten und nur sehr wenig Substanz unter sich nehmen. Das Reiben nimmt dadurch mehr Zeit und Mühe in Anspruch. Es handelt sich aber darum, dass die Bodenfläche des Pistills möglichst parallel der Bodenfläche des Mörsers bleibe, damit beide sich auf einer grossen Fläche berühren. Leider besitzen die meisten Porzellanmörser eine so wenig dem Bedürfnisse entsprechende Form, und werden noch fortwährend in dieser fehlerhaften Form fabricirt, weil kein Pharmaceut dem Fabrikanten mit klaren Worten den Fehler und seinen Grund bezeichnet hat. Man hat deshalb bei der Auswahl jeder Art von Mörser auf diesen Punkt seine Aufmerksamkeit zu richten. Wer einmal ein Mineral, behufs der Analyse, in einem solchen kugelförmig vertieften Achatmörser zerrieben hat, der wird erfahren haben, wo ihn der Schuh drückte. Die Führung des Pistills geschieht aus dem Handgelenke und nicht aus dem

## Achtes Kapitel. Pulver.

Arme oder Ellenbogen. Dies ist übrigens so einfach, dass Jeder bald von selbst darauf kommt.

Wir haben nun noch solche Fälle zu betrachten, wo die Reihenfolge oder die Behandlung der Ingredienzien gewisse Massnahmen erheischt. Erst haben wir den Fall zu besprechen, wo die Substanzen an Quantität sehr verschieden sind. Die kleineren Mengen der Körper sind gewöhnlich die wirksameren oder eigentlichen Arzneistoffe, die grösseren Mengen sind bloss Adjuvantia oder sogenannte Vehikel oder Excipientia. Das Hauptexcipiens ist der gestossene Zucker, auch wohl der Milchzucker. Er dient dazu, die Masse sehr wirksamer Bestandtheile, wie Calomel, Opium, Morphium, Chinin, Goldschwefel etc., so zu vermehren, dass der Receptarius die Vertheilung in kleine Dosen ausführen und der Kranke diese Stoffe ohne Verlust aus der papiernen Hülse oder Kapsel herausnehmen könne. Man hat bei diesen Pulvern darauf zu sehen, dass die kleinen Mengen wirksamer Stoffe niemals den Boden des Mörsers rein berühren, am wenigsten darauf allein verrieben werden. Man wäge demnach zuerst den Zucker oder ein anderes Excipiens ab, werfe aus der Wagschale etwas in den Mörser, drücke es platt, werfe den wirksamen Körper darauf, gebe noch etwas von dem Excipiens zum Bedecken darauf, und setze nun das Pistill unmittelbar drückend darauf, so dass der wirksame Stoff zwischen zwei Schichten des Vehikels zerdrückt werde. Nun rühre man um und vermische beide Körper innigst mit einander. Erst jetzt setze man den Rest des Excipiens zu und vermische beide vollständig; indem man einige gerade Striche drückend auf die Masse giebt, sieht man bei gefärbten Körpern, ob noch unvertheilte Partikelchen des einen oder des anderen Pulvers übrig sind. Einige Grane Goldschwefel oder Calomel kann man in einem leeren Mörser so fest in die Poren des Mörsers einreiben, dass sie sich nachher nicht mehr vollständig ablösen lassen. Es entsteht dadurch ein Verlust an Substanz in dem Pulver und eine Beschmutzung des Mörsers, die oft nur chemischen Mitteln weicht. Diejenige Mischungsmethode ist demnach die beste, welche, wie beim Goldschwefel, Mörser und Pistill am wenigsten gefärbt zurücklässt.

Ein anderer Fall ist der, dass die Substanzen in Cohäsion und Eigenschwere sehr von einander verschieden sind, wie z. B. Magnesia gegen Calomel, Goldschwefel, Aethiops oder ähnliche Metallpräparate. Wollte man hier die ganzen Mengen unmittelbar zusammengeben, so würde man den Fehler durch dreifache Zeit und Mühe zu verbessern haben und endlich doch noch eine schlechte Mengung erreichen. Auch hier müssen erst nahe gleiche Volumina des leichten und schweren Körpers innigst mit einander vermischt und dann der Rest des leichten Körpers allmälig zugesetzt werden. Der schwere Körper wird dadurch nach und nach so weit aufgelockert, dass er sich mit dem leichten innig vermischt. *Magnesia alba* und *usta* sind die lockersten Körper, welche die Officin enthält; sie müssen mit gefärbten Substanzen, wie Goldschwefel, Kermes, Aethiops, ganz zarte gleichmässige Farbennuancen annehmen, ohne beim Plattdrücken noch weisse oder rothe und schwarze Körnchen zu zeigen.

Endlich ist noch der Fall zu besprechen, dass kleine Mengen nicht pulverförmiger Substanzen in Pulver hineingearbeitet werden müssen, wie z. B. *Extractum Belladonnae*, *-Hyoscyami*, *Olea aetherea*. Die narcotischen Extracte der fünften Auflage der Pharm. boruss. liessen sich nicht durch Abreiben mit Milchzucker und Wiedertrocknen auf ein bestimmtes Gewicht reduciren und als Pulver vorräthig halten. Das darin enthaltene überflüssige Chlorophyll verhinderte dies. Will man solche Extracte als Pulver mit Milchzucker versetzt vorräthig halten, so müssen sie ohne Chlorophyll dargestellt werden. Ohnehin werden sie dadurch wirksamer. Die sechste Auflage der preussischen Pharmacopoe hat diesen Punkt richtiger aufgefasst. Extracte werden am besten mit Süssholzpulver oder Milchzucker verrieben, und es sollte der Arzt dies berücksichtigen. Verschreibt er sie mit Rohrzucker oder Salzen, so entstehen gewöhnlich schmierige oder pillenmassenähnliche Gemenge, die erst mit vieler Mühe durch Austrocknen und öfteres Zerreiben klümperige Pulverform annehmen.

Aetherische Oele werden nicht auf den Boden des Mörsers getröpfelt, sondern in den Zucker, und nun verrieben.

Kampher wird mit einigen Tropfen Weingeist befeuchtet und dann zerrieben. Man lässt ihn einige Minuten offen stehen, damit der Weingeist verdunste. Er ist übrigens fein zerrieben vorräthig.

Brausepulver erfordern ihrer Natur nach eine eigene Behandlung. Es darf nicht die Weinsteinsäure mit dem doppelt kohlensauren Natron abgerieben werden, weil sie in zu innige Berührung kommen und zum Theil verbrausen. Der Zucker und die Weinsteinsäure müssen scharf getrocknet werden und ganz pulverig sein. Das *Natrum bicarbonicum* zerreibt man einmal allein zu Pulver und mischt nun die beiden anderen Stoffe, ohne zu drücken, durch leichtes Umrühren hinzu. Wenn alle Theile recht trocken pulverig sind, ohne zu klümpern, so kann man sie auch in einem Glase durcheinanderschütteln. Man vermeide also jede Annäherung der Theile durch Drücken, damit sie in keine chemische Wechselwirkung kommen. Ebenso muss man, wenn Calomel und Goldschwefel mit Zucker sollen vermischt werden, wie im *Pulvis alterans Plumeri*, jedes einzelne erst mit der Hälfte des Zuckers abreiben und nun beide durch leichtes Rühren vereinigen. Beide letztbezeichneten Pulver sollen nur in Glas dispensirt werden, weil sie aus der Luft Feuchtigkeit anziehen und dadurch in Zersetzung übergehen.

Butler's *tasteless Seidlitz powder* ist saures weinsteinsaures Natron und *Natr. bicarbonicum* im trocknen Zustande durch blosses Schütteln vermengt. Brausepastillen werden aus den Ingredienzien mit absolutem Alkohol angestossen, da Wasser sie zersetzen würde; man macht sie recht süss und lässt eine Spur Natron vorwalten.

### Achtes Kapitel. Pulver.

Die Pulver, welche nicht dividirt werden sollen, dispensirt man in Pappschachteln, starkriechende in weithalsigen Gläsern. Sie werden vom Kranken nach Messerspitzen oder Theelöffel voll genommen. Soll aber jedesmal eine bestimmte Menge eines Arzneimittels eingenommen werden, so verordnet der Arzt selbst die Division. Dieselbe geschieht mit Hülfe der Wage, nach vorher berechnetem Gewichte. Zur Aufnahme der abgewogenen Theile bedient man sich ganz dünner und leichter Hornschiffchen, welche sich zum Einschütten in die Kapseln eignen. Es ist sehr gut, diese Schiffchen auf einen Bogen Glanzpapier zu legen, damit, im Fall etwas verschüttet wird, man dasselbe wieder auffangen könne. Man steht etwas links von diesen Hornschiffchen und hält die Wage vor den Mörser. Auf diese Weise ist man mit der Hand allen Theilen am nächsten. Spielkarten wendet man fast nirgends mehr an, wo man einige Aufmerksamkeit auf das Geschäft verwendet. Sie sind nicht glatt und hart genug, um lange rein zu bleiben, auch haben sie nicht die beste Form zum Einschütten, da man sie nur an die Kapsel, aber nicht hineinbringen kann.

Die Kapseln werden ziemlich allgemein aus geglättetem Papiere gemacht, wozu die Industrie das Material reichlich und wohlfeil liefert. Man fertigt die Kapseln aus den ganzen Bogen so an, dass man erst an einem ganzen Bogen die Eintheilung probirt. Wenn der Bogen ein längliches Rechteck ist, so behalten die Kapseln dasselbe Verhältniss der Länge zur Breite, wenn man gleich viele Abtheilungen in Länge und Breite macht. Im Allgemeinen trifft dies zu. Hat man sich über die Eintheilung entschlossen, so faltet man sechs bis acht Bogen zusammengelegt erst nach der schmäleren Seite, z. B. in fünf gleiche Theile. Dann faltet man die wieder flachgelegten Bogen auch der längeren Richtung nach in fünf gleiche Theile, und schneidet mit einem scharfen Messer mit gerader Schneide diese letzten fünf Falten ab. Jedes der fünf Stücke hat nun vier Knicke. Diese schneidet man nicht durch, sondern falzt alle fünf Kapseln zusammenhängend wie eine einzelne Kapsel aus. Erst nachher werden sie an den geknickten Stellen mit einer Scheere aus der Hand abgeschnitten. Bei dieser Eintheilung der Arbeit ist eine grosse Ersparniss an Zeit und Mühe, da man die fünf Kapseln mit nicht viel mehr Mühe macht, als sonst eine einzelne.

Man hat Kapseln aus Wachspapier für Salze und stark riechende Sachen. Es ist noch fraglich, ob sie für ätherische Oele den Vorzug verdienen; ferner Kapseln aus rothem und blauem Papiere für Brausepulver.

In England faltet man die Kapseln nicht so weit um, dass sich die Enden in einander stecken lassen, sondern dass sie noch einen Zwischenraum lassen. Um diesen überall gleich gross zu haben, bedient man sich des Instrumentes Fig. 417 (a. f. S.). In einem hölzernen Klotze ist eine Schraube mit hervorragendem Griff so angebracht, dass sie sich nur drehen, aber nicht fortbewegen kann. Zwei stählerne, nach aussen gebo-

524　Dritter Abschnitt. Receptirkunst und Geschäftsführung.

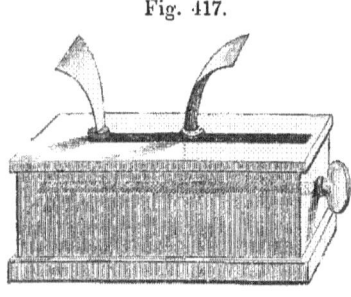

Fig. 417.

Kapselknicker.

gene, in eine horizontale Schneide auslaufende Klingen ragen durch einen Schlitz des Klotzes. Die linke ist unveränderlich befestigt; die rechte geht mit einer Mutter auf der Schraube hin und her, wenn letztere gedreht wird. Man kann dadurch die beiden Schneiden in beliebige Entfernung stellen. Die Kapsel wird vorher darüber gelegt und nach unten umgeknickt. Man öffnet dann ein Ende, bringt das Pulver hinein und schliesst wieder zu, indem man in die Falte umlegt. Sämmtliche Kapseln werden dadurch gleich gross.

Neuntes Kapitel.

Pflaster.

Die Bereitung der Pflaster geschieht nach den Vorschriften der Pharmacopoen und den speciellen Anweisungen der dazu geschriebenen Commentare. Das Ausrollen der Pflaster wird am besten während des Erkaltens selbst vorgenommen. Damit die Erkaltung gleichförmig stattfinde, wird die Masse öfters umgestochen, bis sie so weit erkaltet ist, dass sie sich mit befeuchteten Händen bearbeiten lässt, ohne zu kleben. Das dazu verwendete Wasser soll nicht allzu kalt sein, wodurch die äusseren Theile des Pflasters so hart werden, dass sie sich nicht mehr auskneten lassen. Im Winter kann man bei grossen Pflastermassen das Erstarren durch Uebergiessen mit mild warmem Wasser verhindern. Die Hände werden vor dem Ausrollen mit Seife aufs Reinste gewaschen. Die Operation des Ausrollen ist sehr einfach und bekannt, und erfordert nur eine gewisse Uebung, um sie schön auszuführen.

Eine sehr zweckmässige Form des Pflasterbrettes ist im Folgenden dargestellt.

Das eigentliche Pflasterbrett $A$, Fig. 418, besteht aus einer dicken büchenen Bohle von 25 bis 26 Zoll (650 bis 680$^{mm}$) Länge und 14 bis 15 Zoll (365 bis 400$^{mm}$) Tiefe und 1$^1/_2$ Zoll (40$^{mm}$) Dicke.

Es hat auf der vorderen Seite eine Anschlagleiste nach unten, womit es sich vor die Tischkante anlegt. Die obere Fläche des Brettes ist ganz eben, ohne alle Hervorragungen. Die Dicke des Brettes schützt

Neuntes Kapitel. Pflaster. 525

gegen Verkrümmungen und gestattet etwaige Unebenheiten noch durch
Abhobeln zu beseitigen. Hinter dem Pflasterbrett liegt bloss daran ge-

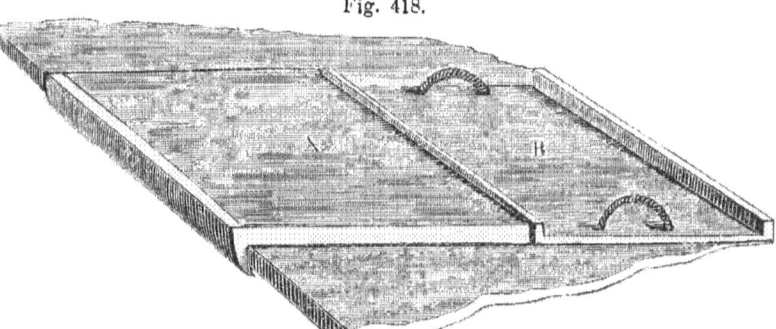

Fig. 418.

Pflasterbrett mit Abschussbrett.

schoben, aber nicht daran befestigt, das Abschussbrett $B$, von derselben
Länge und Breite, wie das Pflasterbrett, vorn und hinten mit einer auf-
ragenden Leiste, deren Höhe gleich der Dicke des Pflasterbrettes ist, oder
noch etwas weniger. Ohne dies Abschussbrett beengen die fertigen Rollen immer mehr den freien Raum zum Ausrollen, und zuletzt entstehen
Collisionen, wobei die fertigen Rollen oft Schaden leiden. Jede einzelne
fertige Rolle des Pflasters wird mit einem kräftigen Ruck abgestossen,
dass sie bis ans hintere Ende des Abschussbrettes rollt. Da die Pflaster
erst nach einiger Zeit so weit erstarren, dass man sie weiter vertheilen
kann, so ist es sehr zweckmässig, mehrere Abschussbretter zu haben.
Passend macht man die Rollen von der doppelten oder dreifachen Länge
der Pflasterschiebladen in der Apotheke, wo sie dann nachher in zwei
oder drei Stücke getheilt ohne verlorene Stutzen aufgehen.

Zum Ausrollen hat man zwei Brettchen nöthig, eins von der halben,
und eins von der ganzen Länge des Pflasterbrettes. Sie sind beide 5 bis
6 Zoll (130 bis 150$^{mm}$) breit und etwa $^5/_4$ Zoll (32$^{mm}$) dick und mit
zwei gut fassbaren angeschraubten hölzernen Handgriffen versehen, welche
ihre Längenrichtung von vorn nach hinten haben.

Bei starkem Handverkauf ist es sehr bequem, den Pflasterrollen gleich
beim Ausrollen solche Kerben zu geben, dass man die Stücke für $^1/_2$ oder
1 Silbergroschen sogleich abbrechen kann. Dazu dient ein nach Art
des Pillenrollers gefertigtes Brett mit eingesetzten prismatischen Holzstäbchen, die in eine stumpfe Kante auslaufen, Fig. 419.

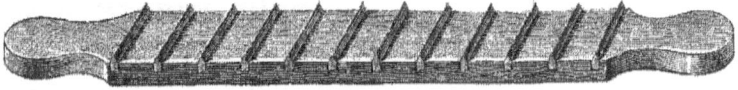

Pflasterkerbe.

526 Dritter Abschnitt. Receptirkunst und Geschäftsführung.

Die eingesetzten Prismen von Langholz müssen aus einem sehr harten Holze gearbeitet sein, wozu Ebenholz sich auch der Schönheit wegen gut eignet. Giebt man jedem Prisma 1 Zoll (27$^{mm}$) Entfernung von dem andern, so wird die Pflasterkerbe bei 12 Abtheilungen 1 Fuss (320$^{mm}$) lang ohne die Handgriffe. Die Breite kann 3 Zoll (80$^{mm}$) betragen. Will man jeden Abschnitt zu $^{1}/_{2}$ Silbergroschen einrichten, so wird die ganze Rolle in jedem Falle 6 Sgr. kosten. Man hat also von jedem Pflaster für 6 Sgr. abzuwägen, dies auf die Länge der Kerbe auszurollen, und dann diese, wie beim Pillenabschneiden, einzudrücken. Die 6-Pfennigstücke werden also bei jedem Pflaster gleich lang, aber ungleich dick. Bei dem Preise des Pflasters die Unze zu 2 Sgr. hat man 3 Unzen, bei 3 Sgr. 2 Unzen; bei 4 Sgr. 1$^{1}/_{2}$ Unzen, u. s. w. abzuwägen. Es ist zweckmässig, nur einerlei Preis für alle Pflasterstückchen anzunehmen, weil sonst leicht Verwirrung entsteht.

Die Dispensation der Pflaster zerfällt unter zwei Gesichtspunkte: der Mischung und des Streichens. Zuweilen werden die gemischten Pflaster in Stangenform ausgerollt verschrieben und dem Patienten selbst das Streichen überlassen, meistens aber wird das Aufstreichen auf Leder mit Angabe der Grösse verordnet.

Die Arbeit der Mischung der Pflaster ist je nach den Ingredienzien verschieden. Pflaster, welche sehr hart sind und keine flüchtigen Bestandtheile enthalten, werden einfach zusammengeschmolzen, und zwar auf dem Apparate im Dampfbad oder über einer kleinen Spirituslampe. Im letzteren Falle hat man darauf zu sehen, dass durch gehörige Entfernung von der Flamme und beständiges Rühren das Anbrennen verhütet werde, weil Pflaster so schlechte Wärmeleiter sind, dass sie stellenweise schon verbrennen können, ehe sie ganz geschmolzen sind. Das Pflasterpfännchen ist aus Messing gearbeitet, hat nach beiden Seiten einen Ausguss und einen angenieteten eisernen Stiel von 5$^{3}/_{4}$ Zoll (150$^{mm}$) Länge. Der Boden ist halbkugelförmig, ohne einspringende Winkel, welche sich nicht leicht reinigen lassen. Fig 420 zeigt ein solches Pfännchen, wie man es in der Apotheke über der Spirituslampe gebraucht. Fig. 421 zeigt eine andere Form ohne Ausguss, welche auf das grösste Loch für Infundirbüchsen im Apparat passt, so wie auch über den Infundirapparat S. 471, Fig. 380.

Fig. 420.

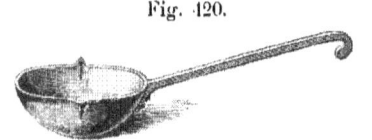

Pflasterpfännchen für die Apotheke.

Fig. 421.

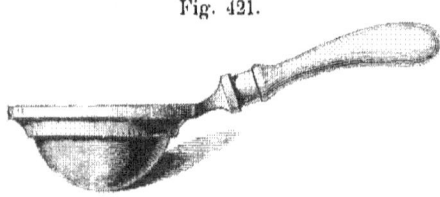

Pflasterschmelzpfännchen für den Apparat.

## Neuntes Kapitel. Pflaster. 527

Die geschmolzenen und halberstarrten Pflaster werden herausgestochen und mit nassen Händen zu einem Cylinder ausgerollt, derselbe erst in Wachspapier, dann in buntes Papier eingerollt, abgegeben. Ebenso gut und mit geringerem Verluste kann man Pflaster durch warmes Wasser erweichen und durch Malaxiren vermischen. Man hat zu diesem Zwecke ein flaches Pfännchen, in welchem man aus warmem und kaltem Wasser ein solches Gemenge macht, dass die Hände noch eben die Wärme desselben vertragen können. Die Pflaster sollen darin nicht schmelzen und am Boden ankleben, sondern nur erweichen, weshalb sie auch einige Zeit darin liegen müssen. Die Pflaster sind zum Durcheinanderkneten weich genug, wenn sie beim Zerdrücken keinen harten Kern mehr zeigen, im anderen Falle lässt man sie noch einige Minuten im Wasser liegen. Auf diese Weise werden Quecksilberpflaster, Gummipflaster, Diachylonpflaster und ähnliche erweicht und verbunden. Sollen noch andere Stoffe hinzugesetzt werden, wie z. B. Kampher, so legt man sie in das flach gedrückte Pflaster hinein, schlägt von allen Seiten darüber zu, und vereinigt beide durch Malaxiren. Die innigste Vermischung erreicht man jedoch in einem erwärmten Mörser, indem man mit einem ebenfalls erwärmten Pistille durch einander knetet. Auf diese Weise werden Chinin, Morphium, Veratrin, Opium und ähnliche wirksame Stoffe mit Pflastermassen vereinigt. Die Kräuterpflaster (*Empl. Conii, -Hyoscyami, -Meliloti*) erweichen noch leichter und bedürfen deshalb einer geringeren Erwärmung. Kantharidenpflaster wird fast immer allein verordnet.

Das Aufstreichen der Pflaster findet meistens auf weiss gegerbtem Schafleder statt, und zwar auf der Aasseite, indem die glättere oder Narbenseite auswendig bleibt. Zum regelmässigen und gleichen Ausstreichen der Pflaster bedient man sich eiserner Ringe oder Rahmen, welche innen so gross ausgeschnitten sind, als das Pflaster werden soll. Man hat solche rund, oval und viereckig. Die runden lassen sich aus zwei Stücken Schwarzblech von $\frac{1}{2}$ Linie ($1^{mm}$) Dicke auf der Drehbank ausstechen. Das flach gehämmerte Blech wird erst in verdünnter Schwefelsäure gebeizt, damit sich die schwarze Kruste von Eisenoxyd-Oxydul, welche sehr hart ist und die Stichel schnell stumpf macht, auflöse, dann wird es auf ein flaches Holzfutter aufgekittet und mit langsamer Bewegung der Spindel von innen heraus ein Ring nach dem anderen herausgestochen. Lässt man die Spindel zu schnell laufen, so leidet der Stichel sehr, besonders bei den äusseren Ringen. Die kleinste Leere hat einen Durchmesser von 14 Linien ($30^{mm}$) und wird mit *forma monetae minoris* bezeichnet. Man deutet sich nun alle halbe Zolle ($12^{mm}$) weiter einen neuen Schnitt an, durch dessen Ausdrehung ein Ring aus dem Bleche herausfällt. Sollte man das Ausdrehen, was die schönsten und regelmässigsten Kreise liefert, schwierig finden, so ritzt man mit einem Cirkel, dessen einer Fuss in einem versenkten Loche steht, die Ringe auf dem Bleche vor, schlägt sie mit scharfen Meisseln auf Bleiklötzen durch und vollendet die äusseren und inneren Kanten mit der Feile. Bei den ovalen und viereckigen Formen muss dies in jedem Falle geschehen, wenn man nicht vorzieht, die Striche durchzuätzen. In diesem Falle ebnet man erst durch Hämmern das Blech so vollkommen als möglich, erhitzt es und bestreicht es mit einem Stücke gelbem Wachs auf beiden Seiten, so dass es ganz gedeckt ist. Nach dem Erkalten ritzt man in das Wachs mit passender Oeffnung des Cirkels, dessen einer Fuss in einer geschlagenen Grube steht, die einzelnen Kreise und ätzt die entblössten Stellen durch Einlegen in verdünnte Schwefelsäure durch. Die Unebenheit der Ränder nimmt man mit der Feile weg. Den inneren und äusseren Rand lässt man durch den Spengler etwas nach einer Seite herunterklopfen, damit er sich beim Gebrauche desto schärfer auf das Leder auflege und kein Pflaster unterlaufen lasse, auch besser die Form behalte. Nach dem kleinsten oben beschriebenen Pflaster von 14 Linien ($30^{mm}$) Durchmesser kommt eine Leere von 1 Zoll 11 Linien ($50^{mm}$) Durchmesser (*forma palmae dimidiae*), welche eine Drachme Pflaster zur Bestreichung erfordert. Die dritte Leere hat 2 Zoll 8 Linien ($70^{mm}$) inneren Durchmesser, die vierte 3 Zoll 5 Linien ($90^{mm}$), die fünfte 4 Zoll 2 Linien ($110^{mm}$). Grössere Pflaster von runder Form werden selten verlangt, indem alsdann die ovale Form vorgezogen wird. Aus einem zweiten Bleche sticht man ebenso viele Ringe aus, jedoch von dem ersteren immer um die halbe Breite eines Ringes verschieden, was besonders zum gleichmässigen Auftragen eines Randes von Klebpflaster dienlich ist. Die Oeffnungen je zweier auf einander folgenden Ringe der beiden Serien sind um $2\frac{1}{2}$ Linien ($5^{mm}$) im Halbmesser verschieden, und dies ist gerade die passende Breite des Klebrandes.

Von ovalen Formen hat man wenigstens drei vorräthig, nämlich: 1) *Forma palmae minoris* oder *forma volae manus*. Ein Oval, dessen grosse Axe 3 Zoll 1 Linie ($80^{mm}$) und dessen kleine $2\frac{1}{2}$ Zoll ($65^{mm}$) hat. Sie erfordert 2 Drachmen Pflaster. 2) *Forma palmae majoris*. Ein Oval von 4 Zoll 2 Linien ($110^{mm}$) grossem und 3 Zoll 5 Linien ($88^{mm}$) kleinem Durchmesser. Es erfordert 3 Drachmen Pflaster. 3) *Magnitudo manus*. Ein Oval von $5\frac{3}{4}$ Zoll ($150^{mm}$) grossem und 3 Zoll 10 Linien ($100^{mm}$) kleinem Durchmesser. Es erfordert 4 bis 5 Drachmen Pflaster. Die Ränder dieser Ovale sind ebenfalls 5 bis 6 Linien (10 bis $12^{mm}$) breit.

Schöne Ovale lassen sich nicht mit dem Cirkel ziehen, dagegen sehr leicht durch ein bekanntes einfaches Verfahren, welches darin besteht, dass man nach der Art, wie es bei den Schildern angegeben ist, einen Fadenring um zwei feste Punkte legt, denselben mit einem Bleistifte spannt, und nun durch Umfahren auf dem untergelegten Papiere die Ellipse beschreibt; vergl. S. 431, Fig. 348.

Von viereckigen Formen hat man folgende: 1) *Charta lusoria dimidia*, eine halbe Spielkarte, ein Rechteck, dessen lange Seite 2 Zoll 4 Linien ($60^{mm}$) und dessen kurze Seite 1 Zoll 8 Linien ($44^{mm}$) beträgt. Es wird von 1 Drachme Pflaster gedeckt. 2) *Charta lusoria*, eine ganze Spielkarte, deren Seiten 3 Zoll 2 Linien ($82^{mm}$) und 2 Zoll 2 Linien

## Neuntes Kapitel. Pflaster.

(56$^{mm}$) sind; für 2 Drachmen Pflaster. 3) *Forma voluminis libri minoris*, Duodezband, dessen Seiten 5 Zoll (130$^{mm}$) und 3$^1/_2$ Zoll (90$^{mm}$) sind; für 3 Drachmen Pflaster. 4) *Forma voluminis libri octavi*, Octavband, dessen Seiten 7$^1/_2$ Zoll (200$^{mm}$) und 4 Zoll 7 Linien (120$^{mm}$) sind; für 5 bis 6 Drachmen Pflaster.

Es wäre sehr wünschenswerth, wenn diese Maasse allgemeiner eingeführt würden, wodurch alsdann eine Unsicherheit mehr verbannt würde. Einige besondere Pflasterformen sind in wirklicher Grösse in Fig. 422, 423, 424 und 425 dargestellt. Fig. 422 und 423 stellen die hinter die Ohren zu legenden Zugpflaster (*formae auriculares*) dar. Alle werden nach blechernen Schablonen geschnitten. Man kann dazu sehr wohl die Lederabfälle benutzen, oder im Voraus die Pflaster aus ganzem Leder ausschneiden, was, wie bei den Filtern, ökonomischer ist, als wenn man sie im Augenblick des Gebrauches aus dem ganzen Leder nimmt.

Fig. 422.     Fig. 423.

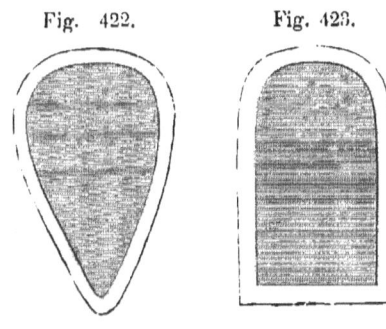

Kleine Pflaster.

Fig. 424.        Fig. 425.

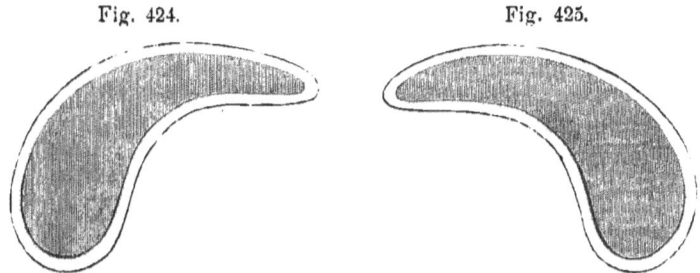

Kleine Pflaster hinter die Ohren zu legen.

Der Gebrauch dieser Schablone ist sehr einfach und bequem und liefert die schönsten Pflaster. Wenn das Pflaster keinen Klebrand erhalten soll, so wählt man diejenige Schablone aus, welche der vom Arzte vorgeschriebenen Grösse entspricht, legt sie auf die innere Seite des Leders so nahe an den Rand, dass das Leder überall noch hervorragt, drückt nun mit dem Daumen das erweichte Pflaster in die Oeffnung der Bleches, streicht es ganz eben, schneidet das Leder um den äusseren Rand des Blechringes ab, und streicht nun mit einem Messer am inneren Rande des Ringes her, um das Pflaster von demselben zu trennen, worauf sich derselbe leicht abheben lässt.

Soll das Pflaster mit *Emplastrum adhaesivum* umgeben werden, so nimmt man, um auch diese Arbeit mit Eleganz auszuführen, zunächst die Schablone, welche ringsum $2\frac{1}{2}$ Linien ($5^{mm}$) weiter ist, als das eigentliche Pflaster werden soll, hält sie auf die passende Stelle des Leders und streicht mit einer Stange Klebpflaster, die man, wie Siegellack, in der Flamme einer kleinen Spirituslampe erweicht oder zum Schmelzen gebracht, am inneren Rande des Bleches herum, bis ein so breiter Ring von Klebpflaster gebildet ist, dass sein innerer Rand schon ganz von dem eigentlichen Pflaster bedeckt wird. Man löst nun den Ring ab und legt centrisch den anderen darauf, der die Grösse des Pflasters hat und also nun $2\frac{1}{2}$ Linien ($5^{mm}$) an jeder Seite zurücktritt. In diesen Ring streicht man nun das Pflaster, wie oben beschrieben wurde, schneidet das Leder um den Ring ab und löst zuletzt den Ring von dem fertigen Pflaster ab. Man hat alsdann ein Pflaster mit einem $2\frac{1}{2}$ Linien ($5^{mm}$) breiten unbestrichenen Rande, dann einen ebenso breiten Gürtel Klebpflaster, und in der Mitte das eigentliche Pflaster selbst. Zur Dispensation wird das Pflaster gewöhnlich mit einem etwas überragenden Stücke Wachspapier bedeckt und in Papier eingeschlagen abgegeben. Ungestrichene Pflaster in Cylinderform werden ebenfalls erst in Wachspapier eingerollt und dann in farbiges Papier eingeschlagen oder in eigenen länglichen parallelepipedischen Schiebern abgegeben.

Gestrichene Senfteige können ebenfalls in diesen Schablonen nett und schnell dargestellt werden. Die grösseren Formen derselben dienen im Gleichen zur Bereitung der Pechpflaster. Die *Resina Pini alba* wird in einem kleinen Pfännchen unter Zusatz von $\frac{1}{6}$ bis $\frac{1}{8}$ venetianischen Terpenthins und etwas gelben Wachses geschmolzen, dann etwas erkaltet in die Schablone auf das Leder gegossen und mit einem erwärmten Spatel schnell gleichmässig vertheilt. Ist die Masse zu heiss, so durchdringt sie das Leder, schlägt durch, und es entsteht ein unansehnliches Pflaster, das man nicht verabreichen kann. Die Pflasterschichte soll nicht zu dick sein.

Man streicht die weichen und leicht schmelzbaren Pflaster mit dem Daumen aus, schwerer schmelzbare mit Hülfe eines besonderen Pflasterstreichers, Fig. 426. Dieselben haben eine ziemlich dicke, unten nach

Fig. 426.

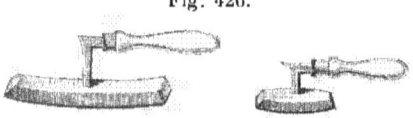

Pflasterstreicher.

allen Seiten schwach convexe Platte von Eisen, welche auf einer Spirituslampe erwärmt wird. Ein hölzerner Griff ist in der Mitte mit einem geknickten Stiele von Eisen angebracht, und mindestens so hoch von der Platte, dass man diese, weil sie heiss ist, nicht berühre. Man hat sie von verschiedener Grösse und bedient sich der schmalen und breiten Seite nach Bedürfniss.

## Neuntes Kapitel. Pflaster.

Eine ganz andere Art dünn gestrichener Pflaster ohne besondere Form ist der Sparadrap\*). Man hat zur Darstellung dieser dünnen Pflaster vielerlei Apparate angegeben, welche zum Theil ihrem Zwecke dadurch nicht entsprechen, dass sie ein schlechtes Product liefern, zum Theil, dass sie die Mitwirkung mehrerer Personen erfordern, die man nicht immer zur Disposition hat. Ich will jedoch einige Darstellungsarten genauer beschreiben, damit man, sowohl wenn die Personen, als wenn der Apparat fehlt, sich helfen könne.

Der einfachste Apparat erfordert natürlich die meiste Hülfeleistung, weil der Zweck der Apparate gerade darin besteht, die Hülfeleistung entbehrlich zu machen. Der Sparadrap wird nie auf Leder, sondern auf Leinwand oder Halbleinen oder Baumwollenzeug, sogenanntes Shirting, aufgetragen. Man schneidet die Zeuge in lange Streifen von circa $7\frac{1}{2}$ Zoll (200$^{mm}$) Breite und 3 bis 6 Fuss (1 bis 2 Meter) Länge. Diese Streifen müssen behufs der Bestreichung frei und glatt gespannt sein.

In der einfachsten Art wird diese Arbeit so ausgeführt. Man nagelt das Zeug (Fig. 427) mit 5 bis 6 Stiften oder Nägelchen an den Rand

Fig. 427.

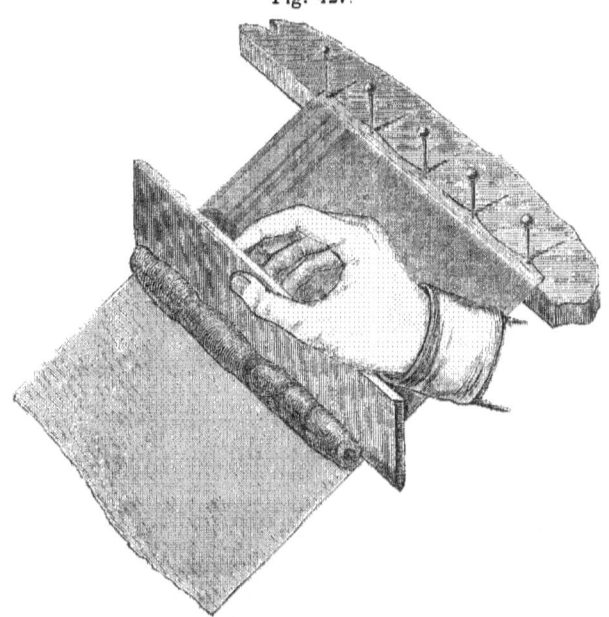

Sparadrapmachen.

eines Tisches und lässt eine zweite Person das andere Ende des Zeuges

---

\*) Dieses Wort ist nach französischer Sitte aus dem griechischen Worte σπείρω, ich breite aus, streue, und dem französischen *drap*, Zeug, gebildet.

532   Dritter Abschnitt.   Receptirkunst und Geschäftsführung.

festhalten und anspannen. Der Operirende giesst nun von dem halb erstarrten Klebpflaster eine der Länge des Zeuges entsprechende Menge

Fig. 427.

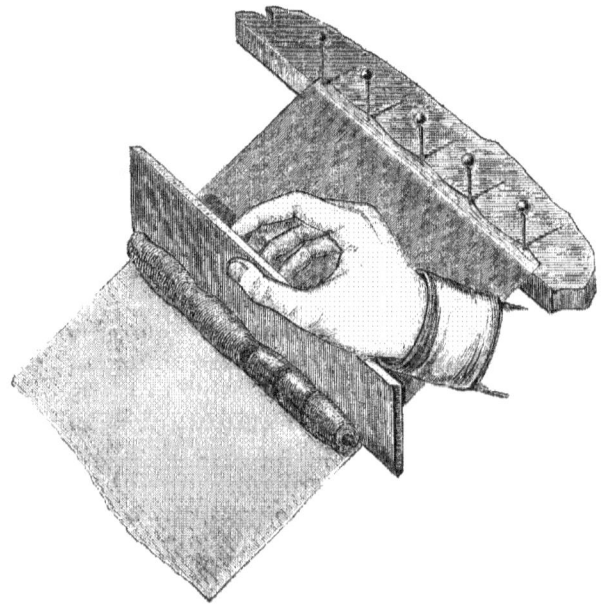

Sparadrapmachen.

Pflaster auf das Zeug nahe an seiner Befestigungsstelle am Tisch. Nachdem er die Pfanne zur Seite gestellt, nimmt er ein gerades Lineal von Holz, hält es dicht an die Nägel, und macht damit einen festen langen Strich bis an das andere Ende des Zeuges. Das noch übrige Pflaster bleibt grösstentheils an dem Lineal hängen, von welchem man es in die Pfanne zurückstreicht. Einzelne Tropfen Pflaster fallen auch wohl auf den Boden. Man erhält aber durch diese einfachste aller Methoden, und ohne andere Werkzeuge als ein Lineal ein sehr schönes gleichmässiges Sparadrap. Zu beachten ist, dass man die Nägel so fest antreibt, dass sie während des Streichens nicht losgerissen werden, auch dass derjenige, welcher das Zeug spannt, die Enden nicht aus seinen Händen gleiten lasse; es entsteht sonst eine schmierige, unsaubere Arbeit. Um nicht den Tisch mit den Nägeln zu sehr zu beschädigen, hat man auch ein mit hervorragenden Drahtspitzen versehenes Holz, welches man auf die Kante eines Tisches mit einer oder zwei Schraubzwingen befestigt. Das Spannen und Streichen geschieht wie oben.

Zum Streichen bedient man sich auch eines eigenen Pflasterstreichmessers von Eisen mit hölzernem Heft. Dieses ist auf einer Seite flach, auf der anderen gewölbt, Fig. 428 und 429, hat jedoch keinen Vor-

## Neuntes Kapitel. Pflaster.

zug vor einem hölzernen Lineal, und kostet viel mehr. Letzteres ist zwar eher Beschädigungen ausgesetzt, diese lassen sich aber auch leichter ausbessern.

Fig. 428.

Man kann das Zeug auch an der freien Seite auf ein mit einer Reihe spitzer Drähte versehenes Brett spannen, und dieses Brett von einer Person festhalten lassen.

Diese Methode liefert ein sehr schönes und gleichmässiges Sparadrap, an dem man nur das Aufgussende, wo das Pflaster meistens durchschlägt, und die Ränder abzuschneiden hat. Der Umstand jedoch, dass zwei oder drei Personen thätig sein müssen, empfiehlt diese übrigens sehr einfache Methode wenig. Man hat deshalb schon früh darauf gedacht, die beiden ersten Personen durch einen Apparat zu ersetzen, was in der folgenden Art gelungen ist.

Fig. 429.

Ein leichtes hölzernes Gerüste besteht aus zwei Latten $aa$ (Fig. 430), die parallel zu einander in zwei Kopfstücken $bb$ befestigt sind. Die Latten sind 48 Zoll (1250$^{mm}$) lang, 2 Zoll 2 Linien (58$^{mm}$) hoch und $^3/_4$ Zoll (20$^{mm}$) dick. Ihre Entfernung von einander im Lichten ist 5$^1/_2$ Zoll (140$^{mm}$). Der Kopf zur rechten Hand ist ein Brett von 10 Zoll (260$^{mm}$) Länge, 8 Zoll (210$^{mm}$) Höhe und 1 Zoll (26$^{mm}$) Dicke. Er ist auf seiner oberen Kante mit Spitzen versehen. Der Kopf zur linken Hand schneidet oben mit den Latten ab, ist 10 Zoll (260$^{mm}$) lang, 3$^1/_2$

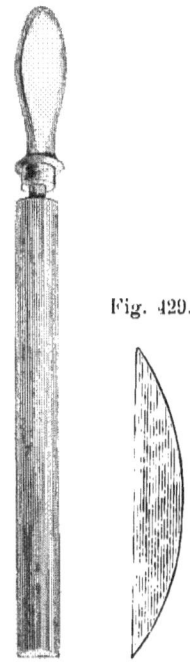

Pflasterstreichmesser.

Fig. 430.

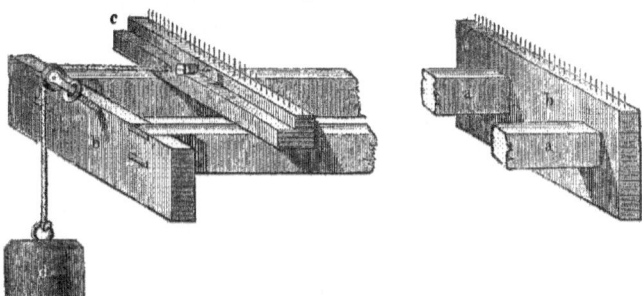

Leinwandspanner.

Zoll (90$^{mm}$) hoch und 1 Zoll (26$^{mm}$) dick. Er trägt in der Mitte eine Rolle, deren Rinne auf die Höhe der Stacheln im Kopfe rechter Hand

534  Dritter Abschnitt. Receptirkunst und Geschäftsführung.

reicht. Das bewegliche **Spannbrett** $c$ ist gerade so hoch, als die Latten unter den Stacheln des rechten Kopfes anfangen; es hat 10 Zoll (260$^{mm}$)

Fig. 130.

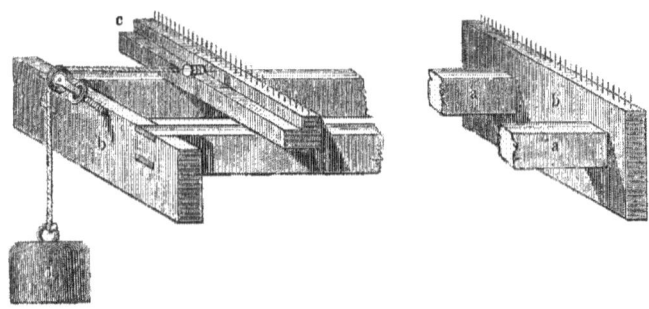

Leinwandspanner.

Länge, 4$^{1}/_{2}$ Zoll (120$^{mm}$) Höhe und $^{3}/_{4}$ Zoll (20$^{mm}$) Dicke, und genau auf der Höhe der oberen Fläche ein Häkchen, an welches die Spannschnur befestigt wird. Soll dieser Apparat gebraucht werden, so wird zuerst das geschnittene Zeug fadengrade in die Zacken gespannt, mit einem Korkstopfen eingeschlagen und nun das Gewicht $d$, von 15 bis 20 Pfd., mit einem Stricke um die Rolle in das Häkchen des Spannbrettes eingehängt und das Zeug der Spannung überlassen. Der Apparat steht an dem linken Ende und vorn an einem Tische, so dass die Schnur des Gewichtes an der Tischplatte vorbeigeht.

Als Streichmesser nimmt man ein hölzernes Lineal.

Früher hatte ich das Zeug mit einer Holzschraube unnachgiebig auf den Rahmen gespannt, fand aber die Einrichtung nicht gut, weil das Zeug sich nach dem ersten Ueberstrich ausdehnt und dadurch an Spannung verliert. Das Gewicht hingegen sinkt tiefer und giebt dem Zeuge eine immer gleiche Spannung. Durch eine Spannung in freiem Raume kann man dem Zeuge diejenige Glätte geben, welche ein schönes Product verbürgt. Zu diesem Zwecke ist es zu empfehlen, das Zeug nur im geglätteten Zustande anzuwenden. Man zerschneidet es in Streifen von der richtigen Breite und lässt sie befeuchtet von der Büglerin plätten. Man bewahrt sie auf ein rundes Holz gerollt, und nicht gefaltet, in einer cylindrischen Blechbüchse.

Nach einer anderen Art wird der Sparadrap bereitet, indem man das Leinenzeug unter einer geraden Schneide hindurchzieht, von welcher die überflüssige Masse des Pflasters abgestrichen wird, so dass nur eine ganz gleichförmige dünne Schichte übrig bleibt. Die Länge des Zeuges, welches in dieser Art in einer Operation bestrichen werden kann, ist, ohne einen grösseren Apparat anzuwenden, ganz unbeschränkt, und dies ist ein wesentlicher Vorzug des Verfahrens.

Man hat verschiedene Constructionen zu diesem Zwecke angegeben,

Neuntes Kapitel. Pflaster. 535

von denen ich hier zwei der einfacheren, die jeder gute Schreiner oder Schlosser leicht ausführen kann, beschreiben will.

Die wohlfeilste besteht bis auf einige eiserne Stifte ganz aus Holz, Fig. 431. Auf einem gerade gehobelten Eichenbrett A sind vier eiserne

Fig. 431.

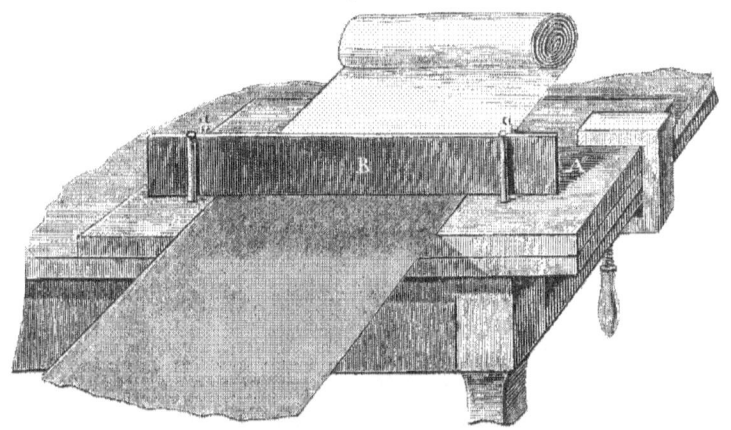

Hölzerne Sparadrapmaschine.

Stifte bei *aa* senkrecht eingeschlagen, dass zwischen ihnen ein gutes Lineal B aus Holz ohne Klemmung gleiten kann. Das Zeug legt man unter das Lineal, giesst hinter dieses das Pflaster und zieht das Zeug durch, während eine zweite Person leise auf das Lineal drückt. Es entsteht ein sehr schönes und gleichmässiges Sparadrap, und man kann dem Zeuge jede beliebige Länge geben, weil die Person, welche auf das Lineal drückt, mit der anderen Hand auch Pflaster nachgiessen kann. Statt des Druckes mit der Hand kann man auch das Lineal mit Gewicht beschweren. Bei einem Versuche zeigte sich das Lineal mit 16 Unzen genügend beschwert, um ein 8 Zoll breites schönes Sparadrap zu geben. Das Gewicht kann man in Gestalt gekrümmter Bleistücke auf die obere Kante des Lineals hängen. Nachdem ein Stück Leinen bestrichen ist, reinigt man Tisch und Klinge und nimmt ein anderes in Arbeit. Zweckmässig ist es, da das Leinen in jeder Länge zu haben ist, dasselbe so lang zu nehmen, dass man nur einmal durchzuziehen hat.

Eine zweite, etwas solidere Vorrichtung ist in Fig. 422 (s. f. S.) abgebildet.

Auf einem massiven hölzernen Brettchen aus Eichenholz sind zwei eiserne Schrauben *bb* von gleichem Gewinde senkrecht befestigt. Nur der obere Theil ist mit Gewinde versehen. Ueber diese Schrauben gleiten lose und ohne Gewinde die cylindrischen Ansätze des Streichmessers *a*. Oberhalb derselben bewegen sich zwei Schraubenmuttern mit Griffhebel *cc* auf der Schraube, und zwar mit Leichtigkeit, ohne besondere Reibung.

536  Dritter Abschnitt. Receptirkunst und Geschäftsführung.

Die cylindrischen Ansätze des Streichmessers haben nur die halbe

Fig. 432.

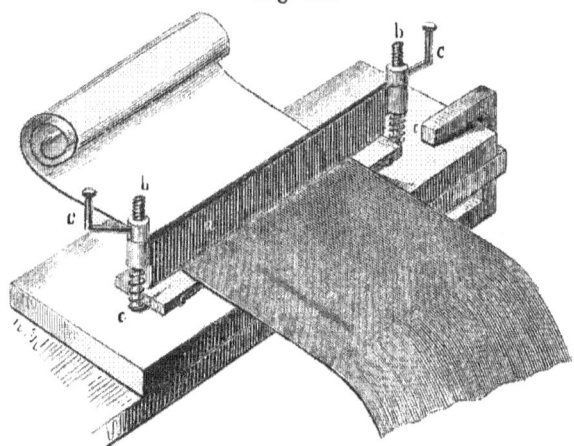

Eiserne Sparadrapmaschine.

Höhe desselben, so dass der untere Theil frei ist (Fig. 435). Hier sind zwei stark gewundene Federn $cc$ aus hartem Eisen- oder Messingdrahte über den unteren glatten Theil der Schrauben $bb$ geschoben. Sie heben das Streichmesser $a$ beständig in die Höhe. Durch die Wirkung der beiden Muttern $cc$ und der aufwärts drückenden Federn $cc$ lässt sich das Streichmesser mit der grössten Schärfe auf jede beliebige Höhe stellen.

Unmittelbar unter dem Streichmesser liegt ein massives Lineal von Eisen auf dem Brettchen, dessen obere Fläche vollkommen gerade gefeilt ist. Es wird von vier kleinen Stiften, die im Brette stecken, an seiner Stelle gehalten, ohne dass man dadurch gehindert ist, dasselbe behufs des Reinigens leicht wegnehmen und wieder hinlegen zu können. Die wirksame Schneide des Streichmessers ist etwas abgerundet und vollkommen gerade. Man prüft die Richtigkeit der Schneide und des Lineals, indem man erstere herunterschraubt und das Ganze gegen ein helles Fenster hält. Es muss alles Licht zwischen beiden durch ihre blosse Berührung abgeschnitten werden können. Lässt man das Messer ein wenig steigen, so muss ein ganz gleich breiter gerader Lichtstreifen zwischen beiden sichtbar werden.

In Fig. 433 ist ein Ende dieser Theile in natürlicher Grösse dargestellt. $a$ ist die Durchschnittsfläche des Streichmessers, $b$ der cylindrische Ansatz desselben, der zu dessen Führung über die feste Schraube dient. $c$ ist das Ende des eisernen Lineals, wie es mit einfachen Stiften auf dem Brettchen gehalten wird.

Der Gebrauch dieses Werkzeuges ist nun folgender:

Zuerst befestigt man das Ganze mit Hülfe einer Schraubzwinge oder einiger Nagelbohrer auf die Ecke eines Tisches. Man legt zuerst einen

Neuntes Kapitel. Pflaster. 537

halben Bogen glattes Schreibpapier zwischen das Streichmesser und das Lineal und befestigt denselben über die Ränder des Brettchens mit etwas Klebpflaster. Dieser Bogen Papier nimmt die übrige Pflastermasse auf, die nach dem Durchziehen des Zeuges sonst auf das Lineal und Brett laufen würde, und ohne deren Entfernung man keine zweite Operation sogleich würde folgen lassen können. So aber entfernt man dieses Papier und klebt frisches auf, wodurch sich die Operation beliebig oft ohne Unterbrechung wiederholen lässt. Man kann auch vor das Messer ein kleines längliches Kästchen von starkem Blech beweglich anbringen, worin das Pflaster gegossen wird, damit es sich nicht seitwärts auf den Apparat verbreite. Die Reinigung dieses Behälters von dem darin erstarrten Pflaster geschieht nach der Operation, weil man die ganze Länge des zu bestreichenden Zeuges in einem Zuge fertig machen kann. Während des Durchziehens kann man noch Pflaster nachgiessen. Zweckmässig aber kann man das Auslaufen des Pflasters nach der Seite durch Holzklötzchen, die man an das Messer befestigt, beschränken. Man legt nun die Leinwand oder das Shirting unter, und stellt die Schneide so, dass man es eben mit Leichtigkeit und einiger Reibung durchziehen kann. Darauf giesst man die beinahe erkaltete, aber noch etwas flüssige Pflastermasse auf das Zeug dicht vor das Streichmesser und zieht mit einem ruhigen festen Zuge das Zeug unter dem Apparate weg. Trägt sich die Pflastermasse zu dick auf, so dreht ein Gehülfe augenblicklich beide Schraubenmuttern etwas zu, wobei er nur zu beachten hat, dass dies auf beiden Seiten gleichmässig geschehe. Der Anblick des Pflasters giebt dazu das Mass ab. Kommt ein Knötchen im Zeuge an, welches sich nicht durchziehen lässt, so muss eine Schraube augenblicklich etwas gelockert werden. Man merke sich die Stellung des Hebels an der Schraube, um ihn nach dem Durchpassiren des Knötchens genau wieder dahin stellen zu können, weil man nicht Zeit hat, irgend ein anderes Mass zu nehmen. Sehr zweckmässig ist es, das Zeug vorher

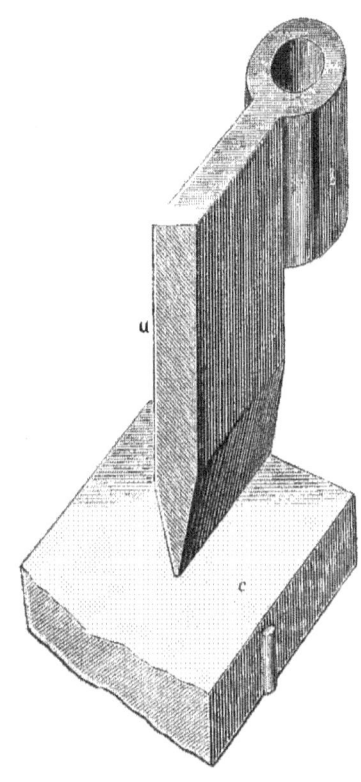

Fig. 433.

Theil von Fig. 432.

538 Dritter Abschnitt. Receptirkunst und Geschäftsführung.

auf diese Knötchen zu untersuchen und dieselben zu entfernen. Man bedient sich dazu ebenfalls des Apparates, indem man das Zeug ohne Pflastermasse durchzieht. Auch kann man ein eisernes Lineal zwischen 4 Stiften beweglich, wie in Fig. 431, anwenden.

Es ist eine grosse Erleichterung in der Receptur, wenn ein etwas dickeres Zeug, mit Klebpflaster in dieser Maschine überzogen, vorräthig ist. Es dient dazu, Pflaster, die mit einem Klebrande versehen sein müssen, darauf zu streichen. Man legt die passende Schablone auf, streicht das Pflaster in die Mitte und schneidet nun über den äusseren Rand der Schablone ab. Der Klebrand ist dadurch so gleichmässig, wie man ihn auf keine andere Weise darstellen kann; auch ist die darauf befindliche Pflastermenge so gering, dass sie niemals durch Verbreitung Beschmutzung der Hemden und Ankleben an dieselben veranlasst.

Der frisch ausgezogene Klebsparadrap ist so klebend, dass man die langen Streifen nicht ohne Weiteres auf einander legen oder aufrollen kann. Man hängt sie über Nacht im Keller auf und bestreicht sie am folgenden Tage mit einem Stück Seife, wodurch das allzu leichte Aneinanderkleben aufgehoben wird, die Wirksamkeit bei längerer Berührung mit der Haut, oder nach einem einmaligen Abwaschen mit lauwarmem Wasser aber nicht gelitten hat.

Man hat verschiedene Arten von Sparadrap. Der gewöhnliche besteht aus Klebpflaster. In gleicher Art stellt man ihn aus *Emplastrum Diachylon simplex* und *compositum* dar, dem man meistens etwas Terpentin zusetzt, um es klebender zu machen. Die abgeschnittenen dünnen Streifen dieses Sparadraps werden in der Chirurgie zu verschiedenen Zwecken vielfach gebraucht. Man hat ferner *Sparadrap Diapalmae.* 12 Unzen *Empl. Diapalmae* (aus 144 *Empl. Diachylon simpl.*, 9 *Cera alba*, 4 *Zincum sulphuricum*), 1 Unze *Ol. Olivarum*, 1 Unze *Cera alba*, 2 Unzen *Terebinthina veneta* werden geschmolzen und sparadrapirt.

*Sparadrap vulgare.* 160 Unzen *Empl. Diachylon composit.*, 11 Unzen *Elemi*, 8 Unzen *Ol. Olivarum*, 8 Unzen *Ol. Terebinthinae* werden geschmolzen und sparadrapirt. Diese Vorschrift wird in der *Pharmacie centrale* zu Paris befolgt und fast in allen Hospitälern dieser Stadt angewendet.

Eine vorzügliche Vorschrift ist folgende:
1 Thl. Dammarharz in ausgesuchten Stücken durch Erwärmen gelöst in 4 Thln. Olivenöl; für den Winter setzt man etwas *Tereb. ven.* zu. Dieser Sparadrap wird vielfach in England angewendet und soll auch bei Kindern die zarteste Haut nicht reizen.

Eine ebenfalls sehr gute Vorschrift ist:
*R. Resin. Pini burgund.* 3, *Empl. Ceruss.* 3, *Empl. Litharg. simpl.* 5, *Ol. Terebinth.* 1.

Zuweilen wird auch *Empl. matris*, *Empl. mercuriale* und *Empl. Andreae a Cruce* (aus 16 *Resin. alba*, 4 *Elemi*, 2 *Terebinth. venet.* und 2 *Ol. laurinum*) in Sparadrapform gebracht.

Neuntes Kapitel. Pflaster. 539

Aus dem gewöhnlichen Sparadrap werden auch die runden Pflästerchen (Fig. 434) ausgeschlagen, welche zu den Fontanellapparaten gegeben werden. Das Ausschlagen geschieht mit einem stählernen Ringe, welcher von dem Mechaniker oder Schmiede angefertigt wird. Ein circa 1½ Zoll (40$^{mm}$) hohes, 5 Zoll (130$^{mm}$) langes und 2 Linien (4$^{mm}$) dickes Stahlblech wird zu einem Cylinder gebogen und seine flach geschmiedeten Ränder an einander geschweisst, dann einer der kreisförmigen Ränder etwas dünner geschmiedet, der Ring auf ein hölzernes Futter der Drehbank aufgespannt und eine scharfe Schneide darangedreht. Man schlägt den Ring vom Futter, bestreicht ihn mit harter Seife, glüht in Holzkohlenfeuer und härtet ihn sorgfältig, indem die scharfe Schneide zuerst ins Wasser taucht. Nachdem der Ring etwas blank geschliffen ist, lässt man ihn, die Schärfe vom Feuer abgewendet, in schwachem Feuer strohgelb anlaufen, um ihm die grosse Sprödigkeit zu benehmen. Auf der Drehbank laufend aufgespannt, wird dieser Ring mit einem Sandsteine scharf geschliffen. Die innere Höhlung des Ringes ist ganz cylindrisch, damit die ausgeschlagenen Scheibchen, ohne sich zu klemmen, durchpassiren können. Mit Hülfe dieses Ringes schlägt man die runden Fontanellpflästerchen, Lederscheibchen für die kleinsten Pflaster, sowie Schildchen aus farbigem Papier aus. Als Unterlage dient ein guter durchgesägter Kloben von Buchenholz, auf dessen Hirnseite man die auszuschlagende Substanz legt. Die senkrecht stehenden Fasern werden von dem Ringe nicht zerschlagen, sondern nur getheilt, und indem der Ring dazwischen eindringt, bieten die Fasern des Holzes der Leinwand die gehörige Unterlage und Widerstand, um von dem Ringe durchgeschnitten zu werden.

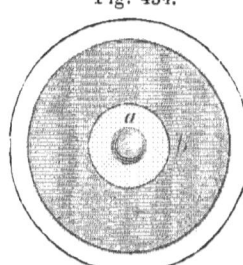

Fig. 434.

Fontanellpflästerchen.

Zum Schlagen bedient man sich eines schweren hölzernen Hammers, der die ganze obere Randfläche des Ringes trifft. Die Mehrzahl der Pflästerchen ist ganz. Einige aber, welche in der Mitte die Erbse $a$ (Fig. 434) von *Empl. Canthar.* haben, sind mit einer kleinen Oeffnung von 5 Linien (10$^{mm}$) Durchmesser versehen.

An dieser Stelle lässt sich am passendsten etwas über Kleb- und Blasentaffet anbringen.

Der Klebtaffet, englisch Pflaster, wird mit einer halbweingeistigen Lösung von Hausenblase oder Gelatine dargestellt.

2 Unzen Hausenblase oder Gelatine werden geschnitten und mit 16 Unzen Wasser geschwellt, dann 16 Unzen *Spir. vini rect.* zugesetzt und das Ganze im Wasserbade, mit einer durchstochenen Blase verbunden, zur vollständigen Lösung erwärmt und heiss durch Leinen gegossen.

Man spannt nun den Taffet auf die in Fig. 430 beschriebene Sparadrapmaschine oder einen vierseitigen Rahmen und bestreicht ihn mit-

540 Dritter Abschnitt. Receptirkunst und Geschäftsführung.

telst eines reinen und zarten Pinsels vier- bis fünfmal mit der obigen warmen Lösung, indem man jedesmal trocknen lässt. Man verwendet Taffet von weisser, fleischrother oder schwarzer Farbe. Häufig wird empfohlen, zuletzt einen Ueberstrich mit *Tinctura Balsami peruviani* zu geben; allein diese giebt dem Pflaster die leidige Eigenschaft, die Wundränder zu reizen und, statt zu schützen, das Uebel zu vergrössern.

Die sogenannte *Toile de mai* wird in der Art gemacht, dass man schmale Streifen von Gewebe, Baumwolle oder Leinen, durch ein geschmolzenes Gemenge von 8 Theilen weissen Wachses, 4 Theilen Olivenöl und 1 Theil venetianischen Terpentins hindurchzieht, und noch warm zwischen zwei hölzernen Linealen durchgehen lässt, um das Ueberflüssige abzustreichen.

Zu Blasentaffet sind vielerlei und darunter auch schlechte Vorschriften gegeben worden. Wenn nun doch einmal Blasen gezogen werden sollen, so eignet sich am besten der folgende Taffet dazu, dessen Darstellung keinen Schwierigkeiten unterworfen ist. Man nehme eine beliebige Menge Kantharidenpulver, übergiesse es mit Schwefeläther, lasse eine Zeit lang stehen und giesse mit einigem Auspressen im Gefässe selbst ab, weshalb man dazu eine kleine blecherne Büchse mit Deckel anwendet und mit einem breiten Pistill ausdrückt. Diese Operation wiederhole man noch zweimal. Diese Extraction kann auch noch besser in dem Extractionsapparate Fig. 78 u. ff., S. 135 ausgeführt werden. Die nöthigenfalls durch Leinen colirten Auszüge bringe man in eine kleine gläserne Retorte, ziehe den Aether im Wasserbade ab, giesse den Rückstand in eine Porzellanschale aus und lasse ihn so lange in vollem Dampfbade stehen, bis das Gemenge aufhört zu kochen. Der Rückstand ist ein grünliches, butterähnliches Oel, von ungemein heftig blasenziehender Eigenschaft. Man schmilzt dasselbe mit seinem doppelten Gewichte weissen Wachses zusammen und streicht dies Gemenge mit dem Sparadrapier sehr dünn auf gewächsten Taffet auf. Dieser Taffet leidet weder von Feuchtigkeit noch von Trockenheit, und bewahrt seine blasenziehende Kraft mehrere Jahre hindurch. Man bewahrt ihn am besten aufgerollt in blechernen Kapseln von Cylinderform.

Das Mezereumextract wird ebenfalls in dem erwähnten Apparate dargestellt und sein Gemenge mit Fett, Wachs und Wallrath auf Papier aufgetragen, um das sogenannte Gichtpapier zu machen. Man lege eine Anzahl halber Bogen unter den Sparadrapier (Fig. 431) und ziehe immer den obersten ab. Die übrigbleibende Masse fällt auf den zweiten und so weiter, die nun der Reihe nach ebenfalls durchgezogen werden. Durch einen regelmässigen Zusatz von frischem Geschmelze behält das Ganze die rechte Consistenz. Die Arbeit geht sehr rasch von statten, und man kann viele hundert Bogen in einem Vormittage machen, wenn ein geübter Gehülfe die übrige Hülfeleistung besorgt.

## Zehntes Kapitel.
### Erleichterungen der Receptur.

Es lassen sich bei der Ausübung der Receptur manche Erleichterungen einführen, die wesentlich zur Ersparniss an Zeit und Arbeit führen, und der Güte der Arzneien nicht den geringsten Eintrag thun.

Solche Erleichterungen sind erlaubt, ja sogar nützlich, indem eine zeitraubende, unangenehme sich häufig wiederholende Arbeit eher einmal absichtlich überschlagen wird, als wenn man bei genügender Musse im Laboratorium sie einmal mit grosser Sorgfalt, aber für viele Fälle, ausführen kann.

Es ist nützlich, die meisten Salze in fein gepulvertem Zustande vorräthig zu haben; sie lösen sich alsdann leicht in jeder Flüssigkeit auf, und man kann sehr oft die Hülfe eines Mörsers entbehren, durch dessen Anwendung die Arznei an Reinlichkeit nichts gewinnen, an Quantität eher etwas verlieren würde.

Man kann dieser Methode entgegensetzen, dass gestossene Salze immer nicht so rein sein können als ganze, weil theils aus den Sieben sich kleine Partikelchen durch das Schütteln loslösen könnten, dann auch weil grössere Körper durch das Stossen selbst in Pulver verwandelt und nun unsichtbar mit dem Salze vermischt werden. Allein durch Reinlichkeit beim Stossen, und durch den ausschliesslichen Gebrauch besonderer Siebe zu Salzen kann man diesen Einwurf grösstentheils beseitigen.

So sollen z. B. Borax, Weinsteinsäure, Citronensäure, *Natrum bicarbonicum*, *Lapis divinus*, *Kali tartaricum*, *Tartarus boraxatus*, *Sapo medicatus*, *Natrum nitricum*, *Natrum tartaricum*, *Saccharum*, *Saccharum lactis*, Salmiak, Sublimat, weisser Präcipitat, *Tartarus emeticus*, *Argentum nitricum* und ähnliche im gepulverten Zustande vorräthig sein; andere, wie *Alumen*, *Tartarus natronatus*, *Nitrum*, müssen gepulvert und krystallisirt vorhanden sein.

Eine noch grössere Bequemlichkeit gewährt es, gewisse nicht von selbst zersetzbare Salze in Auflösung vorräthig zu haben.

Hierin wird man sich vorzüglich nach dem Bedürfnisse des Ortes zu richten haben. Sehr häufig wird überall der Salmiak gebraucht. Man mache sich eine Lösung, worin $1/4$ Salmiak enthalten ist. Zu diesem Zwecke wäge man genau eine bestimmte Menge grob zerschlagenen Salmiaks ab, löse ihn heiss in seinem doppelten bis $2\frac{1}{2}$fachen Gewichte destillirten Wassers auf; filtrire die Lösung in eine vorher tarirte Flasche, spüle das Filtrum etwas mit Wasser nach, und ergänze nun das Gewicht der Lösung mit destillirtem Wasser, bis es das Vierfache des angewendeten Salmiaks beträgt. Man verliert auf diese Weise nicht

542 Dritter Abschnitt. Receptirkunst und Geschäftsführung.

die geringste Menge Salmiak, umgeht das mühsame Stossen, und im Einzelnen die vielen Auflösungen des Salmiaks in der Receptur. Man signirt das Gefäss mit *Solutio Ammoniaci hydrochlorati, sumatur 4plum*, wodurch in der Receptur jeder Zweifel und jede Ueberlegung beseitigt ist. Die Lösung ist reiner und klarer, als sie je aus gestossenem Salmiak dargestellt werden kann. Aus dem meisten Salmiak setzt sich etwas Eisenoxyd ab, was man durch Filtriren entfernt, wodurch die Lösung um so reiner wird.

In gleichem Verhältnisse stellt man sich eine *Solutio Magnesiae sulphuricae*, die $1/4$ enthält, dar. Es versteht sich von selbst, dass man das Wasser dieser Lösungen an dem übrigen Wasser in Abzug bringen muss, und dass man, wenn andere Vehikel als Wasser verschrieben sind, zur Anwendung des trockenen Salzes zurückkehren muss.

Salze mit organischen Säuren sind eher der Zersetzung unterworfen, besonders in verdünnten Lösungen, und es muss deshalb hierbei vorsichtig verfahren werden.

So darf *Tartarus emeticus* niemals in Lösungen vorräthig sein, weil er in verdünnten Lösungen sich zersetzt, in concentrirten Lösungen das Tariren nicht genügende Schärfe des Gewichtes darbietet.

Der *Succus Liquiritiae inspissatus* lässt sich ebenfalls, besonders im Winter, wo er wegen des häufigen Gebrauchs und der niederen Temperatur weniger der Zersetzung unterworfen ist, in aufgelöster Form vorräthig halten und wie ein Syrup in die Gläser tariren. Löst man ihn in gleichem Gewicht Wasser auf, so hat man das doppelte Gewicht davon abzutariren. In dieser Concentration hält er sich, heiss in kleine Flaschen gefüllt, die nach einander in Gebrauch genommen werden, sehr lange, ohne zu verderben, besonders wenn die Flaschen fast voll sind. Ja, es ist nicht einmal nothwendig, die ganze Menge des concentrirten Auszuges auf die Consistenz des *Succus* zu bringen, sondern man kann einen Theil sogleich auf die Consistenz des in seinem gleichen Gewichte Wasser gelösten eindampfen und als solchen bewahren. Man bezeichnet das Standgefäss in der Apotheke ausser mit dem Namen mit *sumatur duplum*. Wenn man die Süssholzwurzel erst mit Weingeist auszieht, den man durch Destillation wieder gewinnen kann, so geben die nachherigen wässrigen Auszüge Flüssigkeiten von rein süssem Geschmack, welche bis auf das specif. Gewicht 1,25 eingedampft mit *sumatur* $1 1/2$ *plum* zu verwenden sind.

In gleicher Art hält man *Mucilago Gummi arabici* vorräthig, die man aus ungestossenem Gummi bereiten kann. Der Schmutz bleibt alsdann unzerkleinert und desto leichter auf dem Colatorium. Die daraus dargestellte Mucilago ist klarer als man sie *ex tempore* aus Pulver bereiten kann. Im Winter ist auch eine *Solutio Extracti Hyoscyami* sehr zu empfehlen, da dieses Extract bei katarrhalischer Witterungsconstitution in sehr viele Arzneien eingeht. Die Vorschrift der fünften Auflage der preussischen Pharmacopoe gab keine klare Auflösung; doch hat in der sechs-

Zehntes Kapitel. Erleichterungen der Receptur.

ten Auflage diese Bereitungsart einer zweckmässigen Platz gemacht. Man löse 1 Theil *Extract. Hyoscyami* in 3 oder 5 Theilen Wasser mit $^1/_1$ Weingeist versetzt auf und bezeichne das Gefäss mit *Sumatur 4plum* oder *6plum*, oder man nehme 2 Gran des Extractes auf 1 Drachme der Lösung, mit Einschluss von $^1/_4$ Weingeist, um die Lösung gegen Entmischung zu schützen. Andere nehmen 1 Extract, $1^1/_2$ Wasser, $^1/_2$ Weingeist mit *Sumatur duplum*. Doch ist diese Flüssigkeit zum Tariren etwas zu dick. So wie das grüne *Extract. Hyoscyami* sich nicht zur Auflösung eignete, ebenso widerstand es auch dem Austrocknen, weil das darin enthaltene Halbharz in trockenem Zustande ein schmieriger Körper ist. Nur ein in Wasser ganz lösliches Extract lässt sich mit Milchzucker zu einem Pulver austrocknen. Das Extract der sechsten und siebenten Auflage der preussischen Pharmacopoe entspricht auch diesem Zwecke besser. Man wog eine bestimmte Menge des Extractes ab, fügte eine gleiche Menge Milchzucker hinzu, und trocknete das Ganze im Wasserbade zu einer pulverisirbaren Masse ein. Die Tara des Porzellanschälchens notirte man im Memorial, oder auf der an der Wage des Laboratoriums hangenden Schiefertafel. Nach dem Austrocknen ergänzte man das Gewicht des Extractes auf seine doppelte Menge und bezeichnete das Gefäss entsprechend, oder, wenn man daraus nicht die verlangte pulverförmige Consistenz erhält, auf die dreifache Menge. Dies trockene Extract wurde zur Dispensation in Pulver verwendet. Nach einer preussischen Verordnung vom 20. Juni 1850 wird Süssholzpulver statt des Milchzuckers genommen. Das Verfahren bleibt dasselbe.

*Infusum Sennae compositum* und *Tinctura Rhei aquosa* werden nicht selten in so kleinen Dosen Arzneien zugesetzt, dass man sie nicht besonders anfertigen kann. Auf der anderen Seite sind diese beiden Arzneien so sehr, namentlich im Sommer, dem Verderben unterworfen, dass man sie nicht vorräthig halten kann. Um hier beide Zwecke zu vereinigen, kann man diese Formeln in einem nach bestimmtem Verhältnisse concentrirten Zustande vorräthig halten. Das *Infusum Sennae compositum concentratum* kann passend in vierfacher Stärke vorbereitet werden. Man infundirt die gewogenen Sennesblätter dreimal hinter einander mit so viel Wasser, um sie eben zu bedecken, und presst jedesmal gelinde aus. In den vereinigten Auszügen löst man die *Manna* und den *Tartarus natronatus* (seit der sechsten Auflage der Pharmacopoe mit Weglassung des unglücklichen Zusatzes von *Elaeosaccharum Citri*, der dies Abführungsmittel zu einem Brechmittel machte und den sich die meisten Aerzte auch früher verboten hatten), colirt, lässt warm absetzen und dampft nun auf dem Apparate unter Anwendung des Rührers bis auf ein Viertel des Gewichtes ein, das nach der Quantität der angewendeten Ingredienzien als Infusum hätte erhalten werden sollen. Zu diesem Zwecke kennt man die Tara des Abdampfgefässes ein für allemal und bemerkt sie auf dem Rande der Schiefertafel mit Tinte. Dieses Infusum gesteht nach dem Erkalten zu einer weichen Masse, die sich mit einem Spatel leicht ausstechen, tariren und in der Mensur leicht auflösen lässt. Die Zersetzbarkeit einer Substanz nöthigt uns, hier das umgekehrte Verfahren, wie bei den Salzen, einzuschlagen.

*Emulsio oleosa* aus 1 Oel, ½ Gummi, 1½ Wasser mit *Sumatur 3plum Olei* kann bei entsprechendem Gebrauche ebenfalls vorräthig sein.

Die grösste Erleichterung in der Receptur gewährt aber die Aufstellung einer kleinen Handapotheke auf dem Receptirtische. Sie steht unter der oberen Deckplatte der äusseren Umfassung auf dem Receptirtische. Hier nimmt sie einen sonst ganz verlassenen Platz ein, ist dem Publikum ganz unsichtbar, und dem Receptarius immer in dem Bereiche seiner Hände. Alle hier in kleinen Gefässen stehende Gegenstände kommen noch einmal in den gewöhnlichen Standgefässen der Apotheke vor, aus welchem die kleineren Gefässe gefüllt werden. Es hat dies eine ganz andere Bedeutung, als wenn das grosse Standgefäss der Officine selbst auf dem Receptirtische stände, und den wesentlichen Vortheil, dass niemals einer dieser sehr gangbaren Gegenstände plötzlich ganz defect wird. Denn sobald man das kleine Gefäss zum letzten Male aus dem grossen Standgefässe gefüllt hat, wird dieses auf den Defect gesetzt, und findet sich wieder gefüllt, sobald das erste leer geworden ist. Man wird dadurch der Unannehmlichkeit überhoben, am Tage selbst, mit Unterbrechung aller Arbeiten, plötzlich auf der Vorrathskammer oder im Keller nachfüllen zu müssen. Die in der Handapotheke aufzustellenden Gegenstände richten sich nach dem Bedürfnisse des Ortes und der am meisten beschäftigten Aerzte. Unterdessen werden doch gewisse Gegenstände bei der heutigen Richtung der Heilkunst fast überall gebraucht und gehen in die meisten Recepte ein. Ohne eine allgemeine Regel aufstellen zu wollen, theile ich hier die Namen derjenigen Arzneimittel mit, deren Gebrauch sich durch mehrjährige Erfahrung als der häufigste herausgestellt hat.

In Extractbüchsen von 8 bis 9 Unzen Inhalt sind folgende Substanzen enthalten:

*Adeps suillus,*
*Ammonium hydrochloratum pulv.,*
*Gummi arabicum pulv.,*
*Kali nitricum pulv.,*
*Kali sulphuricum pulv.,*
*Magnesia carbonica,*
*Magnesia sulphurica,*
*Natrum sulphuricum,*
*Rad. Althaeae pulv.,*
*Rad. Ireos pulv.,*
*Rad. Liquirit. pulv.,*
*Rad. Rhei pulv.,*
*Saccharum album pulv,,*
*(Saccharum Lactis pulv.),*

Elftes Kapitel. Geschäftsführung. Allgemeines.

*Semen Lycopodii,*
*Sulphur depuratum lotum,*
*Tartarus depuratus.*

In kleinen Porzellanbüchsen bis zu 1½ Unzen Inhalt sind enthalten unter gelber Etiquette:
*Camphora,*
*Chininum sulphuricum,*
*Rad. Ipecacuanhae pulv.,*
*Rad. Jalappae pulv.;*
unter rother Etiquette:
*Calomel,*
*Morphium hydrochloratum,*
*Opium pulv.,*
*Tartarus emeticus,*
*Kalium iodatum,*
*Sulphur auratum.*

In grösseren Gläsern bis zu 8 Unzen:
*Syrupus Sacchari,*
*Mucilago Gummi arabici,*
*Oleum Amygdalarum,*
*Oleum Ricini,*
*Solutio Succi Liquiritiae;*
in kleineren Gläsern bis zu 1½ Unzen Inhalt:
*Tinct. Opii simpl.* und *crocata,*
*Spiritus nitrico-aethereus,*
*Aq. Amygdalar. amarar.;*
darunter die beiden Opiumtincturen mit rothem Schilde.

Aus diesen Gegenständen können oft ganze Recepte angefertigt werden, und in die meisten anderen geht eines oder mehrere dieser Mittel ein.

# Geschäftsführung.

## Elftes Kapitel.

### Allgemeines.

Die Geschäftsführung steht unter der besonderen Aufsicht des Principals und fordert dessen unausgesetzte Aufmerksamkeit, sowohl um seine Pflicht zu erfüllen, als auch seinen Vortheil zu wahren.

546 Dritter Abschnitt. Receptirkunst und Geschäftsführung.

Gewisse Anordnungen sind allgemein üblich, andere sind hier und dort abweichend. Es hängt von dem Verstande des Principals ab, die unzweckmässigen zu verbessern oder andere einzuführen.

Die Geschäftsführung von Seiten des Principals ist sehr verschieden, je nachdem er ganz allein, mit einem, mit zweien oder mit mehreren Gehülfen arbeitet.

Wo der Principal ganz allein ist, wie dies leider an sehr vielen Orten wegen der Kleinheit des Geschäftes der Fall ist, da hat er weniger zu beaufsichtigen, als selbst zu handeln. Er ist der Receptarius und Defectarius zugleich. Sein Stösser, der zugleich Hausknecht ist, besorgt die gröberen Arbeiten der Defectur unter seiner Aufsicht. Die eigentliche Defectur besorgt der Principal selbst. Aus der Kenntniss des Geschäftes sind ihm die Zeiten genau bekannt, in denen die Receptur geringere Beschäftigung darbietet; er wählt diese zur Defectur, um weniger oft unterbrochen zu werden. Im Falle diese Unterbrechungen dennoch eintreten, stellt er den Stösser mit Anweisung ins Laboratorium, um nöthigenfalls selbst zu handeln oder zu rufen.

Wo der Principal mit einem Gehülfen arbeitet, theilen sich beide entweder abwechselnd in die Defectur, oder der Gehülfe übernimmt vertragsmässig die ganze Receptur, wenigstens dann, wenn die Defectur keine Beschäftigung darbietet. Da nicht selten Principale mit einem Gehülfen noch andere bürgerliche Geschäfte treiben, wie Ackerbau, Weinbau, chemische Fabrikation und ähnliche, so haben sie um so mehr Grund, dem Gehülfen ausschliesslich die Receptur zu übergeben, so nachtheilig dies auch für seine Ausbildung ist.

Wenn endlich der Principal mit zwei oder mehreren Gehülfen arbeitet, so hängt seine thätliche Theilnahme am Geschäfte mehr von seiner Neigung und der augenblicklichen Dringlichkeit der Arbeit ab. In diesem Falle, wo das Geschäft an sich schon grösser ist, kann der Principal durch die sorgfältigste Aufsicht selbst am meisten nützen. Er befindet abwechselnd sich in allen Localen, er erscheint im Laboratorium und beobachtet die dort vor sich gehenden Arbeiten; er lässt sich ohne Ausnahme alle Präparate und gemachten Defecte zeigen, ehe sie eingeordnet werden dürfen. Diese Massregel ist von der grössten Wichtigkeit, indem sonst verpfuschte Präparate eingefasst werden, deren Gebrauch dem Principale die unangenehmsten Folgen bringen kann.

Chemische Präparate werden deshalb noch vom Principale selbst geprüft, ob sie sauer oder alkalisch seien, wenn sie neutral sein sollten, ob sie chemisch oder pharmaceutisch rein seien, ob sie Metalle enthalten, ob das specifische Gewicht richtig, ob die Syrupe klar, die Extracte dick genug, nicht angebrannt seien, ob die Pulver fein genug, die Wässer stark genug seien, kurz, der Principal muss sich die Gewissheit verschaffen, dass die Präparate den Anforderungen der Kunst und der Gesetze vollkommen entsprechen.

In der Officine erscheint er, um sich über die schnelle und exacte

## Elftes Kapitel. Geschäftsführung. Allgemeines.

Expedition der Recepte zu vergewissern. Er sieht, ob die Gläser äusserlich rein, die Signaturen rein und richtig geschrieben, ob keine Fische in den Mixturen schwimmen, die Emulsionen gebunden seien, die Defecte eingefasst, keine überflüssigen Gefässe hier und dort stehen, ob Vorrath an Kapseln, Signaturen und Tecturen vorhanden, dass die Handtücher nicht zu schmutzig werden, ob überall Reinlichkeit herrsche, dass keine leere Gefässe in den Repositorien stehen, die Syrup- und Extractgefässe äusserlich nicht beschmutzt seien, kurz er muss hier jeden Mangel auf den ersten Blick erkennen. Franklin sagt im armen Richard: „das Auge des Meisters thut mehr als seine Hand". Dies ist auch in der Apotheke wahr, denn wie Vieles geschieht ohne Weiteres von selbst, wenn der Herr gewohnt ist, Alles genau zu untersuchen. Auch in Absicht auf das Publicum erscheint der Principal häufig in der Apotheke und nimmt an der Receptur Theil. Er sieht alsdann am besten, wo Verbesserungen anzubringen und Mängel abzustellen sind. Sein Betragen gegen die Kunden, freundlich, gefällig, Zutrauen erregend, ohne geschwätzig und kriechend zu sein, ist den Gehülfen eine Norm, das ihrige darnach einzurichten. Im Betragen des Principals gegen seine Gehülfen habe ich nur eins zu empfehlen, Humanität. Diejenigen, welche ihre Zeit, Arbeit und Nachtruhe zwar in ihrem eigenen Interesse, aber zu unserem Nutzen verwenden, die mit uns zusammenwohnen und an einem Tische essen, soll man durch ein humanes, freundliches Entgegenkommen an sich binden. Nichts ist mehr gegen das Interesse des Principals, als durch herrisches, anmassendes Betragen oder kaltes Fordern der bezahlten Pflicht sich die Neigung seiner Untergebenen abzuwenden. Sie können ihm mehr schaden, als er ihnen. In tausend unbewachten Augenblicken haben sie sein Eigenthum, den Credit seines Geschäftes, die Fortdauer seiner Kunden in der Hand. Durch absichtlich freches Betragen gegen Dienstboten können sie diese verscheuchen und zu ungünstigen Berichten bei der Herrschaft veranlassen; im Laboratorium, auf dem Glasspeicher kann der Schaden unbeweisbar grosse Summen erreichen. Nur bei einer wirklichen Achtung und Zuneigung des Gehülfen ist das Interesse des Principals überall und zu allen Zeiten möglichst gesichert. Ich habe es immer bei wirklichen Fehlern, bei Versehen, die für den Principal mit den unangenehmsten Folgen verbunden sein können, vortheilhaft gefunden, nicht den ganzen gebührenden Tadel auszusprechen, sondern selbst immer noch etwas zurückzuhalten. Wenn der Gehülfe froh ist, so gut von der Sache weggekommen zu sein, so nimmt er sich für künftige Fälle besser in Acht, als wenn ihm seine ganze Rechnung ausbezahlt worden ist, und er fühlt, dass der herbe Verdruss der harten Vorwürfe seinen Fehler mehr wie aufgewogen habe. Es liegt dies in der menschlichen Natur, dass man den, den man tief gekränkt zu haben glaubt, auch hasst, und jenen liebt, dem man zufällig oder absichtlich eine Wohlthat erzeigt hat.

Auch ist das Zusammenleben und das Sitzen an einem Tische bei finsteren, mürrischen Gesichtern eine wahre Qual. Es wird kein Wort gesprochen, die Speisen mit Unwillen verschlungen, die Zeit, welche die Natur zu einem Genusse bestimmt hat, zu einem wirklichen Verdrusse. Zwar habe ich auch gefunden, dass es Leute giebt, bei denen man mit aller Humanität nicht ein gleiches Entgegenkommen erwirken kann. Es ist alsdann das Beste, die Sache in einer passenden Stunde gerade zur Sprache zu bringen und darzustellen, wie man von einem gebildeten Manne auch angenehme Sitten verlange, und dass das, was man nicht in einem Vertrage sich ausbedingen könne, sich als erste Bedingung von selbst verstehe. Kurze Zeit darauf habe ich oft die vortheilhafteste Veränderung bemerkt.

Der Principal kann in ausnahmsweisen Fällen von den Gehülfen oft eine Arbeit verlangen und erhalten, die nicht in ihrer Verbindlichkeit liegt, wenn er freiwillig zu anderen Zeiten ihnen Begünstigungen zugesteht, die sie kein Recht zu verlangen haben. An Sommerabenden, wo die Geschäfte grösstentheils beendigt sind, erlaube man einige Mal Abends einige freie Stunden, um ein Flussbad zu nehmen oder einen Spaziergang zu machen. Man lasse es nicht zu einer Verpflichtung werden, auch nicht daraus Gelegenheit zu Geldausgaben entstehen, wenn z. B. das Abendessen zu Hause versäumt würde. Diese Wohlthaten verlieren ihren Werth, wenn man sie selbst dazu stempelt; der Gehülfe wird doch immer fühlen, was er verlangen kann und was nicht.

Noch ist des Allzubekanntwerdens Erwähnung zu thun. Wenn Gehülfen längere Zeit in einem Geschäfte sind und zu bemerken glauben, dass ihre Geschäfts- und Personenkenntniss dem Principale von besonderem Nutzen, ja Unentbehrlichkeit geworden seien, so glauben sie sich nicht selten selbst durch Herausnehmen gewisser Freiheiten schadlos halten zu dürfen. Sie prätendiren, dass kleine Verletzungen der Geschäftsordnung nicht gerügt würden, sie verändern die Stunden des Aufstehens, des Defectirens, des Ausgehens und Nachhausekommens allmählig. Diese kleinen Uebergriffe können dem Principale sehr belästigend und nachtheilig werden, wenn er denselben nicht früh einen Damm vorsetzt. Durch ein zur rechten Zeit selbst gelinde angebrachtes Wort kann man auf den rechten Weg zurückleiten und künftigen ähnlichen Versuchen vorbeugen. Sollte dies nichts fruchten, so ist es besser, die Auflösung des Verhältnisses bei der nächsten Wechselzeit herbeizuführen, als sich in seinem eigenen Hause Vorschriften machen zu lassen.

Es muss Regel sein, dass der Provisor, Gehülfe oder Lehrling keinerlei Vorlagen für sich aus der Kasse mache, wie etwa für Briefporto, Obst, gebrachte Wäsche. Zu dem Zwecke soll er immer eine kleine Börse mit sich führen.

Der Grund dieser Bestimmung liegt in der menschlichen Natur. Das Nichtwiederhineinlegen einer geliehenen Summe ist eine negative Handlung ohne bestimmte Zeit, für die man immer die Entschuldigung hat, dass sie noch später geschehen könne, während das Herausnehmen in unredlicher Absicht eine concrete Handlung ist, bei welcher den Meisten das Gewissen

# Elftes Kapitel. Geschäftsführung. Allgemeines.

schlagen würde. Ist aber das Herausnehmen mit der beschwichtigenden Absicht des Wiedererstattens geschehen, so tritt kein neuer Moment ein, wobei das Gewissen sich regte, und wenn die Sache einmal eine Woche angestanden hat, so weiss man nicht, was daraus wird. Es geht damit, wie mit einem Briefe, den zu schreiben man zu lange verschoben hat, und zuletzt gar nicht schreibt. Es ist ganz entschieden im Interesse der Gehülfen selbst, wenn man die kleinen Anleihen aus der Kasse ganz untersagt. Wer sie nun dennoch macht, ist bereits auf unredlichem Wege. Mancher kann anfangs die beste Absicht gehabt haben, und nachher allmählig davon abgekommen sein, als er sah, dass man auch so noch gut schlafen könne. Das Gewissen hat eine wächserne Nase und lässt mit sich reden.

Receptur und Defectur wechseln mit einander ab. Ein passender Zeitraum für diesen Wechsel ist ein Monat. Kleinere Zeitabschnitte bringen Nachtheile mit sich.

Der Defectarius kann im Laufe einer Woche nicht alle angefangenen Präparate vollenden; das Uebergeben der halbfertigen an den Collegen ist misslich, weil es zu Ausreden und Entschuldigungen Veranlassung giebt, wenn das Präparat missglückt oder nicht in der gehörigen Menge ausgebracht wurde. Nur wenn man die ganze Verantwortlichkeit allein hat, behandelt man einen Gegenstand mit der richtigen Sorgfalt. In der Receptur hat das öftere Abwechseln ebenfalls seine Nachtheile, weil es jedesmal eine Unkenntniss des in den letzten Tagen Vorgekommenen nach sich zieht. Das Aufsuchen der zu repetirenden Arzneien ist leichter, wenn man sich noch der Form des Receptes und seines ersten Datums erinnert. Wer von den Kunden nach wenigen Tagen wieder in die Officine kommt, findet hier einen Anderen, dem die Vorgänge unbekannt sind. Es entstehen daraus immer Störungen und Verzögerungen, die endlich dadurch gelöst werden müssen, dass man den früheren Receptarius herbeiruft. Dies kommt um so öfter vor, je häufiger gewechselt wird.

Für den Defectarius ist an den meisten Orten die erste Arbeit am Morgen, den Defect zu machen, d. h. die leeren Gefässe des vorhergehenden Tages aus dem Vorrathe wieder zu füllen. Es ist eine missliche Sache, den Defect nur einmal im Tage und zwar Morgens zu machen. Es häufen sich dadurch eine Menge leerer Gefässe bis zum Abend an, die, wenn sie in der Nacht gebraucht werden sollen, zu den unangenehmsten Störungen führen. Kamillenblumen, Pfefferminze, Ricinusöl, Opiumtinctur und ähnliche Dinge dürfen nie über Nacht auf dem Defecte stehen. Es ist deshalb eher anzuempfehlen, den Defect zweimal im Tage zu machen, und zwar Mittags um 12 Uhr und Abends vor Sonnenuntergang. Letzteres trifft freilich im Winter sehr früh, und es werden alsdann noch manche Gefässe leer werden können. Für den Fall, dass etwas während des Abends und der Nacht von dem Kräuterboden oder der Materialkammer geholt werden müsste, soll man sich einer geschlossenen Laterne als Leuchte bedienen. Man bringe zu diesem Zwecke an einem nicht in die Augen fallenden Platze des Receptirtisches eine solche an, die ausschliesslich zu diesem Gebrauche bestimmt ist und von den übrigen Dienstboten im Hause nicht berührt werden darf. Die Laterne hat vier Glasscheiben und wirft nirgendwo Schatten. Kleine Stearinkerzen, von denen immer ein kleiner Vorrath in einer Schieblade liegt, geben das Licht. Es ist abzurathen, ein Oellicht mit Docht hineinzusetzen. Man sieht demselben nicht von aussen an, ob es in Ordnung und zum Gebrauche bereit ist. Es kann an Oel und Docht fehlen. Auch ist das Oel im Dochte bei dem im Ganzen seltenen Gebrauche so verdickt und zäh, dass es nicht nachfliesst und die Lampe vielleicht im Augenblicke verlischt, wo man im Keller oder auf dem Boden ist. Dies wird Alles durch kleine Kerzen vermieden. Die Laterne wird an einem Bügel von oben getragen. Sie hängt dadurch von selbst senkrecht und die Flamme berührt niemals die Gläser. Jede Feuersgefahr ist durch diese Leuchten ganz vermieden. Die Gläser sind stark und sehr farblos, eigens ausgesuchtes Glas, und zwar nach dem Erfahrungssatze, dass, je bequemer ein Hülfsmittel im Gebrauche ist, es desto sicherer angewendet wird. Wäre das Glas schmutzig, grün oder befleckt, so träte leicht Gefahr ein, dass man, um besser zu sehen, die Thüre der Laterne öffnen oder gar wohl die Kerze herausnehmen würde.

Die erste Arbeit des Receptarius besteht darin, die Recepte des vorigen Tages zu taxiren, wenn dies nicht schon am vorigen Abend geschehen ist. Diese Arbeit kann füglich vor dem Frühstücke schon geschehen sein. Nach demselben durchsieht der Receptarius die Kasten der Gläser, Signaturen, Tecturen, Schachteln und Convolute, ob dieselben noch gehörigen Vorrath enthalten. Er giebt demgemäss den Stösser Auftrag, welche Sorten von Gläsern, Kruken oder Salbentöpfen er zu putzen habe. Den Stösser ruft sich der Receptarius mit der Schelle herbei. Der Zug dazu hänge über dem Receptirtische, so dass er jedem Kunden sogleich in die Augen fällt, wenn gerade Niemand in der Apotheke wäre. Da nun jeder Fremde einen einfachen Zug an der Klingel thut, so muss dies auch das ausschliessliche Zeichen für die Gehülfen sein. Mit einem Zuge der Klingel wird auch der Defectarius in die Apotheke oder zu Tische gerufen.

Den einfachen Zug der Klingel hört der zufällig abwesende Receptarius, sowie der Defectarius. Sie werden demnach beide zugleich herbeieilen, was in dem Falle von Nutzen ist, wenn einer derselben noch einige Zeit gänzlich verhindert ist.

Der Stösser wird mit zwei Zügen der Klingel gerufen, und endlich der Principal mit drei Zügen, wenn Fälle vorkommen, welche die Gegenwart des im Hause sonstwo verweilenden nothwendig machen.

Die Schelle selbst befindet sich im Hofe im Freien, gleich hörbar im Hause, im Laboratorium, im Keller und auf dem Speicher. Den passendsten Ort wird man sich leicht aussuchen. Es ist unglaublich,

# Elftes Kapitel. Geschäftsführung. Allgemeines.

welche Zeit und Mühe durch dies geordnete System des Klingelns erspart werden, und ich kann dasselbe aus eigener Erfahrung dringend empfehlen.

Der Receptarius ist nun zur Anfertigung der eingehenden Recepte bereit. Es soll demselben Regel sein, die Kunden nie länger hinaus zu bestellen, als dies zur Anfertigung des Receptes, mit Rücksicht der schon vorhandenen und in Arbeit genommenen, nöthig ist. Ausserdem, dass er durch diese Verzögerung oft eine grosse, ihm ganz unbekannte Verantwortlichkeit in Betreff des Patienten übernimmt, leidet auch das Geschäft unter dem Namen, dass man darin langsam bedient werde.

Die Gewohnheit, die fertigen Arzneien zu den Kunden hinzutragen, ist jetzt an vielen Orten eingerissen, wo man sonst noch nicht daran dachte. Man muss sich leider hineinfügen, obgleich daraus viele Unannehmlichkeiten entstehen. Der Stösser, der diese Arbeit mit besorgen muss, wird oft sehr unbequem von seiner Arbeit entfernt, wenn er z. B. frisch getrocknete Gegenstände aus dem Trockenofen zum Stossen in Arbeit genommen hat, die nun wieder Feuchtigkeit anziehen können. Sobald man aber nicht geradezu einen Jungen zum Auslaufen beschäftigen kann, muss man sich in diesen Umstand fügen.

Die Recepte der abgeholten und nicht bezahlten Arzneien kommen sogleich in eine Schieblade, worin sie bis zum folgenden Tage verbleiben.

Es muss Gewohnheit des Receptarius sein, vor dem Einlegen des Receptes in den Kasten erst Alles darauf zu bemerken, was darauf zu bemerken ist, namentlich Reiterationen, das Datum an das untere Ende des Receptes, nähere Bezeichnung der Kunden. Es ist nichts unangenehmer, als am Ende des Jahres beim Ausschreiben der Rechnungen über eine Person im Unklaren zu sein. Oft muss man solche Recepte ohne Weiteres verloren geben, weil man entweder die Person gar nicht kennt, noch ihren Wohnort, oder sie von anderen gleichnamigen nicht unterscheiden kann. Der Gehülfe soll deshalb im Augenblicke des Abgebens, wo er doch die Person genau kennen muss, diese ihm bewusste Kenntniss mit einem Worte auf dem Recepte bemerken, etwa durch Bezeichnung der Strasse, des Vornamens, des Gewerbes des Kunden. Dieses ist besonders bei Namen nöthig, die sich sehr häufig wiederholen, wie Müller, Becker, Schmidt, Wagner und ähnlichen. Er soll sich hierbei auch nicht immer allein auf sein Gedächtniss verlassen, und in zweifelhaften Fällen den die Arznei abholenden Dienstboten fragen. Dabei ist es nicht gut, wenn er den Namen vorsagt, weil es dumme Dienstboten und Kinder giebt, die zu Allem ja sagen. Alles, was man dem Buchstaben anvertrauen kann, soll man nicht dem Gedächtnisse überlassen, indem dieses sich leichter irrt und nun daraus Schaden oder Verwirrung entsteht.

Bei vielen Gehülfen herrscht die Gewohnheit, die Repetitionen am anderen Tage erst zu notiren. Wenn nun aber eine Arznei zweimal an einem Tage repetirt wird, oder einmal am Nachmittage, wo der Receptarius Ausgang hat, und der Defectarius; der am folgenden Tage nicht taxirt, dieselbe Gewohnheit hat, so bleibt die Repetition unbemerkt und geht verloren. Es herrscht auch hier und da die Gewohnheit, ja selbst der officielle Zwang, in ein eigenes Memorial alle gemachten Recepte einzutragen. Von dieser Einrichtung sehe ich keinen Vortheil ein. Von den unbezahlten Recepten liegt noch das Recept als Beleg vor, von den bezahlten das Geld; wollte man dadurch eine Controlle des Geldes bewirken, so könnte dieselbe ebensowohl durch Nichteintragung umgangen werden. Die tägliche Einnahme ergiebt sich viel richtiger aus der Cassa, und die Summe der unbezahlten Recepte hat keinen Werth zu wissen, weil man nicht wissen kann, welche davon bezahlt werden und ausbleiben. Ein solches Memorial ist ganz gut für kleine Notizen, Nachfragen, Ankäufe aus der Cassa, Reste auf Recepte, bezahlte, noch nicht eingetragene Rechnungen; dagegen zu einer regelmässigen Führung über alle Recepte und sonstigen grösseren Einnahmen finde ich die Mühe der Führung dem damit geschafften Nutzen nicht entsprechend.

Am anderen Tage werden die Recepte, nachdem sie taxirt sind, in das Receptbuch eingelegt, wofür in grösseren Geschäften 25 einzelne kleine Schiebkasten dienen.

Das Receptbuch ist eine durch Fächer an den Seiten geschlossene Mappe, welche 24 oder 25 einzelne Abtheilungen hat, nämlich für die einzelnen Buchstaben des Alphabets.

Das Receptbuch muss wegen seines häufigen Gebrauches sehr stark gemacht werden. Der Rücken soll aus Pergament bestehen, die Zwischenscheidewände aus sogenannten Pressspänen oder glänzendem dünnen Pappdeckel, dessen sich die Buchdrucker zum Glätten der Druckbogen bedienen. Das Schliessen des Buches durch Schnüre würde von kurzer Dauer und auch zu zeitraubend sein; man bringt deshalb auf dem Buche ein kleines Messingplättchen an, welches ein rundes Knöpfchen trägt; darin haken sich entsprechende Löcher an einem starken Riemen ein. Je nachdem das Buch voller oder leerer ist, kommen andere Löcher an die Reihe, wie dies überhaupt beim Zuschnüren mit Riemen stattfindet. Die Löcher an dem Riemen können auch mit Messing gefüttert sein. Beim Aufschlagen hat man den Umschlagdeckel des Buches rechter Hand, und nach der linken Hand zu tragen die einzelnen Scheidewände die Buchstabenzeichen. Die Recepte liegen mit der geschriebenen Seite nach links, wenn das Buch auf dem Rücken liegt, die vom ältesten Datum zum hinterst.

In diesem Buche bleiben die Recepte einen Monat lang. Am Anfange des folgenden Monats werden sie in die 25 Schiebladen, die an einer passenden Stelle des Receptirtisches oder der Officine angebracht sind, einrangirt und nach den einzelnen Namen entweder zusammengebunden oder in kleine Mappen zusammengelegt. Die Recepte des Jahres nach Monaten zu ordnen, verräth einen solchen Mangel an praktischem Verstande, dass es überflüssig ist, darüber ein Wort zu verlieren.

Die Recepte derselben Person sind gewöhnlich durchstochen und

# Elftes Kapitel. Geschäftsführung. Allgemeines.

mit einem Bindfaden durchzogen, oder, wenn deren nur wenige sind, mit einer Stecknadel vereinigt. Das Durchstechen soll auf $^1/_4$ der ganzen Länge der Recepte vom oberen Ende an, und das Binden mit einem langen Faden geschehen, so dass man beim Ausschreiben der Rechnungen die Recepte frei umlegen kann, ohne sie aus dem Faden zu ziehen. Die Receptmappen werden aus dünnem Pappdeckel in der nebenstehenden Form (Fig. 437) geschnitten. Sie sind 5 Zoll (130$^{mm}$) breit und 8$^1/_4$ Zoll (215$^{mm}$) lang, die kleinen Klappen 14 Linien (30$^{mm}$) breit. An dem halbrunden Umschlage tragen sie eine Schnur von 14 bis 15 Zoll (370 bis 400$^{mm}$) Länge. Die Recepte schlägt man unter die kleinen Umschläge, klappt dann die beiden Falten zu und schlingt die Schnur einmal herum, dann unter sich selbst hindurch. Diese Mappen hat man für beständige Kundschaften, deren Namen sie äusserlich tragen. Sie erleichtern ungemein das Aufsuchen und verhindern das Zerstreuen oder Verlieren einzelner Recepte.

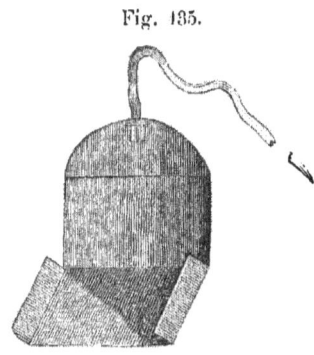

Fig. 435.

Receptmappen.

In diesen Mappen bleiben die Recepte bis zum Ende des Jahres, wo sie zu Rechnungen ausgeschrieben werden, welche gewöhnlich im Monat Januar alle ausgetragen werden. Im Anfange des Monats Februar müssen die Kasten von den Recepten geleert werden, um die des Januars im neuen Jahre aufzunehmen.

Man müsste nun für die unbezahlten Recepte des vorigen Jahres wieder 24 Schiebladen haben, oder drei grössere Mappen, von denen jede 8 oder 9 Buchstaben enthielte, in denen sich die unbezahlten Recepte des letzten Jahres und früher befinden. Im Verhältniss als die Rechnungen bezahlt werden, verlangen die Kunden selbst ihre Recepte zurück, oder man legt alle Monate nach dem Contobuch die Recepte der bezahlten Rechnungen aus diesen drei Mappen heraus und bewahrt sie in einigen Schiebladen der Apotheke. Bezahlte und nicht zurückbegehrte Recepte verwahre ich nur ein Jahr auf; am Anfange des neuen Jahres werden sie zerschnitten und ganz entfernt. Sehr selten wird darauf zurückgekommen.

## Zwölftes Kapitel.

## Buchführung.

Die eigentliche Buchführung in dem Apothekergeschäfte kann auf eine sehr einfache und sichere Weise geschehen. Kein anderes Handelsgeschäft hat den Vortheil, für jede einzelne Schuld oder Forderung einen besonderen Belag oder Bon in der Hand zu haben. Die Zurechnung der einzelnen Recepte geschieht nicht durch Zuschreiben der Summe zum ganzen Conto, sondern durch Zulegen des Receptes zum Packe, und aus der Summe der Recepte wird erst die Rechnung ausgeschrieben. Wenn Jemand ein Register zu einem Werke zu machen hat, so ist er in der Lage, als wenn er für jeden Buchstaben eine Rechnung auszuschreiben hätte. Er nimmt dann denselben Modus an, der sich im Apothekergeschäfte von selbst macht; nämlich er schreibt die einzelnen *voces* oder Posten auf eine Seite des Papiers nebst der Seitenzahl des Werkes (was bei der Rechnung der Preis ist), zerschneidet nun sämmtliche einzelne Posten (d. h. er macht einzelne Recepte) und vertheilt sie nach den Anfangsbuchstaben (was beim Ausschreiben der Rechnungen die Namen der Kunden sind). Nun werden die einzelnen Gegenstände noch einmal unter sich nach dem Alphabete (bei den Rechnungen dem Datum) geordnet und daraus das Register (oder die Rechnung) ausgeschrieben. Die einzelnen Recepte in ein eigenes Contocorrent nach Datum, Benennung und Preis einzutragen, ist eine rein überflüssige Arbeit und Zeitverschwendung, die noch fernere Zeitverschwendung in ihrem Gefolge hat. Man muss nämlich in einem dicken Buche an verschiedenen Stellen die Contocorrents der einzelnen Kunden anfangen und muthmassliche Zwischenräume nach Schätzung lassen. Da sich aber diese Zwischenräume endlich doch vollschreiben, so muss man an einer anderen Stelle ein neues Contocorrent derselben Kundschaft anfangen. Dadurch ist die Rechnung derselben Kunde oft an 4 bis 5 Stellen des Hauptbuches zerstreut, man muss noch ein sehr exactes Register darüber führen, wenn man überhaupt in diesem Contocorrentbuch etwas finden soll, und hat man einen Posten ins Register einzutragen vergessen, so kann man es für ein Glück rechnen, wenn man ihn zufällig findet. Wird die Rechnung bezahlt, so hat man die einzelnen Posten aufzusuchen und die ganze mühsame Arbeit mit einem Federzuge zu durchstreichen. Wenn man keine Receptblätter verliert, so ist mir kein Fall bekannt, wo dieses Contocorrent von irgend einem Nutzen sein könnte; und hätte ich hier die Wahl, so möchte ich lieber 20 Recepte verlieren, als eine so geisttödtende langweilige Arbeit auszuführen. Man wendet ein, bei noch-

## Zwölftes Kapitel. Buchführung.

maliger Ausziehung der Rechnung könne leichter eine Differenz mit der ersten Summe herauskommen, als wenn man die Rechnung im Contocorrent bloss abschriebe. Hierauf kann man erwidern: Bei der zweiten Ausstellung der Rechnung gebe man keine einzelnen Zahlen an, sondern sage: Laut übergebener Specialrechnung vom 31. Decbr. 1865 Summe 10 Thlr. Ist in der ersten Aufstellung des Contocorrents ein Fehler eingeschlichen, so steckt er natürlich auch in der Rechnung und wird sich in jeder neuen Abschrift befinden. Die Erfahrung hat aber auch gezeigt, dass mehrmalige Auszüge aus den Recepten selbst sogleich auf den Pfennig mit einander stimmten. Das Contocorrent erspart nicht die Führung einer alphabetischen Aufstellung der Rechnungen mit Summen. Beim Austhun jeder Rechnung hat man beide Bücher nachzuschlagen und die Zahlung einzuschreiben. Vergisst man es in einem, so entsteht leichter eine Unsicherheit und Zweifel als Nutzen. Ich muss deshalb die Führung des Contocorrents, wie sie in Eberhard Schwend's sonst ganz vernünftigem Werkchen über Einrichtung der Apotheken (Schwäbisch Hall bei Ebner, 1845, 130 Seiten) auf Seite 94 empfohlen, durchaus als unzweckmässig und überflüssig verwerfen und empfehle aus vieljähriger Erfahrung folgenden viel einfacheren Modus des Ausschreibens der Rechnungen und der Buchführung.

Das Ausschreiben der Jahresrechnungen fängt am 2ten oder 3ten December des Jahres an, nachdem die Recepte des Novembers einrangirt sind. Man fängt mit dem Buchstaben A an. Erst ordnet man die Päcke nach dem Alphabet und macht ein alphabetisches Verzeichniss der einzelnen auszuschreibenden Rechnungen, welches man in den Kasten legt. Nun schreibt man den obersten Pack unmittelbar auf die Rechnung aus und bezeichnet die hintere Seite des letzten Receptes mit einem willkürlichen Zeichen, um sicher zu sein, welches Recept das letzte der Rechnung ist. Sobald eine Rechnung ausgeschrieben ist, macht man auch auf dem kleinen Zettel ein Zeichen bei dem entsprechenden Namen. Die halbfertigen Rechnungen desselben Anfangsbuchstabens legt man in einem starken Bogen Papier zusammen. In dieser Art werden alle Recepte der elf ersten Monate des Jahres ausgeschrieben. Am Anfange des neuen Jahres werden die Recepte des Decembers ausgelegt und den einzelnen Receptpäcken zugefügt. Man nimmt nun die Rechnungen wieder vor und schreibt die Recepte des Decembers bei, indem man bis an das bekannte Zeichen auf der Rückseite des letzten Receptes zurückschlägt. Zugleich sieht man im Contobuch nach, ob die vorigjährige Rechnung berichtigt ist. Im Falle dies nicht geschehen ist, fügt man die Summe der vorigjährigen Rechnung unten an. Wenn alle Rechnungen nachgetragen sind, so gehen die Additionen an. Man schreibt sie zuerst mit Bleistift auf die Rechnung und lässt sie von einem Anderen nachrechnen. Stimmen beide Summen, so schreibt man sie mit Dinte aus. Sind alle Rechnungen addirt, so schreibt man auf die Rückseite des letzten Receptes:

556 Dritter Abschnitt. Receptirkunst und Geschäftsführung.

Ausgezogen am 31. Dec. 1865.
Summe: 12 Thlr. 18 Sgr. 6 Pf.

Man vergesse nicht die Summe mit aufzuschreiben, weil es bei späterem Zurückkommen auf die Recepte, die sich manchmal leider in das zweite und dritte Jahr verschleppen, durchaus nothwendig ist zu wissen, bis zu welchem Recepte eine gewisse Summe reiche. Auch bei den im Laufe des Jahres ausgeschriebenen Rechnungen bemerke man auf dem letzten Recepte den Tag des Ausziehens und die Summe. Ohne dies würde man in die Lage kommen, versuchsweise eine neue Addition machen zu müssen. Wenn nun die Rechnungen alle addirt sind, so werden die Summen in das Contobuch nach alphabetischer Ordnung der Kunden eingetragen. Das Contobuch hat folgende Form:

Jahr 1865.

| Monat. | Tag. | Namen. | Thlr. | Sgr. | Pf. | Bezahlung. |
|---|---|---|---|---|---|---|
| December | 31 | A . . . ., Kaufmann | 20 | 10 | 6 | bezahlt 4/5 66. (d. h. den 4ten Mai 1866). |
| | | B . . . . . ., Tischler | 5 | 7 | 9 | |

Das Buch hat Folio-Format und bedarf kaum der Seitenzahlen, indem die in der Mitte stehende Jahreszahl die Reihenfolge genau bezeichnet. Man hat solche Formulare mit gewöhnlichem Typendruck und auch lithographischem Druck. Sie sollten ganz liniirt sein, wodurch die Schönheit und Regelmässigkeit des Ganzen wesentlich gewinnt, aber auch die Zweckmässigkeit erhöht wird, indem die Geradheit der Linien das Beziehen einer Summe zu einem falschen Namen verhütet. Zwischen je zwei Buchstaben lasse man einige Zeilen frei, sowohl um das Auge beim Umschlagen zu unterstützen, als auch nöthige Einschiebungen machen zu können. In der letzten Colonne wird die Bezahlung und der Tag der Zahlung bemerkt und zugleich die Zahl durchstrichen. Das blosse Durchstreichen der Zahl genügt nicht, sondern man muss irgend etwas dabei schreiben, um an der Handschrift immer die Garantie zu haben,

## Zwölftes Kapitel. Buchführung.

dass man selbst gelöscht habe. Es ist mir ein Fall bekannt, wo ein Knabe in dem offenliegenden Buche aus Unverstand alle noch undurchstrichenen Nummern durchstrichen und zu jedem zahlt geschrieben hat. Nur an der Unähnlichkeit der Handschrift erkannte man nachher die Verwirrung, welche unentwirrbar gewesen wäre, hätte man nur die Zahlen durchstrichen.

Jede gemachte Ausgabe und Einnahme muss aber noch in ein anderes Buch eingeschrieben werden, um durch Zusammenstellung der einzelnen Posten das Facit ziehen zu können. Man kann die Einnahme und Ausgabe für Haushaltung und das Geschäft in einem Buche vereinigen, so aber, dass jedes seine besondere Columne hat. Eine so eingerichtete Buchführung habe ich noch nirgendwo angetroffen; sie ist übersichtlich, leicht in Ordnung zu halten und erspart mehrere einzelne Bücher. Die Anordnung dieses Buches über Einnahme und Ausgabe ist folgende. Jede Seite linker Hand ist Einnahme und rechter Hand Ausgabe.

Linker Hand:

| 1865. | Tag. | Einnahme. | Apotheke. | | | Sonstiges. | | |
|---|---|---|---|---|---|---|---|---|
| | | | Thlr. | Sgr. | Pf. | Thlr. | Sgr. | Pf. |
| December | 25 | Uebertrag | 3570 | 20 | 9 | 600 | 10 | 7 |
| | „ | Peter Klaus, Rechnung | 17 | 10 | 3 | | | |
| | 26 | Hausmiethe f. ¼ Jahr | | | | 40 | — | — |
| | 27 | Johann Peter, Rechnung | 11 | — | 4 | | | |
| | 28 | X. Y., Zinsen eines Capitals | | | | 15 | — | — |
| | 29 | für eine chemische Untersuchung | | | | 6 | — | — |
| | 30 | X. Y., Rechnung | 6 | 7 | 9 | | | |
| | 31 | Cassa-Einnahme vom December | 120 | 17 | 7 | | | |

558  Dritter Abschnitt. Receptirkunst und Geschäftsführung.

Rechter Hand:

| 1866. | Tag. | Ausgabe. | Laufende Nummer. | Apotheke. | | | Haushaltung. | | |
|---|---|---|---|---|---|---|---|---|---|
| | | | | Thlr. | Sgr. | Pf. | Thlr. | Sgr. | Pf. |
| Juli | 15 | Uebertrag | | 907 | 16 | 5 | 1234 | 25 | 8 |
| | 16 | 200 Blutegel à 5½ Thlr. | | 9 | — | — | | | |
| | „ | 108 Pfund Butter | | | | | 16 | 25 | 4 |
| | „ | 14 Quart Himbeeren | | — | 23 | 4 | | | |
| | 17 | Zeitungsabonnement 3. Quartal | 45 | | | | 2 | 5 | — |
| | 18 | Beitrag zum Cölner Dom | | | | | 2 | — | — |
| | 19 | 13 Pfund frische Flores Verbasci | | — | 13 | — | | | |
| | 20 | Materialwaarenrechnung | 46 | 367 | — | — | | | |
| | 21 | P. Q. Schuhmacherrechnung | 47 | | | | 18 | 14 | 7 |
| | 22 | Haushaltung vom Juni 1866 | | | | | 66 | 20 | — |
| | 24 | 13 Pfund Herb. Cardui bened à 2 Sgr. 6 Pf. | | 1 | 2 | 6 | | | |
| | 25 | Grund- u. Gewerbesteuer pro ½ Jahr | | 9 | — | — | 25 | — | — |

Diese kurze Exemplification zeigt zur Genüge, wie man in einem Buche über Einnahme und Ausgabe der Apotheke und der Haushaltung durch einander laufende und dennoch getrennte Rechnung führen könne. Je weniger Bücher, desto einfacher und leichter ihre Führung. Wenn man alle besonderen Ausgaben und Einnahmen auf diese Art einträgt, für die tägliche Ausgabe aus der Tasche aber nur grössere Summen von 20 Thlr. zur Seite legt, in Ausgabe notirt und daraus die kleineren Ausgaben bestreitet, so kann man auf Heller und Pfennig über den Stand der Kasse jeden Augenblick Rechnung ablegen. Es ist noch der Sinn der Columne „Laufende Nummer" zu erwähnen. Jede bezahlte Rechnung erhält die laufende Nummer, die gerade im Buche an der Reihe ist und wird damit auf einen Faden oder einen Nagel aufgereiht und am Ende des Jahres als bezahlte Rechnungen aus 1865 zur Seite gelegt und mindestens zehn Jahre lang aufbewahrt. Wird eine Reclamation gemacht, so findet man im Buche den Namen des Ausstellers der Rechnung und

## Zwölftes Kapitel. Buchführung.

den Tag der Bezahlung, dann die laufende Nummer der Rechnung, unter welcher man sie aus dem Packe jeden Augenblick herausfinden kann.

Ein eigenes Einkauf- oder Facturenbuch wird durch dieses Buch ebenfalls ganz überflüssig, sowie auch für jeden einzelnen Handelsmann, mit dem man Geschäfte macht, ein Soll- und Haben-Conto zu führen. Seine Forderung als Haben ist aus seiner Factura sichtbar; alle eingehenden Facturen werden in einer eigenen Mappe nach dem Alphabete geordnet. Sie werden entweder baar bezahlt *in loco*, oder die Sendung durch die Post gemacht (Rimessen), oder der Kaufmann zieht einen Wechsel (Tratte), der, wenn er präsentirt wird, mit der Factura verglichen und im Falle des Rechtbefindens bezahlt (geschützt) wird. Die Factura wird nun mit dem bezahlten Wechsel durch eine Oblate oder Stecknadel vereinigt, in Ausgabe eingetragen, erhält die laufende Nummer des Ausgabebuches, und kömmt unter die bezahlten Rechnungen. Was man noch schuldet, ersieht man aus den Rechnungen, und was man bezahlt hat, aus dem Ausgabebuche in der Columne „Apotheke". Wenn man eine Bestellung macht, sei es schriftlich oder an den Reisenden, so legt man sich eine gleichlautende Copie der Bestellung in die Facturenmappe. Beim Eingehen der Factura vergleicht man diese mit dem Bestellzettel, beim Eingange der Waaren vergleicht man diese mit der Factura.

Das Aufstellen einer jährlichen Bilanz durch Inventarisation ist bei Geschäften, die im Ganzen einen so gleichmässigen und wenig gewagten Gang wie eine Apotheke haben, eine müssige Beschäftigung. Die Waaren alle zu verwiegen und zu taxiren, ist ganz absurd, theils wegen der Mühe, theils wegen des sich immer vermindernden Werthes alter Waaren. Ebenso lächerlich ist es, eine Bilanz der Creditoren und Debitoren zu ziehen; denn die Creditoren muss man alle bezahlen und von den Debitoren geht Vieles gar nicht ein. Die gezogene Bilanz wird niemals zutreffen und hat also auch keinen Zweck.

Eine Bilanz des ganzen Vermögens zu ziehen, betrifft gerade nicht allein die Geschäftsführung der Apotheke, sie wird nach kaufmännischen Grundsätzen gemacht und ist eine mercantilische Arbeit, die an allen Gebrechen einer solchen Arbeit leidet. Die Buchschulden figuriren darin mit ihrer ganzen Summe. Nun weiss aber jeder Apotheker, dass Buchschulden, die ein Jahr alt, keine 50 Procent, die drei und vier Jahre alt, keine 20 Procent mehr werth sind. Wie viel muss man den gebrauchten Utensilien an Werth abschreiben? Wie hoch kann man den Besitz der Concession bei dem jetzigen Zustande der Pharmacie in einem grossen Theile von Deutschland anschlagen? Alle diese Fragen lassen eine solche Latitude in ihrer Beantwortung, dass die Aufstellung einer solchen Bilanz nichts mehr als eine schwache Annäherung an den wahren Stand der Sache giebt.

Ich habe bei dieser dritten Auflage dieses Werkes, nachdem mir noch eine mehrjährige Erfahrung zur Seite steht, nochmals genau überlegt, ob diese so einfache Buchführung allen Bedürfnissen und Zwecken entspricht, und gestehe, dass ich nicht die Nothwendigkeit einer umständlicheren Buchführung gefunden habe. Die Gründe, welche ich gegen die Führung eines besonderen Contocorrents angeführt habe, haben alle Stich gehalten, und von Solchen, die es aus alter Gewohnheit führen, habe ich gehört, dass sie über die dadurch vermehrte Arbeit und Mangel an jedem Nutzen oft verdriesslich sind. Wenn die Bücher nach der von mir beschriebenen Art wirklich genau geführt werden, so erfüllen sie jeden Zweck. Kein Apotheker ist im Stande, die Kosten seines Geschäftes absolut genau zu berechnen. Er bewohnt ein Haus, in welchem ein Theil dem Geschäfte allein gewidmet ist; er wohnt in einer Strasse, in welcher er eine unbekannte Summe für die Lage mehr bezahlt, als wenn er als Rentner in einer abgelegenen Strasse wohnte; er beleuchtet seine Geschäftsräume aus dem gemeinschaftlichen Oelfasse oder Gasometer, er heizt sie aus dem gemeinschaftlichen Holz- und Kohlenvorrathe, in seine Hauswäsche gehen die Leintücher seiner Gehülfenbetten ein, seine Gehülfen essen an demselben Tische mit ihm und seiner Familie, die er doch auch ernähren müsste, wenn er keine Apotheke hätte, sein Stösser isst mit den Mägden der Haushaltung, er kann nicht wissen wie viel Kaffee, Milch, Brot, Zucker, Holz, Oel, Wein weniger verbraucht würde, wenn er kein Geschäft hätte; alle diese Dinge können nur muthmasslich geschätzt werden. Thut man aber dies, so findet sich, dass der Gewinn des Geschäftes bedeutend geringer ist, als man ihn gewöhnlich anschlägt. Was kann es nun nützen, wenn er nach dem Vorschlage geistloser Reformatoren seine Buchführung mit sechs bis sieben verschiedenen Büchern belastet, wenn er jedes Recept, was *ex tempore* bezahlt wird, jede Tute Kamillenblumen, die genommen wird, in besondere Bücher einträgt? Noch wahnwitziger sind diese Vorschläge, wenn sie darauf hinausgehen, den Apotheker von Staatswegen zu einer gewissen Buchführung zu zwingen. Wenn der Apotheker durch unordentliche Buchführung Schaden nimmt, so geht das keinen Menschen und keinen Staat etwas an, denn das Geschäft ist ja eben sein. Der Staat kauft ihm keine Apotheke, hat also auch keine wieder zu empfangen. Er hat nur darauf zu sehen, dass der Apotheker gute Arzneien abgebe und bei geordnetem Geschäfte bestehen könne. Der Schaden und Nutzen ist Sache des Apothekers. Es können demnach alle Vorschriften über die Führung der Bücher nur in Form eines wohlgemeinten Rathes gegeben werden. Auch halten wir es für ebenso unmöglich als unnütz, eine solche Buchführung einzuführen, dass „jeder Apotheker stündlich genau und schnell daraus ersehen kann, an welchem Artikel er verliert oder gewinnt, und wie viel der Verlust und Gewinn sei", da er doch nicht darnach seine Verkaufspreise bestimmen kann, wie der Kaufmann, und da es unmöglich ist, zu ermitteln, ein wie grosser Theil der Generalkosten (Capitalanlage, Gehülfenbesoldung etc.) auf ein einzelnes Arzneimittel, z. B. Brechweinstein, Opium u. s. w., fällt. Was nützt es dem Apotheker, zu wissen, dass er an einem Pfund Brechweinstein, wenn es granweise zu 1 Pfennig dispensirt wird,

## Zwölftes Kapitel. Buchführung.

zwanzig Thaler verdient, wenn die ganze Summe seines Gewinnes seine Familie nicht ernährt? Er kann nicht, wie der Kaufmann, die schlechten Artikel eingehen lassen und bessere einlegen, er kann nicht ausgedehntere Unternehmungen ergreifen, er kann nicht seine Absatzquellen vermehren. Das Ende von Allem ist, dass das ganze Geschäft unter den bestehenden Verhältnissen ihn ernähre, und dass er dies durch seine Buchführung möglichst genau erfahre. Wenn es ihn nicht ernährt, so erfüllt es nicht den Hauptzweck eines Gewerbes, was es doch ein für allemal ist, und wer denn einmal eine freie Kunst treiben will, würde sich nach dem Rathe, der dem Sohne des Landpredigers von Wakefield gegeben wurde, weit besser verpflichten, sieben Jahre das Rad eines Messerschmiedes zu drehen, als Brechweinstein granweise mit 20 Thlr. Nutzen am Pfunde abzuwägen und dabei zu verhungern.

Ein anderes Buch, über das ich im Ganzen wenig zu sagen habe, und das der Apotheker mehr hergebrachter Gewohnheit wegen und um den Anforderungen der vorgesetzten Behörde zu entsprechen, hält, ist das Elaborations- oder Defectbuch.

Im Laboratorium hängt eine grosse Schiefertafel nebst angebundenem Griffel, auf welche die Defecte aufgeschrieben werden, um nicht aus dem Gedächtnisse zu kommen. Sobald die Defecte bereitet sind, bemerkt man das Gewicht dabei und unterstreicht den Namen des Präparates als abgemacht. Alle Monate werden diese angefertigten Präparate nebst ihrem Gewichte in das Elaborationsbuch eingetragen. Allein damit ist die Sache gewöhnlich abgemacht und der eingetragene Artikel wird selten mehr angesehen. Höchstens dient das Defectbuch dazu, um eine gewisse Neugierde zu befriedigen und statistische Nachrichten über das Geschäft in verschiedenen Jahren auszuziehen. Wenn man aber gewisse Präparate später aus chemischen Fabriken bezieht, die man früher selbst bereitet hat, so wird dadurch ein Unterschied im Elaborationsbuche erscheinen, der im Geschäfte gar nicht stattfindet. Nur wenn man aus dem Defectbuche eine Controle ableiten könnte, ob die einzelnen verbrauchten Quantitäten eines Präparates der dargestellten Menge ganz oder annähernd gleichkämen, hätte es einen wirklichen Zweck. Da dies aber geradezu ganz unmöglich ist, so fällt auch dieser Zweck weg, und das Elaborationsbuch dient meistens zu gar nichts Anderem, als dass ein neuer Gehülfe die Quantitäten daraus ersehen kann, die von einem Präparate gemacht zu werden pflegen, wenn sich dies nicht schon aus der Grösse des Vorrathsgefässes ergiebt.

In jedem Geschäfte hat man auch ein eigenes Manual, worin man gewisse Vorschriften, die nicht in Pharmacopoen enthalten sind, aufzeichnet. Diese Vorschriften pflanzen sich durch den Wechsel der Gehülfen weiter fort, indem ein kluger Principal es nicht verachtet, aus diesen Collectaneen das Nützlichste herauszulesen. Diese Manuale strotzen meistens von theils sehr unsinnigen, theils sehr kostspieligen Vorschriften, allein nicht selten findet man doch etwas Brauchbares darin.

Zu eigentlichen Magistralformeln bedarf man derselben im Ganzen seltener, da eigene Werke hierin einen solchen Reichthum aufweisen, der kaum etwas zu wünschen übrig lässt.

Eine eigene **Handverkaufstaxe** ist ebenfalls unentbehrlich. Dazu giebt es jedoch keine allgemein gültigen Regeln, da nach dem Bedürfnisse des Publikums und gleichzeitiger Concurrenz dieselben sich besonders richten müssen. Ich glaube, dass es für ein Geschäft vortheilhaft ist, billige Preise des Handverkaufs zu stellen und durch vermehrten Absatz die höheren Preise zu ersetzen. Bei grösseren Quantitäten muss man sich den Preisen der Materialläden zu nähern suchen.

Die Anschaffung der Rohwaaren wird ausschliesslich von dem Principale besorgt. Hat man ein solides Materialgeschäft am Orte, so bietet die Bequemlichkeit des Ansehens und der Auswahl, die Ersparung der Verpackungs- und Transportkosten, die Ersparung neuer Gefässe für flüssige Gegenstände einen so entschiedenen Vortheil, dass man nicht leicht in diesem Falle schriftliche Bestellungen an entfernte Häuser richtet, wenn diese nicht ganz besondere Vortheile in Güte und Preiswürdigkeit der Waaren darbieten. Auch hat man den Vortheil, sich nicht mit so grossen Vorräthen belasten zu müssen, um die Kosten des Transportes recht zu benutzen. Sämmtliche Rohwaaren müssen vom Principale besehen und beurtheilt werden, ehe sie zum Gebrauche verwendet werden.

# Alphabetisches Register.

## A.

Abräumkasten 10.
Abschäumen 278.
Abschlagen 305.
Abschneiden der Glasröhren 410.
Abschussbrett 525.
Absorption 227.
Absprengen von Glas 386.
Aetherische Oele, Aufbewahrung 15.
Aetherische Oele, Destillation 215.
Aetherextractionsapparat 135.
Aetherrectification 228.
Allonge 204.
Anblasen des Hebers 439.
Aräometer 374.
Arbeitsort, geschlossener 43.
Arzneigläser 455.
Aufgiesschale 282.
Aufschriften 428.
Aufsetzen 322.
Aufstellung der Trichter 266.
Austrocknen der Gefässe 423.
Austrocken ohne Wärme 285.
Ausziehen von Glasröhren 417.

## B.

Babo's Schwefelwasserstoffapparat 237.
Beckenapparat 226.
Behandlung der Siebe 452.
Beindorff's Apparat 66, 78.
Benzoesäuresublimation 247.
Beutelbüchse 306.
Beuteln 306, 307.
Biegen der Glasröhren 411.
Bierknoten 350.
Bille 329.
Bindeknoten 349.
Binden 347.
Bindfadenbüchse 463.
Blase mit Helm 71.
Blase zum Auseinandernehmen 72.
Blasebalg 172, 173.
Blasebalg zum Glasblasen 415.
Blasentaffet 540.
Blechkasten 64.
Blutegelaufbewahrung 55.
Blutkohle 280.
Bogardusmühle 329.
Bohren in Glas 397.
Brausepulver 522.
Buchführung 554.

## C.

Cacaobutterpressen 163.
Calomelsublimation 248.
Centrifugalmaschine 269.
Champagnerknoten 351.
Chinesisches Schneidemesser 295.
Chlorcalciumtopf 285.
Chlorentwicklung 240, 241.
Coaks 165.
Colatorium 272.
Cold cream 489.
Coliren. 272.
Colirschälchen 481.

## D.

Dampfapparat 66 u. flgd.
Dampfapparat, tragbarer 83.
Dampftrockenkästchen 74.
Decken der Krystalle 280, 283.
Decocte 469.
Decoctempresse 481.
Decoctorium 471.
Decoctpfanne 469.
Defectarius 549.
Defectbuch 561.
Defectkasten 10.
Deplacirungsverfahren 123.
Destillation 192.
Destillation ätherischer Oele 215.
Destillationshüter 213.
Destillationskolben 196.
Donovan's Filtrum 268.
Drillbohrer für Glas 398.

## E.

Einfache Schraubenpresse 151.
Eingang in der Apotheke 3.
Einrichtungen. 1.
Einsetzringe 73, 201.
Eisenjodürpillen 518.
Elaborationsbuch 561.
Ellipse ziehen 431.
Emulsionen 486.

# Alphabetisches Register.

Englisch Pflaster 539.
Entfärbung 279.
Entwickelungsapparat 229.
Erleichterungen der Receptur 541.
Excentrische Mühle 329.
Extracte, wässerige 117.
— weingeistige und ätherische 133.
Extractionen 116.
Extractionsfass 120.
Extractpfanne 73.

## F.

Fertigmacher 514.
Feuerwerksknoten 348.
Filter, glattes 256.
Filter, krauses 257.
Filtre accélérateur von Dublanc 259.
Filtriren 250.
Fischbauchroststäbe 170.
Flaschen für ätherische Oele 15.
Flaschenkeller 52.
Flammofen 182.
Florentiner Flasche 220.
Fontanellpflästerchen 539.
Formziegel für Schornsteine 38.

## G.

Gädda's Kühlapparat 88.
Gallertkapseln 342.
Galvanischer Kupferüberzug 421.
Gasbrenner 476.
Gasentwickelung 227.
Gasflasche 506.
Gaskrug 502.
Gasofen 185.
Gelatiniren von Pillen 334.
Geschäftsführung 545.
Geschlossener Arbeitsort 43.
Getrennter Dampfentwickler 92.
Gewichte, Eintheilung 356.
Gichtpapier 540.
Giessen 443.
Giessbuckel 448.
Giftschränke 18.
Glasblasetisch und Lampe 414.
Glasheber für Säuren 437.
Glasröhren, Arbeiten damit 409, 417.
Glasröhrenquerschnitte 400.

Glasstopfen, Schleifen 392.
Glasstopfen, Schluss 390.
Glassprengen 386.
Glühoperationen 164.
Griffin's Gasofen 187.
Gummiharze, Pulvern 318.

## H.

Haarsiebe 451.
Hahn mit Reibungscurve 100.
Handapotheke 544.
Handmühlen 326.
Handverkaufstaxe 562.
Handverkaufswage 369.
Hebel, an der Presse 149.
Heber, Theorie 433.
Heissfiltrirtrichter 253.
Heisswasserpressplatten 150.
Heizkasten 47.
Heizung 28.
Hochdruckfilter 276.
Hochdruckdampfkessel 95.
Höllensteinform 444.
Hürden 49.

## I.

Infundirbüchsen, Schluss derselben 104.
Infusionen 469.
Instandhaltung des Apparates 91.
Instandhaltung von Wagen und Gewichten 353.

## K.

Kapselknicker 524.
Kapselspritze 344.
Karaffen 455.
Katalogisiren 59.
Kautschukröhren 401.
Kessel, gusseiserner 189.
Kesselofen 81.
Kipp's Schwefelwasserstoffgasapparat 235.
Kitte 441.
Klärmethode 279.
Klebtaffet 539.
Klingel zu der Apotheke 550.
Knichebelpresse 158.
Kniehebel, Theorie 155.
Knochenkohle 279.
Koaks 165.
Kolben, tubulirter 195.
Kolbenkühlung 202.
Kölle's Kühlapparat 87.
Korkbohrer 404. 405.

Korkfeile 403.
Korkquetsche 463.
Korkzange 463.
Kräuterboden. 63.
Krystallisation 280.
Kühler, stehender 209.
Kühlvorrichtungen 84. 201.

## L.

Laboratorium 30.
Laufrollen für Schiebladen 27.
Lärmsignal 115.
Lävigirmaschine 320
Leinwandspanner 533.
Leiter 17.
Luftdichte Verbindungen 399.
Luftsiebung 311.
Luhme's Ofen 200.
Lycopodiumemulsion 489.

## M.

Mandelölpressen 160.
Manual 562.
Materialkammer 57.
Mensurirglas 467.
Metallregulus 448.
Metallseiher 482.
Mixturen 466.
Mitscherlich's Kühlapparat 89.
Mohr'sche Wage 377.
Mörser mit Keule 303.
Morsellen 345.
Morsellenform 346.

## N.

Nachfüller, Gay-Lussac's 261.
Nachfüller des Verf. 265.

## O.

Oeffnen der Flaschen 394.
Oelemulsionen 487.
Ohrpflaster 529.
Ovalziehen 431.

## P.

Papierdeckel 282.
Pastillen 335.
Pflaster 524.
Pflasterbrett 525.
Pflasterkerbe 525.
Pflasterpfännchen 526.
Pflasterrollbrett 525.

## Alphabetisches Register.

Pflasterpfanne 73.
Pflasterschablonen 527.
Pflasterstreicher 530.
Pillen 509.
Pillen, überzogen 333.
Pillenmaschine 512.
Pillenmörser 510.
Pipetten 425.
Porcellansciher 484.
Potio Riverii 492.
Präpariren 319.
Presse 139.
Pressen, das 159.
Principal 546.
Prüfung von Wagen und Gewichten 353.
Pulver 520.
Pulverisiren 302.
Pulverisirtrommel 308.

### R.

Raupen 455.
Reagentienrepositorium 40.
Real'sche Presse 123.
Receptbuch 552.
Receptirkunst 461.
Receptirtisch 20 u. flgd.
Receptmappen 553.
Receptirspatel 514.
Receptirwagen 368.
Regeln beim Pulvern, specielle 315.
Regulusgiessen 448.
Reibplatte mit Läufer 319.
Repositorien 11.
Retorte, richtig und falsch geformte 195.
Reibmaschine mit Druck 325.
Reibungscurve 106.
Reinlichkeitsmittel 464.
Ricinusölpressen 163.
Röhren 399, 410, 411.
Röhrenkühlung 204, 205.
Rollmesser 300.
Roststäbe 169, 170.
Rührer 107 u. flgd.

### S.

Sal prunellae 448.
Salben 518.
Salep, Pulvern 317.
Salmiak, Pulvern 318.
Samenemulsionen 486.
Sandcapelle 198.
Santoninzeltchen 336.
Saturationen 490.
Saturationsgefässe 498, 499.
Saugflasche 427.

Schaumlöffel mit Drahtsieb 277.
Scheidellasche 227.
Scheideröhre 222.
Scheidetrichter 221.
Schiebdeckelkasten 58.
Schiebladen 8, 9.
Schiebladenknöpfe 7.
Schild 428.
Schlämmen 322.
Schlangenkühlung 86.
Schluss der Glasstopfen 390.
Schlussring der Infundirbüchsen 104, 479.
Schneidemesser 289 u. flgd.
Schneideklotz 294.
Schnellfilter 260.
Schnellwage 361.
Schornsteinbau 38.
Schraubenpresse 143, 151.
Schwebender Trockenschrank 51.
Schwefelsäuredestillation 211.
Schwefelwasserstoffgas 233.
Schwungstange 303.
Schwungscheibe und Stossplatte 112.
Sefström'scher Ofen 177.
Selbstfortschiebendes Schneidemesser 296.
Selbstregulirender Kohlensäureapparat 230.
Sicherheitsröhren 245.
Siebabheber 454.
Siebbürsten 453.
Siebe 449.
Siebmacherei 450.
Siederöhren 93.
Signaturenreisser 432.
Sparadrapmaschine 535, 536.
Sparadrapstreicher 531.
Spatelmesser 511.
Speciessiebe 452.
Specifisches Gewicht 370.
Spiritusheber 435.
Spiritus lampe zur Receptur 473.
Spitzbeutel 274.
Sprengeisen 387.
Sprengkohle 388.
Spritzflaschen 266.
Spritzflasche mit heissem Wasser 268.
Stampftrog 286.
Steinmühle 327.
Stellpipette 427.
Sternfilter 259.
Stopfenschleifen 392.

Stosseisen 288.
Stosskammer 56.
Sublimation 246.

### T.

Tarirbecher 368.
Tarirwage 361.
Taylor's Filter 275.
Tenakel 272.
Tiegel, Formen derselben 166.
Tiegelofen 169, 176, 177, 178.
Tischinfundirapparate 475.
Thürklingel 4.
Trichterträger 254.
Trochiskendrücker 338, 339.
Trochiskenformen 335.
Trochiskenstecher 337.
Trocbiscirtrichter 323.
Trockenschrank 46.
Trockenschrank, schwebender 51.
Trockenspeicher 60.
Trockne Destillation 213.

### U.

Ueberbindknoten 347.
Ueberziehen gläserner Gefässe mit Kupfer 419.
Ueberzogene Pillen 333.
Umkrystallisiren 283.
Universalofen 191.

### V.

Vehikel 521.
Ventilatorgebläse 179, 181.
Verbindungen, luftdichte 399, 406.
Verdrängungsapparat 130.

### W.

Wachspapier 457.
Wagen, Prüfung und Instandhaltung 353.
Waschbürste für Siebe 452.
Waschen der Hände 459.
Waschflasche 239, 240.
Wasserlauf im Laboratorium 35.
Wasserkanne 37.
Wasserstandszeiger 76.
Wasserflaschen 13.
Wasserkessel 68.
Wasserkrüge 53.
Wärmeplatten 150.
Warmhalter 477.

Weingeist und Holzgeist 485.
Weingeistlampe zur Receptur 473.
Welther'sche Sicherheitsröhre 245.
Wiegemesser 299.
Windofen, tragbarer 187.

Wolff's Kühlapparat 87.
Woulf'sche Flaschen 243.
Wurzelmesser 289.

### Z.

Zerkleinerung der Vegetabilien 285.

Ziegelsteinformen für Schornsteine 38.
Zinkkolben 443.
Zuckersieb 451.
Zuschmelzen der Glasröhren 418.
Zweischraubenpresse 143.

# Ernst Leybold in Cöln a. Rh.,

## Fabrik und Magazin
aller pharmaceutischen, chemischen und technischen Geräthschaften und Apparate,

## Glashütte, mechanische Werkstätte, Glas- und Porzellan-Malerei.

liefert alle in diesem Werke beschriebenen Utensilien und Apparate.

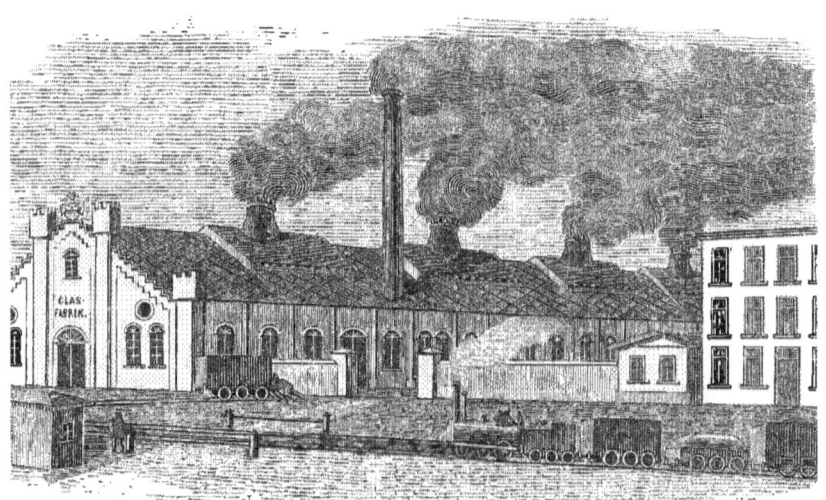

Leybold's Glasfabrik zu Ehrenfeld bei Cöln.

Das vollständige Preisverzeichniss (im Selbstverlage des Herausgebers 12½ Sgr.) enthält auf 152 Seiten 2257 Nummern und lithographische Abbildungen der wichtigsten Apparate. Das Etablissement ist besonders für das westliche Deutschland bequem gelegen und durch die Vollständigkeit seiner Lager so wie durch die Billigkeit der Preise ausgezeichnet.

Es umfasst sämmtliche pharmaceutische Apparate und Anrichtungen, Destillirapparate, Pressen, Handmühlen, Gasentwickelungsapparate, alle Arten von Gefässen aus Glas, Porzellan, Blei, Kupfer, Platin, Eisen, für Gasentwickelung, analytische Verbrennungsöfen, Luftpumpen, Wagen, Gewichte, Maassstäbe, Mikroskope, Spectralapparate, Reagentienkasten, Apparate für gemeine und galvanische Elektricität, Baro- und Thermometer, Aräometer, maassanalytische Apparate Korkbohrer, Stative, plastische Filter, eine grosse Auswahl der wichtigsten Apparate aus Mechanik, Statik, Dynamik, Hydrostatik, Hydraulik, Pneumatik, Optik, Wärme, Elektricität, Magnetismus, Meteorologie, Astronomie, medicinische und chirurgische Apparate, Mineraliensammlungen, alle Bedürfnisse der praktischen Pharmacie, Medicingläser, Opodeldocgläser, Salbentöpfchen, Schachteln, Flacons, Korken, Bindfaden, weisse und bunte Papiere, Signaturen, Etiquetten, Kapsel, Beutel, Tuten, Odontine-, Pommade- und Zahnpulverdosen, Standgefässe in Glas, Porzellan, Holz etc. etc.

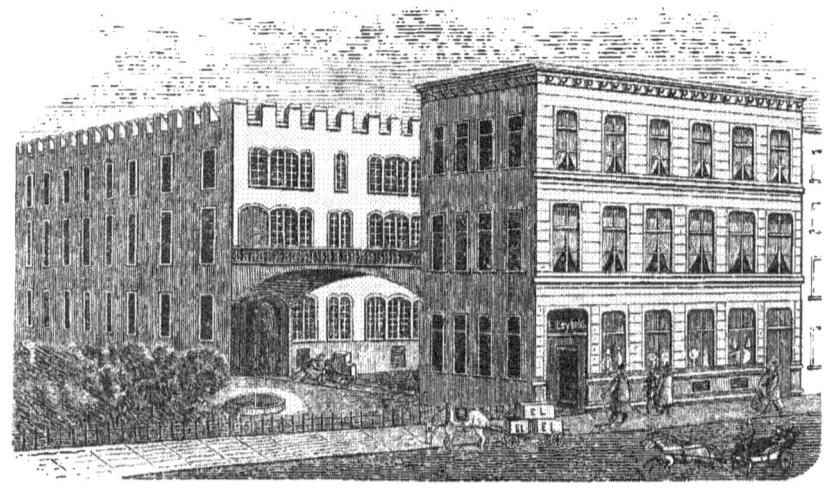

Leybold's Magazin und Lager in Cöln.

# Empfehlung
### der
# Fabrik chemischer und pharmaceutischer Apparate
### von
# Gg. Jb. Würrle
### in
### Pforzheim (Baden).

Seit der Gründung meines Etablissements habe ich den praktischen Bedürfnissen der chemischen und pharmaceutischen Laboratorien, dem Fortschritte der wissenschaftlichen Anforderungen bei Anfertigung meiner Apparate stets die grösste Aufmerksamkeit gewidmet, und ist es mir seit meiner mehr als 30jährigen Wirksamkeit gelungen, alle gemachten Aufgaben berühmter Universitäten, landwirthschaftlicher Versuchsstationen, polytechnischer Schulen und pharmaceutischer Laboratorien praktisch und zur Zufriedenheit auszuführen.

Es sind während dieser Zeit mehr als 430 Apparate der verschiedensten Construction nicht nur für Deutschland und Europa, sondern auch für viele überseeische Staaten aus meiner Fabrik hervorgegangen, und bei Welt- und Localausstellungen mit Preisen gekrönt worden.

Ich halte meine Apparate der verschiedensten Arten so wie alle hierher bezüglichen Utensilien und Geräthschaften bestens empfohlen, und bemerke noch, das Preislisten mit Abbildungen auf Verlangen gratis von mir bezogen werden können.

Pforzheim, im Juli 1866.

# Pharmaceutische Presse
## von
## H. Reuleaux in Remagen.

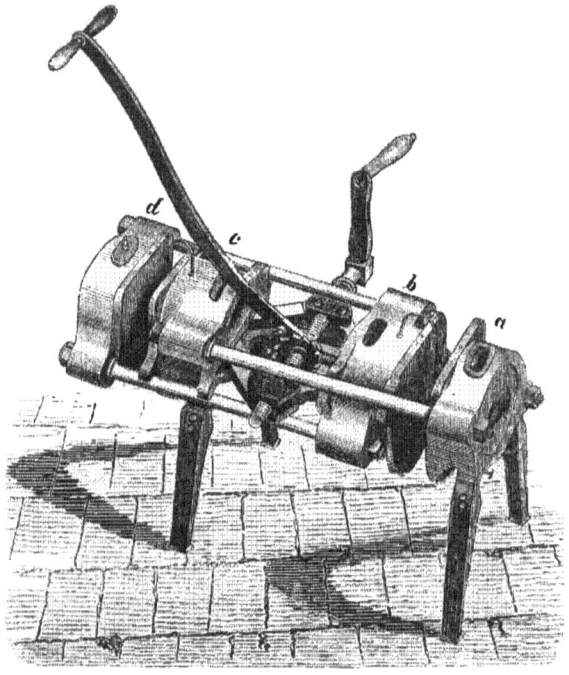

Nach Verlegung der Fabrik des Obengenannten nach Cöln-Ehrenfeld übernehmen wir die Lieferung dieser Presse in 4 Sorten.

- A. Doppelpresse Nr. 1 zu 130 Thlr.
- B. Doppelpresse „ 2 „ 80 „
- C. Parallelogrammpresse „ 70 „
- D. Einfache Presse „ 60 „

Die Doppelpresse Nr. 2, als die beste und jeder Anforderung genügende, fand seit ihrer Entstehung im September 1863 Verbreitung nach fast sämmtlichen deutschen Staaten, nach der Schweiz, Holland, Dänemark, Schweden, Russland, Ungarn, Galizien und nach überseeischen Ländern.

Folgende Agenturen liefern zum Fabrikpreise: Ernst Leybold in Cöln — Dr. L. C. Marquardt in Bonn — W. J. Noellner in Darmstadt — Gehe und Comp. in Dresden — J. H. Büchler in Breslau — Rump und Lehners in Hannover — Bengen und Comp. in Hannover — W. J. Bohrbeck in Berlin — J. B. Oster in Königsberg. — L. Tvede in Copenhagen.

Prospecte stehen zu Diensten. Wir erlauben uns hinzuweisen auf Seite 155 dieses Buches.

Cöln - Ehrenfeld.

Pellenz u. Reuleaux.

# Fabrik und Magazin
chemischer, pharmaceutischer, physikalischer und meteorologischer Apparate und Instrumente
von
## W. J. Rohrbeck,
Firma:
## J. F. Luhme & Comp. in Berlin.

**New-York,**　　　　**Wien,**　　　　**Petersburg,**
Lafayette-Place Nr. 9.　　Landhausgasse Nr. 2.　　Demidoff.Perulok, Haus Lipin, Ecke der Moika,

empfiehlt sämmtliche in vorstehendem Werke angeführten Apparate und Requisiten, genau nach den Angaben des Herrn Verfassers gefertigt.

Ferner werden die gesammten Einrichtungen, auch Ergänzungen von sämmtlichen Glas-, Porzellan- und Steingut- Standgefässen für Pharmacien in der durch alle Länder mehrfach bekannten, auf langjährige Erfahrung begründeten Solidität übernommen. Complette Laboratoriums-Einrichtungen werden, mit den neuesten Verbesserungen für Decoctorien und Destillations- und Abdampf-Apparate mit und ohne gespannten Dämpfen, zu möglichst billigen Preisen ausgeführt.

Mineralwasser-Apparate nach dem Struve'schen System in verschiedenen Grössen mit Pumpe, so wie Selbst-Entwickelungs-Apparate von 300 Thlr. bis 800 Thlr., Champagner-Korkmaschinen so wie alle hierzu gehörigen Requisiten, Ausschankcylinder, Ausschänkhähne, Syphonflaschen, Spülmaschinen etc., sämmtliche Requisiten für Apotheken-Einrichtungen, Receptir-, Tarir- und Handwagen, Gewichte, Eisen-, Porzellan- und Terpenthin-Mörser, Pressen, Pillen- und Pflasterstreichmaschinen, Siebe, Spatel, Löffel, Mohr'sche Rührer und Wagen etc., sind in verschiedenen Grössen und Formen vorräthig.

Signaturen für die Schubkasten der Apotheken werden von Porzellan, Milchglas, auf Eisen oder Kupfer emaillirt, zu billigen Preisen geliefert.

Für physikalische Cabinette der Universitäten und Lehranstalten sind die Apparate, wie Polarisations-Apparate nach Seebeck, Nörrenberg, Dove, Spectral-Apparate, hydraulische Pressen, Modelle für die mechanischen Potenzen, Luftpumpen mit und ohne Glasstiefel in sehr verschiedenen Grössen, Elektrisir-Maschinen nach Holtz'schem und dem früheren System, Inductions- und Centrifugal-Apparate, Daniel's, Bunsen's und Poggendorff's galvanische Elemente, Mikroskope und akustische Apparate grösstentheils vorräthig.

Für chemische Laboratorien wären zu empfehlen, vorzüglich genau analytische Wagen und Gewichte, Verbrennungs- und Schmelz-Apparate nach Bunsen, Hoffmann, Magnus, Platin-, Flusssäure-Apparate, Platintiegel und Schalen, so wie sämmtliche Glasutensilien und Röhren.

Für technische und Zuckerfabriken sämmtliche Apparate und Requisiten, Zuckerapparate nach Ventzke, Mitscherlich, technisch chemische Wagen etc.

Den Herren Landwirthen, landwirthschaftlichen Lehranstalten, Noebel's Schlämm-Apparate, Bennigsen's Mergel-und Kalkbestimmungs-Apparate, Bohrstöcke, Schlämm-Apparate etc. zu empfehlen.

# Warmbrunn, Quilitz & Comp.

**Berlin,** Rosenthalerstr. 40.    **London E. C.,** 14, South St. Finsbury.

## Glasfabrikenbesitzer
und
## Fabrikanten
chemischer,
pharmaceutischer, physikalischer und meteorologischer
Apparate, Instrumente und Geräthschaften,

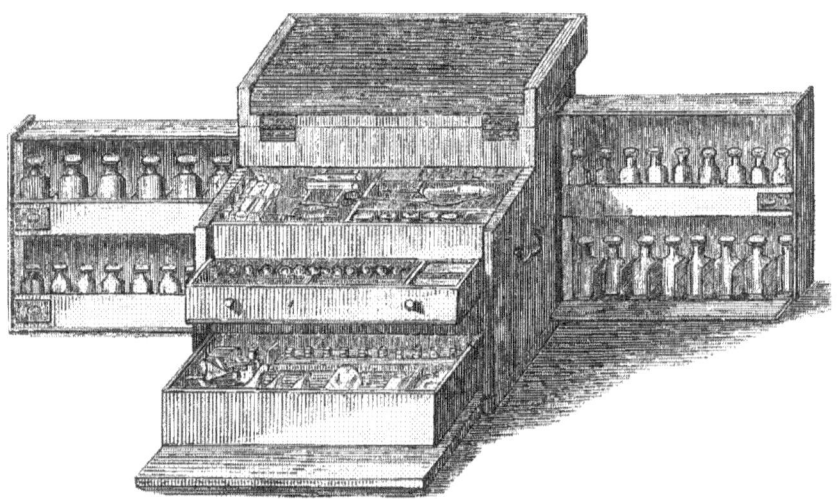

empfehlen sich zu vollständigen Einrichtungen von Apotheken, chemischen Laboratorien, physikalischen Cabinetten, Mineralwasserfabriken etc. etc. etc. und sind vermöge ihrer eigenen Glashüttenwerke nebst umfangreichen Maler-Ateliers, so wie ihrer weiteren Werkstätten und mittelst der ausgedehntesten Verbindungen nach dem In- und Auslande in den Stand gesetzt, die bedeutendsten Aufträge in kürzester Zeit zur Ausführung zu bringen.

Illustrirte Preisverzeichnisse, in erneuter Auflage erschienen und durch Aufnahme der neuesten Apparate vermehrt, sind der Hirschwald'schen Buchhandlung in Berlin in Commission gegeben und durch jede Buchhandlung zu beziehen.

# Fabrik
## chemischer und physikalischer Apparate
von
## F A. Wolff & Söhne
in
### Heilbronn (Würtemberg).

Dieselbe verfertigt alle für die pharmaceutische Praxis dienliche Apparate aus Metall, Dampfapparate, Pressen, Wasserstoffgas-Löthapparate, Lampen, Rührer, Kühlapparate nach den neuesten und besten Einrichtungen. Bei den Dampfapparaten hat sie zuerst die Schlussringe mit Reibungscurven praktisch ausgeführt und diese Einrichtung vollständig bewährt gefunden.

Ferner:
Destillir- und Kochapparate für Gas- und Weingeistfeuerung, Destillirblase zu 1 Maass, mit Siebboden, Kühltönnchen, Nachfüller 32 fl. oder 18 Thlr. 9 Gr.
Dasselbe mit Dampfkesselchen, Dampfpfännchen als Destillirblase zu $1^1{}_2$ Schoppen, Kühltonnen und Nachfüller . . 18 fl. 9 Kr. oder 10 Thlr. 9 Gr.
Kochapparat mit Dampfkesselchen, Decoctpfännchen zu $\frac{1}{2}$ Schoppen
                                                             8 fl. 30 Kr. oder 4 Thlr 26 Gr.
Weingeistlampe, einfach, mit 2 Hähnchen . . 4 fl. 48 Kr. oder 2 Thlr. 22 Gr.
Fluorwasserstoffapparat von Blei . . . . . . . . . 12 fl. 15 Kr. oder 7 Thlr.
Grosse Schraubenpresse, mit 1 Schraube, schmiedeeisernem Gerüst, Pressschale von Zinn . . . . . . . . . . . . . . . . . . . . 70 fl. oder 40 Thlr.
Plattenpresse für $2\frac{1}{2}$ Pfd. Mandeln, mit senkrechten Platten, einer Schraube, in Holzgestell . . . . . . . . . . . . . . . . 61 fl. 15 Kr. oder 35 Thlr.
Wasserstoffgas-Löthapparat . . . . . . . . . . . . . . . 49 fl. oder 28 Thlr.
Rührmashine nach Mohr, auf der Kühltonne zu befestigen
                                                                     17 fl. 30 Kr. oder 10 Thlr.
Lärmsignal . . . . . . . . . . . . . . . . . . . . 5 fl. 15 Kr. oder 3 Thlr.
Gewichte, 50 Pfd. . . . . . . . . . . . . . . . . . . 5 fl. 15 Kr. oder 3 Thlr.
Opodeldoctrichter (3 fl. 30 Kr. oder 2 Thlr.), Schnellfilter, Mensuren, Siebfilter (Receptircolatorien nach Mohr) etc.
Specificirte Preiscourante werden nach Verlangen zugesendet.

Verlag von Friedrich Vieweg und Sohn in Braunschweig.

Lehrbuch
der
# chemisch-analytischen Titrirmethode.
Nach
eigenen Versuchen und systematisch dargestellt
von
### Dr. Friedrich Mohr,
Doctor der Philosophie und Medicin, Königlich Preussischem Medicinalrathe, pharmaceutischem Mitgliede des Medicinal-Collegiums zu Coblenz, der Bayerischen Academie der Wissenschaften correspondirendem, der pharmaceutischen Gesellschaften zu Erlangen, Antwerpen, London, Brüssel, Wien, St. Petersburg correspondirendem und vieler technologischen Gesellschaften Ehrenmitgliede, Ritter des rothen Adlerordens vierter Classe und Docent der Chemie und Pharmacie an der Universität zu Bonn.

Für
Chemiker, Aerzte und Pharmaceuten,
Berg- und Hüttenmänner, Fabrikanten, Agronomen,
Metallurgen, Münzbeamte etc.

Mit 132 in den Text eingedruckten Holzstichen und angehängten Berechnungstabellen.
**Zweite durchaus umgearbeitete Auflage.**
gr. 8. Satinirtes Velinpapier. geh. Preis 3 Thlr.

Die Bedeutung, welche die Titrirmethode für die analytische und theoretische Chemie sich errungen hat und in noch höherem Grade sich erringen wird, kann nicht mehr in Frage gestellt werden. Durch Abkürzung der zu einer Analyse erforderlichen Zeit verdoppelt sie die Hände und die Zeit, und erlaubt die exacte Wissenschaft der Chemie in solchen Nachbarwissenschaften (Technik, Agricultur, Physiologie und Pathologie) praktisch anzuwenden, welche bis jetzt davor zurückgeschreckt waren. Bedenkt man, was der Kugelapparat von Liebig der organischen Chemie in kurzer Zeit für Dienste geleistet hat, so dürfte es nicht zweifelhaft bleiben, was das ganze Gebiet der Chemie von einer Umgestaltung der Methode der Analyse zu erwarten hat.

Der Verfasser hat sich seit einer Reihe von Jahren unausgesetzt mit der Vervollkommnung der Methoden und Apparate beschäftigt, und die Maassanalyse dient nicht mehr allein zur Bestimmung einzelner Körper, sondern ganze Analysen können damit zu Ende geführt werden.

Die neue Auflage ist eine vollständig umgearbeitete und enthält in einem engeren Raume dennoch eine grosse Anzahl neuer, zum Theil noch nicht publicirter, Methoden. Auch ist die Anzahl der Abbildungen vermehrt.

Um dem Werke eine erweiterte Verbreitung zu sichern, ist der Preis von 4 Thlr. für die neue Auflage auf 3 Thlr. ermässigt.

---

# Commentar zur preussischen Pharmacopoe
nebst
## Uebersetzung des Textes.
Dritte umgearbeitete Auflage.
Nach der siebenten Auflage
der
**PHARMACOPOEA BORUSSICA**
bearbeitet von
### Dr. Friedrich Mohr,
Doctor der Philosophie und Medicin, Königlich Preussischem Medicinalrathe, pharmaceutischem Mitgliede des Medicinal-Collegiums zu Coblenz, der Bayerischen Academie der Wissenschaften correspondirendem, der pharmaceutischen Gesellschaften zu Erlangen, Antwerpen, London, Brüssel, Wien, St. Petersburg correspondirendem und vieler technologischen Gesellschaften Ehrenmitgliede, Ritter des rothen Adlerordens vierter Classe und Docent der Chemie und Pharmacie an der Universität zu Bonn.

Für Apotheker, Aerzte und Medicinalbeamte.
In einem Bande.
Mit 86 in den Text eingedruckten Holzstichen.
gr. 8. Fein Velinp. geh. Preis 4 Thlr.

Diese dritte sorgsam neu bearbeitete Auflage von Dr. Mohr's Commentar zur *Pharmacopoea borussica* fusst auf der siebenten Auflage der Pharmacopoe und ist vollständig in einem Bande erschienen.

Die Autorität dieses ausgezeichneten Werkes hat sich so rasch begründet und dasselbe hat in Folge dessen auch so bald nach seinem ersten Erscheinen neue Auflagen erlebt, dass es überflüssig erscheinen dürfte, eine weitere Empfehlung dieser Anzeige hinzuzufügen. Nur so viel wiederholen wir aus der Ankündigung der ersten Auflage, „dass dem Verfasser der *Pharmacopoea universalis* die grössten Hülfsmittel zu Gebote standen, in der Bearbeitung des Commentars ein selbständiges, auf eigene Erfahrung gegründetes Werk zu schaffen; der Commentar ist nicht bestimmt, ein Lehrbuch der Chemie oder Pharmacie zu sein, und soll nicht alles wiederholen, was genügend in Lehrbüchern enthalten ist, wohl aber soll er die praktische Anwendung des pharmaceutischen Gesetzbuches in der angemessendsten Weise erleichtern und vermitteln. Er enthält in einem mässigen Umfange des Neuen und Wissenswürdigen viel, und ist im Preise weit unter dem ähnlicher Werke geblieben. Wir haben jede Anstrengung daran gesetzt, durch vortreffliche Holzstiche und elegante Ausstattung ein dem Inhalte entsprechendes Aeussere zu geben.

Wenn das Werk zunächst denjenigen Pharmaceuten, Medicinern und Chemikern bestimmt war, welche amtlich nach der *Pharmacopoea borussica* arbeiten, so hat doch die weite Verbreitung, welche schon die erste Auflage über diesen Kreis hinaus gewonnen hat, den Beweis geliefert, dass der Mohr'sche Commentar eins der wichtigsten Hülfsmittel und Handbücher für die Mehrzahl der Pharmaceuten, auch ausserhalb des Bereichs der Preussischen Pharmacopoe, geworden ist.

---

# Anleitung
## zur
# quantitativen chemischen Analyse
### oder
die Lehre von der Gewichtsbestimmung und Scheidung der in der Pharmacie, den Künsten, Gewerben und der Landwirthschaft häufiger vorkommenden Körper in einfachen und zusammengesetzten Verbindungen.

Für Anfänger und Geübtere bearbeitet
von
### Dr. C. Remigius Fresenius,
Herzogl. Nassauischem Geh. Hofrathe, Director des chemischen Laboratoriums zu Wiesbaden und Professor der Chemie, Physik und Technologie am landwirthschaftlichen Institute daselbst.

**Fünfte stark vermehrte und verbesserte Auflage.**
Mit 190 in den Text eingedruckten Holzstichen.
gr. 8. Fein Velinpap. geh. Preis 5 Thlr.

Professor Fresenius' „Anleitung zur quantitativen chemischen Analyse" reiht sich ihrem ganzen Plane nach seiner „Anleitung zur qualitativen Analyse" als zweiter Theil an, so dass beide zusammen, wenn man von der Bestimmung der in der Natur selten vorkommenden Elemente absieht, eine vollständige Anleitung zur chemischen Analyse enthalten.

Bei der Ausarbeitung der vorliegenden Schrift hatte der Herr Verfasser einerseits im Auge, sie zu einem geeigneten Leitfaden beim praktischen Unterrichte in den chemischen Laboratorien zu machen, anderntheils aber sollte sie auch denjenigen jungen Chemikern, welche, wie z. B. ein grosser Theil der Pharmaceuten, auf Selbstbelehrung angewiesen sind, ein treuer Führer bei ihren Arbeiten sein und ihnen den Mangel des Lehrers so viel als möglich ersetzen; endlich aber strebte derselbe danach, auch dem geübtern und bereits ins praktische Leben eingetretenen Chemiker in dem Buche einen zuverlässigen Rathgeber bei allen Analysen zu liefern, welche in der Pharmacie, Industrie und Landwirthschaft vorzukommen pflegen. Die neue Auflage trägt den vielen in den letzten Jahren gemachten Fortschritten auf dem Gebiete der quantitativen Analyse bis auf die neueste Zeit nach allen Richtungen hin gewissenhaft Rechnung. Viele Abschnitte des Buches, namentlich auch im speciellen Theile, mussten in Folge dessen ganz neu bearbeitet, nicht wenige hinzugefügt und fast alle wesentlich ergänzt werden. — Möge das Werk dazu beitragen, die für alles tiefere und gründliche Eindringen in die Chemie so unentbehrliche quantitative Analyse zum Gemeingute eines grösseren Publikums zu machen, möge es namentlich auch den Pharmaceuten, Technikern und Landwirthen, für welche das Buch vornehmlich mit bestimmt ist, wesentlich nützen.

Verlag von Friedrich Vieweg und Sohn in Braunschweig.

# Anleitung
## zur
# qualitativen chemischen Analyse
### oder
die Lehre von den Operationen, von den Reagentien und von dem Verhalten der bekannteren Körper zu Reagentien, sowie systematisches Verfahren zur Auffindung der in der Pharmacie, den Künsten, Gewerben und der Landwirthschaft häufiger vorkommenden Körper in einfachen und zusammengesetzten Verbindungen.

Für Anfänger und Geübtere bearbeitet
von
**Dr. C. Remigius Fresenius**,
Herzogl. Nassauischem Geh. Hofrathe, Director des chemischen Laboratoriums zu Wiesbaden und Professor der Chemie, Physik und Technologie am landwirthschaftlichen Institute daselbst.

Mit einem Vorworte von Justus von Liebig.

**Mit in den Text eingedruckten Holzstichen und einer farbigen Stahlstichtafel.**
gr. 8. Fein Velinpap. geh. Preis 2 Thlr. 15 Sgr.
**Zwölfte neu bearbeitete und verbesserte Auflage.**

Von diesem wichtigen Werke, welches für den praktischen chemischen Unterricht in den Laboratorien, sowie zur Selbstbelehrung Aller, denen die Chemie Fach- oder Hülfswissenschaft, bestimmt ist, wurde abermals eine neue, die zwölfte Auflage, nöthig. Ueber den Werth und die Bedeutung desselben spricht sich schon das der zweiten Auflage voranstehende Vorwort v. Liebig's aus; die Einführung des Buches in die meisten und angesehensten Laboratorien, seine weite Verbreitung unter den Pharmaceuten, Technikern und Landwirthen, sowie die rasche Folge der Auflagen bieten die Belege dafür. Die siebente Auflage war vermehrt mit einem neuen Abschnitt über die Analyse der Silicate, der natürlichen Gewässer, insbesondere auch der Mineralwasser und ihrer Sinterabsätze, der Ackererde und der Pflanzenaschen, sowie über die Auffindung der unorganischen Gifte, insonderheit des Arsens und der Blausäure, in gerichtlichen Fällen; die achte Auflage war eine abermals sorgsam durchgesehene und mit einigen wesentlichen Abschnitten, namentlich einem zur Auffindung der Alkaloïde in gerichtlichen Fällen vermehrte, — die neunte und zehnte sind in sehr wichtigen Theilen ganz neu bearbeitet und wesentlich verbessert worden. Die elfte ist bereichert mit den die Spectralanalyse betreffenden Abschnitten. Sie enthält ausserdem zum ersten Male alle Elemente, lässt aber durch verschiedenen Druck das die wichtigeren Elemente Betreffende von dem auf die seltener vorkommenden Bezügliches leicht unterscheiden. Die zwölfte Auflage ist in Betreff nicht weniger Abschnitte ganz neu bearbeitet, in allen Theilen aufs Genaueste durchgesehen und wesentlich verbessert. — Da der Verfasser an der Spitze eines stark besuchten Laboratoriums steht, so bedarf es kaum der Versicherung, dass die in dem Buche enthaltenen Methoden nicht am Schreibtische gemacht sind. Sie haben sich vielmehr grossentheils bei den zahlreichen von dem Verfasser oder unter seiner Leitung ausgeführten analytischen Arbeiten allmälig ausgebildet und sind praktisch bewährt.

---

# Das chemische Laboratorium
### der
## Universität Marburg
und die seit 1859 darin ausgeführten
### chemischen Untersuchungen
nebst
Ansichten und Erfahrungen über die Methode des chemischen Unterrichts.

Herausgegeben von
**Hermann Kolbe**,
ordentlichem Professor der Chemie in Leipzig.

gr. 8. Fein Velinpapier. geh. Preis 2 Thlr. 10 Sgr.

# Vergleichende Tafel der Längenmaafse.

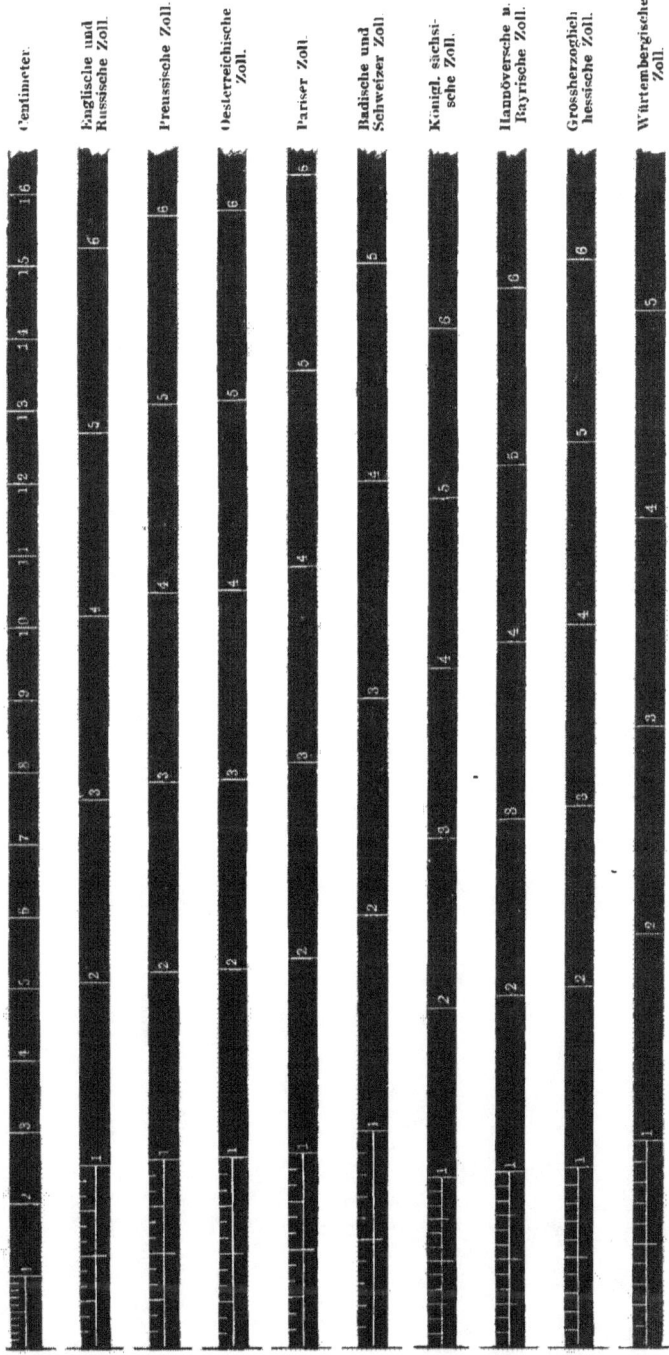

Sechs braunschweigische Zoll sind nur um ein Millimeter grösser als sechs sächsische. Der bayrische Fuss ist nur um 2/10 Millimeter grösser als der hannöversche, weshalb man den bayrischen und hannöverschen Fehler als gleich annehmen kann.